Arzneimittel pocket plus

Herausgeber:
Dr. med. Andreas Ruß
Prof. Dr. med. Stefan Endres

Autoren:
P. Baumann, F. Beuschlein, D. Brodmann, H. Bruckbauer, T. Bschor, D. Clasing, S. Endres, A. Fuchs, R. Haberl, S. Helbig, M. Helbig, H.J. Heppner, M. Humpich, M. Jakob, S. Karl, R. Kimmig, B. Kloos-Drobner, A. Meurer, R. Schmidmaier, S. Schmidt-Petruschkat, S. von Stuckrad-Barre

Lektorat:
Dr. Deborah Lorenz-Struve, Dominik Stauber, Dr. Sarah Konert, Dr. Anja Schäfer, Nathalie Blanck

Herstellung:
Alexander Storck

Titelbild:
Lucy Mikyna

Wichtiger Hinweis
Der Stand der medizinischen Wissenschaft ist durch Forschung und klinische Erfahrung ständig im Wandel. Autor und Verlag haben größte Mühe darauf verwandt, dass die Angaben in diesem Werk korrekt sind und dem derzeitigen Wissensstand entsprechen.
Für die Angaben kann von Autor und Verlag jedoch keine Gewähr übernommen werden. Jeder Benutzer ist dazu aufgefordert, Angaben dieses Werkes gegebenenfalls zu überprüfen und in eigener Verantwortung am Patienten zu handeln.
Geschützte Warennamen (Warenzeichen) werden nicht besonders kenntlich gemacht.
Aus dem Fehlen eines solchen Hinweises kann also nicht geschlossen werden, dass es sich um einen freien Handelsnamen handelt.

Die Deutsche Bibliothek verzeichnet diese Publikation in der Deutschen Nationalbibliografie; detaillierte bibliografische Daten sind im Internet über <http://dnb.ddb.de> abrufbar.

Nördliche Münchner Str. 28, 82031 Grünwald, www.media4u.com

7. Auflage, Oktober 2010
ISBN 978-3-89862-719-1
Printed in China through Colorcraft Ltd., Hong Kong

FEEDBACK – Arzneimittel pocket plus

Extrem brauchbar! – wurde ab Erhalt des Buches täglich benutzt. Das Büchlein ersetzt in wichtigen Teilen die ROTE LISTE und passt doch in die Kitteltasche. Darüber hinaus viele wichtige Tabellen etc. für den Apothekenalltag, besonders in der Klinikversorgung. extrem brauchbar!
Rezensent – 11.2.2009

Two in One!
Wow, endlich gibt es den perfekten Taschenbuchratgeber für Arzneimittel. Ich war ja anfangs etwas skeptisch, zwei Bücher in einem und das soll immer noch in die Kitteltasche passen... Aber es passt – kein langes Suchen und Blättern, die wichtigsten Informationen auf einem Blick. Einfach Klasse – sehr empfehlenswert!
Rezensent

„**Super.** Ich habe erstmal überlegt, ob ich wirklich vom Arzneimittel pocket auf das plus umsteigen soll – hab mich dann von meinen Kollegen sozusagen „überreden" lassen. Aber ich habe es bisher nicht bereut! Einfach Klasse und dank der Therapieschemata ein nahezu vollkommenes Werk."
Rezensent – Amazon.de

„Die ‚Arzneimittel pockets' begleiten meinen Klinikalltag nun schon seit einigen Jahren. Dieses Jahr habe ich mich für die **„Arzneimittel plus"**-Ausgabe entschieden und bin sogar noch mehr angetan: Neben einer übersichtlichen Auflistung aller gängigen Medikamente sind auch eine Großzahl von Therapieschemata und -leitlinien angegeben. Für einen sehr fairen Preis und nur wenigen Euros mehr erhält man also **gleich zwei nützliche Ratgeber auf einmal**."
Rezensent – Amazon.de

„2 in 1 und trotzdem noch kitteltaschentauglich!
Das ist echt unglaublich, wieviel in einem so kleinen Buch drinsteht, obwohl es in dem Fall ja sogar zwei Bücher sind. Das Arzneimittel pocket und das Therapie pocket. Ich kannte bisher eigentlich nur das Arzneimittel pocket, muss aber sagen, dass mir als Klinikanfänger das Arzneimittel Therapie pocket, das ja im Plus komplett mit drin ist, total viel nützt. Wie war doch gleich die Asthmatherapie? Schnell im Therapieteil der Atemwegserkrankungen gucken. Hmmh, wir haben hier auf Station aber ein anderes Handelspräparat, als die hier angeben. Also schau ich doch mal unter dem Arzneimittel Teil, schließlich sagt der Querverweis, dass da mehr Produkte stehen. Und siehe da!! Hier steht es und noch viele andere Präparate dazu.
Also alles in allem, echt super das Plus."
Rezensentin/Rezensent aus Köln – Amazon.de

Weitere Titel dieser Reihe:

Affektive Störungen XXS pocket
Akupunktur pocket
Anamnese & Untersuchung pocket
Anästhesie XXS pocket
Antiinfektiva XXS pocket
Arzneimittel Infektionen pocket
Arzneimittel pocket 2011
Arzneimittel Therapie pocket 2010-2011
Arzneimittel Pädiatrie pocket
Arzneimittel Phytotherapie pocket
Arzneimittel Rettungsdienst pocket
Asthma XXS pocket
COPD XXS pocket
Diabetes XXS pocket
Differenzialdiagnose pocket
EKG pocket
EKG Fälle pocket
GK3 Termini pocket
Heilpraktiker Kompaktwissen pocket
Homöopathie pocket
Homöopathie für Kinder pocket
Impfungen XXS pocket
Infektionen XXS pocket
Kardiologie XXS pocket
KHK XXS pocket
Labormedizin pocket
Medizinisches Englisch pocket
Medizinisches Französisch pocket
Medizinisches Italienisch pocket
Medizinisches Spanisch pocket
Medizin Translator pocket
Mensch Körper pocket
Mensch Körper XXL pockets
Neurologie pocket
Neurologie XXS pocket
Normalwerte pocket
Notaufnahme Innere Medizin pocket
Notfallmedikamente XXS pocket
Pankreas XXS pocket
Pneumologie pocket
Pneumonie XXS pocket
Regionalanästhesie pocket
Thrombose/Embolie XXS pocket
Wörterbuch Medizin pocket

Börm Bruckmeier Verlag im Internet:
www.media4u.com

Vorwort zur 7. Auflage

Bis ein neues Medikament in Deutschland zugelassen wird, hat es im Schnitt zehn bis zwölf Jahre intensiver Forschung und aufwändiger Testphasen hinter sich. Nur eine von 5.000 neuen Substanzen fällt nicht durch das jahrelange Raster von Prüfungen, die die Wirksamkeit, Qualität und Sicherheit eines neuen Arzneimittels gewährleisten.

Trotzdem drängt Jahr für Jahr eine Vielzahl neuer Medikamente auf den Markt. In der aktualisierten Auflage des **Arzneimittel pocket plus 2011** finden Sie wieder alle erst kürzlich neu zugelassenen Medikamente mit ihren Fachinfo-Angaben. In unserer Neuzulassungsliste sind darüber hinaus noch einmal alle neuen Arzneimittel übersichtlich sortiert.

Auch die 7. Auflage präsentiert sich in der bewährten Aufteilung, nämlich in einen Arzneimittel-Teil, in dem alle wichtigen Wirkstoffe und Handelsnamen aufgeführt sind und in einen Therapie-Teil, in dem Sie die wichtigsten Krankheitsbilder und Indikationen finden. Über die entsprechenden Querverweise gelangen Sie schnell von den Therapieempfehlungen im Therapie-Teil zu den Wirkstoffangaben im Arzneimittel-Teil und umgekehrt.

Alle **Doping-relevanten Arzneimittel** sind nach aktuellem Kenntnisstand und gemäß der Listung der World Anti-Doping-Agency mit einem kleinen weißen Hand-Symbol markiert.

Nach dem großen Erfolg des Arzneimittel pocket 2010 als **i-pocket Application**, wird demnächst auch das **Arzneimittel pocket plus 2011** als App für Ihr iPhone verfügbar sein.

Wir freuen uns über konstruktive Kommentare und hoffen, dass Ihnen das Arzneimittel pocket plus im Arbeitsalltag eine wertvolle Hilfe ist.

Herausgeber, Autoren und Verleger im Oktober 2010

Autorenverzeichnis

Dr. Andreas Ruß **(Hrsg., Arzneimittel)**	Fachärztliche Internistische Praxis, Kirchplatz 1, 83734 Hausham
Prof. Dr. Stefan Endres **(Hrsg. Therapien,** Gastroenterologie – Therapie)	Leiter der Abteilung für klinische Pharmakologie, Medizinische Klinik Innenstadt, Klinikum der Universität München
Dr. Philipp Baumann (Hämatologie/Onkologie - Therapie)	Abteilung Hämatologie/Onkologie Medizinische Klinik Innenstadt, Universität München
Prof. Dr. Felix Beuschlein (Endokrinologie – Therapie)	Oberarzt, Medizinische Klinik Innenstadt, Klinikum der Universität München
Dr. Doreen Brodmann (Urologie – Therapie)	KfH Nierenzentrum Erfurt, Nordhäuser Str. 74, 99089 Erfurt
Dr. Harald Bruckbauer (Dermatologie - Therapien)	Facharztpraxis für Haut- und Geschlechtskrankheiten, Allergologie, Neufahrn
PD Dr. Tom Bschor (Psychiatrie – Therapie)	Chefarzt der Abteilung für Psychiatrie, Schlosspark-Kinik, Heubnerweg 2, 14059 Berlin
Prof. Dr. Dirk Clasing (Doping)	Fachbereich Sportwissenschaft, Universität Münster, Westfälische Wilhelms-Universität Münster, Schlossplatz 2, 48149 Münster
Dr. Alexandra Fuchs (Pädiatrie - Arzneimittel)	Abteilung Kinderkardiologie und Pädiatrische Intensivmedizin, Klinikum Großhadern
Prof. Dr. Ralph Haberl (Kardiologie – Therapie)	Chefarzt der 1. Medizinischen Abteilung, Kreisklinik München-Pasing
Dr. Silke Helbig (HNO – Therapie)	Oberärztin am Zentrum für HNO-Heilkunde, Klinikum der J.-W.-Goethe Universität Frankfurt
Dr. Matthias Helbig (HNO – Therapie)	Oberarzt am Zentrum für HNO-Heilkunde, Klinikum der J.-W.-Goethe Universität Frankfurt
Dr. Hans Jürgen Heppner (Toxikologie – Therapie)	Oberarzt, 2. Medizinische Klinik, Klinikum Nürnberg, FAU Erlangen-Nürnberg
Dr. Marek Humpich (Anästhesie - Therapie)	Klinik für Anästhesiologie/Intensivmed./Schmerztherapie, Klinikum der Goethe Universität Frankfurt am Main
Dr. Michael Inhob (Pneumologie – Therapie)	Leit. Oberarzt der II. Medizinischen Abteilung, Krankenhaus Dritter Orden, München
Dr. Sonja Karl (Dermatologie – Therapie)	Facharztpraxis für Haut- und Geschlechtskrankheiten, Allergologie, Neufahrn
Prof. Dr. Rainer Kimmig (Gynäkologie – Therapie)	Direktor der Klinik für Frauenheilkunde und Geburtshilfe, Universitätsklinikum Essen
Dr. Beate Kloos-Drobner (Ophthalmologie – Therapie)	ARGUS Augenzentrum Mittelhessen Überörtliche Berufsausübungsgemeinschaft, Giessen
Dr. Anja Meurer (Schmerz, Infektiologie – Therapie)	Facharztpraxis für Innere Medizin und Infektiologie, Ainmillerstraße 26, 80801 München
PD Dr. Ralf Schmidmaier (Hämatologie/Onkologie – Therapie)	Oberarzt, Abteilung Hämatologie/Onkologie Medizinische Klinik Innenstadt, Universität München
Dr. Silke Schmidt-Petruschkat (Gynäkologie – Therapie)	MVZ Institut für Klinische Genetik, Pathologie und Zytologie Nordrhein GmbH, Oberhausen
Dr. Sebastian v. Stuckrad-Barre (Neurologie – Therapie)	Deutsche Klinik für Diagnostik, Fachbereich Neurologie, Wiesbaden

A Arzneimittel

T Therapie

Neuzulassungen 2010

Kapitel	Wirkstoff	Handelsname	Klasse, Indikation	Seite
Schmerz, Entzündung	Paracetamol + Tramadol	**Zaldiar**	Analgetika-Kombination; Schmerzen	→ 112
Endokrinologie, Stoffwechsel	Febuxostat	**Adenuric**	Xanthinoxidasehemmer; Hyperurikämie	→ 128
	Denosumab	**Prolia**	Monoklonaler Antikörper; Osteoporose	→ 131
Anästhesie	Capsaicin	**Qutenza**	TRPV1-Agonist; neuropathische Schmerzen	→ 195
Gynäkologie	Corifollitropin	**Elonva**	FSH-Analogon; kontrollierte ovarielle Stimulation	→ 266

Neuzulassungen 2009

Kapitel	Wirkstoff	Handelsname	Klasse, Indikation	Seite
Kardiologie	Dronedaron	**Multaq**	Mehrkanalblocker; Vorhofflimmern	→ 66
	Ranolazin	**Ranexa**	I_{Na}-late Inhibitor; stabile AP	→ 63
	Olmesartan + Amlodipin	**Vocado Sevikar**	Angiotensin-II_Blocker+ Kalziumantagonist; art. Hypertonie	→ 55
	Valsartan + Amlodipin	**Dafiro**	Angiotensin-II_Blocker+ Kalziumantagonist; art. Hypertonie	→ 55
	Amlodipin + Valsartan+HCT	**Dafiro HCT Exforge HCT**	Angiotensin-II-Blocker + Kalziumantagonist + Diuretikum	→ 55
	Tadalafil	**Adcirca**	PDE-5-Inhibitor; pulm. Hypertonie	→ 71
Hämatologie	Prasugrel	**Efient**	Thrombozytenaggregationshemmer	→ 89
	Clopidogrel+ASS	**DuoPlavin**	Thrombozytenaggregationshemmer	→ 88
	Eltrombopag	**Revolade**	Thrombopoetinrezeptorstimulation; Immunthrombopenie	→ 91
Pneumologie	Rupatadin	**Rupafin**	Antihistaminikum	→ 99
	Indacaterol	**Onbrez**	Inhal. Beta-2-Mimetikum; COPD	→ 93
Schmerz	Certolizumab Pegol	**Cimzia**	Immunsuppressivum mit Anti-TNF-Wi; rheumatoide Arthritis, M. Crohn	→ 116
	Golimumab	**Simponi**	Immunsuppressivum mit Anti-TNF-Wi; rheumatoide Arthritis	→ 116
	Tocilizumab	**RoActemra**	Interleukin-6-AK; chron. Polyarthritis	→ 116
Endokrinologie, Stoffwechsel	Amifampridin	**Firdapse**	Orphan drug; Lambert-Eaton-Syndr.	→ 132
	Canakinumab	**Ilaris**	Orphan drug; CAPS-Syndrome	→ 132
	Rosuvastatin	**Crestor**	CSE-Hemmer; Hyperlipidämie	→ 123
	Liraglutid	**Victoza**	Inkretin-Verstärker	→ 119

Kapitel	Wirkstoff	Handelsname	Klasse, Indikation	Seite
Endokrinologie, Stoffwechsel	Nicotinsäure + Laropiprant	**Tredaptive**	Lipidsenker + Prostaglandin-D2-Rezeptor-Antagonist; Hyperlipidämie	→ 125
	Sapropterin	**Kuvan**	Orphan drug; Phenylketonurie	→ 133
	Saxagliptin	**Onglyza**	Inkretin-Verstärker	→ 119
	Tolvaptan	**Samsca**	Vasopressinantagonist; SIADH	→ 135
	Vildagliptin	**Jalra**	Inkretin-Verstärker	→ 119
	Vildagliptin+ Metformin	**Icandra**	Inkretin-Verstärker	→ 119
Gastroenterol.	Prucaloprid	**Resolor**	Serotoninagonist; Obstipation	→ 141
Infektiologie	Aztreonam	**Cayston**	Inhalatives Aztreonam; Mukoviszidose	→ 167
	Micafungin	**Mycamine**	Antimykotikum, Candidosen	→ 178
Imunologie	Influenza-Impfstoff (H1N1)	**Celvapan Pandemrix**	Impfstoff; H1N1-Immunisierung	→ 187
	Meningokokken-Impfstoff	**Menveo**	Meningokokken-Immunisierung	→ 186
	Plerixafor	**Mozobil**	Wachstumsfakt.; Stammzellmobilisierg.	→ 184
	Zoster-Impfstoff	**Zostavax**	Impfstoff; H.-Zoster-Immunisierung	→ 188
Neurologie	L-Dopa + Carbidopa	**Duodopa**	L-Dopa Dopaminergikum	→ 203
	Eslicarbazepin-acetat	**Zebinix**	Antikonvulsivum; epileptische Anfälle	→ 197
Psychiatrie	Agomelatin	**Valdoxan**	Melatonerger (MT1-/MT2-Rez.-)Agonist + 5-HT_{2C}-Antagonist; Antidepres.	→ 218
Dermatologie	Ustekinumab	**Stelara**	Monoklonaler AK; Psoriasis	→ 235
	Diclofenac	**Solaraze 3%**	Externum; aktinische Keratose	→ 241
Urologie	Histrelinacetat	**Vantas**	LH-RH-Analogon; Prostata-Ca	→ 259
	Silodosin	**Silodyx Urorec**	Alpha-1A-Rezeptor-Antagonist; Benigne Prostatahyperplasie	→ 256
Gynäkologie	Ulipristalacetat	**Ellaone**	Postkoitalpille; Interzeption	→ 268
Onkologie	Azacitidin	**Vidaza**	Pyrimidinanalogon; myeloprolif. Erkr.	→ 300
	Everolimus	**Afinitor**	mTOR-Inhibtor	→ 310
	Gefitinib	**Iressa**	Proteinkinase Inhibitor	→ 309
	Thalidomid	**Thalidomide Celgene**	Antineoplastisches Mittel mit u.a. Anti-TNF-Wi; Plasmozytom	→ 308
	Vinflunin	**Javlor**	Vinca-Alkaloid; Urothel-Ca	→ 301

Wichtige Rufnummern

	Tel-Nummer/Funk	
Herzalarm/Notruf		
Stationen		
–		
–		
–		
–		
–		
–		
–		
–		
–		
Ärzte		
–		Funk
–		Funk
–		Funk
–		Funk
–		Funk
–		Funk
–		Funk
–		Funk
–		Funk
–		Funk

	Tel-Nummer/Funk	
Diensthabender Arzt (Fachbereich)		
–		
–		
–		
–		
–		
–		
–		
–		
–		
Funktionsbereiche		
– Röntgen		
– Röntgen		
– Röntgen		
– Röntgen		
– CT		
– CT		
– EKG		
– Lungenfunktion		
– Labor		
– Labor		
– Labor		
– Blutbank		

	Tel-Nummer/Funk	
– Endoskopie		
– Endoskopie		
– Herzkatheter		
– Ultraschall		
– Ultraschall		
– UKG		
– Ambulanz		
– Ambulanz		
– Notaufnahme		
– OP		
– OP		
– OP		
– OP		
– OP		
– Kreißsaal		
– Mikrobiologie		
– Pathologie		
–		
–		
–		
–		
–		
–		
–		

	Tel-Nummer/Funk	
Sonstiges		
- Sekretariat		
- Sekretariat (Fax)		
- Telefonzentrale		
- Patientenaufn.		
- Verwaltung		
- Personalabteilung		
- Hol-/Bring-Dienst		
- Cafeteria		
- Hausmeister		
-		
-		
-		
-		
-		
-		
Externe Nummern		
- Polizei		
- Taxi		
-		
-		
-		
-		
-		

November 2010

Mo	1	Allerheiligen	44. Woche
Di	2	Allerseelen	
Mi	3		
Do	4		
Fr	5		
Sa	6		
So	7		
Mo	8		45. Woche
Di	9		
Mi	10		
Do	11	Martinstag	
Fr	12		
Sa	13		
So	14	Volkstrauertag	
Mo	15		46. Woche
Di	16		
Mi	17	Buß- und Bettag	
Do	18		
Fr	19		
Sa	20		
So	21	Totensonntag	
Mo	22		47. Woche
Di	23		
Mi	24		
Do	25		
Fr	26		
Sa	27		
So	28	1. Advent	
Mo	29		48. Woche
Di	30		

Dezember 2010

Mi	1		
Do	2		
Fr	3		
Sa	4		
So	5	2. Advent	
Mo	6	Nikolaus	49. Woche
Di	7		
Mi	8		
Do	9		
Fr	10		
Sa	11		
So	12	3. Advent	
Mo	13		50. Woche
Di	14		
Mi	15		
Do	16		
Fr	17		
Sa	18		
So	19	4. Advent – Winteranfang	
Mo	20		51. Woche
Di	21		
Mi	22		
Do	23		
Fr	24	Heiligabend	
Sa	25	1. Weihnachtsfeiertag	
So	26	2. Weihnachtsfeiertag	
Mo	27		52. Woche
Di	28		
Mi	29		
Do	30		
Fr	31	Silvester	

Januar 2011

Sa	1	Neujahrstag	
So	2		
Mo	3		1. Woche
Di	4		
Mi	5		
Do	6	Hl. Drei Könige	
Fr	7		
Sa	8		
So	9		
Mo	10		2. Woche
Di	11		
Mi	12		
Do	13		
Fr	14		
Sa	15		
So	16		
Mo	17		3. Woche
Di	18		
Mi	19		
Do	20		
Fr	21		
Sa	22		
So	23		
Mo	24		4. Woche
Di	25		
Mi	26		
Do	27		
Fr	28		
Sa	29		
So	30		
Mo	31		5. Woche

Februar 2011

Di	1	
Mi	2	
Do	3	
Fr	4	
Sa	5	
So	6	
Mo	7	6. Woche
Di	8	
Mi	9	
Do	10	
Fr	11	
Sa	12	
So	13	
Mo	14	Valentinstag 7. Woche
Di	15	
Mi	16	
Do	17	
Fr	18	
Sa	19	
So	20	
Mo	21	8. Woche
Di	22	
Mi	23	
Do	24	
Fr	25	
Sa	26	
So	27	
Mo	28	9. Woche

März 2011

Di	1		
Mi	2		
Do	3		
Fr	4		
Sa	5		
So	6		
Mo	7	Rosenmontag	10. Woche
Di	8	Fastnacht	
Mi	9	Aschermittwoch	
Do	10		
Fr	11		
Sa	12		
So	13		
Mo	14		11. Woche
Di	15		
Mi	16		
Do	17		
Fr	18		
Sa	19		
So	20		
Mo	21		12. Woche
Di	22		
Mi	23		
Do	24		
Fr	25		
Sa	26		
So	27		
Mo	28		13. Woche
Di	29		
Mi	30		
Do	31		

April 2011

Fr	1		
Sa	2		
So	3		
Mo	4		14. Woche
Di	5		
Mi	6		
Do	7		
Fr	8		
Sa	9		
So	10		
Mo	11		15. Woche
Di	12		
Mi	13		
Do	14		
Fr	15		
Sa	16		
So	17		
Mo	18		16. Woche
Di	19		
Mi	20		
Do	21	Gründonnerstag	
Fr	22	Karfreitag	
Sa	23	Karsamstag	
So	24	Ostersonntag	
Mo	25	Ostermontag	17. Woche
Di	26		
Mi	27		
Do	28		
Fr	29		
Sa	30		

Mai 2011

So	1	Tag der Arbeit
Mo	2	18. Woche
Di	3	
Mi	4	
Do	5	
Fr	6	
Sa	7	
So	8	Muttertag
Mo	9	19. Woche
Di	10	
Mi	11	
Do	12	
Fr	13	
Sa	14	
So	15	
Mo	16	20. Woche
Di	17	
Mi	18	
Do	19	
Fr	20	
Sa	21	
So	22	
Mo	23	21. Woche
Di	24	
Mi	25	
Do	26	
Fr	27	
Sa	28	
So	29	
Mo	30	22. Woche
Di	31	

Juni 2011

Mi	1		
Do	2	Christi Himmelfahrt – Vatertag	
Fr	3		
Sa	4		
So	5		
Mo	6		23. Woche
Di	7		
Mi	8		
Do	9		
Fr	10		
Sa	11		
So	12	Pfingstsonntag	
Mo	13	Pfingstmontag	24 . Woche
Di	14		
Mi	15		
Do	16		
Fr	17		
Sa	18		
So	19		
Mo	20		25. Woche
Di	21		
Mi	22		
Do	23	Fronleichnam	
Fr	24		
Sa	25		
So	26		
Mo	27		26. Woche
Di	28		
Mi	29		
Do	30		

Juli 2011

Fr	1	
Sa	2	
So	3	
Mo	4	27. Woche
Di	5	
Mi	6	
Do	7	
Fr	8	
Sa	9	
So	10	
Mo	11	28. Woche
Di	12	
Mi	13	
Do	14	
Fr	15	
Sa	16	
So	17	
Mo	18	29. Woche
Di	19	
Mi	20	
Do	21	
Fr	22	
Sa	23	
So	24	
Mo	25	30. Woche
Di	26	
Mi	27	
Do	28	
Fr	29	
Sa	30	
So	31	

August 2011

Mo	1		31. Woche
Di	2		
Mi	3		
Do	4		
Fr	5		
Sa	6		
So	7		
Mo	8		32. Woche
Di	9		
Mi	10		
Do	11		
Fr	12		
Sa	13		
So	14		
Mo	15	Mariä Himmelfahrt	33. Woche
Di	16		
Mi	17		
Do	18		
Fr	19		
Sa	20		
So	21		
Mo	22		34. Woche
Di	23		
Mi	24		
Do	25		
Fr	26		
Sa	27		
So	28		
Mo	29		35. Woche
Di	30		
Mi	31		

September 2011

Do	1	
Fr	2	
Sa	3	
So	4	
Mo	5	36. Woche
Di	6	
Mi	7	
Do	8	
Fr	9	
Sa	10	
So	11	
Mo	12	37. Woche
Di	13	
Mi	14	
Do	15	
Fr	16	
Sa	17	
So	18	
Mo	19	38. Woche
Di	20	
Mi	21	
Do	22	
Fr	23	
Sa	24	
So	25	
Mo	26	39. Woche
Di	27	
Mi	28	
Do	29	
Fr	30	

Oktober 2011

Sa	1		
So	2		
Mo	3	Tag der deutschen Einheit - Erntedankfest	40. Woche
Di	4		
Mi	5		
Do	6		
Fr	7		
Sa	8		
So	9		
Mo	10		41. Woche
Di	11		
Mi	12		
Do	13		
Fr	14		
Sa	15		
So	16		
Mo	17		42. Woche
Di	18		
Mi	19		
Do	20		
Fr	21		
Sa	22		
So	23		
Mo	24		43. Woche
Di	25		
Mi	26		
Do	27		
Fr	28		
Sa	29		
So	30		
Mo	31	Reformationstag - Halloween	44. Woche

November 2011

Di	1	Allerheiligen	
Mi	2	Allerseelen	
Do	3		
Fr	4		
Sa	5		
So	6		
Mo	7		45. Woche
Di	8		
Mi	9		
Do	10		
Fr	11	Martinstag	
Sa	12		
So	13	Volkstrauertag	
Mo	14		46. Woche
Di	15		
Mi	16	Buß- und Bettag	
Do	17		
Fr	18		
Sa	19		
So	20	Totensonntag	
Mo	21		47. Woche
Di	22		
Mi	23		
Do	24		
Fr	25		
Sa	26		
So	27	1. Advent	
Mo	28		48. Woche
Di	29		
Mi	30		

Dezember 2011

Do	1		
Fr	2		
Sa	3		
So	4	2. Advent	
Mo	5		49. Woche
Di	6	Nikolaus	
Mi	7		
Do	8		
Fr	9		
Sa	10		
So	11	3. Advent	
Mo	12		50. Woche
Di	13		
Mi	14		
Do	15		
Fr	16		
Sa	17		
So	18	4. Advent	
Mo	19		51. Woche
Di	20		
Mi	21		
Do	22		
Fr	23		
Sa	24	Heiligabend	
So	25	1. Weihnachtsfeiertag	
Mo	26	2. Weihnachtsfeiertag	52. Woche
Di	27		
Mi	28		
Do	29		
Fr	30		
Sa	31	Silvester	

Schulferien Termine 2010/2011

Land	Weihnacht 2010/11	Winter 2011	Ostern 2011	Pfingsten 2011	Sommer 2011	Herbst 2011	Weihnacht 2011/12
Baden-Würtemb.	23.12.-8.1.	-	26.4.-30.4.	14.6.-25.6.	28.7.-10.9.	2.11.-4.11.	23.12.-5.1.
Bayern	24.12.-7.1.	7.3.-11.3.	18.4.-30.4.	14.6.-25.6.	30.7.-12.9.	31.10.-5.11.	27.12.-5.1.
Berlin	23.12.-1.1.	31.1.-5.2.	18.4.-30.4.	3.6. 29.6.	30.6.-12.8.	4.10.-14.10.	23.12.-3.1.
Brandenburg	23.12.-1.1.	31.1.-5.2.	20.4.-30.4.	3.6.	30.6.-13.8.	4.10.-14.10.	23.12.-3.1.
Bremen	22.12.-5.1.	31.1.-1.2.	16.4.-30.4.	14.6.	7.7.-17.8.	17.10.-29.10.	23.12.-4.1.
Hamburg	23.12.-3.1.	31.1. 7.3.-18.3.	26.4.-29.4.	3.6.	30.6.-10.8.	4.10.-14.10.	27.12.-6.1.
Hessen	20.12.-7.1.	-	18.4.-30.4.	-	27.6.-5.8.	10.10.-22.10.	21.12.-6.1.
Mecklenb.-Vorp.	23.12.-31.12.	7.2.-19.2.	16.4.-27.4.	10.6.-14.6.	5.7.-13.8.	17.10.-21.10.	23.12.-3.1.
Niedersachsen	22.12.-5.1.	31.1.-1.2.	16.4.-30.4.	3.6. 14.6.	7.7.-17.8.	17.10.-29.10.	23.12.-4.1.
Nordrhein-Westf.	24.12.-8.1.	-	18.4.-30.4.	-	25.7.-6.9.	24.10.-5.11.	23.12.-6.1.
Rheinland-Pfalz	23.12.-7.1.	-	18.4.-29.4.	-	27.6.-5.8.	4.10.-14.10.	22.12.-6.1.
Saarland	20.12.-31.12.	7.3.-12.3.	18.4.-30.4.	-	24.6.-6.8.	4.10.-15.10.	23.12.-2.1.
Sachsen	23.12.-1.1.	12.2.-26.2.	22.4.-30.4.	3.6.	11.7.-19.8.	17.10.-28.10.	23.12.-2.1.
Sachsen-Anhalt	22.12.-5.1.	05.02.-12.2.	18.4.-27.4.	14.6.-18.6.	11.7.-24.8.	17.10.-22.10.	22.12.-7.1.
Schleswig-Holstein	23.12.-7.1.	-	15.4.-30.4.	3.6.-4.6.	4.7.-13.8.	10.10.-22.10.	23.12.-6.1.
Thüringen	23.12.-31.12.	31.1.-5.2.	18.4.-30.4.	11.6.-14.6	11.7.-19.8.	17.10.-28.10.	23.12.-31.12.

Quelle: Johannsen Online Service, 10405 Berlin
www.schulferien.org

Kongresskalender 2011

Datum	Fachrichtung	Ort	Konferenz
18.02. - 20.02.	Diabetes	Münster	Fachkongress Diabetes
24.02. - 27.02.	Prehyper-tension	Wien	International Conference on Prehypertension and Cardio Metabolic Syndrome
03.03. - 07.03.	Radiologie	Wien	European Congress of Radiology (ECR)
10.03. - 12.03.	Parkinson	Kiel	7. Deutscher Parkinson-Kongress
25.03. - 26.03.	Onkologie	Berlin	ASORS-Jahreskongress
31.03. - 2.04.	Chirurgie	München	128. Kongress der Deutschen Gesellschaft für Chirurgie (DGCH)
07.04. - 10.04.	Pneumologie	Dresden	52. Kongress der Deutschen Gesellschaft für Pneumologie und Beatmungsmedizin (DGP)
28.04. - 30.04.	Kardiologie	Mannheim	77. Jahrestagung der Deutschen Gesellschaft für Kardiologie (DGK)
30.04. - 04.05.	Innere Medizin	Wiesbaden	117. Internistenkongress der Deutschen Gesellschaft für Innere Medizin (DGIM)
14.05. - 17.05.	Anästhesie	Hamburg	Dt. Anästhesiekongress der Dt. Ges. für Anästhesiologie u- Intensivmedizin (DGAI)
01.06. - 04.06.	Diabetologie	Leipzig	46. Jahrestagung der Deutschen Diabetes-Gesellschaft (DDG)
01.06. - 05.06.	HNO	Freiburg	82. Jahresversammlung der Dt. Gesell. für Hals-Nasen-Ohren-Heilkunde, Kopf- u. Hals-Chirurgie
15.06. - 18.06.	Internistische Intensiv/ Notfall	Wien	43. Gemeinsame Jahrestagung der Deutschen u. Österreichischen Gesell. für Internistische Intensivmedizin und Notfallmedizin
22.06. - 25.06.	Gynäkologie	Erlangen	Jahrestagung Gynäkologie und Geburtshilfe (OEGGG)
30.09. - 04.10.	Hämatologie u. Onkologie	Basel	Jahrestagung der Deutschen Gesellschaft für Hämatologie und Onkologie (DGHO)
06.10. - 08.10.	Kardiologie	Düsseldorf	35. Herbsttagung der Dt. Gesell. für Kardiologie
25.10. - 28.10.	Orthopädie u. Chirurgie	Berlin	Deutscher Kongress für Orthopädie und Unfallchirurgie
16.11. - 19.11.	Medica	Düsseldorf	Weltforum der Medizin
23.11. - 26.11.	Psychiatrie	Berlin	Kongress der Dt. Gesellschaft für Psychiatrie, Psychotherapie und Nervenheilkunde (DGPPN)
24.11. - 26.11.	Hypertonie	Köln	35. Wissenschaftlicher Kongress der Dt. Hochdruckliga e.V. (DHL) - Dt. Hypertonie Gesellschaft
01.12. - 03.12.	Perinatale Med	Berlin	25. Deutscher Kongress für Perinatale Medizin

A 1 Notfallmedikamente

Acetylsalicylsäure	HWZ 15min (3-22h), dosisabh.,	→ 106
Aspirin i.v. *Inj.Lsg. 0.5g/5ml*	**akutes Koronarsyndrom:** 500mg i.v.; **akuter Migräneanfall:** 1g i.v.; **akute Schmerzen:** 0.5-1g i.v., max. 5g/d	
Adenosin	HWZ < 10s	→ 66
Adrekar *Inj.Lsg. 6mg/2ml*	**Paroxysmale AV-junktionale Tachykardien:** 3-6-9-12mg jeweils als Bolus je nach Wi.	
Adrenalin (Epinephrin)	HWZ 1-3min	→ 69
Suprarenin *Amp. 1mg/1ml; Inj.Fl. 25mg/25ml*	**Kardiopulmonale Reanimation:** 1:10 verdünnen, 1mg i.v. alle 3-5 min oder 2-3mg in 10ml NaCl endobronchial; **Anaphylaxie:** 1:10 verdünnen, 0.25-1mg i.v.; Wdh. nach Wi.	
Ajmalin	HWZ 1,6h	→ 63
Gilurytmal *Amp. 50mg/10ml*	**Supraventr. Tachykardie bei WPW-Syndrom:** 50mg über 5min. i.v.; ggf. Dauerinfusion 20-50mg/h Perf. (250mg) = 5mg/ml ⇒ 4-10ml/h	
Amiodaron	HWZ 20h-100d	→ 65
Cordarex *Amp. 150mg/3ml*	**Rez. Kammerflimmern od. ventr. Tachykardie:** 300mg i.v.	
Atropin	HWZ 2h	→ 70
Atropinsulfat *Amp. 0.5mg/1ml; 100mg/10ml*	**Bradykardie:** 0.5-1.5mg i.v. alle 4-6 h; **Reanimation mit Asystolie:** 3mg i.v.; **Alkylphosphatintox.:** 2-5mg alle 10-15min i.v. bis z. Rückgang d. Bronchialsekretion, bis 50mg	
Biperiden	HWZ 11-36h	→ 206
Akineton *Amp. 5mg/1ml*	**Dyskinesien durch Neuroleptika:** 2.5-5mg i.v.	
Butylscopolamin	HWZ 5h	→ 110
Buscopan *Amp. 20mg/1ml*	**Koliken:** 20-40mg i.v./i.m./s.c., max. 100mg/d	
Clemastin	HWZ 8h	→ 98
Tavegil *Amp. 2mg/5ml*	**Allerg. Reaktion, Anaphylaxie:** 2-4mg i.v.	
Diazepam	HWZ 24-48h	→ 226
Valium *Amp. 10mg/2ml* **Stesolid** *Amp. 10mg/2ml; Rectiole 5, 10mg*	**Erregungszustände:** 2-10mg i.v.; rect; **Status epilepticus:** 5-10mg i.v.; rect	
Digoxin	HWZ 30-50h	→ 67
Lanicor *Amp. 0.25mg/1ml*	**Tachyarrhythmie bei Vorhofflimmern:** ini 0.25mg i.v., bis 0.75mg an d1 in 3 Einzeldosen	
Dopamin	HWZ 5-10min	→ 69
Dopamin *Amp. 50mg/5ml; Amp. 250mg/50ml*	**Kardiog. Schock, schwere Hypotonie:** 2-20µg/kg/min i.v., max. 50µg/kg/min; Perf. (250mg) = 5mg/ml ⇒ 1.7-17ml/h	
Esketamin	HWZ 2-4h	→ 191
Ketanest S *Amp. 25mg/5ml; 50mg/2ml; Inj.Lsg. 100mg/20ml; 250mg/10ml;*	**Narkoseeinleitung, Narkoseerhaltung:** 0.5-1mg/kg i.v.; 2-4mg/kg i.m., dann 50% der Initialdosis alle 10-15 min; **Analgesie:** 0.125-0.25mg/kg i.v., 0.25-0.5mg/kg i.m.	

Esmolol	HWZ 9min	→ 46
Brevibloc *Amp. 100mg/10ml; . 2.5g/250ml*	**Supraventrikuläre Tachykardie:** ini 0.5mg/kg über 1 min i.v., dann 50µg/kg/min, max. 200µg/kg/min	
Etomidat	HWZ 3-5h	→ 191
Hypnomidate *Amp. 20mg/10ml*	**Kurznarkose, Narkoseeinleitung:**0.15–0.30mg/kg i.v.	
Fenoterol	HWZ 3.2h	→ 93
Berotec N *1 Hub = 0.1mg/Hub.* **Partusisten** *Amp. 0.5mg/10ml.*	**Asthma bronchiale:** 1 Hub, ggf. Wdh. n. 5 min **vorzeitige Wehentätigkeit:** 0.5-3.0µg/min., Perf. (0.5mg) = 10µg/ml ⇒ 3-18ml/h	
Fentanyl	HWZ 3-12h	→ 102
Fentanyl-Janssen *Amp. 0.1mg/2ml; Amp.0.5mg/10ml*	**Analgesie:** 1.5-3µg/kg i.v.; **Narkose:** 2-50µg/kg i.v.	
Flumazenil	HWZ 53min	→ 314
Anexate *Amp. 0.5mg/5ml; Amp.1mg/10ml*	**Benzodiazepin-Intoxikation:** ini 0,2mg i.v., ggf. minütl. Nachinjektion von 0,1 mg bis max. 1 mg Gesamtdosis	
Furosemid	HWZ 1h	→ 58
Lasix *Amp. 20mg/2ml; Amp. 40mg/4ml*	**Lungenödem:** 20–40mg i.v.	
Glucose 40%	HWZ 15 min	→ 75
Glucose 40 Braun *Amp. 10ml*	**Hypoglykämie:** 20-100ml i.v.	
Haloperidol	HWZ 13-30h	→ 222
Haldol *Amp. 5mg/1ml*	**Akute Psychose:** 5-10mg i.v./i.m., max. 60mg/d	
Heparin	HWZ 1.5-2h	→ 82
Heprin Natrium ratioph. *Amp. 25.000 IE/5ml*	**Myokardinfarkt, Lungenembolie, Gefäßverschluss:** 5000 IE i.v.	
Ketamin	HWZ 2-4h	→ 192
Ketamin-ratioph. *Amp. 50mg/5ml; 100mg/2ml; 500mg/10ml*	**Narkoseeinleitung, Narkoseerhaltung:** 1-2mg/kg i.v.; 4-8mg/kg i.m., dann 50% der Initialdosis alle 10-15 min; **Analgesie:** 0.25-0.5mg/kg i.v., 0.5-1mg/kg i.m.	
Mepivacain	HWZ 3h	→ 194
Scandicain 1% *Amp. 50mg/5ml*	**Lokalanästhesie:** max. 30ml infiltrieren	
Metamizol	HWZ 1.8-4.6h	→ 110
Novalgin *Amp. 1g/2ml; 2.5g/5ml*	**Starke Schmerzen:** 1-2.5g i.v., max. 5g/d	
Metoclopramid	HWZ 2.6-4.6h	→ 141
Paspertin *Amp. 10mg/2ml*	**Übelkeit:** 10mg i.v., bis 3 x/d	
Morphin	HWZ 2.5h	→ 103
Morphin, MSI *Amp.10mg/1ml; 20mg/1ml*	**Stärkste Schmerzen, Lungenödem:** 2.5-10mg i.v.; 5–30 mg s.c./i.m.	

Naloxon HWZ 3-4h	→ 104
Naloxon-ratiopharm *Amp. 0.4mg/1ml*	**Opiatintoxikation:** 0.4-2mg i.v./i.m./s.c., ggf. Wdh. **Opiatüberhang nach Narkose:** 0.1-0.2mg i.v., Wdh. alle 2-3min. bis Spontanatmung einsetzt
Natriumhydrogencarbonat 8.4%	→ 77
Natriumhydrogencarbonat 8.4% *Inf.Lsg. 100ml (100ml = 100mmol HCO3-)*	**Metabolische Azidose:** 0.5-1ml/kg i.v., evtl. Wdh. n. 10 min.
Nifedipin HWZ 2.5-5h	→ 49
Adalat *Kps. 5, 10, 20mg*	**Hypertensiver Notfall:** 10mg-Kapsel zerbeißen und schlucken, ggf. Wdh. n. 30 min.
Nitroglycerin HWZ 2-4.4min	→ 62
Nitrolingual *Kps. 0.8, 1.2mg; Spray 0.4mg/Hub; Amp. 5mg/5ml, 25mg/25ml, 50mg/50ml*	**AP, Linksherzinsuff., hypertensiver Notfall, akuter Myokardinfarkt:** 0.4-1.2mg s.l., ggf. n. 10min. wiederholen; initial 0.5-1mg/h i.v., je n. Wi und RR 2-8mg/h, Perfusor 50mg/50ml (1mg/ml): 0.5-8ml/h
Oxytocin HWZ 15min	→ 269
Syntocinon *Amp. 3 IE/1ml, 10 IE/1ml*	**Postpartale Nachblutung:** 5-6 IE langs. i.v.; 5-10 IE i.m.
Phenytoin HWZ 20-60h	→ 198
Phenhydan *Amp. 250mg/5ml; Amp. 750mg/50ml*	**Status epilepticus:** 750mg über 20-30min i.v. (bis 50mg/min), ggf. Wdh., max. 17mg/kg/d bzw. 1500mg/d
Prednisolon HWZ 1.7-2.7h	→ 115
Infectocortikrupp *Supp. 100mg* **Solu-Decortin H** *Amp. 50mg/1ml; Amp. 250mg/5ml; Amp. 1000mg/10ml*	**Anaphylaktischer Schock:** 1g i.v.; **tox. Lungenödem:** 1g i.v., evtl. Wdh. nach 6, 12 u. 24h; **Status asthmaticus:** 100-500mg i.v.; **Pseudokrupp:** 100mg rect., bei Bed. n. 1h erneut 100mg; 25-50mg i.v., evtl. Wdh. n. 2-3h; **Addison-Krise:** 25-50mg i.v.
Promethazin HWZ 8-15h	→ 221
Atosil N *Amp. 50mg/2ml*	**Unruhezustände:** 25mg i.v., ggf. Wdh. n. 2h, max. 100mg/d, in schweren Fällen 200mg/d; **Ki.:** 12.5-25mg i.v., max. 0.5mg/kg/d;
Propofol 1% HWZ 40-200min	→ 192
Disoprivan *Amp. 200mg/20ml, 500mg/50ml; Fertigspritze 500mg/50ml,* **Propofol Lipuro** *Amp. 200mg/20ml, 500mg/50ml, 1g/100ml*	**Narkoseeinleitung:** 1.5-2.5mg/kg langs. i.v.; Pat. > 55J. oder Risikopat. 1mg/kg; **Narkoseaufrechterhaltung:** 4-12mg/kg/h i.v.; **Sedierung bei chir. oder diagnost. Eingriffen:** ini 0.5-1mg/kg über 1-5min i.v., dann 1.5-4.5mg/kg/h
Terbutalin HWZ 16h	→ 94
Bricanyl *Amp. 0.5mg/1ml*	**Status asthmat.:** 0.25-0.5mg s.c., ggf. Wdh. nach 15-20min, max. 4x/d
Theophyllin HWZ 7-9h (Erw.); 3-5h (Ki.)	→ 93
Bronchoparat, Euphylong *Amp. 200mg/10ml*	**Asthma-Anfall:** 5mg/kg über 20 min. i.v. (2.5mg/kg bei Theoph.-Vorbehandlung), dann 10mg/kg/d Perf.(800mg) = 16mg/ml ⇒ 2ml/h

Urapidil	HWZ 2-3h → 52
Ebrantil *Amp. 25mg/5ml; Amp. 50mg/10ml*	**Hypertensiver Notfall:** 10-50mg langsam i.v., ggf. Wdh. n. 5min; Dauerinfusion: initial 2mg/min, mittlere Erh.Dosis 9mg/h; Perfusor 100mg/50ml (2mg/ml): 4.5-60ml/h
Vasopressin	HWZ 10-20min
Pitressin *Amp. 20 IE/1ml (Int. Apotheke!)*	**Reanimation:** 40 IE i.v. an Stelle von oder nach Adrenalingabe
Verapamil	HWZ 3-7h (12h) → 48
Isoptin, Falicard *Amp. 5mg/2ml*	**Supraventrikuläre Tachykardie, absolute Arrhythmie mit schneller Überleitung:** 5mg langsam i.v., ggf. Wdh. n. 5-10min; Perf. (100mg) = 2mg/ml ⇒ 2-5ml/h

A 2 Kardiologie – Arzneimittel

A 2.1 Antihypertensiva

A 2.1.1 ACE-Hemmer

Wm: kompetitive Hemmung des Angiotensin-Konversions-Enzyms ⇒ Angiotensin II ↓, Bradykinin ↑
Wi: Vasodilatation ⇒ RR ↓, Nierendurchblutung ↑, Aldosteronfreisetzung ↓, Katecholaminfreisetzung ↓, Rückbildung von Herz- und Gefäßwandhypertrophie, protektive Wi. bei diabet. Nephropathie
UW (Enalapril): Husten, Verschwommensehen, Schwindel, Übelkeit, Asthenie, Kopfschmerzen, Depression, Hypotonie, orthostat. Hypotonie, Synkope, Brustschmerzen, Herzrhythmusstrgn., Angina pectoris, Tachykardie, Dyspnoe, Diarrhö, Bauchschmerzen, Geschmacksveränderzungen, Hautausschlag, Überempfindlichkeit, angioneurot. Ödem, Müdigkeit; **KI** (Enalapril): bek. Überempfindlichkeit, anamnestisch bekannt, durch vorhergehende Th. mit einem ACE-Hemmer ausgelöstes angioneurotisches Ödem, hereditäres oder idiopathisches Angiodem, SS (2. und 3. Trimenon)
Ink: Erythropoetin, K^+-Präparate, K^+-sparende Diuretika

Benazepril Rp	HWZ 6h, Q0 0.05, PPB 95%, PRC C (1.), D (2., 3. Trim.), Lact +
Benzepril HEXAL *Tbl. 5, 10, 20mg* **Cibacen** *Tbl. 5, 10, 20mg* **Cibacen Cor** *Tbl. 5mg*	**Art. Hypertonie** → 319: 1 x 10–20mg p.o.; max. 40mg/d; **Herzinsuffizienz** → 332: 0.5mg/kg (max. 12.5mg/min, max. 8 x pro Tag); **DANI** GFR<30: max. 10mg/d; **DALI** KI
Captopril Rp	HWZ 2(12) h, Q0 0.15, PPB 30%, PRC C (1.), D (2.,3.Trim.), Lact +
ACE-Hemmer-ratioph. *Tbl. 12.5, 25, 50, 100mg* **Adocor** *Tbl. 12.5, 25mg* **CaptoHEXAL** *Tbl. 6.25, 12.5, 25, 50, 100mg* **Cor tensobon** *Tbl. 12.5mg* **Lopirin** *Tbl. 12.5, 25, 50mg* **Tensiomin** *Tbl. 25, 50mg* **Tensobon** *Tbl. 25, 50mg*	**Art. Hypertonie** → 319: ini 2 x 12.5-25mg p.o., je nach Wi steigern bis 2 x 50-75mg, max. 150mg/d; **Herzinsuffizienz** → 332: ini 2-3 x 6.25-12.5mg p.o., langs. steigern auf 75-150mg/d p.o., max. 150mg/d; **post Myokardinfarkt** → 330: ini 1 x 6.25mg p.o., n. 2h 1 x 12.5mg, n. 24h 1 x 25mg, ab d2 2 x 50mg; **Ki. > 6J.:** 0.3mg/kg; **DANI (Ki)** 0.15mg/kg; **DANI** GFR > 40: ini 25-50mg, max. 150mg/d; 21-40: ini 25mg, max. 100mg/d; 10-20: ini 12.5, max. 75mg/d; <10: ini 6.25mg, max. 37.5mg/d
Cilazapril Rp	HWZ (9)h, Q0 0.2, PPB 25–30%
Dynorm *Tbl. 0.5, 1, 2.5, 5mg*	**Art. Hypertonie** → 319: ini 1 x 1.25mg p.o., je nach Wi steigern auf 1 x 2.5mg, max. 5mg/d; **DANI** GFR 40–60: 1 x 0.5–1mg, max. 2.5mg/d; < 40: KI; DALI KI
Enalapril Rp	HWZ (11)h, Q0 0.1, PPB <50%, PRC C (1.), D (2., 3. Trim.), Lact +
Benalapril *Tbl. 5, 10, 20mg* **Corvo** *Tbl. 2.5, 5, 10, 20mg* **EnaHEXAL** *Tbl. 2.5, 5, 10, 20, 30, 40mg* **Enalapril-ratioph.** *Tbl. 2.5, 5, 10, 20mg* **Jutaxan** *Tbl. 2.5, 5, 10, 20mg* **Xanef** *Tbl. 2.5, 5, 10, 20mg*	**Art. Hypertonie** → 319: ini 1x20mg p.o., Erh.Dos. 20mg/d; max. 2 x 20mg/d; **Herzinsuffizienz** → 332: d1-3: 2.5mg, d4-7: 2x2.5mg, d8-14: 10mg, d15-28: 20mg/d, max.40mg/d; **DANI** GFR 30-80: 5-10mg/d; 10-30: 2.5mg/d p.o.; HD: 2.5mg/d
Fosinopril Rp	HWZ 11.5 h, Q0 0.5, PPB >95%, PRC C (1..), D (2., 3. Trim.), Lact +
Dynacil *Tbl. 5, 10, 20mg* **Fosinopril Basics** *Tbl. 10, 20mg* **Fosinopril Ranbaxy** *Tbl. 5, 10, 20mg* **Fosinorm** *Tbl. 10, 20mg* **Fosino Teva** *Tbl. 10, 20mg*	**Art. Hypertonie** → 319, **Herzinsuffizienz** → 332: ini 1 x 10mg p.o. je nach Wi steigern auf 1 x 20mg, max. 40mg/d; **DANI, DALI** nicht erforderlich

Lisinopril Rp	HWZ 12h, Q0 0.3, PPB 3–10%, PRC C (1.), D (2., 3. Trim.), Lact +
Acerbon *Tbl. 2.5, 5, 10, 20mg* **Coric** *Tbl. 5, 10, 20mg* **Lisidigal** *Tbl. 5, 10, 20mg* **Lisinopril-ratioph.** *Tbl. 2.5, 5, 10, 20mg* **Lisigamma** *Tbl. 2.5, 5, 10, 20mg* **LisiHEXAL** *Tbl. 2.5, 5, 10, 20mg* **Lisi Lich** *Tbl. 5, 10, 20mg* **Lisodura** *Tbl. 5, 10, 20mg*	**Art. Hypertonie** → 319: ini 1 x 10mg p.o., Erh.Dos. 1 x 20mg, max. 80mg/d; **Herzinsuffizienz** → 332: ini 1 x 2.5mg p.o., langs. steigern bis 1 x 10mg, max. 35mg/d; **post Infarkt** → 330: ini 1 x 5mg p.o., n. 24h 1 x 5mg, n. 48h 1 x 10mg, Dosisanpassung je n. RR; **DANI** GFR 30-80: ini 5-10mg/d; 10-30: ini 2.5-5mg; <10: ini 2.5mg; jeweils langsam steigern bis max. 40mg/d

Moexipril Rp	HWZ 1 (25)h, Q0 (0.4), PRC C (1.), D (2., 3. Trim.), Lact +
Fempress *Tbl. 7.5, 15mg*	**Art. Hypertonie** → 319: ini 1 x 7.5mg p.o., je nach Wi steigern bis 1 x 15mg, max. 30mg/d; **DANI** GFR 40-60: ini 3.75mg; < 40: KI; **DALI** KI bei Leberfkt.störung

Perindopril Rp	HWZ (25)h, Q0 (0.56), PPB <30%, PRC C (1.), D (2., 3. Trim.), Lact +
Coversum *Tbl. 4mg* **Perindopril 1A Pharma** *Tbl. 4mg*	**Art. Hypertonie** → 319: ini 1 x 4mg p.o., je nach Wi steigern bis max. 8mg/d; **Herzinsuffizienz** → 332: ini 1 x 2mg p.o., langsam steigern bis max. 4mg/d; **DANI** GFR 30–60: 1 x 2mg p.o., max. 4mg/d; < 30: KI; **DALI** KI

Quinapril Rp	HWZ (3)h, Q0 0.2, PPB ca. 97%, PRC C (1.), D (2., 3. Trim.), Lact +
Accupro *Tbl. 5, 10, 20mg* **Quinapril HEXAL** *Tbl. 5, 10, 20mg* **Quinapril Stada** *Tbl. 5, 10, 20mg*	**Art. Hypertonie** → 319: ini 1 x 10mg p.o., je nach Wi steigern bis 1–2 x 10mg, max. 40mg/d; **Herzinsuff.** → 332: ini 2 x 2.5mg p.o., langs. steigern bis 10–20mg/d, max. 2 x 20mg/d; **DANI** GFR 30–60: ini 1 x 5mg p.o., dann 5–10mg/d, max. 20mg/d; 10–29: 1 x 2.5mg/d, max. 5mg/d; < 10: KI; **DALI** KI

Ramipril Rp	HWZ 3 (13–17)h, Q0 0.15, PPB 73%, PRC C (1.), D (2./3. Tr.), Lact +
Delix *Tbl. 2.5, 5, 10mg* **Rami-Q** *Kps. 2.5, 5, 10mg* **Ramicard** *Tbl. 2.5, 5, 10mg* **Ramilich** *Tbl. 2.5, 5, 10mg* **Ramipril ct** *Tbl. 2.5, 5, 10mg* **Ramipril HEXAL** *Tbl. 1.25, 2.5, 5, 7.5, 10mg* **Ramipril-ratioph.** *Tbl. 2.5, 5, 10mg* **Vesdil** *Tbl. 2.5, 5, 10mg*	**Art. Hypertonie** → 319: ini 1 x 2.5mg p.o., je n. Wi steigern bis 1x5mg, max. 10mg/d; **Herzinsuffizienz** → 332, **post Myokardinfarkt** → 330: ini 2 x 1.25–2.5mg p.o., langsam steigern bis max. 2 x 5mg; **DANI** GFR 30–60: ini 1 x 1.25mg p.o., dann 1 x 2.5mg, max. 5mg/d; < 30: KI; **DALI** KI

Spirapril Rp	HWZ 2(40)h, Q0 0.27, PPB 90%
Quadropril *Tbl. 6mg*	**Art. Hypertonie** → 319: ini 1 x 3mg p.o., je n. Wi steigern auf max. 6mg/d; **DANI** GFR 30–60: 100%; 10–29: 1 x 3mg p.o.; < 10: KI; DALI nicht erforderl.

Trandolapril Rp	HWZ 1 (16–24)h, Q0 0.44, PPB >80%, PRC C(1.), D (2.,3. Trim), Lact +
Udrik *Kps. 0.5, 1, 2mg*	**Art. Hypertonie** → 319: ini 1 x 1mg p.o., je n. Wi steigern bis 1 x 2mg, max. 4mg/d; **post Myokardinfarkt** → 330: ini 1 x 0.5mg p.o., nach 24h 1 x 1mg, dann langsam steigern bis 1 x 4mg; **DANI** GFR 30–60: 100%; < 30: KI; **DALI** ini 0.5mg/d, max. 2mg/d; schwere Leberinsuff.: KI

A 2.1.2 Angiotensin-II-Blocker

Wm: Blockade des Angiotensin-II-Typ-1-Rezeptors;
Wi: spezifische Hemmung der Angiotensin-II-Wi, ohne Wi auf Bradykinin;
UW (Losartan): Schwindel, Asthenie, Müdigkeit, Hypotonie, Hyperkaliämie, Hypoglykämie;
UW (Valsartan): Schwindel, Hypotonie, Nierenfunktionstörungen;
KI: SS (2. u. 3. Trim.), SZ, Nierenarterienstenose, Z.n. Nierentransplantation, primärer Hyperaldosteronismus, biliäre Zirrhose, schwere Leberschäden;
KI (Losartan): bekannte Überempf., schwere Leberinsuffizienz, SS (2. u. 3. Trim.);
KI (Valsartan): bekannte Überempf., schwere Leberinsuffizienz, Cholestase, biliäre Zirrhose, SS (2. u. 3. Trim.)

Candesartan Rp	HWZ 9h, Q0 0.4, PPB 99%, PRC C (1.), D (2., 3. Trim.), Lact ?
Atacand *Tbl. 4, 8, 16, 32mg* **Blopress** *Tbl. 4, 8, 16, 32mg* **Ratacand** Tbl. 8, 16, 32mg	**Art. Hypertonie** → 319: ini 1 x 8mg p.o., je n. Wi steigern bis 1 x 8–16mg, max. 32mg/d; **Herzinsuffizienz** → 332: ini 1x 4mg, alle 2W. Dosis verdoppeln je n. Verträglichkeit bis 32mg/d; **DANI** ini 4mg; GFR < 15: nicht empf.; **DALI** ini 2mg
Eprosartan Rp	HWZ 5–9h, Q0 0.9, PPB 98%, PRC C (1.), D (2., 3. Trim.), Lact –
Emestar Mono *Tbl. 600mg* **Eprosartan Ct** *Tbl. 600mg* **Eprosartan-ratioph.** *Tbl. 600mg* **Teveten Mono** *Tbl. 600mg*	**Art. Hypertonie** → 319: 1 x 600mg p.o.; **DANI** GFR > 30: 100%; < 30: sorgfältige Dosiseinstellung; **DALI** KI bei schwerer Leberinsuffizienz
Irbesartan Rp	HWZ 11–15h, Q0 1.0, PPB 96%, PRC C (1.), D (2., 3. Trim.), Lact ?
Aprovel *Tbl. 75, 150, 300mg* **Karvea** *Tbl. 75, 150, 300mg*	**Art. Hypertonie** → 319: ini 1 x 150mg p.o., je n. Wi steigern bis max. 300mg/d; **DANI** Dialyse: ini 75mg; **DALI** nicht erforderl.
Losartan Rp	HWZ 2 (6–9)h, Q0 0.95, PPB 99%, PRC C (1.), D (2., 3. Tr.), Lact ?
Cozaar *Tbl. 50mg* **Lorzaar** *Tbl. 12.5, 50, 100mgLsg. 2.5mg/ml* **Losar-Q** *Tbl. 50, 100mg* **Losartan Hexal** *Tbl. 12.5, 25, 50, 75, 100mg*	**Art. Hypertonie** → 319: 1 x 50mg p.o., je n. Wi steigern bis max. 100mg/d; **Herzinsuffizienz** → 332: ini 1 x 12.5mg p.o., langsam steigern bis 1 x 25–50mg; **DANI** nicht erforderl.; **DALI** Dosisreduktion, KI bei schwerer LI
Olmesartan Rp	HWZ 10–15h, PPB 99%, PRC C (1.), D (2., 3. Trim.), Lact ?
Belsar *Tbl. 20, 40mg* **Olmetec** *Tbl. 10, 20, 40mg* **Votum** *Tbl. 10, 20, 40mg*	**Art. Hypertonie** → 319: 1 x 10mg p.o., je n. Wi steigern bis max. 40mg/d; **DANI** GFR > 20: max. 20mg; < 20: nicht empfohlen; **DALI** leichte Funktionsstrg.: 100%, mäßige: ini 10mg, max. 20mg/d, schwere LI: Anw. nicht empfohlen
Telmisartan Rp	HWZ > 20h, Q0 1.0, PPB 99%, PRC C (1.), D (2., 3. Trim.), Lact ?
Kinzal mono *Tbl. 20, 40, 80mg* **Micardis** *Tbl. 20, 40, 80mg*	**Art. Hypertonie** → 319: 1 x 20–40mg p.o., max. 80mg/d; **DANI** ini 20mg/d; GFR < 30: KI; **DALI** max. 40mg/d, KI bei schwerer Leberfkt.störung
Valsartan Rp	HWZ 6h, Q0 0.7, PPB 94–97%, PRC C (1.), D (2., 3. Trim.), Lact ?
Cordinate *Tbl. 40, 80, 160, 320mg* **Diovan** *Tbl. 40, 80, 160, 320mg* **Provas** *Tbl. 40, 80, 160, 320mg*	**Art. Hypertonie** → 319: 1 x 80mg p.o.; ggf. steigern auf max. 320mg/d; **Herzinsuffizienz** → 332: ini 2 x 40mg p.o., steigern auf max. 2 x 160mg; **Herzinsuffizienz n. MI** → 330: ini 2 x 20mg p.o., steigern auf max. 2 x 160mg; **DANI** GFR >10: 100%; <10, HD: nicht empfohlen; **DALI** leichte-mittelschwere LI: max. 80mg/d, KI bei schwerer LI

A 2.1.3 Betablocker

Wm/Wi: komp. Betarezept.-Hemmung ⇒ neg. ino-/chronotrop ⇒ HZV ↓, kard. O_2-Verbrauch ↓, Reninsekr. ↓; in hohen Dosen: unspezifische, membranstabilisierende, chinidinartige Wirkung;
UW (Bisoprolol): Bradykardie (bei chron. Herzinsuff.); Verschlechterung d. Herzinsuff. Schwindel, Kopfschmerzen, Übelkeit, Erbrechen, Diarrhö, Obstipation, Kälte- o. Taubheitsgefühl i. d. Extremitäten, Hypotonie, Asthenie, Müdigkeit;
KI (Bisoprolol): akute Herzinsuffizienz, dekomp. Herzinsuffizienz m. erforderl. i.v. inotrop. Th., kardiog. Schock, AV-Block II° od. III°, Sinusknotensyndrom., SA-Block, Bradykardie <60/min, Hypotonie, schwere Formen v. Asthma bronchiale, schwere COPD, Spätstadium pAVK, Raynaud-Syndrom, unbehandeltes Phäochromozytom, metabol. Azidose;
Ink (Bisoprolol): Ca-Antagonisten v. Verapamiltyp, zentralwirksame Antihypertensiva wie Clonidin, Methyldopa, Moxonidin, Reserpin

		$β_1$	ISA
Acebutolol Rp	HWZ 4 (7–13)h, Q0 0.8 (0.4), PPB 25%, PRC B, Lact ?		
Prent *Tbl. 200, 400mg; Amp. 25mg/5ml*	**Art. Hypertonie** → 319: ini 1 x 200mg p.o., je n. Wi steigern bis 1 x 400–800mg; **KHK** → 326: 1 x 400–800mg p.o.; **tachyk. HRST.** → 335: 2–3 x 200mg p.o.; 12.5–25mg i.v.; **DANI** GFR 10–30: 50%; < 10: 25%; **DALI** Dosisreduktion	+	+
Atenolol Rp	HWZ 6h, Q0 0.12, PPB 3%, PRC D, Lact ?	+	0
Atenolol-ratioph. *Tbl. 25, 50, 100mg* **AteHEXAL** *Tbl. 25, 50, 100mg* **Atebeta** *Tbl. 25, 50, 100mg* **Duratenol** *Tbl. 25, 50, 100mg* **Cuxanorm** *Tbl. 25, 50, 100mg* **Juvental** *Tbl. 25, 50, 100mg* **Tenormin** *Tbl. 25, 50, 100mg*	**Hyperkinetisches Herzsyndrom:** 1 x 25mg p.o.; **art. Hypertonie** → 319, **KHK** → 326, **supraventr. u. ventrikuläre Arrhythmien** → 337: 1 x 50–100mg p.o.; **DANI** GFR 10–30: 50%; < 10: 25%		
Betaxolol Rp	HWZ 18h, Q0 0.8, PPB 50%, PRC C, Lact ?	+	0
Kerlone *Tbl. 10, 20mg*	**Art. Hypertonie** → 319: 1x10–20mg p.o.; **DANI** GFR > 30: 100%; < 30, HD: max.10mg/d		
Bisoprolol Rp	HWZ 11h, Q0 0.48, PPB 30%, PRC C, Lact ?	+	0
Bisobeta *Tbl. 5, 10mg* **Bisoprolol-ratioph.** *Tbl. 1.25, 2.5, 3.75, 5, 10mg* **Concor, Jutabis** *Tbl. 5, 10mg* **Concor Cor** *Tbl. 1.25, 2.5, 3.75, 5, 7.5, 10mg*	**Art. Hypertonie** → 319, **KHK** → 326: 1 x 2.5–10mg p.o.; **Herzinsuffizienz** → 332: ini 1 x 1.25mg p.o., je n. Verträgl. steigern um 1.25–2.5mg/W. bis 10mg/d; **DANI** GFR < 20: max. 10mg/d; **DALI** max. 10mg/d		
Bupranolol Rp	HWZ 2h	0	0
Betadrenol *Tbl. 50, 100mg*	**Art. Hypertonie** → 319, **KHK** → 326: 1 x 50–100mg p.o.; max. 400mg/d; **DANI, DALI** KI bei schwerer NI, LI		
Carteolol Rp	HWZ 5–7h, Q0 0.3, PPB 15%, PRC C, Lact ?	0	+
Endak *Tbl. 5, 10mg*	**Art. Hypertonie** → 319, **KHK** → 326, **hyperkin. Herzsyndrom:** 1x 2.5–20mg p.o.; **DANI** 50%		

Carvedilol Rp	HWZ 6–10h, Q0 1.0, PPB 99%, PRC C, Lact ?	0	0
Carlich *Tbl. 6.25, 12.5, 25mg* **Carvedilol HEXAL** *Tbl. 3.125, 6.25, 12.5, 25, 50mg* **Carvedilol-ratioph.** *Tbl. 3.125, 6.25, 12.5, 25mg* **Dilatrend** *Tbl. 3.125, 6.25, 12.5, 25mg* **Dimetil** *Tbl. 6.25, 12.5, 25mg* **Querto** *Tbl. 6.25, 12.5, 25mg*	**Art. Hypertonie** → 319: 1 x 12.5–25mg p.o.; **KHK** → 326: 2 x 12.5–50mg; **Herzinsuffizienz** → 332: ini 2 x 3.125mg, je n. Verträgl. alle 2 W. steigern um 3.125–12.5mg; bis 85kg: max. 2 x 25mg; > 85kg: max. 2 x 50mg; **DANI** nicht erforderl.		
Celiprolol Rp	HWZ 5–7h, Q0 0.6	β_1	ISA
Celipro Lich *Tbl. 200mg* **Celiprolol ct** *Tbl. 200mg* **Celiprolol-ratiopharm** *Tbl. 200mg* **Selectol** *Tbl. 200mg*	**Art. Hypertonie** → 319, **KHK** → 326: 1 x 200–400mg p.o.; **DANI** GFR < 10: 1 x 100mg	+	+
Esmolol Rp	HWZ 9min, Q0 1.0, PPB 55%, PRC C, Lact ?	+	0
Brevibloc *Amp. 100mg/10ml, 2500mg/250ml* **Esmocard** *Amp. 100mg/10ml, 2500mg/10ml*	**Supraventr. Tachykardie** → 337: ini 500µg/kg i.v. über 1min, dann 50µg/kg/min, max. 200µg/kg/min; **DANI**: GFR 30–60: Anwendung für max 4h; < 30: KI; **DALI** KI b. schwerer Leberfunktionsstörung		
Metoprololsuccinat Rp	HWZ 3–4h, PPB 10%	+	0
Beloc-Zok *Tbl. (ret.) 23.75, 47.5, 95, 190mg* **MetoHEXAL-Succ** *Tbl. (ret.) 23.75, 47.5, 95, 142.5, 190mg* **Meto-Succinat Sandoz** *Tbl. (ret.) 23.75, 47.5, 95, 142.5, 190mg*	**Art. Hypertonie** → 319, **KHK** → 326, **tachyk. HRST** → 335, **hyperkinet. Herzsyndrom:** 1 x 47.5–190mg p.o.; **Herzinsuffizienz** → 332: ini 1 x 23.75mg, nach Verträglichkeit Dosis alle 2 W. verdoppeln bis max. 1x 190mg **Migräne-Pro.** → 464:1x95mg p.o.		
Metoprololtartrat Rp	HWZ 3–5 (8)h, Q0 >0.8, PPB 12%	+	0
Beloc *Amp. 5mg/5ml* **Jeprolol** *Tbl. 50, 100, 200 (ret.) mg* **Jutabloc** *Tbl. 50, 100, 200(ret.)mg* **Lopresor** *Tbl. 50, 100mg; Amp. 5mg/5ml* **Meprolol** *Tbl. 50, 100, 200 (ret.) mg* **MetoHEXAL** *Tbl. 50, 100, 100(ret.), 200 (ret.)mg* **Metoprolol AWD** *Tbl. 50, 100, 200(ret.)mg* **Metoprolol-ratioph.** *Tbl. 50, 50(ret.), 100, 100(ret.), 200(ret.) mg* **Prelis** *Tbl. 50, 100(ret.), 200(ret.)mg*	**Art. Hypertonie** → 319, **KHK** → 326, **tachykarde HRST** → 335, **hyperkinet. Herzsyndrom:** 1–2 x 50–100mg p.o.; 1 x 100–200mg (ret.); 5–10mg langs. i.v., max. 20mg i.v.; **Migräne-Pro.** → 464: 1–2 x 50–100mg p.o.; 1 x 100–200mg (ret.); **DANI** nicht erforderl.		
Nebivolol Rp	HWZ 10–50h, Q0 0.95, PPB 98%	+	0
Nebilet *Tbl. 5mg* **Nebivolol-ratioph.** *Tbl. 5mg* **Nebivolol Stada** *Tbl. 5mg*	**Art. Hypertonie** → 319: 1 x 5mg p.o.; **chron. Herzinsuffizienz bei >70J.:** ini 1.25mg, max. 10mg/d; **DANI** ini 2.5mg; **DALI** KI		
Oxprenolol Rp	HWZ 1–2h, Q0 0.95 PPB 80%	0	+
Trasicor *Tbl. 40, 80, 160 (ret.)mg*	**Hyperkin. Herzsyndrom:** 1–2 x 40mg p.o.; **tachykarde HRST** → 335: 2–3 x 20–80mg; **art. Hypertonie** → 319, **KHK** → 326: 2 x 80–160mg; 1 x 160–320mg (ret.); **DANI** nicht erforderlich; **DALI** vorsichtig dosieren		

		β1	ISA
Penbutolol Rp	HWZ 13-28h, Q0 0.95, PPB 99%, PRC C, Lact ?	0	+
Betapressin *Tbl. 40mg*	**Art. Hypertonie** → 319: 1 x 40-80mg p.o.; **hyperkinet. Herzsyndrom, KHK** → 326, **tachykarde HRST** → 335: 20-80mg/d in 1-2 Einzelgaben		
Pindolol Rp	HWZ 3-4h, Q0 0.5, PPB 40%, PRC B, Lact ?	β_1	ISA
Durapindol *Tbl. 5, 15mg* **Visken** *Tbl. 2.5, 5, 15mg; Gtt. (20Gtt. = 5mg); Amp. 0.4mg/2ml*	**Art. Hypertonie** → 319: 3 x 5-10mg p.o.; **KHK** → 326: 3 x 5mg p.o.; 1 x 15mg; **tachyk. HRST** → 335: 3 x 5-10mg p.o.; 0.2-0.4mg i.v., max. 2mg i.v.; **hyperkin. Herzsyndrom:** 2-3x2.5mg; **DALI** Dosisred.	0	+
Propranolol Rp	HWZ 3-4h, Q0 1.0, PPB 90%, PRC C, Lact ?	0	0
Beta Tablinen *Tbl. 40, 80mg* **Dociton** *Tbl. 10, 40, 80mg; Kps. 80(ret.), 160(ret.)mg; Amp. 1mg/1ml* **Elbrol** *Tbl. 40, 80mg* **Inderal** *Tbl. 40mg* **Obsidan** *Tbl. 25, 40, 100mg* **Prophylux** *Tbl. 40mg* **Propra-ratioph.** *Tbl. 10, 40, 80mg; Kps. 80(ret.), 160(ret.)mg* **Propranolol Stada** *Tbl. 40, 80mg*	**Art. Hypertonie** → 319: 2-3 x 40-80mg p.o.; 2 x 160mg; 1 x 160-320mg (ret.); **KHK** → 326, **tachykarde HRST** → 335: 2-3 x 40-80mg; 1 x 1mg langsam i.v., max. 10mg i.v.; **hyperkinet. Herzsyndrom:** 3 x 10-40mg; **prim. Angstsyndrom** → 483, **ess. Tremor** → 473, **Migräne-Pro.** → 463: 2-3 x 40mg; **Hyperthyreose** → 411: 3-4 x 10-40mg; **DANI** nicht erforderl.		
Sotalol Rp	HWZ 15h, Q0 0.15, keine PPB, PRC B, Lact ?	0	0
Corsotalol *Tbl. 80, 160mg* **Darob** *Tbl. 80, 160mg* **Favorex** *Tbl. 80, 160mg* **Jutalex** *Tbl. 80, 160mg* **Rentibloc** *Tbl. 40, 160mg* **SotaHEXAL** *Tbl. 40, 80, 120, 160, 240mg* **Sotalex** *Tbl. 80, 160mg; Amp. 40mg/4ml* **Sotalol-ratioph.** *Tbl. 40, 80, 160mg*	**Supraventrikuläre u. ventrikuläre HRST** → 337: ini 2 x 80mg p.o., je n. Wi steigern bis 2 x 160mg; 20mg langs. i.v., evtl. Wdh. n. 20min, max. 1.5mg/kg i.v.; **DANI** GFR 10-30: 50%; < 10: 25%		
Talinolol Rp	HWZ 11h, PPB 53-67%	+	0
Cordanum *Tbl. 50, 100mg*	**Art. Hypertonie** → 319: ini 1 x 50mg p.o., Erh.Dos. 1 x 100mg; **DANI** GFR 10-30: 66%; < 10: 50%		

ß1: selektive Hemmung von β_1-Rezeptoren;
ISA: intrinsische sympathomimetische Aktivität = partieller Agonismus und partieller Antagonismus

A 2.1.4 Direkte Renininhibitoren

Wm/Wi: selektive direkte Hemmung des humanen Renins ⇒ Blockade der Umwandlung von Angiotensinogen zu Angiotensin I ⇒ Red der Plasmareninaktivität; Senkung der Angiotensin I u. II-Spiegel ⇒ RR ↓; **UW**: Diarrhoe, Hautausschlag; **KI**: SS (2. u. 3. Trim.), Angioödem unter Aliskiren in Vorgeschichte, gleichz. Anw. von Aliskiren mit Ciclosporin, bek. Überempf. gegen den Wirkstoff oder sonstige Bestandteile

Aliskiren Rp	HWZ 40h, PPB 49%, PRC C (1.), D (2., 3. Trim.), Lact ?
Rasilez *Tbl. 150, 300mg*	**Art. Hypertonie**: ini 1 x 150mg p.o., ggf. n. 2W. steigern auf 1 x 300mg; **DANI** GFR < 30: vorsichtige Anw.; **DALI** nicht erforderlich

A 2.1.5 Kalziumantagonisten (Non-Dihydropyridine)

Wm: Hemmung des Ca^{2+}-Einstroms; **Wi:** neg. inotrop, kardialer O_2-Verbrauch ↓, Vasodilat. (v.a. Arteriolen ⇒ Nachlast ↓, Vorlast unbeeinflusst!), neg. chronotrop, AV-Überleitungszeit ↑, AV-Refraktärzeit ↑; **UW** (Verapamil): Übelkeit, Brechreiz, Völlegefühl, Obstipation, Müdigkeit, Nervosität, Schwindel, Benommenheit, Schläfrigkeit, Parästhesie, Neuropathie, Tremor, Entwicklung/Verschlechterung einer Herzinsuffizienz, Hypotonie, Orthostase, Sinusbradykardie, AV-Block I°, Knöchelödeme, Flush, Hautrötung, Wärmegefühl, allerg. Reaktionen, Erythem, Pruritus, Urtikaria, makulopap. Exanthem, Erythromelalgie, Schwitzen, Kopfschmerzen; **KI** (Verapamil): Herz-Kreislauf-Schock, akuter Herzinfarkt m. Komplikationen , ausgeprägte Reizleitungsstrgn. (z. B. SA- bzw. AV-Block II° u. III°), Sinusknotensyndrom, manifeste Herzinsuffizienz, Vorhofflimmern/-flattern u. gleichzeitiges WPW-Syndrom, i.v. Applik. v. Beta-Blockern (Ausnahme Intensivmed.); **Ink** (Verapamil): Simvastatin, Flecainid, Disopyramid

Diltiazem Rp	HWZ 6h, Q0 >0.9, PPB 70–85%, PRC C, Lact –
Dilsal *Kps. 90 (ret.), 120 (ret.), 180 (ret.) mg* **DiltaHEXAL** *Tbl. 60, 90 (ret.), 120 (ret.) mg; Kps. 180 (ret.)mg* **Diltiazem-ratioph.** *Tbl. 60mg; Kps. 90 (ret.), 120 (ret.), 180 (ret.)mg* **Dilzem** *Tbl. 90 (ret.), 120 (ret.), 180 (ret.); Kps. 180 (ret.), 240 (ret.)mg*	**Art. Hypertonie** → 319, **KHK** → 326: 3 x 60mg; 2 x 90–180mg (ret.); 1 x 240mg (ret.) p.o.; **DANI/DALI** ini 120mg/d
Gallopamil Rp	HWZ 3.5–8h, Q0 1.0, PPB 92%
Gallobeta *Tbl. 25mg* **Procorum** *Tbl. 25, 50, 100 (ret.)mg*	**Art. Hypertonie** → 319: 2 x 50mg; 1 x 100mg (ret.) p.o., max. 200mg/d; **supraventr. Tachykardie** → 337: 2–3 x 25–50mg p.o.; **KHK:** 2–3 x 25–50mg; 2 x 100mg (ret.) p.o.; **DANI** KI bei schwerer NI; **DALI** 25%, KI bei schwerer LI
Verapamil Rp	HWZ 3–7h, Q0 >0.8, PPB 90%, PRC C, Lact +
Durasoptin *Tbl. 40, 120mg; Kps. 120 (ret.)mg* **Falicard** *Tbl. 40, 80, 120, 120 (ret.), 240 (ret.); Inj.Lsg. 5mg/2ml* **Isoptin** *Tbl. 40, 80, 120, 120 (ret.), 240 (ret.)mg; Inj.Lsg. 5mg/2ml* **VeraHEXAL** *Tbl. 40, 80, 120, 120 (ret.), 240 (ret.)mg; Kps. 120 (ret.), 180 (ret.), 240 (ret.)mg; Inj.Lsg. 5mg/2ml* **Veramex** *Tbl. 40, 80, 120, 240 (ret.)* **Verapamil-ratioph.** *Tbl. 40, 80, 120, 240 (ret.); Inj.Lsg. 5mg/2ml*	**Art. Hypertonie** → 319, **KHK** → 326, **supraventr. Tachykardie:** → 337 3 x 80–120mg; 2 x 120–240mg (ret.) p.o.; 5mg langs. i.v., dann 5–10mg/h, max. 100mg/d; Perf. (100mg) = 2mg/ml ⇒ 2–5ml/h **Ki. 6–14J.:** 80-360mg/d, 2.5-5mg i.v.; <6J.: 80-120mg/d, 2-3mg i.v.; **Sgl.:** 0.75-2mg i.v.; **Ngb.:** 0.75-1mg i.v.; **DANI** nicht erforderl.; **DALI** 2-3 x 40mg

A 2.1.6 Kalziumantagonisten (Dihydropyridine)

Wm/Wi: Hemmung des Ca^{2+}-Einstroms ⇒ neg. inotrop, kardialer O_2-Verbrauch ↓, Vasodilatation v.a. der Arteriolen ⇒ Nachlast ↓, Vorlast unbeeinflusst! **UW** (Amlodipin): Knöchelschwellung, Kopfschmerzen, Schläfrigkeit, Schwindel, Schwäche, Palpitationen, Übelkeit, Dyspepsie, Bauchschmerzen, Gesichtsrötung m. Hitzeempfindung; **KI** (Amlodipin): Überempfindlichkeit gg. A. oder andere Dihydropyridine, schwere Hypotonie, Schock, kardiogener Schock, Herzinsuffizienz n. akutem Myokardinfarkt (erste 4W.), hochgradige Aortenstenose, instabile Angina pectoris; **Ink** (Amlodipin): Diltiazem, Ketoconazol, Itraconazol, HIV-Proteasehemmer, Makrolide, Nefazodon, Ritonavir, Rifampicin, Johanniskraut, Dexamethason, Phenobarbital, Phenytoin, Carbamazepin, Nevirapin, Rifabutin, andere Antihypertensiva;
Ink (Felodipin): Cimetidin, Itraconazol, Ketoconazol), Makrolide, HIV-Proteaseninhibitoren, Grapefruitsaft, Carbamazepin, Phenytoin, Barbiturate, Rifampicin, Johanniskraut, Hydrochlorothiazid, Cyclosporin, Digoxin

Amlodipin Rp	HWZ 40h, Q0 0.85, PPB 93%, PRC C, Lact ?
Amlobesilat Sandoz *Tbl. 5, 7.5, 10mg* **Amlobeta** *Tbl. 5, 10mg* **Amlocard** *Tbl. 10mg* **Amlodipin Basics** *Tbl. 5, 10mg* **Amlodipin HEXAL** *Tbl. 5, 10mg* **Amlodipin-ratioph.** *Tbl. 5, 10mg* **Norvasc** *Tbl. 5mg*	**Art. Hypertonie** → 319, **chron. stabile AP** → 326: 1 x 5–10mg p.o.; **DANI** nicht erforderl. **DALI** KI b. schwerer LI
Felodipin Rp	HWZ 10–16h, Q0 1.0, PPB 99%, PRC C, Lact ?
Felocor Tbl. 2.5 (ret.), 5 (ret.), 10 (ret.)mg **Felodipin ct** *Tbl. 2.5 (ret.), 5 (ret.), 10 (ret.)mg* **Modip** *Tbl. 2.5 (ret.), 5 (ret.), 10 (ret.)mg* **Munobal** *Tbl. 2.5 (ret.), 5 (ret.), 10 (ret.)mg* **Plendil** *Tbl. 5 (ret.), 10 (ret.)mg*	**Art. Hypertonie** → 319: ini 1 x 2.5-5mg; Erh.Dos. 1 x 5-10mg (ret.) p.o.; **DANI** GFR<30: KI; **DALI** sorgfältige Dosiseinstellung; KI bei Child C
Isradipin Rp	HWZ 8.4h, Q0 1.0, PPB 95%, PRC C, Lact ?
Lomir Sro *Kps. 5 (ret.)mg* **Vascal uno** *Kps. 2.5 (ret.), 5 (ret.)mg*	**Art. Hypertonie** → 319: 2 x 2.5–5mg; 1 x 5–10mg (ret.) p.o.; **DANI** GFR > 30: ini 50%; <30: nicht empfohlen; **DALI** KI
Lercanidipin Rp	HWZ 8–10h, PPB >98%
Carmen *Tbl. 10, 20mg* **Corifeo** *Tbl. 10, 20mg* **Lercanidipin Heumann** *Tbl. 10, 20mg* **Lercanidipin Stada** *Tbl. 10, 20mg*	**Art. Hypertonie** → 319: 1 x 10–20mg p.o.; **DANI** GFR > 30: 100%; < 30: nicht empfohlen; **DALI** KI bei schwerer Leberfunktionsstörung
Manidipin Rp	PPB 99%
Manyper *Tbl. 10, 20mg*	**Art. Hypertonie** → 319: ini 1 x 10mg p.o., nach 4 W. je nach Wi 1 x 20mg; **DANI** GFR <10: KI; **DALI** max. 10mg/d
Nicardipin Rp	HWZ 8h, Q0 1.0, PPB 98%, PRC C, Lact ?
Antagonil *Kps. 20mg*	**Art. Hypertonie** → 319, **chron. stabile AP** → 326: 3 x 20; **DANI** GFR 15–60: ini 2 x 20mg, max. 3 x 20mg; < 15: nicht empf.; **DALI** ini 2 x 20mg, max. 2 x 30mg
Nifedipin Rp	HWZ 2.5–5h, Q0 1.0, PPB 98%, PRC C, Lact +
Adalat *Kps. 5, 10mg; Tbl. 20 (ret.), 30 (ret.), 60 (ret.)mg; Inf.Lsg. 5mg/50ml* **Cisday** *Tbl. 40 (ret.)mg* **Corinfar** *Tbl. 10 (ret.), 20 (ret.), 40 (ret.)mg; Gtt. (1ml = 20mg)* **Duranifin** *Kps. 5, 10mg; Tbl. (ret.) 10, 20, 40mg* **Jutadilat** *Tbl. 10 (ret.), 20 (ret.)mg; Gtt. (1ml = 20mg)* **NifeHEXAL** *Kps. 5, 10, 20mg; Tbl. 10 (ret.), 20 (ret.), 30 (ret.), 40 (ret.), 60 (ret.)mg; Gtt. (1ml = 20mg)* **Nifical** *Tbl. 10 (ret.)mg*	**Art. Hypertonie** → 319, **KHK** → 326: 3 x 10–20mg p.o.; 1 x 30–60mg (ret.), 2 x 20mg (ret.); max. 60mg/d p.o.; 0.63–1.25mg/h i.v.; Perf. (5mg) = 0.1mg/ml ⇒ min1-5: 60–120ml/h, dann 6–12ml/h; **hypertensive Krise** → 323: 10mg p.o. (Kps. zerbeißen), evtl. Wdh. n. 30min; **Raynaud-Syndrom** → 381: 3 x 10–20mg p.o.; **DANI** nicht erforderl.; **DALI** sorgfältige Dosiseinstellung

Nilvadipin Rp	HWZ 15-20h, Q0 1.0, PPB 99%
Escor *Kps. 8 (ret.), 16 (ret.)mg* **Nivadil** *Kps. 8 (ret.), 16 (ret.)mg*	**Art. Hypertonie** → 319: ini 1 x 8mg p.o., je nach Wi steigern bis 1 x 16mg; **DANI** GFR<30: nicht empfohlen; **DALI** max. 8mg/d

Nisoldipin Rp	HWZ 7-12h, Q0 1.0, PPB 99%, PRC C, Lact ?
Baymycard *Tbl. 5, 10mg* **Baymycard RR** *Tbl. 10 (ret.), 20 (ret.), 30 (ret.)mg*	**Art. Hypertonie** → 319: 2 x 5-10mg, max. 2 x 20mg p.o.; 1 x 10-40mg (ret.); **chronisch stabile AP** → 326: 2 x 5-10mg, max. 2 x 20mg p.o.; **DANI** nicht erforderl.; **DALI** KI b. schwerer Leberfunktionsstörung

Nitrendipin Rp	HWZ 8-12h, Q0 1.0, PPB 99%, PRC C
Bayotensin *Tbl. 10, 20mg; Phiole 5mg* **Jutapress** *Tbl. 10, 20mg* **Nitrendimerck** *Tbl. 20mg* **Nitrendipin-ratioph.** *Tbl. 10, 20mg* **Nitrepress** *Tbl. 10, 20mg*	**Art. Hypertonie** → 319: 1-2 x 10-20mg p.o.; **hypertensive Krise** → 323: 5mg subl., evtl. Wdh. nach 30 min; **DANI** nicht erforderl.; **DALI** ini 10mg/d, häufige RR-Kontrolle

A 2.1.7 Zentral angreifende Alpha-2-Rezeptoragonisten

Wm: Stimulation zentraler α_2-Rezeptoren ⇒ präsynaptisch ⇒ Noradrenalinfreisetzung ↓ ⇒ postsynaptisch ⇒ periph. Sympathikotonus ↓, Reninfreisetzung ↓ ⇒ Hemmung des RAA-Systems
Wm (α-Methyldopa): zusätzlich Bildung des "falschen" Tansmitters α-Methylnoradrenalin;
Wm (Moxonidin): Stimulation zentraler Imidazolinrez.; relativ schwache Stimualtion zentraler α_2-Rezeptoren; **Wi:** periph. Widerstand ↓, HF ↓, HZV ↓ ⇒ RR ↓
UW (α-Methyldopa): Sedierung, Schwindel, othostat. Strg., Benommenheit, Kopfschmerzen, HF ↓, Mundtrockenheit, Ödeme, Schlafstrg., Depression, Halluzinationen, Libidostrg., Gynäkomastie, Amenorrhoe
UW (Clonidin): Schlafstrg., Depression, Kopfschmerzen, AV-Block, HF ↓, Sedierung, Mundtrockenheit, Potenz- u. Libidostörung; **UW** (Moxonidin): Benommenheit, Mundtrockenheit, Schläfrigkeit, Schwäche, Schwindel, Kopfschmerzen, gestörte Denkprozesse, Schlafstrg., Übelkeit, Obstipation, Vasodilatation
KI (α-Methyldopa): akute u. chron. Lebererkr., schwere Nierenfunktionsstrg., Phaeochromozytom, Depression, schwere Herzinsuff., hämolyt. Anämie
KI (Clonidin): SZ, Depressionen, HF ↓ <50/min, AV-Block II-III, Sick Sinus
KI (Moxonidin): Sick-Sinus, sinuatrialer Block, AV-Block II-III, HF ↓ <50, maligne Arrhythmien, Herzinsuff., schwere Koronarinsuff., instabile AP, schwere Nierenfunktionsstrg., Angioödem, schwere Lebererkr.
Ink (Methyldopa): Lithium; **Ink** (Clonidin): trizyklische Antidepressiva

α-Methyldopa Rp	HWZ 2h, Q0 0.4, PPB 10-15%, PRC B, Lact +
Dopegyt *Tbl. 250mg* **Methyldopa Stada** *Tbl. 250mg* **Presinol** *Tbl. 125, 250, 500mg*	**Art. Hypertonie** → 319: ini 1-3 x 125mg p.o., je n. Wi steigern bis 2-3 x 250mg; **Schwangerschaftshypertonie** → 561: 250-2000mg/d; **DANI** sorgfältige Dosiseinstellung; Erh.Dos. max. 50%

Clonidin Rp	HWZ 10-20h, Q0 0.4, PPB 30-40%, PRC C, Lact ?
Catapresan *Tbl. 0.075, 0.15, 0.3mg* **Clonidin-ratioph.** *Kps. 0.075, 0.15, 0.25 (ret.), 0.3mg; Amp. 0.15mg/1ml* **Clonistada** *Tbl. 0.15, 0.3, 0.25 (ret.)mg* **Haemiton** *Tbl. 0.075, 0.15, 0.3mg*	**Art. Hypertonie** → 319: 2 x 0.075-0.3mg; 1-2 x 0.25mg (ret.), max. 0.9mg/d p.o.; **hypertensive Krise** → 323: 1-4 x 0.075-0.15mg i.m., s.c., i.v.; Perf. (0.45mg) = 9µg/ml ⇒ 1-5ml/h; **s.a. Alkoholentwöhnungsmittel** → 230 **DANI** max. 0.3mg/d p.o./i.v.

Moxonidin Rp	HWZ 2-3h, Q0 0.4, PPB 7%
Cynt *Tbl. 0.2, 0.3, 0.4mg* **Moxocard** *Tbl. 0.2, 0.3, 0.4mg* **Moxonidin HEXAL** *Tbl. 0.2, 0.3, 0.4mg* **Physiotens** *Tbl. 0.2, 0.3, 0.4mg*	**Art. Hypertonie** → 319: 1-2 x 0.2-0.4mg p.o., max. 0.6mg/d; **DANI** GFR: 30-60: max. 0.4mg/d; < 30: KI; **DALI** KI bei schwerer LI

A 2.1.8 Alphablocker

Wm: reversible α_1- sowie irrevers. α_1-/α_2- (Phenoxybenzamin) Rezeptorenblockade
Wi: Vasodilatation, Pre- und Afterload ↓; Urapidil: zusätzl. Agonist am 5-HT1A-Rezeptor
UW: reflektorische Tachykardie (nicht bei Prazosin), Arrhythmien, orthostatische Dysfunktion, Müdigkeit, Übelkeit, Hyperazidität des Magens, Diarrhö
UW (Prazosin): „first-dose-Phänomen" (= orthostat. Dysfunktion v.a. bei 1. Gabe ⇒ einschl. dosieren!), „Adrenalinumkehr": Adrenalin bei α-Blockade ⇒ Vasodilat., RR ↓ (β-Wi!)
KI: Aorten- und Mitralstenose, Perikarderkr., Lungenembolie, Linksherzinsuff., Kinder < 12 J. SS/SZ

Bunazosin Rp	HWZ 12h, PPB 97%
Andante *Tbl. 3 (ret.), 6 (ret.)mg*	**Art. Hypertonie** → 319: 1 x 6mg (ret.) p.o., ggfs. steigern auf 1 x 12mg; **DANI** GFR 30-60: ini 1 x 3mg, je n. Wi bis 1 x 6mg; < 30: KI; **DALI** ini 1 x 3mg, max. 1 x 6mg n. 2-4 W.
Doxazosin Rp	HWZ 8.8-22h, Q0 0.95, PPB 98%, PRC C, Lact ?
Cardular PP *Tbl. 4 (ret.)mg* **Diblocin PP** *Tbl. 4 (ret.) mg* **Doxacor** *Tbl. 1, 2, 4, 8mg* **Doxazosin-ratioph.** *Tbl. 1, 2, 4, 4 (ret.)mg* **Doxazosin Stada** *Tbl. 1, 2, 4, 4 (ret.), 8mg* **Jutalar** *Tbl. 2, 4, 4 (ret.), 8mg*	**Art. Hypertonie** → 319: ini 1 x 1mg/d, b. Bed. um 1mg/W. steigern auf 1 x 8mg p.o., max. 16mg/d; **DANI** nicht erforderl.; **DALI** sorgfältige Dosiseinstellung
Indoramin Rp	HWZ 2.4-15h, Q0 1.0, PPB 72-85%
Wydora *Tbl. 25mg*	**Art. Hypertonie** → 319: 2 x 25-50mg p.o, max. 200mg/d; **DALI** ini 2 x 12.5mg, max. 2 x 25mg
Phenoxybenzamin Rp	HWZ 24h, PRC C, Lact ?
Dibenzyran *Tbl. 1mg; Kps. 5, 10mg*	**Phäochromozytom** → 416: 1-3 W. prae-OP: ini 1 x 10mg p.o., je n. Wi steigern bis 100mg/d; inoperabel: ini 10mg/d, Erh.Dos. 2-3 x 20-40mg; **Ki.** ini 0.2-0.4mg/kg/d; **DANI** KI
Prazosin Rp	HWZ 2.5-4h, Q0 1.0, PPB 95%, PRC C, Lact ?
Adversuten *Tbl. 1, 5mg* **Minipress** *Tbl. 1, 5mg* **Prazosin-ratioph.** *Tbl. 1, 2, 5mg*	**Art. Hypertonie** → 319: d1-7: 2-3 x 0.5mg p.o., d8-14: 2-3 x 1mg, Erh.Dos. 2-3 x 2-5mg; max. 20mg/d; **DANI, DALI** sorgfältige Dosiseinstellung
Terazosin Rp	HWZ 8-14h, Q0 0.95, PPB 90-94%, PRC C, Lact ?
Heitrin *Tbl. 1, 2, 5mg* **Terazosin Stada** *Tbl. 2, 5, 10mg*	**Art. Hypertonie** → 319: ini 1 x 1mg p.o., je n. Wi steigern bis max. 20mg/d; **DANI** nicht erforderl.; **DALI** Dosisreduktion

Urapidil Rp	HWZ 4.7 (10)h, Q0 1.0, PPB 80%
Ebrantil *Kps. 30 (ret.), 60 (ret.), 90 (ret.)mg; Amp. 25mg/5ml, 50mg/10ml* **Urapidil Carino** *Amp. 25mg/5ml, 50mg/10ml* **Urapidil Pharmore** *Amp. 25mg/5ml, 50mg/10ml, 100mg/20ml*	**Art. Hypertonie** → 319: 2 x 30–90mg (ret.) p.o.; **Hypertensiver Notfall** → 323: 10–50mg langsam i.v., ggf. Wdh. n. 5min; Dauerinfusion ini 2mg/min, mittlere Erh.Dosis 9mg/h; **Perfusor 100mg/50ml (2mg/ml):** 4.5–60ml/h; **DANI, DALI** sorgfältige Dosiseinstellung

A 2.1.9 Direkte Vasodilatatoren

Wm: direkter Angriff an der glatten Muskulatur kleinerer Arterien und Arteriolen ⇒ peripherer Widerstand ↓ (Afterload) ⇒ RR ↓
UW (dir. Vasodilatatoren): Hypotonie, Na-H_2O-Retention, Tachykardie, Schwindel, Kopfschmerz; (Dihydralazin): Lupus eryth.; (Nitroprussid): Cyanidvergiftung; (Minoxidil): Hypertrichose, Perikarderguss, Veränderung der T-Welle
KI (Nitroprussid): Aortenisthmusstenose, Hypothyreose, metabolische Azidose; **KI** (Minoxidil): SZ

Dihydralazin Rp	HWZ 4–5h, PPB 84–90%, PRC B
Nepresol *Tbl. 25, 50mg; Amp. 25mg/2ml*	**Art. Hypertonie** → **319:** ini 2 x 12.5mg p.o., je nach Wi steigern bis 2 x 25mg; max. 100mg/d; **hypert. Krise** → **323, Eklampsie** → **561:** 12.5–25mg i.m.; 6.25–12.5mg langs. i.v., evtl. Wdh. nach 20 min; Perf. (75mg) = 1.5mg/ml ⇒ 1–5ml/h; max. 100mg/24h; **DANI, DALI** sorgfältige Dosiseinstellung
Minoxidil Rp	HWZ 4h, Q0 0.9, keine PPB, PRC C, Lact +
Loniten *Tbl. 2.5, 10mg* **Lonoten** *Tbl. 10mg* **Lonolox** *Tbl. 2.5, 10mg*	**Therapieresistente art. Hypertonie** → **319:** ini 2 x 2.5mg p.o., alle 3d um 5–10mg steigern, ab 50mg um 25mg/d steigern bis max. 100mg/d; **Ki. bis 12J:** ini 0.1mg/kg, alle 3d um 0.1–0.2mg/kg steigern, max. 1mg/kg bzw. 50mg/d; **DANI** GFR <30, HD: sorgfältige Dosiseinstellung
Nitroprussid-Na Rp	HWZ 3–4min (170h), Q0 1.0 (0.01)
Nipruss *Inf.Lsg. 60mg*	**Hypertens. Krise** → 323, **kontr. Hypotonie b. OP:** ini 0.2µg/kg/min i.v., je n. Wi alle 3–5min steigern bis max. 10µg/kg/min; max. Gesamtmenge 1–1.5mg/kg; Perf. (60mg) = 1.2mg/ml ⇒ 1–28ml/h

A 2.1.10 ACE-Hemmer + Diuretikum

Benazepril + Hydrochlorothiazid Rp	PPB (H) 64%, PRC C (1.Trim.), D (2./3.Trim.), Lact –
Benazeplus Al *Tbl. 10+12.5, 20+25mg* **Benazeplus Stada** *Tbl. 10+12.5, 20+25mg* **Benazepril HEXAL Comp** *Tbl. 10+12.5, 20+25mg* **Benazepril Win Comp** *Tbl. 10+12.5, 20+25mg* **Cibadrex** *Tbl. 10+12.5; 20+25mg*	**Art. Hypertonie** → 319: 1 x 10–20 + 12.5–25mg p.o.; max. 2 x 20+25mg; **DANI** GFR 30–60: sorgfältige Dosiseinstellung; < 30: KI; **DALI** KI

Captopril + Hydrochlorothiazid Rp	PRC C (1. Trim.), D (2., 3. Trim.), Lact –
ACE-Hemmer-ratioph. comp. *Tbl. 25+12.5; 25+25; 50+25mg* **Adocomp** *Tbl. 25+12.5; 25+25; 50+25mg* **Capozide** *Tbl. 25+12.5; 50+25mg* **CaptoHEXAL comp.** *Tbl. 25 +12.5; 25+25; 50+25mg* **Cardiagen** *Tbl. 25 + 25; 50 + 25mg* **Jutacor comp.** *Tbl. 50+25mg* **Tensobon comp.** *Tbl. 25+12.5; 25+ 25; 50+25mg*	**Art. Hypertonie** → 319: 1 x 25-50 + 12.5-25mg p.o.; **DANI** GFR 30-80: ini 1 x 25+12.5mg; < 30: KI; **DALI** sorgfältige Dosiseinstellung, KI bei schwerer LI
Cilazapril + Hydrochlorothiazid Rp	
Dynorm Plus *Tbl. 5+12.5mg*	**Art. Hypertonie** → 319: 1 x 5 + 12.5mg p.o.; **DANI:** GFR 30-60: sorgfältige Dosiseinst.; < 30: KI; **DALI** KI bei schwerer LI
Enalapril + Hydrochlorothiazid Rp	PPB (E) <50%, PRC C (1.Trim.), D (2./3. Trim.), Lact –
EnaHEXAL comp *Tbl. 10+25mg; 20+6mg; 20+12.5mg* **Enalagamma Hct** Tbl. 10+25; 20+12.5mg **Enalapril HCT Sandoz** *Tbl. 10+25; 20+6; 20+12.5mg* **Enaplus Al** *Tbl. 10+25mg; 20+6mg; 20+12.5mg* **Renacor** *Tbl. 10+25mg*	**Art. Hypertonie** → 319: 1 x 10-20 + 6-25mg p.o.; **DANI** GFR 30-60: sorgfältige Dosiseinstellung; < 30: KI; **DALI** KI bei schwerer LI
Fosinopril + Hydrochlorothiazid Rp	
Dynacil comp. *Tbl. 20+12.5mg* **Fosinopril Act comp.** *Tbl. 20+12.5mg* **Fosinorm comp.** *Tbl. 20+12.5mg* **Fosino Teva comp.** *Tbl. 20+12.5mg*	**Art. Hypertonie** → 319: 1 x 20 + 12.5mg p.o.; **DANI** GFR 30-60: sorgfältige Dosiseinstellung; < 30: KI; **DALI** KI
Lisinopril + Hydrochlorothiazid Rp	PRC C (1. Trim.), D (2., 3. Trim.), Lact –
Acercomp *Tbl. 10+12.5; 20+12.5mg* **Coric plus** *Tbl. 10+12.5; 20+12.5mg* **Lisibeta comp.** *Tbl. 10+12.5; 20+12.5mg* **Lisidigal Hct** *Tbl. 10+12.5; 20+12.5mg* **Lisigamma Hct** *Tbl. 10+12.5; 20+12.5mg*	**Art. Hypertonie** → 319: 1 x 10-20 + 12.5mg p.o.; **DANI** GFR 30-60: sorgfältige Dosiseinstellung; < 30: KI; **DALI** KI bei schwerer LI
Moexipril + Hydrochlorothiazid Rp	PRC C (1. Trim.), D (2., 3. Trim.), Lact –
Fempress Plus *Tbl. 15+25mg*	**Art. Hypertonie** → 319: 1 x 15 + 25mg p.o.; **DANI** GFR 40-60: 50%; < 40: KI; **DALI** KI
Perindopril + Indapamid Rp	
BiPreterax N *Tbl. 5+1.25mg* **Preterax N** *Tbl. 2.5+0.625mg*	**Art. Hypertonie** → 319: 1 x 2.5-5 + 0.625-1.25mg p.o.; **DANI** GFR 30-60: max.1 x 2.5 + 0.625mg; < 30: KI; **DALI** KI
Quinapril + Hydrochlorothiazid Rp	PRC C (1. Trim.), D (2., 3. Trim.), Lact –
Accuzide *Tbl.10+12.5; 20+12.5mg* **Accuzide diuplus** *Tbl. 20+25mg* **Quinaplus Stada** *Tbl. 10+12.5; 20+12.5; 20+25mg* **Quinapril HEXAL comp.** *Tbl. 10+12.5; 20+12.5; 20+25mg*	**Art. Hypertonie** → 319: 1 x 10-20 + 12.5-25mg p.o.; **DANI** GFR 30-60: sorgf. Dosiseinstellung; < 30: KI; **DALI** KI b. schwerer LI

Ramipril + Piretanid Rp	
Arelix ACE *Tbl. 5+6mg* **Aretensin** *Tbl. 5+6mg* **Prilace** *Tbl. 5+6mg* **Ramipril Piretanid Sandoz** *Tbl. 5+6mg* **Ramitanid Al** *Tbl. 5+6mg*	**Art. Hypertonie** → **319:** 1 x 5–10 + 6–12mg p.o.; **DANI** GFR 30–60: sorgfältige Dosiseinst., max. 1 x 5 + 6mg; < 30: KI; **DALI** KI bei schwerer LI

Ramipril + Hydrochlorothiazid Rp	
Delix plus *Tbl. 2.5+12.5; 5+25mg* **Ramiplus Al** *Tbl. 2.5+12.5; 5+25mg* **Ramipril comp. ct** *Tbl. 2.5+12.5; 5+25mg* **Ramipril-ratioph comp.** *Tbl. 2.5+12.5; 5+25mg* **Ramyro comp.** *Tbl. 2.5+12.5; 5+25mg* **Rami-Q comp.** *Tbl. 2.5+12.5mg; 5+25mg* **Vesdil Plus** *Tbl. 2.5+12.5; 5+25mg*	**Art. Hypertonie** → **319:** 1 x 2.5–5 + 12.5–25mg p.o.; **DANI** GFR 30–60: sorgfältige Dosiseinst.; < 30: KI; **DALI** KI bei schwerer LI

A 2.1.11 Angiotensin-II-Blocker + Diuretikum

Candesartan + Hydrochlorothiazid Rp	
Atacand plus *Tbl. 8+12.5mg; 16+12.5mg; 32+12.5mg* **Blopresid plus** *Tbl. 16+12.5mg* **Blopress plus** *Tbl. 8+12.5mg; 16+12.5mg; 32+12.5mg* **Ratacand plus** *Tbl. 16+12.5mg*	**Art. Hypertonie** → **319:** 1 x 8–16 + 12.5mg p.o.; **DANI** GFR > 30: 100%; < 30: KI; **DALI** KI b. schwerer LI

Eprosartan + Hydrochlorothiazid Rp	PRC C (1. Trim.), D (2., 3. Trim.), Lact –
Emestar plus *Tbl. 600+12.5mg* **Eprosartan Comp Ct** *Tbl. 600+12.5mg* **Eprosartan-ratioph. comp.** *Tbl. 600+12.5mg* **Teveten plus** *Tbl. 600+12.5mg*	**Art. Hypertonie** → **319:** 1 x 600 + 12.5mg p.o.; **DANI** GFR > 30: 100%; < 30: KI; **DALI** leichte-mittelschwere Leberfunktionsstörung: nicht empfohlen, schwere LI: KI

Irbesartan + Hydrochlorothiazid Rp	PRC C (1. Trim.), D (2., 3. Trim.), Lact –
CoAprovel *Tbl. 150+12.5; 300+12.5; 300+25mg* **Karvezide** *Tbl. 150+12.5; 300+12.5; 300+25mg*	**Art. Hypertonie** → **319:** 1 x150–300 +12.5–25mg p.o.; **DANI** GFR > 30: 100%; < 30: KI; **DALI** KI b. schwerer LI

Losartan + Hydrochlorothiazid Rp	PRC C (1. Trim.), D (2., 3. Trim.), Lact –
Cozaar plus *Tbl. 50+12.5mg* **Fortzaar** *Tbl. 100+25mg* **Hyzaar plus** *Tbl. 50+12.5mg* **Lorzaar plus** *Tbl. 50+12.5; 100+12.5mg* **Losar-Q comp.** *Tbl. 50+12.5; 100+25mg* **Losartan Hexal comp.** *Tbl. 50+12.5; 100+25mg*	**Art. Hypertonie** → **319:** 1 x 50 + 12.5–25mg p.o.; ggf. steigern bis max. 1 x 100+25mg; **DANI** GFR > 30: 100%; < 30: KI; **DALI** KI bei schwerer LI

Olmesartan + Hydrochlorothiazid Rp	PRC C (1.), D (2., 3. Trim.), Lact –
Olmetec plus *Tbl. 20+12.5mg, 20+25mg; 40+12.5mg; 40+25mg* **Votum plus** *Tbl. 20+12.5mg, 20+25mg; 40+12.5mg; 40+25mg*	**Art. Hypertonie** → **319:** 1x20-40 +12.5-25mg p.o.; **DANI** GFR >30-60 max. 1x20+12.5–25mg/d;< 30: KI; **DALI** leichte bis mäßige LI: vorsichtige Anw. bzw. max. 20+12.5-25 mg/d; starke Leberfunktionsstörung: KI

Telmisartan + Hydrochlorothiazid Rp	PRC C (1. Trim.), D (2., 3. Trim.), Lact –
Kinzal komb *Tbl. 40+12.5mg; 80+12.5, 80+25mg* **Micardis plus** *Tbl. 40+12.5mg; 80+12.5, 80+25mg*	**Art. Hypertonie** → **319:** 1 x 40–80 + 12.5-25mg p.o.; **DANI** GFR > 30: 100%; < 30: KI

Valsartan + Hydrochlorothiazid Rp	PRC C (1. Trim.), D (2., 3. Trim.), Lact –
CoDiovan *Tbl. 80+12.5mg; 160+12.5mg; 160+25mg; 320+12.5mg, 320+25mg* **Cordinate plus** *Tbl. 80+12.5mg; 160 +12.5mg; 160+25, 320+12.5, 320+25mg* **Cotareg** *Tbl. 80+12.5, 160+12.5, 160+25mg* **Provas comp** *Tbl.80+12.5mg;160+12.5mg; 320+12.5mg* **Provas 160 maxx** *Tbl. 160+25mg; 320+25mg*	**Art. Hypertonie** → 319: 1 x 80–320 + 12.5–25mg p.o.; **DANI** GFR > 30: 100%; < 30: KI; **DALI** Anw. nicht empfohlen

A 2.1.12 Angiotensin-II-Blocker + Kalziumantagonist

Olmesartan + Amlodipin Rp	
Vocado *Tbl. 20+5, 40+5, 40+10mg* **Sevikar** *Tbl. 20+5, 40+5, 40+10mg*	**Art. Hypertonie:** 1 x 20-40 + 5-10mg p.o.; **DANI** GFR 20-60: max. 20+5mg; <20: Anw. nicht empf.; **DALI** leicht-mäßig eingeschränkte Leberfkt.: vorsichtige Anw.; KI bei schwerer LI, Gallenwegsobstruktion
Valsartan + Amlodipin Rp	
Exforge *Tbl. 80+5mg, 160+5mg, 160+10mg* **Dafiro** *Tbl. 80+5mg*	**Art. Hypertonie**: 1 x 5-10 + 80-160mg p.o.; **DANI** GFR <30, HD: KI; **DALI** schwere LI, billiäre Lerzirrhose, Cholestase: KI

A 2.1.13 Angiotensin-II-Blocker + Kalziumantagonist+ Diuretikum

Amlodipin+ Valsartan+ Hydrochlorothiazid Rp	
Exforge HCT *Tbl. 5 + 160 + 12,5 mg; 5 + 160 + 25 mg; 10 + 160 + 12,5 mg; 10 + 160 + 25 mg; 10 + 320 + 25 mg* **Dafiro HCT** *Tbl. 5 + 160 + 12,5 mg; 5 + 160 + 25 mg; 10 + 160 + 12,5 mg; 10 + 160 + 25 mg; 10 + 320 + 25 mg*	**Art. Hypertonie:** 1 x 5-10 + 160-320 + 12,5-25 mg p.o.; **DANI** GFR<30 KI. Bei leichten bis mittelschw. Nierenfunktionsstörung keine Dosisanpassung erforderlich; **DALI** b. leichten bis mittelschweren Leberfunktionsstörungen ohne Cholestase nicht geeignet, bei schweren Leberfunktionsstörungen KI

A 2.1.14 Betablocker + Diuretikum

Acebutolol + Mefrusid Rp	
Saliprent *Tbl. 400+20mg*	**Art. Hypertonie** → 319: ini 1 x 200 + 10mg, je n. Wi steigern bis 1 x 400 + 20mg; **DANI/DALI** sorgfältige Dosiseinstellung; GFR < 30: KI
Atenolol + Chlortalidon Rp	PRC D, Lact –
AteHEXAL comp. *Tbl. 50+12.5mg, 100+25mg* **Atel** *Tbl. 100+25mg* **Atenolol Comp. Stada** *Tbl. 50+12.5mg, 100+25mg* **Sigabloc** *Tbl. 50+12.5mg, 100+25mg* **Teneretic** *Tbl. 50+12.5mg, 100+25mg*	**Art. Hypertonie** → 319: 1 x 50–100 + 12.5–25mg p.o.; **DANI** sorgfältige Dosiseinstellung; GFR < 30: KI; **DALI** KI b. schwerer LI
Bisoprolol + Hydrochlorothiazid Rp	PRC C, Lact ?
Bisoplus Al *Tbl. 5+12.5mg, 10+25mg* **Bisoplus Stada** *Tbl. 5+12.5mg, 10+25mg* **Bisoprolol HCT AWD** *Tbl. 5+12.5, 10+25mg* **Concor plus** *Tbl. 5+12.5mg, 10+25mg*	**Art. Hypertonie** → 319: 1 x 5–10 + 12.5–25mg p.o.; **DANI** sorgfältige Dosiseinstellung; GFR < 30: KI

Metoprololtartrat + Hydrchlorothiazid Rp	
Meprolol comp. *Tbl. 100+12.5mg* **MetoHEXAL comp.** *Tbl. 100+12.5mg* **Metoprolol-ratioph. comp.** *Tbl. 100+12.5mg*	**Art. Hypertonie** → 319: 1 x 100 + 12.5mg p.o.; **DANI** sorgfältige Dosiseinstellung; GFR < 30: KI; **DALI** KI bei Coma/Praecoma hepaticum

Metoprololsuccinat + Hydrochlorothiazid Rp	
Beloc-Zok comp *Tbl. 95 (ret.)+12.5mg* **MetoHEXAL Succ comp** *Tbl. 95 (ret.)+ 12.5mg* **Metoprololsuccinat plus 1A** *Tbl. 95 (ret.)+ 12.5mg*	**Art. Hypertonie** → 319: 1 x 95–190 + 12.5–25mg p.o.; **DANI** sorgfältige Dosiseinstellung; GFR < 30: KI; **DALI** KI bei Coma/Praecoma hepaticum

Penbutolol + Furosemid Rp	
Betasemid *Tbl. 20+10mg, 40+20mg*	**Art. Hypertonie** → 319: 1 x 20–40 + 10–20mg p.o., max. 80 + 40mg/d; **DANI** KI bei terminaler NI; **DALI** KI bei Coma/Praecoma hepaticum

Propranolol + Triamteren + Hydrochlorothiazid Rp	
Beta-Turfa *Tbl. 80+25+12.5mg* **Dociteren** *Tbl. 80+25+12.5mg* **Propra comp.-ratioph.** *Tbl. 80+25+12.5mg* **Triamteren Tri Sandoz** *Tbl. 80+25+12.5mg*	**Art. Hypertonie** → 319: 1–2 x 80–160 + 25–50 + 12.5–25mg p.o.; **DANI** sorgfältige Dosiseinstellung; GFR < 30: KI; **DALI** Dosisreduktion; KI bei schwerer LI

A 2.1.15 Direkte Renininhibitoren und Diuretikum

Aliskiren + Hydrochlorothiazid Rp	
Rasilez HCT *Tbl. 150+12.5; 150+25; 300+12.5; 300+25mg*	**Art. Hypertonie**: 1 x 150–300 + 12.5–25mg p.o., **DANI** GFR < 30: KI; **DALI** KI bei schwerer LI

A 2.1.16 Kalziumantagonisten + Diuretikum

Nifedipin + Mefrusid Rp	
Duranifin Sali *Tbl. 20+12.5mg* **Sali-Adalat** *Tbl. 20+12.5mg*	**Art. Hypertonie** → 319: 1–2 x 20–40 +12.5–25mg p.o.; **DANI** GFR > 30: 100%; < 30: KI; **DALI** ggf. Dosisreduktion

Verapamil + Hydrochlorothiazid Rp	
Isoptin RR plus *Kps. (ret.) 240+12.5mg*	**Art. Hypertonie** → 319: 1 x 240 + 12.5mg p.o.; **DANI** GFR < 30: KI; **DALI** KI bei Coma/Praecoma hepaticum

Verapamil + Hydrochlorothiazid + Triamteren Rp	
Veratide *Tbl. 160+25+50mg*	**Art. Hypertonie** → 319: 1–2 x 160 + 25 + 50mg p.o.; **DANI** GFR 50–75: max. 50mg Triamt.; 30–50: max. 25mg Triamteren; < 30: KI; **DALI** sorgfältige Dosiseinst.

A 2.1.17 Kalziumantagonisten + Betablocker

Felodipin + Metoprololsuccinat Rp	
Logimat *Tbl. (ret.) 5+47.5mg* **Logimax** *Tbl. (ret.) 5+47.5mg* **Mobloc** *Tbl. (ret.) 5+47.5mg*	**Art. Hypertonie** → 319: 1 x 5–10 + 47.5–95mg p.o.; **DANI** GFR > 30: nicht erforderl., < 30: KI; **DALI** KI bei schwerer Leberfunktionsstörung

Nifedipin + Acebutolol Rp	
Tredalat *Tbl. 10+100mg*	**Art. Hypertonie** → 319: 1 x 10 + 100mg, max. 2 x 20 + 200mg p.o.; **chron. stabile AP** → 326: 2 x 10 + 100mg, max. 2 x 20 + 200mg p.o.; **DANI/DALI** sorgfältige Dosiseinstellung

Nifedipin + Atenolol Rp	
AteNif beta *Kps. 20 (ret.)+50mg* **Bresben Sandoz** *Kps. 10 (ret.)+25, 20 (ret.) +50mg* **Nifatenol** *Kps. 20 (ret.)+50mg* **Nif Ten** *Kps. 10(ret.)+25, 20(ret.)+50mg*	**Art. HT** → 319: 1 x 10–20 (ret.) + 25–50mg p.o.; **DANI** GFR > 30: 100%; < 30: nicht empfohlen

Nifedipin + Metoprololtartrat Rp	
Belnif *Kps. (ret.) 15+50mg*	**Art. Hypertonie** → 319: 1–2 x 15 + 50mg p.o.; **chron. stabile AP** → 326: 2 x 15 + 50mg; **DANI** GFR < 30: nicht empfohlen

A 2.1.18 Kalziumantagonisten + ACE-Hemmer

Felodipin + Ramipril Rp	
Delmuno *Tbl. (ret.) 2.5+2.5mg; 5+5mg* **Triapin** *Tbl. (ret.) 2.5+2.5mg; 5+5mg* **Unimax** *Tbl. (ret.) 2.5+2.5mg, 5+5mg*	**Art. Hypertonie** → 319: 1 x 2.5–5 + 2.5–5mg p.o.; **DANI** GFR 20–60: s. Einzelsubstanz; < 20: KI; **DALI** s. Einzelsubstanz

Lercanidipin + Enalapril Rp	
Zanipress *Tbl. 10+10mg, 10+20mg*	**Art. Hypertonie** → 319: 1 x 10 +10-20mg p.o.; **DANI** GFR < 30, HD: KI; **DALI** KI bei schwerer Leberfunktionsstörung

Nitrendipin + Enalapril Rp	
Eneas *Tbl. 20+10mg*	**Art. Hypertonie** → 319: 1 x 20 + 10mg p.o.; **DANI** GFR < 10, HD: KI; **DALI** KI bei schwerer Leberfunktionsstörung

Verapamil + Trandolapril Rp	PRC D, Lact –
Tarka *Tbl. (ret.) 180+2, 240+2, 240+4mg*	**Art. Hypertonie** → 319: 1 x 180-240 + 2-4mg p.o.; **DANI** GFR < 10: KI; **DALI** b. schwerer LI Anw. nicht empfohlen, KI b. Leberzirrhose mit Aszites

A 2.1.19 Reserpin + Diuretikum

Wm: Reserpin: Hemmung vesikulärer Speicherung für Katecholamine; **Wi:** periph. Widerstand ↓ (Afterload) ⇒ RR ↓; HF ↓, HZV ↓; **UW** (Reserpin): depressive Verstimmung, GI-Motilität ↑, HF ↓, orthostat. strg., Nasenverstopfung; **KI** (Reserpin): Depressionen; Cave in SS/SZ

Reserpin + Clopamid Rp	
Briserin N *Tbl. 0.05+2.5mg; 0.1+5mg*	**Art. Hypertonie** → 319: 1 x 1–3 Tbl. p.o.; **DANI** GFR < 30: KI; **DALI** KI bei schwerer LI

Reserpin + Mefrusid Rp	
Bendigon N *Kps. 0.15+15mg*	**Art. Hypertonie** → 319: 1 x ½–2 Tbl. p.o.; **DANI** GFR < 30: KI; **DALI** KI bei schwerer LI

A 2.2 Diuretika

A 2.2.1 Schleifendiuretika

Wm: ↓ Rückresorp. v. Na^+, Cl^-, K^+, H_2O, v. a. im aufsteig. Teil d. Henle-Schleife;
Wi: Exkret. v. Na^+, Cl^-, K^+, H_2O, Ca^{2+}, Mg^{2+} ↑;
UW: K^+ ↓, Ca^{2+} ↓, RR ↓, Hyperurikämie, Thrombose, rev. Hörverlust
KI: schwere K^+ ↓, Hypovolämie, Anurie, hep. Koma, strenge Indikationsstellung in SS/SZ
Ink: Aminoglykoside, Cisplatin

Bumetanid Rp	HWZ 1.5h, Q0 0.35, PPB 99%, PRC C, Lact ? ✋
Burinex *Tbl. 1, 2, 5mg*	**Ödeme** → 392: ini 1 x 0.5–2mg p.o., evtl. alle 4–6h um 1mg steigern; Erh.Dos. 0.5–1mg; max. 15mg/d bzw. 5mg Einzeldosis; **DANI** nicht erforderl.; **DALI** KI bei Präcoma/Coma hepaticum
Furosemid Rp	HWZ 30–120min, Q0 0.3, PPB 95%, PRC C, Lact ? ✋
Diurapid, Furanthril *Tbl. 40, 500mg* **Furorese** *Tbl. 40, 80, 125, 250, 500mg; Kps. 30 (ret.), 60 (ret.), 120(ret.)mg; Amp. 20mg/2ml, 40mg/4ml, 250mg/25ml* **Furosemid-ratioph.** *Tbl. 20, 40, 125, 250, 500mg; Kps. 30(ret.)mg; Amp. 20mg/2ml, 40mg/4ml, 250mg/25ml* **Fusid** *Tbl. 40, 500mg* **Lasix** *Tbl. 40, 500mg; Kps. 30 (ret.)mg; Gtt. (1ml = 10mg); Amp. 20mg/2ml, 40mg/4ml, 250mg/25ml*	**Ödeme** → 392, **Aszites** → 431, **art. Hypertonie** → 319: 1–2 x 20–40mg p.o.; 1 x 60mg (ret.) p.o.; 20–40mg i.v., Wdh. je nach Diurese; **Ki.:** 1–2mg/kg/d, max. 40mg/Tag p.o., 0.5mg/kg/d i.v.; **Oligurie bei terminaler Niereninsuffizienz:** 250–1000mg/d p.o.; ini 100–200mg i.v., je nach Diurese bis 1000mg/d; **akutes Nierenversagen** → 541: ini 40mg i.v., je n. Diurese 50–100mg/h, max. 1500mg/d; **DANI** nicht erforderl., s.a. FachInfo; **DALI** KI bei Praecoma/Coma hepaticum
Piretanid Rp	HWZ 1–1.7h, Q0 0.5, PPB 90% ✋
Arelix *Tbl. 3, 6mg; Kps. 6 (ret.)mg* **Piretanid 1A** *Tbl. 3, 6mg* **Piretanid HEXAL** *Tbl. 3, 6mg* **Piretanid Stada** *Tbl. 6mg*	**Ödeme** → 392: ini 1 x 6mg po, Erh.Dos. 1 x 3–6mg; **art. Hypertonie:** ini 2 x 6mg (ret.), n. 2–4 W. 1 x 6mg (ret.) p.o.; **DANI** Dosisreduktion; **DALI** KI bei Coma hepaticum
Torasemid Rp	HWZ 3–4h, Q0 0.75, PPB 99% ✋
Toracard *Tbl. 5, 10mg* **Torasemid HEXAL** *Tbl. 2.5, 5, 10, 20, 50, 100, 200mg* **Torem** *Tbl. 2.5, 5, 10, 200mg; Amp. 10mg/2ml, 20mg/4ml; Inf.Lsg. 200mg/20ml* **Unat** *Tbl. 2.5, 5, 10, 200mg*	**Art. Hypertonie** → 319: 1 x 2.5–5mg p.o.; **kardiale Ödeme** → 392: 1 x 5mg p.o., je n. Wi bis 20mg/d steigern; 10mg i.v., max. 40mg/d; **Oligurie bei term. Niereninsuffizienz:** ini 50mg, je nach Diurese bis 200mg/d p.o./i.v.; **DANI** nicht erforderl., s.a. FachInfo

A 2.2.2 Benzothiadiazine und Analoga

Wm: Hemmung der Rückresorption von Na^+, Cl^- und H_2O im distalen Tubulus, vermehrte Sekretion von K^+
Wi: Ausscheidung von Na^+, Cl^-, H_2O und K^+ ↑; Exkretion von Ca^{2+} und PO_4^{3-} ↓
UW: Hypokaliämie, Hyperkalzämie, Hyperurikämie, Thrombose, Anämie, Hyperglykämie
KI: Hypokaliämie, Hypovolämie, Niereninsuff., Sulfonamidüberempf., Coma hepaticum, SS/SZ

Bemetizid (nur in Kombination mit anderen Diuretika)	HWZ 6h, Q0 0.8 ✋
Bendroflumethiazid (nur in Kombination mit anderen Diuretika)	HWZ 3.5h, Q0 0.7 ✋
Butizid (nur in Kombination mit anderen Diuretika)	HWZ 4h ✋
Chlortalidon Rp	HWZ 50h, Q0 0.5, PPB 76% ✋

Hygroton *Tbl. 25, 50mg*	**Ödeme** → 392, **Herzinsuffizienz**→ 332: ini 1 x 50-100mg, max. 200mg p.o., Erh.Dos. 1 x 25-50mg; **art. Hypertonie** → 319: ini 1 x 12.5-50mg, Erh.Dos. alle 2d 25-50mg; **ren. Diabetes insipidus** → 420: ini 2 x 100mg, Erh.Dos. 1 x 50mg; **DANI** GFR > 30: 100%; < 30: KI; DALI KI b. Coma hepaticum
Clopamid (nur in Kombination mit anderen Diuretika)	HWZ 4-5h, Qo 0.6
Hydrochlorothiazid Rp	HWZ 6-8h, Qo 0.05, PPB 64%, PRC B, Lact +
Disalunil *Tbl. 25mg* **Esidrix** *Tbl. 25mg* **HCT Beta** *Tbl. 12.5, 25mg* **HCT HEXAL** *Tbl. 12.5, 25mg* **Hctad** *Tbl. 25mg*	**Ödeme** → 392: ini 1 x 25-50mg p.o., Erh.Dos. 1 x 25-100mg; **art. Hypertonie** → 319: 1 x 12.5-25mg; **DANI** GFR > 30: 100%; < 30: KI; **DALI** KI bei Coma hepaticum
Indapamid Rp	HWZ 15-18h, Qo 0.95, PPB 76-79%, PRC B, Lact ?
Indapamid Heumann *Tbl. 1.5 (ret.)mg* **Inda Puren** *Kps. 2.5mg* **Natrilix** *Tbl. 1.5 (ret.), 2.5mg*	**Art. Hypertonie** → 319 : 1 x 2.5mg p.o.; **ret.**: 1x1.5mg; **DANI** GFR > 30: 100%; < 30: KI; **DALI** KI bei Coma hepaticum
Mefrusid (nur in Kombination mit anderen Diuretika)	HWZ 3-12 (10-14)h
Xipamid Rp	HWZ 7h, Qo 0.6, PPB 99%
Aquaphor *Tbl. 10, 20, 40mg* **Aquex** *Tbl. 10, 20, 40mg* **Xipamid Beta** *Tbl. 10, 20, 40mg* **Xipamid HEXAL** *Tbl. 10, 20, 40mg* **Xipa Tad** *Tbl. 10, 20, 40mg*	**Ödeme** → 392: 1 x 10-40mg p.o., max. 2 x 40mg; **art. Hypertonie** → 319: 1 x 10-20mg; **DANI** GFR > 30: 100%; < 30: KI; **DALI** Dosis anpassen, KI b. schwerer Leberfunktions-störung

A 2.2.3 Kaliumsparende Diuretika

Wm: Hemmung der Rückresorption von Na^+, Cl^- und H_2O sowie Hemmung der K^+-Sekretion im distalen Tubulus; **Wi:** vermehrte Ausscheidung von Na^+, Cl^- und H_2O, K^+-Ausscheidung ↓; **UW:** Hyperkaliämie, metabolische Azidose, megaloblastäre Anämie; **KI:** Hyperkaliämie, Niereninsuffizienz, SS/SZ;
Ink (Amilorid): Chinin

Amilorid (nur in Kombination mit anderen Diuretika)	HWZ 9.6h, Qo 0.25, PPB 40%, PRC B, Lact ?
Triamteren (nur in Komb. mit anderen Diuretika)	HWZ 1.5-2.5h, Qo 0.8, PPB 60%, PRC D, Lact -

A 2.2.4 Aldosteronantagonisten

Wm: kompetitive Blockade des Aldosteronrezeptors im spätdistalen Tubulus; **Wi:** Ausscheidung von Na^+, Cl^- und H_2O ↑; K^+-Ausscheidung ↓; **UW** (Eplerenon): Eosinophilie, Hyperkaliämie, Dehydrierung, Hypercholesterinämie, Hypertriglyceridämie, Hyponatriämie, Schlaflosigkeit, Benommenheit, Kopfschmerzen, Vorhofflimmern, MI, Linksherzinsuff., Hypotonie, Thrombose d. Beinarterien, Phyaryngitis, Durchfall, Übelkeit, Blähungen, Erbrechen, Juckreiz, Schwitzen ↑, Rückenschmerzen, Beinkrämpfe, Nierenfunktionsstrg., Kreatinin ↑, Harnsäure ↑, Kraftlosigkeit, Unwohlsein, Pyelonephritis
UW (Spironolacton): Hyperkaliämie, Gynäkomastie, Kopfschmerzen, Schläfrigkeit, Ataxie, Verwirrtheit, Impotenz, Amenorrhoe, Hirsutismus, Stimm-, Hautveränderungen, Harnsäure ↑; **KI** (Eplerenon): Kalium >5,0 mmol/l b. Behandlungsbeginn, Niereninsuff. GFR < 50, Leberinsuff. Child C, Komb. m. kaliumsparenden Diuretika, starken CYP3A4-Hemmern (Itraconazol, Ketoconazol, Ritonavir, Nelfinavir, Clarithromycin, Telithromycin); **KI:** Niereninsuff GFR <30; Anurie, akutes Nierenversagen, Hyperkaliämie, SS/SZ

Eplerenon Rp	HWZ 3-5h, PPB 50%
Inspra *Tbl. 25, 50mg*	**Herzinsuff. mit linksventr. Dysfunktion nach Myokardinfarkt** → 330: ini 1 x 25mg p.o., innerhalb v. 4 W. auf 1 x 50mg steigern; **DANI** GFR < 50: KI; **DALI** Child C: KI
Kaliumcanrenoat Rp	HWZ 23h, PPB >98%
Aldactone *Amp. 200mg/10ml*	**Prim., sek. Hyperaldosteron.** → 414: 1-2 x 200mg i.v., max. 800mg/d; **Ki.**: ini 4-5mg/kg i.v., dann max. 2-3mg/kg; **Säugl.**: ini 2-3mg/kg i.v., dann max. 1.5-2mg/kg/d; **DANI** GFR 30-60: sorgf. Dosiseinstellung; < 30: KI
Spironolacton Rp	HWZ 1-2 (13-15)h, Q0 1.0, PPB 98%, PRC D, Lact +
Aldactone *Tbl. 25, 50mg; Kps. 100mg* **Jenaspiron** *Tbl. 50, 100mg* **Osyrol** *Tbl. 50, 100mg* **Spiro CT** *Tbl. 50, 100mg* **Spironolacton-ratioph.** *Tbl. 50, 100mg* **Verospiron** *Tbl. 25, 50, 100mg*	**Prim., sek. Hyperaldosteron.** → 414: ini 100-200, max. 400mg/d p.o., n. 3-6d 50-100, max. 200mg/d; **Ki.**: ini 3mg/kg/d, nach 3-5d 2-3mg/kg/d; **Säugl.**: ini 2-3mg/kg/d, nach 3-4d 1.5-2mg/kg/d; **DANI** GFR 30-60: sorgf. Dosiseinstellung; < 30: KI

A 2.2.5 Osmotische Diuretika

Wm: osmotische Bindung von Wasser im Tubuluslumen der Niere;
Wi: vermehrte Wasserausscheidung bei geringer Mehrausscheidung von Elektrolyten
UW: Exsikkose, Hypernatriämie, Volumenbelastung;
KI: Herzinsuff., Lungenödeme

Mannitol OTC	HWZ 71-100min, Q0 0.05, PRC C, Lact ?
Deltamannit, Mannit, Mannitol, Osmofundin, Osmosteril *Inf.Lsg.: 10, 15, 20 %*	**Beginn. akutes Nierenversagen n. Trauma** → 541, **Schock** → 325: bis 1.5g/kg/d, max. 0.3g/kg/h i.v.; **Hirnödeme** : 1.5-2g über 30-60min i.v.; **Ki.**: ini 1ml/kg über 3-5min, dann 2.5-7.5ml/kg
Sorbitol OTC	PRC N, Lact +Q
Sorbitol-Infusionslsg. 40 *Inf.Lsg.: 500ml 40 %*	**Erhöhter Hirndruck:** 3-5 x 125ml über 20 min i.v. (ZVK)

A 2.2.6 Diuretika-Kombinationen

Amilorid + Bendroflumethiazid Rp	
Tensoflux *Tbl. 5+2.5mg*	**Ödeme** → 392, **art. Hypertonie** → 319: 1-2 x 1 Tbl. p.o.; **Aszites** → 431: 1 x 1 Tbl. **DANI** GFR < 30: KI; **DALI** KI bei Coma hepaticum
Amilorid + Hydrochlorothiazid Rp	PRC B, Lact –
Amiloretik *Tbl. 2.5+25mg; 5+50mg* **Amilorid comp.-ratioph.** *Tbl. 5+50mg* **Diursan** *Tbl. 5+50mg* **Moduretik** *Tbl. 2.5+25mg; 5+50mg*	**Art. Hypertonie** → 319: ini 1 x 2.5 + 25mg p.o., Erh.Dos. 1 x 1.25 + 12.5mg; **Ödeme** → 392: 1 x 2.5-5 + 25+50mg, max. 10 + 100mg/d; **DANI** GFR < 60: KI; **DALI** KI bei Coma hepaticum
Amilorid + Furosemid Rp	
Diaphal *Tbl. 5+40mg*	**Ödeme** → 392, **Aszites** → 431, **art. Hypertonie** → 319: 1-2 x 5 + 40mg p.o.; **DANI** GFR 30-60: max. 5 + 40mg/d; < 30: KI; DALI KI bei Coma hepaticum

Triamteren + Hydrochlorothiazid Rp	PRC D, Lact –
Diuretikum Verla *Tbl. 50+25mg* **Duradiuret** *Tbl. 50+25mg* **Dytide H** *Tbl. 50+25mg* **Nephral** *Tbl. 50+25mg* **Triampur comp.** *Tbl. 25+12.5mg* **Triamteren comp.-ratioph.** *Tbl. 50+25mg* **Triarese** *Tbl. 50+25mg* **Tri Thiazid** *Tbl. 50+25mg* **Turfa** *Tbl. 50+25mg*	**Art. Hypertonie** → 319: ini 1-2 x 50 + 25mg, Erh.Dos. 1 x 25-50 + 12.5-25mg p.o.; **Ödeme** → 392: ini 2 x 50-100 + 25-50mg, Erh.Dos. 1 x 25 + 12.5mg oder 50 + 25mg alle 2d; **Herzinsuff.** → 332: 1-2 x 50 + 25mg; **DANI** GFR: 75-100: max. 100mg Triamteren/d; 50-74: max. 50mg Triamteren/d; 30-49: max. 25mg Triamteren/d; < 30: KI; **DALI** KI bei Praecoma/Coma hepaticum
Triamteren + Furosemid Rp	
Furesis comp. *Tbl. 50+40mg* **Hydrotrix** *Kps. 25+15 (ret.)mg; 50+30 (ret.)mg*	**Ödeme** → 392, **art. Hypertonie** → 319, **Herzinsuffizienz** → 332: 1-2 x 50 + 40mg p.o.; **DANI** GFR 30-60: sorgfält. Dosiseinstelung; < 30: KI; **DALI** KI bei Coma hepaticum
Triamteren + Xipamid Rp	
Neotri *30+10mg*	**Art. Hypertonie** → 319: 1 x 30 + 10mg p.o.; **Ödeme:** → 392 1 x 30-60 + 10-20mg; **DANI** GFR 30-60: sorgfält. Dosiseinstellung; < 30: KI; **DALI** KI bei Coma hepaticum
Triamteren + Bemetizid Rp	
Diucomb *Tbl. 20+10mg; 50+25mg* **Dehydro sanol tri** *Tbl. 10+5mg; 20+10mg*	**Ödeme** → 392, **art. Hypertonie** → 319: 1 x 10-50 + 5-25mg p.o.; **DANI** GFR 30-60: sorgfält. Dosiseinstellung; < 30: KI; **DALI** KI bei Coma hepaticum
Spironolacton + Furosemid Rp	
Furorese comp. *Tbl. 50+20; 100+20mg* **Osyrol-Lasix** *Kps. 50+20; 100+20mg* **Spiro comp.** *Tbl. 50+20; 100+20mg* **Spiro D** *Tbl. 50+20; 100+20mg*	**Hyperaldosteronismus mit Ödemen** → 414, **Aszites** → 431: ini 1-4 x 50-100 + 20mg p.o., nach 3-6d, Erh.Dos. 50-300 + 20-60mg/d, evtl. nur alle 2-3d; **DANI** GFR 30-60: sorgf. Dosiseinstellung; <30: KI

A 2.3 Antianginosa

A 2.3.1 Nitrate

Wm (Nitrate): Metabolit NO relaxiert die glatte Gefäßmuskulatur
Wi (Nitrate): Vorlast ↓ durch venöses pooling, Koronarspasmolyse; Nachlast ↓
Wm/Wi (Trapidil): Hemmung der Phosphodiesterase ⟹ Hemmung der intrazellulären cAMP- u. cGMP-Degradation ⟹ Vasorelaxation; Thromboxan A_2-Bildung ↓ ⟹ Thrombozytenaggregation ↓
UW: RR ↓, Tachykardie, Kopfschmerz, Tachyphylaxie ; **UW** (Molsidomin): bek. Überempf., akutes Kreislaufversagen, schwere Hypotonie, Stillzeit, gleichzeitige Anw. v. Sildenafil, Vardenalfil, Tadalafil
KI: Hypotonie, Schock, HOCM; **Ink:** Sildenafil, Vardenafil, Tadalafil, (Cave: Antihypertensiva!)
Ink (Nitroglycerin): Alteplase

Glyceroltrinitrat (Nitroglycerin) Rp	HWZ 2–4.4min, Q0 1.0, PPB 60%, PRC C, Lact ?
Corangin Nitro *Spray 0.4mg/Hub* **Deponit NT** *TTS 5, 10mg/d* **Gallolingual** *Kps. 0.4mg* **Minitrans** *TTS 5, 10mg/d* **Nitrangin** *Kps. 0.8mg; Spray 0.4mg/Hub* **Nitro Carino** *Inf.Lsg. 50mg/50ml* **Nitroderm** *TTS 5, 10mg/d* **Nitrolingual** *Kps. 0.2, 0.8, 1.2mg; Spray 0.4mg/Hub; Amp. 5mg/5ml, 25mg/25ml, 50mg/50ml* **Perlinganit** *Amp. 10mg/10ml, 50mg/50ml*	**Akute AP** → 326, **Lungenödem** → 377: 0.8–1.2mg subl.; 1–3 Hub (à 0.4mg), evtl. Wdh. nach 10min; 2–8mg/h i.v.; Perf. (50mg) = 1mg/ml ⇒ 2–8ml/h; **AP Pro.** → 326: 0.2–1.2mg p.o.; TTS: 1 Pfl. (5–10mg)/d **DANI** nicht erforderl.
Isosorbidmononitrat Rp	HWZ 4–5h, Q0 0.8, PRC C, Lact ?
Coleb Duriles *Tbl. 60 (ret.)mg* **Conpin** *Tbl. 20, 40, 100 (ret.)mg; Kps. (ret.) 40, 60mg* **Corangin** *Tbl. 20, 40 (ret.), 60 (ret.), 100 (ret)mg* **Elantan** *Tbl. 20, 40mg; Kps. 50 (ret.)mg* **IS 5 mono-ratioph.** *Tbl. 20, 40, 40 (ret.), 60 (ret.), 100 (ret.)mg; Kps. 50 (ret.)mg* **ISMN ct** *Tbl. 20, 40, 40(ret.), 60 (ret.), 100(ret.)mg* **Ismo** *Tbl. 20, 40 (ret.)mg* **Isomonit** *Tbl. 20, 40, 60 (ret.), 100 (ret.)mg; Kps. 40 (ret.), 50 (ret.)mg* **Mono-Mack** *Tbl. 20, 40, 50 (ret.), 100 (ret.)mg*	**Pro., Langzeit-Th der AP** → 331: 2 x 20–40mg; 1 x 40–100mg (ret.) p.o. **DANI** nicht erforderl.
Isosorbiddinitrat Rp	HWZ 0.5 (5h), Q0 1.0, PPB 16–40%, PRC C, Lact ?
Diconpin *Kps. (ret.) 20, 40mg* **ISDN-ratioph.** *Tbl. 5mg; Kps. 20 (ret.), 40 (ret.), 60 (ret.), 80 (ret.)mg* **Isoket** *Tbl. 5, 10, 20, 40mg; 20 (ret.), 40 (ret.), 60 (ret.)mg; Kps. 80 (ret.),120 (ret.)mg; Spray 1.25mg/Hub; Amp. 10mg/10ml; Salbe (1g enth. 100mg)* **Jenacard** *Kps. 20 (ret.), 40 (ret.), 60 (ret.)mg* **Nitrosorbon** *TKps. 20 (ret.), 40 (ret.), 60 (ret.); 120 (ret.)mg*	**Akute AP** → 326: 5mg s.l.; 1–3 Hübe, evtl. Wdh. n. 10min; ini 1–2mg/h, max. 8–10mg/h i.v.; **Pro., Langzeit-Th der AP** → 331: 2 x 10–40mg p.o.; **ret.:** 2 x 20mg; 1–2 x 40–60mg; 1 x 80–120mg; Salbe: 2 Einzeldosen (=1g Salbe) abends auf Brust, Unterarme oder Bauch auftragen; **DANI** nicht erforderl.
Molsidomin Rp	HWZ 0.25 (1–2)h, Q0 0.9, PPB 3–11%
Corvaton *Tbl. 2, 4, 8 (ret.)mg; Amp. 2mg/1ml* **Duracoron** *Tbl. 2(ret.)mg* **Molsibeta** *Tbl. 8 (ret.)mg* **MolsiHEXAL** *Tbl. 8 (ret.)mg*	**Pro., Langzeit-Th d. AP** → 331: 2 x 2–4mg, max. 3–4 x 4mg p.o.; **ret.:**1–2 x 8mg, max. 3 x 8mg; **instabile AP** → 326: ini 2–4mg i.v., dann 4mg/h; **DANI/DALI** niedrigere Initialdosis i.v.
Pentaerithrityltetranitrat Rp	HWZ 0.1 h
Nirason N *Tbl. 40mg* **Pentalong** *Tbl. 50, 80mg*	**Pro., Langzeit-Th der AP** → 331: 2–3 x 50–80mg p.o.
Trapidil Rp	HWZ 2–4h, PPB 80%
Rocornal *Kps. 200mg*	**Akut-Th der ischämischen Herzkrankheit** → 326: 2–3 x 200mg p.o.

A 2.3.2 I_f-Kanal-Hemmer

Wm/Wi: selektive Hemmung des I_f-Kanals, der die spontane Depolarisation am Sinusknoten kontrolliert ⇒ negativ chronotrop, myokardialer O_2-Verbrauch ↓, O_2-Versorgung ↑
UW: lichtbedingte visuelle Symptome, Verschwommensehen, HF ↓, AV-Block I°, VES, SVES, Palpitationen, Kopfschmerzen, Schwindel, Übelkeit; **KI**: bek. Überempf. gg. I., HF in Ruhe < 60/min, kardiogener Schock, akuter MI, schwere Hypotonie, schwere Leberinsuff., Sick Sinus, SA Block, AV-Block III°, Herzinsuff. NYHA III–IV, Herzschrittmacherabhängigkeit, instabile AP, SS/SZ; **Ink**: starke CYP-3A4-Hemmer wie Ketoconazol, Itraconazol, Clarithromycin, orales Erythromycin, Telithromycin, Nelfinavir, Ritonavir

Ivabradin Rp	HWZ 2h, PPB 70%
Procoralan *Tbl. 5, 7.5mg*	**AP:** ini 2 x 5mg p.o., ggf. n. 3–4 Wo auf 2 x 7.5mg steigern; **DANI** GFR >15: 100%; GFR <15: vorsichtige Anw.; **DALI** KI b. schwerer LI

A 2.3.3 I_{Na}-late Inhibitor

Wm/Wi (Ranolazin): weitestgehend unbekannt; Hemmung des späten Natriumeinstroms in die kardialen Myozyten, dadurch Reduktion der intrazellulären Calciumüberladung ⇒ O_2- Bedarf ↓, O_2-Angebot ↑, Verbesserung der myokardialen Relaxation und Mikrozirkulation; hämodynamisch neutral; minimale Beeinflussung von RR und HF; **UW** (Ranolazin): Schwindel, Kopfschmerzen, Obstipation, Erbrechen, Übelkeit, Asthenie; **KI** (Ranolazin): bek. Überempfindl.; schwere Nieren-u./o. Leberinsuffizienz; gleichzeitige Anw. von starken CYP3A4-Inhibitoren (z.B. Itraconazol, Ketoconazol, Voriconazol, Posaconazol, HIV-Proteasehemmer, Clarithromycin, Telithromycin, Nefazodon); gleichzeitige Anw. von Antiarrhythmika der Klasse Ia oder Klasse III (z.B. Sotalol) mit Ausnahme von Amiodaron

Ranolazin Rp	HWZ 7h, PPB 62% PRC C, Lact ?
Ranexa *Tbl. (ret.) 375, 500, 750mg*	**Stabile AP:** ini 2 x 375 mg p.o., n. 2-4W. 2 x 500mg, dann je n. Ansprechen auf max 2 x 750mg steigern; **DANI** GFR <30: KI; **DALI** KI b. schwerer LI

A 2.4 Antiarrhythmika

A 2.4.1 Klasse Ia-Antiarrhythmika

Wm/Wi: Na^+-Einstrom ↓ ⇒ Depolarisation ↓, Leitungsgeschw. ↓ (neg. dromotr.), Schwellenpot. des AP ↑ (Err. ↓), neg. inotr.; K^+-Ausstrom ↓ ⇒ AP-Dauer ↑, Refraktärzeit ↑; **UW** (Ajmalin):Transaminasen ↑, Cholestase, BB-Veränderungen, Proarrhythmien, Reizleitungsstrg., Kammerfrequenz ↑ bei Vorhofflimmern, Flush-Symptomatik; GI-Sympt.; **UW** (Chinidin): Übelkeit, Erbrechen, Durchfall, Proarrhythmien, ventr. Tachykardie, Torsade de pointes; **UW** (Detajmiumb.): Kopfschmerzen, Schwindel, RR ↓, AV-Block, Proarrhythmie; **UW** (Prajmaliumb.): Übelkeit, Appetitlosigkeit, Erbrechen, Durchfall, Verstopfung, intrahep. Cholestase; **KI** (Ajmalin): HF <50/min, Erregungsleitungsstrg., AV-Block II–III, Adam-Stokes-Anfälle, manif. Herzinsuff., Digitalisintox., hypertrophe Kardiomyopathie, Myasthenia gravis, bis 90 d n. MI, erhebl. QRS-Verbreiterung, QT-Verlängerung; **KI** (Chinidin): kardiale Dekompensation, Digitalisüberdos., AV-Block II–III, Myokarditis, Thrombopenie, QT-Zeit ↑, bis 90 d n. MI; **KI** (Detajmiumb.): HF <50/min, Erregungsleit.strg., AV-Block II–III, Adam-Stokes-Anfälle, manif. Herzinsuff., Digitalisintox., entzündl. Herzerkr., schwere Leberfunktionsstrg.; **KI** (Prajmaliumb.): s. Ajmalin, + Z.n. med.-ind. Cholestase; **Ink** (Chinidin): Amiodaron, Cumarine, Mexiletin, Phenobarbital, Propafenon; **Ink** (Disopyramid): Moxifloxacin

Ajmalin Rp	HWZ 1.6h, Q0 0.85, PPB 75%
Gilurytmal *Amp. 50mg/10ml*	**(Supra-)ventr. Tachykardie** → 337: 50mg langsam i.v., ggf. Wh n. 30min; ggf. Dauerinf. 20-50mg/h, max. 1200mg/24h; **DANI** sorgfältige Dosiseinstellung; **DALI** 10-30mg/h
Chinidin (nur in Kombination mit anderen Antiarrhythmika)	HWZ 6–7h, Q0 0.8

Chinidin + Verapamil Rp	
Cordichin *Tbl. 160+80mg*	**nach Kardioversion v. Vorhofflimmern** → 336: 2 x 160 + 80mg p.o., ab d2 3 x 160+80mg; **Vorhofflimmern, Rezidiv-Pro.**→ 336: d1: 1 x 160+80mg, d2-3: 2 x 160+80mg, ab d4: 3 x 160+80mg
Detajmiumbitartrat Rp	HWZ 13h, PPB 59%
Tachmalcor *Tbl. 25mg*	**(Supra-)ventr. Tachykardie** → 337: ini 3-4 x 25-50mg p.o., max. 300mg/d; Erh.Dos. 75-100mg/d; **Ki.:** 1-2mg/kg in 4 Einzeldos.
Prajmaliumbitartrat Rp	HWZ 4-7h, Q0 0.95, PPB 60%
Neo-Gilurytmal *Tbl. 20mg*	**(Supra-)ventr. Tachykardie** → 337: ini 3-4 x 20mg p.o., n. 2-3d 2-4 x 10mg; **DANI** 33-50%; GFR 30-60: 50%; <30: KI; **DALI** nicht erforderlich

A 2.4.2 Klasse Ib-Antiarrhythmika

Wm: Na^+-Einstrom ↓, K^+-Ausstrom ↑, Phase-4-Depolarisation verlangsamt; **Wi:** Erregbarkeit ↓, v.a. am Ventrikel (s. Kl. Ia), AP-Dauer + Refraktärzeit (Purkinjesystem) ↓ ,an Vorhof/Ventrikel ↑; Ausfilterung hochfrequenter Erregungen (Extrasystolen), AV-Überleitung evtl. ↑, neg. Inotropie geringer als Klasse Ia; in hohen Konz. neg. dromo-, inotrop;
UW (Lidocain): HF ↓, Hypotonie, Schwindel, Nausea; **UW** (Phenytoin): Gingivahyperplasie, Hypertrichose, Schwindel, Ataxie; **KI** (Lidocain): AV-Block II°-III°, Asystolie
KI (Phenytoin): AV-Block II°-III°, Sick-sinus, Herzinsuff., Cave in SS/SZ
Ink (Mexiletin): Chinidin; **Ink** (Phenytoin): Cimetidin, Chloramphenicol, Diazoxid, Doxyclyclin, Etoposid, Fluoxetin, Fluvoxamin, Itraconazol, Levodopa, Pethidin, Phenylbutazon, Sulfonamide

Lidocain Rp	HWZ 1.5-2 (3.5)h, Q0 0.9, PPB 60%, PRC B, Lact +
Xylocain 2% *Amp. 100mg/5ml, 1000mg/50ml* **Xylocitin Cor 1%, 2%** *Amp. 100mg/10ml, 100mg/5ml, 200mg/10ml*	**Ventrikuläre HRST** → 338: ini 50-100mg i.v., dann Perf. (1g) = 20mg/ml ⇒ 6-12ml/h; **Ki.:** 0.5-1mg/kg i.v.; **DANI/DALI** sorgfältige Dosiseinstellung; 50% bei ausgeprägter NI, LI
Mexiletin Rp	HWZ 5-12h, Q0 0.8, PPB 55%, PRC C, Lact +
Mexitil *Kps. 100, 200mg; Amp. 250mg/10ml*	**Ventr. HRST** → 331: ini 400mg p.o., d. 3 x 200mg; 125-250mg über 5-10min i.v., dann 125-250mg über 1h, Erh.Dos. 125-250mg/4h; **DANI** GFR <10: sorgfältige Dosiseinstellung; **DALI** Dosisreduktion

A 2.4.3 Klasse Ic-Antiarrhythmika

Wm: Erregungsleitung ↑, Refraktärzeit ↑ (AV u. Ventrikel), keine Vagolyse;
UW: Hypotonie, AV-Block, Nausea, Proarrhythmien, cholest. Hepatitis;
KI: Herzinsuff., Sick Sinus, schweres Asthma bronchiale
Ink: Ritonavir; **Ink**: (Propafenon) Cimetidin, Chinidin, Rifampicin

Flecainid Rp	HWZ 20h, Q0 0.7, PPB 40%, PRC C, Lact +
Flecadura *Tbl. 50, 100mg* **Flecainid Isis** *Tbl. 50, 100mg* **Flecainid HEXAL** *Tbl. 50, 100mg* **Tambocor** *Tbl. 50, 100mg;* *Amp. 50mg/5ml*	**(Supra-)ventr. Tachyk.** → **337:** 2 x 50–150mg p.o.; 1mg/kg langs. i.v., evtl. nach 15–20min 0.5mg/kg; Dauerinf.: 200–400mg/d; **DANI** GFR < 50: ini max. 2 x 50mg p.o., Erh. Dos. max. 2 x 150mg; max. 200–300mg i.v.; **DALI** s. DANI
Propafenon Rp	HWZ 5–8h, Q0 1.0, PPB 85–95%, PRC C, Lact ?
Cuxafenon *Tbl. 150, 300mg* **Propafenon-ratioph.** *Tbl. 150, 300mg* **Propafenon Siga** *Amp. 70mg/20ml* **Rytmonorm** *Tbl.10, 150, 300mg;* *Amp 70mg/20ml* **Rytmonorm SR** *Kps. (ret.) 225, 325, 425mg*	**(Supra-)ventr. Tachykardien** → **337:** 3 x 150 od. 2 x 300mg, max. 3 x 300mg p.o.; 0.5–2mg/kg i.v., max. 560mg/d; **Ki.:** 10–20mg/kg p.o. in 3–4 ED **Rezidiv-PRO Vorhofflimmern:** ini 2 x 225mg p.o., ggf. n. 5 d 2 x 325mg bzw. n. 10d 2 x 425mg; **DANI** sorgfältige Dosiseinstellung; **DALI** ggf. Dosisreduktion

A 2.4.4 Klasse II-Antiarrhythmika = Betarezeptorenblocker (→ 45)

A 2.4.5 Klasse III-Antiarrhythmika

Wm/Wi: Blockade von K^+Kanälen ⇒ AP-Dauer ↑
UW (Amiodaron): Korneaablagerung, Lungenfibrose, Photosensibilität, Leberschäden, Sehstrg., Eryth. nodosum, Hypo-, Hyperthyreose; **UW** (Sotalol): AV-Block, HF↓, Hypotonie, Herzinsuff.↑, QT↑, ventr. Tachyarrhythmien, Torsade de pointes, Broncho-, periph. Vasokonstriktion, Insulinsekr.↓, Glykogenolyse↓, Hypoglykämiesympt. maskiert, Potenzstrg.
KI (Amiodaron): AV-Block II° III°, HF↓, Schilddrüsenerkr., Jodallergie, SS/SZ, (Sotalol): Herzinsuff. NYHA IV, akuter MI, AV-Block II–III, SA-Block, Sick Sinus, HF↓ <50/min, vorbesteh. QT-Verläng., COPD, schwere pAVK s. Betablocker (→ 45); **Ink** (Amiodaron) Betablocker, Chinidin, Cimetidin, Fentanyl, Moxifloxacin, Proteaseinhibitoren, Theophyllin; **Ink** (Sotalol): Moxifloxacin

Amiodaron Rp	HWZ 64d, Q0 1.0, PPB 95%, PRC D, Lact -
Amiodaron-ratioph. *Tbl. 100, 200mg;* *Amp. 150mg/3ml* **AmioHEXAL** *Tbl. 200mg* **Cordarex** *Tbl. 200mg; Amp. 150mg/3ml* **Cordarone** *Tbl. 200mg; Amp. 150mg/3ml* **Cornaron** *Tbl. 200mg*	**(Supra-)ventr. HRST** → **337:** d 1–10: 3–6 x 200mg, Erh.Dos. 1 x 200mg an 5d/W. p.o.; 5mg/kg über 3 min i.v.; Dauerinf.: 10–20mg/kg in 250–500ml Glucose 5% für max. 7d; **DANI** nicht erforderl.
Sotalol Rp	HWZ 7–18h, Q0 0.015, keine PPB, PRC B, Lact ?
Corsotalol *Tbl. 80, 160mg* **Darob** *Tbl. 80, 160mg* **Favorex** *Tbl. 80, 160mg* **Jutalex** *Tbl. 80, 160mg* **Rentibloc** *Tbl. 40, 160mg* **SotaHEXAL** *Tbl. 40, 80, 120, 160, 240mg* **Sotalex** *Tbl. 80, 160mg; Amp. 40mg/4ml* **Sotalol-ratioph.** *Tbl. 40, 80, 160mg*	**Supraventr., ventr. HRST** → **337:** ini 2–3 x 40mg p.o., je n. Wi steigern bis 3 x 160mg; 20mg langs. i.v., evtl. Wdh. n. 20min, max. 1.5mg/kg i.v.; **DANI** GFR 10–30: 50%; < 10: 25%
Sotalol, s. auch Betarezeptorenblocker (→ 45)	

A 2.4.6 Klasse IV-Antiarrhythmika = Ca-Antagonisten m. antiarrhyth. Wirkung (→ 48)

2.4.7 Mehrkanalblocker

Wm/Wi: Hemmung des Kalium-, Natrium- und Calciumstroms, Verlängerung von Aktionspotenzial und Refraktärzeit, nicht kompetitiver Antagonist adrenerger Aktivität ⇒ Verlängerung der effektiven Refraktärzeit von Vorhof, AV-Knoten und Ventrikel ⇒ Verhinderung von Vorhofflimmern oder Wiederherstellung eines Sinusrhythmus, Reduktion der Herzfrequenz; **UW:** Kreatininanstieg, QTc-Verlängerung, Bradykardie, Diarrhoe, Erbrechen, Übelkeit, Bauchschmerzen, Dyspepsie, Exanthem, Juckreiz, Müdigkeit, Asthenie;
KI: bekannte Überempfindlichkeit, AV-Block II°/III° oder Sick-Sinus-Syndrom (außer bei gleichzeitigem Schrittmacher), Bradykardie < 50/min; Herzinsuffizienz NYHA IV oder instabile NHYA III, hämodynamisch instabile Pat., gleichzeitige Anwendung von starken CYP-3A4-Inhibitoren (z.B. Ketoconazol, Itraconazol, Voriconazol, Posaconazol, Telithromycin, Clarithromycin, Nefazodon, Ritonavir), gleichzeitige Anwendung von Arzneimitteln, die Torsade de pointes verursachen können (z.B. Phenothiazine, Cisaprid, Bepridil, trizyklische Antidepressiva, Terfenadin, bestimmte orale Makrolid-Antibiotika, Klasse-I und-III-Antiarrhythmika), QTc-Verlängerung ≥ 500 ms, schwere Leberfunktionsstrg., stark eingeschränkte Nierenfunktion (CrCl < 30ml/min);
Ink: Betablocker, Calciumantagonisten, Digoxin, Statine, Rifampicin, Phenobarbital, Carbamazepin, Phenytoin, Johanniskraut, Antidepressiva mit CYP-2D6-Metabolisierung, Sirolimus, Tacrolimus, Grapefruitsaft; s.a. KI

Dronedaron Rp — HWZ 25-30h, PRC X, Lact ?

Multaq Tbl. 400mg	**Nicht-permanentes Vorhofflimmern** → 336: 2 x 400mg p.o.; **DANI** GFR ≥ 30: 100%; < 30: KI; **DALI** KI bei schwerer LI

A 2.4.8 Weitere Antiarrhythmika

Wm/Wi (Adenosin): über Purin-1-Rezeptoren vermittelte Verlangsamung der Überleitungszeit am AV-Knoten und Sinusknoten ⇒ Terminierung v. Reentry-Tachykardien; Relaxierung von Gefäßmuskelzellen
UW (Adenosin): Flush, thorakale Schmerzen, HF↓, Asystolie (meist transient), Sinuspause, ventrikuläre u. supraventrikuläre Extrasystolen, AV-Block, ventrikuläre Tachykardien, Vorhofflimmern, Dyspnoe, Kopfschmerzen, Schwindel, innere Unruhe, Verschwommensehen, metallischer Geschmack, Bronchospasmus, RR↓; **KI** (Adenosin): AV-Block II°-III°, Sick-sinus, Vorhofflimmern, COPD, QT-Intervall↑

Adenosin Rp — HWZ < 10s, Qo 1.0, PRC C, Lact ?

Adenoscan *Inj.Lsg. 30mg/10ml* **Adenosin Item** *Inj.Lsg. 10mg/2ml, 50mg/10ml, 250mg/50ml* **Adenosin Life Medical** *Inj.Lsg. 10mg/2ml, 50mg/10ml* **Adrekar** *Inj.Lsg. 6mg/2ml*	**Paroxysmale AV-junkt. Tachykardien** → 337: 3-6-9-12mg jeweils als Bolus je nach Wi; **Ki.:** ini 100µg/kg i.v., je n. Wi steigern um 50µg/kg alle 2min bis 250µg/kg; **pharmakol. Provokation einer Myokardischämie:** 140µg/kg/min über 4-6min i.v.; **DANI** nicht erforderlich

A 2.5 Digitalisglykoside

Wm: Hemmung des aktiven Na^+-K^+-Transports an der Muskelzelle ⇒ intrazell. Na^+ ↑ ⇒ Na^+-Ca^{2+}-Austausch ↓ ⇒ intrazelluläres Ca^{2+} ↑ ; Vagusaktivität ↑ , Sympathikusaktivität ↓ ;
Wi: pos. inotrop, Schlagvolumen ↑ ⇒ Wirkungsgrad des insuff. Herzens ↑ , Gewebsperfusion ↑ , Koronarperfusion ↑ , neg. chrono-, dromotrop, Refraktärzeit am AV-Knoten ↑ , am Myokard ↓ ⇒ Aktivierung ektop. Schrittmacher, positiv bathmotrop
UW: AV-Block, Arrhythmie, Extrasyst., Nausea, Erbrechen, Diarrhoe, Farbsehstörung, Verwirrtheit
KI: AV-Block II°-III!, WPW-Syndrom, ventr. Tachykardie, Carotissinussyndrom, HOCM, Hyperkalzämie, Hypokaliämie, thorakales Aortenaneurysma; **Ink** (Digoxin): Suxamethonium

Digitoxin Rp	HWZ 7–8d, Q0 >0.7, PPB 90–97%, PRC C, Lact + therap. Serumspiegel (ng/ml): 10-30
Digimed *Tbl. 0.07, 0.1mg* **Digimerck** *Tbl. 0.05, 0.07, 0.1mg; Amp. 0.1mg/1ml, 0.25mg/1ml* **Digitoxin AWD** *Tbl. 0.07mg*	**Herzinsuffizienz** → 332, **tachykardes Vorhoffl.** → 336: d 1–3: 3 x 0.07–0.1mg p.o., dann: 1 x 0.07–0.1mg; d1: 0.5mg i.v., d2 + 3: 0.25mg i.v., dann 0.07–0.1mg/d p.o./i.v.; **Ki.:** bis zur Sättigung 0.03mg/kg/d, dann 0.003mg/kg/d p.o.; **DANI** GFR<10: Dosisreduktion
Digoxin Rp	HWZ 30–50h, Q0 0.3, PPB 20%, PRC C, Lact + therap. Serumspiegel (ng/ml): 0.8-2.0
Digacin *Tbl. 0.25mg* **Digoxin RAN** *Tbl. 0.25mg* **Lanicor** *Tbl. 0.25mg; Amp. 0.25mg/1ml* **Lenoxin** *Tbl. 0.125, 0.25mg; Gtt. (1ml = 0.05mg)*	**Herzinsuffizienz** → 332, **tachykardes Vorhoffl.** → 336: d 1–3:1 x 0.25–0.5mg p.o.; 2–3 x 0.25mg i.v., dann: 1 x 0.25–0.375mg p.o.; 1 x 0.25mg i.v.; Ki.: s. Fachinfo; **DANI:** GFR 50–100: 50%; 20–49: 33–50%; < 20: 33%; **DALI** nicht erforderl.
β-Acetyldigoxin Rp	HWZ (36)h, Q0 0.3, PPB 30%; therap. Serumspiegel (ng/ml): 0.8-2.0
β-Acetyldigoxin-ratioph. *Tbl. 0.1, 0.2mg* **Digostada** *Tbl. 0.1, 0.2mg* **Digox ct** *Tbl. 0.2mg* **Novodigal** *Tbl. 0.1, 0.2mg*	**Herzinsuffizienz** → 332, **tachykardes Vorhoffl.** → 336: d 1–2:3 x 0.2mg p.o., dann: 1 x 0.2–0.3mg; **Ki. 1–3J.:** d1: 40μg/kg in 3 Dosen, dann 10μg/kg; **4–12J.:** d1: 25–30μg/kg in 3 Dosen, dann 5μg/kg; **DANI** GFR 50-100: 50%; 20-49: 33-50%; < 20: 33%; **DALI** nicht erforderl.
Metildigoxin Rp	HWZ 48h, Q0 0.35, PPB 20–30%; therap. Serumspiegel (ng/ml): 0.8-2.0
Lanitop *Tbl. 0.05, 0.1, 0.15mg; Gtt. (15Gtt. = 0.2mg)*	**Herzinsuffizienz** → 332, **tachyk. Vorhoffl.** → 336: d1-2:1x 0,3–0,4mg p.o., dann:1x 0,1–0,3mg; **Ki.:** s. Pck.Beil. **DANI:** GFR 50–100: 50%; 20–49: 33–50%;< 20: 33%

A 2.6 Sympathomimetika

Wm/Wi (Dobutamin): v.a. beta-1 u. alpha-1, geringer auch beta-2 und alpha-2 agonistisch, Kontraktilität ↑, Schlagvolumen ↑, linksventr. Füllungsdruck ↓, system. Gefäßwiderstand ↓
Wm/Wi (Dopamin): dosisabh. dopaminerg, alpha-/beta-agonistisch; renale Vasodilatation, HZV ↑, Vasokonstriktion, RR ↑
Wm/Wi (Dopexamin): beta-2 u. dopaminerg; pos. inotrop, Nachlast ↓, HMV ↑
Wm/Wi (Epinephrin): beta > alpha-agonistisch; pos. ino-, chrono-, bathmotrop; syst. RR ↑, diast. RR ↓ Bronchodilatation
Wm/Wi (Etilefrin): alpha-/beta-agonistisch; RR ↑ durch Vasokonstriktion, pos. ino- u. chronotrop
Wm/Wi (Midodrin): alpha-1-agonistisch; systol. u. diastol. RR ↑
Wm/Wi (Norepinephrin): alpha-/beta-1-agonistisch, Vasokonstriktion systol. u. diast. RR ↑
Wm/Wi (Orciprenalin): beta-1 u. beta-2-agonistisch; bronchospasmolytisch, pos. chrono- u. inotrop
(**Wm/Wi** Oxilofrin): alpha- u. beta-agonistisch; RR-Amplitude ↑, positiv inotrop
Wm/Wi (Theodreanlin+Cafedrin): beta-agonistisch; Kontraktilität ↑, Schlagvolumen ↑, peripherer Gefäßwiderstand ↑
UW (Dobutamin): HRST, Palpitationen, AP, RR ↑ u. RR ↓, Kopfschmerzen, Übelkeit, Exanthem, Fieber, Bronchospasmus, Hemmung der Thrombozytenfunktion
UW (Dopamin): HRST, AP, Dyspnoe, Übelkeit, Erbrechen Angstgefühl, Kopfschmerzen, RR ↑ u. RR ↓
UW (Dopexamin): HF ↑, HRST, AP, RR ↑ u. RR ↓, Übelkeit, Dyspnoe, Kopfschmerzen, Tremor, Schweißsekretion
UW (Epinephrin): tachykarde HRST, Kammerflimmern, AP, hypertone Reaktionen, Vasokonstriktion, Hyperglykämie, metabol. Azidose, Übelkeit, Tremor, Angst, Halluzinationen
UW (Etilefrin): Palpitationen, HRST, RR ↑, AP, Unruhe, Angstzustände, Schwitzen, Tremor, Kopfschmerzen, Schwindel
UW (Midodrin): Liegendhypertonie, Reflexbradykardie, Palpitationen, Tachykardie, Paraesthesien, Pruritus, Piloarrektion, Kältegefühl, Nausea, Dyspepsie, Harnverhalt
UW (Norepinephrin): Herzklopfen, AP, Myokardischämie, starker RR ↑, Lungenödem, Vasokonstriktion, ischäm. Nekrosen, Oligurie, Anurie
UW (Oxilofrin): Herzklopfen, Unruhe, Schlaflosigkeit, GI-Beschwerden
KI (Dobutamin): mechan. Behinderung d. ventr. Füllung und/oder des Ausflusses, Hypovolämie, SS/SZ
KI (Dopamin): Thyreotoxikose, Phäochromozytom, Glaukom, Blasenentleerungsstrg., hochfrequente abs. Arrhythmie, Hypovolämie, Kammerflimmern, SS
KI (Dopexamin): Volumenmangel, Ausflusstraktbehinderung, Lungenembolie, Thrombopenie <100/nl, instabile AP, septischer Schock, Phäochromozytom
KI (Epinephrin, Norepinephrin): RR ↑, Hyperthyreose, Phäochromozytom, Glaukom, paroxysmale Tachykardie, hochfrequente abs. Arrhythmie, Cor pulmonale, Blasenentleerungsstrg.
KI (Etilefrin, Midodrin): Thyreotoxikose, Phäochromozytom, Glaukom, Blasenentleerungsstrg., RR ↑, KHK, tachykarde HRST, Herzklappenstenose, HOCM
KI (Oxilofrin): Thyreotoxikose, Phäochromozytom, HRST., Glaukom, schwere organische Herzerkrankung
Ink (Dobutamin): MAO-Hemmer
Ink (Dopamin): Ergotamine
Ink (Dopexamin): MAO-Hemmer
Ink (Epinephrin): Betablocker, Ergotamine
Ink (Norepinephrin): Neuroleptika
(systemische $Beta_2$-**Sympathomimetika** → 94)

Adrenalin (Epinephrin) Rp	HWZ 1-3 min, Q0 >0.7, PRC C, Lact ?
Adrenalin Carino *Amp. 1mg/1ml* **Adrenalin Jenapharm** *Amp.1mg/1ml* **Anapen** *Autoinjektor 0.15mg/0.3ml; 0.3mg/0.3ml* **Fastjekt** *Fertigspr. 0.15, 0.3mg/Einzeldosis* **Suprarenin** *Amp. 1mg/1ml; Inj.Lsg. 25mg/25ml*	**Kardiopulm. Reanimation** → **38:** 1:10 verdünnen, 1mg i.v. alle 3-5 min; 2-3mg in 10ml NaCl endotracheal.; Ki. 0.01mg/kg i.v. oder i.o., ggf. Wh. n. 3-5 min; 0,1mg/kg in 3-5ml NaCl endotracheal; bei persist. Erfolglosigkeit 0,1mg/kg i.v./i.o.; **Anaphylaxie.:** 1:10 verdünnen, 0.1mg i.v.; Wdh. n. Wi.; **Ki.** 0.01mg/kg über 1-2min i.v.; ggf. Perf. mit 0.05-0.5µg/kg/min i.v.; **Fertigspr.:** Selbstmed. 0.3mg i.m.; **Ki. 15-30kg:** 0.15-0.3mg i.m.; >30kg: 0.3mg i.m.
Dobutamin Rp	HWZ 2-3 min, Q0 0.7, PRC B, Lact ?
Dobutamin Carino *Inf.Lsg. 250mg/50ml, 500mg/50ml* **Dobutamin Fresenius** *Inf.Lsg. 250mg/50ml; 500mg/50ml* **Dobutamin HEXAL** *Inf.Lsg. 250mg/50ml* **Dobutamin-ratioph.** *Inf.Lsg. 250mg/10ml; 250mg/50ml*	**Akute Herzinsuffizienz** → **332:** 2.5-10µg/kg/min i.v.; Perf. (250mg) = 5mg/ml ⇒ 2-10ml/h; **Ki.** 1-15µg/kg/min i.v.
Dopamin Rp	HWZ 5-10 min, Q0 0.95, PRC C, Lact ?
Dopamin Carino *Amp. 50mg/5ml, 250mg/50ml, 500mg/50ml* **Dopamin Fresenius** *Amp. 50mg/5ml, 200mg/5ml; Inf.Lsg. 250mg/50ml, 500mg/50ml* **Dopamin-ratioph.** *Inf.Lsg. 50mg/5ml, 200mg/10ml*	**Kardiale und andere Schockzustände** → **325:** 2-20µg/kg/min i.v.; Perf. (250mg) = 5mg/ml ⇒ 2-18ml/h; max. 50µg/kg/min i.v.; **Ki.** 5-10µg/kg/min i.v.
Dopexamin Rp	HWZ 5-6 min, geringe PPB
Dopacard *Amp. 50mg/5ml*	**Akute Herzinsuffizienz**→ **332:** 0.5-4µg/kg/mini.v.
Etilefrin OTC	HWZ 2.5 h, Q0 0.7, PPB 23%, PRC C
Effortil *Tbl. 5mg, Gtt.(1ml = 7.5mg)* **Etilefrin-ratioph.** *Gtt. (1ml = 7.5mg)* **Pholdyston** *Gtt. (1ml = 7.5mg)* **Thomasin** *Tbl. 10, 25 (ret.)mg; Gtt. (1ml = 15mg)*	**Hypotone Kreislaufregulationsstrg.** → **324:** 3 x 5-10mg p.o.; 1-2 x 25mg (ret.) p.o. **Ki. 2-6J.:** 3 x 2.5-5mg p.o.; <2J.: 3 x 2-5Gtt. (1-2.5mg)
Midodrin OTC	HWZ 0.5 h, Q0 0.4, PRC C, Lact ?
Gutron *Tbl. 2.5mg; Gtt. (1ml = 10mg)*	**Orthostatische Hypotonie** → **324:** 2-3x 2.5mg (= 7Gtt.) p.o.; ggf. ↑, max 30mg/d;
Norepinephrin (Noradrenalin) Rp	HWZ 1-3 min, Q0 >0.8, PPB 50%, PRC C, Lact ?
Arterenol *Amp 1mg/1ml; Inj.Lsg. 25mg/25ml*	**Kreislaufschock** → **325:** 0.014-0.28µg/kg/min i.v.; Perf. (5mg) = 0.1mg/ml ⇒ 0.6-12ml/h
Oxilofrin OTC	HWZ 2-4 h
Carnigen *Tbl. 16, 32mg; Gtt. (1ml = 20, 40mg)*	**Hypotonie, Kreislaufdysregulation** → **324:** 2-3x 32-40mg p.o.; **Ki. 6-14J.:** 2-3 x 16-20mg p.o.; **Kleinki./Säugl.:** 3 x 4-12Gtt. (9.6 - 28.8mg)
Theodrenalin + Cafedrin OTC	HWZ 1h (Cafedrin)
Akrinor *Amp. 10+200mg/2ml*	**Hypotone Kreislaufstrg.** → 324: 1/2-1 Amp. i.v. (1ml/min), i.m.; **Ki. 1-2J.:** 0.2-0.4ml i.v./i.m.; **3-6J.:** 0.4-0.6ml; > **6J.:** 0.5-1.0mg i.v./i.m. als Einzeldosis

A 2.7 Parasympatholytika

Wm: kompetitiver Antagonismus an muscarinartigen Cholinozeptoren
Wi: Hf ↑, Spasmolyse, Tränen-, Speichel-, Schweiß-, Bronchialsekr. ↓, Mydriasis
UW: Schweißdrüsensekr. ↓, Tachykardie, Miktionstrg., Unruhe, Halluzinationen, Mundtrockenheit, Glaukomanfall, Akkomodationsstrg.
KI: Glaukom, Blasenentleerungsstrg., Tachyarrhythmie, SS (3.Trim.), SZ

Atropin Rp — HWZ 2 h, Q0 0.45, PPB 2–40%, PRC C, Lact ?

Atropinsulfat *Amp. 0.5mg/1ml; Inj.Lsg. 100mg/10ml* **Atropinum sulfuricum** *Amp. 0.25mg/1ml, 0.5mg/1ml, 1mg/1ml*	**Bradykarde HRST** → 340: 0.5–1.5mg i.v./i.m. alle 4–6h; **Ki.**: 0.01mg/kg i.v. (minimal 0.1, max. 0.5mg); **Narkoseprämed.:** 0.01mg/kg i.v.; **Alkylphosphatintox.:** 2–5mg alle 10–15min i.v. bis Rückgang d. Bronchialsekretion, max. 50mg in Einzelfällen, Erh.Dos. 0.5–1mg alle 1–4h; **Ki.:** 0.5–2mg i.v., Erh.Dos. n. Klinik; **Neostigmin-/Pyridostigminintox.:** 1–2mg i.v.

Ipratropiumbromid Rp — HWZ 4 h, Q0 0.5, PPB <20%, PRC B, Lact ?

Itrop *Tbl. 10mg; Amp. 0.5mg/1ml*	**Sinusbradykardie, Bradyarrythmie**→ 340: 2–3 x 10–15mg p.o., 0.5mg i.v.

A 2.8 Phosphodiesterasehemmer

Wm: Hemmung d. Phosphodiesterase ⇒ intrazell. cAMP-Konz. ↑ + Ca^{2+} ↑ ⇒ Kontrakt. ↑
Wi: pos. chrono-, inotrop (Schlag-, HZV ↑), Broncho-, Vasodilatation (Vor-/Nachlast ↓)
UW: Cholestase, Übelkeit, Hypotonie, Arrythmie, Thrombopenie, Splenomegalie, Vaskulitis
KI: schwere Hypovolämie, absolute Arrhythmie, Thrombopenie, Niereninsuff.

Enoximon Rp — HWZ 4.2–6.2 h, Q0 1.0 (0), PPB ca. 85%

Perfan *Inj.Lsg. 100mg/20ml*	**Akute Herzinsuffizienz** → 332: ini 90µg/kg/min i.v., nach 10–30 min 2.5–10µg/kg/min; 0.5mg/kg (max. 12.5mg/min, max. 8 x pro Tag); **DANI** GFR 0–5: 33%; 6–15: 50%; 16–30: 67%; 31–40: 80%; > 40: 100%; **DALI** s. FachInfo

Milrinon Rp — HWZ 2.3 h, Q0 0.2, PPB 70–91%

Corotrop *Amp. 10mg/10ml*	**schwere Herzinsuffizienz** → 332: ini 50µg/kg/min i.v., nach 10 min 0.375–0.75µg/kg/min; max. 1.13mg/kg/d; **DANI** GFR 0–5: 0.2µg/kg/min; 6–10: 0.23µg/kg/min; 11–20: 0.28µg/kg/min; 21–30: 0.33µg/kg/min; 31-40: 0.38µg/kg/min; 41-50: 0.43µg/kg/min

A 2.9 Mittel zur Therapie der pulmonalen Hypertonie

Wm/Wi (Ambrisentan): selektiver Antagonist am Endothelinrezeptor Typ ETA ⇒ Hemmung der Vasokonstriktion und Proliferation glatter Muskelzellen; **Wm/Wi** (Bosentan): spezif. und kompetitiver Antagonist am Endothelinrezeptor Typ ETA and ETB ⇒ Inhibition von Endothelin-1-WI ⇒ pulm. arterieller Druck ↓; **Wm/Wi** (Iloprost): = Prostaglandine ⇒ Vasodilatation; **Wm/Wi** (Sildenafil, Tadalafil): Hemmung der Phosphodiesterase Typ 5 ⇒ cGMP-Abbau ↓ ⇒ pulm. arterieller Druck ↓ (Phosphodiesterase-5-Inhib.); **UW** (Ambrisentan): Kopfschmerzen, periph. Ödeme, Flüssigkeitsretention, Palpitationen, Anämie, Schleimhautschwellungen in oberen Atemwegen, Sinusitis, Rhinitis, abd. Schmerzen, Obstipation, Hautrötungen; **UW** (Bosentan): Kopfschmerzen, Nasopharyngitis, Hypotension, Flush, Ödeme, Anämie, Transaminasen ↑, Leberschaden; **UW** (Sildenafil): Kopfschmerzen, Flush, Gliederschmerzen, Myalgie, Dyspepsie, Diarrhoe, Husten, Epistaxis, Schlaflosigkeit, Fieber, Grippe, Sehstrg.; **UW** (Tadalafil): Kopfschmerzen, Verschwommensehen, Hautrötung, Hypotonie, Epipharyngitis, Epistaxis, Übelkeit, Erbrechen, Muskelschmerzen, vermehrte uterine Blutung; **KI** (Ambrisentan): bek. Überempfindlichkeit, stark eingeschränkte Leberfunktion, keine Kontrazeption, SS/SZ; **KI** (Bosentan): SS; **KI** (Tadalafil): bek. Überempfindlichkeit, schwere Hypotonie, Herzinfarkt <90d, gleichzeitige Anw. v. Nitraten, nicht-arteriitische anteriore ischämische Opticusatrophie (NAION); **Ink** (Bosentan): Ciclosporin; **Ink** (Sildenafil): Itraconazol, Ketoconazol, Nitrate, Ritonavir; **Ink** (Tadalafil): Itraconazol, Ketoconazol, Nitrate, Ritonavir, Rifampicin, Bosentan

Ambrisentan Rp	HWZ 14-17h, PPB 99%, PRC X Lact ?
Volibris *Tbl. 5, 10mg*	**Pulm. Hypertonie** (WHO II-III): 1 x 5mg p.o.; PAH + Bindegewebserkr.: ini 1 x 5mg, evtl. auf 10mg/d steigern; **Ki <18J.:** Anw. nicht empfohlen; **DANI** GFR>30: 100%; <30: vorsichtige Anw.; **DALI** Transaminasen-erhöhung >3 x ULN: KI
Bosentan Rp	HWZ 5h, PPB 98%, PRC X, Lact –
Tracleer *Tbl. 62.5, 125mg*	**Pulm. Hypertonie** (WHO III-IV) → 375: ini 2 x 62.5mg p.o., n. 4 W. 2 x 125mg; max. 2 x 250mg; **Ki >3J.: 10-20kg:** ini 1 x 31.25mg, Erh.dos. 2 x 31.25mg; **20-40kg:** ini 2 x 31.25mg, Erh.Dos. 2 x 62.5mg; **>40kg:** ini 2 x 62.5mg, Erh.Dos. 2 x 125mg; **DANI** nicht erforderl.; **DALI** Child B-C: KI
Iloprost Rp	HWZ 0.5h, Q0 1.0, PPB 60%
Ventavis *Amp. 10µg/1ml, 20µg/2ml*	**Prim. pulm. Hypertonie NYHA III** → 375: 6-9 x 2,5-5µg inhalieren; **DANI** GFR >30: 100%; **HD:** sorgf. Dosiseinst., Dosisintervall mind. 3h; **DALI** Dosisred.
Sildenafil Rp	HWZ 3-5h, PPB 96%, PRC B, Lact ?
Revatio *Tbl. 20mg*	**Pulm. Hypertonie** (WHO III) → 375: 3 x 20mg p.o.; **DANI** GFR <30: b. schlechter Verträglichk. 2 x 20mg; **DALI** Child-Pugh A, B: evtl. 2 x 20mg; C: KI
Sitaxentan Rp	HWZ 10h, PPB 99%
Thelin *Tbl. 100mg*	**Pulm. Hypertonie (WHO III):** 1 x 100mg p.o.; **DANI** nicht erforderl.; **DALI** Child A-C, Transaminasenerhöhung 3 x ULN: KI
Tadalafil Rp	HWZ 16h, PPB 94%, PRC B, Lact ?
Adcirca *Tbl. 20mg*	**Pulm. Hypertonie** (WHO II-III): 1 x 40mg p.o.; **DANI** leichte-mäßige NI: ini 20mg, ggf. steigern auf 40mg/d; schwere NI: Anw. nicht empf.; **DALI** Child-Pugh A, B: evtl. ini 20mg; C: Anw. nicht empfohlen;

A 3 Hämatologie – Arzneimittel

A 3.1 Mineralstoffe

A 3.1.1 Kaliumpräparate

UW (Kalium oral): Nausea, Erbrechen, Aufstoßen, Sodbrennen, Blähungen, Leibschmerzen, Durchfälle; (ret.): Schleimhautulzerat., GI-Blutungen; **KI:** Hyperkaliämie, Hyperchlorämie, Niereninsuff., M. Addison

Kalium OTC

Kalinor *Brausetbl. 40mmol K^+* **Kalinor ret. P** *Kps. 8mmol K^+* **Kalitrans** *Brausetbl. 25mmol K^+* **Kalium Verla** *Granulat 20mmol* **Rekawan** *Tbl. 13.4mmol K^+; Kps. (ret.) 8.05mmol K^+*	**Kaliumsubstitution** → 392: 40-100mmol/d p.o., max. 150mmol/d

Kaliumchlorid OTC — PRC C, Lact ?

Kaliumchlorid 7.45% *Amp. 20mmol K^+/20ml, 50mmol K^+/50ml, 100mmol K^+/100ml*	**Kaliumsubstitution** → 392: max. 20mmol K^+/h bzw. max. 2-3mmol K^+/kg/d i.v.; als Zusatz zu periphervenöser Inf.Lsg. max. 40mmol/l

A 3.1.2 Kalziumpräparate

UW (Kalzium i.v.): starkes Wärmegefühl, Schweißausbruch, RR ↓, Übelkeit, Erbrechen, HRST
KI (Kalzium i.v.): Hypercalcämie, Nephrokalzinose, Digitalisintoxikation, schwere Niereninsuffizienz

Kalzium-Ion OTC

Calcitrat *Tbl. 200mg* **Calcitridin** *Brausetbl. 500, 1000mg* **Calcium HEXAL** *Brausetbl. 500, 1000mg* **Calcium-Sandoz** *Brausetbl. 500, 1000mg, Amp. (10ml=2.25mml)* **Frubiase Calcium T** *Trinkamp. 109mg/10ml*	**Kalziumsubstitution** → 392: 1-3 x 500mg p.o.; **Ki.:** 500–1000mg/d; **Osteoporose** → 406: 500–1000mg/d; **Hyperphosphatämie:** 2–8g/d in 2–4 Einzeldosen

Kalziumgluconat/Kalziumsaccharat — PRC C, Lact ?

Calciumgluconat Braun 10% *Amp. 2.26mmol/10ml*	**Hypokalzämie** → 393: 2.25-4.5 mmol i.m. oder langsam i.v.; **Ki.< 3J.:** 0.09-0.23mmol/kg; **4–12J.:** 0.05-0.1mmol/kg

A 3.1.3 Magnesiumpräparate

UW: Müdigkeit, Diarrhoe, ZNS-Strg., HRST, Muskelschwäche, Atemdepression
KI: Anw.Beschr. bei eingeschr. Nierenfunktion; i.v.: AV-Block, Myasthenia gravis

Magnesium OTC

Magium *Kautbl. 5, 10mmol; Brausetbl. 5, 10 mmol* **Magnetrans** *Kps. 6.2mmol* **Magnesium Diasporal** *Kps. 6.2mmol; Lutschtbl. 4mmol; Granulat 12mmol; Amp. 2mmol/5ml, 4mmol/2ml* **Magnesium-ratioph.** *Kautbl. 5mmol* **Magnesium Verla** *Tbl. 1.65mmol; Kautbl. 5mmol; Brause 5mmol; Granulat 5mmol; Amp. 3.15mmol; Inf.Lsg. 20.3mmol* **Magnesiocard** *Tbl. 2.5mmol; Brausetbl. 7.5mmol; Granulat 5, 10mmol; Amp. 2.5mmol/5ml, 3mmol10ml* **Mg 5-Longoral** *Kautbl. 5mmol* **Mg 5 Sulfat** *10%: Amp. 4.05mmol/10ml , 50%: Amp. 20.25mmol/10ml*	**Magnesiummangel** → 394: ini 0.37mmol/kg/d p.o., Erh.Dos. 0.185mmol/kg/d; alle 1-2d 2.5-4mmol i.v./i.m.; **Torsade-de-pointes-Tachykardie** → 339: ini 8mmol über 15min. i.v., dann 3mmol/h f. 10h; **Muskelrelaxierung bei Abortneigung, vorzeitige Wehen:** ini 8-16mmol über 15-30min. i.v., dann 4-8mmol/h

A 3.2 Phosphatbinder

Wm (Sevelamer): Ca- u. Al.-freies Polymer
Wi (alle): Hemmung d. enteralen Phosph.resorp.
UW (Algeldrat, Aluminiumchlorid-OH-Kompl.): Obstipation, Ileus, Al-Einlagerung in Nerven/Knochen; (Sevelamer): Schmerz, Übelkeit, Erbrechen, Diarrhoe, Obstipation, Dyspnoe; **UW** (Lanthancarbonat): Bauchschmerzen, Obstipation, Diarrhoe, Dyspepsie, Blähungen, Übelkeit, Erbrechen, Hypokalziämie
KI (Algeldrat, Aluminiumchlorid-OH-Kompl.): manifeste Al-Intoxikation
KI (Lanthancarbonat): Hypophosphatämie, bek. Überempfindlichkeit
KI (Sevelamer): Hypophosphatämie, Ileus, Cave in SS/SZ

Algeldrat OTC

Anti Phosphat *Tbl. 600mg*	**Hyperphosphatämie b. Niereninsuffizienz** → 542: 3–4 x 0.6–3g p.o. 10–20min. vor den Mahlzeiten

Aluminiumchloridhydroxid-Komplex OTC

Phosphonorm *Kps. 300mg*	**Hyperphosphatämie b. Niereninsuffizienz** → 542: 3–6 x 300mg p.o.

Lanthancarbonat Rp — PRC C, Lact ?

Fosrenol *Kautbl. 250, 500, 750, 1000mg*	**Hyperphosphatämie b. Niereninsuffizienz:** n. Serumphosphatspiegel (mmol/l): 1.8-2.4: 750mg/d p.o.; > 2.4-2.9: 1500mg/d; > 2.9: 2250mg/d

Sevelamer Rp — PRC C, Lact ?

Renagel *Tbl. . 800mg* **Renvela** *Tbl. 800mg; Btl. 2.4g*	**Hyperphosphatämie b. Niereninsuffizienz:** n. Serumphosphatspiegel (mmol/l): 1.94–2.42: 3 x 800mg p.o.; > 2.42: 3 x 1600mg

A 3.3 Kationenaustauscher

Wm/Wi: enterale Zufuhr eines unlöslichen Kunststoffes mit Sulfonsäure als Grundgerüst; Austausch von Kationen zur Neutralisierung der Säure entsprechend dem Konzentrationsverhältnis im Darmlumen ⇒ Bindung von Kalium
UW: Übelkeit, Erbrechen, Obstipation, Hyperkalzämie; **KI:** Hypokaliämie, Hyperkalzämie, stenos. Darmerkr.

Polysulfonsäure Rp

Anti Kalium Granulat *Btl. 15g* **CPS Pulver** *Btl. 15g* **Resonium A** *Dose 500g* **Sorbisterit** *Dose 500g*	**Hyperkaliämie:** 2–4 x 15g p.o. 1–2 x 30g in 150–200 ml Wasser rect. als Einlauf; **Ngb., Ki.:** 0.5-1g/kg in mehreren Einzeldosen

A 3.4 Parenterale Ernährung

A 3.4.1 Tagesbedarf bei parenteraler Ernährung

Substrat	Einheit	Bedarf	Substrat	Einheit	Bedarf
Wasser	[ml/kg]	30–50	K^+	[mmol/kg]	0,5–2
Energie	[kcal/kg]	25–35	Ca^{2+}	[mmol/kg]	0,1
Kohlenhydrate	[g/kg]	3–4	Cl^-	[mmol/kg]	2–4
Aminosäuren	[g/kg]	1	Mg^{2+}	[mmol/kg]	0,1
Fett	[g/kg]	1	PO_4^{3-}	[mmol/kg]	0,2
Na^+	[mmol/kg]	1–2			

A 3.4.2 Stufenschema zur parenteralen Ernährung

		Infusionlösungen	Beispiel
Stufe 1	**Tag1** nach kleinen Eingriffen; guter EZ Nahrungskarenz < 2d	30 ml/kg als Vollelektrolytlösungen evtl. mit 5%igem Glucosezusatz	2000 ml Sterofundin 500 ml Glucose 5% evtl. 500 ml NaCl 0,9%
Stufe 2	**Tag 2–3** bei mittelfristiger Nahrungskarenz u. geringgradiger Katabolie	2,5–3,5%ige Aminos.-Lsg 5–10%ige Kohlenhydratlösung 2/3-Elektrolytlösung	1000 ml Periamin G 1000 ml Glucose 10% 500–1000 ml Thomaejonin OP
Stufe 3	ab **Tag 4** bei längerfristiger, vollständiger parenteraler Ernährung; ZVK erforderlich	10–15%ige Aminosäurelösungen 20–50%ige Kohlenhydratlösungen 10–20%ige Fettlösung, Vitamine, Spurenelemente	1,0 l Aminomel 10 0,5 l Glucose 50% 1,25 l Normofundin OP 0,25 l Lipofundin 20% + 1 A Multibionta + 1 A Vitintra + 1 A Addel

A 3.4.3 Vollelektrolytlösungen (Na^+ 121–160 mmol/l)

Ind: Plasmaisotoner Flüssigkeitsersatz bei isotoner u. hypotoner Dehydratation

	Na^+ mmol/l	Ca^{2+} mmol/l	Cl^- mmol/l	K^+ mmol/l	Mg^{2+} mmol/l	Acet. mmol/l	Lact. mmol/l	Gluc. g/l
Ringer-Lösung	147	2,3	155	4,0	–	–	–	
Ringer-Lactat	130	2,0	112	5,0	–	–	27	
Jonosteril	137	1,65	110	4,0	1,25	36,8	–	
Sterofundin	140	2,5	106	4,0	1,0	–	45	
Thomaejonin	140	2,5	106	4,0	–	45	–	
Tutofusin	140	2,5	153	5,0	1,5	–	–	
Tutofusin G5	140	2,5	153	5,0	1,5	–	–	50

A 3.4.4 Zweidrittelelektrolytlösungen (Na^+ 91–120 mmol/l)

Ind: Flüssigkeitsersatz bei hypertoner und isotoner Deydratation. Partielle Deckung des Energiebedarfs durch Kohlenhydratzusatz

	Na^+ mmol/l	Ca^{2+} mmol/l	Cl^- mmol/l	K^+ mmol/l	Mg^{2+} mmol/l	Acet. mmol/l	Gluc. g/l	Xyl. g/l	Kcal/l
Normofundin G5	100	2,0	90	18	3,0	38	50	–	200
Jonosteril Na 100	100	2,5	100	20	2,5	20	–	–	0
Thomaejonin OP	100	2,0	90	18	3,0	38	–	–	0
Tutofusin OPG	100	2,0	90	18	3,0	38	55		200

A 3.4.5 Halbelektrolytlösungen (Na^+ 61–90 mmol/l)

Ind: Flüssigkeitsersatz bei hypertoner Dehydratation. Part. Deckung des Energiebedarfs durch Kohlenhydratzusatz

	Na^+ mmol/l	Ca^{2+} mmol/l	Cl^- mmol/l	K^+ mmol/l	Mg^{2+} mmol/l	Acet. mmol/l	Gluc. g/l	Xyl. g/l	Kcal/l
Jonosteril HD 5	68,5	0,82	73,4	2,0	0,62	–	55	–	200
Normofundin OP	80	2	76	18	3	32	–	–	0
Thomaejonin HX5	70	1,25	54	2	0,5	22,5	–	50	205
Tutofusin H G5	70	1,25	76,5	2,5	0,75	–	55	–	200

A 3.4.6 Kaliumfreie Lösungen

Ind: Kaliumfreier Flüssigkeitsersatz bei gestörter bzw. unbekannter Nierenfunktion

	Na^+ mmol/l	Ca^{2+} mmol/l	Cl^- mmol/l	K^+ mmol/l	Mg^{2+} mmol/l	Acet. mmol/l	Gluc. g/l	Xyl. mmol/l	Kcal/l
NaCl 0,9%	154	–	154	–	–	–	–	–	–
Tutofusin NS X	60	–	45	–	–	10	–	50	200

A 3.4.7 Kohlenhydratlösungen

Ind: Gluc. 5%, 10%: Zufuhr freien Wassers bei hypertoner Dehydratation, partielle Deckung des KohlenhydratbedarfsGluc. 20–70%: partielle bis komplette Kohlenhydratzufuhr

	Na^+ mmol/l	Ca^{2+} mmol/l	Cl^- mmol/l	K^+ mmol/l	Mg^{2+} mmol/l	Gluc. g/l	Osmo mosm/l	Kcal/l
Glucose 5%	–	–	–	–	–	50	277	200
Glucose 10%	–	–	–	–	–	100	555	400
Glucose 20%	–	–	–	–	–	200	1110	800
Glucose 40%	–	–	–	–	–	400	2200	1600
Glucose 50%	–	–	–	–	–	500	2775	2000
Glucose 70%	–	–	–	–	–	700	3885	2870

A 3.4.8 Aminosäurelösungen

Ind: Zufuhr von essentiellen u. nicht essentiellen Aminosäuren zur parenteralen Ernährung; z.T. mit Kohlenhydraten u. Elektrolyten kombiniert

	Na^+ mmol/l	Ca^{2+} mmol/l	Cl^- mmol/l	K^+ mmol/l	AS g/l	Gluc. g/l	Xyl. g/l	Osmo mosm/l	Kcal/l
Thomaeamin n 15% mit E-lyten	44	2,0	45	25	150	–	–	1510	625
Aminomix 3	–	–	–	–	50	132	–	1149	680
AKE 4 GX	50	2,5	73,1	25	40	25	25	845	360
Periamin X	45	3	41	25	25	–	50	685	300
Nutriflex combi	60	4	60	30	100	100	50	1540	800

A 3.4.9 Aminosäurelösungen bei Niereninsuffizienz

Ind: Zufuhr v.a. von essentiellen Aminosäuren ⇒ angestauter Harnstoff wird zur Synthese nicht essentieller Aminosäuren verwendet

	Na^+ mmol/l	Ca^{2+} mmol/l	Cl^- mmol/l	K^+ mmol/l	AS g/l	Osmo mosm/l	Kcal/l
Aminomel nephro	–	–		–	k.A.	510	222
Nephrotect	–	–	–	–	100	935	400

A 3.4.10 Aminosäurelösungen bei Leberinsuffizienz

Ind: Zufuhr v.a. von verzweigtkettigen AS ⇒ günstige Beeinflussung einer hepatischen Enzephalopathie

	Na^+ mmol/l	Ca^{2+} mmol/l	Cl^- mmol/l	K^+ mmol/l	AS g/l	Osmo mosm/l	Kcal/l
Aminoplasmal Hepa 10%	–	–	10	–	100	k.A.	400
Aminosteril N Hepa 8%	–	–	–	–	80	770	320

A 3.4.11 Fettlösungen

Ind: Zufuhr von Lipiden in Form von langkettigen Triglyceriden (LCT), mittelkettigen Triglyceriden (MCT), Phosphlipiden (Pholip) und Glycerol (Glyc) zur parenteralen Ernährung

	LCT g/l	MCT g/l	Pholip g/l	Glyc. g/l	Osmo mosm/l	Kcal/l
Deltalipid 20%	100	–	12	25	350	2030
Lipofundin 20%	200	–	12	25		2000
Lipovenös MCT 20	100	100	12	25	273	1950

A 3.5 Plasmaersatzmittel

A 3.5.1 Dextrane.

Wm/Wi: hochmolekulare Polysaccharide mit Wasserbindungsvermögen und intravenöser Verweildauer ⇒ intravasales Volumen ↑
UW (Dextran): Allergie/Anaphylaxie, nephrotox. bei großen Mengen niedermol. Dextran;
KI: s. Gelatinederivate → 77

	HWZ	MW	Dex. g/l	Na^+ mmol/l	Ca^{2+} mmol/l	Cl^- mmol/l	K^+ mmol/l	Mg^{2+} mmol/l	Gluc. g/l
Deltadex 40		40000	40	154	-	154	-	-	-
Deltadex 60		60000	60	154	-	154	-	-	-

A 3.5.2 Stärkederivate

Wm/Wi: (Hydroxyethylstärke = HAES/HES) mit Wasserbindungsvermögen und i.v. Verweildauer ⇒ intravasales Vol. ↑ ; **UW**: allerg. Reaktionen, Hyperamylasämie; **KI** s. Gelatinederivate → 77

	HWZ	MW	HES g/l	Na^+ mmol/l	Ca^{2+} mmol/l	Cl^- mmol/l	K^+ mmol/l	Lact. mmol/l	Gluc. g/l
Expafusin		70000	60	138	1,5	125	4,0	20	-
HAES steril 3%	2-4 h	200000	30	154	-	154	-	-	-
Infukoll HES 6%		200000	60	154	-	154	-	-	-
Serag-HAES 10%		200000	100	154	-	154	-	-	-
HyperHAES	4h	200000	60	1232		1232			
PlasmaVolume	17h	130000	60	130	0,9	112	5,36	-	-

A 3.5.3 Gelatinederivate

Wm/Wi: kolloidale Substanzen mit Wasserbindungsvermögen und intravenöser Verweildauer ⇒ intravasales Volumen ↑ ;
UW (Gelatine): selten allergische Reaktionen
KI (Plasmaersatzmittel): Hyperhydratationszustände, Hypervolämie, schwere Herzinsuff., Lungenödem, bekannte Allergie auf die entspr. Wirkstoffe

	HWZ	MW	Gela. g/l	Na^+ mmol/l	Ca^{2+} mmol/l	Cl^- mmol/l	K^+ mmol/l	Acet. mmol/l	Gluc. g/l
Gelafusal	HWZ 3-4h	30000	40	130	0,9	85	5,4	27	-
Gelafundin		30000	40	154	-	120	-		

A 3.6 Azidose, Alkalose

A 3.6.1 Azidosetherapeutika

Wm/Wi (Na-Hydrogencarbonat): $H^+ + HCO_3^- \Rightarrow H_2CO_3 \Rightarrow H_2O + CO_2$;
H^+-Elimination v.a. aus dem Extrazellulärraum;
Wm/Wi (Trometamol): Ausscheidung von Tris-H über den Urin;
H^+-Elimination im Intra- und Extrazellulärraum
UW (Na-Hydrogencarbonat): Alkalose, Hypernatriämie, Nekrose bei Paravasat, hypokalzämische Tetanie, CO_2-Retention bei respiratorischer Insuff.;
UW (Trometamol): Alkalose, Nekrose bei Paravasat, Atemdepression
KI (Na-Hydrogencarbonat): Alkalose, Hypernatriämie;
KI (Tometamol): Alkalose, Niereninsuffizienz

Natriumhydrogencarbonat OTC

Natriumhydrogencarbonat 4.2% *Inf.Lsg. 250ml (100ml = 50mmol HCO_3^-)* **Natriumhydrogencarbonat 8.4%** *Inf.Lsg.20, 100, 250ml (100ml = 100mmol HCO_3^-)*	**Metab. Azidose** → **394:** Base excess (-) x 0.3 x kg = mmol; max. 1.5mmol/kg/h i.v.

Trometamol OTC — HWZ 5-6h, Q0 0.1

Tham Koehler 3M *Amp. 20ml = 60mmol* **TRIS 36.34%** *Amp. 20ml = 60mmol* **Tromethamol 3 Molar** *Amp. 20ml = 60mmol*	**Metab. Azidose** → **394:** Base excess (-) x 0.3 x kg = mmol; max. 1mmol/kg/h i.v., max. 5mmol/kg/d; Verdünnung auf 0.3mmol/ml! **DALI** KI

A 3.6.2 Alkalosetherapeutika

Wm/Wi (Alkalosetherapeutika): Bikarbonat-Neutralisation durch HCl
UW (Salzsäure): Nekrosen bei paravenöser oder intraarterieller Infusion
KI (Alkalosetherapeutika): Azidosen

Argininhydrochlorid OTC	
L-Arginin-Hydrochlorid 21% *Amp. 20ml = 20mmol H+*	**Metab. Alkalosen** → 395: Base excess x 0.3 x kg = mmol; max. 20mmol/h i.v.; Verdünnung erforderlich
Salzsäure OTC	
Salzsäure 7.25% *Amp. 10ml = 20mmol H+*	**Metab. Alkalosen** → 395: Base excess x 0.3 x kg = mmol; max. 1mmol/kg/h i.v., max. 1mmol/kg/d; Verdünnung erforderlich

A 3.7 Vitamine

A 3.7.1 Vitamin B

Ink (Pyridoxin): Levodopa

B1 (Thiamin) OTC	PRC A, Lact +
Aneurin As *Tbl. 100mg* **Betabion** *Tbl. 100mg; Amp. 100mg/2ml* **Novirell B1** *Amp. 50mg/1ml* **Vitamin B1- ratioph.** *Tbl. 200; Amp. 100mg/2ml*	**Thiaminmangelzustände:** 1–3 x 100mg p.o.; 1 x 100mg i.v.; i.m.
B2 (Riboflavin) OTC	PRC A, Lact +
B2-Asmedic *Tbl. 10mg* **Vitamin B2 Jenapharm** *Tbl. 10mg*	**Riboflavinmangelzustände:** 1–2 x 100mg p.o.; Ki.: 1–2 x 5mg p.o.
B6 (Pyridoxin) OTC	HWZ 15–20d, PRC A, Lact +
B6-Vicotrat *Tbl. 300mg* **Bonasanit** *Tbl. 100mg* **Novirell B6** *Amp. 25mg/2ml* **Vitamin B6- ratioph.** *Tbl. 40; Amp. 100mg/2ml*	**Pro. Vit.-B_6-Mangel-Neuropathie:** 1 x 25–50mg p.o.; **Therapie von Vit.-B_6-Mangelzuständen:** 50–300mg/d p.o.; ini 100–250mg/d i.v./i.m.
B12 (Cyanocobalamin) OTC	HWZ 6 d PRC A, Lact +
Ambe12 *Amp. 2.5mg/1ml* **B12-Ankermann** *Tbl. 1000µg; Gtt. (1ml = 50µg); Amp. 100µg/1ml, 1000µg/1ml* **Cytobion** *Tbl. 300µg; Amp. 1000µg/1ml* **Lophakomp B12** *Amp. 3mg/2ml* **Novirell B12** *Amp. 1mg/1ml* **Vitamin B12-ratioph.** *Tbl. 10µg; Amp. 100µg/1ml*	**Perniziöse Anämie, funikuläre Myelose** → 347: ini 100µg tgl. oder 1000–2000µg/W.. i.m. für 14d, dann 1 x 100µg/Monat i.m.; 1 x 300–1000µg p.o.
B1 + B6 OTC	
Medivitan N Neuro *Tbl. 100+100mg* **Neuro-ratioph. N** *Tbl. 100+100mg* **Neurotrat S forte** *Tbl. 100+100mg*	**Neurolog. Systemerkrankungen durch B_1- + B_6-Mangel:** 3 x 1 Tbl. p.o.
B6 + B12 + Folsäure + Lidocain OTC	
Medivitan N *Amp. 5+1+1.1+24mg*	**B6-, B12-, Folsäure-Mangelzustände:** 2 x 1 Amp./Woche i.m. über 4 W.

A 3.7.2 Vitamin C

UW: gelegentlich osmotische Diarrhoe
KI: Anw.Beschr. bei Oxalaturolithiasis, Thalassämie, Hämochromatose

Ascorbinsäure OTC	HWZ 3h, Q0 0.3, PRC C, Lact ?
Ascorvit *Tbl. 200, 500mg* **Cetebe** *Kps. 500 (ret.)mg* **Pascorbin** *Inj.Lsg. 7.5g/50ml; Amp. 750mg/5ml* **Vitamin C Loges** *Amp. 500mg/5ml, 2.5g/25ml*	**Vitamin-C-Mangel:** 200–1000mg/d p.o.; 100–500mg i.v.; Ki.: 5–7mg/kg/d i.v.; **Methämoglobinämie:** 500–1000mg i.v.

A 3.7.3 Vitamin D

UW: Hyperkalzämie, Nausea, Erbrechen, Kalzifizierung verschiedener Organe, Nierensteine
KI: Hyperkalzämie, Cave in SS/SZ

Alfacalcidol Rp	HWZ (35)h
Bondiol *Kps. 0.25, 0.5, 1μg* **Doss** *Kps. 0.25, 0.5, 1μg* **EinsAlpha** *Kps. 0.25, 0.5, 1μg; Gtt. (20Gtt. = 2μg); Amp. 1μg/0.5ml, 2μg/1ml* **Onealpha** *Kps. 0.25, 0.5,1μg; Gtt. (20Gtt. = 2μg); Amp. 1μg/0.5ml, 2μg/1ml*	**Ren. Osteodystrophie, postmenopausale Osteoporose** → 406, **Osteomalazie** → 409:1x 1μg p.o. **Ki. < 20kg:** 0.05μg/kg/d; 1μg/Dialyse i.v., max. 12μg/W. i.v.

Calcitriol Rp	HWZ 5–8h, PRC C, Lact ?
Calcitriol Kyramed *Tbl. 0.25, 0.5μg* **Decostriol** *Tbl. 0.25, 0.5μg; Amp. 1μg/1ml, 2μg/1ml* **Osteotriol** *Kps. 0.25, 0.5μg* **Renatriol** *Tbl. 0.25, 0.5μg* **Rocaltrol** *Tbl. 0.25, 0.5μg*	**Ren. Osteodystrophie:** 0.25μg alle 2d p.o.; ini 0.5μg i.v. 3 x/W. n. Dialyse, Erh. 0.5-3μg 3 x/W. n. Dialyse; **Hypoparathyreoidismus, hypophosph. Rachitis:** 0.25μg/d; Dosissteigerung n. Serum-Ca

Colecalciferol OTC/Rp	HWZ 12 h
D 3 Vicotrat *Amp. 100.000 IE/1ml* **Dedrei** *Tbl. 1000 IE* **Dekristol** *Tbl. 400 IE; Kps. 20000 IE* **Vigantol** *Gtt. (30Gtt. = 20000 IE)* **Vigantoletten** *Tbl. 500, 1000 IE* **Vitamin D3 Hevert** *Tbl. 1000 IE*	**Osteoporose** → 406: 1000–3000 IE/d p.o.; **Malabsorption:** 3000–5000 IE/d p.o.; 50000–100000 IE i.m. alle 3 Mo. **Rachitis, Osteomalazie** → 409: 1000–5000 IE/d f. 1Jahr; **Rachitis-Pro. Säugling:** 500 IE/d

Colecalciferol + Kalziumkarbonat OTC	
Biolectra Calcimed *Brausetbl. 400 IE+1.5g* **Calci Aps D3** *Brausetbl. 880 IE+2.5g* **Calcicare D3** *Kautbl. 400 IE+1.5g; Brausetbl. 880 IE+2.5g* **Calcimagon D3** *Kautbl. 400 IE + 1.25g* **IDEOS** *Kautbl. 400 IE+1.25g* **Ossofortin D** *Brausetbl. 800 IE + 3g* **Ossofortin forte** *Brausetbl. 400 IE+1.5g; Kautbl. 400 IE+1.5g* **Osspulvit D3** *Brausetbl. 880 IE + 2.5g* **Sandocal-D** *Gran. 440/880 IE + 1.25/2.5g*	**Osteoporose** → 406, **Vitamin D-, Kalziummangel bei älteren Patienten:** 800–880 IE/d Colecalciferol p.o. in 1–2 Einzeldosen **DANI** KI b. schwerer NI; **DALI** nicht erforderlich

Colecalciferol + Fluorid OTC	
D-Fluoretten *Tbl. 500 IE+0.25mg, 1000 IE+ 0.25mg* **Fluor-Vigantoletten** *Tbl. 500 IE+0.25mg* **Zymafluor D** *Tbl. 500 IE+0.25mg, 1000 IE+ 0.25mg*	**Rachitis- u. Karies-Pro.:** **Frühgeborene:** 1 x 1000 IE p.o.; **Säuglinge, Ki. bis 2J.:** 1 x 500 IE p.o.

Dihydrotachysterol Rp	HWZ 16–18h PRC C, Lact ?
A.T. 10 *Kps. 0.5mg; Gtt. (26Gtt. = 1mg)* **Atiten** *Gtt. (26Gtt. = 1mg)* **Tachystin** *Kps. 0.5mg; Gtt. 1mg/ml, 10mg/ml*	**Hypoparathyreoidismus** → 412: 0.5–1.5mg/d p.o., je nach Serum-Ca-Spiegel
Paricalcitol Rp	HWZ 15h PPB 99%
Zemplar *AKps. 1, 2µg ; 5µg/1ml, 10µg/2ml*	**Pro. Hyperparathyreoidismus b. chron. Niereninsuffizienz:** n. PTH-Serumspiegel [pg/ml]: Dosis in µg = PTH/80, alle 2d i.v. wä;hrend Dialyse; Dosisanpassung n. PTH s. FachInfo; **DALI** nicht erforderlich

A 3.7.4 Vitamin K

UW: bei i.v.-Anw. anaphylaktische Reaktionen mit Atemstillstand	
K1 (Phytomenadion) OTC	HWZ 1.5–3h, Q0 0.95
Ka Vit *Gtt. (20Gtt. = 20mg)* **Konakion** *Amp. 2mg/0.2ml, 10mg/1ml*	**Blutung b. Cumarinüberdosierg.:** 5–10mg p.o.; 1–10mg langs. i.v.; **Pro. M. haemorrhagicus:** Neugeb.: 2mg p.o. od. 2mg i.m./s.c. am Zeitpunkt von U1, U2, U3

A 3.7.5 Folsäure

UW (Folsäure): selten ZNS-Strg., GI-Strg.; **KI** (Folsäure): megaloblastäre Anämie infolge Vit. B_{12}-Mangel	
Folsäure OTC	HWZ 1.5–2h PRC A, Lact +
Folarell *Tbl. 5mg; Amp. 5mg/1ml* **Folsan** *Tbl. 0.4, 5mg* **Folsäure Hevert** *Tbl. 5mg; 20mg/2ml; Amp. 5mg/2ml* **Lafol** *Kps. 0.4mg*	**Folsäuremangel-Pro.:** 0.4-0.8mg/d; 1-5mg i.v./i.m.; **Folsäuremangel-Th.:** ini 1-20mg i.v./i.m., dann 5-20mg 1-3x/W. i.v./i.m.; ini 5-15mg/d p.o., dann 1-3x/W.; **Ki.:** 2.5-7.5mg p.o.
Folsäure + Fe2+ OTC	
Ferro-Folsan *Tbl. 0.85+31.25mg* **Hämatopan F** *Tbl. 0.2+22mg* **Kendural Fol** *Tbl. (ret.) 0.35+105mg* **Plastulen N** *Kps. 0.5+102mg* **Tardyferon** *Tbl. 0.35+80mg*	**Eisen- u. Folsäuremangelzustände:** 1–3 x 1 Tbl. p.o.

A 3.8 Antianämika

A 3.8.1 Eisen

UW: Übelkeit, Erbrechen, Diarrhoe, Obstipation; bei i.v.-Anw.: Kopfschmerzen, Thrombophlebitis, allerg. Reaktionen, Kollaps; **KI:** Hämochromatosen, chron. Hämolysen, Eisenverwertungsstörung. **Ink** (alle Eisenpräparate): Chinolone, Penicillamin	
Eisen-II-Ion OTC	
Aktiferrin N *Tbl. 50mg* **Eisentabletten ratioph.** *Tbl. 50, 100mg* **Eryfer** *Kps. 100mg* **ferro sanol** *Tbl. 40mg; Gtt. (20Gtt. = 30mg)* **ferro sanol duodenal** *Kps. 50, 100mg* **Ferrum Hausmann** *Kps. (ret.) 100mg* **Lösferron** *Brausetbl. 80.5mg* **Tardyferon** *Tbl. (ret.) 80mg* **Vitaferro** *Brausetbl. 80.5mg*	**Eisenmangelanämie** → 347: 1–2 x 50–100mg p.o. für mindestens 8 Wochen; nach Normalisierung des Hb-Wertes Weiterbehandlung für 6–8 Wochen

Eisen-III-Ion Rp	
Ferrlecit *Amp. 40mg/3.2ml, 62.5mg/5ml* **Venofer** *Amp. 100mg/5ml*	**Ausgeprägte Eisenmangelzustände** → 347: 1 x 40–62,5mg langs. i.v.; Venofer: 2–3 x/W. 100–200mg i.v.; **Ki.:** 2–3 x/W.. 0.15ml/kg i.v.
Eisen-III-Hydroxid-Dextran-Komplex Rp	
CosmoFer *Amp. 625mg (=100mg Fe^{3+})/2ml, 3125mg (=500mg Fe^{3+})/10ml*	**Ausgeprägte Eisenmangelzustände** → 347: 2–3 x/W.. 100–200mg Fe^{3+} i.v., max. 20mg Fe^{3+}/kg/Infusion
Eisen-III-Hydroxid-Polymaltose-Komplex Rp	
Ferinject *Amp. 370mg (=100mg $Fe3^{+}$)/2ml; 1850mg (=500mg Fe^{3+})/10ml* **Ferrum Hausmann** *Gtt. 186mg (=50mg Fe^{3+}/1ml; Saft 186mg (=50mg Fe^{3}+)/5ml*	**Ausgeprägte Eisenmangelzustände:** max. 2-3 x/W. 200mg Fe^{3+} i.v.-Injektion oder max. 15mgFe^{3+}/kg bzw. max. 1x/W. 1g Fe^{3+} als Infusion; Gesamtdosis individuell zu berechnen, s. FachInfo; Erw.: 1 x 100-200mg Fe3+/d p.o.; Ki.: 1 x 50-100mg Fe^{3+}/d p.o.; Ki.< 2J.: 1 x 25-50mg Fe^{3+}/d p.o.; Frühgeb.: 2.5-5mg Fe^{3+}/kg/d p.o.; **DANI, DALI** KI bei schwerer NI, LI

A 3.8.2 Erythropoetin

Wm/Wi (Erythropoetin): spez. Interaktion mit dem Erythropoetinrezeptor auf erythroiden Vorläuferzellen im Knochenmark ⇒ Erythropoese ↑ ;
Wm/Wi (Darbepoetin): s. Erythropoetin, längere HWZ durch veränderte Molekülstruktur
UW (Darbepoetin): Kopfschmerz, Hypertonie, Shuntthrombose, Schmerz a.d. Einstichstelle;
UW (Erythropoetin): Hypertonie, Hautreakt., Schwindel, Kopfschmerz, grippeähnliche Symptome, epileptische Anfälle
KI (alle) bekannte Überempf. gg. Inhaltsstoffe
KI (Darbepoetin): schwer kontrollierbare Hypertonie, SZ, fehlende Daten bzgl. SS
KI (Erythropoetin): schwer kontr. Hypertonie, Kinder < 2J.;

Darbepoetin alfa Rp	HWZ 49h (s.c.); 21h (i.v.), Q0 >0.7
Aranesp *Fertigspr. 10, 15, 20, 30, 40, 50, 60, 80, 100, 130, 150, 300, 500µg* **Nespo** *Fertigspr. 80, 100, 150µg*	**Anämie bei chron. Niereninsuff** → 347, **n. Chemoth.:** ini 0.45µg/kg 1x/W.. i.v.; s.c.; Dosisanpassung nach Hb (s. Pck.Beil.)
Epoetin alfa Rp	HWZ 16h
Abseamed/Binocrit/Epoetin Alfa HEXAL *Fertigspr. 1000 IE/0.5ml, 2000/1ml, 3000/0.3ml, 4000/0.4ml, 5000/0.5ml, 6000/0.6ml, 8000/0.8ml, 10000/1ml* **Eprex** *Inj. Lsg. 40000IE/1ml; Fertigspr. 1000 IE/0,5ml, 2000 IE/0.5ml, 3000 IE/0.3ml, 4000 IE/0.4ml, 5000 IE/0.5ml, 6000 IE/0.6ml, 8000 IE/0.8ml, 10000 IE/1ml, 40000 IE/1ml* **Erypo** *I Fertigspr. 1000 IE/0.5ml, 2000 IE/0.5ml, 3000IE/0.3ml, 4000IE/0.4ml, 5000IE/0.5ml, 6000IE/0.6ml, 8000/0.8ml, 10000/1ml, 40000 IE/1ml* **Erypo FS** *40000 IE/ml*	**Anämie b. chron. Niereninsuff.** → 347: ini 50 IE/kg 3 x/W. s.c./i.v., Dosisanpassung +/- 25IE/kg je n. Hb (Ziel: 10–12g/dl); **Tumoranämie bei Chemoth.** → 347: 150 IE/kg 3 x/W. s.c., alternativ: 450IE/kg 1x/W. s.c. , bei Hb ↑ <1g/dl: 300IE/kg; **autolog.Blutspender:** 600 IE/kg 2 x/W. s.c. für 3 W. prä-OP

Epoetin beta Rp	HWZ 4–12h, Q0 0.9
NeoRecormon *Inj.Lsg. 10000 IE/1ml, 20000 IE/1ml, 50000 IE/10ml, 100000 IE/5ml; Fertigspr. 500 IE/0.3ml, 1000 IE/0.3ml, 2000 IE/0.3ml, 3000 IE/0.3ml, 4000 IE/0.3ml, 5000 IE/0.3ml, 6000 IE/0.3ml, 10000 IE/0.6ml, 20000 IE/0.6ml, 30000 IE/0.6ml*	**Anämie bei chron. Niereninsuff.** → 347: ini 20 IE/kg 3 x/W. s.c., evtl. Dosis ↑ um 20 IE/kg; Erh. Dos.: 50% d. Initialdosis; **Anämie bei Chemoth.** → 347: 150 IE/kg 3 x/W. s.c., max. 900 IE/kg/W.; **Pro. der Frühgeborenenanämie:** 250 IE/kg 3 x /W. s.c. f. 6 W.

Epoetin delta Rp	HWZ 4,7–13.2h
Dynepo *Fertigspr. 2000, 3000, 4000, 6000 IE*	**Anämie bei chron. Niereninsuff.:** ini 50 IE/kg 3 x/W. i.v. bzw. 2 x/W. s.c.; Dosisanpassung n. Hb, z.B. 50% steigern, wenn Hb <10g/dl bzw. Hb-Anstieg in 4 W. < 0,7 g/dl

PEG-Epoetin beta Rp	HWZ 140h
Mircera *Fertigspr. 30, 50, 75, 100,120, 150, 200, 250, 360µg*	**Anämie bei chron. Niereninsuff.:** ini 0.6µg/kg alle 2W. s.c./i.v.; Dosisanpassung n. Hb, z.B. 25% steigern, wenn Hb <1g/dl in 1 Mon. ansteigt; b. EPO-Vorbehandlung: s. FachInfo

A 3.9 Gerinnung

A 3.9.1 Unfraktioniertes Heparin

Wm/Wi: Komplexbildung mit AT-III ⇒ Beschleunigung d. inhibierenden Wi von AT-III um Faktor 1000 ⇒ v.a. Hemmung von Thrombin, Xa, XIa, XIIa und Kallikrein; Aktivierung der Lipoproteinlipase;
UW/KI: s. Niedermolekulare Heparine → 82

Heparin Rp	HWZ 90–120 min, Q0 0.8, PPB 90%, PRC C, Lact +
Heparin-Calcium-ratioph. *Amp. 5000 IE/0.2ml, 12500 IE/0.5ml; Fertigspr. 5000 IE/0.2ml 7500 IE/0.3ml* **Heparin-Natrium-ratioph.** *Amp. 5000 IE/0.2ml, 25000/5ml, 100000/10ml, 250000/10ml; Fertigspr. 5000 IE/0.2ml 7500 IE/0.3mg*	**Thrombose-Pro.** → 344: 3 x 5000 IE od 2 x 7500 IE s.c.; **Th. thromboembolischer Erkr.:** 5000 IE als Bolus i.v., dann 300–600 IE/kg/d; Perf. (25000 IE) = 500 IE/ml: 1.7–3.3ml/h; Dosisanpassung nach PTT(1.5–2.5 x Normwert); **Ki.:** ini 50 IE/kg i.v., dann 20 IE/kg/h; **DANI** nicht erforderlich

A 3.9.2 Niedermolekulare Heparine

Wm/Wi: MW ↓ ⇒ Thrombinhemmung ↓, während Faktor-Xa-Hemmung ↑; Wi auf Thrombozytenfkt. ↓, Thrombolyse ↑ ⇒ antithrombotische Wi ↑, Blutungsgefahr ↓; geringere Neutralisation durch Plättchenfaktor 4; bei s.c.-Anwendung deutlich höhere Bioverfügbarkeit; längere HWZ
UW (Heparin): Blutungskompl., allerg. Reaktionen, Osteoporose, Haarausfall, Thrombopenie
KI (Heparin): Heparinallergie, heparininduzierte Thrombopenie (Typ II), Abortus imminens, Lumbalpunktion, Periduralanästhesie

Certoparin Rp	HWZ 4.3h
Mono-Embolex *Fertigspr. 3000 IE/0.3ml; 8000 IE/0.8ml; Inj.Lsg. multi 90000IE/15ml/ (3000 IE/0.5ml);* **Sandoparin Nm** *Fertigspr. 3000 IE/0.3ml*	**Thrombose-Pro.:** periop.: ini 3000 IE s.c. 1–2h vor OP-Beginn, d. 1 x tgl. 3000 IE; **Thrombose-Pro. intern. Pat. und nach ischämischem Schlaganfall:** 1 x 3000 IE s.c.; **Th. tiefer Venenthromb.:** 2 x 8000 IE s.c.; **DANI, DALI** KI b. schwerer NI/LI

Dalteparin Rp	HWZ 2-5h, PRC B, Lact ?
Fragmin P *Fertigspr. 2500 IE/0.2ml* **Fragmin P Forte** *Fertigspr. 5000 IE/0.2ml* **Fragmin** *Amp. 10000 IE/1ml* **Fragmin D** *Amp. 10000 IE/4ml* **Fragmin Multidose** *Inj.Lsg. 100000 IE/4ml, 100000 IE/10ml*	**Postop. Thrombose-Pro.:** ini 2500 IE s.c. 2h vor OP-Beginn, dann 1 x 2500 IE; bei hohem Risiko: 5000 IE am Abend vor OP, dann 1 x 5000 IE; **Thrombose-Pro. internist. Pat.:** 1 x 5000 IE; **Antikoag. b. Dialyse:** 85 IE/kg als Bolus i.v.; kontinuierl. Antikoag.: ini 30-35 IE/kg, dann 10-15 IE/kg/h, bei hohem Blutungsrisiko ini 5-10 IE/kg, d. 4-5 IE/kg/h; **DANI, DALI** vorsichtige Anw.
Enoxaparin Rp	HWZ 4.5h
Clexane *Fertigspr. 2000 IE/0.2ml, 4000 IE/0.4ml, 6000 IE/0.6ml, 8000 IE/0.8ml, 10000 IE/1ml; Amp. 2000 IE/0.2ml, 4000 IE/0.4ml* **Clexane multidose** *Amp. 50000 IE/5ml, 100000 IE/10ml* **Lovenox** *Fertigspr. 2000 IE/0.2ml 4000 IE/0.4ml, 6000 IE/0.6ml, 8000 IE/0.8ml, 10000 IE/1ml*	**Postop. Thrombose-Pro.** → **344:** 1 x 2000 IE s.c., Beginn 2h präop.; hohes Risiko 1 x 4000 IE s.c., Beginn 12h präop.; **Thrombose-Pro.** nicht-chir. Pat.: 1 x 4000 IE s.c.; **Th. tiefer Venenthromb.:** 2 x 100 IE/kg s.c. **Antikoagulation bei Dialyse:** 100 IE/kg i.v.; **NSTEMI, instabile AP** → **326:** 2 x 100 IE/kg s.c.; **DANI** GFR > 30: 100%; < 30: siehe Fachinformation
Nadroparin Rp	HWZ 3.3h
Fraxiparin *Fertigspr. 1900 IE/0.2ml, 2850 IE/0.3ml, 3800 IE/0.4ml, 5700 IE/0.6ml, 7600 IE/0.8ml, 9500 IE/1ml* **Fraxiparin Multi** *Amp. 47.500 IE/5ml, 142.500 IE/15ml (1ml = 9500 IE)* **Fraxodi** *Fertigspr. 11400/0.6ml, 15200/0.8ml, 19000/1.0ml*	**Postop. Thrombose-Pro.** → **344:** 2850 IE 2h vor OP-Beginn, dann 1 x tgl. 2850 IE s.c. für 7d; Hüft-OP: s. Pck.Beil.; **Antikoag. bei Dialyse:** 2850-5700 IE i.v.; **Th. tiefer Venenthromb.:** Fraxiparin: < 50kg: 2 x 0.4ml; 50-59kg: 2 x 0.5ml; 60-69kg: 2 x 0.6ml; 70-79kg: 2 x 0.7ml; 80-89kg: 2 x 0.8ml; > 90kg: 2 x 0.9ml s.c.; Fraxodi: 1 x tgl. s.c. ml/kg s.o. **DANI** GFR < 30: KI; **DALI** KI b. schwerer LI
Reviparin Rp	HWZ 3.3h
Clivarin Fertigspr. *1750 IE/0.25ml* **Clivarin multi** *Amp. 5726 IE/6ml*	**Thrombose-Pro.** periop. bzw. b. Immobilisation: → **344:** ini 1750 IE s.c. 2h vor OP-Beginn, dann 1 x tgl. 1750 IE s.c. **DANI, DALI:** KI b. schwerer NI/LI
Tinzaparin Rp	HWZ 3-4h, PRC B, Lact ?
innohep *Fertigspr. 3500 IE/0.3ml* **innohep multi** *20000 IE/2ml, 50000 IE/5ml* **innohep 20000** *Fertigspr. 10000 IE/0.5ml, 14000 IE/0.7ml, 18000 IE/0.9ml; Amp. 40000 IE/2ml*	**Postop. Thrombose-Pro.** → **344:** ini 3500 IE s.c. 2h vor OP-Beginn, dann 1 x tgl. 3500 IE s.c.; **Th. tiefer Venenthromb.:** 1 x tgl. 175 IE/kg s.c. **DANI, DALI:** KI b. schwerer NI/LI

3.9.3 Heparinoide, andere Faktor Xa-Hemmer

Wm/Wi (Danaparoid; Fondaparinux): Faktor-Xa-Hemmung
Wm/Wi (Rivaroxaban): selektiver, direkter Inhibitor v. Faktor Xa;
UW (Danaparoid): Blutungskomplikationen, allerg. Reaktionen, Thrombopenie
UW (Fondaparinux): Blutungskompl., Anämie, Thrombopenie, Ödeme, veränderte Leberfunktionstests
UW (Rivaroxaban): postop. Blutungen, Anämie, Übelkeit, Transaminasen/gGT-Anstieg
KI (Danaparoid): hämorrhag. Diathese, kurz zurückliegender Schlaganfall/OP am Gehirn, bakt. Endokarditis, diabet. Retinopathie, fortgeschrittene Nieren- u. Leberinsuff., Überempf. gg. Wirkstoff bzw. Sulfit, SS/SZ
KI (Fondaparinux): bek. Überempf., aktive Blutung, bakt. Endokarditis, schwere Niereninsuff.
KI (Rivaroxaban): aktive Blutungen, bek. Überempfindlichkeit, Lebererkr. mit Koagulopathie o. klinisch relevantem Blutungsrisiko, SS/SZ

Danaparoid Rp	HWZ 7–14 h, Q0 0.58, PRC B, Lact ?
Orgaran *Amp. 750 E/0.6ml*	**Thrombose-Pro.** → 344: 2 x 750 E s.c.; **Ki.:** 2 x 10 E/kg s.c.; **Thromboembolie b. HIT-2:** ini 2500 E (<55kg: 1250 E; > 90kg: 3750 E) i.v, dann 400 E/h f. 4h, dann 300 E/h f. 3h, Erh.Dos. 150–200 E/h; **Ki.:** ini 30 E/kg, dann 1.2–4 E/kg/h i.v.; **DANI** GFR > 30: 100%; <30: KI; DALI nicht erforderl.

Fondaparinux Rp	HWZ 17–21 h, PRC B, Lact ?
Arixtra *Fertigspr. 1.5mg/0.3ml; 2.5mg/0.5ml; 5mg/0.4ml; 7.5mg/0.6ml; 10mg/0.8ml*	**Thrombose-Pro.** → 344: **DANI** GFR > 50: 100%; 20-50: 1.5mg/d; <20: KI; **Th. tiefer Venenthromb. u. Lungenembolien** → 374: <50kg: 1 x 5mg s.c.; 50–100kg: 1 x 7.5mg; >100kg: 1 x 10mg; NSTEMI, instabile AP: 1 x 2.5mg s.c. f. max 8d; STEMI: 1 x 2.5 mg, 1. Dosis i.v.,dann s.c. f. max. 8d; **DANI** GFR > 30: 100%; < 30: KI; **DALI** nicht erforderlich

Rivaroxaban Rp	HWZ 7-11 h, PPB 94%
Xarelto *Tbl. 10mg*	**Pro. Thromboembolie b. elek. Knie-/Hüftgelenkersatz:** 1 x 10mg p.o. 6-10 h post-OP, dann 10mg/d für 35d (Hüfte) bzw. 14d (Knie); **DANI** GFR > 30: 100%; 15-29: vorsichtige Anw.; < 15: Anw. nicht empfohlen; **DALI** KI bei Lebererkrankung mit Koagulopathie u. erhöhtem Blutungsrisiko

A 3.9.4 Direkte Thrombininhibitoren

Wm/Wi (Argatroban, Bivalirudin, Dabigatran): direkter spezifischer Thrombininhibitor
Wm/Wi (Lepirudin, Desirudin): = rekombinantes Hirudin, direkte Thrombinhemmung
UW (Argatroban): Blutungskomplikationen, Anämie, Leukopenie, Thrombopenie, Thrombose, Thrombophlebitis, Purpura, Übelkeit, Erbrechen, Kopfschmerzen
UW (Bivalirudin): Blutungskomplikationen, allerg. Reaktionen, Fieber, Anämie, Thrombopenie, Kopfschmerzen, HRST; Exanthem, Rückenschmerzen
UW (Dabigatran): Blutungen, Anämie, Wundsekretion, Transaminasenerhöhung
UW (Lepirudin): Blutungskomplikationen, allerg. Reaktionen, Fieber
KI (Argatroban): unkontrollierbare Blutungen, bek. Überempf. gg. A., schwere Leberfunktionsstörung
KI (Bivalirudin): aktive Blutungen, Gerinnungsstrg., unkontrollierte Hypertonie, subakute bakt. Endokarditis, Niereninsuff. m. GFR <30, Hämodialyse
KI (Dabigatran): bek. Überempfindlichkeit, schwere Niereninsuff., akute klin. relev. Blutung, das Blutungsrisiko erhöhende Organschäden, spontane oder pharmakologisch bedingte Einschränkung der Hämostase, Beeinträchtigung der Leberfunktion oder Lebererkrankung, die Auswirkungen auf das Überleben erwarten lässt, gleichzeitige Anw. von Chinidin
KI (Lepirudin): hämorrhag. Diathese, Z.n. Schlaganfall od. Gehirn-OP, bakt. Endokarditis, fortgeschrittene Niereninsuffizienz, SS/SZ

Argatroban Rp	HWZ 1 h PPB 54% PRC B, Lact ?
Argatra *Inj.Lsg. 250mg/2.5ml*	**Antikoagulation bei HIT-2:** 2µg/kg/min i.v., Dosisanpassung n. PTT (Ziel: 1.5–3 x Ausgangswert), max. 10µg/kg/min, Th-Dauer max. 14d; **DANI** nicht erforderlich; **DALI** Child B: ini 0.5µg/kg/min; Child C: KI

Bivalirudin Rp	HWZ 13-37 min.
Angiox *Inj.Lsg. 250mg*	**Antikoagualtion bei perkut. Koronarintervention:** ini 0.75mg/kg als i.v.-Bolus, dann 1.75mg/kg/h f. Dauer d. Eingriffs, ggf. weitere 4h. **DANI** GFR 30–59: 1.4mg/kg/h, ACT (akt. Gerinnung) kontrollieren!; < 30, HD: KI; **DALI** nicht erforderlich
Dabigatran Rp	HWZ 12–14 h PPB 35%
Pradaxa *Kps. 75, 110mg*	**Pro. Thromboembolie b. elek. Knie/Hüftgelenkersatz:** 110mg p.o. 1-4h post-OP, dann 1x 220mg f. 10d (Knie) bzw. 28-35d (Hüfte); **DANI:** GFR < 30: KI; 30-50: ini 75mg, dann 1 x 150mg; **DALI:** GPT > 2 x oberer Grenzwert: Anwendung nicht empfohlen
Lepirudin Rp	HWZ 1.3h, Q0 0.6, PRC B, Lact ?
Refludan *Inj.Lsg. 20mg/0.4ml, 50mg/1ml*	**Thromboembolie b. HIT-2:** ini 0.4mg/kg i.v., dann 0.15mg/kg/h; **DANI** GFR 45–60: 50%; 30–44: 30%; 15–29: 15%; < 15: KI

A 3.9.5 Heparinantidot

Wm/Wi (Protamin): Bildung einer salzartigen Heparinverbindung ⇒ Inaktivierung v. Heparin;
UW (Protamin): RR ↓, HF ↓, Dyspnoe, Hautrötung; **KI** (Protamin): Neugeborene

Protamin-HCl OTC	HWZ (24min) PRC C, Lact ?
Protaminsulfat Leo *Amp.1400 IE/5ml* **Protamin Vale** *Amp. 5000 IE/5ml, 25000 IE/5ml*	**Antagonisierung der Heparin-Wi:** 1000 IE inaktivieren 1000 IE Heparin, langs. i.v.

A 3.9.6 Cumarinderivate

Wm/Wi: Hemmg. der Vit.-K-vermitt. Carboxilierung Ca^{2+}-abhäng. Gerinnungsfakt. (II, VII, IX, X) in d. Leber
UW (Phenprocoumon): Hämaturie, Epistaxis, Zahnfleischbluten, Hämatome n. Verletzungen; Hepatitis, Ikterus;
KI (Phenprocoumon): bek. Überempf., Erkrankungen mit erhöhter Blutungsberitschaft, frischer Apoplex, Endocarditis lenta, Perikarditis, Hirnarterienaneurysma, dissez. Aortenaneurysma, Magen-Darm-Ulzera, OPs am Auge, OPs oder Traumen am ZNS, Retinopathien mit Blutungsrisiko, fixierte und behandlungsrefraktäre Hypertonie (>200/105 mmHg), kavernöse Lungentuberkulose, nach Uro-OP mit Makrohämaturie, ausgedehnte offene Wunden, SS (Ausnahme: absolute Ind. z. Antikoagulation bei lebensbedrohlicher Heparinunverträglichkeit)
Ink (Cumarine): Androgene, Barbiturate, Chinidin, Cimetidin, Clofibrinsäurederivate, Fluoxetin, Fluvoxamin, Phenylbutazon, Vit. A, E, K

Phenprocoumon Rp	HWZ 150h, Q0 1.0, PPB 99%
Falithrom *Tbl. 1.5, 3mg* **Marcumar** *Tbl. 3mg* **Marcuphen** *Tbl. 3mg* **Phenpro Abz** *Tbl. 3mg* **Phenpro-ratioph.** *Tbl. 3mg* **Phenprogamma** *Tbl. 3mg*	**Langzeitantikoagulation, Pro. arterieller und venöser Thrombosen und Embolien:** d1: 6-9mg p.o., d2: 6mg; Erh.Dos. je nach INR-Wert 1 x 1.5-4.5mg (abends); **DANI** nicht erforderlich
Warfarin Rp	HWZ 35–45h, Q0 1.0, PPB 99%, PRC X, Lact +
Coumadin *Tbl. 5mg*	**Langzeitantikoagulation, Pro. arterieller u. venöser Thrombosen und Embolien:** ini 2.5–10mg, Erh.Dos. je nach INR-Wert 2.5–10mg (abends); **DANI** nicht erforderlich

A 3.9.7 Thromboembolische Risiken und Ziel-INR bei oraler Antikoagulation

Indikation	Risiko ohne OAK	RR durch OAK	Ziel-INR
Akute venöse Thromboembolie, 1. Mon.	40%	80%	2.0–3.0
Akute venöse Thromboembolie 2.+3. Mon.	10%	80%	2.0–3.0
Rezidiv venöse Thromboembolie	15%	80%	2.0–3.0
Arterielle Embolie	15%	66%	2.0–3.0
Abs. Arrhythmie + Z.n. Embolie	12%	66%	2.0–3.0
Abs. Arrhythmie ohne Klappenbeteiligung	4.5%	66%	2.0–3.0
Aortenklappenersatz*	12%	80%	2.0–3.0
Mitralklappenersatz*	22%	85%	2.5–3.5
Doppelklappenersatz*	90%	95%	2.5–3.5

* Bei Bioklappen OAK nur in den ersten 3 Mo post OP, INR 2.0–3.0; OAK: orale Antikoagul.; RR: Risikoredukt.; INR: Internat. Normalized Ratio; Bauersachs R.: Moderne Antikoagulation; Intern. 2004 45 Heft 6:717–726; Springer Verlag

A 3.9.8 Fibrinolytika

Wm (Urokinase, rtPA): proteolyt. Umwandl. von Plasminogen in Plasmin
Wm (Streptok.): Bildung eines Streptok.-Plasminogen-Komplexes ⇒ Umwandlung v. freiem Plasminogen in Plasmin (Plasmin baut Fibrin ab);
Wi: Auflösung noch nicht organisierter Thromben
UW: Blutungskomplik., Kopf-/Rückenschmerzen, anaphyl. Reakt
KI: schw. Hypertonie, Aortenaneurysma, Endokarditis, Ulzera, Pankreatitis, fortgeschr. Malignom, path. Hämostase, OP/Punktion < 10d, i.m. Inj. < 7d, Ösoph.-Varizen, 1. Trim.;
Ink (Alteplase): Nitroglycerin

Alteplase (rt-PA) Rp — HWZ 26–46min, Q0 1.0, PPB 0%, PRC C, Lact ?

Actilyse *Inj.Lsg. 10mg/10ml, 20mg/20ml, 50mg/50ml*	**Herzinfarkt, akut** → 327: 15mg über 2min i.v. → 50mg über 0.5h, → 35mg über 1h; < 65kg: 15mg → 0.75mg/kg → 0.5mg/kg; **Lungenembolie** → 374: 10mg i.v. über 2min → 90mg über 2h;< 65kg Gesamtdos. max. 1.5mg/kg; **zerebr. Ischämie** → 474: 0.9mg/kg, max. 90mg über 1h, davon 10% als Initialbolus, kein Heparin!; **DALI** KI bei schwerer Lebererkrankung

Reteplase Rp — HWZ 13–16min, PRC C, Lact ?

Rapilysin *Inj.Lsg. 10 U*	**Herzinfarkt** → 327: 10U als Bolus i.v., Wh. n. 30min; **DANI, DALI** KI bei schwerer NI, LI

Streptokinase Rp — HWZ 18–83min, Q0 1.0, PRC C, Lact ?

Streptase *Inf.Lsg. 0.25, 0.75, 1.5 Mio IE*	**HI, akut** → 327: 1,5 Mio IE i.v. über 1h; **periph. ven./art. Gefäßverschluss** → 343: 0.25Mio IE i.v. über 30min., d. 1.5 Mio IE/h über 6h, evtl. Wh. n. 1d od. 100000 IE/h über max. 5d

Tenecteplase Rp — HWZ 17–20min, PRC C, Lact ?

Metalyse *Inj.Lsg. 8000 U (40mg)/8ml, 10000 U (50mg)/10ml*	**Herzinfarkt, akut** → 327: < 60kg: 30mg; 60–69kg: 35mg; 70–79kg: 40mg; 80–89kg: 45mg; > 90kg: 50mg als Bolus i.v.; **DALI** KI bei schwerer Leberfunktionsstörung

Urokinase Rp	HWZ 20min od. weniger, PRC B, Lact ?
Rheothromb *Inf.Lsg. 0.5 Mio IE* **Urokinase medac** *Inf.Lsg. 10000 IE, 50000 IE, 100000 IE, 250000, 500000, 1 Mio IE*	**Art. Thromb.:** 0.25–0.6 Mio IE üb. 10–20min i.v., dann 80000–150000 IE/h üb. 4–5d; **Lungenembolie** → 374: 2000–4400 IE/kg über 10–20min i.v., d. 2000 IE/kg/h; **venöse Thrombose:** 0.25–0.6 Mio IE über 10–20min i.v., 40000–100000 IE/h üb. 7–14d **DANI, DALI** KI: bei schwerer NI, LI

A 3.9.9 Sonstige Antithrombotika

Wm/Wi (Drotrecogin alfa): = rekombinantes aktiviertes Protein C ⇒ Begrenzung der Thrombinbildung, Modulation der systemischen Infekt-Antwort
UW (Drotrecogin alfa): Blutungskomplikationen, Kopfschmerzen, Schmerzen
KI (Drotrecogin alfa): aktive Blutung, bekannte Blutungsneigung, schwere chron. Lebererkrankung, Thrombozyten < 30/nl, größere OP's oder Spinalanästhesie <12h vor Anwendung, SZ, Cave in SS;
Ink: Heparine

Drotrecogin alfa Rp	
Xigris *Inf.Lsg. 5mg/2.5ml, 20mg/10ml*	**Schwere Sepsis mit Multiorganversagen:** 24µg/kg/h kontinuierlich i.v. f. 96h; **DANI, DALI:** nicht erforderlich; FachInfo beachten

Protein C Rp	
Ceprotin *Inj.Lsg. 500, 1000 IE*	**Purpura fulminans, Cumarin-induzierte Hautnekrosen, schwerer angeborener Protein C-Mangel:** ini 60-80 IE/kg i.v., dann nach Protein-C-Spiegel; **DANI, DALI** engmaschige Kontrollen

A 3.9.10 Antifibrinolytika

Wm/Wi (Aminomethylbenzoes., Aprotinin): Hemmung d. Plasminbildung/-wirkung ⇒ sofortige Fibrinolysehemmung; **Wm/Wi** (Tranexams.): Plasminogenaktivatorhemmgung ⇒ verzögerte Fibrinolysehemmung
UW: Übelkeit, Erbrechen, Diarrhoe, orthostatische Regulationsstörung, allerg. Reaktionen;
KI: SZ, Cave in SS

Aminomethylbenzoesäure Rp	
Pamba *Tbl. 250mg;*	**Lokale u. generalisierte hyperfibrinolytische. Blutungen:** 2-3 x 250mg p.o., max. 1000mg/d; **DANI** KI bei schwerer NI

Tranexamsäure Rp	HWZ 1.9–3.3h, Q0 0.03
Cyklocapron *Tbl. 500mg; Inj.Lsg. 500mg/5ml*	**Prophylaxe/Therapie hyperfibrinolytische Blutung:** 3–4 x 250–1000mg p.o.; 1–3 x 500mg i.v./i.m.; **Ki.:** 10mg/kg i.v./i.m.; **DANI** Krea (mg/dl): 1.35–2.82: 2 x 10mg/kg i.v., 2 x 15mg/kg p.o.; 2.82–5.65: 1 x 10mg/kg i.v., 1 x 15mg/kg p.o.; > 5.65: 1 x 5mg/kg i.v., 1 x 7.5mg/kg po

A 3.9.11 Thrombozytenaggregationshemmer

Wm (Abciximab, Eptifibatid, Tirofiban): Antagonist des Glykoprotein-IIb/IIIa-Rezeptors
Wm (ASS): Hemmung der Cyclooxygenase ⇒ ↓ Synthese von Thromboxan A2 (= Aggregationsaktivator von Thromboz.) u. von Prostacyclin (= Aggregationsinhibitor im Endothel)
Wm (Clopidogrel, Prasugrel, Ticlopidin): Blockade des ADP-Rezeptors am Thromboz.
Wm (Dipyridamol): Hemmung der Phosphodiesterase ⇒ aggregationshemmendes cAMP in Thrombos ↑
UW (Abciximab, Tirofiban): Blutung, Thrombopenie, Übelkeit, Fieber, Kopfschmerz
UW (ASS): Ulkus, allerg. Hautreakt., Schwindel, Tinnitus, Sehstrg., Nausea, Bronchospasmus, Alkalose, Azidose
UW (Clopidogrel): Bauchschmerzen, Dyspepsie, Durchfall, Übelkeit, Exanthem, Juckreiz, Kopfschmerzen, Schwindel, Parästhesien, Blutg., Thrombopenie;
UW (Prasugrel): Anämie, Hämatom, Epistaxis, GI-Blutung, Exanthem, Ekchymose, Hämaturie, Hämatom/ Blutung an Punktionsstelle;
UW (Ticlopidin): Agranulozytose, Panzytopenie, all. Hautreakt.
KI (Abciximab, Tirofiban): zerebrovask. Kompl. i.d. letzten 2 J, OP/Trauma i.d. letzten 2 Mo., Thrombopenie, Vaskulitis, Aneurysma, AV-fehlbildungen, hypertens./diabet. Retinopathie;
KI (ASS): Ulzera, hämorrh. Diathese, Anw.Beschr. SS/SZ, Kinder;
KI (Clopidogrel) schwere Leberfkt.störg. akute Blutung, SS/SZ
KI (Prasugrel): bek. Überempf., Schlaganfall/TIA in d. Anamnese, aktive pathologische Blutung, Leberfunktionsstörung Child C
KI (Ticlopidin): BB-Veränderung, SS/SZ; **Ink** (ASS): Antazida, Probenecid; **Ink** (Ticlopidin): Theophyllin

Abciximab Rp	HWZ 10–30min, Q0 1.0, PRC C, Lact ?
ReoPro *Inf.Lsg. 10mg/5ml*	**Koronarintervent., instab. AP.:** ini 0.25mg/kg i.v., dann 0.125µg/kg/min. über 12h; **DANI, DALI** KI bei HD, schwerer NI, LI

Acetylsalicylsäure (ASS) OTC	HWZ 15 min. (3h), Q0 1.0 (0.8), PRC D, Lact ?
Aspirin *Tbl. 100, 300 mg* **ASS Isis** *Tbl. 100mg* **ASS-ratioph.** *Tbl. 100, 300mg* **Godamed** *Tbl. 50, 100, 300mg* **Herz ASS-ratioph.** *Tbl. 50, 100mg* **Miniasal** *Tbl. 30mg*	**Instabile AP, akuter MI** → 327: 1 x 75-300mg p.o.; **Sekundär-Pro. KHK** → 330, **AVK** → 343, **zerebrale Ischämie** → 474, **TIA:** 1 x 30–300mg p.o.

Cilostazol Rp	HWZ 10h, PPB 98%
Pletal *Tbl. 50, 100mg*	**AVK:** 2 x 100mg p.o.; **DANI:** GFR > 25: 100%; < 25: KI; **DALI:** KI b. mittelschwerer bis schwerer LI

Clopidogrel Rp	HWZ 8h, Q0 >0.8, PRC B, Lact ?
Clopidogrel Hexal *Tbl. 75mg* **Clopidogrel ratioph.** *Tbl. 75mg* **Iscover** *Tbl. 75, 300mg* **Plavix** *Tbl. 75, 300mg*	**Sekundär-Pro. KHK** → 330, **AVK** → 343, **zerebrale Ischämie** → 474, **TIA:** 1 x 75mg p.o.; **akutes Koronarsyndrom ohne und mit ST-Hebung** → 326: ini 300mg p.o., dann 1 x 75mg, Komb. mit ASS; **DALI** KI bei schwerer Leberfunktionsstörung

Clopidogrel + ASS Rp	
DuoPlavin *Tbl. 75+100mg*	**Akutes Koronarsyndrom ohne ST-Hebung, NSTEMI:** 1 x 75 + 100mg p.o.; DANI KI bei schwerer NI; DALI KI bei schwerer LI

Dipyridamol + ASS Rp	
Aggrenox *Kps. (ret.) 200+25mg*	**Sekundär-Pro. nach TIA, zerebraler Ischämie** → 474: 2 x 1 Kps. p.o.

Eptifibatid Rp	HWZ 1.13-2.5h, Q0 0.6, PRC B, Lact ?
Integrilin *Inj.Lsg. 20mg/10ml; Inf.Lsg. 75mg/100ml*	**Instab. AP, non-Q-wave Infarkt:** ini 180µg/kg i.v., dann 2µg/kg/min. **DANI** GFR 30-50: 1µg/kg/min; <30: KI
Prasugrel Rp	HWZ 7h, PPB 98%
Efient *Tbl. 5, 10mg*	**Instab. AP, NSTEMI, STEMI:** ini 60mg p.o., dann 1 x 10mg, Komb. m. Ass; <60kg: 1 x 5mg; >75J.: Anw. nur n. sorgfältiger Nutzen-Risikoabwägung, 1 x 5mg; **DANI** nicht erforderl.; **DALI** Child C: KI
Ticlopidin Rp	HWZ 30-50h, Q0 1.0, PPB 98%, PRC B, Lact ?
Tiklyd, Ticlopidin Hexal *Tbl. 250mg* *Ticlopidin-ratioph. Tbl. 250mg*	**Sekundär-Pro. nach TIA, PRIND, zerebraler Ischämie** → 474: 2 x 250mg p.o.
Tirofiban Rp	HWZ 1.5h, Q0 0.6, PRC B, Lact ?
Aggrastat *Inf.Lsg. 12.5mg/50ml, 12.5mg/250ml*	**Instab. AP, non-Q-wave Infarkt:** ini 0.4µg/kg/min für 30min, dann 0.1µg/kg/min für 48h; **DANI** GFR < 30: 50%; **DALI KI** bei schwerer LI

A 3.9.12 Durchblutungsfördernde Mittel

Wm/Wi (Alprostadil, Iloprost): = Prostaglandine ⇒ Vasodilatation, Thrombozytenaggregationshemmung
Wm/Wi (Pentoxifyllin): Vasodilatation, Ery-Verformbarkeit ↑, Blutviskosität ↓
UW (Alprostadil): Temperatur ↑, Verwirrtheit, Krampfanfälle, RR ↓, Tachykardie, Kopfschmerz, Durchfall, Übelkeit, Erbrechen, Flush-Reaktion; Schmerz, Erytheme, Ödeme an infundierter Extremität, Rötungen der infundierten Vene;
UW (Pentoxifyllin): Hautreaktionen, Flush, Kopfschmerzen, Schwindel, GI-Strg., Tachykardie, RR ↓, Stenokardien;
KI (Alprostadil): schwere Herzinsuff., HRST, KHK, Lungenödem, Lungeninfiltrationen, schwere COPD, Lebererkr., Magenulkus, SS/SZ
KI (Pentoxifyllin): frischer MI, Massenblutungen, großflächige Retinablutungen, SS, Cave in SZ

Alprostadil Rp	HWZ 5-10 (0.5) min, PRC X, Lact –
Prostavasin *Amp. 20µg*	**AVK Stadium III-IV** → 343: 2 x 40µg in 250ml NaCl über 2h i.v.; 1 x 10-20µg in 50ml NaCl über 60-120min. i.a.; **DANI** Krea (mg/dl) > 1.5: ini 2 x 20µg i.v., nach 2-3d evtl. 2 x 40µg i.v. **DALI KI** bei Lebererkr.
Buflomedil Rp	HWZ 3h, Q0 0.75
Bufedil *Tbl. 600 (ret.)mg* **Buflomedil CT** *Tbl. 150, 300, 600 (ret.) mg; InjLsg. 50mg/5ml* **Buflomedil-ratioph.** *Tbl. 300, 600 (ret.)mg* **Defluina Peri** *Tbl. 150, 300mg*	**AVK Stadium II** → 343: 3-4 x 150mg p.o.; 2 x 300mg p.o.; 1 x 600mg (ret.) p.o.; 2-4 x 50mg langs. i.v./i.m. **DANI** nicht erforderl.
Iloprost Rp	HWZ 0.5h, Q0 1.0, PPB 60%
Ilomedin *Amp. 20µg/1ml*	**Thrombangiitis oblit.:** 0.5-2ng/kg/min. über 6h i.v.; **DANI** GFR > 30: 100%; **HD:** sorgf. Dosiseinst., Dosisintervall mind. 3h; **DALI** Dosisred.
Naftidrofuryl Rp	HWZ 1h
Dusodril *Kps. 100mg; Tbl. 100 (ret.), 200mg* **Naftilong** *Kps. 100 (ret.), 200 (ret.)mg* **Nafti-ratioph.** *Kps. 100 (ret.), 200 (ret.)mg*	**AVK Stadium II** → 343: 3 x 100-200mg p.o.; 3 x 100-200mg (ret.) p.o.; **DALI** KI bei Leberfunktionsstörung

Pentoxifyllin Rp	HWZ 1.6 h, Qo 1.0, PRC C, Lact ?
Agapurin *Tbl. 400 (ret.)mg* **Claudicat** *Tbl. 400 (ret.), 600 (ret.)mg* **Durapental** *Tbl. 400 (ret.), 600 (ret.)mg* **PentoHEXAL** *Tbl. 400 (ret.), 600 (ret.)mg; Amp. 100mg/5ml, 300mg/15ml* **Pento-Puren Kps. 400 (ret.), 600 (ret.)mg;** **Ralofekt** *Tbl. 600 (ret.)mg* **Rentylin** *Tbl. 400 (ret.), 600 (ret.)mg; Amp. 100mg/5ml* **Trental** *Tbl. 400 (ret.), 600 (ret.)mg; Amp. 100mg/5ml, 300mg/15ml*	**AVK Stadium IIb** → 343: 2–3 x 400mg (ret.) p.o.; 2 x 600mg (ret.) p.o.; 1–2 x 100–600mg i.v., max. 100mg/h; **DANI** GFR < 30: 50–70%; **DALI** Dosisreduktion

A 3.9.13 Gerinnungsfaktoren

Faktor I (Fibrinogen) Rp	HWZ 72–96h
Haemocomplettan HS *Inf.Lsg. 1, 2g*	**Hypo-, Dys-, Afibrinogenämie:** 1–2g i.v., weiter nach Bedarf
Faktor VIIa (Eptacog alpha) Rp	HWZ 2.9h
NovoSeven *Inj.Lsg 60, 120, 240kIE*	**Angeb. Hämophilie** → 346 **u. erworb. Hemmkörper gg. Faktor VIII u. IX:** ini 4.5 kIE/kg über 2–5min. i.v., dann 3–6kIE/kg pro Injektion
Faktor VIII (antihämophiles Globulin A) Rp	HWZ 8–24h
Beriate P, Haemate HS, Haemoctin, Immunate, *Inj.Lsg. 250, 500, 1000E* **Helixate, Kogenate** *Inj.Lsg. 250, 500, 1000, 2000E* **Recombinate** *Inj.Lsg. 250, 500, 1000E*	**Hämophilie A** → 346: 1E/kg erhöht den Faktor VIII-Spiegel um 2%
Faktor IX (Christmasfaktor, antihämophiles Globulin B) Rp	
Alphanine *Inj.Lsg. 500, 1000I IE* **Benefix** *(rekombinant) Inj.Lsg. 250, 500, 1000, 2000 IE* **Berinin HS** *Inj.Lsg. 300, 600 1200 IE* **Immunine STIM plus** *Inj.Lsg. 200, 600, 1200 IE* **Mononine** *Inj.Lsg. 500, 1000 IE* **Octanyne** *Inj.Lsg. 500, 1000 IE*	**Hämophilie B** → 346: 1 IE/kg erhöht den Faktor IX-Spiegel um 0.5–1.5%
Faktor XIII (fibrinstabilis. F.) Rp	HWZ 96–168h
Fibrogammin HS *Inj.Lsg. 250, 1250 E*	**Angeborener u. erworbener Faktor XIII-Mangel:** 10–35 E/kg i.v.
Prothrombinkomplex (F II, VII, IX, X) Rp	
Beriplex, *Inj.Lsg. 250, 500 IE* **Octaplex** *Inj.Lsg. 500 IE* *PPSB-human Sd/Nano. Inj.Lsg. 300, 600 IE* **PPSB-Konzentzat-S-TIM** *Inj.Lsg. 600 IE*	**Angeborener/erworb. Mangel an Faktor II, VII, IX, X, Cumarin-Überdosierung:** 1IE/kg hebt Quick-Wert um ca. 1%

A 3.9.14 Thrombininhibitoren

Antithrombin III Rp	HWZ 36–72h
Anbinex *Inj.Lsg. 500, 1000 IE* **AT III Immuno** *Inj.Lsg. 500, 1000 IE* **Atenativ** *Inj.Lsg. 500, 1000 IE* **Kybernin Hs** *Inj.Lsg. 500, 1000 IE*	**Angeborener/erworbener AT-III-Mangel:** 1IE/kg erhöht den AT III Spiegel um ca. 1–1.5%

A 3.9.15 Enzyminhibitoren

Wm/Wi (Icatibant): selektiver kompetitiver Antagonist des Bradykininrezeptors Typ2
UW (Icatibant): Erythem, Schwellung, Brennen, Jucken, Hautschmerzen, Wärmegefühl, Übelkeit, Bauchschmerzen, Schwächegefühl, Schwindel, Kopfschmerzen, verstopfte Nase, Exanthem, CK-Erhöhung, abnorme Leberfunktionswerte
KI (Icatibant): bek. Überempf.

C1-Esterase-Inhibitor Rp	HWZ 4.5 d
Berinert P *Inj.Lsg. 500 E*	**Erbliches Angioödem:** 500–1000 E i.v., ggf. Wh. je n. Wi.; **Ki.:** s. Erw.

Icatibant Rp	HWZ 1-2h PPB 44%
Firazyr *Fertigspr. 30mg/3ml*	**Attacke eines hereditären Angioödems:** 30mg s.c., max 3 x 30mg/24h; **DANI, DALI** nicht erfoderl.

A 3.9.16 Fusionsproteine

Wm/Wi (Eltrombopag): Aktivierung der Thrombozytenproduktion über Interaktion mit der Transmembrandomäne des Thrombopoetin-Rezeptors
Wm/Wi (Romiplostim): Fusionsprotein, aktiviert über den Thrombopoetin-Rezeptor die Thrombozytenproduktion
UW (Eltrombopag): Schlaflosigkeit, Kopfschmerzen, Katarakt, Augentrockenheit, Übelkeit, Diarrhoe, Obstipation, Bauchschmerzen, Transaminasen- u. Bilirubinerhöhung, Exanthem, Juckreiz, Haarausfall, Arthralgie, Myalgie, Knochenschmerzen, Fatigue, per. Ödem
UW (Romiplostim): Kopfschmerzen, Knochenmarkstörung, Thrombopenie, Schlaflosigkeit, Schwindel, Parästhesie, Migräne, Übelkeit, Dyspepsie, Bauchschmerzen, Diarrhoe, Obstipation, Pruritus, Ekchymose, Exanthem, Arthralgie, Myalgie, Knochenschmerzen, Müdigkeit, Ödeme, grippeähnliche Symptome, Schmerzen, Fieber, Asthenie, Reaktionen a.d. Injektionsstelle, Kontusion
KI (Eltrombopag): bek. Überempfindlichkeit
KI (Romiplostim): Überempfindlichkeit gg. R. bzw E.coli-Proteine

Eltrombopag Rp	HWZ 21-32h; PPB 99%
Revolade *Tbl. 25, 50mg*	**Immunthrombozytopenische Purpura mit Splenektomie:** ini 1 x 50mg p.o. (Ostasiaten 25mg), dann Dosisanpassung an Thrombozytenzahl (s. FachInfo), max. 75mg/d; **DANI** vorsichtige Anwendung; **DALI** mäßige bis schwere LI Anwendung nicht empfohlen

Romiplostim Rp	HWZ 3.5 d
Nplate *Inj.Lsg. 500 E*	**Immunthrombozytopenische Purpura:** ini 1 x/W. 1µg/kg s.c., weitere Dosis je n. Thrombozytenzahl (s. FachInfo), max. 10µg/kg/W.; **DANI, DALI** keine Daten

A 4 Pneumologie - Arzneimittel

A 4.1 Sekreto- und Mukolytika

Wm/Wi (ACC): Spaltung von Disulfidbrücken der Schleimproteine ⇒ Sputumviskosität ↓;
Wm/Wi (Ambroxol, Bromhexin): Schleimproduktion ↑ ⇒ Sputumviskosität ↓;
UW (ACC): Abfall des Prothrombinwertes (i.v.), anaphylaktische Reaktionen (i.v.);
UW (Ambroxol, Bromhexin): Diarrhoe, Überempfindlichkeitsreaktionen, Übelkeit, Erbrechen;
KI: bekannte Überempfindlichkeit

Acetylcystein (ACC) OTC/Rp	HWZ 2h, Q0 0.7, PRC B, Lact ?
ACC HEXAL *Tbl. 100, 200, 600mg; Brause-Tbl. 100, 200, 600mg; Gran. 100, 200mg; Saft (5ml = 100mg); Amp. 300mg/3ml* **Acemuc** *Brause-Tbl. 200, 600mg; Trockensaft (5ml = 100mg)* **Acetabs** *Tbl. 200, 600mg* **Fluimucil** *Tbl. 200mg; Brause-Tbl. 100, 200, 600mg; Gran. 200mg; Saft (5ml = 100mg); Amp. 300mg/3ml; Amp. 5g/25ml* **Myxofat** *Brause-Tabl. 200, 600mg; Amp. 300mg/3ml* **NAC-ratioph.** *Tbl. 200mg; Brause-Tbl. 100, 200, 600mg; Gran. 100, 200, 400, 600mg; Trockensaft (5ml= 100mg); Amp. 300mg/3ml*	**Erkältungsbed. Bronchitis** : 600mg/d in 1-3 Einzeldosen; **Ki. 6-14J.:** 3-4 x 100mg p.o. **Akute/chron. bronchopulmonale Erkr.:** 2-3 x 200-300mg p.o.; 1 x 600mg p.o.; 1-2 x 300mg i.v.; **Ki. < 2J.:** 2-3 x 50mg p.o.; **2-5J.:** 2-3 x 100mg p.o.; **6-14J.:** 3-4 x 100mg p.o.; **Mukoviszidose** → 378: **Ki.< 2J.:** 3 x 50mg p.o.; **2-6J.:** 4 x 100mg p.o.; **>6J.:** 3 x 200mg p.o.; **Paracetamolintoxikation** → 598: ini 150mg/kg über 15min. i.v., dann 50mg/kg über 4h i.v., dann 100mg/kg über 16h i.v.; **DANI** nicht erforderlich
Ambroxol OTC/Rp	HWZ 9h, Q0 0.9, PPB 85%
Ambril *Kps. 75 (ret.)mg* **AmbroHEXAL, Ambroxol-ratioph.** *Tbl. 30, 60mg; Kps. 75 (ret.)mg; Gtt. (20Gtt. = 7.5, 15mg); Saft (5ml = 15, 30mg); Amp. 15mg/2ml* **Expit** *Saft (5ml = 15mg); Gtt. (15Gtt. = 7.5mg)* **Lindoxyl K** *Supp. 15mg* **Mucosolvan** *Tbl. 30, 60mg; Brausetbl. 60mg; Lutschtbl. 15mg; Kps. 75 (ret.)mg; Gtt. (20Gtt. = 15mg); Saft (5ml = 15, 30mg); Inhal.Lsg. (1ml = 7.5mg); Amp. 15mg/2ml*	**Akute/chron. bronchopulm. Erkrankung:** ini 2-3 x 30mg p.o., n. 3d 2 x 30mg od. 3 x 15mg; 1 x 75mg (ret.) p.o.; 2-3 x 15-30mg i.v.; 1-2 x 2-3ml inhalieren; **Ki. < 2J:** 2 x 7.5mg p.o./i.v.; **2-5J:** 3 x 7.5mg p.o./i.v.; **6-12J.:** 3 x 15mg p.o./i.v. **Atelektasen-Pro. Intensivpat.:** 1 x 1g über 3-4h i.v.; **Atemnotsyndrom Früh-u. Neugeborene:** 30mg/kg/d in 4 Einzeldosen i.v.
Bromhexin OTC	HWZ 1h
Bisolvon *Tbl. 8mg; Gtt. (1ml = 2mg); Saft (5ml = 8mg)* **Bromhexin Berlin Chemie** *Tbl. 8mg, Gtt. (1ml = 12mg)*	**Akute/chron. bronchopulm. Erkrankung:** 3 x 8-16mg p.o. **Ki. 3-6J.:** 3 x 4mg p.o.; **6-14 J.:** 3 x 8mg p.o.

A 4.2 Bronchodilatatoren

A 4.2.1 Methylxanthine

Wm: Hemmung der intrazellulären Phosphodiesterase ⇒ cAMP ↑
Wi: Bronchospasmolyse, zentr. Atemstimulation, positiv ino-, chronotrop, Vasodilatation (Ausnahme Hirngefäße), Diurese ↑ ;
UW: Nausea, Erbrechen, Tremor, Tachykardie, epil. Anfälle;
KI: Anw.Beschr. bei frischem MI, Hyperthyreose, Epilepsie; **Ink:** Amiodaron, Fluorochinolone, Fluvoxamin, Halothan, H2-Blocker, Interferon alpha, Makrolide, Ticlopidin, Verapamil

Aminophyllin Rp	HWZ 6h, Q0 0.8, PRC C, Lact ?
Aminophyllin 125 *Tbl. 125mg*	**Asthma bronch., COPD:** 11-13mg/kg p.o. in 3-4ED; **Ki. 6–8 J.:** 24mg/kg/d; **8-12J.:** 20mg/kg/d; 12-16J.: 18mg/kg/d; Dosisanp. an Serumspiegel

Theophyllin Rp	HWZ (5-10)h, Q0 0.8, th. Serumspiegel: 8-20mg/l
Aerobin *Kps. 200, 300, 400 (ret.)mg* **Afonilum** *Kps. 125 (ret.), 250 (ret.), 375 (ret.)* **Bronchoparat** *Amp. 200mg/10ml* **Bronchoretard** *Kps. 100 (ret.), 200 (ret.), 350 (ret.), 500 (ret.)mg* **Euphylong** *Kps. 125 (ret.), 200 (ret.), 250 (ret.), 300 (ret.), 375 (ret.), 500 (ret.)mg; Amp. 200mg/10ml* **Solosin** *Tbl. 135 (ret.), 270 (ret.)mg; Gtt. (24Gtt. = 104mg); Amp. 624mg/15ml* **Theophyllin-ratioph.** *Kps. 125 (ret.), 250 (ret.), 375 (ret.), 500 (ret.)mg* **Uniphyllin** *300 (ret.), 400 (ret.), 600 (ret.)mg*	**Asthma bronch., COPD:** 11-13mg/kg/d p.o. in 2ED; **Ki. 1-8J.:** 24mg/kg/d p.o.; **8-12J.:** 20mg/kg/d p.o.; **12-16J.:** 18mg/kg/d p.o.; Dosisanpassung an Theophyllinserumspiegel; **akute Bronchokonstriktion:** ohne Theoph.-Vorbehandlung: 4-5mg/kg über 20min. i.v.; mit Theoph.-Vorbehandlung: 2-2.5mg/kg über 20min i.v.; Erh.Dos.: 9.5mg/kg/d i.v.; **Raucher:** 15mg/kg/d i.v.; Perf. (800mg) = 16mg/ml ⇒ 2ml/h; **Ki. 6Mo.-9J.:** 19mg/kg/d i.v.; **9-16J.:** 15mg/kg/d i.v.; Dosisanpassung an Theoph.serumspiegel; **DANI** nicht erforderl.

A 4.2.2 Inhalative Beta$_2$-Sympathomimetika

Wm/Wi (alle): Stimulation der ß2-Rezeptoren ⇒ Erschlaffung der Bronchialmuskulatur, Anregung der mukoziliären Clearance → 94 ; **Wm/Wi** (Formoterol, Salmeterol): lang wirksame Beta2-Sympathomimetika, nicht zur Therapie eines akuten Asthmaanfalls geeignet! ;
UW (Salbutamol): Tremor, Übelkeit, Kopfschmerzen, Schwindel, Palpitationen, Tachykardie, Arrhythmie, Urtikaria, Myalgien, Schlafstörungen, Hypokaliämie; **KI** (Salbutamol): bek. Überempfindlichkeit → 94

Fenoterol Rp	HWZ 3.2h, Q0 0.85
Berotec N *DA 100µg/Hub*	**Asthma bronch.** → 358, **COPD (akute Atemnot)** → 363: **Erw., Ki. ab 6J.:** 100µg, evtl. Wh. n. 5 min.; **Ki. 4-6J.:** 100µg Einzeldosis; **Dauertherapie:** 3-4 x 100-200µg, max. 800µg/d; **4-6J.:** 4 x 100µg

Formoterol Rp	HWZ 2-3h, Q0 0.9
Foradil P *Inhal.Kps. 12µg/Hub; DA 2µg/Hub* **Forair** *DA 12µg/Hub* **Formoterol-ratioph.** *Inhal.Kps. 12µg* **Formatris** *Novolizer 6, 12µg/Hub* **Formotop** *Novolizer 6, 12µg/Hub* **Oxis** *Turbohaler 6, 12µg/Hub*	**Asthma bronch.** → 358, **COPD** → 363: 1-2 x 6-12µg, max. 2 x 24µg/d; Ki. > 6J.: 1-2 x 12µg/d, max. 24µg/d

Indacaterol Rp	HWZ 40-52h, PPB 95%
Onbrez *Inhal.Kps. 150, 300µg*	**COPD** → 363: 1 x 150-300µg, max. 300µg/d; **DANI** nicht erforderlich; **DALI** leichte bis mittel bis schwere LI 100%; schwere LI keine Daten

Salbutamol Rp	HWZ 2.7-5h, Q0 0.7, PPB 10%
Apsomol *DA 0.1mg/Hub; Fert.Inh.Lsg. 1.25mg/2.5ml; Inh.Lsg (20Gtt. = 5mg)* **Broncho** *Fert.Inh.Lsg. 1.25mg/2.5ml, Inh.Lsg. (1ml = 5mg)* **Bronchospray** *DA u. Autohaler 0.1mg/Hub* **Epaq** *DA 0.1mg/Hub* **SalbuHEXAL** *Easyhaler 0.1, 0.2mg/Hub; DA 0.1mg/Hub; Fert.Inhal.Lsg. 1.25mg/2.5ml; Inhal.Lsg (1ml = 5mg);* **Salbulair N** *DA 0.1mg/Hub; Autohaler 0.1mg/Hub* **Salbutamol-ratioph.** *DA 0.1mg/Hub; Fert.-Inh.Lsg.1.25mg/2.5ml; Inh.Lsg. (1ml=5mg)* **Sultanol** *DA 0.12mg/Hub; Fert.Inh.Lsg. 1.25mg/ 2.5ml; 2.5mg/2.5ml; Inh.Lsg (1ml = 5mg)* **Ventilastin** *Novolizer 0.1mg/Hub*	**Asthma bronch.** → 358, **COPD (akute Atemnot)** → 363: 0.1-0.2mg; **Ki. < 12J.:** 0.1mg; **Dauertherapie:** 3-4 x 0.1-0.2mg, max. 1.2mg/d; **Ki. < 12J.:** 3-4 x 0.1mg, max. 0.6mg/d; Inhal.Lsg: 3-4 x 1.25-2.5mg über Vernebler
Salmeterol Rp	HWZ 5.5h, PRC C, Lact ?
Aeromax *DA 0.025mg; Diskus 0.05mg/Hub* **Serevent** *DA 0.025mg; Diskus 0.05mg/Hub*	**Asthma bronch., COPD Dauerth.** → 363: 2 x 0.025-0.1mg, max. 0.2mg/d; **Ki ab 4J.:** 2 x 0.05mg
Terbutalin Rp	HWZ 3-4h, Q0 0.4, PPB 25%, PRC B, Lact +
Aerodur *Turbohaler 0.5mg/Hub* **Bricanyl** *Turbohaler 0.5mg/Hub*	**Asthma bronch.** → 358, **COPD (akute Atemnot)** → 363: **Erw, Ki. ab 5J.:** 0.5mg, evtl. Wh. n. 5 min; **Dauerth.** 3x0.5mg, max. 6mg/d, <**12J:** max. 4mg/d;

A 4.2.3 Systemische Beta$_2$-Sympathomimetika

Wm/Wi: Stimulation der β_2-Rezeptoren, Erschlaffung der Bronchialmuskulatur, Anregung der mukoziliären Clearance;
UW (Terbutalin): Tremor, Palpitationen, Unruhegefühl, Kopfschmerzen, Muskelkrämpfe, Tachykardie, Schlafstrg., Übelkeit, Appetitlosigkeit, Diarrhoe;
KI (Terbutalin): bekannte Überempfindlichkeit, Tachykardie, Hyperthyreose, Phäochromozytom, frischer Herzinfarkt, idiopathische subvalvuläre Aortenstenose

Bambuterol Rp	HWZ 13 (22)h, Q0 0.45
Bambec *Tbl. 10mg*	**Asthma bronch.** → 358, **COPD** → 363: ini 1x 10mg p.o. zur Nacht,n. 1-2W. evtl. 1 x 20mg; **Ki. 2-6J.:** 1 x 10mg p.o.; **6-12J.:** s. Erw.; **DANI** GFR < 60: 50%
Clenbuterol Rp	HWZ 34h, Q0 0.4
Spiropent *Tbl. 0.02mg; Gtt. (20Gtt. = 0.059mg)*	**Asthma bronch.**→ 358, **COPD**→ 363: 2x 0.01-0.02mg p.o.; **Ki. 0-8Mo.:** 2 x 2.5µg; **8-24Mo.:** 2 x 5µg; **2-4J.:** 2 x 7.5µg; **4-6J.:** 2 x 10µg; **6-12J.:** 2 x 15µg
Orciprenalin Rp	HWZ 6h, PPB 10%
Alupent *Amp. 0.5mg/1ml; 5mg/10ml*	**Akute Zustände bei Asthma bronch. u. COPD:** 0.5-1mg i.m./s.c.; 0.25mg langs. i.v.; 5-10µg/min als Infusion i.v.
Reproterol Rp	HWZ 1.5h
Bronchospasmin *Amp. 0.09mg/1ml*	**Bronchospast. Anfall/Status asthmatikus** → 361: 0.09mg langs. i.v.; Dauerinf.: 19-90µg/h i.v.; **Ki.:** 1.2µg/kg langs. i.v.; Dauerinf.: 0.2µg/kg über 36-48h

Salbutamol Rp	HWZ 2.7-5h
Volmac *Tbl. 8 (ret.)mg.*	**Asthma bronch.** → 358, **COPD** → 363: 2 x 8mg/d; **Ki.** 3-12J.: 2 x 4mg/d

Terbutalin Rp	HWZ 11-26h, PPB 25% PRC B, Lact +
Bricanyl *Tbl. 7.5 (ret.)mg; Amp. 0.5mg/1ml* **Contimit** *Tbl. 2.5mg* **Terbul** *Tbl. 2.5mg; Kps. 7.5 (ret.)mg* **Terbutalin-ratioph.** *Kps. 7.5 (ret.)mg*	**Asthma bronch.** → 358, **COPD** → 363: 2-3 x 2.5-5mg p.o.; 2 x 7.5mg (ret.) p.o., max. 15mg/d p.o.; bis 4 x 0.25mg s.c.; **Ki.** < **3J.**: 2-3 x 0.75mg p.o.; **3-6J.**: 2-3 x 0.75-1.5mg p.o.; **7-14J.**: 2-3 x 1.5-3mg p.o.

Tulobuterol Rp	HWZ 2.1-4.1h
Brelomax *Saft (5ml = 1mg)*	**Asthma bronch.** → 358, **COPD** → 363: 2 x 2mg p.o.; **Ki. 1-14J.**: 0.04-0.08mg/kg/d p.o. in 2 ED

A 4.2.4 Inhalative Alpha u. Beta-Sympathomimetika

Wm: Stimulation von Alpha-/Beta-Rezeptoren; **Wi:** Bronchodilatation, Abschwellung der Schleimhäute im Bereich der Luftwege; **UW** (Epinephrin inhalativ): Herzklopfen, Rhythmusstörungen, Blutzuckeranstieg; **KI** (Epinephrin inhalativ): bekannte Überempfindlichkeit, paroxysmale Tachykardie, Engwinkelglaukom, hochfrequente absolute Arrhythmie

Epinephrin (Adrenalin) Rp	HWZ 1-3min
InfectoKrupp Inhal *Inhal.Lsg. (0.56mg/Hub)*	**Akute stenosierende Laryngotracheitis:** 7-14 Hübe über Vernebler applizieren

A 4.2.5 Anticholinergika und Kombinationen

Wm/Wi (Ipra- u. Tiotropiumbr.): Hemmung d. vagusinduzierten Reflexbronchokonstriktion, Freisetzg. v. bronchospastisch wirks. Mediatoren ↓; **UW** (Ipratrpiumbr.): Urtikaria, Kopfschmerz, Schlaflosigkeit, Akkomodationsstrg., Engwinkelglaukom, Palpitationen, Tachykardie, Husten, lokale Irritationen, Mundtrockenheit, Bauchschmerzen, Obstipation, Diarrhoe, Erbrechen **KI** (Ipratropiumbr.): bek. Überempf. (Atropinderivate)

Ipratropiumbromid Rp	HWZ 4h, PRC B, Lact ?
Atrovent *DA 20µg/Hub; Fert.Inhal.Lsg 0.25mg/2ml; 0.5mg/2ml* **Atrovent Ls** *Inhal.Lsg. (1ml = 0.25mg)* **Atrovent Inhaletten** *Inhal.Kps. 0.2mg*	**Asthma bronch.** → 358, **COPD** → 363: DA: 3-6 x 20-40µg, max. 240µg/d; **Ki.** s. Erw.; Inhal.Kps.: 3 x 0.2mg; Inhal.Lsg: 3-4 x 0.5mg; **6-12J.**: 3-4 x 0.25mg; < **6J.**: 3-4 x 0.1-0.25mg

Ipratropiumbromid + Fenoterol Rp	
Berodual N *DA 0.02mg+0.05mg/Hub* **Berodual Inhaletten** *Inhal.Kps.0.04+0.1mg* **Berodual Ls** *Inhal.Lsg (1ml = 0.25+0.5mg)*	**Asthma bronch.** → 358, **COPD** → 363: **Erw., Ki. ab 6J.**: DA: 3-4 x 0.02-0.04 + 0.05-0.1mg; Inhal.Kps.: 3 x 1 Kps, max. 8 Kps./d

Tiotropiumbromid Rp	HWZ 5-6d
Spiriva *Inhal.Kps. 18µg* **Spiriva Respimat** *DA 2.5µg/Hub*	**COPD** → 363: Inhal.Kps.: 1 x 18µg, max. 18µg/d; DA: 1 x 5µg, max. 5µg/d; DANI: keine Daten; DALI nicht erforderlich

A 4.2.6 Kombinierte Bronchialtherapeutika

Ambroxol + Clenbuterol Rp	
Mucospas *Tbl. 30+0.02mg; Saft (10ml=15+0.01mg)* **Spasmo-Mucosolvan** *Tbl. 30+0.02mg; Gtt. (40Gtt.=15+0.01mg); Saft(10ml=15+0.01mg)*	**Asthma bronch.** → 358, **COPD** → 363: 2-3 x 30 + 0.02mg p.o., max. 120 + 0.08mg/d

Ambroxol + Doxycyclin Rp	
Ambrodoxy *Kps. 75+100mg* **Ambroxol Com Rat** *Kps. 75+100mg* **Doxam** *Kps. (ret.) 75+100mg* **Doxy plus Stada** *Kps. (ret.) 75+100mg* **Sigamuc** *Kps. (ret.) 75+100mg*	**Atemwegserkrankungen mit erregerbed. Schleimeindickung:** ini 150 + 200mg, dann 1 x 75 + 100mg p.o.; **DANI** nicht erforderl.

A 4.3 Glukokortikoide

A 4.3.1 Inhalative Glukokortikoide

Wi: Entzündungsreaktion ↓, Empfindlichkeit von Beta-Rezeptoren ↑;
UW (Fluticason): Irritationen im Rachenraum, Husten, Heiserkeit, Verletzlichkeit der Haut, Pneumonie bei COPD-Patienten, Candidose der Mund- und Rachenschleimhaut;
KI (Fluticason): bekannte Überempfindlichkeit

Beclometason Rp	
Aerobec N *DA 0.05, 0.1mg/Hub; Autohaler 0.05, 0.1mg/Hub* **BecloHEXAL** *Easyhaler 0.1, 0.2, 0.4mg/Hub* **Becloturmant HFA** *DA 0.05mg/Hub* **Bronchocort Novo** *DA 0.1mg/Hub* **Junik** *DA 0.05, 0.1mg/Hub, Autohaler 0.05mg/Hub, 0.1mg/Hub* **Sanasthmax** *DA 0.05mg/Hub, 0.25mg/Hub; Inh.lsg. 0.4mg/1ml* **Sanasthmyl** *Rotadisk 0.2mg/Hub* **Ventolair** *DA 0.05, 0.1, 0.25mg/Hub*	**Asthma bronch.** → 358, **COPD** → 363: 2 x 0.2-0.5mg, max. 1.5-2mg/d; Ki. 6-12J.: 2 x 0.25mg, max. 0.5mg/d; **Rauchgasinhalation**: unmittelbar nach Exposition 0.4mg, nach amb. Aufnahme erneut 0.4mg, nach weiteren 2h 0.4mg, bei persistierenden Symptomen alle 2h 0.4mg bis zum Abklingen

Budesonid Rp	HWZ 2-3h, PRC C, Lact ?
Budecort *Novolizer 0.2, 0.4mg/Hub* **Budes** *Easyhaler 0.1, 0.2, 0.4mg/Hub; DA 0.2mg/Hub* **Budesonid-ratioph.** *Jethaler 0.2mg/Hub* **Budiair** *DA 0.2mg/Hub* **Cyclocaps Budesonid** *Inh.Kps. 0.1, 0.2, 0.4, 0.8mg* **Miflonide** *Inh.Kps. 0.2, 0.4mg* **Novopulmon** *Novolizer 0.2, 0.4mg/Hub* **Pulmax** *DA 0.2mg/Hub* **Pulmicort** *Turbohaler 0.2, 0.4mg/Hub; Inhal.Lsg. 0.5mg/2ml, 1mg/2ml*	**Asthma bronch.** → 358, **COPD** → 363: 2 x 0.2-0.4mg, max. 1.6mg/d; **Ki. < 12J.**: 1-2 x 0.1-0.2mg, max. 0.8mg/d; Inhal.Lsg.: 2 x 0.5-1mg über Vernebler;

Ciclesonid Rp	
Alvesco *DA 80, 160µg/Hub*	**Asthma bron.:** ini 1 x 160µg, ggf. red. auf 1 x 80 µg; **DANI** nicht erforderlich

Fluticason Rp	HWZ 7.8h, PRC C, Lact ?
Atemur *Diskus 0.05, 0.1, 0.25, 0.5mg* **Flutide** *DA 0.05, 0.125, 0.25mg; Diskus 0.05, 0.1, 0.25, 0.5mg; Fert.Inh.Lsg. 0.5mg/2ml; 2mg/2ml*	**Asthma bronch.** → 358, **COPD** → 363: 2 x 0.25-0.5mg; **Ki. > 4J.**: 2 x 0.05-0.1mg

Mometason Rp	HWZ 4.5 h
Asmanex *Twisthaler 200, 400µg/Hub*	**Asthma bron.** → 358: 1-2 x200µg, 1 x400µg, max. 2 x 400µg

A 4.3.2 Kombinierte inhalative Bronchialtherapeutika

Formoterol + Budesonid Rp	
Symbicort *Turbohaler 4.5+80µg, 4.5+160µg, 9+320µg/Hub*	**Asthma bronch.** → 358: 4.5/80µg: Erhaltungsther.: 2 x 2 Inh., max. 8 Inh./d, 6–12 J.: 2 x 2 Inh.; Erhaltungs-u. Bedarfsther.: 2 x 1 Inh., max. 12 Inh./d; 4.5/160µg: Erhaltungsther.: 2 x 1–2 Inh., max. 8 Inh./d, 12–17 J.: 2 x 1–2 Inh.; Erhaltungs-u. Bedarfsther.: 2 x 1–2 Inh., max. 12 Inh./d; 9/320µg: 2 x 1 Inh., max. 4 Inh./d, 12–17 J.: 2 x 1 Inh. **COPD** → 363: 4.5/160: 2 x 2 Inh.; 9/320: 2 x 1 Inh.
Formoterol + Beclometason Rp	
Inuvair *DA 6+100µg/Hub* **Foster** *DA 6+100µg/Hub*	**Asthma bronch.** → 358: 2 x 1–2 Inh., max. 4 Inh./d Asthma bronch. ab 18.LJ.; **DANI, DALI** keine Daten
Salmeterol + Fluticason Rp	
Atmadisc *DA 25+50, 25+125, 25+250mg; Diskus 50+100, 50+250, 50+500µg/Hub* **Seretide** *DA 25+125, 25+250µg; Diskus 50+250, 50+500µg* **Viani** *DA 25+50, 25+125, 25+250µg; Diskus 50+100, 50+250, 50+500µg/Hub*	**Asthma bronch.** → 358: 2 x 50 + 100-500µg; **Ki. 4–12J.:** 2 x 50 + 100µg; **COPD:** 2 x 50 + 500mg; **DANI** nicht erforderlich.; **DALI** keine Daten

A 4.4 Antitussiva

Wm/Wi: Hemmung des Hustenzentrums im Stammhirn und Blockade sensibler Rezeptoren im Bronchialsystem ⇒ Unterdrückung des Hustenreflexes;
UW (Codein): Atemdepression, Toleranzentwicklung, Pruritus, Somnolenz, Euphorie, Schlafstrg., Übelkeit, Erbrechen, Obstipation, Miosis;
UW(Dropropizin): Übelkeit, Erbrechen, Sodbrennen, Diarrhoe, Bewusstseinsstrg., Schwindel, Herzklopfen;
KI (Codein): Ateminsuffizienz, Koma, Cave in SS/SZ;
KI (Codein): akuter Asthmaanfall; **KI** (Dropropizin): eingeschränkte Leber-/Nierenfkt., Ki. < 12J., schwere Herz- u. Kreislaufbeschwerden, SS/SZ; **Ink** (Dextromethorphan): Sibutramin, Secalealkaloide

Codein Rp	HWZ 3-5h, PRC C, Lact +
Bronchicum Mono Codein *Gtt. (1ml = 32.5mg)* **Codicaps** *Kps. 30mg; Saft (5ml = 10mg)* **Codicompren** *Tbl. 50 (ret.)mg* **Optipect Kodein** *Gtt. (30Gtt. = 20mg)* **Tryasol** *Gtt. (30Gtt. = 30mg), Lsg. (10ml = 25mg)*	**Reizhusten:** 2-4 x 30-50mg p.o.; 2 x 30-50mg (ret.), max. 200mg/d; **Ki. 2–6J.:** 2-4 x 2.5-5mg, max. 30mg/d; **6–14J.:** 2-4 x 5-15mg, max. 60mg/d
Dextromethorphan OTC	HWZ 1.2-2.2h
Dextro Bolder *Pastil. 7.7mg* **Hustenstiller-ratioph.** *Kps. 30mg* **NeoTussan** *Saft (10ml = 12.3mg)* **Wick Husten** *Pastil. 7.3mg; Saft (15ml = 15mg)*	**Reizhusten:** Kps.: 30mg alle 6h p.o., max. 120mg/d; **Ki. 1–6J.:** Saft: 3 x 5ml; 7-12: 3 x 7.5ml; > **13J.:** 3 x 15ml
Dihydrocodein Rp	HWZ 3.3-5.8h
DHC *Tbl. 60 (ret.), 90 (ret.), 120 (ret.)mg* **Paracodin** *Tbl. 6.7mg; Saft (4ml = 6.5mg); Gtt. (20Gtt. = 8.3mg)* **Tiamon** *Kps. 23.363 (ret.)mg*	**Reizhusten:** 1-3 x 10-30mg p.o.; 1-2 x 40-80mg (ret.); **Ki.** s. Pck.Beil.; **mäßig starke bis starke Schmerzen:** 2 x 60-120mg (ret.) p.o.

Dropropizin OTC	HWZ 2h
Larylin Hustenstiller *Pastil. 20mg; Saft (10ml = 30mg)*	**Reizhusten:** 1-3 x 20-60mg p.o., max. 180mg/d; **DANI, DALI** KI
Noscapin Rp	HWZ 4.5h
Capval *Tbl. 25mg; Gtt. (30Gtt. = 25mg); Saft (5ml = 25mg)*	**Reizhusten:** 1-3 x 50mg p.o.; **Ki. > 6Mo.:** 2 x 12.5mg p.o.; **3-12J.:** 3 x 25mg; Saft: 3 x 10ml; **3-12J.:** 3 x 5mg; **Ki. > 6Mo.:** 2 x 2.5ml; **Gtt.:** 6 x 30Gtt.; **3-12J.:** 6 x 15 Gtt.; **Ki. > 6Mo.:** 6 x 8Gtt.
Pentoxyverin OTC	HWZ 2-6h
Sedotussin *Saft (5ml = 6.76mg); Gtt. (1ml = 19mg); Supp. 8mg* **Silomat** *Saft (10ml = 13.5mg); Gtt. (30Gtt. = 30mg)*	**Reizhusten:** 4-6 x 20-30mg, max. 120mg/d p.o.; 2 x 50mg p.o.; **Ki. 2-5J.:** 0.5-1mg/kg/d p.o. in 3 Einzeldosen; **6-14J.:** 1-2mg/kg/d p.o. in 3 Einzeldosen; **ab 4J.:** 1 x 20mg rect. **2-3 J.:** 1-2 x 8mg rect.;

A 4.5 Allergie

A 4.5.1 Antihistaminika

Wm/Wi: Kompetitive Blockade von H1-Rezeptoren; **UW** (Cetirizin): Müdigkiet, Schläfrigkeit, GI-Beschwerden, Kopfschmerzen, Schwindel, Agitiertheit, Mundtrockenheit; **KI:** (Cetirizin): bekannte Überempfindlichkeit, schwere Niereninsuff.; **Ink** (Terfenadin): Azole, Fluoxetin, Grapefruitsaft, Makrolide

Azelastin Rp	HWZ 20h, PRC C, Lact -
Allergodil *Tbl. 2mg*	**Allerg. Rhinitis** → 524: **Erw., Ki. ab 6J.:** 2 x 2mg p.o.
Cetirizin OTC	HWZ 7.4 h, Q0 0.3, PRC B, Lact ?
Cetalerg *Tbl. 10mg* **Cetiderm** *Tbl. 10mg* **Cetirizin 1A** *Tbl. 10mg* **Cetirizin HEXAL** *Tbl. 10mg; Gtt. (20Gtt. = 10mg; Saft (10ml = 10mg)* **Reactine** *Tbl. 10mg* **Zyrtec** *Tbl. 10mg; Gtt. (20Gtt. = 10mg)*	**Allerg. Haut- u. Schleimhautprozesse** → 505: 1 x 10mg p.o.; **Ki. 2-12J.:** < **30kg:** 1 x 5mg p.o.; > **30kg:** 1 x 10mg p.o.; **DANI** GFR <10: KI
Clemastin OTC	HWZ 8h, Q0 1.0, PRC B, Lact -
Tavegil *Tbl. 1mg; Saft (10ml = 0.5mg); Amp. 2mg/5ml*	**Allerg. Haut-, Schleimhautprozesse** → 505: 2 x 1mg, max. 6mg/d p.o.; 2mg i.v.; **Ki. ab 1J.:** 0.03mg/kg i.v.; **2-4J.:** 2 x 0.25mg p.o.; **5-6J.:** 1 x 0.5mg p.o.; **7-12J.:** 2 x 0.5mg p.o.; 0.024mg/kg/d i.m. **DANI** KI; **DALI** KI
Desloratadin Rp	HWZ 27h, PRC C, Lact -
Aerius *Tbl. 5mg; Saft (1ml = 0.5mg); Schmelztbl. 2.5mg, 5mg; Gtt. (1ml = 0.5mg)*	**Allerg. Rhinitis** → 524, **chron. Urticaria** → 506: 1 x 5mg p.o.; **Ki. 1-5J.:** 1 x 1.25mg; **6-11J.:** 1 x 2.5mg; >**12J.:** s. Erw.
Dexchlorpheniramin OTC	HWZ 20h, PRC B, Lact ?
Polaronil *Tbl. 2mg*	**Allerg. Haut-, Schleimhautprozesse** → 505: 3-4 x 1-2mg p.o.; **Ki. 2-6J.:** 3-4 x 0.5mg; < **12J.:** 3-4 x 1mg

Dimetinden OTC	HWZ 5-7h, Q0 0.9, PRC B
Fenistil *Tbl. 1mg; Kps. 4 (ret.)mg; Gtt. (20Gtt. = 1mg); Saft (10ml = 1.2mg); Amp. 4mg/4ml*	**Allerg. Haut-, Schleimhautprozesse** → 505: 3 x 1-2mg p.o.; 1 x 4mg (ret.) p.o.; 1-2 x 4mg i.v.; **Ki. > 3J.:** Tbl.: 3 x 1mg p.o.; **Ki. 1-8J.:** Gtt.: 3 x 0.5-0.75mg p.o.; > **9J.:** Gtt.: 3 x 1mg p.o.
Ebastin Rp	HWZ (15-19h)
Ebastel *Tbl. 10, 20mg* **Ebastin** *Tbl. 10, 20mg* **Kestine** *Tbl. 10mg*	**Allerg. Rhinitis** → 524, **Urticaria** → 505: 1 x 10-20mg p.o.; **Ki ab 12J.:** s. Erw. **DANI** bei Th < 6d nicht erforderl. **DALI** bei Th < 8d nicht erforderl.
Fexofenadin Rp	HWZ 11-15h, PRC C, Lact -
Fexofenadin Winthrop *Tbl. 120, 180mg* **Telfast** *Tbl. 30, 120, 180mg*	**Allerg. Rhinitis** → 524: 1 x 120-180mg p.o.; **Ki. 6-11J.:** 2 x 30mg; **Ki ab 12J.:** s. Erw. **DANI/DALI** nicht erforderlich
Hydroxyzin Rp	HWZ 5-24h, PRC C, Lact -
AH 3 N *Tbl. 25mg* **Atarax** *Tbl. 25mg; Saft (10ml = 20mg)*	**Allerg. Haut-, Schleimhautprozesse** → 505, **Angst-, Spannungszustände** → 483: 2-3 x 12.5-25mg p.o.; **Ki. 6-10J.:** 25-50mg/d; **Schlafstrg.:** 37.5-75mg z.N.
Levocetirizin Rp	HWZ 6-10h
Xusal *Tbl. 5mg, Gtt. (20Gtt. = 1mg), Saft (10ml = 5mg)* **Xyzall** *Tbl. 5mg*	**Allerg. Haut-, Schleimhautprozesse** → 505: 1 x 5mg p.o.; **Ki. 2-6J.:** 2 x 1.25mg; **6-12J:** 1 x 5mg; **DANI** GFR 30-49: 5mg alle 2d; < 30: 5mg alle 3d; <10, Dialyse: KI
Loratadin OTC	HWZ 12-15h, Q0 1.0 (0.5), PRC B, Lact ?
Lisino *Tbl. 10mg; Brausetbl. 10mg* **Loralerg** *Tbl. 10mg* **Lorano** *Tbl. 10mg* **Loratadin Stada** *Tbl. 10mg*	**Allerg. Haut-, Schleimhautprozesse** → 505: 1 x 10mg p.o.; **Ki. 2-12J.:** < **30kg:** 1 x 5mg p.o; > **30kg:** 1 x 10mg **DALI** Erw.,Ki. > 30kg: ini 10mg alle 2d; Ki. < 30kg: ini 5mg alle 2d
Mizolastin Rp	HWZ 13h, Q0 1.0
Mizollen *Tbl. 10mg* **Zolim** *Tbl. 10mg*	**Allerg. Haut-, Schleimhautprozesse** → 505: 1 x 10mg p.o.; **Ki. ab 12J.:** s. Erw.
Rupatadin Rp	HWZ 6-9h
Rupafin *Tbl. 10mg*	**Allerg. Rhinitis, chron. idiopath. Urtikaria:** Erw. u. Ki. > 12J.: 1 x 10mg p.o.; Ki. < 12J.: n. empfohlen; DANI, DALI n. empfohlen
Terfenadin Rp	HWZ (20h), PRC C
Terfenadin Al *Tbl. 60mg*	**Allerg. Haut-, Schleimhautprozesse** → 505: **Erw. u. Ki.** > **12J.:** 1-2 x 60mg p.o.; 1 x 120mg; **DANI** GFR < 40: 50%

s. auch Rhinologika - Antiallergika (→ 252)

A 4.5.2 Mastzellstabilisatoren und Kombinationen

Wm/Wi (Cromoglicinsäure): Stabilisierung der Mastzellmembran ⇒ Mediatorfreisetzung ↓;
Wm/Wi (Ketotifen): Stabilisierung d. Mastzellmembran;
UW (Cromoglicinsäure): oral: Überempfindlichkeitsreaktionen; inhalativ: Überempfindlichkeitsreaktionen, Schwindel, Irritation Rachenraum, Husten, unangenehmer Geschmack, Dermatitis, Myositis, Gastroenteritis;
UW (Ketotifen): Müdigkeit, initial Verschlechterung Asthma bronchiale, Kopfschmerzen, Schwindel, Mundtrockenheit, Übelkeit;
KI (Cromoglicinsäure): oral: bekannte Überempfindlichkeit, Sgl. im 1. u. 2.M, SS/SZ; inhalativ: bekannte Überempfindlichkeit, SS/SZ; **KI** (Ketotifen): bekannte Überempf., Komb. m. oralen Antidiabetika, SS/SZ

Cromoglicinsäure OTC	HWZ 1.4h, Q0 0.6
Allergoval *Kps. 100mg* **Colimune** *Gran. 100, 200mg* **CromoHEXAL** *DA 1mg/Hub; Inhal.Lsg. (2ml = 20mg)* **Cromo-ratioph.** *Inhal.Lsg. (2ml = 20mg)* **DNCG Stada** *Inhal.Lsg. (2ml = 20mg)* **Intal** *DA 1mg/Hub; Inhal.Lsg (2ml = 20mg)* **Isocrom** *Inhal.Lsg (2ml = 20mg)* **Lindomucin** *Inh.Lsg (2ml = 20mg)* **Pentatop** *Kps. 100mg; Gran. 200mg* **Tifenil** *Inh.Lsg. (2ml = 20mg)*	**Asthma bronch.** → 358: **Erw. u. Ki. ab 5J.:** DA: 4 x 2mg; Inhal.Lsg.: 4 x 20mg über Vernebler; **Nahrungsmittelallergien:** 4 x 200mg p.o. vor den Mahlzeiten, max. 2g/d; **Ki. 2-14J.:** 4 x 100mg p.o., max. 40mg/kg/d; **Säugl., Ki. bis 2J.:** 20-40mg/kg/d in 4 Einzeldosen;
Cromoglicinsäure + Reproterol Rp	
Aarane N *DA 1mg+0.5mg/Hub* **Allergospasmin N** *DA 1mg+0.5mg/Hub*	**Asthma bronch.** → 358, **COPD** → 363: 4 x 2 Hub, max. 16 Hub/d
Ketotifen Rp	HWZ 21h, Q0 1.0
Ketof *Kps. 1mg; Saft (5ml = 1mg)* **Ketofex** *Kps. 1mg; Saft (5ml = 1mg)* **Ketotifen Stada** *Kps. 1mg* **Zaditen** *Kps. 1mg; Saft (5ml = 1mg)*	**Allerg. Haut-, Schleimhautprozesse** → 505; **Asthma-Pro.** → 358: **Erw., Ki. ab 3J.:** d1-4: 1mg p.o. z.N., dann 2 x 1mg; **Ki. 6Mo.-3J.:** 2 x 0.5mg p.o.

A 4.5.3 Leukotrienrezeptorantagonisten

Wm: Blockade d. Leukotrienrezeptoren; **Wi:** Bronchodilatation, bronch. Hyperreagibilität ↓
UW: Kopfschmerzen, Fieber, Diarrhoe, Nausea, Sinusitis; **KI:** bekannte Überempfindlichkeit

Montelukast Rp	HWZ 2.7-5h, PRC B, Lact -
Singulair *Tbl. 10mg; Kautbl. 4, 5mg; Granulat 4mg*	**Asthma bronch.** → 358: 1 x 10mg p.o. z. N. **Ki. 6-14 J.:** 1 x 5mg p.o. z. N.; **6Mon.-5J.:** 1 x 4mg; **DANI** nicht erforderlich

A 4.5.4 Monoklonale Antikörper

Wm/Wi: Rekombinanter monoklonaler Antikörper, der an IgE bindet ⇒ freies IgE ↓, Hemmung der allergischen Kaskade; **UW:** Kopfschmerzen, Reaktionen a.d. Einstichstelle, allerg. Reaktionen, Schwindel, Müdigkeit, Parästhesie, Synkope, Orthostasesyndrom, Flush, parasitäre Infektion, Pharyngitis, Husten, allerg. Bronchospasmus, Übelkeit, Diarrhoe, Dyspepsie, Gewicht ↑, Anschwellen der Arme, Grippe-ähnliche Sympt.
KI: bek. Überempfindlichkeit

Omalizumab Rp	HWZ 26d
Xolair *Inj.Lsg 150mg*	**Schweres persist. allerg. Asthma bronch.** → 358: je n. Gewicht und IgE-Serumspiegel 75-375mg s.c., siehe FachInfo; **Ki. >12J.:** s. Erw.

A 5 Schmerz, Entzündung – Arzneimittel

A 5.1 Opioid-Analgetika

A 5.1.1 Äquianalgetische Dosierungen

Opioid	par-ent. (mg)	oral (mg)	Wi-dauer (h)	Btm
Alfentanil	0,5	–	0,2	X
Buprenorphin	0,3	–	6–8	X
Buprenorphin s.l.	–	0,4	6–8	X
Codein	–	200	3–5	–
Dihydrocodein	–	90	3–4	–
Fentanyl	0,1	–	0,4	X
Hydrocodon	7	–	4–8	–
Hydromorphon	2	4	4	X
Hydromorph. Oros	–	6	24	X
L-Methadon	4	7,5	6	X
Meptazinol	100	–	1–3	–
Morphin	10	30	2–4	X
Oxycodon	–	15	4	X
Pethidin	75	–	2–4	X
Piritramid	15	–	4–6	X
Remifentanil	0,05	–	0,2	X
Sufentanil	0,02	–	0,5	X
Tilidin/Naloxon	–	300	3–4	–
Tramadol	–	450	3–4	–

A 5.1.2 Opioid-Umstellung auf Pflaster

Morphin → Fentanyl

Morphin mg/24h		Fentanyl µg/h
p.o.	parent.	TTS
0–45		12
46–90	0–22	25
91–150	23–37	50
151–210	38–52	75
211–270	53–67	100
271–330	68–82	125
331–390	83–97	150
391–450	98–112	175

Dosisbereiche gelten als Orientierung, die Dosisstärke des Pflasters muss individuell auf den Patienten abgestimmt werden.

Morphin → Buprenorphin

Morphin mg/24h		Buprenorphin mg/24h		Bupr. µg/h
p.o.	parent.	s.l.	parent.	TTS
30–60	10–20	0,4–0,8	0,3–0,6	35
61–90	21–30	bis 1,2	bis 0,9	52,5
91–120	31–40	bis 1,6	bis 1,2	70
121–240	41–80	bis 3,2	bis 2,4	140

Maximale Pflastergröße: Fentanyl 100µg/h, Buprenorphin 70µg/h. Bei höherer Dosierung verschiedene Pflastergrößen für die korrekte Dosis kombinieren.

A 5.1.3 Opioid-Umstellung

1. Errechnung der Tagesdosis des bisherigen Opioids
2. Errechung der äquianalgetischen Tagesdosis des neuen Opioids (bezogen auf Applikationsart)
3. **50%-Regel:** Beginn mit 30–50% der rechnerisch ermittelten Äquivalenzdosis (Ausnahme: L-Methadon individuelle Titration)
4. Aufteilung der Tages- in Einzeldosen entsprechend der Wirkdauer der Substanz
5. Titration gegen den Schmerz mittels schnell freisetzender Bedarfsmedikation
6. Festlegen der neuen Basis- ggf. auch Bedarfsmedikation

A 5.1.4 Opioid-Agonisten

Wm: Stimulation zentraler Opioid-Rezeptoren
Wm: (Hydromorphon Oros): Osmotisch aktives System (oral), Freisetzungs-Mechanismus über 24h
Wi: analgetisch, sedativ, atemdepressiv, antitussiv, emetisch u. antiemetisch; vgl. auch UW
UW: Atemdepression, Sedierung, HF↓, hypotensive Kreislaufstrg., Pruritus, Bronchospasmus, Schwitzen, Spasmen der Gallen- und Pankreaswege, Obstipation, Krampfanfälle, Miosis, Toleranzentwicklung, Blasenentleerungsstrg.
KI: Anw.Beschr. bei Kinder < 1J., Opioidabhängigkeit, Pankreatitis, Atemstrg.; Cave in SS/SZ
KI (Fentanyl, Hydromorphon, Hydromorphon Oros): SS/SZ;
KI (Jurnista): Kinder u. Jugendliche < 18J.
Ink (Opioide): Cimetidin, MAO-Hemmer, Morphin-Antagonisten/-Agonisten; **Ink** (Opioide): Cimetidin
Ink (Fentanyl) Amiodaron; **Ink** (Methadon): Diazepam, Erythromycin, Fluvoxamin
Ink (Pethidin): Barbiturate, Phenytoin, Tranylcypromin, Selegilin

Alfentanil, s. Anästhesie, Opioid-Analgetika → 190

Codein, s. Antitussiva → 97

Dihydrocodein, s. Antitussiva → 97

Fentanyl Rp (Btm)	HWZ 3–12h i.v., 13–22h TTS, Q0 0.9, PPB 85%, PRC C, Lact ?
Abstral *Lingualtbl. 100, 200, 300, 400, 600, 800µg* **Actiq** *Lutschtbl. 200, 400, 600, 800, 1200, 1600µg* **Durogesic Smat** *TTS 12, 25, 50, 75, 100µg/h* **Effentora** *Buccaltbl. 100, 200, 400, 600, 800µg* **Fentadolon** *TTS 25, 50, 75, 100µg/h* **Fentanyl HEXAL** *Amp. 0.1mg/2ml, 0.5mg/10ml; TTS 12, 25, 37.5, 50, 75, 100µg/h* **Fentanyl-Janssen** *Amp. 0.1mg/2ml, 0.5mg/10ml* **Matrifen** *TTS 12, 25, 50, 75, 100µg/h*	**Neuroleptanalgesie:** 50–100µg i.v. in Komb. m. Neuroleptikum, evtl. Wh. n. 30–45min.; **Intubationsnarkose:** ini 2–50µg/kg i.v., dann 25–250µg je n. OP-Verlauf; **Ki. 2–12J.:** 2–3µg/kg i.v.; **chron. Schmerzen** → 472: Lutschtbl.: ini 200µg p.o., Steigerung n. Bed. bis 1600µg; TTS: alle 3d 1 Pflaster, Dosis je n. Vor-Th: → 101; **DANI, DALI** sorgfältige Dosiseinstellung

Hydromorphon Rp (Btm)	HWZ 2.5h, Q0 1.0, PPB 8%, PRC C, Lact ?
Hydromorphon HEXAL *Tbl. 4 (ret.), 8 (ret.) mg* **Hydromorphon Stada** *Tbl. 4 (ret.), 8 (ret.), 16 (ret.), 24 (ret.)mg* **Palladon** *Kps. 1.3, 2.6mg; Kps. 4 (ret.), 8 (ret.), 16 (ret.), 24 (ret.)mg; Amp. 2mg/1ml, 10mg/1ml, 100mg/10ml*	**(Sehr) starke Schmerzen** → 381: ini 1.3–2.6mg alle 4h p.o.; 2 x 4–24mg (ret.) p.o.; 1–2mg i.m./s.c.; 1–1.5mg i.v.; **Ki. < 6J.:** 0.015mg/kg i.m./s.c.; **6–12J.:** 0.5–1mg i.m/s.c. **DANI, DALI** sorgfältige Dosiseinstellung

Hydromorphon Oros Rp (Btm)	HWZ 12.5–14.7h, Q0 1.0, PPB <30%, PRC C, Lact ?
Jurnista *Tbl. 4 (ret.), 8 (ret.), 16 (ret.), 32 (ret.), 64 (ret.)mg*	**Starke chron. Schmerzen** → 472: 1 x 4–64mg p.o.; **DANI, DALI** sorgfältige Dosiseinstellung

Levomethadon Rp (Btm)	HWZ 15–60h, Q0 0.25, PPB 85%
L-Polamidon *Amp. 2.5mg/1ml, 5mg/2ml; Gtt. (1ml = 20Gtt. = 5mg)* **L-Polamidon Lösung z. Substitution** *Lösung (1ml = 5mg)*	**(Sehr) starke Schmerzen** → 381: 2.5mg i.v.; bis 7.5mg i.m./s.c., evtl. Wh. alle 4–6h; 4–6 x 2.5–7.5mg p.o., bei Tumorschmerz ggf. weitere Dosissteigerung; Ki. 2-5J.: 0.25-0.5mg/d; >5J.: 0.5-1.3mg; **Substitutionstherapie b. Opiatabhäng.:** ini morgens 15–20mg p.o., abends 10–25mg, nach 1–6d Tagesdos. 1x/d **DANI, DALI** Dosisreduktion

Morphin Rp (Btm)	HWZ 2.5h, Q0 0.9 (0.3), PPB 20–35%, PRC C, Lact ?
Capros *Kps. 5, 10, 10 (ret.), 20, 20 (ret.), 30, 30 (ret.), 60 (ret.), 100 (ret.), 120 (ret.), 200 (ret.)mg* **Kapanol** *Kps. 20 (ret.), 50 (ret.), 100 (ret.)mg* **M-long** *Kps. 10 (ret.), 30 (ret.), 60 (ret.), 100 (ret.)mg* **Morphin Merck** *Gtt. (1ml = 5, 20mg); Amp.10mg/1ml, 20mg/1ml, 100mg/10ml* **MSI** *Amp. 10mg/1ml, 20mg/1ml,100mg/5ml, 200mg/10ml* **MSR** *Supp. 10, 20, 30mg* **MSTW Krugmann** *Tbl. (ret.) 10, 30, 60, 100mg* **MSIW Krugmann** *Amp. 20mg/1ml, 100mg/ml, 200mg/ml* **MST** *Tbl. 10 (ret.), 30 (ret.), 60 (ret.), 100 (ret.), 200 (ret.)mg; Gran. 20 (ret.), 30 (ret.), 60 (ret.), 100 (ret.), 200 (ret.)mg* **Painbreak** *Brausetbl. 15mg* **Sevredol** *Tbl. 10, 20mg*	**(Sehr) starke Schmerzen** → 381: 2–6 x 10–60mg p.o.; 1–2 x 30–200mg (ret.) p.o.; 4–6 x 5–10mg i.v./s.c./i.m.; **Ki. 0–1J.:** 4–6 x 0.2mg/kg p.o.; **2–5J.:** 4–6 x 2.5–5mg p.o.; **6–12J.:** 4–6 x 5–10mg p.o.; **13–16J.:** 4–6 x 10–20mg; **Ki. bis 6Mo.:** 0.01mg/kg/h i.v. Dauerinf. **> 6Mo.:** 4–6 x 0.05–0.1mg i.v.; **DANI, DALI** sorgfältige Dosiseinstellung

Oxycodon Rp (Btm)	HWZ 3.2–8h, PPB 38–45%, PRC C, Lact ?
Oxycodon Beta *Tbl. 10 (ret.), 20 (ret.), 30 (ret.), 40 (ret.), 60 (ret.), 80 (ret.)mg* **Oxycodon HEXAL** *Tbl 5 (ret.), 10 (ret.)., 20 (ret.), 40 (ret.), 80 (ret.)mg* **Oxycodon Stada** *Tbl 10 (ret.), 20 (ret.), 40 (ret.), 80 (ret.)mg* **Oxycodon-ratioph.** *Tbl. 10 (ret.), 20 (ret.), 40 (ret.), 80(ret.)mg* **Oxygesic** *Tbl. 5 (ret.),10 (ret.), 20 (ret.), 40 (ret.), 80 (ret.)mg; Kps. 5, 10, 20mg; Inj.Lsg. 10mg/1ml, 20mg/2ml*	**(Sehr) starke Schmerzen:** ini 2 x 10mg p.o. (nicht opioidgewöhnte Pat.), n. Bed. steigern; 1-10mg über 1-2min i.v. bzw. 5mg s.c. als Bolus, max. 6x/d; Inf. 2mg/h i.v.; **Nicht-Tumorschmerz:** bis 40mg/d; **Tumorschmerz:** 80–120mg/d., max. 400mg/d; **DANI, DALI** ini 50%

Oxycodon + Naloxon Rp (Btm)	
Targin *Tbl. (ret.) 10 + 5, 20 + 10mg*	**(Sehr) starke Schmerzen:** ini 2 x 10+5mg p.o., max. 2 x 20+10mg; **DANI, DALI** vorsichtige Dosiseinstellg.

Pethidin Rp (Btm)	HWZ 3.5–4h, Q0 0.9, PPB 60%
Dolantin *Gtt. (21 Gtt. = 50mg); Amp. 50mg/1ml, 100mg/2ml* **Dolcontral** *Supp. 100mg* **Pethidin Hameln** *Amp. 50mg/1ml, 100mg/2ml*	**Starke Schmerzen** → 381: 1–5 x 100mg rect.; 25–150mg p.o/s.c./i.m.; 50mg i.v. Wh. nach Bedarf, max. 500mg/d p.o./rect./i.v.; **Ki.** 0.6–1.2mg/kg/Einzeldosis p.o.;**DANI** Dosisintervall verlängern; **DALI** sorgfältige Dosiseinstellung

Piritramid Rp (Btm)	HWZ 4–10h, Q0 1.0, PRC C
Dipidolor *Amp. 15mg/2ml*	**(Sehr) starke Schmerzen** → 381: bis 4 x 7.5–22.5mg i.v.; bis 4 x 15–30mg i.m./s.c.; **Ki.** bis 4 x 0.05–0.2mg/kg i.m., s.c.; bis 4 x 0.05–0.1mg/kg i.v.; **DANI** nicht erforderlich; **DALI** Dosisreduktion

Remifentanil s. Anästhesie, Opioid-Analgetika → 190

Sufentanil s. Anästhesie, Opioid-Analgetika → 190

A 5.1.5 Opioid-Agonisten - Antagonisten

Wm/Wi (Buprenorphin): kappa-Antagonist und μ-Agonist -> analgetisch; **Wm/Wi** (Nalbuphin): kappa-Agonist und μ-Antagonist -> analgetisch; **UW** (Buprenorphin): Übelkeit, Erbrechen, Erythem, Juckreiz, Schwindel, Kopfschmerzen, Dyspnoe, Schwitzen, Exanthem, Obstipation, Ödeme, Müdigkeit **UW** (Nalbuphin): Sedierung, Schweißausbrüche, Schläfrigkeit, Vertigo, Mundtrockenheit, Kopfschmerzen, Dysphorie, Übelkeit, Erbrechen; **KI** (Buprenorphin TTS): bek. Überempfindlichkeit, opiodabhängige Pat. bzw. z. Drogensubstitution, Störungen Atemzentrum bzw. Atemfunktion, Myasthenia gravis, Komb. mit MAO-Hemmern, Delirium tremens, SS; **KI** (Nalbuphin): bek. Überempfindlichkeit, schwere NI, Leberschäden, gleichzeitige Th. mit μ-agonistischen Opioiden

Buprenorphin Rp (Btm)	HWZ 5h, TTS 30h, Q0 1.0, PPB 96%, PRC C, Lact ? ✋
Buprenorphin AWD *TTS 35, 52.5, 70μg/h* **Norspan** *TTS 5, 10, 20μg/h* **Subutex** *Tbl. 0.4, 2, 8mg* **Temgesic** *Tbl. 0.2, 0.4mg; Amp. 0.3mg/1ml* **Transtec Pro** *TTS 35, 52.5, 70μg/h*	**(Sehr) starke Schmerzen** → 381: 3–4 x 0.2–0.4mg subl., 3–4 x 0.15–0.3mg i.v./i.m.; max. 1.2mg/d; TTS: 35–70μg/h, Wechsel alle 4d; TTS (Norspan): 5-20μg/h, Wechsel alle 7d; **Ki.** 3–4 x 3–6μg/kg i.v./i.m.; > 35kg: 3–4 x 0.2mg p.o.; > 45kg: 3–4 x 0.4mg p.o.; **Substitutionstherapie bei Opiatabhängigkeit:** ini 1 x 2–4mg p.o., dann langsame Dosisreduktion; **DANI** nicht erforderlich; **DALI** Dosisreduktion, KI bei schwerer LI
Buprenorphin + Naloxon Rp (Btm)	✋
Suboxone *Lingualtbl. 2 + 0.5mg, 8 + 2mg*	**Substitutionsth. bei Opiatabhängigkeit:** ini 2–4+0.5–1mg p.o., an d1 ggf. erneut 1–2 x 2+0.5mg, Dosisanpassung n. klin. Wi., max. 24mg Buprenorphin/d, s. auch FachInfo; **DANI** nicht erforderlich; Vorsicht bei GFR<30; **DALI** Dosis-reduktion, KI bei schwerer LI
Meptazinol Rp	HWZ 3h, Q0 0.95
Meptid *Amp. 100mg/1ml*	**Mittelstarke–starke Schmerzen** → 381: 50–100mg i.v., 75–100mg i.m., ggf. Wh alle 2–4h
Nalbuphin Rp	HWZ 2,3+/-0,8h
Nalpain *Inj.Lsg. 10mg/1ml*	Mittelstarke-starke Schmerzen: 0.1-0.3mg/kg i.v., i.m o. s.c., dann je n. Wi. nach 3-6h wh., max. 20mg/d; Ki.: 0.1-0.2mg/kg i.v., i.m. o. s.c.; Ki. < 1,5 J: keine Daten; DANI KI bei schweren Nierenschäden; DALI KI bei schweren Leberschäden

A 5.1.6 Opioidantagonisten

Wm: kompetitiver Antagonismus am Opioidrezeptor
UW: Übelkeit, Erbrechen, RR↑, akutes Entzugssyndrom, Schwindel, Schwitzen, Tachykardie, epileptische Anfälle, allerg. Reaktionen; **KI:** bek. Überempf.; Cave in der SS

Naloxon Rp	HWZ 3–4h, Q0 1.0, PPB 32–45%, PRC B, Lact ?
Naloxon Deltaselect *Amp. 0.4mg/1ml* **Naloxon Hameln** *Amp. 0.4mg/1ml* **Naloxon-ratioph.** *Amp. 0.4mg/1ml* **Naloxon Inresa** *Amp. 0.4mg/1ml*	**Opioid-Intoxikation** → 597: ini 0.4–2mg i.v./i.m./s.c., dann je n. Wi. alle 2min. 0.4–2mg; **Ki.:** 0.01mg/kg i.v., je n. Wi Wh. n. 3–5min.; **post-OP Atemdämpfung:** 0.1–0.2mg i.v., Wh. alle 2–3min. bis Spontanatmung einsetzt; **Ki.:** 0.005–0.01mg/kg

Naltrexon Rp	HWZ 2.7 (9)h, Q0 1.0, PPB 21%, PRC C, Lact ?
Nalorex *Tbl. 50mg* **Naltrexon Hcl** *Tbl. 50mg* **Nemexin** *Tbl. 50mg*	**Unterstützung einer Entwöhnungsth. nach erfolgter Opiatentgiftung:** nach neg. Naloxon-Test 1 x 50mg p.o.; **DANI, DALI** vorsichtige Dosiseinstellung

A 5.1.7 Weitere Opioid Analgetika

siehe → 102

UW (Tramadol): Schwindel, Unruhe, Verstopfung, Kopfschmerzen, Übelkeit, Erbrechen
KI (Tramadol): Überemfindlichkeit; Intoxikation v.a. bei gleichzeitigem Alkoholkonsum

Tilidin + Naloxon Rp	HWZ 3h, Q0 0.95
Andolor *Gtt. (20Gtt. = 50+4mg)* **Celldolor** *Tbl. (ret.) 50+4, 100+8, 150+12, 200+16mg* **Nalidin** *Gtt. (20Gtt. = 50+4mg)* **Tilicomp Beta** *Kps. 50+4mg; Tbl. (ret.) 50+4, 100+8, 150+12, 200+16mg; Gtt. (20Gtt. = 50+4mg)* **Tilidin HEXAL Comp.** *Kps. 50+4mg; Tbl. (ret.) 50+4, 100+8, 150+12, 200+16mg; Gtt. (20Gtt. = 50+4mg)* **Valoron N** *Tbl. (ret.) 50 + 4, 100 + 8, 150+12, 200 + 16mg; Gtt. (20 Gtt.= 50+4mg)*	**(Sehr) starke Schmerzen** → 381: bis 4 x 50–100 + 4–8mg p.o., max. 600 + 48mg/d; 2 x 50–200 + 4–16mg (ret.) p.o.; **Ki. 2–13J.:** bis 4 x 1Gtt./Lebensjahr, minimal 3Gtt./Einzeldosis; **DANI** nicht erforderl.

Tramadol Rp	HWZ 6 (5–10)h, Q0 0.6, PPB 20%, PRC C, Lact –
Amadol *Kps. 50, 50 (ret.), 100 (ret.), 150 (ret.), 200 (ret.); Tbl. (ret.) 100, 150, 200mg; Gtt. (20Gtt. = 50mg)* **Jutadol** *Gtt. (20Gtt. = 50mg)* **Tial** *Tbl. 100 (ret.), 150 (ret.), 200 (ret.)mg* **Tramadolor** *Kps. 50mg; 50 (ret.), 100 (ret.),150 (ret.), 200 (ret.)mg; Tbl.. 50, 50 (ret.), 150 (ret.), 200 (ret.), 300 (ret.)mg; Brausetbl. 50, 100mg; Gtt. (20Gtt. = 50mg); Pumplsg. 100mg/1ml; Supp. 100mg; Amp. 50mg/1ml, 100mg/2ml* **Tramadol-ratioph.** *Tbl. 50, 100 (ret.); Kps. 50, 50 (ret.), 150 (ret.), 200 (ret.)mg; Brausetbl. 50mg; Gtt. (20Gtt. = 50mg); Pumplsg. 100mg/1ml; Amp. 50mg/1ml, 100mg/2ml* **Tramal** *Kps. 50mg, Tbl. (ret.) 50, 100, 150, 200 mg; Supp. 100mg; Gtt. (20 Gtt.=50mg); Amp. 50mg/1ml, 100mg/2ml* **Travex** *Tbl. 50mg; Tbl. (ret.) 150, 200, 300, 400mg*	**Mäßige, starke Schmerzen** → 381: bis 4 x 50–100mg p.o./i.v./i.m./s.c.; 1–2 x 50–200mg ret. p.o.; max. 400mg/d; **Ki. 1–13J.:** 1–2mg/kg/Einzeldosis **DANI** bei kurzfristiger Gabe keine Dosisanpassung erforderlich; bei schwerer NI Dauerth. nicht empfohlen; GFR<10: KI; **DALI** KI bei schwerer LI

A 5.2 Weitere Analgetika

Wm/Wi (Ziconotid) inhibiert spannungsabhängigen Calciumeinstrom in die primären nozizeptiven afferenten Nerven, die im Rückenmarkshinterhorn enden
UW (Ziconotid): Schwindel , Übelkeit, Nystagmus, Verwirrung, Gangabnormalitäten, Beeinträchtigung des Gedächtnisses, Verschwommensehen, Kopfschmerz, Asthenie, Erbrechen, Somnolenz,
KI Ziconotid): bek. Überempfindlichkeit, Komb. mit intrathekalen Chemoth.

Ziconotid	HWZ 4.5h, (intrathekal)
Prialt *Inf.Lsg. 100µg/1ml, 500µg/5ml*	**Starke chron. Schmerzen:** ini 2.4µg/d intrathekal, n. Bed. um max. 2.4µ/d steigern, max. 21,6µg/d; **DANI, DALI** keine Daten

A 5.3 Non-steroidale Antirheumatika (NSAR)

A 5.3.1 Salicylsäurederivate (Salizylate)

Wm: Hemmung der Cyclooxygenase ⇒ Prostaglandinsynthese ↓
Wi: analgetisch, antiphlogistisch, antipyretisch, thrombozytenaggregationshemmend (ASS)
UW (NSAR - Säuren): allerg. Hautreaktion, Schwindel, Nausea, Tinnitus, Magen-Darm-Ulzera, Bronchospasmus, Blutbildungsstrg., Nierenfunktionsstrg., Abszesse bei i.m.-Anwendung
UW (ASS): zusätzlich Panzytopenie, Strg. des Säure-Basen-Haushalts, Blutungszeit ↑
KI (NSAR -Säuren): Magen-Darm-Ulzera, Blutbildungsstrg., SS/SZ (nicht alle Ws)
KI (ASS): SS (nach 36. SSW, vorher strenge Ind.Stell.); Anw.Beschr. bei Kindern und Jugendlichen mit fieberhaften Erkrankungen (Cave: Reye-Syndrom)
Ink: Aminoglykoside, Azetazolamid, Methotrexat, Probenecid, Sulfonylharnstoffe, Valproinsäure

Acetylsalicylsäure (ASS) OTC/Rp	HWZ (2-4)h, Q0 1.0, PPB 70-90%, PRC D, Lact ?
Acesal *Tbl. 250, 500mg* **Aspirin** *Tbl. 100, 300, 500mg; Kautbl. 500mg; Brausetbl. 500mg* **Aspirin i.v.** *Inj.Lsg. 500mg/5ml* **ASS HEXAL** *Tbl. 100, 500mg* **ASS-ratioph.** *Tbl. 100, 300, 500mg* **Delgesic** *Pulver 100, 500, 1000mg* **Godamed** *Tbl. 50, 100, 300mg*	**Leichte, mäßig starke Schmerzen** → 381, **Fieber:** 2-3 x 0.5-1g p.o., max. 3g/d; 1-2 x 0.5-1g i.v., max. 5g/d; **Ki. 6-14J.:** 1-3 x 250-500mg p.o.; max. 13mg/kg/Einzeldosis; 10-25mg/kg/d i.v. Th und Pro. kardiovask. Erkrankungen: → 326, → 327, → 330, → 336 **DANI, DALI** Dosisreduktion

A 5.3.2 Propionsäurederivate

Wm, Wi, UW, KI, Ink → A 5.3.1

Dexibuprofen Rp	HWZ 1.8-3.5 h, Q0 1.0, PPB 99%
Deltaran *Tbl. 200, 300, 400mg* **Dolomagon** *Tbl. 400mg*	**Schmerzen bei degen. Gelenkerkr., Dysmenorrhoe:** 2-3 x 200-300mg p.o., max. 1200mg/d; **DANI** GFR < 30: KI; **DALI** KI bei schwerer Leberfunktionsstörung

Dexketoprofen Rp	HWZ 0.35-1.65h, PPB 99%
Sympal *Tbl. 25mg; Inj.Lsg. 50mg/2ml*	**Leichte, mäßig starke Schmerzen** → 381: 4-6 x 12.5mg p.o.; 3 x 25mg p.o., max. 75mg/d; **DANI** GFR 50-80: max. 50mg/d; < 50: KI; **DALI** Child 5-9: max. 50mg/d, >9: KI

Ibuprofen OTC/Rp	HWZ 1.8–3.5 h, Q0 1.0, PPB 99%, PRC D, Lact +
Aktren *Tbl. 200, 400mg; Kps. 400mg* **Analgin Akut** *Tbl. 400mg* **Anco** *Tbl. 600mg* **Docpelin** *Tbl. 200, 400mg* **Dolgit** *Tbl. 200, 400, 600, 800mg; Gel (1g enth. 50mg)* **Dolormin** *Tbl. 200, 400mg; Saft (5ml=100, 200mg); Gran. 200mg; Supp. 542mg* **IbuHEXAL** *Tbl. 200, 400, 600, 800, 800 (ret.)mg; Supp. 542mg, Saft (5ml = 100mg)* **Ibu-ratioph.** *Tbl. 200, 400, 600, 800, 800 (ret.) mg; Saft (5ml = 100, 200mg)* **Imbun** *Tbl. 500, 800 (ret.), 1000mg; Supp. 500mg* **Urem** *Tbl. 200, 400mg*	**Leichte, mäßig starke Schmerzen,** → 381 **Dysmenorrhoe, Fieber , rheum. Erkr.:** 2–3 x 200–600mg p.o.; 1–2 x 800mg (ret.) p.o.; 2–3 x 500mg rect.; max. 2400mg/d; 1 x 400mg i.m.; **Ki.** > **6J.:** 10–15mg/kg/d in 2–3 Einzeldosen; **DANI** sorgfältige Dosisanpassung

Ketoprofen Rp	HWZ 1.5–2.5 h, Q0 0.9, PPB 99%, PRC B, Lact ?
Alrheumun *Kps. 50, 100mg* **Gabrilen** *Tbl. 25mg; Kps. 50, 100, 200 (ret.)mg; Amp. 100mg/2ml* **Spondylon** *Kps. 100mg*	**Arthritiden** → 385, **rheuma. Erkrankungen** → 382, **schmerzhafte Schwellung, Dysmenorrhoe:** 1–2 x 50–150mg p.o.; 1 x 200mg (ret.) p.o.; 1 x 100mg i.m.; **DANI** sorgfältige Dosiseinstellung

Naproxen OTC/Rp	HWZ 12–15 h, Q0 0.9, PPB 100%
Aleve *Tbl. 200mg* **Dolorsan Femina** *Tbl. 250mg* **Dysmenalgit** *Tbl. 250mg* **Mobilat** *Tbl. 250mg* **Naproxen ct** *Tbl. 200, 250, 500mg;* **Proxen S** *Tbl. 250, 500mg*	**Arthritiden** → 382, **rheumatische Erkrankungen** → 382, **schmerzhafte Schwellung, Dysmenorrhoe:** 500–1250mg/d p.o./rect. in 2–3 Einzeldosen; **Ki.** 10–15mg/kg/d; **leichte, mäßig starke Schmerzen, Fieber:** ini 200–500mg p.o., max. 750mg/d; **DANI** max. 500mg/d; GFR < 20: keine Langzeitanwendung; **DALI** max. 500mg/d

Tiaprofensäure Rp	HWZ 1.5–3 h, Q0 0.55, PPB 98–99%
Surgam *Tbl. 300mg*	**Arthritiden** → 382, **rheum. Erkrankung** → 382, **schmerzhafte Schwellung:** 2 x 300mg p.o., max. 600mg/d; **DANI, DALI** KI bei schwerer NI, LI

A 5.3.3 Essigsäurederivate

Wm/Wi (Diclofenac) → 106; **UW** (Diclofenac): Erbrechen, Diarrhoe, Nausea, GI-Blutung, Überempfindlichkeit, anaphylaktische Reakt., Gesichtsödem, Zungenschwellung, Kehlkopfschwellung mit Einengung der Luftwege, Luftnot, Asthmaanfall, Herzjagen, RR-Abfall, Schock, Reizbarkeit, Schlaflosigkeit, Kopfschmerzen, Erregung, Müdigkeit, Schwindel, Benommenheit, Dyspepsie, Bauchschmerzen, Blähungen, Anorexie, GI-Ulzera, Transaminasen ↑, Exanthem, Juckreiz, Verschlechterung chron. entzündlicher Darmerkrankungen; **KI** (Diclofenac): bekannte Reaktion von Bronchospasmus, Asthma, Rhinitis od. Urtikaria nach der Einnahme von ASS od. anderen NSAR in der Vergangenheit, ungeklärte Blutbildungsstrg., bestehende od. in der Vergangenheit wiederholt aufgetretene peptische Ulzera od. Hämorrhagien; GI-Blutungen od. Perforationen in der Anamnese im Zusammenhang mit einer vorherigen Ther. mit NSAR; zerebrovaskuläre od. and. aktive Blutungen, schwere Leber- /Nierenfktsstrg., schwere Herzinsuffizienz, SS (3. Trim.), Ki. <15J.

Aceclofenac Rp	HWZ 4–4.3 h, PPB 99%
Beofenac *Tbl. 100mg*	**Aktivierte Arthrose** → 381, **chron. Polyarthritis** → 382, **M. Bechterew** → 383: 1–2 x 100mg p.o.; **DANI** schwere Nierenfunktionsstrg.: KI; **DALI** ini 100mg/d, KI bei schwerer Funktionsstrg.

Acemetacin Rp	HWZ 4.5 (6)h, Q0 0.6 (0.85), hohe PPB
Acemetacin Stada *Kps. 30, 60mg* **Azeat** *Kps. 30, 60mg* **Rantudil** *Kps. 30, 60, 90 (ret.)mg*	**Arthrose** → 381, **chron. Polyarthritis** → 382, **M. Bechterew** → 383: 1-3 x 30-60mg p.o.; 1-2 x 90mg (ret.) p.o.
Diclofenac OTC/Rp	HWZ 1-2(1-3)h, Q0 1.0, PPB 99%, PRC B, Lact ?
Allvoran *Tbl. 50, 100 (ret.)mg; Supp. 50, 100mg; Amp. 75mg/3ml* **Diclac Dolo** *Tbl. 12.5, 25mg* **Diclac** *Tbl. 25, 50, 75 (ret.), 100 (ret.), 150 (ret.)mg; Supp. 50, 100mg; Amp. 75mg/3ml* **Diclofenac-ratioph.** *Tbl. 12.5, 25, 50, 75 (ret.), 100 (ret.), 150 (ret.)mg ; Supp. 25, 50, 100mg; Pflaster 130mg;Amp. 75mg/2ml; Gel (1g enth. 10mg); Gtt. (20Gtt. = 50mg)* **Effekton** *Tbl. 25, 50, 100 (ret.)mg; Supp. 50, 100mg; Amp. 75mg/3ml;* **Rewodina** *Tbl. 25, 50, 75 (ret.), 100 (ret.)mg; Supp. 50, 100mg; Gel (1g enth. 10mg)* **Voltaren** *Tbl. 12.5, 25, 50, 100 (ret.)mg; Kps. 12.5, 75mg; Supp. 25, 50, 100mg; Amp. 75mg/3ml; Gel (1g enth. 9.3mg)*	**Arthritiden** → 382, **rheum. Erkr.** → 382, **schmerzhafte Schwellungen:** 1-3 x 25-50mg p.o., rect.; 2 x 75mg p.o.; 1 x 100mg rect.; 2 x 1 Pflaster; **+ret.:**1 x 100mg p.o.; 1 x 75mg i.m.; max. 150mg/d p.o/rect./i.m.; **Ki. > 6J.:** 2mg/kg/d p.o./rect.; **Jugendl.:** 1-2mg/kg/d; **DANI** sorgfältige Dosiseinstellung **Äußerliche Therapie von Schmerzen, Entzündungen, Schwellungen bei rheumatischen** → 382 **und degenerativen Erkrankungen, Sportverletzungen:** 3-4 x tgl. auftragen
Indometacin Rp	HWZ 4-11h, Q0 0.85, PPB >90%, PRC D
Indo ct *Kps. 25, 50, 75 (ret.)mg; Supp. 50, 100mg* **Indometacin AL** *Brausetbl. 25, 50mg; Tbl. 50mg* **Indomet-ratioph.** *Kps. 25, 50, 75 (ret.)mg; Supp. 50, 100mg; Gel (1g enth. 10mg)* **Indo-paed** *Susp. (1ml = 5mg)*	**Arthritiden** → 382, **rheumatische Erkrankungen** → 382, **schmerzhafte Schwellungen:** 2-3 x 25-50mg p.o.; 1-2 x 75mg (ret.) p.o.; 1-3 x 50mg, 1 x 100mg rect.; max. 200mg/d kurzfristig; Gel: 2-4 x lokal; **Ki. 6-14J.:** 1-3mg/kg/d p.o. in 2-3 Einzeldosen; **DANI** sorgfältige Dosiseinstellung

A 5.3.4 Oxicame

Wm, Wi, UW, KI, Ink → 106; Ink (Piroxicam): Ritonavir	
Meloxicam Rp	HWZ 15-20h, Q0 1.0, PPB 99%, PRC N, Lact ?
Melox Gry *Tbl. 7.5, 15mg* **Meloxicam-ratioph.** *Tbl. 7.5, 15mg* **Mobec** *Tbl. 7.5mg* **Mobic** *T,Amp. 15mg/1.5ml* **Movalis** *Tbl. 7.5, 15mg*	**Arthrose** → 381, **chronische Polyarthritis** → 382, **M. Bechterew** → 383: *1 x 7.5-15mg p.o./ 1 x 15mg i.m.; max. 15mg/d;* **DANI** *GFR>25: 100%; Dialyse max. 7.5mg/d*
Piroxicam OTC/Rp	HWZ 50h, Q0 0.9, PPB 98%, PRC C, Lact +
Brexidol *Tbl. 20mg* **Jenapirox** *Tbl. 20mg* **Pirocutan** *Tbl. 10, 20mg; Amp. 20mg/1ml; Creme, Gel (1g enth. 5mg)* **Piroxicam-ratioph.** *Tbl. 10, 20mg; Supp. 20mg; Amp. 20mg/1ml*	**Arthritiden** → 382, **rheum. Erkr.** → 382, **schmerzhafte Schwellungen:** 10-20mg p.o., rect.,i.m., max. 20mg/d; **Entzündungen von Sehnen oder Sehnen- scheiden, schmerzhafte Schulter-steife, Prellungen, Zerrungen, Verstauchungen:** Creme, Gel: 3-4 x lokal; **DANI, DALI** leichte bis mittlere Einschränkung: 100%, schwere Fkt.störung: KI

A 5.3.5 Coxibe

Wm: selektive Hemmung d. Cyclooxygenase-2 ⇒ Prostaglandinsynthese ↓ ; **Wi:** analgetisch, antiphlogistisch; **UW:** Ödeme, Bauchschmerzen, Benommenheit, Hypertonie, Oberbauchbeschwerden, Schwindel, Übelkeit, Kopfschmerzen, Pruritus, Transaminasen ↑ , allerg. Reakt.; **KI:** aktives Ulkus, Leberfktsstrg. (Child-Pugh: >10), entzündliche Darmerkrankungen, Herzinsuff. (NYHA II–IV), KHK, zerebrovaskuläre Erkr., bek. Überempf., SS/SZ

Celecoxib Rp	HWZ 8–12h, Q0 >0.7, PPB 97%, PRC C, Lact ?
Celebrex *Tbl. 100, 200mg* **Onsenal** *Kps. 400mg*	**Aktivierte Arthrose** → 381, **chron. Polyarthritis** → 382: 1–2 x 100–200mg p.o.; **fam. adenomatöse Polyposis:** 2 x 400mg p.o.; **DANI** vorsichtige Dosiseinstellung, GFR < 30: KI; **DALI** 50%, Child > 10: KI

Etoricoxib Rp	HWZ 22 h, PPB 92%
Arcoxia *Tbl. 30, 60, 90, 120mg*	**Arthrose** → 381: 1 x 60mg p.o.; **rheumat. Arthritis** → 382: 1 x 90mg; **akute Gichtarthritis:** 1 x 120mg; **DANI** GFR > 30: 100%; < 30: KI; **DALI** Child-Pugh 5–6: max. 60mg/d; 7–9: 60mg alle 2d; > 10: KI

Parecoxib Rp	HWZ (8h) Q0 0.95 (>0.7), PRC C, Lact ?
Dynastat *Inj.Lsg 40mg/2ml*	**Post-OP Schmerzen, Kurzzeitther.:** 40mg i.v./i.m., nach 6–12h evtl. 20–40mg für 2d, max. 80mg/d, < 50kg: max. 40mg/d; **DANI** nicht erforderlich

A 5.3.6 Anilinderivate

Wm: Hemmung der zerebralen Prostaglandinsynthese, Hemmung des Effekts endogener Pyrogene auf die hypothalamische Temperaturregulation; **Wi:** antipyretisch, analgetisch, nur sehr gering antiphlogistisch **UW:** allerg. Hautreaktionen, Kopfschmerzen, Bronchospasmus, Nieren-, Leberschäden; **KI:** Anw.Beschr. bei Leberfktsstrg., Gilbert-Meulengracht-Syndrom, vorgeschädigter Niere; Cave in SS/SZ **Ink**: Alkohol, Phenytoin

Paracetamol (Acetaminophen)	OTC/Rp* HWZ 1–4h, Q0 >0.9, PPB 10%, PRC B, Lact+
Ben-u-ron *Tbl. 500, 1000mg; Kps. 500mg; Supp. 75, 125, 250, 500, 1000mg; Saft (5ml = 200mg)* **Captin** *Supp. 125, 250, 500mg* **Enelfa** *Tbl. 500mg; Supp. 125, 250, 500mg; Saft (5ml = 120mg)* **Paracetamol HEXAL** *Tbl. 500mg; Supp. 125, 250, 500, 1000mg; Saft (5ml = 200mg)* **Paracetamol-ratioph.** *Brausetbl. 500mg; Tbl. 500mg; Supp. 125, 250, 500, 1000mg; Saft (5ml = 200mg)* **Perfalgan** *Inf.Lsg. 500mg/50ml, 1000mg/100ml* **Rubiemol** *Supp. 125, 250, 500mg; Saft (5ml = 250mg)*	**Leichte bis mäßig starke Schmerzen** → 381, **Fieber:** 3–4 x 10–15mg/kg, max. 60mg/kg/d p.o/rect.; 1g i.v., ggf. Wdh. nach 4h, max. 4g/d i.v. **Ki.** p.o./rect.: s. Erw.; i.v.: >33kg: 15mg/kg i.v., ggf. Wdh. nach 4h, max. 60mg/kg/d bzw. max. 4g/d i.v.; **DANI** GFR < 30: (i.v.) Dosisintervall 6h; **DALI** Dosisintervall verlängern; Child-Pugh > 9: KI *verschreibungspflichtig, wenn eine Packung >10g enthält

A 5.3.7 Pyrazolonderivate

Wm/Wi: Hemmung der Cyclooxygenase ⇒ Prostaglandine ↓ ; analgetisch, antipyretisch; **Wi** (Phenylbutazon): zusätzlich antiphlogistisch; **UW** (Metamizol): allergische Reaktionen, Bronchospasmus, RR ↓ , Stevens-Johnson-/Lyell-Syndrom, Leukopenie, Aganulozytose, Verschlechterung der Nierenfunktion, akute interstitielle Nephritis; **KI** (Metamizol): bekannte Allergie gegen Metamizol oder Pyrazolone/Pyrazolidine, bekanntes Analgetika-Asthma-Syndrom, bekannte Analgetika-Intoleranz (Urtikaria-Angioödemtyp), akute intermittierende hepatische Porphyrie, G-6-PDH-Mangel, KM-Insuffizienz, Sgl. < 3M od. < 5 kg; letztes SS-Trimenon, keine i.v.-Gabe bei Hypotonie und instabiler Kreislaufsituation oder bei Sgl. (3-11 M); **Ink** (Phenylbutazon): Cumarine, Phenytoin, Sulfonylharnstoffe

Metamizol Rp	HWZ 2.5 (4)h, Q0 >0.8 (0.6), PRC D
Analgin *Tbl. 500mg; Amp. 1g/2ml* **Berlosin** *Tbl. 500mg; Supp. 1000mg; Amp. 1g/2ml* **Metamizol HEXAL** *Tbl. 500mg; Gtt. (20Gtt. = 500mg); Supp. 300, 1000mg; Amp. 2.5g/5ml* **Novalgin** *Tbl. 500mg; Brausetbl. 500mg; Gtt. (20Gtt. = 500mg); Supp. 300, 1000mg; Amp. 1g/2ml, 2.5g/5ml* **Novaminsulfon-ratioph.** *Tbl. 500mg; Gtt. (20Gtt.=500mg); Amp. 1g/2ml, 2.5g/2ml*	**Starke Schmerzen** → 381, **Koliken, Fieber:** 1–4 x 8–16mg/kg p.o./rect./i.v.; **Sgl.** (> 3Mo. bzw. > 5kg): 1–4 x 8–16mg/kg p.o./i.m.; **Ki.** s. Erw.; **DANI; DALI** mehrfache höhere Dosen vermeiden

Phenazon OTC	HWZ 11–12h, Q0 0.95, geringe PPB
Eu-Med *Tbl. 500mg* **Migräne-Kranit** *Tbl. 500mg; Supp. 500mg* **Migränin Phenazon** *Tbl. 500mg*	**Leichte, mäßig starke Schmerzen** → 381, **Fieber:** 1–4 x 0.5–1g p.o./rect., max. 4g/d; **Ki. 7–15J.:** 3–4 x 250mg p.o., max. 1250mg/d; **DANI** max. 500mg/Einzeldosis, max. 2g/d

Phenylbutazon Rp	HWZ 70 (48)h, Q0 1.0 (1.0), PPB 99%
Ambene *Tbl. 200mg; Amp. 400mg/2ml* **Exrheudon Opt** *Tbl. 200mg*	**M. Bechterew** → 383, **chron. Polyarthritis** → 382: d 1–2: 2–3 x 200mg p.o.; dann: 1–2 x 200mg; 1 x 400mg i.m; Dauer max. 7d; **akuter Gichtanfall:** ini 400mg p.o.; dann 2 x 200mg p.o; **DANI, DALI** KI

Propyphenazon OTC	HWZ 1.5h, Q0 0.9
Demex *Tbl. 500mg*	**Leichte, mäßig starke Schmerzen** → 381, **Fieber:** 1–4 x 0.5–1g p.o., max. 4g/d; **Ki. 7–15J.:** 1–4 x 250mg p.o.; max. 1200mg/d

A 5.4 Spasmolytika

Wm/Wi: Antagonismus am Muscarinrezeptor (Parasympatholyse); **Wm/Wi** (Mebeverin): + papaverinartige Wi (direkte Wi auf glatte Muskulatur); **Wm/Wi** (Hymecromon): + choleretisch; **UW:** Schweißdrüsensekretion ↓, Mundtrockenheit, HF ↑, Miktionsbeschwerden; **KI:** Glaukom, Blasenentleerungsstrg., mechanischer Ileus, Tachyarrhythmie, Myastenia gravis; Cave in SS

Atropin Rp	HWZ 2–3h, Q0 0.45, PPB 2–40%, PRC C, Lact?
Dysurgal *Tbl. 0.5mg*	**Magen-Darm-Harnwegs-Spasmen** → 432: 1–3x 0.5–1mg p.o.; **Ki. 2–5J.:** 1–3 x 0.25mg; **6–14J.:** 1–3 x 0.5mg;

Butylscopolamin OTC/Rp	HWZ 5h, Q0 0.55, PPB 3–11%, PRC C
BS-ratioph. *Amp. 20mg/1ml* **Buscopan** *Tbl. 10mg; Supp. 10mg; Amp. 20mg/1ml; Inf.Lsg. 200mg/10ml* **Spasman Scop** *Amp. 20mg/1ml*	**Magen-Darm-Spasmen** → 432: 3–5 x 10–20mg p.o./rect.; 20–40mg i.v./i.m./s.c., max. 100mg/d; **Ki., Jugendl.:** 0.3–0.6mg/kg i.v./i.m./s.c., max. 1.5mg/kg/d

Mebeverin Rp	HWZ 2h, PPB 76%
Duspatal *Tbl. 135mg; Kps. 200 (ret.) mg* **Duspatalin** *Tbl. 135mg* **Mebeverin dura** *Tbl. 135mg* **Mebeverin Solvay** *Kps. 200 (ret.)mg*	**Reizdarmsyndrom:** 2x 200mg(ret.) p.o.; 3x 135mg, evtl. Dosisreduktion nach einigen W; **Ki. 3J.:** 3 x 25mg p.o.; **4–8J.:** 3 x 50mg **9–10J.:** 3 x 100mg; > **10J.:** s. Erw.

Hymecromon OTC	HWZ 1h
Chol Spasmoletten *Tbl. 400mg* **Cholspasmin** *Tbl. 400mg*	**Gallenwegsspasmus** → 432, **Cholestase**: 2-3 x 400mg p.o.; **DANI, DALI** KI bei schwerer NI, LI

A 5.5 Analgetika-Kombinationen

ASS + Codein Rp	
Dolviran N *Tbl. 500+30mg*	**Mäßig starke und starke Schmerzen** → **381:** 1-3 x 500-1000 + 30-60mg p.o.; **DANI, DALI** Dosisreduktion
ASS + Paracetamol + Coffein OTC	
Boxonal *Tbl. 250+200+50mg* **Dolopyrin Al 250+200+50mg** **Herbin Stodin** *Tbl. 250+200+50mg* **Neuralgin** *Tbl. 250+200+50mg* **Neuranidal N** *Tbl. 250+200+50mg* **Temagin Pac** *Tbl. 250+200+50mg* **Thomapyrin** *Tbl. 250+200+50mg* **Titralgan** *Tbl. 250+200+50mg*	**Leichte, mäßig starke Schmerzen:** 1-3 x 250-500 + 200-400 + 50-100mg p.o.; **DANI** KI bei schwerer Nierenfunktionsstrg.
ASS + Paracetamol + Codein/Coffein Rp	
Dolomo TN *Kombipackung Tbl.-T: 250+250+50mg Coffein; Tbl.-N: 250+250+50mg Codein*	**Mäßig starke Schmerzen:** tagsüber: 1-3 x 1-2 Tbl.-T p.o.; nachts: 1 x 1-2 Tbl.-N p.o.; **DANI** GFR<10: Dosisintervall mind. 8h; **DALI** Dosisreduktion, Child-Pugh >9: KI
Diclofenac + Codein Rp	
Combaren *Tbl. 50+50mg* **Voltaren plus** *Tbl. 50+50mg*	**Starke und sehr starke Schmerzen** → **381:** 1-3 x 50 + 50mg p.o.; **DANI** sorgfält. Dosiseinstellung
Paracetamol + Codein Rp	PRC C, Lact ?
Gelonida Schmerztbl. *Tbl. 500+30mg* **Nedolon P** *Tbl. 500+30mg* **Paracetamol Comp. Stada** *Tbl. 500+30mg* **talvosilen** *Tbl. 500+20, 30mg, Kps. 500+20, 500+30mg; Supp. 250, 500, 1000+5, 10, 20mg; Supp. 1000+60mg; Saft (5ml = 200+5mg)* **Titretta** *Tbl. 500+30mg; Supp. 1g+60mg*	**Mäßig starke und starke Schmerzen** → **381:** 1-4 x 500-1000 + 20-60mg p.o./rect.; **Ki. 1-6J.:** 1-3 x 250 + 5mg rect.; **6-12J.:** 1-3 x 500 + 10mg rect.; **DANI** Dosisreduktion; **DALI** Dosisreduktion, Child-Pugh > 9: KI
Paracetamol + Coffein + Codein Rp	
Azur compositum *Tbl. 350+50+30mg; Supp. 600+50+40mg*	**Starke Schmerzen** → **381:** 1-4 x 350-700 + 50-100 + 30-60mg p.o.; 1-4 x 600 + 50 + 40mg rect.; **DANI** Dosisreduktion; **DALI** Dosisreduktion, Child-Pugh > 9: KI
Paracetamol + Metoclopramid Rp	
Migraene Neuridal *Tbl. 500+5mg* **Migraeflux Mcp** *Tbl. 500+5mg* **Migränerton** *Kps. 500+5mg* **Migralave+Mcp** *Tbl. 500+5mg*	**Migräneanfall** → **463:** ini 1000 + 10mg p.o., ggf. alle 4h 500 + 5mg, max. 3000 + 30mg/d; **DANI** Dosisreduktion; **DALI** LI mit Aszites: 50%

Paracetamol + N-Butylscopolamin OTC	
Buscopan plus *Tbl. 500+10mg; Supp. 800+10mg*	**Krampfartige Magen-Darm-Schmerzen, Dysmenorrhoe:** 3 x 500–1000 + 10–20mg p.o.; 3–4 x 800 + 10mg rect.; DALI KI bei schwerer LI
Paracetamol + Tramadol Rp	
Zaldiar *Tbl. 325+37.5mg; Brausetbl. 325+37.5mg*	**Mäßig starke u. starke Schmerzen** → 381: **Erw. u. Ki. >12J.:** ini 2Tbl., dann nach Bed. bis max. 4 x 2Tbl.; **DANI** GFR 10-30: Dosisintervall 12h; < 10: Anw. nicht empfohlen; **DALI** schwere LI Anw. nicht empfohlen
Propyphenazon + Coffein OTC	
Optalidon N *Tbl. 125+25mg, Supp. 375+75mg*	**Leichte, mäßig starke Schmerzen:** 1–3 x 125–250 + 25–50mg p.o.; 1–3 x 375 + 75mg rect.; **Ki. > 7J.:** 1–3 x 125 + 25mg; 1 x 375 + 75mg rect.
s. auch ZNS – Migränemittel (→ 207)	

A 5.6 Analgetika + Schleimhautprotektiva

Diclofenac + Misoprostol Rp	
Arthotec *Tbl. 50+0.2mg, 75+0.2mg*	**Aktivierte Arthrose** → 381: 1–3 x 50 + 0.2mg p.o.; 2 x 75 + 0.2mg p.o.; **DANI, DALI** sorgfältige Dosiseinstellung

A 5.7 Rheuma-Basistherapeutika DMARD (disease modifying antirheumatic drugs)

Wm (Chloroquin): Stabilisierung der Lysosomenmembran, Beeinflussung des Bindegewebsstoffwechsels; **Wm** (Cyclophosphamid): Alkylans ⇒ Strangbrüche und Vernetzungen der DNS; **Wm** (Gold: Auranofin, Na-Aurothiomalat): Hemmung der Leukozytenauswanderung in d. Synovia; **Wm** (Leflunomid): Hemmung der Dihydroorotatdehydrogenase ⇒ Hemmung der Pyrimidinsynthese ⇒ Lymphozytenproliferation ↓; **Wm** (Methotrexat): immunsupressiv, Zytokinsynthese ↓; **Wm** (Penicillamin): Spaltung von Rheumafaktoren, mesenchymsuppressiv; **Wm** (Sulfasalazin): Beeinflussung der Prostaglandinsynthese; **Wi**: Beeinflussung des rheumatischen Grundprozesses; **UW** (Chloroquin): Hornhauttrübung, Retinopathia pigmentosa, Exantheme; **UW** (Cyclophosphamid): Myelosupression, Übelkeit, Erbrechen, hämorrhag. Zystitis, Haarausfall, Leberfktsstrg., Mucositis, Venoocclusive disease; **UW** (Gold): Haarausfall, Dermatitis, Stomatitis, Panzytopenie, Nierenschäden; **UW** (Penicillamin): Nierenschäden, BB-Veränderungen, Geschmackstrg., Muskellähmungen; **UW** (Leflunomid): Diarrhoe, Transaminasen ↑, Hypertonie, Exanthem, Haarausfall, Knochenmarksdepression, Infektionsanfälligkeit ↑; **UW** (Methotrexat): Exanthem, Haarausfall, GI-Ulzera, Übelkeit, Erbrechen, Strg. der Hämatopoese, Lungenfibrose; **KI** (Chloroquin): Retinopathie, G-6-PDH-Mangel, SS/SZ; **KI** (Cyclophosphamid): floride Infektionen, schwere KM-Suppression, Harnabflussstrg.; **KI** (Gold und Penicillamin): Niereninsuff., Blutbildungsstrg., Leberschäden, SS/SZ; **KI** (Leflunomid): schwere Immundefekte, eingeschränkte Knochenmarksfkt., schwere Infektionen, eingeschränkte Leberfunktion, mittlere bis schwere Niereninsuff., SS/SZ, Kinder u. Jugendliche < 18 J.; **KI** (Methotrexat): akute Infektionen, schwere Knochenmarkdepression, Leberfunktionsstrg., Magen-Darm-Ulzera, Niereninsuff., SS/SZ; **Ink** (Methotrexat): Cisplatin, NSARs, Penicilline, Probenecid, Salizylate, Sulfonamide; **Ink** (Penicillamin): Eisensalze

Auranofin Rp	HWZ 15–31d, Q0 0.9, PPB 60%, PRC C, Lact ?
Ridaura *Tbl. 3mg*	**Chronische Polyarthritis** → 382: 1 x 6mg oder 2 x 3mg p.o.; nach 4–6M evtl. 3 x 3mg; **DANI** nicht erforderlich

Chloroquin Rp	HWZ 30-60d, Q0 0.3, PPB 50-60%, PRC C, Lact +
Resochin *Tbl. 50, 155mg; Amp. 155mg/5ml* **Weimerquin** *Tbl. 155, 310mg*	**Chron. Polyarthritis** → 382, **Lupus eryth.** → 386: **Erw. + Ki.** 2.5mg/kg/d; max. Kumulativdosis 100g
Cyclophosphamid Rp	HWZ 7 (9)h, Q0 0.5, PPB 13%
Cyclostin *Tbl. 50mg* **Endoxan** *Tbl. 50mg; Inf.Lsg. 100, 200, 500, 1000mg*	**Autoimmunerkrank., Dauer-Th.:** 3-6mg/kg/d i.v.; 50-200mg/d p.o.; **Intervall-Th.:** 10-15mg/kg i.v. alle 2-5d; 20-40mg/kg i.v. alle 21-28d; **DANI** GFR <10: 50% → 295; **DALI** 75%
Hydroxychloroquinsulfat Rp	HWZ 30-60d, PRC C, Lact ?
Quensyl *Tbl. 200mg*	**Chron. Polyarthritis** → 382, **Lupus eryth.** → 386: ini 2-3 x 200mg p.o., Erh.Dos. 1-2 x 200mg; 7 **Ki.** 5-6.5mg/kg/d; **DANI, DALI** Dosis anpassen
Leflunomid Rp	HWZ 4-28d, PPB 99%, PRC X, Lact -
Arava *Tbl. 10, 20, 100mg*	**Chron. Polyarthritis** → 382, **Psoriasis-Arthr.** → 385: d1-3: 1 x 100mg p.o., dann: 1 x 10-20mg p.o.; **DANI** KI b. mittlerer bis schwerer Niereninsuffizienz; **DALI** KI bei eingeschränkter Funktion
Methotrexat Rp	HWZ 5.1-9.3h, Q0 0.06, PPB 60%, PRC X, Lact- (→ 298)
Bendatrexat *Inj.Lsg. 50mg/2ml* **Lantarel** *Tbl. 2.5, 7.5, 10mg; Fertigspr. 7.5mg/1ml, 10mg/1.34ml, 15mg/2ml, 20mg/2.67ml, 25mg/1ml* **Metex** *Tbl. 2.5, 7.5, 10mg; Inj.Lsg., Fertigspr. 7.5mg/0.15ml, 10mg/0.20ml, 15mg/ 0.30ml, 20mg/0.40ml, 25mg/0.50ml, 30mg/0.60ml* **MTX HEXAL** *Tbl. 2.5, 5, 7.5 10, 15mg; Inj.Lsg. 5mg/ 2ml, 7.5mg/1ml, 10mg/4ml, 15mg/2ml, 25mg/1ml, 50mg/2ml, 500mg/20ml, 1g/40mll* **MTX Sandoz** *Tbl. 7.5mg; Inj.Lsg. 7.5mg/1ml, 10mg/ 1.33ml, 15mg/2ml, 20mg/2.67ml, 25mg/3.33ml*	**Chron. Polyarthritis** → 382, **Psoriasis-Arthr.** → 385: ini 1 x/W. 7.5mg p.o./i.v., bei guter Verträglichkeit evtl. 1 x/W. 10-15mg, max. 20mg/W. p.o./i.v.; **DANI** GFR>80: 100%, 80: 75%, 60: 63%, GFR < 60 oder Krea > 2mg/dl: KI → 298
Natriumaurothiomalat Rp	HWZ 225-250 d, Q0 0.3, PPB >95%
Tauredon *Amp. 10mg/0.5ml, 20mg/0.5ml, 50mg/0.5ml*	**Chron. Polyarthritis** → 382, **Psoriasis-Arthr.** → 385: ini 2 x/Wo i.m.: 1.-3. Inj.: 10mg; 4.-6. Inj. 20mg, dann 2 x/W. 50mg oder 1 x /W. 100mg; Erh.Dos. 1 x/Mo. 100mg; **DANI** KI; **DALI** KI bei schwerer Lebererkr.
Penicillamin Rp	HWZ 1-7.5h, Q0 0.85, PPB 90%, PRC D, Lact -
Metalcaptase *Tbl. 150, 300mg*	**Chron. Polyarthritis** → 382: W. 1-2: 150mg/d p.o., dann alle 2 W. um 150mg steigern, max. 1200mg, n. Wi-Eintritt reduz. auf Erh.-Dos. 300-600mg/d; **Ki.** ini 3-5mg/kg, max. 15-20mg/kg, n. Wi-Eintritt reduz. auf Erh.Dos. 5-10mg/kg/d; **M. Wilson:** 1 x 10-20mg/kg p.o.; **DANI** KI, **DALI** KI
Sulfasalazin Rp	HWZ 7.6h, PPB >95%, PRC B, Lact ?
Azulfidine RA *Tbl. 500mg* **Pleon RA** *Tbl. 500mg* **Salazopyrine RA** *Tbl. 500mg* **Sulfasalazin HEXAL** *Tbl. 500mg*	**Chron. Polyarthritis** → 382: W. 1: 1 x 500mg/d p.o.; W. 2: 2 x 500mg/d; W. 3: 1500mg/d; W. 4: 2x1g/d; **DANI, DALI** KI bei schwerer NI, LI

A 5.8 Glukokortikoide

Wi: Gluconeogenese ↑, Proteinkatabolismus ↑, Lipolyse, Hemmung mesenchymaler Reakt. (Entzündung, Exsudation, Proliferation), immunsuppressiv, antiallergisch (Lympho-/Eosinopenie, lymphat. Gewebe ↓, B-/T-Zellaktivität ↓); **UW** Kortikoide): **diabetogen:** Gluc ↑, Glukosurie, Steroiddiabetes, **Katabol:** negative Stickstoffbilanz, Wachstum ↓, Osteoporose; **Fettstoffwechsel:** Stammfettsucht, Vollmondgesicht, Fettsäurespiegel ↑; **BB:** Thrombos ↑, Erys ↑, Neutrophile ↑, Eosinophile ↓, Basophile ↓, Lymphos ↓; **Ulzerogen:** Produktion von Magensäure ↑, Magenschleim ↓; **Augen:** Hornhautulkus, Glaukom, Katarakt, **Haut:** Atrophie, Striae rubrae, Akne; **Kapillarbrüchigkeit** ↑: Petechien, Ekchymosen, Purpura; **Mineralokort. Wi:** H_2O-, Na-Retention, K^+ ↓, RR ↑, Alkalose; **Immunschwäche:** Infektgefährdung, TBC-Aktivierung; **Endokr. Psychosyndom:** Euphorie, Depression, Verwirrung, Halluzination; **Muskeln:** Schwäche, Atrophie; **NNR-Atrophie:** Kortison-Entzugssyndrom (Schwäche, Schwindel, Schock);
KI (Kortikoide, bei chronischer Anwendung): GI-Ulzera, schwere Osteoporose, akute virale/bakt. Infekte, Systemmykosen, Glaukom, psychiatrische Anamnese; **Ink:** Barbiturate, Didanosin, Rifabutin, Rifampicin;
Ink (Methylprednisolon): Kontrazeptiva, Ketoconazol;
Glu: relative glukokortikoide Potenz; **Min:** relative mineralokortikoide Potenz

Dosierung richtet sich nach der Schwere der jeweiligen Erkrankung

		Glu	Min
Betamethason Rp	HWZ 6h, Q0 0.95, PPB 58–70%, PRC C, Lact – ✋		
Celestamine N *Tbl. 0.5mg; Gtt. (1ml = 0.5mg)* **Celestan** *Amp. 4mg/1ml* **Celestone** *Tbl. 0.5mg; Amp. 4mg/1ml*		25	0
Cloprednol Rp	HWZ 2h, Q0 1.0, PPB 67–84% ✋	8	0
Syntestan *Tbl. 2.5, 5mg*			
Deflazacort Rp	HWZ 1.5h, Q0 0.8 ✋	3	3
Calcort *Tbl. 6mg*			
Dexamethason Rp	HWZ 2–5h, Q0 0.9, PPB gering, PRC C, Lact– ✋	30	0
Dexa-Allvoran *Amp. 4mg/1ml; 8mg/2ml* **Dexaflam N** *Amp. 4mg//1ml* **DexaHEXAL** *Amp. 4mg/1ml, 8mg/2ml* **Dexamethason-ratioph.** *Tbl. 4, 8mg* **Fortecortin** *Tbl. 0.5, 2, 4, 8mg; A. 4mg/1ml, 8mg/2ml, 40mg/5ml,100mg/10ml* **Lipotalon** *Amp. 4mg/1ml*			
Fludrocortison Rp	HWZ 3.5–4.8h, PRC C, Lact ? ✋	10	125
Astonin H *Tbl. 0.1mg* **Fludrocortison** *Tbl. 0.1mg*			
Fluocortolon Rp	HWZ 0.5–3.5h, Q0 1.0, PPB 95%, PRC C ✋	5	0
Ultralan *Tbl. 5, 20, 50mg*			
Hydrocortison (=Cortisol) Rp	HWZ 1–2h, Q0 1.0, PPB 75–95%, PRC C, Lact – ✋	1	2
Hydrocortison Acis *Tbl. 10mg* **Hydrocortison Hoechst** *Tbl. 10mg* **Hydrocortison** *Amp. 100mg/2ml, 250mg/2ml, 500mg/4ml, 1g/8m*			
Methylprednisolon Rp	HWZ 2–3h, Q0 0.9, PPB 77%, PRC C, Lact ? ✋	5	0
Methylprednisolon Acis *Tbl. 4, 8, 16, 32mg* **Metypred** *Tbl. 4, 8, 16mg; Amp. 125mg/2ml, 250mg/4ml, 1g/16ml* **M PredniHEXAL** *Tbl. 4, 8, 16mg* **Urbason** *Tbl. 4, 8, 16, 40mg; Amp. 16mg/1ml, 32mg1ml, 250mg/5ml, 1g/10ml*			

Prednisolon Rp HWZ 2.6-3h, Q0 0.75, PPB 95%, PRC C, Lact -	Glu	Min
Decortin H *Tbl. 1, 5, 10, 20, 50mg* **Klismacort** *Rektalkps. 100mg* **PredniHEXAL** *Tbl. 5, 10, 20, 50mg* **Prednisolon Jenaph.** *Tbl. 1, 5, 10, 20, 50mg* **Prednisolon-ratioph.** *Tbl. 5, 50mg* **Prednisolut** *Amp. 10mg/2ml, 25mg/5ml, 50mg/2ml, 100mg/5ml, 250mg/5ml, 500mg/5ml, 1g/10ml* **Solu-Decortin** *Amp. 10mg/1ml,25mg/1ml,50mg/1ml,100mg/1ml, 250mg/5ml, 500mg/,1g/10ml*	4	1
Prednison Rp HWZ 1.7-3 h, Q0 1.0, PPB 75%, PRC C, Lact +	3.5	1
Cutason *Tbl. 5, 20, 50mg* **Decortin** *Tbl. 1, 5, 20, 50mg* **Prednison HEXAL** *Tbl. 5, 20, 50mg* **Rectodelt** *Supp. 100mg*		
Triamcinolon Rp HWZ 2-3h, Q0 1.0, PPB 80%, PRC C, Lact ?	5	0
Delphicort *Tbl. 2, 4, 8mg; Amp. 25 (KS)mg/1ml, 40 (KS)mg/1ml* **TriamHEXAL** *10 (KS)mg/1ml, 40 (KS)mg/1ml* **Volon** *Tbl. 4, 8, 16mg* **Volon A** *Amp.10 (KS)mg/1ml, 40 (KS)mg/1ml; Inj.Lsg. 50mg/5ml, 200mg/5ml; Fertigspritze 40 (KS)mg/1ml*		

A 5.9 Selektive Immunsuppressiva

Wm/Wi (Abatacept): Inhibierung der Aktivierung von T-Lymphozyten; **Wm/Wi** (Adalimumab): spezif. Bindung an Tumornekrosefaktor-Alpha (TNF-α); **Wm/Wi** (Anakinra): kompetitiver Antagonismus an Interleukin-1 Typ-I-Rezeptoren ⇒ Neutralisierung der proinflammatorischen Interleukin-1-Aktivität; **Wm/Wi** (Certolizumab): Fab-Fragment eines humanisierten Antikörpers ⇒ neutralisierende Wi auf TNF-α ⇒ Hemmung der Entzündungsakt.; **Wm/Wi** (Etanercept): rekombinantes, dimeres Protein: bindet Tumornekrosefaktor und hemmt kompetitiv; **Wm/Wi** (Golimumab): humaner, monoklonaler Antikörper ⇒ Komplexbildung mit TNF-a ⇒ Hemmung der Entzündungsakt.; **Wm/Wi** (Infliximab): chimärer, monoklonaler, human-muriner Antikörper von Tumornekrosefaktor-Alpha (TNF-α) ⇒ Hemmung der Entzündungsakt. b. M. Crohn u. rheumatoider Arthritis; **Wm/Wi** (Tocilizumab): bindet an Interleukin-6-Rezeptoren ⇒ Hemmung der proinflammtorischen IL-6-Wirkung; **UW** (Abatacept): Kopfschmerzen, Übelkeit, Leberwerte ↑, Benommenheit, Husten, Bauchschmerzen, Übelkeit, Exanthem, Atemwegsinfekte, Hypertonie, Flush, Fatigue; **UW** (Adalimumab): BB-Veränderungen, Kopfschmerzen, Atemwegs- u. Harnwegsinfekte, Übelkeit, Diarrhoe, Hautausschlag, Herpes simplex, Grippesyndr.; **UW** (Anakinra): Kopfschmerzen, Reaktion a.d. Einstichstelle, Infekte, Neutro ↓; **UW** (Certolizumab): Infektionen Harnwege/obere Atemwege, Kopfschmerzen, Schwindel, Erbrechen, Hautausschlag, Pruritus, Erschöpfung, Reaktion an Applikationsstelle; **UW** (Etanecept): Kopfschmerzen, Reaktion an der Einstichstelle, Infektionen, Rhinitis; **UW** (Golimumab): Infektionen oberer Respirationstrakt, virale Infektionen, oberflächl. Pilzinf., Anämie, allerg. Reaktionen, Depression, Schlaflosigkeit, Schwindel, Parästhesien, Kopfschmerzen, Hypertonie, GI-Strg., Alopezie, Dermatitis, Juckreiz, Hautausschlag, Transaminasen ↑, verzögerte Wundheilung, Fieber, Asthenie, Reaktion an der Injektionsstelle; **UW** (Infliximab): virale Infekte, Bronchitis, Pneumonie, Sinusitis, Kopfschmerzen, Schwindel, Benommenheit, RR ↑, Nausea, Diarrhoe, Hautausschlag, Harnwegsinfekte, Brustschmerz, Ermüdung; **UW** (Tocilizumab): Infektionen oberer Respirationstrakt, Leukopenie, Hypertonie, Kopfschmerzen, Konjunktivitis, Hypercholesterinämie, Schwindel, Transaminasen ↑, Exanthem, Pruritus, Mundulzera, Gastritis, Pneumonie, Herpes zoster, Herpes simplex; **KI** (Abatacept): bek. Überempf., schwere bzw. opportunistische Infekte; **KI** (Adalimumab): aktive Tuberkulose, schwere bzw. opportunistische Infekte, Herzinsuff. NYHA III-IV; **KI** (Anakinra): bekannte Überempf., schwere Nierenfktsstrg.;
KI (Certolizumab, Golimumab): bek. Überempf., aktive Tuberkulose, schwere/opportunistische Infektionen, Herzinsuff. NYHA III-IV; **KI** (Etanercept): bekannte Überempf., akute Infektionen; **KI** (Infliximab): Sepsis, manifeste Inf., Abszesse, Tbc, SS/SZ, Ki. < 17J., wiederholte Verabreichung nach arzneimittelfreiem Intervall von 15W bis 2J. **KI** (Tocilizumab): bek. Überempf., aktive schwere Infektionen

Abatacept Rp	HWZ 13d, PRC C Lact ?
Orencia *InjLsg. 250mg*	**Chron. Polyarthritis** → 382: Komb. m. MTX, W. 0, 2, 4, dann alle 4W.: <60kg: 500mg i.v.; 60-100kg: 750mg i.v; >100kg: 1g i.v.; **Juvenile idiopathische Arthritis** → 382: **Ki. 6-17J:** 10mg/kg i.v., max. 1g W 0, 2, 4, dann alle 4W.; **DANI, DALI** keine Daten
Adalimumab Rp	HWZ 10-20d, PRC B Lact ?
Humira *Fertigspr./Pen 40mg/0.8ml*	**Chron. Polyarthritis** → 382: 40mg alle 2W. s.c. bei Komb. mit MTX; bei Monoth. bis 40mg 1x/W **Psoriasis-Arthritis** → 385, **M. Bechterew** → 383: 40mg s.c. alle 2W.; **M.Crohn** → 426: W.0-1: 80 (ggfs. 160)mg; W.2: 40 (ggfs.80)mg; dann 40mg s.c. alle 2 W. (ggfs. 1x/W.); **Psoriasis** → 501: ini 80mg s.c., dann 40mg alle 2 W.; **DANI** keine Daten.
Anakinra Rp	HWZ 4-6 h, PRC B, Lact ?
Kineret *Fertigspr. 100mg/0.67ml*	**Chron. Polyarthritis** → 382: 1 x 100mg s.c.; Komb. mit Methotrexat; **DANI** GFR < 30: KI; **DALI** nicht erforderl.
Certolizumab Pegol Rp	HWZ 14d, PRC B, Lact ?
Cimzia *Fertigspr. 200mg/ml*	**Chron. Polyarthritis** → 382, **M.Crohn** → 426: ini 2 x 200mg s.c. in W 0, 2 und 4, Erh.Dos. 1 x 200mg s.c. alle 2W; **DANI, DALI** keine Daten
Etanercept Rp	HWZ 90-300h, PRC B, Lact ?
Enbrel *Fertigspr. 25, 50mg; Inj.Lsg. 25mg/1ml, 50mg/1ml*	**Chron. Polyarthritis** → 382: 2 x 25mg/W. s.c.; **Ki.>4J:** 2 x 0.4mg/kg/W. s.c.; **Psoriasis-Arthritis** → 385, **M. Bechterew**→ 383: 2 x 25mg/W. oder 1 x 50mg/W. s.c.; **Plaque-Psoriasis:** 2 x 25mg/Wo., ggfs. 2 x 50mg/W. bis zu 12W., dann 2 x 25mg/W., max. f. 24W. **DANI, DALI** nicht erforderl.
Golimumab Rp	HWZ 9-15d, PRC B, Lact ?
Simponi *Fertigspr. 50mg/0.5ml; Inj.Lsg. 50mg/0.5ml*	**Chron. Polyarthritis** → 382, **Psoriasis-Arthritis** → 385, **M. Bechterew** → 383: 1 x 50mg/Monat s.c.; >100kg: bei fehlendem Ansprechen evtl. auf 1 x 100mg/M steigern ; **DANI, DALI** keine Daten
Infliximab Rp	HWZ 9.5d, PRC C, Lact ?
Remicade *Inf.Lsg. 100mg*	**Chron. Polyarthritis c:** 3mg/kg über 2h i.v., Wh. n. 2 u. 6W., dann alle 8W.; Komb. mit Methotrexat **M. Crohn, Colitis ulcerosa, M.Bechterew** → 383, **Psoriasis,** → 501 **Psoriasis-Arthritis** → 385: 5mg/kg über 2h i.v., Wdh. in W. 2 u. 6, bei gutem Ansprechen Wdh. alle 6-8W. (s. FachInfo); **DANI** keine Angaben
Tocilizumab Rp	HWZ 8-14d
RoActemra *Inf.Lsg. 80mg/4ml, 200mg/10ml, 400mg/20ml*	**Chron. Polyarthritis** → 501: alle 4W. 8mg/kg über 1h i.v., minimal 480mg; Komb. m. MTX; **DANI** nicht erfoderl.; **DALI** keine Daten

A 6 Endokrinologie/Stoffwechsel

A 6.1 Antidiabetika

A 6.1.1 Sulfonylharnstoffe

Wm: Blockade von ATP-abhängigen K^+-Kanälen; **Wi:** Insulinfreisetzung aus Pankreas-β-Zellen ↑; **UW** (Glibenclamid): Hypoglykämie, Gewicht ↑; **KI** (Glibenclamid): bek. Überempf gg. Glibenclamid/andere Sulnonylharnstoffe/Sulfonamide, Typ-1 D.m., diabet. Koma, Ketoazidose, schwere Nieren- u. Leberfktsstrg.

Glibenclamid Rp	HWZ 2-5h, Q0 1.0, PPB 99%
Euglucon N *Tbl. 1.75, 3.5, 5mg* **Glib-ratioph.** *Tbl. 1.75, 3.5mg* **GlibenCT** *Tbl. 1.75, 3.5mg* **GlibenHEXAL** *Tbl. 3.5mg* **Maninil** *Tbl. 1, 1.75, 3.5, 5mg*	**D.m. Typ 2** → 397: ini 1.75-3.5mg/d p.o., Steigerung bis max. 10.5mg/d; **DANI** GFR < 30: KI; **DALI** KI bei schwerer LI
Gliclazid Rp	HWZ 12h, Q0 0.8, PPB 95%
Diamicron Uno *Tbl. 30mg*	**D.m. Typ 2** → 397: ini 1 x 30mg p.o., ggf steigern auf 1 x 60-120mg; **DANI** GFR < 30: KI; **DALI** KI bei schwerer LI
Glimepirid Rp	HWZ 5-8h, Q0 1.0, PPB 99%, PRC C, Lact -
Amaryl *Tbl. 1, 2, 3, 4, 6mg* **Glimedoc** *Tbl. 1, 2, 3, 4mg* **Glimepirid HEXAL** *Tbl. 1, 2, 3, 4, 6mg* **Glimepirid Stada** *1, 2, 3, 4mg* **Glime-Q** *1, 2, 3, 4mg* **Magna** *Tbl. 1, 2, 3, 4, 6mg*	**D.m. Typ 2** → 397: ini 1 x 1mg p.o. morgens, ggf. schrittweise steigern bis max. 6mg/d; **DANI** GFR < 30: KI; **DALI** KI bei schwerer LI
Gliquidon Rp	HWZ 1.5h
Glurenorm *Tbl. 30mg*	**D.m. Typ 2** → 397: ini 1 x 15, ggf. schrittweise steigern bis max. 120mg/d p.o. ; **DANI** GFR < 30: KI; **DALI** KI

A 6.1.2 Glinide

Wm: Blockade von ATP-abh. K^+-Kanälen; **Wi**: Insulinfreisetzung aus Pankreas-β-Zellen ↑; **UW** (Nateglinid): Hypoglykämie, Nausea, Dyspepsie, abd. Schmerzen; **UW** (Repaglinid): Hypoglykämie, grippeähnliche Symptome, Rücken-/Kopfschmerzen, Rhinitis, Bronchitis, abd. Schmerzen, Diarrhoe, Arthralgien; **KI** (Nateglinid): bek. Überempf., Typ-1 D.m., Ketoazidose, SS/SZ, schwere Lebererkr.; **KI** (Repaglinid): bek. Überempf., Typ-1 D.m., Ketoazidose, SS/SZ, schwere Lebererkr.; gleichzeitige Einnahme von Gemfibrozil

Nateglinid Rp	HWZ 1,5h, Q0 >0.8, PPB 98%
Starlix *Tbl. 60, 120mg*	**D.m. Typ 2** → 397: 3 x 60-120mg vor den Hauptmahlzeiten p.o., max. 3 x 180mg; **DANI** nicht erforderl.; **DALI** KI bei schwerer LI
Repaglinid Rp	HWZ < 1h, PPB 98%, PRC C, Lact ?
Enyglid *Tbl. 0.5, 1, 2mg* **Novonorm** *Tbl. 0.5, 1, 2mg* **Prandin** *Tbl. 0.5, 1, 2mg* **Repaglinid Hexal** *Tbl. 0.5, 1, 2mg* **Repaglinid STADA** *Tbl. 0.5, 1, 2mg*	**D.m. Typ 2** → 397: ini 3 x 0.5mg, Erh.Dos. 3 x 4mg vor den Hauptmahlzeiten p.o., max. 16mg/d; **DANI** sorgfältige Dosiseinstellung; **DALI** KI bei schwerer LI

A 6.1.3 Biguanide

Wm (Metformin): Glucoseaufnahme in die Zelle ↑, nichtoxidativer Glucosemetabolismus ↑
UW (Metformin): Nausea, Erbrechen, Diarrhoe, Bauchschmerzen, Appetitverlust, Geschmacksveränderung; Laktatazidose (sehr selten); **KI** (Metformin): Typ-I D.m., Leber-/Niereninsuff., respir./kard. Insuff., fieberhafte Erkr., vor, während und bis 48h nach Gabe jodhaltiger Kontrastmittel, frischer Myokardinfarkt, Dehdratation, Schock, Alkoholismus, Alkoholintox., SS/SZ

Metformin Rp	HWZ 1.5-6.2h, Q0 <0.1, PPB 0%, PRC B, Lact ?
Biocos *Tbl. 850mg* **Diabesin** *Tbl. 500, 850, 1000mg* **Glucobon** *Tbl. 500, 850, 1000mg* **Glucophage** *Tbl. 500, 850, 1000mg* **Juformin** *Tbl. 500, 850, 1000mg* **Mediabet** *Tbl. 500, 850mg* **Metformin-ratioph.** *Tbl. 500, 850, 1000mg* **Metformin Dura** *Tbl. 500, 850, 1000mg* **Metsop** *Tbl. 500, 850, 1000mg* **Siofor** *Tbl. 500, 850, 1000mg*	**D.m. Typ 2** → 397: 2-3 x 500-850mg p.o., max. 3 x 1g; **Ki./Jugendl.:** ini 1 x 500-850mg p.o., max. 2g/d in 2-3 ED; **DANI** GFR < 60: KI; **DALI** KI

A 6.1.4 Alpha-Glukosidase-Inhibitoren

Wm/Wi (Acarbose; Miglitol): Glucosidase-Hemmung ⇒ intestinale Glucosefreisetzung ↓; **UW** (Acarbose, Miglitol): Meteorismus, Bauchschmerzen, Diarrhoe; **KI** (Acarbose, Miglitol): entzündliche Darmerkr., SS/SZ

Acarbose Rp	HWZ 2h, PRC B, Lact ?
Acarbose CT *Tbl. 50, 100mg* **Acarbose Stada** *Tbl. 50, 100mg* **Glucobay** *Tbl. 50, 100mg*	**Zusatzth. b. D.m.** → 396: ini 3 x 50mg p.o. vor den Hauptmahlzeiten, ggf. steigern bis 3 x 100mg p.o.; max. 3 x 200mg/d; **DANI** GFR < 25: KI
Miglitol Rp	HWZ 2h, PPB <4%, PRC B, Lact -
Diastabol *Tbl. 50, 100mg*	**Zusatzth. bei D.m.** → 396: ini 3 x 50mg p.o., nach 4 W. ggf. 3 x 100mg; **DANI** GFR > 25: 100%; < 25: KI; **DALI** nicht erforderlich

A 6.1.5 Inkretin-Verstärker und Kombinationen

Wm/Wi (Exenatid, Liraglutid): Inkretin-Mimetikum mit verschiedenen antihyperglykämischen Wirkungen des Glucagon-like-Peptide (GLP-1); **Wm/Wi** (Saxagliptin, Sitagliptin; Vildagliptin): Dipeptidylpeptidase-4-Inhibitor, steigert Spiegel aktiver Inkretinhormone (GLP-1, GIP) ⇒ Insulinfreisetzg. aus Pankreas-β-Zellen ↑; **UW** (Exenatid): Übelkeit, Erbrechen, Diarrhoe, Hypoglykämie, Appetit ↓, Kopfschmerzen, Schwindel, Bauchschmerzen, Reflux, vermehrtes Schwitzen, innere Unruhe; **UW** (Liraglutid): Übelkeit, Erbrechen, Diarrhoe, Obstipation, Bauchschmerzen, Dyspepsie, Kopfschmerzen, Nasopharyngitis, Hypoglykämie; **UW** (Saxagliptin): Infektion der oberen Atemwege/Harnwege, Gastroenteritis, Sinusitis, Nasopharyngitis, Hypoglykämie, Kopfschmerzen, Erbrechen, periphere Ödeme; **UW** (Sitagliptin): Kopfschmerzen, Obstipation, Schwindel, Hypoglykämie; **UW** (Vildagliptin): Schwindel, Kopfschmerzen, Obstipation, Arthralgien, periphere Ödeme); **KI** (Exenatid): bek. Überempf.; Typ-1-D.m., Typ-2-D.m. mit β-zellversagen; **KI** (Liraglutid, Saxagliptin, Vildagliptin): bek. Überempf.; **KI** (Sitagliptin): bek. Überempf., SS/SZ

Exenatid Rp	HWZ 2.4h PRC C Lact?
Byetta *Pen 5µg/Dosis, 10µg/Dosis*	**D.m. Typ 2** → 397 **in Komb. m. Metformin und/ oder Sulfonylharnst.:** 2 x 5µg s.c. f. 1M., dann ggf. 2 x 10µg, jeweils innerhalb 1h vor Mahlzeit; **DANI** GFR > 50: nicht erforderl.; GFR <30: KI; **DALI** nicht erforderlich

Liraglutid Rp	HWZ 13h, PPB 98%
Victoza *Pen 18mg/3ml*	**D.m. Typ 2 in Komb. m. Metformin und/oder Sulfonylharnst. oder Thiazolidindion:** ini 1 x 0.6mg s.c., n. 1W. 1.2mg, ggfs. n. 2W. 1.8mg; **DANI** GFR > 60: nicht erforderl.; <60: Anw. nicht empfohlen; **DALI** Anw. nicht empfohlen

Saxagliptin Rp	HWZ 2.5-3.1h, PRC B, Lact?
Onglyza *Tbl. 5mg*	**D.m. Typ 2** → 397 **in Komb. mit Metformin oder Sulfonylharnstoff oder Thiazolidindion**: 1 x 5mg p.o.; **DANI** GFR > 50: 100%, < 50: Anwendung nicht empfohlen; **DALI** leichte bis mäßige LI: 100%; schwere LI: keine Daten

Sitagliptin Rp	HWZ 12,4h, PPB 38% PRC B Lact?
Januvia *Tbl. 100mg* **Xelevia** *Tbl. 100mg*	**D.m. Typ 2** → 397 **als Monotherapie oder in Komb. m. Metformin und/oder Sulfonylharnstoff oder Thiazolidindion**: 1 x 100mg p.o.; **DANI** GFR >50: 100%, <50: Anw. nicht empfohlen; **DALI** leichte-mäßige LI: 100%; schwere LI: keine Daten

Vildagliptin Rp	HWZ 2-3h, PPB 9,3%
Galvus *Tbl. 50mg* **Jalra** *Tbl. 50mg*	**D.m. Typ 2**: → 397 **Komb. m. Metformin o. Thiazolidindion:** 2 x 50mg p.o., max. 100mg/d; **Komb. mit Sulfonylharnstoff:** 1 x 50mg p.o. **DANI:** GFR > 50: 100%; < 50: Anw. nicht empf.; **DALI:** Anw. nicht empf.

Sitagliptin + Metformin Rp	
Janumet *Tbl. 50 + 850mg, 50 + 1000mg* **Velmetia** *Tbl. 50 + 850mg, 50 + 1000mg*	**D.m. Typ 2:** 2 x 50 + 850-1000mg p.o., Komb. m. Sulfonylharnstoff mgl.; **DANI** GFR < 60: KI; **DALI** KI

Vildagliptin + Metformin Rp	
Eucreas *Tbl. 50 + 850mg; 50 + 1000mg* **Icandra** *Tbl. 50 + 850mg*	**D.m. Typ 2**: → 397 2 x 50 + 850–1000mg p.o.; **DANI:** GFR > 60: 100%; < 60: KI; **DALI:** KI

A 6.1.6 Glitazone und Kombinationen

Wm/Wl (Glitazone) = Thiazolidindione = Insulinsensitizer: spezif. Bindung an Peroxisome Proliferator Activated(PPA)-Rez. in Insulinzielgeweben ⇒ verbesserte Insulinwirkung ⇒ zelluläre Glukoseaufnahme ↑, hepatische Glukoneogenese ↓; **UW:** Komb. m. Metformin: Anämie, Hypo-/Hyperglykämie, Kopf-/Bauchschmerzen, Durchfall, Übelkeit, Müdigkeit, Ödeme, Komb. m. Sulfonylharnstoff, Anämie, Thrombopenie, Hypo-/Hyperglykämie, Gewicht ↑, Ödeme; **KI** (Pioglitazon): bekannte Überempfindlichkeit, Herzinsuffizienz (auch i.d. Anamnese), eingeschränkte Leberfkt., diabet. Ketoazidose; **KI** (Rosiglitazone): bekannte Überempfindlichkeit, Herzinsuffizienz (auch i.d. Anamnese), akutes Koronarsyndrom, Myokardinfarkt mit/ohne ST-Strecken-Hebung; Leberfktsstrg., diabet. Ketoazidose od. diabet. Präkoma; **Ink:** engmaschige BZ-Kontrollen bei Komb. m. Gemfibrozil od. Rifampicin

Pioglitazon Rp	HWZ 3-7h, Q0 >0.8, PPB 99%, PRC C, Lact ?
Actos *Tabl. 15, 30, 45mg*	**D.m. Typ 2** → 397**:** 1 x 15-30mg p.o.; max. 45mg/d; Monother. o. Komb. m. Metformin u./o. Sulfonylharnstoff o. Insulin; **DANI** GFR > 4: 100%; HD: KI; **DALI** KI

Pioglitazon + Metformin Rp	
Competact *Tabl. 15 + 850mg*	**D.m. Typ 2**: 2 x 15+850mg p.o.; **DANI** GFR <60: KI; **DALI** KI

Pioglitazon + Glimepirid Rp	
Tandemact *Tbl. 30+2mg, 30+4mg*	**D.m. Typ 2:** 1 x 30 + 2-4mg p.o.; **DANI** GFR <30: KI; **DALI** KI
Rosiglitazon Rp	HWZ 3-4h, Q0 >0.8, PPB 99%, PRC C, Lact -
Avandia *Tbl. 4, 8mg*	**D.m. Typ 2**: 1 x 4–8mg p.o.; Monotherapie oder Komb. mit Metformin u./od. Sulfonylharnstoff; **DANI** GFR <30: vorsichtige Anw.; **DALI** KI
Rosiglitazon + Metformin Rp	
Avandamet *Tbl. 2+500mg, 2+1000mg, 4+1000mg*	**D.m. Typ 2**: ini 2 x 2+1000mg p.o., ggfs. n. 8W. steigern auf max. 8+2000mg/d in 2 ED; ggfs. Komb. mit Sulfonylharnst.; **DANI** GFR <70: KI; **DALI** KI
Rosiglitazon + Glibenclamid Rp	
Avaglim *Tbl. 4+4mg, 8+4mg*	**D.m. Typ 2**: ini 4+4mg p.o., ggf. n. 8W. steigern auf 1 x 8+4mg **DANI** GFR <30: KI; **DALI** KI

A 6.1.7 Insuline - Übersicht

Wm/Wi (Insuline): Glucoseaufnahme in Muskel- u. Fettzellen ↑, anaboler Stoffwechsel ↑ (Glykogen-, Lipid- und Proteinsynthese ↑), kataboler Stoffwechsel ↓ (Glykogenolyse, Lipolyse und Proteolyse ↓)

Insuline/Insulin-analoga (IA)	Wirkstoff *(Handelsname)*	Wirk-beginn	Wirk-max.	Wirk-dauer
Sehr kurz wirksame IA	**Insulinglulisin** *(Apidra®)*; **Insulin lispro** *(Humalog®, Liprolog®)*; **Insulin aspart** *(NovoRapid®)*	0.25h	0.5-3h	2–5h
Kurz wirksame Insuline (humane Insuline)	**Normalinsulin** (= Altinsulin) *(Berlinsulin H Normal®), Insulin B. Braun Rapid®, Huminsulin Normal®, Insuman Rapid®, Actrapid HM®* [= Human Insuline, nicht verzögert])	0.25–0.5h	1–4h	6-9h
Mittellang wirksame Insuline (Verzögerungs-insuline)	**NPH-Insulin** *(Berlinsulin H Basal®, Insulin B. Braun Basal®, Huminsulin Basal®, Insuman Basal®, Protaphane HM®* [verzögert m. Neutral Protamin Hagedorn])	0.75–1.5h	3-12h	11–20h
Lang wirksame IA	**Insulindetemir** *(Levemir®)*	3–4 h	10–14 h	16–20 h
Sehr lang wirksame IA	**Insulin glargin** *(Lantus®)*	3–4 h	10–16 h	20–30 h

A 6.1.8 Sehr kurz wirksame Insulin-Analoga

Wm/Wi (Insulin aspart, Insulinglulisin, Insulin lispro): schnellere Resorption durch Veränderung der Aminosäuresequenz ⇒ Verkürzung des Spritz-Ess-Abstandes

Insulin aspart Rp	HWZ 81 min, PRC ?, Lact ?
NovoRapid	**D.m. Typ 1/2** → 396: nach Bedarf
Insulinglulisin Rp	HWZ 42 min, PRC C, Lact ?
Apidra	**D.m. Typ 1/2** → 396: nach Bedarf
Insulin lispro Rp	HWZ 26-52 min, PRC B, Lact ?
Humalog, Liprolog	**D.m. Typ 1/2** → 396: nach Bedarf

A 6.1.9 Kurz wirksame Insuline (Normalinsulin)

Wm/Wi (s. Insuline - Übersicht)

Insulin normal (Altinsulin) human Rp — HWZ wenige Min. (i.v.), 2-5h (s.c.), PPB gering, PRC B

Actrapid HM, Berlinsulin H Normal, Huminsulin Normal, Insulin B. Braun Rapid, insuman RAPID	**D.m. Typ 1/2** → 396: nach Bedarf

A 6.1.10 Mittellang wirksame Insuline (Verzögerungsinsuline)

Wm/Wi: Zusatz von Protamin als Depotstoff ⇒ Wi-Dauer ↑; NPH = *neutrales Protamin Hagedorn*

Verzögerungsinsulin (NPH-Insulin) human Rp

Berlinsulin H Basal, Huminsulin Basal, Protaphane, insuman BASAL	**D.m. Typ 1/2** → 396: nach Bedarf

A 6.1.11 Insulin-Kombinationen

Insulin normal + Verzögerungsinsulin Rp

Actraphane 30, 40, 50 *30/70, 40/60, 50/50%* **Berlinsulin H 30/70** *30/70%* **Huminsulin Profil III** *30/70%* **Insulin B. Braun Comb 30/70** *30/70%* **insuman COMB 15, 25, 50** *15/85, 25/75, 50/50%* **Mixtard 30** *30/70%*	**D.m. Typ 1/2** → 396: nach Bedarf

Insulin lispro + Verzögerungsinsulin (NPL-Insulin) Rp

Humalog Mix 25, 50 *25/75, 50/50%* **Liprolog Mix 25, 50** *25/75, 50/50%*	**D.m. Typ 1/2** → 396: nach Bedarf

Insulin aspart + Verzögerungsinsulin (NPA-Insulin) Rp

Novomix 30 *30/70%*	**D.m. Typ 1/2** → 396: nach Bedarf

A 6.1.12 Lang und sehr lang wirksame Insulin-Analoga

Wm/Wi (Insulindetemir): gentechnisch verändertes Insulinmolekül, starke Selbstassoziation an der Inj.stelle, Bindung an Albumin ⇒ langsamere Abgabe in periph. Zielgewebe; **Wm/Wi** (Insulin Glargin): gentechnisch verändertes Insulinmolekül, im physiolog. pH-Bereich schwer löslich ⇒ langsame Resorption ⇒ Wirkdauer ↑

Insulindetemir Rp — HWZ 5-7h, PRC C, Lact ?

Levemir	**D.m. Typ 1/2** → 396: nach Bedarf

Insulin glargin Rp — PRC C, Lact ?

Lantus	**D.m. Typ 1/2** → 396: nach Bedarf

A 6.2 Antihypoglykämika

Wm/Wi (Diazoxid): reversible Hemmung der Insulinausschüttung an Pankreasbetazellen; **Wm/Wi** (Glucagon): cAMP-vermittelte Glykogenolyse in der Leber ⇒ Gluconeogenese ↑; ⇒ Blutglucose ↑; **UW** (Diazoxid): Übelkeit, Erbrechen, Ödeme, Kaliumverlust, Tachykardie, Hypotonie, Hautausschlag, Hypertrichose, BB-Veränderungen, IgG ↓; **UW** (Glucagon): Übelkeit, Erbrechen, Bauchschmerzen, Hypotonie, Tachykardie, sekundäre Hypoglykämie; **KI** (Diazoxid): bek. Überempf., Cave in SS; **KI** (Glucagon): bek. Überempf., Phäochromozytom; vorsichtige Anw. bei Glucagonom, Insulinom; **Ink** (Diazoxid): Phenytoin

Diazoxid Rp — HWZ 24-36h, Q0 0.8, PPB 90%, PRC C, Lact ?

Proglicem *Kps. 25, 100mg*	**Hypoglykämie:** ini 5mg/kg p.o. in 2-3ED, ggf. steigern; **Ki.:** u.U. 15-20mg/kg; **DANI** Dosisreduktion

Glucagon Rp	HWZ 8-18min, PRC B, Lact ?
GlucaGen *Inj.Lsg. 1mg/1ml*	**Hypoglykämie:** 0.5-1mg s.c.; i.m.; i.v.; **Relaxation Magen-Darm-Trakt:** 0.2-0.5mg i.v.; 1-2mg i.m.
Glucose 40% Rp/OTC	
Glucose 40 Miniplasco *Amp. 4g/10ml* **Glucosteril 40%** *Amp. 4g/10ml, 8g/20ml*	**Hypoglykämie:** 20-100ml i.v.

A 6.3 Lipidsenker

A 6.3.1 Risikostratifizierung und LDL-Zielwerte

Risikostratifizierung	LDL-Zielwert	medikamentöse Th. ab LDL
KHK, Atherosklerose, Diabetes	< 100 mg/dl	≥ 100 mg/dl[2]
≥ 2 Risikofaktoren[1]		
10-Jahres-Risiko 10-20%	<130 mg/dl	≥ 130 mg/dl
10-Jahres-Risiko <10%	<130 mg/dl	≥ 160 mg/dl
<2 Risikofaktoren	<160 mg/dl	≥ 190 mg[3]

1: Rauchen, Hypertonie, HDL<40, KHK-Familienanamnese
2: medikament. Th.-Option 100-129 mg/dl; 3: medikament. Th.-Option 160-189 mg/dl

Adaptiert nach NACP, ATP IIIGuidelines 2001, Update 2004

A 6.3.2 Clofibrinsäurederivate

Wm: Lipoproteinlipase-Aktivität ↑;
Wi: Triglyceride ↓, LDL ↓, HDL ↑;
UW (Bezafibrat): Pruritus, Urtikaria, Krea-Anstieg, Völlegefühl, Übelkeit, Appetitlosigkeit,, Kopfschmerzen, Schwindel, Potenzstrg., Hb-Abfall, Leukopenie, Haarausfall, Myalgie;
KI (Bezafibrat): bek. Überempf., Lebererkrankungen (Ausnahme: Fettleber), Gallenblasenerkrankungen, bek. photoallergische od. phototox. Reaktionen auf Fibrate, Dialyse, SS/SZ, Kinder;
Ink (Bezafibrat): CSE-Hemmer, Sulfonylharnstoffe

Bezafibrat Rp	HWZ 2.5h, Q0 0.15, PPB 95%
Befibrat *Tbl. 200, 400 (ret.)mg* **Bezafibrat dura** *Tbl. 400 (ret.)mg* **Bezafibrat-ratiopharm** *Tbl. 200, 400 (ret.)mg* **Cedur** *Tbl. 200, 400 (ret.)mg* **Lipox Bezafibrat** *Tbl. 400 (ret.)mg*	**Prim., sek. Hyperlipoproteinämien** → 403: 3 x 200mg p.o.; 1 x 400mg (ret.); **DANI** GFR: > 60: 100%; 40-60: 2 x 200mg; 15-40: 200mg alle 1-2d; < 15: KI; HD: 200mg alle 3d; HD: KI; **DALI** KI
Etofibrat Rp	HWZ 13-16h, PPB 73%
Lipo-Merz *Kps. 500 (ret.)mg*	**Prim., sek. Hyperlipoproteinämien** → 403: 1 x 500mg, max. 1000mg (ret.) p.o.; **DANI** Krea (mg/dl): 1.6-2.5: max. 500mg/d; 2.5-6: 500mg alle 2d; > 6: KI; **DALI** KI
Fenofibrat Rp	HWZ 21h, Q0 0.2, PPB 99%, PRC C, Lact -
Cil *Kps. 160, 200mg* **Durafenat** *Kps. 100, 200, 250 (ret.)mg* **Fenofibrat-ratioph.** *Kps. 100, 250 (ret.)mg* **Lipidil** *Kps. 200mg* **Lipidil 145 ONE** *Tbl. 145 mg als Nanopartikel* **Lipidil Ter** *Tbl. 160mg* **Normalip Pro** *Kps. 200mg*	**Prim., sek. Hyperlipoproteinämien** → 403: 3 x 100mg p.o.; 1 x 160-200mg; 1 x 145mg; 1 x 250mg (ret.); **DANI** Krea (mg/dl) > 2: 1 x 100mg/d; HD: 100mg alle 2d; Krea (mg/dl) > 6: KI; **DALI** KI

Gemfibrozil Rp	HWZ 1.5h, Q0 1.0, PPB >97%, PRC C, Lact -
Gemfi *Tbl. 450, 600mg* **Gevilon** *Tbl. 600, 900mg*	**Prim., sek. Hyperlipoproteinämie** → 403, **Reduktion kardiovask. Morbidität:** 1 x 900mg p.o.; 2 x 600mg; **DANI** GRF 50-80: ini 900mg/d; KI bei schwerer Niereninsuff.; **DALI** KI

A 6.3.3 CSE-Hemmer (Statine)

Wm: kompetitive Hemmung d. HMG-CoA-Reduktase (= Cholesterol-Synthese-Enzym=CSE)
Wi: intrazelluläre Cholesterinsynthes o, LDLo, HDLm;
UW (Simvastatin): Transaminasenanstieg, Myopathie, Myalgie, CK-Anstieg, Rhabdomyolyse, Exanthem, Anämie, per. Neuropathie, Kopfschmerzen, Hypersensitivitätssyndr.
KI (Simvastatin): bek. Überempf., aktive Lebererkr., unklare Transaminasenerhöhung, SS/SZ, gleichzeitige Anw. von potenten CYP 3A4-Inhibitoren (z.B. Itraconazol, Ketoconazol, Proteaseinhibitoren, Erythromycin, Clarithromycin, Telithromycin, Nefazodon)

Atorvastatin Rp	HWZ 14h, Q0 >0.7, PPB 98%, PRC X, Lact -
Lipitor *Tbl. 10mg* **Sortis** *Tbl. 10, 20, 40, 80mg*	**Hypercholesterin-, komb. Hyperlipidämie** → 403, **Primärprävention kardiovask. Erkr.:** ini 1 x 10mg p.o., je n. Wi steigern auf 1 x 20-40mg, max. 80mg/d; **DANI** nicht erforderl.; **DALI** regelmäßige Transaminasen-Kontrolle, KI bei aktiver Lebererkrankung
Fluvastatin Rp	HWZ 1-3h, Q0 1.0, PPB 98%, PRC X, Lact -
Cranoc *Kps. 20, 40mg; Tbl. 80 (ret.)mg* **Fluvastatin ratioph., CT, beta** *Kps. 20, 40mg* **Fluvastatin Hexal, Sandoz** *Kps. 20, 40mg; Tbl. 80 (ret.)mg* **Locol** *Kps. 20, 40mg; Tbl. 80 (ret.)mg*	**Hypercholesterin-, komb. Hyperlipidämie** → 403, **KHK nach Herzkatheter:** 1 x 20-40mg p.o., max. 2 x 40mg od. 1 x 80mg (ret.); **Ki.<18J.:** KI; **DANI** nicht erforderl.; **DALI** KI bei aktiver Lebererkr./ unklarer Transaminasen-Erhöhung
Lovastatin Rp	HWZ 1.4h, Q0 1.0, PPB 95%, PRC X, Lact -
Lovabeta *Tbl. 10, 20, 40mg* **LovaHEXAL** *Tbl. 10, 20, 40mg* **Lovastatin-ratioph.** *Tbl. 10, 20, 40mg* **Mevinacor** *Tbl. 20, 40mg*	**Hypercholesterin-, komb. Hyperlipidämie** → 403: 1 x 20-40mg p.o.; max. 80mg/d; **DANI** GFR: > 30: 100%; < 30: 20mg/d; **DALI** KI
Pravastatin Rp	HWZ 1.5-2 h, Q0 0.55, PPB 45%, PRC X, Lact -
Mevalotin protect *Tbl. 10, 20, 40mg* **Pravabeta** *Tbl. 10, 20, 40mg* **Prava-Q** *Tbl. 10, 20, 40mg* **Pravasin protect** *Tbl. 10, 20, 40mg* **Pravastatin Aurus** *Tbl. 20, 40mg* **Pravastatin ct** *Tbl. 10, 20, 40mg* **Pravastatin HEXAL** *Tbl. 10, 20, 30, 40mg*	**Hypercholesterin-, komb. Hyperlipidämie** → 403: 1 x 10-40mg p.o.; **Primär-/Sekundärprävention kardiovask. Erkr.:** 1 x 40mg/d; **Post-Transplantations-Hyperlipidämie:** ini 1 x 20mg, ggfs. steigern auf 1 x 40mg; Ki 8-13J.: max.1x20mg; **DANI, DALI** ini 1 x 10mg/d, Anpassung unter med. Kontrolle; KI bei aktiver Lebererkr./unklarer Transaminasen-Erhöhung
Rosuvastatin Rp	HWZ 19h, PPB 90%, PRC X , Lact -
Crestor *Tbl. 5, 10, 20mg*	**Hypercholesterin-, komb. Hyperlipidämie, homozygote, fam. Hypercholesterinämie:** ini 1 x 5-10mg/d, max. 40mg/d; > 70J.: ini 1 x 5mg; **DANI** GFR > 60: 100%, 30-60: ini 1 x 5mg, max. 20mg/d, <30: KI; **DALI** Child-Pugh <7: 100%, 8-9: Bestimmung Nierenfkt., >9: keine Daten, KI bei aktiver Lebererkrankung

Simvastatin Rp	HWZ 1.9h, Q0 1.0, PPB 95%, PRC X, Lact -
Simvabeta *Tbl. 5, 10, 20, 30, 40, 80mg* **Simvacor** *Tbl. 5, 10, 20, 40mg* **SimvaHEXAL** *Tbl. 5, 10, 20, 30, 40, 60, 80mg* **Simvastatin Acis** *Tbl. 10, 20, 40mg* **Simvastatin-ratioph.** *Tbl. 5, 10, 20, 40, 80mg* **Zocor** *Tbl. 5, 10, 20, 40, 80mg*	**Hypercholesterin-, komb. Hyperlipidämie** → 403, **KHK** → 326: ini 1 x 10-20mg, je n. Wi alle 4 W. steigern bis max. 80mg/d; **homozygote, fam. Hypercholesterinämie:** 1 x 40mg/d o. 80mg/d in 3 ED (20-20-40mg); **DANI** GFR > 30: 100% < 30: 10mg/d; **DALI** KI bei aktiver Lebererkr./unklarer Transaminasen-Erhöhung

A 6.3.4 Gallensäurenkomplexbildner

Wm/Wi: Bindung v. Gallensäuren im Darm ⇒ Unterbrechung des enterohep. Kreislaufs der Gallensäuren ⇒ Gallensäureprod. aus Cholesterin ↑ ⇒ Cholesterin i.S. ↓; LDL-Rezeptoraktivität ↑ ⇒ LDL-Aufnahme der Leber ↑ ⇒ Cholesterin i.S. ↓; **UW** (Cholestyramin): Obstipation, Völlegefühl, Nausea, Diarrhoe, Resorptionsstrg. (Med., lipoph. Vit.); **UW** (Colesevelam): Dyspepsie, Obstipation, Myalgie; **KI** (Cholestyramin): Gallengangsverschluß; **KI** (Colesevelam): bek. Überempfindlichkeit, Darmverschluß, Gallengangsobstruktion

Colestyramin Rp	
Colestyramin HEXAL *Btl. 4g* **Colestyramin-ratioph.** *Btl. 4g* **Lipocol** *Kautbl. 2g* **Quantalan** *Btl. 4g* **Questran** *Btl. 4g* **Vasosan** *Btl. 4g; Granulat (2Messl. enth. 4g)*	**Hypercholesterinämie** → 403: 3 x 4-8g p.o.; **Pruritus/ Ikterus bei part. Gallengangs-Verschluss:** 1-2 x 4g p.o.; **chologene Diarrhoe:** 3 x 4g p.o.; **Ki.:** kg x Erw.-Dosis/70
Colesevelam Rp	
Cholestagel *Tbl. 625mg*	**Hypercholesterinämie**: 4–6 Tbl./d; max. 3 x 2 Tbl.

A 6.3.5 Nikotinsäurederivate, Cholesterinsenker, Omega-3-Fettsäuren

Wm/Wi (Ezetimib): selektive Hemmung der intestinalen Cholesterinresorption; **Wm/Wi** (Nicotinsäure): Blockade der Triglyceridlipase, Lipoproteinlipaseaktivität ↑ ⇒ Triglyceride ↓, Cholesterin ↓; **Wm/Wi** (Laropiprant): selektiver Antagonist des Prostaglandin D2-Rezeptors Subtyp 1 (DP1) ⇒ Unterdrückung des PGD2-vermittelten Flushs durch Nikotinsäure, keine Wirkung auf den Lipidspiegel; **UW** (Ezetimib): Kopfschmerzen, Bauchschmerzen, Diarrhoe; bei Komb. mit CSE-Hemmer auch Transaminasen ↑, Myalgie; **UW** (Nicotinsäure): Flush, Juckreiz, Hautausschlag, Diarrhoe, Übelkeit, Erbrechen, Bauchschmerzen, Dyspepsie; **UW** (Tredaptive): Flush, Transaminasen ↑, Dyspepsie, Schwindel, Kopfschmerzen, Juckreiz, Hautausschlag, Hitzegefühl; **KI** (Ezetimib): SS/SZ; **KI** (Nicotinsäure, Tredaptive): bek. Überempf., Leberfunktionsstörungen, akutes Magenulkus, arterielle Blutungen

Ezetimib Rp	HWZ 22h, PPB 99%
Ezetrol *Tbl. 10mg*	**Prim. Hypercholesterinämie, homozygote familiäre H.** → 403, **homozygote Sitosterinämie:** 1 x 10mg p.o. allein oder in Komb. mit CSE-Hemmer; **Ki.<10J.:** KI; **DANI** nicht erforderlich; **DALI** Child-Pugh 5-6: nicht erforderlich; > 7: KI; KI bei aktiver Lebererkrankung/unklarer Transaminasen-Erhöhung
Ezetimib + Simvastatin Rp	
Inegy *Tbl. 10+10mg, 10+20mg, 10+40mg, 10+80mg*	**Prim. Hypercholesterinämie** → 403: 1 x 10+10 - 10+80mg p.o.; **homozygote familiäre H.** → 403.: 1 x 10+40 - 10+80mg; **DANI** GFR < 30: >10+10mg: sorgfältige Dosisanpass.; **DALI** Child-Pugh 5-6: nicht erforderl.; >7: KI

Nicotinsäure Rp	HWZ 0.5 h, Q0 0.1
Niaspan *Tbl. 375(ret.), 500(ret.), 750(ret.), 1000(ret.)mg*	**Prim. Hypercholesterinämie, komb. Hyperlipidämie** → 403: W.1: 375mg p.o.; W. 2: 500mg; W. 3: 750mg; W. 4-7: 1g, Erh.Dos. 1-2g/d, Komb. mit CSE-Hemmern; **DANI, DALI** sorgfältige Dosisanpassung; KI bei schwerer LI

Nicotinsäure + Laropiprant Rp	
Tredaptive *1000+20mg*	**Prim. Hypercholesterinämie** → 403, **kombinierte Hyperlipidämie** → 403: 1 x 1 Tbl., nach 4W auf 1 x 2 Tbl. steigern, Kombination mit CSE-Hemmer; **DANI, DALI** sorgfältige Dosisanpassung; KI bei schwerer LI

Omega-3-Säurenethylester Rp	
Omacor *Kps. 1g* **Zodin** *Kps. 1g*	**Pro. nach Herzinfarkt:** 1g/d; **Hypertriglyceridämie** → 404: 2g/d p.o., ggf. steigern bis 4g/d; **DANI, DALI** keine Daten

A 6.4 Schilddrüse

A 6.4.1 Schilddrüsenhormone

Wm/Wi: Stimulierung von Wachstum, körperlicher/geistiger Entwicklung, Proteinsynthese ↑, oxidativer Abbau von Fetten/Kohlenhydraten ↑ (Grundumsatz ↑); **UW:** Tachykardie, Extrasystolie, AP, Gewicht ↓, Hyperthermie, Schwitzen, Durchfall, Nervosität, Schlaflosigkeit, Tremor, Muskelschwäche; **KI:** Hyperthyreose; **Ink:** Ketamin

Levothyroxin (T4) Rp	HWZ 7d (22h), Q0 1.0 (1.0), PPB 99%, PRC A, Lact ?
Berlthyrox *Tbl. 50, 100, 150µg* **Eferox** *Tbl. 25, 50, 75, 100, 125, 150µg* **Euthyrox** *Tbl. 25, 50, 75, 88, 100, 112, 125, 137, 150, 175, 200µg* **L-Thyroxin** *Tbl. 25, 50, 75, 100, 125, 150, 175, 200µg; Inj.Lsg. 0.5mg* **L-Thyroxin-ratioph.** *Tbl. 50, 100µg* **Thevier** *Tbl. 50, 100µg*	**Hormonsubstitution bei Hypothyreose** → 412: ini 1 x 25-50µg p.o., alle 2-4 W. um 25-50µg steigern bis 100-200µg/d; **Ki.:** ini 12.5-50µg/m² KOF, dann 100-150µg/m² KOF; **euthyreote Struma, Pro. Rezidivstruma** → 410: 75-200µg/d; **hypothyreotes Koma:** 0.3-0.5mg i.v.; ab 2.d: 100µg/d; **Suppressionsth. bei SD-Malignom:** 150-300µg/d

Liothyronin (T3) Rp	HWZ 22h, Q0 1.0, PPB 99%, PRC A, Lact ?
Thybon *Tbl. 20, 100µg* **Thyrotardin-inject** *Inf.Lsg. 100µg*	**Hormonsubstitution bei Hypothyreose** → 412: ini 20µg/d p.o., Erh.Dos. 50-75µg/d in 3 Einzeldosen; **hypothyreotes Koma:** 0.1mg i.v.; **SD-Suppressionstest:** 60-100µg/d f. 6-10d

T4 + T3 Rp	PRC A, Lact ?
Novothyral *Tbl. 75+15, 100+20µg* **Prothyrid** *Tbl. 100+10µg*	**Hormonsubst. b. Hypothyreose** → 412, **euthyreote Struma, Pro. Rezidivstruma** → 410: ini 50µg T_4/d, nach 2W evtl. 75µg T_4/d, Erh.Dos. 50-100µg T_4/d; **SD-Malignom postop.:** 100-200µg T4/d

T4 + Kaliumiodid Rp	PRC A
Eferox-Jod *Tbl. 50+150, 75+150, 88+150, 100+100, 100+150, 112+150, 125+150, 150+150µg* **Jodthyrox** *Tbl. 100+131µg* **L-Thyrox Jod HEXAL** *Tbl. 50+150, 75+150, 88+150, 100+100, 100+150, 112+150, 125+150, 150+150µg* **Thyronajod** *Tbl. 50, 75, 100, 125, 150µg + je 196µg*	**Euthyreote Struma, Pro. Rezidivstruma:** 1 x 50-125µg T_4 p.o.

A 6.4.2 Thyreostatika

Wm/Wi (Carbimazol, Propylthiouracil, Thiamazol): Hemmung thyreoidaler Peroxidase (J- → J) u. Hormonsynthese, Inkretion bereits fertiger Hormone wird nicht gehemmt, Propylthiouracil: zusätzlich partielle Hemmung der Konversion von T4 zu T3; **Wm/Wi** (Natriumperchlorat): kompetitive Hemmung thyreoidaler Iodidaufnahme; **UW:** (Carbimazol, Thiamazol): Agranulozytose, Leukos ↓, allergische Hautreaktion, Strumaentwicklung, GI-Beschwerden, Hepatitis, transiente Cholestase; **UW:** (Natriumperchlorat): flüchtiges Exanthem, Übelkeit, Brechreiz, Mundtrockenheit, pharyngitische Reizungen, Lymphadenopathie, Leukopenie, Purpura, fieberhafte Arthralgie; **KI** (Carbimazol, Thiamazol): bekannte Überempfindlichkeit, Granulozytopenie, frühere KM-Schädigung durch Thyreostatika, Cholestase, bei zusätzlicher Ther. mit SD-Hormonen in der SS; **KI** (Natriumperchlorat): retrosternale Struma, bekannte Überempf., zuvor unter Perchlorat-Gabe aufgetretene BB-Veränderungen, v.a. eine Agranulozytose, während Plummerung zur OP-Vorbereitung

Carbimazol Rp	HWZ 0.5 (4) h, Q0 1.0 (0.9), PPB 0%, PRC C
Car *Tbl. 5, 10mg* **Carbimazol Henning** *Tbl. 5, 10mg* **Carbimazol HEXAL** *Tbl. 5, 10mg*	**Hyperthyreose** → 411: ini 40-60mg p.o., Erh.Dos.: 1 x 5-20mg; **Ki:** ini 0,5-0,7 mg/kg/d, Erh.Dos. 0.3-0.5 mg/kg/d; **DALI** möglichst niedrige Dosis
Propylthiouracil Rp	HWZ 0.9-4.3 h, Q0 0.9, PPB 80%, PRC D, Lact ?
Propycil *Tbl. 50mg*	**Hyperthyreose** → 411: ini 3 x 75-100mg p.o., in schweren Fällen: 300-600mg/d in 4-6 ED, Erh.Dos.: 25-150mg/d; **Ki. 6-10J.:** ini 50-150mg/d, Erh.Dos. 25-50mg/d; **neonatal:** ini 5-10mg/d in 3 ED, Erh.Dos.: 3-4mg/kg/d; **DANI** milde-mäßige NI: 75%, schwere NI: 50%; **DALI** ggf. Dosisreduktion
Thiamazol Rp	HWZ 3 h, Q0 0.9, PPB 0%, PRC C
Favistan *Tbl. 20mg; Amp. 40mg/1ml* **Methizol** *Tbl. 5, 20mg* **Thiamazol Henning** *Tbl. 5, 20mg; Amp. 40mg/1ml* **Thiamazol HEXAL** *Tbl. 5, 10, 20mg* **Thyrozol** *Tbl. 5, 10, 20mg*	**Hyperthyreose** → 411: ini 20-40mg/d p.o. in 2-4 Einzeldosen, Erh.Dos.: 1 x 5-20mg; **Ki.:** ini 0.3-0.5mg/kg/d, Erh.Dos.: 0.2-0.3mg/kg/d; **thyreotoxische Krise** → 411: ini 80mg i.v., dann Dauerinf. 120-240mg/d; **DALI** mögl. niedrige Dosis
Natriumperchlorat Rp	
Irenat *Gtt. (15Gtt. = 300mg)*	**Hyperthyreose** → 411: ini 4-5 x 10Gtt., n. 1-2 W. 4 x 5Gtt.; **Ki. 6-14J.:** 3-6 x 1Gtt. o. 4-6 x 2Gtt. **Schilddrüsenblock. vor szintigraph. Untersuch.:** 10-20Gtt.; **Perchlorat-Discharge-Test:** 30-50 Gtt. nach Radijodtracer-Dosis, Ki.: 300-600mg/m² KOF

A 6.4.3 Parathormon

Wm/Wi (Teriparatid): rekombinantes Parathormon ⇒ Knochenbildung ↑ durch Osteoblastenstimul., intest. Calciumresorption ↑, tubuläre Calciumreabsorption ↑, renale Phosphatausscheidung ↑; **UW** (Teriparatid): Gliederschmerzen, Kopfschmerzen, Schwindel, Nausea, Emesis, Depression, Anämie, Hypercholesterinämie, Müdigkeit, Thoraxschmerzen, Schwitzen; **KI** (Teriparatid): bek. Überempf., Ca^{++} ↑, schwere Niereninsuff., M. Paget, Hyperparathyreoidismus, ungeklärte aP ↑, Z.n. Strahlentherapie d. Skeletts

Teriparatid Rp	f 1 h, PRC C, Lact -
Forsteo *Injector 750µg/3ml (20µg/Dosis)*	**Manifeste Osteoporose** → 406: 1 x 20µg s.c. f. max. 18M; **DANI** KI b. schwerer NI; **DALI** keine Daten
Parathyroidhormon Rp	HWZ 1.5h, Lact -
Preotact *Pen (100µg/Dosis)*	**Osteoporose mit hohem Risko für Frakturen:** 100µg/d s.c. f. max. 24 Monate; **DANI** GFR 30-80: 100%, < 30: KI; **DALI** Child-Pugh 7-9: 100%, < 7: KI

A 6.4.4 Parathormon-Antagonist

Wm/Wi: Erhöhung der Empfindlichkeit des Calcium-sensitiven Rezeptors der Nebenschilddrüse auf extrazelluläres Calcium ⇒ Parathormonspiegel ↓ ⇒ Serumcalciumspiegel ↓;
UW: Übelkeit, Erbrechen, Anorexie, Schwindel, Parästhesien, Rash, Myalgien, Asthenie, Hypokalzämie, Testosteronspiegel ↓, allergische Reaktionen, Krampfanfälle, Hypotonie, Verschlechterung einer Herzinsuffizienz, Dyspepsie, Diarrhoe;
KI: bekannte Überempfindlichkeit, Galactose-Intoleranz, Lactase-Mangel, Glucose-Galactose-Malabsorption, Ki. und Jugendliche;
Ink: Ketoconazol, Itraconazol, Telithromycin, Voriconazol, Ritonavir, Rifampicin, Flecainid, Propafenon, Metoprolol in der Indikation Herzinsuffizienz, Desipramin, Nortriptylin

Cinacalcet Rp	HWZ 30-40h, Q0 0.2, PPB 97%, PRC B, Lact ?
Mimpara *Tbl. 30, 60, 90mg*	**Sekundärer HPT** → 417 **bei dialysepflichtiger, terminaler NI:** ini 1 x 30mg p.o., Dosistitration alle 2-4W nach PTH-Spiegel, max. 180mg/d; regelmässige Ca- und PTH-Kontrollen; **Hyperkalzämie** → 393 **bei Nebenschilddrüsen-Ca, primärem HPT** → **416:** ini 2 x 30mg p.o., alle 2-4W ED um 30mg steigern bis 2 x 90mg, max. 3-4 x 90mg; regelmässige Ca-Kontrollen; **DALI** sorgfältige Dosiseinstellung

A 6.5 Gichtmittel

A 6.5.1 Urikosurika

Wm/Wi (Benzbromaron, Probenecid): Hemmung der tubulären Harnsäurerückresorption
UW (Benzbromaron): Nausea, Brechreiz, Völlegefühl, Diarrhoe, Gichtanfall, Uratsteine
UW (Probenecid): Anorexie, Nausea, Brechreiz, Völlegefühl, Hautreaktionen, Zahnfleischentzündungen, Haarausfall, Hautjucken, Kopfschmerzen, Benommenheit, Gichtanfall, Uratsteine
KI (Benzbromaron): bek. Überempf., Nierensteindiathese, Niereninsuff., akuter Gichtanfall, Lebererkrankungen, SS;
KI (Probenecid): bek. Überempf., akuter Gichtanfall, Kinder <2J., Nierensteindiathese, Niereninsuff., SS, SZ
Ink (Probenecid): Methotrexat, Ketorolac, Salizylate, Zidovudin, Diflunisal

Benzbromaron Rp	HWZ 3 (17-20)h, Q0 1.0 (1.0), PPB 99%
Benzbromaron Al *Tbl. 100mg*	**Hyperurikämie** → **404:** ini 1 x 20mg p.o., Erhaltungsdosis 1 x 100mg; **DANI, DALI** KI
Probenecid Rp	HWZ 3-17h, Q0 0.9, PPB 90%, PRC B, Lact ?
Probenecid *Tbl. 500mg*	**Hyperurikämie** → **404:** 1. W.: 2 x 250mg p.o., dann 2 x 500mg; > **2J.:** ini 25mg/kg, dann 40mg/kg; **DANI** KI

A 6.5.2 Xanthin-Oxidase-Inhibitoren

Wm/Wi: Hemmung der Xanthinoxidase ⇒ Harnsäureproduktion ↓ (Urikostatikum);
UW (Allopurinol): Nausea, Erbrechen, Hautreaktionen, Diarrhoe, Leukopenie, reaktiver Gichtanfall;
UW (Febuxostat): Leberfunktionsstrg., Durchfall, Übelkeit, Hautausschlag, Kopfschmerzen;
KI (Allopurinol): bekannte Überempfindlichkeit; Cave in SS/SZ;
KI (Febuxostat): bekannte Überempfindlichkeit;
Ink (Allopurinol): Ampicillin, Amoxicillin;
Ink (Febuxostat): gleichzeitige Anwendung von Mercaptopurin und Azathioprin nicht empfohlen; Anstieg Theophyllinspiegel möglich

Allopurinol Rp	HWZ 1.5 (19)h, Q0 0.8 (0.1), PPB <1%, PRC C, Lact ?
Allopurinol-ratioph. *Tbl. 100, 300mg* **Cellidrin** *Tbl. 100, 300mg* **Foligan** *Tbl. 100, 300mg* **Jenapurinol** *Tbl. 100, 300mg* **Remid** *Tbl. 100, 300mg* **Uribenz** *Tbl. 100, 300mg* **Zyloric** *Tbl. 100, 300mg*	**Hyperurikämie, Urat-Nephropathie** → 552, **Pro. von Ca-Oxalatsteinen** → 552, **Lesch-Nyhan-Syndrom:** 1 x 100-300mg p.o., max. 800mg/d; **Ki. <15J.:** 10mg/kg/d in 3ED; max. 400mg/d; **DANI** GFR 10-20: 100-200mg/d; < 10: 100mg/d; HD: 2-3 x/W. 300-400mg; **DALI** s. DANI
Febuxostat Rp	HWZ 5-8h, PPB 99%, PRC C, Lact ?
Adenuric *Tbl. 80, 120mg*	**Chron. Hyperurikämie mit Uratablagerungen** → 552: 1 x 80mg p.o.; ggf. 1 x 120mg, wenn Harnsäure-spiegel nach 2-4W > 6mg/dl; **DANI** leichte bis mittelschwere NI: 100%; schwere NI: keine Daten; **DALI** leichte LI: 80mg/d; mittelschwere bis schwere LI: keine Daten

A 6.5.3 Kombinationen

Allopurinol + Benzbromaron Rp	
Allo comp.-ratioph. *Tbl. 100+20mg*	**Hyperurikämie** → 404: 1 x 100 + 20mg p.o., evtl. vorübergehend 300 + 60mg/d; **DANI, DALI** KI

A 6.5.4 Weitere Gichtmittel

Wm/Wi (Colchizin): verhindert Phagozytose abgelagerter Uratkristalle durch Leukos, die Entzündungsmediatoren freisetzen = Mitosehemmstoff;
Wm/Wi (Rasburicase): Katalyse der enzymatischen Oxidation von Harnsäure in Allantoin, welches leichter über die Niere ausgeschieden wird;
UW (Colchizin): Durchfälle, Nausea, Erbrechen, Leukopenie, Alopezie;
UW (Rasburicase): Fieber, Erbrechen, Übelkeit, Diarrhoe, Kopfschmerzen, allerg. Reaktionen;
KI (Colchizin): SS/SZ;
KI (Rasburicase): G-6-PDH-Mangel, SS/SZ

Colchicin Rp	HWZ 4.4h, Q0 1.0, PRC D, Lact +
Colchicum-Dispert *Tbl. 0.5mg* **Colchysat** *Gtt. (25Gtt. = 0.5mg)*	**Akuter Gichtanfall** → 405: ini 1mg p.o., dann alle 1-2h 0.5-1.5mg bis Besserung, max. 8mg/d bzw.12mg/Anfall; **DANI, DALI** KI
Rasburicase Rp	HWZ 19h, keine PPB
Fasturtec *Inj.Lsg. 1.5mg/1ml, 7.5mg/5ml*	**Akute Hyperurikämie** → 405, **Tumorlyse bei Th. hämatolog. Malignome:** 1 x 0.2mg/kg über 30min. i.v. über 5-7d; **DANI, DALI** nicht erforderlich

A 6.6 Kalziumstoffwechselregulatoren
A 6.6.1 Bisphosphonate

Wm/Wi: Osteoklastentätigkeit ↓ ⇒ ossäre Calciumfreisetzung ↓, Knochenabbau ↓
UW: allergische Hautreaktionen, Hypokalzämie, GI-Strg.; Ösophagitis, ösophageale Erosionen, Kieferosteonekrose
KI: Niereninsuff., akute Entzündungen des GI-Traktes, SS/SZ, Kinder;
Ink (Bisphosphonate): Calciumpräparate

Alendronsäure Rp	HWZ bis zu 10a (im Knochen), Q0 0, PPB 78%, PRC C, Lact ?
Alendron Beta *Tbl. 10, 70mg* **Alendron HEXAL** *Tbl. 10, 70mg* **Alendronsäure-ratioph.** *Tbl. 70mg* **Fosamax, Tevanate** *Tbl. 10, 70mg*	**Osteoporose** → **406:** 1 x 10mg p.o; 1 x 70mg/Wo; **DANI** GFR 35-60: 100%; < 35: KI; **DALI** nicht erforderlich
Alendronsäure + Colecalciferol Rp	
Fosavance *Tbl. 70mg+70µg, 70mg+5600 IE*	**Osteoporose** → **406:** 1 x/Wo. 70mg + 2800 IE p.o.; bei fehlender zusätzl. Vit. D-Supplementierung 1 x/Wo. 70mg + 5600 IE; **DANI** GFR 35-60: 100%; < 35: KI
Clodronsäure Rp	HWZ 2h, geringe PPB
Bonefos *Kps 400mg; Tbl. 800mg; Amp. 300mg/5ml, 1.5g/25ml* **Clodron HEXAL** *Tbl. 400, 800mg; Amp. 300mg/5ml* **Ostac** *Tbl. 520mg*	**Tumorinduzierte Hyperkalzämie, Osteolyse:** ini 2400-3200mg/d p.o., langsam reduzieren auf 1600mg/d; 1500mg i.v. einmalig oder 300mg i.v. tgl. für 10d; **DANI** GFR 50-80: 75% i.v. bzw. 1600mg/d p.o.; 12-50: 50-75% i.v. bzw. 1200mg/d p.o.; < 12: 50% i.v. bzw. 800mg/d p.o.
Etidronsäure Rp	HWZ 1-6h, PRC C, Lact -
Didronel *Tbl. 200mg* **Diphos** *Tbl. 200mg* **Etidronat Jenaph.** *Tbl. 200mg*	**Osteoporose** → **406:** 400mg p.o. f. 14d, dann 500mg Kalzium f. 76d; **M. Paget** → **409:** 5mg/kg für max. 6 Mo., Steigerung auf max. 20mg/kg/d; Wdh. evtl. nach 3 Mo.; **Pro. heterotoper Ossifikationen:** Hüftgelenksersatz: 20mg/kg/d 1 Mo. prä-OP bis 3 Mo. post-OP, posttraumatisch: 1.-2.Wo. 20mg/kg/d, 3.-12.Wo. 10mg/kg/d; **DANI** KI bei schwerer NI
Ibandronsäure Rp	HWZ 10-16h, PRC C, Lact ?
Bondronat *Tbl. 50mg; Amp. 2mg/2ml, 6mg/6ml* **Bonviva** *Tbl. 150mg; Fertigspr. 3mg/3ml*	**Tumorind. Hyperkalzämie** → **393:** 2-4mg, max. 6mg i.v. als Einzeldosis; **Pro. skelettbezogene Ereignisse b. Knochenmetastasen:** 1 x 50mg p.o.; 6mg i.v. alle 3-4W.; **Osteoporose** → **406:** 150mg p.o. 1x/M.; 3mg i.v. alle 3 M.; **DANI** GFR > 30: 100%; < 30: 2mg i.v. alle 3-4W. bzw. 50mg p.o. 1x/W.; **DALI** nicht erforderlich
Pamidronsäure Rp	HWZ 1.6-27h, Q0 0.5, PPB 54%, PRC C, Lact ?
Aredia *Inj.Lsg. 15mg/5ml, 30mg/10ml, 60mg/10ml, 90mg/10ml* **Axidronat** *Inj.Lsg. 30mg/10ml, 60mg/10ml, 90mg/10ml* **Novopam** *Inj.Lsg. 15mg/5ml, 30mg/10ml, 60mg/10ml, 90mg/10ml* **Pamidronat Mayne** *Inj.Lsg. 15mg/5ml, 30mg/10ml, 60mg/10ml, 90mg/10ml* **Pamidron HEXAL** *Inj.Lsg. 15mg/1ml, 30mg/2ml, 60mg/4ml, 90mg/6ml* **Pamifos** *Inj.Lsg. 15mg/5ml, 30mg/10ml, 60mg/20ml, 90mg/30ml* **Ribodronat** *Inj.Lsg. 30mg/10ml, 60mg/20ml, 90mg/30ml*	**Tumorind. Hyperkalzämie** → **393, osteolytische Metastasen, Plasmozytom** → **356:** 90mg i.v. alle 4 W.; **M. Paget** → **409:** 1 x 30mg/W. über 6 W. i.v.; **DANI** GFR > 30: 100%, max. 90mg/4h; <30: KI; **DALI** leichte-mittlere LI: 100%, schwere LI: keine Daten

Risedronsäure Rp	HWZ 1.5 (24)h, PPB 24%, PRC C, Lact ?
Actonel *Tbl. 5, 30, 35mg*	**Osteoporose** → 406: 1 x 5mg p.o.; 1 x/W. 35mg; **M. Paget** → 409: 1 x 30mg p.o. f. 2 Mo., evtl. Wh. nach 2 Mo.; **DANI** GFR < 30: KI

Zoledronsäure Rp	HWZ 167h, Q0 0.1, PPB 56%, PRC D, Lact ?
Aclasta *Inf. Lsg. 5mg/100ml* **Zometa** *Inf.Lsg. 4mg/5ml*	**Tumorind. Hyperkalzämie, Pro. skelettbezogener Kompl. b. Knochenmetastasen:** Zometa: 4mg in 100ml NaCl 0.9% über 15min. i.v., alle 3–4 w.; **DANI** GFR 50-60: 3.5mg; 40-49: 3.3mg; 30-39: 3mg; <30: Anw. nicht empfohlen; **M. Paget** → 409: **Aclasta:** 1x/J. i.v.; **DANI** GFR >35: 100%; <35: Anw. nicht empfohlen; **DALI:** nicht erforderlich

A 6.6.2 Calcitonin

Wm/Wi: vermehrter ossärer Calcium- und Phosphateinbau, vermehrte renale Kalzium- und Phosphatausscheidung; **UW:** Hitzegefühl, Flush, Übelkeit, Erbrechen, Diarrhoe; **KI:** Hypokalzämie, SS/SZ

Calcitonin (vom Lachs) Rp	HWZ 5h, PPB 30-40%, Q0 0.95, PRC C, Lact ?
CalciHEXAL *Amp. 50 IE/1ml, 100 IE/1ml* **Calcitonin ct** *Amp. 50 IE/1ml, 100 IE/1ml; Nasenspray (1 Hub = 100 IE)* **Calcitonin-ratiopharm** *Amp. 50 IE/1ml, 100 IE/1ml; Nasenspray (1 Hub = 100 IE)* **Karil** *Amp. 100 IE/1ml; Nasenspray (1 Hub = 200 IE)* **Miacalcic** *Nasenspray (1 Hub = 200 IE)*	**Postmenopausale Osteoporose** → 406: tgl. 100 IE in jedes Nasenloch an 5d/W.; **Pro. v. akutem Knochenverlust nach plötzlicher Immobilisation:** 100 IE s.c./i.m. in 1-2 ED für 2-4W; **Hyperkalzämie**→ 393: ini 100IE i.m./s.c. alle 6-8h, Steigerung bis max. 400IE alle 6-8h; in schweren Fällen ini 5-10 IE/kg über 6h i.v.; **Sudeck-Syndrom:** 1 x 100 IE s.c./i.m., n. 2-4 W. 3 x/W. 100 IE f. insges. 6 W.; **M. Paget** → 409: ini 1 x 100 IE s.c./i.m., Erh.Dos. 100 IE alle 2d; **DANI, DALI** nicht erforderlich

A 6.6.3 Knochenmorphogene Proteine und Weitere

Wm/Wi (Dibotermin alfa): = osteoindukives Protein, bindet an Oberflächenrezeptoren v. Mesenchymzellen ⇒ Bildung von trabekulärem Knochen; **Wm/Wi** (Strontiumranelat): Knochenaufbau ↑ u. Replikation der Präosteoblasten ↑, Hemmung der Osteoklastendifferenzierung und deren Resorptionsaktivität; **Wm/Wi** (Denosumab): humaner monoklonaler AK, inhibiert RANKL, Hemmung der Bildung, Funkt. und Überleben der Osteoklasten und Vorläuferzellen ⇒ Knochenresorption im kortikalen und trabekulären Knochen ↓ **UW** (Dibotermin alfa): Amylase ↑, Kopfschmerzen, Tachykardie, Hypomagnesiämie; **UW** (Strontiumranelat): Übelkeit, Diarrhoe, Kopfschmerzen, Dermatitis, Ekzem, Bewußtseinsstrg., Gedächtnisschwund, Krampfanfälle, CK ↑; **UW** (Denosumab): Hypokalzämie (v.a. bei renaler Funktionsstrg.), bakt. Hautinfektionen, Kieferosteonekrose, Katarakt, Divertikulitis; **KI** (Dibotermin alfa): bek. Überempf. gg. D. bzw. Rinderkollagen Typ I, noch nicht ausgewachsener Knochenbau, akute Infektion an der Frakturstelle, Kompartmentsyndrom, patholog. Frakturen, M. Paget, Malignome, SS; **KI** (Strontiumranelat): bek. Überempf.; **KI** (Denosumab): Hypokalzämie, bek. Überempfindlichkeit, Anw. in SS/SZ nicht empfohlen

Dibotermin alfa Rp	
InductOs *Implantationskit 12mg/8ml*	**Zur anterioren Lendenwirbel-Fusion, Tibiafraktur:** Lsg. auf Matrix auftragen und Frakturoberfläche damit bedecken

Strontiumranelat Rp	HWZ 60 h
Protelos *Btl. 2g*	**Postmenop. Osteoporose zur Risikoreduktion von WS- u. Hüftfrakturen** → 406: 1 x 2g p.o.; **DANI** GFR 30-70: 100%; <30: nicht empfohlen; **DALI** nicht erforderlich
Denosumab Rp	HWZ 26d, PRC C Lact-
Prolia *Fertigspr. 60mg/1ml*	**Postmenopausale Osteoporose zur Risikoreduktion von WS-, nicht-vertebralen und Hüftfrakturen; Osteoporose bei Z.n. Androgenentzug bei Prosta-ta-Ca zur Risikoreduk. von WS-Frakturen:** 60mg s.c. alle 6M; **DANI** nicht erforderl.; **DALI** keine Daten

A 6.7 Abmagerungsmittel

A 6.7.1 Abmagerungsmittel - Zentral wirksame Mittel

Wm/Wi (Amfepramon): indir. Sympathomimetikum durch präsynaptische Freisetzung adrenerger Amine ⇒ Appetithemmung durch Erregung d. Neuronen im lat. Hypothalamus;
UW (Amfepramon): Psychosen, Depression, Nervosität, Schwindel, Tachykardie, Herzklopfen, präkardiale Schmerzen, Mundtrockenheit, Abhängigkeit, pulmon. Hypertonie;
UW (Phenylpropanolamin): Persönlichkeitsveränderungen, Hypertonie, Tachykardie, HRST, Kopfschmerzen, Reizbarkeit, Benommenheit, Unruhezustaände, Miktionsstrg., Schwindel, Schlafstrg.;
KI (Amfepranon): tachykarde Arrhythmien, Phäochromozytom, Hyperthyreose, schwere AP, Engwinkelglaukom, pulmon. Hypertonie, schwere art. Hypertonie, Psychosen, Anorexia nervosa, SS/SZ;
KI (Phenylpropanolamin): Hypertonie, Schwindel, Herzerkr., Herzklopfen, D.m., Nierenerkrankungen, Schilddrüsenerkr., Prostataadenom mit Restharn, Engwinkelglaukom, Phäochromozytom, Kinder <12J

Amfepramon Rp-L!	HWZ 4-6h, PRC B, Lact ?
Regenon *Kps. 25, 60(ret.)mg* **Tenuate** *Tbl. 75 (ret.)mg*	**Adipositas** (BMI > $30kg/m^2$): bis 3 x 25mg p.o.; 1 x 60-75mg (ret..); Th-Dauer max. 12 W.
Phenylpropanolamin Rp-L!	
Boxogetten S *Tbl. 20mg* **Recatol Mono** *Kps. 40 (ret.) mg*	**Adipositas:** 2 x 20mg oder 1 x 40mg (ret.) p.o. für 4W.

A 6.7.2 Abmagerungsmittel - Lipasehemmer

Wm: Hemmung der gastrischen und der pankreatischen Lipase;
Wi: Triglyceride können nicht mehr in freie Fettsäuren u. Monoglyceride hydrolysiert werden und somit nicht resorbiert werden;
UW: Bauchschmerzen, Fettstuhl, Flatulenz mit Stuhlabgang, Stuhldrang, Kopfschmerzen, Abgeschlagenheit, Resorption fettlösl. Vitamine ↓;
KI: chron. Malabsorbtionssyndrom, Cholestase, SS/SZ

Orlistat Rp-L!/OTC	HWZ 1-2h, PPB 99%, PRC B, Lact ?
Xenical *Kps. 120mg*	**Adipositas:** Xenical: BMI > $30kg/m^2$ od. >$28kg/m^2$+RF: 3 x 120mg; Alli: BMI > $28kg/m^2$: 3 x 60mg; jeweils zur oder bis 1h nach Hauptmahlzeit

A 6.8 Orphan drugs

Orphan drugs: Medikamente zur Th seltener Erkr.;
Wm (Agalsidase, Galsulfase, Imiglucerase, Laronidase): Enzymsubstit. d. entsprechenden Mangelerkrankung;
Wm/Wi (Amifampridin): Blockade spannungsabhängiger Kaliumkanäle => Verlängerung der Depolarisation => intrazelluläre Calciumkonzentration ↑ => Steigerung der Exozytose acetylcholinhaltiger Vesikel;
Wm/Wi (Canakinumab): bindet an Interleukin-1-beta => Bildung von Entzündungsmediatoren ↓;
Wm/Wi (Hämin): Ausgleich des bei Porphyrien auftretenden Häminmangels, Verhinderung einer erhöhten δ-Amino-laevulinsäure-Synthase-Aktivität, Reduktion der Porphyriensynthese bzw. der Bildung toxischer Zwischenprodukte;
Wm (Miglustat): Hemmg. der Glucosylceramidsynthase;
Wm/Wi (Sapropterin): synthetische Form d. 6R-Tetrahydrobiopterins ⇒ Aktivität d. Phenylalaninhydroxylase ↑;
UW, KI: s. Packungsbeilage

Agalsidase alfa Rp	keine PPB zu erwarten
Replagal *Inf.Lsg. 3.5mg/3.5ml*	**M. Fabry (α-Galactosidase A-Mangel):** alle 2 W. 0.2mg/kg über 40 min. i.v.; **DANI** nicht erforderlich; **DALI** keine Daten
Agalsidase beta Rp	HWZ 45-102min. PRC B, Lact ?
Fabrazyme *Inf. Lsg. 5, 35mg*	**M. Fabry (α-Galactosidase A-Mangel):** alle 2 W. 1mg/kg über 2h i.v.; **DANI** nicht erforderl.
Alglucosidase alfa Rp	HWZ 2-3h PRC B, Lact ?
Myozyme *Inf. Lsg. 50mg*	**M. Pompe (α-Glucosidase-Mangel):** alle 2 W. 20mg/kg i.v.; **DANI; DALI** keine Daten
Amifampridin Rp	HWZ 2h
Firdapse *Tbl. 10mg*	**Lambert-Eaton-Myasthenisches-Syndrom:** ini 15mg/d p.o., alle 4-5d um 5mg steigern bis max. 60mg in 3-4ED, max. 20mg/ED; **DANI, DALI** leichte NI/LI ini 10mg; mäßige bis schwere NI/LI ini 5mg
Canakinumab Rp	HWZ 26d
Ilaris *Inj. Lsg. 150mg*	**Cryopyrin-assoziierte periodische Syndrome ab 4J.: ≥ 15-40kg:** 2mg/kg alle 8W s.c.; **> 40kg:** 150mg alle 8W s.c.; **DANI** nicht erforderlich; **DALI** keine Daten
Galsulfase Rp	PRC B, Lact ?
Naglazyme *Inj.Lsg. 5mg/5ml*	**Mukopolysaccharidose VI:** 1 x/W. 1mg/kg über 4h i.v.
Hämin Rp	HWZ 11h
Normosang *Amp 250mg/10ml*	**Akute Schübe der akuten intermitt. Porphyrie, P. variegata, hereditäre Koproporphyrie:** 1 x 3mg/kg i.v. f. 4-7d; **DANI, DALI** KI
Idursulfase Rp	HWZ 45min
Elaprase *Inj.Lsg. 6mg/3ml*	**Hunter-Syndr. (Mukopolysaccharidose II):** 0.5mg/kg über 3h i.v.; **DANI, DALI** keine Daten
Imiglucerase	
Cerezyme *Inf.Lsg. 400 U*	**M. Gaucher Typ I/III:** alle 2 W. 60 U/kg über 3h i.v.; **DANI** nicht erforderl.

Laronidase Rp	HWZ 1.5-3.6h PRC B, Lact ?
Aldurazyme *Inf.Lsg. 500 U/5ml*	**Mukopolysaccharidose I:** 1 x/W. 100 U/kg i.v.

Miglustat Rp	HWZ 6-7h, keine PPB
Zavesca *Kps. 100mg*	**M. Gaucher Typ I:** 3 x 100mg p.o.; **DANI** GFR 50-70: 2 x 100mg; 30-50: 1 x 100mg; < 30: KI; **DALI** keine Daten

Nitisinon Rp	
Orfadin *Kps. 2, 5, 10mg*	**Tyrosinämie Typ I:** ini 1mg/kg/d p.o. in 2ED, ggf. 1.5-2mg/kg/d

Sapropterin Rp	
Kuvan *Tbl. 100mg*	**Hyperphenylalaninämie bei Phenylketonurie:** ini 1 x 10mg/kg/d p.o. morgens, ggf. 5-20mg/kg/d; **bei Tetra-hydrobiopterin(BH4)-Mangel:** ini 1 x 2-5mg/kg/d p.o., ggf. bis 20mg/kg/d steigern, evtl. in 2-3 ED; **DANI, DALI** keine Daten

6.9 Sexualhormone

A 6.9.1 Androgene

Wm/Wi: Entwicklungsförderung der sekundären männlichen Geschlechtsmerkmale, Regulation der Spermienproduktion, Libido ↑, Potentia coeundi ↑, Muskelaufbau ↑, Knochendichte ↑, Talgproduktion ↑;
UW: Cholestase, Spermatogenesehemmung, Priapismus, beschleunigte Knochenreifung, Virilisierung bei Frauen, Ödeme, Gewichtszunahme, Gynäkomastie, Alopezie, Libido ↑, Prostataschmerzen, Kopfschmerzen, Nausea, Polyzythämie;
KI: Prostatakarzinom, Mammakarzinom, SS;
Ink: Cumarine, ACTH, Kortikosteroide

Testosteron Rp	HWZ 10-100min (i.m.), PRC X, Lact ?
Andriol *Kps. 40mg* **Androtop** *Gel-Btl. 25, 50mg* **Testim** *Gel 10mg/1g* **Testogel** *Gel-Btl. 25, 50mg* **Testopatch** *TTS 1.2, 1.8, 2.4mg/24h* **Testosteron-Depot** *Amp. 250mg/1ml* **Testoviron-Depot** *Amp. 250mg/1ml* **Tostran 2%** *Gel 20mg/1g*	**Hodenunterfkt., Hypogonadismus:** ini 120-160mg/d p.o., n. 2-3W. 40-120mg/d; 50-100mg alle 1-3W. i.m.; 250mg alle 2-4W. i.m.; Testopatch: ini 2 Pfl. mit 2.4mg alle 48h, Dosisanpassung n. Testosteronspiegel; Gel: 1 x 50mg auftragen, max. 100mg/d; **Pubertas tarda:** 1x/Mo. 250mg i.m. f. 3 Mo., evtl. Wh. n. 3-6Mo.; **Unterdrückung übermäßigen Längenwachstums b. Knaben:** 500mg i.m. alle 2 W. f. 1-2J.; **Aplast., renale Anämie beim Mann → 348:** 250mg 2-3 x/W. i.m., max. 1000mg/W.

Testosteron Rp L!	HWZ 2h, PRC X, Lact ?
Intrinsa *TTS 0.3mg/d*	**Mangel oder Verlust an sexuellem Verlangen:** TTS alle 3-4d wechseln

Testosteronundecanoat Rp	HWZ 10-100min (i.m.), PRC X, Lact ?
Nebido *Inj.Lsg. 1g/4ml*	**Hodenunterfkt., Hypogonadismus:** 1g alle 10-14W. i.m.

A 6.9.2 Antiandrogene

Wm/Wi (Cyproteronacetat): kompetitiver Antagonismus am Androgenrezeptor, starke gestagene Wi ⇒ LH ↓ ⇒ Testosteron ↓
Wm/Wi (Bicalutamid, Flutamid): reines Antiandrogen ohne gestagene Wi
UW (Cyproteronacetat): Übelkeit, Erbrechen, Gynäkomastie, Libido- und Potenzverlust, Leberfunktionsstrg.
KI (Cyproteronacetat): Lebererkr., idiopathischer SS-Ikterus, SS-Pruritus bzw. Herpes gestationes in Anamnese, konsumierende Ekr. (außer Prostata-Ca), schwere Depressionen, Thromboembolien, Sichelzellenanämie, D.m. mit Gefäßveränderungen, Jugendl. vor Abschluss der Pubertät, Kinder, SS/SZ

Bicalutamid Rp	HWZ 5.8d, PPB 96%, PRC X, Lact ?
Androcal *Tbl. 50, 150mg* **Bicalutamid beta, Actavis, Medac** *Tbl. 50, 150mg* **Bicalutin** *Tbl. 50mg* **Bicamed** *Tbl. 50, 150mg* **Casodex** *Tbl. 50, 150mg,*	**Prostata-Ca** → 584: 1 x 50mg p.o., Komb. m. medikamentöser oder chir. Kastration; 1 x 150mg als Monoth. oder adjuvant nach Prostatektomie/ Bestrahlung; **DANI** nicht erforderlich; **DALI** leichte LI: 100%, mittlere-schwere LI: vorsichtige Anw.

Cyproteronacetat Rp	HWZ 38-58h, Q0 1.0, PRC X, Lact -
Androcur *Tbl. 10, 50mg; Amp. 300mg/3ml* **Cyproteronacetat beta** *Tbl. 50, 100mg* **Cyproteronacetat dura** *Tbl. 50, 100mg* **Cyproteronacetat Gry** *Tbl. 50mg* **Virilit** *Tbl. 50mg*	**Prostata-Ca** → 584: nach Orchiektomie 1-2 x 100mg p.o.; 300mg i.m. alle 14d; ohne Orchiekt. 2-3 x 100mg p.o.; 300mg i.m. alle 7d; **Triebdämpfung bei Sexualdeviation:** ini 2 x 50mg p.o., evtl. nach 4 W. 2-3 x 100mg, bei Th-Erfolg langs. Dosisreduktion je n. Wi bis 2 x 25mg; 300mg i.m. alle 10-14d; **Androgenisierungserscheinungen bei Frauen:** Zyklustag 1-10: 100mg p.o., Komb. m. Estrogen, s. FachInfo; **DALI** KI bei Lebererkrankungen

Flutamid Rp	HWZ 9.6 (5-6)h, Q0 1.0, PRC D, Lact ?
Flumid *Tbl. 250mg* **Flutamid-ratioph.** *Tbl. 250mg* **Fugerel** *Tbl. 250mg* **Prostica** *Tbl. 250mg*	**Prostata-Ca** → 584: 3 x 250mg p.o.; **DANI, DALI** vorsichtige Anwendung

A 6.10 Hypophysenhinterlappenhormone

A 6.10.1 Agonisten

Wm/Wi (Desmopressin): renale H_2O-Rückresorp. ↑; vasokonstriktiv
Wm/Wi (Oxytocin): Kontraktion d. Uterusmuskulatur, Förderung d. Milchejektion durch Kontrak. der glatten Muskulatur der Milchdrüse;
Wm/Wi (Terlipressin): Durchblutung im Portalgefäßgebiet ↓ + Kontraktion der glatten Ösophagusmuskulatur ⇒ Kontraktion der Ösophagusvarizen ⇒ portale Hypertension ↓;
UW (Terlipressin): Bronchospasmus, RR-Schwankungen, Kopfschmerzen, Diarrhoe;
KI (Terlipressin): schwere Hypertonie, Arteriosklerose, AP, Epilepsie, SS; Anw.Beschr. bei Asthma bronchiale, Herzinsuff.

Desmopressin Rp	HWZ 75min i.v; 90-150min p.o. Q0 1.0, PRC B, Lact ?
Desmogalen *Spray (10µg/Hub)* **Desmopressin** *Spray (10µg/Hub)* **Desmotabs** *Tbl. 0.1, 0.2mg* **Minirin** *Tbl. 0.1, 0.2mg; Spray (10µg/Hub); Rhinyle (0.1ml = 10µg); Amp. 4µg/1ml* **Nocturin** *Tbl. 0.1mg* **Nocutil** *Tbl. 0.1, 0.2mg; Spray (10µg/Hub)* **Octostim** *Spray (150µg/Hub)*	**Zentr. Diab. insipidus** → 420: 2-3 x 10-40µg p.o.; 1 x 10-20µg nasal; 1-2 x 0.5-2µg i.v./i.m./s.c.; **Ki.:** 2-3 x 10-40µg p.o.; 1 x 10 µg nasal; 1-2 x 0.2-0.5µg i.v.; i.m.; s.c.; **diagn.:** 1 x 40µg nasal; 4µg i.m./s.c.; **Ki. < 1J.:** 1 x 10µg nasal; 0.4µg i.m./s.c.; **> 1J.:** 1 x 20µg nasal; 1-2µg i.m./s.c.; **Enuresis nocturna:** ini 20µg p.o./nasal z.N., evtl. 40µg; **Steigerung der Faktor VIII-Gerinnungsaktivität, Thrombozytendysfunktion:** 0.3-0.4µg/kg über 30min. i.v. prä-OP; 300µg nasal 1-2h prä-OP
Oxytocin	HWZ 15min, PRC X, Lact -, Nasenspray +
siehe → 269, → 40	
Terlipressin Rp	HWZ 24min
Glycylpressin *Inj.Lsg. 1mg/5ml* **Haemopressin** *Inj.Lsg. 1mg/5ml*	**Ösophagusvarizenblutung:** ini 1-2mg i.v., Erh.Dos. 1mg alle 4-6h f. 2-3d; max. 6 x 20µg/kg/d

A 6.10.2 Vasopressinantagonisten

Wm/Wi: selektiver Vasopressin-V2-Rezeptorantagonist ⇒ Harnausscheidung ↑ ⇒ Aquaresis ↑, Osmolarität des Urins ↓, Serumnatriumkonzentration ↑;
UW: Polydipsie, Hyperkaliämie, Dehydration, Hyperglykämie, Appetit ↓, orthostatische Hypotonie, Obstipation, Mundtrockenheit, Ecchymosis, Pruritus, Polyurie, Pollakisurie, Durst, Asthenie, Pyrexie, Krea ↑;
KI: bekannte Überempfindlichkeit, Anurie, Volumendepletion, hypovolämische Hyponatriämie, Hypernatriämie, Pat. ohne Durstgefühl, SS, SZ

Tolvaptan Rp	HWZ 12h, PPB 98%, Q0 1.0, PRC C, Lact ?
Samsca *Tbl. 15, 30mg*	**Hyponatriämie bei SIADH:** ini 1 x 15mg/d p.o., max. 60mg/d; **DANI** GFR > 10: nicht erforderlich; < 10: keine Daten; Anurie: KI; **DALI** Child A-B: nicht erforderl.; C: keine Daten

A 6.11 Wachstumshormon-Rezeptorantagonisten

Wm/Wi: selektive Bindung an Wachstumshormonrezeptoren ⇒ Hemmung der Wachstumshormonwirkung ⇒ IGF-1 ↓, IGF-Bindungsproteine ↓;
UW: Diarrhoe, Übelkeit, Erbrechen, grippeähnliche Sympt., Müdigkeit, Arthralgie, Myalgie, Kopfschmerzen, Schwindel, Somnolenz, Tremor, Schwitzen, Pruritus, Exanthem; **KI:** bekannte Überempfindlichkeit

Pegvisomant Rp	6d, PRC B, Lact. ?
Somavert *Inj.Lsg. 10mg/1ml, 15mg/1ml, 20mg/1ml*	**Akromegalie:** ini 80mg s.c., dann 10-20mg/d s.c., Dosisanpassung alle 4-6W. in 5-mg-Schritten je nach IGF-1 Serumspiegel, max. 30mg/d; **DANI, DALI** keine Daten

A 6.12 Endokrinologische Diagnostik

Corticorelin (CRH) Rp	
CRH Ferring *Inj.Lsg. 0.1mg/1ml*	**Test der corticotropen Partialfkt. d. HVL:** 0.1mg i.v., bei übergewichtigen Pat. 2μg/kg; ACTH- u. Cortisolbestimmung zuvor u. nach 15, 30, 60, 90min.
Gonadorelin (LHRH) Rp	PPB <15%
Relefact LHRH *Amp. 0.1mg/1ml*	**Diagnostik hypothalamischer, hypophysärer und gonadaler Funktionsstrg.:** 0.1mg i.v.; **Ki.:** 60μg/m² KOF, mindestens 25μg i.v.; LH- u. FSH-Bestimmung zuvor u. n. 30min.
Protirelin (TRH) Rp	
Antepan *Spray (1Hub = 1mg); Amp. 0.2mg/1ml, 0.4mg/1ml* **TRH Ferring** *Amp. 0.2mg/1ml*	**Diagnostik von Hypophysen- und Schilddrüsenfunktionsstrg.:** 2mg nasal; 0.2-0.4mg i.v.; **Ki.:** 1mg nasal; 1μg/kg oder 50-100μg i.v.; erneute Diagnostik nach 30-45min. (Spray); n. 30min. (Amp.)
Somatorelin (GHRH) Rp	
GHRH Ferring *Inj.Lsg. 0.05mg/1ml*	**Test der somatotropen Partialfunktion des HVL:** 0.05mg i.v.; **Ki.:** 1μg/kg i.v.; Wachstumshormonbestimmung zuvor u. nach 30, 60, 90, 120min.
Tetracosactid (ACTH) Rp	
Synacthen *Amp. 0.25mg/1ml (= 25 IE)*	**Test der Nebennierenrindenfunktion:** 0.25mg i.v., i.m.; Cortisolbestimmung zuvor u. n. 30min.

7 A Gastroenterologie – Arzneimittel

A 7.1 Ulkustherapeutika

A 7.1.1 H_2-Blocker

Wm: kompet. Antagonismus am H2-Rezeptor der Belegzellen
Wi: basale und Histamin-stimulierte Säuresekretion ↓
UW (Ranitidin): Diarrhoe, Hepatitis, Obstipation, Exantheme
KI (Ranitidin): bek. Überempf., Ki. <10J., akute Porphyrie, schwere Niereninsuffizienz
Ink: Ketoconazol, Sulfonylharnstoff; Ink (Cimetidin): Betablocker, Carbamazepin, Carmustin, Chinin, Cumarine, Opioide, Propafenon, Theophyllin

Cimetidin Rp	HWZ 2h, Q0 0.3, PPB 20%, PRC B, Lact +
Cimebeta *Tbl. 200, 400, 800mg* **CimeHEXAL** *Tbl. 400, 800mg; Amp. 200mg/2ml* **Cimetidin Stada** *Tbl. 200, 400, 800mg;* **H2-Blocker-ratioph.** *Tbl. 400, 800mg; Amp. 200mg/2ml* **Tagamet** *Amp. 200mg/2ml*	**Gastroduodenale Ulzera** → 424: 800-1000mg/d p.o. in 1-2 Einzeldosen; **Stressulkus-Pro.** → 424: 1-2g/d i.v. in 3-5 Einzeldosen od. Dauerinf., max. 80mg/h; **Refluxösophagitis** → 423: 2 x 400-800mg p.o.; **Zollinger-Ellison-Syndrom** → 422: 1-2g/d p.o. in 2-3 Einzeldosen; **Ki.**: 15-30mg/kg/d p.o., max. 1600mg/d in 4 Einzeldos.; **DANI** GFR 0-15: 400mg/d; 15-30: 600mg/d; 30-50: 800mg/d

Famotidin OTC/Rp,	HWZ 2.6-4h, Q0 0.2, PPB 20% PRC B, Lact ?
Fadul *Tbl. 20, 40mg* **Famobeta** *Tbl. 20, 40mg* **Famonerton** *Tbl. 20, 40mg* **Famotidin-ratioph.** *Tbl. 10, 20, 40mg* **Pepdul** *Tbl. 20, 40mg*	**Gastroduodenale Ulzera** → 424: 1 x 40mg p.o. z.N., Rezidiv-Pro. 1 x 20mg; **Zollinger-Ellison-Syndrom** → 422: 4 x 20mg p.o., je n. Wi steigern bis 800mg/d; **Sodbrennen**: 1-2 x 10mg p.o.; **DANI** GFR < 30: 50%

Ranitidin OTC/Rp	HWZ 2.5h, Q0 0.25, PPB 15%, PRC B, Lact +
Junizac *Tbl. 150, 300mg* **Ranibeta** *Tbl.150, 300mg* **Ranitic** *Tbl. 75, 150, 300mg;Amp. 50mg/5ml* **Ranitidin-ratioph.** *Tbl. 75, 150, 300mg; Brausetbl. 75, 150, 300mg; Amp.50mg/5ml* **Sostril** *Tbl. 150, 300mg; Brausetbl. 150, 300mg; Amp. 50mg/5ml* **Zantic** *Tbl. 75, 150, 300mg; Brause 150, 300mg; Amp. 50mg/5ml*	**Gastroduodenale Ulzera** → 424, **Refluxösophagitis** : 1 x 300mg oder 2 x 150mg p.o.; **Stressulkus-Pro.** → 424: 3-4 x 50mg i.v.; **Zollinger-Ellison-Syndrom**→ 422: 3 x 150mg, je nach Wi steigern bis 900mg/d; **Ki. > 10J.**: 2 x 2mg/kg p.o.; **Sodbrennen**: 1-2 x 75mg p.o., max. 300mg/d **DANI** GFR < 10: KI; < 30: 150mg/d p.o.; 3-4 x 25mg i.v.; > 30: 300mg/d; 3-4 x 50mg i.v.

A 7.1.2 Protonenpumpenblocker

Wm/Wi: Blockade der H+/K+-ATPase ⇒ stärkste Suppression der Säurebildung; **UW**(Omeprazol): Schwindel, Kopfschmerzen, Durchfall, Obstipation, Blähungen, Exanthem, Leberenzymem ↑, Übelkeit, Erbrechen, Müdigkeit, Schlafstörungen; **KI** (Omeprazol): bek. Überempf., Komb. m. Atazanavir; **Ink** (Omeprazol): Cilostazol, Proteaseinhibitoren, Azol-Antimykotika, Ginkgo biloba, Johanniskraut

Esomeprazol Rp	HWZ 1.5h, Q0 >0.9, PPB 97%, PRC B, Lact ?
Nexium Mups *Tbl. 20, 40mg* **Nexium** *Gran. 10mg; Inf.Lsg. 40mg*	**Refluxösophagitis** → 423, **Erw. u. Ki. ab 12J.**: ini 1 x 40mg p.o. f. 4-8W., dann 1 x 20mg; 1 x 20-40mg i.v.; **Ki 1-11J.**: 10-20kg: 1 x 10mg p.o.; ≥20kg: 1 x 10-20mg bis zu 8W; **H.P.-Eradikation** → 425: 2 x 20mg p.o. + Antibiotika; **Pro. gastroduod. Ulzera b. NSAR-Th.** → 424: 1 x 20mg; **Zollinger-Ellison-Syndr.** → 422: 2 x 40mg p.o., ggf. bis 2 x 80mg; **DANI** nicht erforderl.; **DALI** bei schwerer LI max. 20mg/d

Lansoprazol Rp	HWZ 0.9-1.5h, Q0 1.0 (0.7), PPB 97%, PRC B, Lact ?
Agopton *Kps. 15, 30mg* **Lanso-Q** *Kps. 15, 30mg* **Lansoprazol HEXAL** *Kps. 15, 30mg* **Lansoprazol Sandoz** *Kps. 15, 30mg* **Lansox** *Kps. 15, 30mg*	**Gastroduodenale Ulzera** → 424, **Refluxösophagitis** → 423: 1 x 30mg p.o.; Rezidiv-Pro. 1 x 15mg; **H.P.-Eradikation** → 425: 2 x 30mg + Antibiotika; **Pro. gastroduod. Ulzera b. NSAR-Th.**: 1 x 15mg; **Zollinger-Ellison-Syndrom** → 422: ini 1 x 60mg, je n. Wi bis 180mg/d; **DANI** max. 30mg/d; **DALI** leicht bis mäßige LI: 30 bzw. 15mg/d; schwere LI: Anw. nicht empfohlen

Omeprazol Rp	HWZ 0.5-1.5h, Q0 1.0, PPB >90%, PRC C, Lact ?
Omedoc *Kps. 20mg* **Omep** *Kps. 10, 20, 40mg* **Omeprazol-ratioph. NT** *Kps. 10, 20, 40mg; Inf.Lsg. 40mg* **Omeprazol Dura** *Kps. 10, 20, 40mg* **Ome Tad** *Kps. 20, 40mg* **Ulcozol** *Kps. 10, 20, 40mg* **Ulnor** *Kps. 20mg*	**Gastroduod. Ulzera** → 424: 1 x 20-40mg p.o.; 1 x 10-20mg i.v.; **Refluxösophagitis** → 423: 1 x 20-40mg p.o.; **Ki. > 2J.**: <20kg: 1 x 10mg; >20kg 1 x 20mg; **H.P.-Eradikation** → 425: 2 x 20mg; **Pro. gastroduod. Ulzera b. NSAR-Th.**: 1 x 20mg; **Zoll.-Ellison-Syndrom** → 422: ini 1 x 60mg p.o., je n. Wi steigern bis 2 x 40-60mg, max. 200mg/d i.v.; **DANI** nicht erforderl.; **DALI** max. 20mg/d

Pantoprazol Rp	HWZ 1h, Q0 0.7, PPB 98%, PRC B, Lact ?
Gastrozol *Tbl. 20, 40mg* **Pantoprazol Hexal** *Tbl. 20, 40mg; Inj.Lsg. 40mg* **Pantoprazol Nyc** *Tbl. 20, 40 mg* **Pantoprazol Stada** *Tbl. 20, 40mg* **Pantorc** *Tbl. 20, 40mg* **Pantozol** *Tbl. 20, 40mg; Inj.Lsg. 40mg* **Rifun** *Tbl. 20, 40mg* **Zurcal S** *Tbl. 20, 40mg*	**Gastroduod. Ulzera**→ 424, **Refluxösophagitis**→ 423: 1 x 40mg p.o.; 1 x 40mg i.v.; **LZ-Th u. Rezidiv-Pro. Refluxösophag.** → 423, **Pro. gastro-duod. Ulzera b. NSAR-Th.** → 424: 1 x 20mg; **Zoll.-Ellis.-Syndr.** → 422: 1 x 80mg p.o./i.v., ggf. zeitweil. 2 x 80mg; **H.P.-Eradikation** → 425: 2 x 40mg p.o. +Antibiotika; **DANI** max. 40mg/d; **DALI** schwere LI max. 40mg alle 2 d

Rabeprazol Rp	HWZ 1-2h, Q0 0.8, PPB 97%, PRC B, Lact ?
Pariet *Tbl. 10, 20mg*	**Gastroduod. Ulzera** → 424, **Refluxösophagitis** → 423: 1 x 20mg p.o., Rezidiv-Pro. 1 x 10mg; **H.P.-Eradikation** → 425: 2 x 20mg p.o. + Antibiose; Zoll.-Ellis.-Syndr.: 1 x 60mg, ggf. bis 2 x 60mg; **DANI, DALI** nicht erforderl.

A 7.1.3 Protonenpumpenblocker + Antibiotika

Pantoprazol + Amoxicillin + Clarithromycin Rp	
ZacPac *Packung enth. 14 Tbl. Pantozol 40mg, 14 Tbl. Amoxicillin 1g, 14 Tbl. Clarithromycin 500mg*	**H.P.-Eradikation** → 425: 2 x je 1 Tbl. p.o. für 7d; **DANI** GFR < 30: KI; **DALI** KI bei mittelschwerer bis schwerer LI

A 7.1.4 Antazida

Wm/Wi: Neutralisierung der Magensäure; **UW** (Hydrotalcit): weiche Stühle, Diarrhoe; bei Niereninsuffizienz: Hypermagnesiämie, Aluminiumeinlagerung v.a. in Knochen u. Nervengewebe, Phosphatverarmung; **KI** (Hydrotalcit): Niereninsuff (GFR<30) nur unter Ktr. Magnesium- u. Aluminiumspiegel, Hypophosphatämie, Ki. <12J., **Ink** (Hydrotalcit): Herzglykoside, Tetracycline, Chinolone

Almasilat OTC	
Megalac Almasilat *Btl. 1g* **Simagel** *Tbl. 430mg*	**Säurebedingte Magenbeschwerden:** bis zu 6 x 430-860mg p.o.; **DANI** GFR < 30: Ktr. Al- und Mg-Spiegel erforderl.
Hydrotalcit OTC	
Ancid *Kautbl. 500, 1000mg* **Hydrotalcit-ratioph.** *Kautbl. 500, 1000mg* **Talcid** *Kautbl. 500, 100mg; Btl. 1000mg; Saft 1g/Messl.* **Talidat** *Kautbl. 500mg*	**Säurebedingte Magenbeschwerden:** 3-4 x 500-1000mg p.o., max. 6g/d; **DANI** GFR < 30: Ktr. Al- und Mg-Spiegel erforderl.
Magaldrat OTC	PRC B, Lact ?
Gastripan Tbl. 800mg; Btl. 800mg **Glysan** *Tbl. 800mg; Btl. 800mg; Susp. (1 Messl. = 800mg)* **Magaldrat-ratioph.** *Tbl. 800mg; Btl.800mg* **Magastron** *Tbl. 400, 800mg; Btl. 800mg* **Marax** *Tbl. 800mg; Btl. 800mg* **Riopan** *Tbl. 800mg; Btl. 1600mg* **Simagel** *Lutschtbl. 800mg; Btl. 80, 800mg*	**Säurebedingte Magenbeschwerden:** 3-4 x 400-1600mg p.o.; max. 6400mg/d **DANI** GFR < 30: Ktr. Al- und Mg-Spiegel erforderl.
Al-Na-Carbonat-dihydroxid OTC	
Kompensan *Tbl. 300mg; Btl. 300mg*	**Säurebedingte Magenbeschwerden:** 3-4 x 300-600mg p.o.; **DANI** GFR < 30: KI
Al-oxid + Kalziumkarbonat OTC	
Solugastril *Tbl. 100+300mg; Btl. 435+600mg*	**Säurebedingte Magenbeschwerden:** 3x 200-435 + 600mg p.o.; **DANI** GFR < 30: KI
Al-Mg-Silicat OTC	
Gelusil Lac *Tbl. 500mg; Pulver (1g = 0.156g)* **Gelusil Liquid** *Susp. (1ml = 0.172g)*	**Säurebedingte Magenbeschwerden:** 3-4 x 1-2g p.o.; **DANI** GFR < 30: Ktr. Al- u. Mg-Spiegel erforderl.
Mg-hydroxid + Al-oxid OTC	PRC B, Lact ?
Maalox *Tbl. 200+400mg; Btl. 900+600mg; Susp. (4 Messl. = 600+900mg)* **Maaloxan** *Tbl. 400+200mg; Btl. 400+230mg; Susp. (10ml = 400+230mg)* **Progastrit** *Tbl. 144+240mg; Btl. 600+900mg*	**Säurebedingte Magenbeschwerden:** 3-4 x 400-800 + 200-900mg p.o.; **DANI** GFR < 30: Ktr. Al- und Mg-Spiegel erforderl.

A 7.1.5 Bismut, Anticholinergika, Schleimhautprotektiva

Wm/Wi (Bismut): Schutzfilmbildung an der Schleimhaut; bakterizid gg. Helicobact. pylori; **Wm/Wi** (Pirenzepin): Parasympatholyse durch kompetitive Blockade der Muscarin-Rezeptoren ⇒ Säure- u. Pepsinogensekretion ↓ ; **Wm/Wi** (Misoprostol): Prostaglandin-vermittelte Hemmung der Säuresekretion, Aktivierung der Bikarbonat- und Schleimsekretion; **UW** (Bismut): Schwarzfärbung von Zunge, Zähnen u. Stuhl; neurolog. u. psychische Strg.; **UW** (Pirenzepin): Kopfschmerzen, Akkommodationsstrg., Mundtrockenheit, Diarrhoe, Obstipation; **UW** (Sucralfat): Obstipation, Aluminiumspiegel ↑ bei Niereninsuffizienz; **UW** (Misoprostol): Diarrhoe, Schwindel, Kopfschmerzen, Metrorrhagien, Übelkeit, Erbrechen; **KI** (Bismut): Niereninsuff., Kinder < 14J., SS/SZ; **KI** (Pirenzepin): SS (1. Trim.), SZ; **KI** (Misoprostol): entzündl. Darmerkr., SS/SZ; **Ink** (Sucralfat): Fluorochinolone

Bismut-Nitrat-Oxid OTC	
Angass *Tbl. 150mg*	**Gastroduodenale Ulzera** → 424, **Gastritis** → 424: 2 x 300mg p.o.; Th-Dauer 4-6 W., dann mind. 3 Mo. Pause; **DANI** KI b. schwerer Niereninsuffizienz
Pirenzepin Rp	HWZ 10-14h, Q0 0.6, PPB 12%
Gastrozepin *Tbl. 50mg*	**Gastritis** → 424, **Duodenitis** → 424: 2 x 50mg p.o.; max. 3 x 50mg; **DANI** nicht erforderlich
Misoprostol Rp	HWZ 0.5 h, Q0 1.0, PPB 85%, PRC X, Lact -
Cytotec *Tbl. 200µg*	**Ulkus-Pro. bei NSAR-Therapie:** 2-4 x 200µg p.o.; **Gastroduodenale Ulcera** → 424: 4 x 200µg/d
Sucralfat Rp	PRC B, Lact +
Sucrabest *Tbl. 1g; Gran. 1g* **Ulcogant** *Tbl. 1g; Btl. 1g; Susp. (5ml = 1g), Gran. 1g*	**Gastroduodenale Ulzera** → 424, **Refluxösophagitis** → 423: 4 x 1g p.o.; Rezidiv-Pro. 2 x 1g; **DANI** KI bei dialysepflichtige Niereninsuffizienz

A 7.2 Motilitätssteigernde Mittel

Wm/Wi (Domperidon, MCP): Antagonismus an zentralen u. peripheren Dopaminrezeptoren ⇒ Acetylcholinfreisetzung ↑ ; **Wm/Wi** (Methylnaltrexon): selektiver Opioid-Antagonist am µ-Rezeptor; **Wm/Wi** (Prucaloprid): selektiver Serotonin (5HT4)-Agonist ⇒ Steigerung d. enterokinetischen Aktivität; **UW** (MCP): Durchfall, Müdigkeit, akute Dyskinesien, Dystonien, Parkinsonismus, Kopfschmerzen, Schwindel, Angst, Ruhelosigkeit, Exanthem; HRST, Prolaktin ↑ ; **UW** (Methylnaltrexon): abd. Schmerz, Übelkeit, Diarrhoe, Flatulenz, Schwindel, allgem. Injektionsbeschwerden; **UW** (Prucaloprid): Kopfschmerzen, Schwindel, Übelkeit, Bauchschmerzen, Diarrhoe, Erbrechen, Dyspepsie, Rektalblutung, Flatulenz, anormale Darmgeräusche, Pollakisurie, Müdigkeit; **KI** (MCP): bek. Überempf., Phäochromozytom, prolaktinabh. Tumore, mechan. Darmverschluß, Darmdurchbruch, Epilepsie, extrapyramidalmot. Strg., Säuglinge/ Kleinkinder bis zu 2 J.; SZ; Cave in SS; **KI** (Methylnaltrexon): bek. Überempfindlichkeit, Darmverschluss, akutes chirurg. Abdomen; **KI** (Prucaloprid): bek. Überempf., Dialysepflicht, Darmperforation oder Verstopfung infolge einer strukturellen oder funktionellen Erkrankung der Darmwand, obstruktiver Ileus, schwere chron.-entzündliche Darmerkrankungen, tox. Megacolon

Domperidon Rp	HWZ 7h, Q0 1.0, PPB 80-90%
Domidon *Tbl. 10mg* **Domperidon HEXAL** *Tbl. 10mg* **Domperidon Teva** *Tbl. 10mg* **Motilium** *Tbl. 10mg; Gtt. (1ml = 10mg)*	**Erbrechen, fkt. Oberbauchbeschwerden, diabet. Gastroparese:** 3 x 10-40mg p.o.; **Ki. > 12J.:** 3-4 x 0.25-0.5mg/kg; **Ki. < 12J.:** KI **DANI** 1-2 x 10-40mg; **DALI** KI

Metoclopramid Rp	HWZ 2.5-5h, Q0 0.7, PPB 40%, PRC B, Lact ?
Cerucal *Tbl. 10mg; Kps. 30 (ret.)mg;* **Gastronerton** *Tbl. 10 mg Kps. 11.6mg; Gtt.(1ml=3.6mg)* **Gastrosil** *Tbl. 8.9mg; 13.4, 26.7 (ret.)mg; Supp. 20mg; Gtt. (1ml = 5.1mg); Amp. 10mg/2ml, 50mg/10ml* **MCP HEXAL** *Tbl. 10mg; Gtt. (15Gtt. = 4mg); Amp. 10mg/2ml* **MCP-ratioph.** *Tbl. 10mg; Kps. 30 (ret.) mg; Supp. 10mg; Gtt (18Gtt. = 4mg); Amp. 10mg/2ml, 50mg/10ml* **Paspertin** *Tbl. 10mg; Gtt. (30Gtt. = 10mg); Amp. 10mg/2ml, 50mg/10ml*	**Übelkeit, Erbrechen, diabetische Gastroparese:** 3-4 x 10mg p.o.; 2 x 13.4-30mg (ret.) p.o.; 3-4 x 10mg rect.; 2 x 20mg rect.; 1-3 x 10mg i.v.; **Ki. 2-14J.:** 0.1mg/kg/Einzeldosis p.o./i.v., max. 0.5mg/kg/d; **Übelkeit, Erbrechen bei Chemoth.**→ 567: 30min vor Chemoth. 2mg/kg über 15min i.v., Wh. nach 2, 4, 6 u. 9h, max. 10mg/kg/d; 2h vor Chemoth. 1mg/kg/h i.v., während Chemoth. 0.5mg/kg/h über 24h i.v. **DANI** GFR 0–10: 1 x 10mg; 11–60: 1 x 10 + 1 x 5mg; **DALI** schwere LI m. Aszites: 50%
Methylnaltrexon Rp	HWZ 8h , PPB 13%, PRC B, Lact
Relistor *Inj.Lsg. 12mg/0.6ml*	**Opioid-induzierte Obstipation:** Erw. 38-61kg: 1 x 8mg (0.4ml) alle 2d s.c., 62-114kg: 1 x 12mg (0.6ml) alle 2d s.c., <38kg, >114kg: 0.15mg/kg alle 2d s.c.; **DANI** GFR<30: 62-114kg: 1 x 8mg s.c., <62kg: 1 x 0.075mg/kg s.c.; terminale NI: Anw. nicht empfohlen; **DALI** Child C: Anw. nicht empfohlen
Prucaloprid Rp	HWZ 24h, PPB 30%
Resolor *Tbl. 1, 2mg*	**Chronische Obstipation bei Frauen:** 1 x 2mg p.o.; > 65J.: ini 1 x 1mg, ggf. steigern auf 2mg/d; **DANI** GFR < 30: 1mg/d; **DALI** Child C: 1mg/d

A 7.3 Laxantien

Wm/Wi (Bisacodyl, Natriumpicosulfat): nach Resorption u. Metabolisierung i.d. Leber biliäre Exkretion, im Darm als freies Diphenol wirksam ⇒ antiresorptiv, hydragog; **Wm/Wi** (Lactulose): osmotische Wirkung, Vergärung durch Bakterien zu Säuren ⇒ Anregung der Peristaltik; **Wm/Wi** (Macrogol) = Polyethylenglycol: nicht resobierbar, keine Metabolisierung, Wasserbindung ⇒ Auslösung von Diarrhoe;
Wm/Wi (Plantago ovata): Stuhlvolumen ↑ ⇒ Darmpassage ↑ (Gleit- u. Füllmittel);
Wm/Wi (Senna): Spaltung der enthaltenen Anthraglykoside durch Colibakterien zu Anthronen bzw. Anthranolen ⇒ antiresorptive u. hydragoge Wi ; **UW** (Laxantien): Elektrolytverlust (v.a K^+), Melanosis coli, Albuminurie, Hämaturie; **UW** (Platago ovata): Blähungen, Völlegefühl, allerg. Reaktionen;
KI (Laxantien): Ileus, SS/SZ

Bisacodyl OTC	PRC B, Lact ?
Dulcolax *Tbl. 5mg; Supp. 10mg* **Hemolax** *Tbl. 5mg* **Laxans-ratioph.** *Tbl. 5mg; Supp. 10mg* **Pyrilax** *Tbl. 5mg; Supp. 10mg* **Tirgon** *Tbl. 5mg*	**Obstipation:** 5-10mg p.o.; 10mg rect.; **Ki. > 2J.:** 5mg p.o./rect.
Lactulose OTC	PRC B, Lact ?
Bifinorma *Saft (10ml = 6.67g)* **Bifiteral** *Saft (10ml = 6.67g); Btl. 10g; Pulverdose 200, 500g* **Lactulose-ratioph.** *Saft (10ml = 6.67g)* **Tulotract** *Saft (5ml = 3.335g)*	**Obstipation:** 1-2 x 5-10g p.o.; **Ki.:** 1-2 x 3-6g p.o.; **hep. Enzephalopathie** → 431: ini 3 x 5-10g p.o., langs. steigern bis 3 x 20-30g bis 2-3 weiche Stühle/d entleert werden

Macrogol OTC/Rp	
Bellymed Abführpulver *(1Meßlöffel = 14g)* **Dulcolax M Balance** *Btl. 10g* **Laxofalk** *Btl. 10g*	**Obstipation:** 1-2 x 10-14g p.o.
Macrogol + NaCl + NaHCO3 + KCl OTC/Rp	
Isomol *Btl. 13,1g+351mg+179+47mg* **Macrogol Stada Btl. 13.1g+350mg+179mg +46mg** **Movicol** *Btl. 13,1g+351mg+179+47mg* **Movicol Junior** *Btl. 6,56g+175mg+89+23mg*	**Obstipation:** 1-3 x 1 Btl. p.o. **Koprostase:** 8 Btl./d p.o.; **Ki. 5-11J.: Movicol Junior:** 4-12 Btl./d
Natriumpicosulfat OTC	
Agiolax Pico *Tbl. 5mg* **Liquidepur** *Tbl. 5mg; Lsg. 1mg/1ml* **Laxoberal** *Tbl. 5mg; Perlen 2.5mg; Gtt. (14Gtt. = 7.5mg)*	**Obstipation:** 1 x 5-10mg p.o.; **Ki. > 4J.:** 1 x 2.5-5mg p.o.
Paraffin OTC	
Obstinol M *Emulsion (1ml = 332mg)*	**Obstipation:** 10-45ml/d **Ki. 2-6J.:** 10-20ml/d; **6-12J.:** 10-30ml
Plantago ovata (Flohsamen) OTC	
Agiocur, Mucofalk *5g Gran. = 3,25g* **Flosine Balance** *1g Gran. = 600mg* **Metamucil** *10g Pulver = 5,3g*	**Obstipation:** 1-3 x 5-10g Gran.; 1-3 x 7,5g Pulv. (1 Teel.)
Plantago ovata (Flohsamen) + Sennoside OTC	
Agiolax *Gran. (5g = 2.6g+15mg)*	**Obstipation:** 1-2 x 1 Teel. Granulat

A 7.4 Darmlavage-Lösungen

Wm/Wi: Macrogol = Polyethylenglycol: nicht resorbierbar, keine Metabolisierung, Wasserbindung ⇒ Auslösung von Diarrhoe; Na_2SO_4 = Natriumsulfat: verhindert Resorption von Na-Ionen ⇒ osmot. Diarrhoe
UW: Übelkeit, Völlegfühl, Erbrechen, Magenkrämpfe, Reizung des Darmausgangs;
KI: Ileus, V.a. Ileus, GI-Obstruktion oder Perforation, hochfloride Kolitis, tox. Megacolon, Entleerungsstrg. des Magens, Bewußtseinsstrg. mit Aspirationsneigung

Macrogol + Na_2SO_4 + $NaHCO_3$ + NaCl + KCl OTC	
Delcoprep *Lsg. 1l enth. 59+12.88+1.68+1.46+0.75g* **Klean Prep** *1Btl. 59+5.68+1.68+1.46+0.74g*	**Koloskopie-Vorbereitung** → 432: 1 Btl. in 1 l Wasser lösen; 3-4l über 4-6h trinken
Macrogol + Na_2SO_4 + NaCl + KCl + Ascorbinsäure + Natriumascorbat OTC	
Moviprep *Lsg. (1l = 100+7.5+2.69+1.01+4.7+5.9g)*	**Koloskopie-Vorbereitung:** Btl. A und B in 1l Wasser lösen; 2l über 2-4h trinken, zusätzlich 1l klare Flüssigkeit trinken
Macrogol + $NaHCO_3$ + NaCl + KCl OTC	
Endofalk Classic *Btl. 52.5+0.71+1.4+0.18g* **Isomol** *Btl. 13+0.18+0.35+0.05g* **Macrogol Al** *Btl. 13+0.18+0.35+0.05g*	**Koloskopie-Vorbereitung** → 432: 2 Btl. in 1 l Wasser lösen; 3-4l über 4-6h trinken

A 7.5 Karminativa

Wm/Wi: Senkung der Oberflächenspannung ⇒ entschäumend, antimeteoristisch
UW/KI: keine

Simeticon OTC	
Elugan *Kautabl. 40mg; Gtt. (1ml = 40mg)* **Espumisan** *Kautbl. 40mg; Kps. 40mg; Emulsion (1ml = 40mg)* **Imogas** *Kps. 120, 240mg* **Lefax** *Kautbl. 41, 100mg; Gtt. (1ml = 40mg); Susp. (5ml = 40mg)* **sab simplex** *Kautbl. 80mg; Gtt. (25 Gtt. = 69mg)* **Simethicon-ratioph.** *Kautbl. 80mg*	**Meteorismus:** 3-4 x 40-240mg p.o.; **Säugl.:** 15Gtt. zu jd. Flaschennahrung; **Kleinki.:** 3-4 x 15 Gtt. p.o.; **Schulki.:** 4-6 x 20-30 Gtt.; **Spülmittelvergiftung** → 599: 5-20ml Susp. p.o.; **Ki.:** 2.5-10ml Susp. **DANI** nicht erforderl.;

A 7.6 Antidiarrhoika

Wm/Wi (Loperamid): Stimul. periph. Opiatrezep. ⇒ Hemmung d. Peristaltik
Wm/Wi (Carbo medicinalis): Adsorp. v. Bakterientoxinen
Wm/Wi (Racecadodril): Hemmung d. Enkephalinase ⇒ Enkephalinabbau ↓ ⇒ antisekretor.
UW (Loperamid): Kopfschmerz., Müdigk., Schwindel, Mundtrockenheit, Nausea
UW (Racecadotril): Kopfschmerzen, Übelkeit, Erbrechen, Fieber, K^+ ↓, Ileus, Bronchospasmus
KI (Loperamid): Ileus, Kinder < 2J., SS/SZ
KI (Racecadotril): Säugl. < 3Mon., eingeschränkte Nieren-/Leberfunk., Fruct.-Intol., Gluc.-Galac.-Malabsorp., Saccharase-Isomaltase-Mangel

Loperamid OTC/Rp	HWZ 7-15h, Q0 1.0, PRC B, Lact +
Duralopid *Kps. 2mg* **Imodium** *Lingualtbl. 2mg; Kps. 2mg; Lsg. (1ml = 0.2mg)* **Lopalind** *Tbl. 2mg* **Lopedium** *Tbl. 2mg; Brausetbl. 2mg; Kps. 2mg; Gtt.(30Gtt. = 2mg)* **Loperamid-ratioph.** *Tbl. 2mg; Lsg. (10ml = 2mg)*	**Akute Diarrhoe:** ini 4mg p.o., n. jedem Durchfall 2mg, max. 16mg/d; **Ki. 2-8J.:** 0.04mg/kg/d p.o.; **> 8J.:** ini 2mg p.o.; max. 8mg/d; **chron. Diarrhoe:** 4mg/d p.o. **DANI** nicht erforderl.; **DALI** vorsichtige Anw.
Carbo medicinalis OTC	
Kohle Hevert *Tbl. 250mg* **Kohle Pulvis** *Pulver 10, 50g* **Ultracarbon** *Granulat 50g*	**Diarrhoe:** 3-4 x 500-1000mg p.o.; **Ki.:** 3-4 x 250-500mg p.o.; **Vergiftungen** → **586:** 50g in 400ml H_2O suspendieren => p.o./MS
Racecadotril Rp	HWZ 3h, PPB 90%
Tiorfan *Kps. 100mg; Granulat 10, 30mg*	**Akute Diarrhoe:** 3 x 100mg p.o. f.max. 7d; **Ki. > 3M.:** 3 x 1,5mg/kg p.o. (5–7d)
Saccharomyces boulardii OTC	
Hamadin N *Kps. 250mg* **Perenterol** *Kps. 50, 250mg; Btl. 250mg* **Perocur** *Kps. 250mg* **Santax S** *Tbl. 250mg* **Yomogi** *Kps. 250mg*	**Akute Diarrhoe, Reisediarrhoe-Pro.:** 3 x 100-200mg p.o.; 1-2 x 250mg p.o.; **Ki. > 2J.:** s. Erw.
Smektit OTC	
Colina *Btl. 3g*	**Diarrhoe, funkt. Magen-Darm-Strg.:** 3 x 3-6g p.o.; **Ki. < 2J.:** 1-2 x 3g; **Ki. > 2J.:** 2-3 x 3-6g

A 7.7 Stoffe zur Auflösung von Gallensteinen

Wm: Hemmung d. biliären Cholesterinsekret. und d. intestinalen Cholesterinresorption; Hemmung d. HMG-CoA-Reduktase ⇒ Cholesterinsynth. ↓; **Wi:** Auflösung v. Cholesterinsteinen; **UW** (Ursodeoxycholsäure): Durchfall, schwere rechtsseitige Obb.Schmerzen, Verkalkung von Gallensteinen, Dekompensation der Leberzirrhose, Urtikaria; **KI** (Ursodeoxycholsäure): Entzündungen d. Gallenblase/-wege, Choledochus- od. Zystikusverschluss, gestörte Kontraktionsfähigkeit der Gallenblase, kalzifizierte Gallensteine, bekannte Überempfindlichkeit, SS/SZ

Chenodeoxycholsäure Rp	HWZ 45h
Chenofalk *Kps. 250mg*	**Cholesterin-Gallensteine (bis 15mm), Auflsg.** → 432: 15mg/kg p.o.
Ursodeoxycholsäure Rp	HWZ 3.5-5.8 d
UDC *Tbl. 250, 400mg* **Urso** *Tbl. 250, 400mg* **Ursochol** *Tbl. 150, 300mg* **Ursofalk** *Tbl. 500mg; Kps. 250mg; Susp. (5ml = 250mg)*	**Cholesterin-Gallensteine (bis 15mm), Auflösung** → 432: 10mg/kg p.o.; **Gallenrefluxgastritis:** 1 x 250mg p.o.; **prim. biliäre Zirrhose** → 431: 10-15mg/kg p.o.
Cheno- + Ursodeoxycholsäure Rp	
Lithofalk *Tbl. 250+250mg*	**Cholesterin-Gallensteine (bis 15mm), Auflösung.:** 1 x 2-3 Tbl. p.o.

A 7.8 Verdauungsenzyme

Pankreatin OTC	
Cotazym *Kps. 20000, 30000, 40000 E** **Kreon** *Kps. 10000, 25000, 40000 E*; Btl. 20800 E*; Kreon für Kinder (1 Messl. = 5000 E*)* **Ozym** *Kps. 10000, 20000, 40000 E** **Pangrol** *Kps. 10000, 25000, 40000 E*; Tbl. 20000 E** **Pankreatin Mikro-ratioph.** *Kps. 20000 E** **Panzytrat** *Kps. 10000, 25000, 40000 E*; Pellets (1 Messl. = 20000 E*)*	**Bei exokriner Pankreasinsuffizienz:** mind. 25000–40000 E zu den Hauptmahlzeiten, mind. 10000–25000 E zu den Nebenmahlzeiten; Faustregel: pro Gramm Nahrungsfett ca. 2000 E Lipase; **Ki.:** 5000 E zu jeder Mahlzeit; Dosierung richtet sich nach Fettgehalt der Nahrung und Schwere der Erkrankung
Pankreatin + Dimeticon (Simethicon) OTC	
Enzym Lefax *Kautbl. 2100 E*+41.2mg; Kps. 10500 E*+40mg*	**Verdauungsstrg., Meteorismus bei exokr. Pankreasinsuff.:** 3 x 1-2 Kautbl. p.o.; 2-4 Kps. zu jeder Mahlzeit
Meteozym *Tbl. 15000 E* + 100mg*	**Verdauungsstrg., Meteorismus bei exokr. Pankreasinsuff.:** 1-2 Tbl. zu jd. Mahlzeit p.o.

** Gehalt an Triacylglycerollipase*

A 7.9 Schwer resorbierbare Antiphlogistika

Wm (Mesalazin): Beeinflussung der Prostaglandinbiosynthese, Hemmung der Leukotrien-Bildung ⇒ lokal antiphlogistisch; **Wi** (Sulfasalazin): antiinflammatorisch, immunsuppressiv, bakteriostatisch; **UW** (Mesalazin): Flatulenz, Kopfschmerzen, Nausea; **UW** (Sulfasalazin): Folsäuremangel-Anämie, Leukopenie, Kopfschmerzen, Schwindel, Geschmacksstrg., Husten, Nausea, Bauchschmerzen, Appetitlosigkeit, Dyspepsie, Magenbeschw., Proteinurie, Arthralgie, Exantheme, Pruritus, Müdigkeit, Fieber, Schlaflosigkeit, Konzentrationsstrg., Leberenzyme ↑, reversible Oligospermie; **KI** (Mesalazin): bek. Überempfindlichk., schwere Leber-/Nierenfunktionsstrg., bestehendes Ulcus ventriculi/duodeni, hämorrhagische Diathese, Cave in SS/SZ (absolute KI in letzten 2 W); **KI** (Sulfasalazin): bek. Überempfindlichk., Erkr. d. blutbildenden Organe, akute intermitt. Porphyrie, schwere LI/NI, Glucose-6-Phosphat-Dehydrogenase-Mangel, Leuko-/Thrombozytopenie, Ileus, Erythema exsudativum multiforme (auch in Anamnese)

Mesalazin (=5-ASA) Rp	HWZ 0.5-2.4 (6-9)h, Q0 0.75, PPB 43%
Asacolitin *Tbl. 400mg* **Claversal** *Tbl. 250, 500mg; Pellets 1.5g; Supp. 250, 500mg; Klysma 4g; Rektalschaum (5g enth. 1g)* **Mezavant** *Tbl. 1.2g* **Pentasa** *Tbl. 500 (ret.)mg; Granulat 1g (ret.), 2 (ret.)g, Supp. 1g; Klysma 1g* **Salofalk** *Tbl. 250, 500mg; Granulat 500(ret.), 1000(ret.), 1500(ret.)mg; Supp. 250, 500mg; Klysma 2, 4g; Rektalschaum (5g enth. 1g)*	**Chronische entzündliche Darmerkrankungen** → 426, → 427: 3 x 400-1000mg p.o.; 1-2 x 2g p.o.; 1 x 2,4-4,8g p.o.; 3 x 250-500mg rect.; 1 x 1g rect.; Klysma: 1 x 1-4g rect. z.N.; Rektalschaum: 1 x 2g rect.; **DANI/DALI** KI bei schwerer Nieren- bzw. Leberinsuff.
Olsalazin Rp	HWZ 0.9h, PRC C, Lact ?
Dipentum *Kps. 250mg; Tbl. 500mg*	**Colitis ulcerosa**→ 427, Akutth: 3 x 500-1000mg p.o.; Rezidiv-Pro.: 2 x 500mg; **DANI/DALI** KI bei schwerer Nieren- bzw. Leberinsuff.
Sulfasalazin Rp	HWZ 7.6h, PPB >95%, PRC B, Lact ?
Azulfidine *Tbl. 500mg; Supp. 500mg* **Colo-Pleon** *Tbl. 500mg* **Salazopyrine** *Tbl. 500mg* **Sulfasalazin HEXAL** *Tbl. 500mg* **Sulfasalazin Heyl** *Tbl. 500mg*	**Chron. entzündliche Darmerkrankungen**→ 426, → 427, **Strahlen-, kollag. Colitis:** Akutth: 3-4 x 1g p.o.; Rez.-Pro.: 2 x 1-1.5g p.o.; 2 x 500-1000mg rect.; **Ki.:** ini 40-60mg/kg, Erh.Dos. 30-40mg/kg p.o. in 3-4ED; **DANI/DALI** KI bei schwerer NI/LI

A 7.10 Glukokortikoide

Wm/Wi (Budesonid): Induktion spezif. Proteine ⇒ Hemmung d. Phospholipase A2 ⇒ verhindert Bildung entzündungsauslösender Mediatoren ⇒ antientzündlich, -allergisch, -exsudativ, -ödematös; **UW** (Budesonid): cushingoid, Dyspepsie, Mukelkrämpfe, Palpitationen, Nervosität, Schlaflosigkeit, Verschwommensehen, Exantheme, Urtikaria, Menstruationsstrg., K^+ ↓; **UW** (Rektalanw.): Brennen im Enddarm, Schmerz; **KI** (Budesonid): bek. Überempfindlichk., lokale Inf. d. Darmes, Leberzirrhose, portale Hypertension

Betamethason Rp	Q0 0.95
Betnesol *Lsg. 100ml = 5mg*	**Colitis ulcerosa** → 427: 1 x 5mg rect. f. 2-4 W.
Budesonid Rp	HWZ 2-3h, Q0 1.0, PPB 90%, PRC C, Lact ?
Budenofalk *Kps. 3mg; Rektalschaum (2mg/Hub)* **Entocort Kapseln** *Kps. 3 (ret.) mg* **Entocort rektal** *Klysma 2.3mg*	**M. Crohn** → 426, **kollagene Colitis:** 1 x 9mg oder 3 x 3mg p.o.; **Colitis ulcerosa** → 427: 1 x 2.3mg rect.
Hydrocortison Rp	HWZ 1-2h, Q0 1.0, PRC C, Lact -
Colifoam *Schaum (1g enth. 90mg)*	**Proctosigmoiditis b. M. Crohn, Colitis ulcerosa** → 426, → 427: 1-2 x 90mg rect., nach 2W. 1 x 90mg

A 7.11 Antiemetika, Antivertiginosa

Wm/Wi (Alizaprid): Antagonismus an zentralen + peripheren Dopaminrezeptoren ⇒ stark antiemetisch u. gastroprokinetisch; **Wm/Wi** (Aprepitant, Fosaprepitant): selekt. Antagonis. am Human-Substanz-P-Neurokinin(NK1)-Rezeptor ⇒ antiemetisch; **Wm/Wi** (Dimenhydrinat, Meclozin): kompet. Hemmung zentraler Histaminrez ⇒ antiemetisch; **Wm/Wi** (Droperidol): Neuroleptikum, wirkt hemmend auf dopaminerge Rezeptoren in der Area postrema, keine antihistaminerge, keine anticholinerge Wirkung ⇒ antiemetisch;
Wm/Wi (Scopolamin): Antagonist am Muscarinrezeptor ⇒ Parasympatholyse, zentrale antiemetische Wi durch Hemmung d. cholinergen Reizübertragung;
UW (Alizaprid): s. MCP (→ 140); **UW** (Aprepitant, Fosaprepitant): Kopfschmerzen, Schluckauf, Appetitlosigkeit, Obstipation, Diarrhoe, Müdigkeit, Transaminasen ↑ ; **UW** (Betahistin): Magen-Darm-Unverträglichkeit, Übelkeit, Augenbrennen, Herzklopfen, Brustbeklemmungen, Kopfdruck, Hitzegefühl, Benommenheit, Nervosität, flüchtiger Hautausschlag; **UW** (Dimenhydrinat): Sedierung, Glaukomauslösung, Miktionsstrg.; **UW** (Droperidol): Benommenheit, Hypotonie, Halluzinationen, Epilepsie, Parkinson-Syndrom, Koma, QT-Verlängerung, Bronchospasmus, Laryngospasmus;
UW (Scopolamin): Mundtrockenheit, Mydriasis, Verschwommensehen, Glaukom
KI (Alizaprid): s. MCP (→ 140); **KI** (Aprepitant, Fosaprepitant): bek. Überempfindlichkeit, Komb. mit Pimozid, Terfenadin, Astemizol, Cisaprid; **KI** (Betahistin): Asthma bronch., Phäochromozytom, SS; **KI** (Dimenhydrinat, Meclozin): Eklampsie, Epilepsie, Prostataadenom, Glaukom, Alkoholabusus, zerebrovask. Insuff., Früh- und Neugeborene, SS/SZ; **KI** (Droperidol): Überempfindl. gg. D. bzw.Butyrophenone; bekanntes oder vermutetes verlängertes QT-Intervall; Hypokaliämie oder Hypomagnesiämie;Bradykardie (<55/min); Begleitmed., die zu Bradykardie führen kann; Phäochromozytom, komatöse Zustände, M. Parkinson, schwere Depression;
KI (Scopolamin): Kinder bis 10J, Engwinkelglaukom; **Ink** (Aprepitant): Pimozid, Terfenadin

Alizaprid Rp	HWZ 3h, PPB 75%
Vergentan *Tbl. 50mg; Amp. 50mg/2ml*	**Übelkeit, Erbrechen bei Chemotherapie, Bestrahlung** → 567: 30min vor + nach Chemoth. jeweils 150mg p.o., dann 3 x 50mg; jeweils 100mg vor + 4h n. Chemoth. i.v./i.m.; **DANI** GFR < 10: 25%; < 50: 50%
Aprepitant Rp	HWZ 9-13h, PPB 97%
Emend *Kps. 80, 125mg*	**Übelkeit, Erbrechen bei Chemotherapie** → 567: 1h vor Chemoth. 125mg p.o., d2+3 jeweils 1 x 80mg p.o.; Komb. mit Dexamethason u. 5-HT3-Antagonisten; **DANI** nicht erforderl.
Betahistin Rp	PPB 1-5%
Aequamen *Tbl. 6, 12mg* **Betahistin-ratioph.** *Tbl. 6, 12mg* **Betavert** *Tbl. 6, 12mg* **Vasomotal Tbl. 16, 24mg; Gtt. (1ml = 8mg)**	**Schwindelanfälle, M. Menière** → 532: 3 x 6-16mg p.o.; 1-2 x 24mg;
Dimenhydrinat OTC/Rp	HWZ 5-10h, Q0 >0.7, PPB 99%, PRC B, Lact +
Hemovert, Reisegold *Tbl. 50mg* **Reisetabletten-ratioph.** *Tbl. 50mg* **Rodavan S, Rubiemen** *Tbl. 50mg* **Superpep** *Tbl. 50mg; Kautbl. 10, 20mg* **Vertigo-Vomex** *Kps. 120 (ret.)mg; Supp. 80mg* **Vomacur** *Tbl. 50mg; Supp. 40, 70mg* **Vomex A** *Tbl. 50, 200 (ret.)mg; Kps. 150 (ret.)mg; Supp. 40, 70, 150mg; Saft (10ml = 33mg); Amp. 62 (i.v.)mg/10ml, 100 (i.m.)mg/2ml*	**Reisekrankheit:** Pro.: 3 x 20-50mg p.o.; 2 x 200mg (ret.) p.o.; Th.: 50-100mg p.o. alle 4h, max. 300mg/d; **Ki. 6-12J.:** 5mg/kg p.o. in 4 ED, max. 150mg/d; **Übelkeit, Erbrechen, zentrales vestibuläres Reizsynd.:** 3-4 x 50-100mg p.o.; 2x120-200mg (ret.) p.o.; 3-4 x 80-150mg rect.; 100-200mg i.m.; 62-124mg i.v.; **Ki.:** 1-2mg/kg i.v./i.m.; **6-15kg:** 1-2 x 40mg rect.; **15-25kg:** 2-3 x 40mg rect.; > **25kg:** 2-4 x 40mg rect; **6-14J.:** 3 x 50mg p.o.

Dimenhydrinat + Cinnarizin Rp	PPB (Cinnarizin) 80%
Arlevert *Tbl. 40+20mg*	**Schwindel verschied. Genese:** 3 x 1 Tbl. p.o., max. 5 Tbl./d
Droperidol Rp	HWZ 2h; PPB 85-90%
Xomolix *Inj.Lsg 2.5mg/1ml*	**Postop. Übelkeit/Erbrechen, PRO u. Th.:** 0.625-1.25mg i.v.; Ki >2J.: 20-50µg/kg, max. 1.25mg; **DANI, DALI:** max. 0.625mg **Morphin-induz. Übelkeit/Erbrechen, PRO:** 15-50µg/mg Morphin, max. 5 mg/d;
Fosaprepitant Rp	HWZ 9-13h; PPB 97%
Ivemend *Inj.Lsg 115mg*	**Übelkeit, Erbrechen bei Chemoth.:** 115mg über 15 min i.v. 30min vor Chemo an d1; Komb. m. Dexamethason und 5-HT3-Antagonist; **DANI**: nicht erforderl.
Scopolamin Rp	HWZ 1 (4,5) h, Q0 0.9
Scopoderm TTS *TTS 1mg/72h*	**Reisekrankheit:** 1 Pflaster 5-6h oder am Abend vor Reiseantritt auf unbehaarte Haut hinter d. Ohr aufkleben; Wi-Dauer: bis 72h

A 7.12 Serotoninantagonisten

Wm/Wi: selektive Blockade zentraler 5-HT_3-Rezeptoren ⇒ antiemetisch;
UW (Ondansetron): Kopfschmerzen, Wärmegefühl, Flush, Obstipation, lokale Irritation an Applikationsstelle;
KI (Ondansetron): bek. Überempfindlichk., Ki<2J.

Dolasetron Rp	HWZ <10min (7-9h), PPB 73%, PRC B, Lact?
Anemet *Tbl. 50, 200mg; Amp. 12.5mg/0.625ml, 100mg/5ml* **Anzemet** *Tbl. 200mg; Amp. 100mg/5ml*	**Übelkeit, Erbrechen (Chemoth.)** → 567: 1h vor Chemoth. 200mg p.o.; 30min vor Chemoth. 100mg i.v.; **postop. Übelkeit, Erbrechen:** 50mg p.o. 1-2h präop.; 12.5mg i.v. am Ende der Narkose bzw. n Bed.; **DANI/DALI** nicht erforderl.
Granisetron Rp	HWZ 10-11h, Q0 0.85, PPB 65%, PRC B, Lact ?
Granisetron HEXAL *Tbl. 1, 2mg; Amp. 3mg/3ml* **Granisetron-ratioph.** *Tbl. 1, 2mg; Amp. 1mg/1ml* **Granisetron Stada** *Tbl. 2mg* **Kevatril** *Tbl. 2mg; Amp. 1mg/1ml, 3mg/3ml* **Kytril** *Tbl. 2mg; Amp. 1mg/1ml, 3mg/3ml*	**Übelkeit, Erbrechen (Chemoth.)** → 567: 1h vor Chemoth. 2mg p.o.; vor Chemoth. 1-3mg i.v., max. 3 x 3mg/d i.v.; **Ki. > 1J.:** 20µg/kg p.o. 1h vor Chemoth., bis 2 x 20µg/kg p.o. f. 5d; **> 2J.:** 40µg/kg i.v. vor Chemoth., ggf. zusätzlich 2 x 20µg/kg i.v.; **DANI/DALI** nicht erforderl.
Ondansetron Rp	HWZ 3h, Q0 >0.8, PPB 70-76%, PRC B, Lact ?
Axisetron *Tbl. 4, 8mg; Lingualtbl. 4, 8mg; Amp. 4, 8mg* **Cellondan** *Tbl. 4, 8mg; Lingualtbl. 4, 8mg; Amp. 4, 8mg* **Ondansetron HEXAL** *Tbl. 4, 8mg; Amp. 4, 8mg* **Ondansetron-ratioph.** *Tbl. 4, 8mg; Lingualtbl. 4, 8mg; Amp. 4, 8mg* **Zofran** *Tbl. 4, 8mg; Lingualtbl. 4, 8mg; Saft (5ml = 4mg); Amp. 4mg/2ml, 8mg/4ml; Fertigspr. 4, 8mg*	**Übelkeit, Erbrechen (Chemoth.)** → 567: 1-2 h vor Chemoth. 8mg p.o., dann 2 x 8mg; 8mg vor Chemoth. i.v., ggf. zusätzlich 2 x 8mg i.v.; **Ki. > 5J.:** 5mg/m^2 KOF vor Chemoth. i.v., dann 2 x 4mg p.o.; **postop. Übelkeit, Erbr.:** 16mg p.o. 1h präop oder 4mg i.v. b. Narkosebeginn **Ki.:** 0.1mg/kg i.v.; **DANI** nicht erforderl.; **DALI** max 8mg/d p.o.

Palonosetron Rp	HWZ 40h, PPB 62%
Aloxi *Inj.Lsg. 250µg/5ml*	**Übelkeit, Erbrechen (Chemoth.)** → 567: 30min vor Chemoth. 250µg i.v., Wh. innerhalb v. 7d nicht empfohlen; **DANI/DALI** nicht erforderl.

Tropisetron Rp	HWZ 8h, Q0 0.9, PPB 71%
Navoban *Kps. 5mg; Amp. 2mg/2ml, 5mg/5ml*	**Übelkeit, Erbrechen (Chemoth.)** → 567: vor Chemoth. 5mg i.v., dann 1 x 5mg p.o.; **Ki.:** 0.2mg/kg i.v.; **DANI/DALI** nicht erforderl.

A 7.13 Regulatorische Peptide

Wm/Wi (Lanreotid): Octapeptidanalogon des natürlichen Somatostatins, Hemmung der Wachstumshormonsekretion durch Bindung an Somatostatinrezeptoren, v.a. SSTR 2 u. 5; **Wm/Wi** (Octreotid, Somatostatin): Hemmung der Freisetzung von Wachstumshormon, Gastrin, Insulin und Glucagon. Vasokonstriktion im Splanchnikusbereich; **UW** (Lanreotid): Diarrhoe, Bauchschmerzen, Nausea, Erbrechen, Dyspepsie, Flatulenz, Choletithiais, Kopfschmerzen, Müdigkeit, Sinusbradykardie, Hypo- u. Hyperglykämie **UW** (Octreotid): Übelkeit, Erbrechen, Diarrhoe, Bauchschmerzen, Hepatitis; **UW** (Somatostatin): initial Blutzucker ↓, Brechreiz, Hitzegefühl; **KI** (Lanreotid): bek. Überempf. ; Anw. in SS/SZ nicht empf. **KI** (Octreotid): Cave in SS/SZ; **KI** (Somatostatin): peri- u. postnatal, SS/SZ

Lanreotid Rp	HWZ 23-33d (s.c.)
Somatuline Autogel *Fertigspr. 60, 90, 120mg*	**Akromegalie** → 420/**Karzinoide Tumore:** ini 60mg s.c., Wh. alle 4W.; n. 3 Monaten Dosisanpassung je n. Wi bzw. GH- u. IGF-1-Spiegel; **DANI** nicht erforderl.

Octreotid Rp	HWZ 1.5h, Q0 0.8, PPB 65%, PRC B, Lact ?
Sandostatin *Inj.Lsg. 0.05mg/1ml, 0.1mg/1ml, 0.5mg/1ml, 1mg/5ml; Pen 1500µg/3ml* **Sandostatin LAR Monatsdepot** *Inj.Lsg.10 (ret.)mg/2ml, 20 (ret.)mg/2ml, 30 (ret.)mg/2ml* **Octreotid Hexal** *Inj.Lsg 0.05mg/1ml, 0.1mg/1ml, 0.5mg/1ml*	**Hormonaktive Tum. des GI-Trakts:** ini 1-2 x 0.05mg s.c., dann steigern bis 3 x 0.1-0.2mg, max. 3 x 0.5mg; 10-30mg (ret.) alle 4 W. i.m.; **Akromegalie:** ini 2-3 x 0.05-0.1mg s.c., Erh.Dos. 0.3mg/d, max. 1.5mg/d; **Pro. postop. pankreat. Komplikationen:** 3 x 0.1mg s.c. f. 7d; **DANI/DALI** nicht erforderl.

Somatostatin Rp	HWZ 1.1-3min
Somatostatin HEXAL *Inj. Lsg. 3mg* **Somatostatin Inresa** *Inj.Lsg. 3mg*	**Schwere gastrointestinale Blutung, stark sezernierende postoperative Pankreasfisteln:** ini 3.5µg/kg über 1min. i.v., dann 3.5µg/kg/h i.v.

A 7.14 Hämorrhoidalmittel

Wm/Wi (Benzocain, Cinchocain, Lidocain): Lokalanästhetika ⇒ schmerzstillend; **Wm/Wi** (Bismut): Adstringentium ⇒ blutstillend, austrocknend, antiphlogistisch;
Wm/Wi (Bufexamac): antiphlogistisch; **Wm/Wi** (Glukokortikoide): antiphlog., antiinflammatorisch
UW (Glukokortikoide): Hautatrophie, Sekundärinfek.; **KI** (Glukokortikoide): vorhandene lokale Infek.

Benzocain OTC	
Anaesthesin N *Supp. 100mg*	**Hämorrhoiden, Pruritus, Fissuren:** 1-3 x 1 Supp. rect.

Cinchocain	Rp, PPB 65%
Dolo Posterine N *Salbe (1g enth. 5mg); Supp. 6mg; Kombipckg (Supp.+Salbe)*	**Hämorrhoiden, Pruritus, Fissuren:** 2 x tgl. auftragen bzw. 2 x 1 Supp. rectal

Hydrocortison Rp	
Posterisan Corte *Salbe (1g enth. 2.96mg); Supp. 2.96mg*	**Hämorrhoiden, Analekzem:** 2 x tgl. auftragen bzw. 2 x 1 Supp. rect.
Lidocain OTC	
Lidoposterine *Salbe (1g enth. 50mg); Supp. 60mg* **Posterisan Akut** *Salbe (1g enth. 50mg); Supp. 60mg*	**Hämorrhoiden, Fissuren, Proktitis:** 2-3 x tgl. auftragen bzw. 2 x 1 Supp. rect.; max. 4g Salbe/Einzelanwendung
Fluocinonid + Lidocain Rp	
Jelliproct *Salbe (1g enth. 0.25+50mg); Supp. 0.25+60mg; Kombipckg (Supp.+Salbe)*	**Hämorrhoiden, Analekzem:** 2 x tgl. auftragen bzw. 2 x 1 Supp. rect.
Fluocortolon + Lidocain Rp	
Doloproct *Creme (1g enth. 1+20mg); Supp. 1+40mg*	**Hämorrhoiden, Proktitis:** ini bis 3 x tgl. auftragen bzw. 2-3 x 1 Supp. rect., dann 1-2 x/d
Policresulen + Cinchocain Rp	
Faktu *Salbe (1g enth. 50+10mg); Supp. 100+2.5mg); Kombipckg (Supp.+Salbe)*	**Hämorrhoiden, Pruritus, Fissuren:** 2-3 x tgl. auftragen bzw. 2-3 x 1 Supp rect.
Prednisolon + Bismut + Zinkoxid Rp	
Bismolan H Corti *Salbe (1g enth. 1+22+33mg) Supp. 2+44+66mg*	**Hämorr., Entz. i. Analbereich, Fissuren:** mehrmals tgl. auftragen bzw. 1 Supp.
Bufexamac + Bismut + Titan + Lidocain OTC	
Blancoproct *Salbe (1g enth. 50+50+50+5mg); Supp. 250+100+100+10mg* **Faktu akut** *Salbe (1g enth. 50+50+50+5mg); Supp. 250+100+100+10mg* **Haemo Exhirud Bufexamac** *Supp. 250+100+100+10mg* **Haemo-ratioph.** *Salbe (1g enth. 50+50+50+5mg); Supp. 250+100+100+10mg* **Mastu S** *Salbe (1g enth. 50+50+50+5mg); Supp. 250+100+100+10mg* **Rectosellan Haemo** *Salbe (1g enth. 50+50+50+5mg); Supp. 250+100+100+10mg*	**Hämorrhoiden, Fissuren, Analekzem, Proktitis:** 2 x tgl. auftragen bzw. 2 x 1 Supp. rectal

A 7.15 Weitere Proktologika

Wm/Wi (Glyceroltrinitrat): Gefäßerweiterung => Durchblutungm => bessere Abheilung
UW (Glyceroltrinitrat): Kopfschmerzen, Schwindelgefühl, Übelkeit, anales Brennen/Jucken
KI (Glyceroltrinitrat): bek. Überempfindlichkeit; gleichzeitige Anwendung von anderen Nitraten, Sildenafil, Vardenafil, Tadalafil; orthostat. Hypotonus, unbehandelte Hypovolämie, erhöhter Schädelinnendruck, cerebrale Durchblutungsstörungen, Migräne, Aorten- od. Mitralstenose, HOCM, konstrikt. Perikarditis, Perikardtamponade, ausgeprägte Anämie, Engwinkel-Glaukom

Glyceroltrinitrat Rp	
Rectogesic *Salbe 1g enth. 4mg*	**Chron. Analfissuren:** 2 x tgl. 2,5 cm langen Salbenstrang auftragen

A 8 Infektiologie–Arzneimittel

8.1 Keimempfindlichkeit: Keime – Antibiotika

Legende: 1 = Therapie 1. Wahl; A = Alternativtherapie; ++ = Gut wirksam; + = Gering wirksam; – = Nicht anzuraten; Grampositiv (1. Spalte) = x

Keim	Grampositiv	Penicillin G	Penicillin V	Flucloxacillin	Amoxicillin	Amox. + Clav.	Piperac.+Tazob.	Cefadroxil	Cefotaxim	Imipenem	Doxycyclin	Tigecyclin	Clarithromycin	Gentamicin	Moxifloxacin	Levofloxacin	Ciprofloxacin	Cotrimoxazol	Metronidazol	Vancomycin	Linezolid
Streptokokken A, B, C, G	x	1	1	+	++	++	++	A	++	++	+	1	A	–	A	A	+	+	–	++	A
Streptococcus viridans	x	1	++	+	++	++	++	A	++	++	+	1	A	–	A	A	+	+	–	++	A
Pneumokokken[1]	x	1	++	++	++	++	++	A	A	++	++	1	A	–	1	1	+	+	–	A	A
Enterokokken	x	–	–	–	1	++	++	–	–	A	+	1	–	–	++	++	+	+	–	1	1
VRE[2]	x	–	–	–	++	++	++	–	–	++	++	1	–	–	–	–	–	+	–	–	1
Staph. aureus (MSSA[3])	x	++	++	1	++	++	++	A	++	++	++	1	A	A	A	A	+	++	–	A	A
Staph. aureus (MRSA[4])	x	–	–	–	–	–	–	–	–	+	–	1	–	–	+	–	–	A	–	1	1
Corynebacterium diphtheriae	x	1	++	+	++	++	++	+	–	+	+	–	1	+	++	++	–	+	–	++	A
Meningokokken[5]		1	+	+	++	++	++	+	A	++	–	+	–	++	1	A	A	–	–	–	–
Haemophilus influenzae		–	–	–	1	++	++	++	A	A	+	1	++	++	1	1	A	A	–	–	–
Escherichia coli		–	–	–	++	++	A	++	1	A	++	1	–	++	++	A	A	++	–	–	–
Klebsiella		–	–	–	–	+	+	++	1	1	++	1	–	++	++	A	A	A	–	–	–
Salmonella		–	–	–	+	++	++	+	A	A	+	A	–	++	++	A	1	++	–	–	–
Proteus mirabilis		–	–	–	1	A	A	++	1	1	–	++	–	++	++	A	A	++	–	–	–
Proteus vulgaris		–	–	–	–	++	++	–	1	1	–	++	–	++	++	1	1	A	–	–	–
Enterobacter		–	–	–	–	–	++	+	A	1	++	A	–	++	+	A	A	+	–	–	–
Serratia		–	–	–	–	+	++	–	A	1	++	A	–	++	+	A	1	+	–	–	–
Pseudomonas aeruginosa		–	–	–	–	–	A	–	+	1	+	–	–	A	–	A	A	–	–	–	–
Stenotrophomonas		–	–	–	–	–	++	–	+	–	++	A	–	+	+	A	A	1	–	–	–
Borrelia (systemisch)		A	A	+	+	+	+	+	A	+	A	A	+	+	+	+	+	+	–	–	–
Treponema		1	++	+	++	++	++	–	A	–	++	++	+	–	–	–	–	–	–	–	–
Legionella		–	–	–	–	–	–	–	+	+	++	A	1	–	1	1	A	++	–	–	–
Actinomyces	x	A	A	+	A	A	A	–	+	++	A	–	++	–	++	++	++	+	A	++	++
Clostridium (ohne Cl. difficile)	x	1	++	+	++	++	++	–	+	1	++	1	++	–	++	++	–	–	1	A	A
Bacteroides fragilis		–	–	–	+	++	++	–	+	1	++	A	–	–	A	A	+	–	1	–	–
Chlamydien		–	–	–	–	–	–	–	–	–	1	A	A	–	A	A	A	–	–	–	–
Mykoplasmen		–	–	–	–	–	–	–	–	–	A	1	1	–	A	A	+	–	–	–	–
Rickettsien		–	–	–	–	–	–	–	–	–	1	1	+	–	A	A	A	–	–	–	–

Therapie 1. Wahl; Alternativtherapie; Gut wirksam; Gering wirksam; Nicht anzuraten; Grampositiv (1. Spalte)

Quelle: Antibiotika pocketcard 2010; Hof, Börm Bruckmeier Verlag; 1 = Streptococcus pneumoniae; 2 = Vancomycinresist. Enterokokken; 3 = Methicillinsensitiver Staph. aureus; 4 = Methicillinresistenter Staph. aureus; 5 = Neisseria meningitidis

A 8.2 Penicilline

A 8.2.1 Benzylpenicilline

empf.: Pneumokokken, Streptokokken, Meningokokken, Staphylokokken (nur noch wenige Stämme), Aktinomyceten, Leptospiren, C. diphteriae, Treponemen, Borrelien, Pasteurella multocida, Fusobakterien, Peptokokken, Clostridien; **resist.:** Enterobakterien, Pseudomonas, Bacteroides fragilis, E. faecium, Nocardia, Mycoplasmen, Chlamydien, Beta-Lactamasebildner; **UW:** allergische Hautreaktionen, Lyell-Syndrom, Anaphylaxie, Vaskulitis, Myoklonien, Krampfanfälle, Mundtrockenheit, Nausea, Erbrechen, Diarrhoe, Herxheimer-Reaktion, Blutbildveränderungen, hämolytische Anämie, interstitielle Nephritis, Superinfektion durch resistente Bakterien oder Sprosspilze; **KI:** Penicillinüberempfindlichkeit; Cave in SZ ;
Ink: Methotrexat, Tetracycline

Penicillin G (Benzylpenicillin) Rp	HWZ 20–50 min, Q0 0.4, PPB 45–65%, PRC B, Lact +
Penicillin G *Inf.Lsg. 0.5, 1, 5, 10 Mio IE* **Penicillin Grünenthal** *Inf.Lsg. 1, 5, 10 Mio IE*	**Normal empfindliche Keime:** 1–5 Mio IE/d i.v./i.m. in 4–6 ED; **Meningitis** → 465, **Endokarditis** → 340: 20–60 Mio IE/d i.v.; **Ngb.:** 0.05–0.1Mio IE/kg/d i.v. in 2 ED; **Ki. 1–12M.:** 0.05–1Mio IE/kg/d i.v. in 3–4 ED; **1–12J.:** 0.05–0.5Mio IE/kg/d i.v. in 4–6 ED; **DANI** GFR 46–120: 5 Mio IE in 3 ED; 19–45: 4 Mio IE in 3 ED; 9–18: 5 Mio IE in 2 ED; 3–8: 3 Mio IE in 2 ED; < 2: 2 Mio IE in 2 ED
Benzylpenicillin-Benzathin Rp	HWZ Tage bis Wochen
Pendysin *Inj.Lsg. 1.2 Mio IE* **Tardocillin** *Inj.Lsg. 1.2 Mio IE*	**Rezidiv-Pro. rheumatisches Fieber** → 340: 1–2 x/M. 1.2Mio IE i.m.; **Lues I und II** → 503: 2.4Mio IE i.m. (verteilt auf 2 verschiedene Injektionsstellen); **Ki. > 1M.:** 50000 IE/kg/W., max. 2.4 Mio. IE, für 3 Wochen

A 8.2.2 Oralpenicilline (Phenoxypenicilline)

empf. und resist.: s. Benzylpenicilline → 151; **UW/KI:** s. Benzylpenicilline → 151

Penicillin V (Phenoxymethylpenicillin) Rp	HWZ 35 min Q0 0.6 PPB 71–89% PRC B Lact+
Arcasin *Tbl. 1, 1.5 Mio IE; Saft (5ml = 0.3 Mio IE); Trockensaft (5ml = 0.3 Mio IE)* **Infectocillin** *Tbl. 1, 1.5 Mio IE; Saft (5ml = 0.25, 0.3, 0.4, 0.5 Mio IE)* **Isocillin** *Tbl. 1.2Mio IE; Trockensaft (5ml = 0.3 Mio IE)* **Ispenoral** *Tbl. 1, 1.5 Mio. IE* **Megacillin oral** *Tbl. 1, 1.5 Mio IE; Trockensaft (5ml = 0.3 Mio IE)* **PenHEXAL** *Tbl. 1, 1.5 Mio IE; Trockensaft (4ml = 0.32 Mio IE)* **Penicillin V-ratioph.** *Tbl. 1, 1.5 Mio IE; Trockensaft (5ml=0.4 Mio IE)*	**HNO-, Atemwegs-, Haut-, Mund-Kiefer-Zahn-Infektionen, Endokarditispro.** → 340, **Rezidiv-Pro. des rheumatischen Fiebers** → 340, **Scharlach** → 445, **Erysipel** → 486, **Lymphadenitis:** 3 x 0.6–1.5 Mio IE p.o.; **Ki. < 1M.:** 45000–60000 IE/kg/d; **2–3M.:** 40000–64000 IE/kg/d; **4.M.–1J.:** 400000–600000 IE/d p.o. in 3–4 ED; **1–2J.:** 600000–900000 IE/d; **2–4J.:** 900000–1.4Mio IE/d; **4–8J.:** 1.2–1.8Mio IE/d; **8–12J.:** 1.2–2.4Mio IE/d; **DANI** GFR > 15: 100%; < 15: 2 x 0.6–1.5 Mio IE
Propicillin Rp	HWZ 0.5–1 h, Q0 0.7, PPB 80–85%
Baycillin *Tbl. 1Mio IE*	**IND** s. Penicillin V: 3 x 1 Mio IE p.o.; **Ki. < 14J.:** KI

A 8.2.3 Beta-Lactamase-resistente Penicilline (Isoxazolylpenicilline)

empf. und resist.: gute Aktivität gegen β-lactamasebildende Staphylokokken; bei den übrigen grampositiven Bakterien jedoch schwächere Aktivität als Penicillin G; **UW/KI:** s. Benzylpenicilline → 151

Dicloxacillin Rp	HWZ 0.7h, Q0 0.6, PPB 97%, PRC B, Lact ?
InfectoStaph *Kps. 250mg*	**Staphylokokken-Infektion** → 439: 4 x 0.5-1g p.o.; **Ki. bis 3M.:** 3 x 30-50mg/kg; **3M.-1J.:** 4 x 125-250mg; **1-6J.:** 4 x 250-500mg; **> 6J.** siehe Erwachsene; **DANI** terminale NI: 3 x 1g; **DALI** Dosisreduktion

Flucloxacillin Rp	HWZ 0.7-1h, Q0 0.3, PPB 92-96%
Fluclox *Inf.Lsg. 1, 2g* **Flucloxacillin Curasan** *Inf.Lsg. 1, 2g* **Staphylex** *TKps. 250, 500mg; Inf.Lsg. 0.25, 0.5, 1, 2g*	**Staphylokokken-Infektion** → 439: 3 x 1g p.o.; 3 x 1-2g i.v./i.m., max. 12g/d p.o./i.v., max. i.m.-ED: 2g; **Ki. < 6J.:** 40-50mg/kg/d p.o./i.v. in 3 ED; **6-10J.:** 3 x 250-500mg p.o./i.v.; **10-14J.:** 3-4 x 500mg p.o./i.v.; **DANI** GFR 18: 1.5g in 4 ED; 8: 1.5g in 3 ED; 2: 1g in 3 ED; 0.5: 2g 1 x/d; **DALI** nicht erforderlich

Methicillin	wegen Toxizität nicht mehr im Handel
Verwendung nur noch zur Resistenzprüfung bei Staphylokokken; **MRSA** = Methicillin-resistant-Staphylococcus-aureus; **MSSA** = Methicillin-sensitive-Staphylococcus-aureus	

Oxacillin Rp	HWZ 23-45min, Q0 0.6, PPB 97%, PRC B, Lact +
InfectoStaph *Inf.Lsg. 0.5, 1g*	**Staphylokokken-Infektion** → 439: 4 x 0.5-1g i.v./i.m.; **Ngb. < 3kg:** 2 x 20mg/kg i.v., 2 x 30mg/kg i.m.; **Ki. bis 3M.:** 3 x 20mg/kg i.v.; **bis 1J.:** 4 x 20mg/kg i.v.; **1-6J.:** 4 x 250-500mg i.v.; **> 6J.:** siehe Erwachsene; **Endokarditis** → 340: 9-12g/d i.v. in 6 ED; **DANI** GFR < 10: max. 4 x 1g/d

A 8.2.4 Breitbandpenicilline (Aminobenzylpenicilline)

empf.: im Vergleich zu Penicillin G zusätzlich Enterokokken, Haemophilus influenzae, E.coli, Listerien, Proteus mirabilis, Salmonellen, Shigellen; **resist.:** B.fragilis, Pseudomonas, E.faecium, Nocardia, Mykoplasmen, Chlamydien, Beta-Lactamasebildner, Klebsiellen, Yersinien; **UW/KI:** s. Benzylpenicilline → 151; **KI:** infektiöse Mononukleose; **Ink:** Allopurinol

Amoxicillin Rp	HWZ 1-2h, Q0 0.12, PPB 17-20%, PRC B, Lact +
Acellin *Kautbl. 1g; Trinktbl. 250mg* **Amoxicillin-ratioph.** *Tbl. 500, 750, 1000mg; Brausetbl. 1000mg; Trockensaft (1Messl.=250, 500mg)* **AmoxiHEXAL** *Tbl. 500, 750, 1000mg; Saft (1 Messl. = 250, 500mg)* **Amoxypen** *Tbl. 500, 750, 1000mg; Trockensaft (1 Messl. = 250, 500mg)* **Infectomox** *Tbl. 1g; Brausetbl. 1g; Trockensaft (1 Messl. = 250, 500, 750mg)* **Jutamox** *Tbl. 500, 750, 1000mg; Trockensaft (1 Messl. = 200mg)*	**HNO-, Atemwegs-, Harnwegs-, Magen-Darm-Trakt-, Haut-, Weichteilinfektionen, Listeriose:** 3 x 750-1000mg p.o.; **Ki. < 6J.:** 50mg/kg/d in 3-4 ED; **6-12J.:** 900-2000mg/d in 3-4 ED; **Endokarditis-Pro.** → 341: 3g p.o. 3h vor Eingriff; **Ki.:** 50mg/kg; **H.P.-Eradikation** → 425: 2 x 1g p.o. + 2 x 500mg Clarithromycin + 2 x 20mg Omeprazol; **DANI** GFR: 20-30: 66%; < 20: 33%

Ampicillin Rp	HWZ 0.9h, Q0 0.06, PPB 20%, PRC B, Lact +
Ampicillin-ratioph. *Tbl. 1g; Inf.Lsg 0.5, 1, 2, 5g*	**HNO-, Atemwegs-, Harnwegs-, Magen-Darm-Trakt-, Haut-, Weichteilinfektionen, Listeriose, Osteomyelitis, Typhus, Meningitis** → 465, **Endokarditis** → 340: 2-6g/d p.o. in 3-4 ED; 1.5-6g/d i.v. in 2-4 ED, max. 15g/d; **Ki. < 6J.:** 100 (-150-200) mg/kg/d p.o./i.v. in 3-4 ED; **> 6J.:** siehe Erwachsene; **Meningitis < 6J.:** 200-400mg/kg/d i.v.; **DANI** GFR: 20-30: 66%; < 20: 33%

A 8.2.5 Breitbandpenicilline mit Pseudomonaswirkung (Acylaminopenicilline)

empf. und resist.: weitgehend identisch mit Breitbandpenicillinen; Piperacillin: zusätzlich gute Aktivität bei Pseudomonas aeruginosa;
UW/KI: s. Benzylpenicilline → 151

Mezlocillin Rp	HWZ 0.7-1.1h, Q0 0.4, PPB 30-40%, PRC B, Lact ?
Baypen *Inf.Lsg. 0.5, 1, 2, 4g*	**Sepsis, Endokarditis** → 340, **Meningitis** → 465, **Peritonitis, Pneumonie** → 368, **abdominelle, gynäkologische, Knochen-, Weichteilinfektionen:** 3 x 2-5g i.v., bis 2 x 10g i.v.; **Ki < 3kg:** 2 x 75mg/kg; **> 3kg-14J.:** 3 x 75mg/kg; **DANI** GFR > 10: 100%; < 10: Intervall 12h, max. 2 x 5g
Piperacillin Rp	HWZ 1h, Q0 0.3, PPB 16-21%, PRC B, Lact +
Piperacillin Actavis *Inf.Lsg. 1, 2, 4g* **Piperacillin Eberth** *Inf.Lsg. 1, 2, 4g* **Piperacillin Fresenius** *Inf.Lsg. 1, 2, 4g* **Piperacillin HEXAL** *Inf.Lsg. 1, 2, 3, 4g* **Piperacillin Hikma** *Inf.Lsg. 2, 4g* **Piperacillin-ratioph.** *Inf.Lsg. 1, 2, 4g*	**Sepsis, Endokarditis** → 340, **Meningitis** → 465, **Peritonitis, Pneumonie** → 368, **abdominelle, gynäkologische, Knochen-, Weichteilinfektionen:** 6-12g/d i.v. in 2-4 ED, max. 24g/d; **Ki. < 2kg:** 150mg/kg/d i.v. in 3 ED; **> 2kg:** 300mg/kg/d in 3-4 ED; **1 M.-12J:** 100-200mg/kg/d in 2-4 ED; **DANI** GFR 40-80: max. 4 x 4g; 20-40: 3 x 4g; < 20: 2 x 4g; HD: 3 x 2g

A 8.3 Betalactamaseinhibitoren

empf.: Erweiterung des Spektrums von Penicillinen um β-Lactamasebildende Stämme von Staphylokokken, Moraxella catarrhalis, E.coli, Haemophilus influenzae, Klebsiellen, Proteus, Gonokokken, Bacteroides fragilis; nur zusammen mit Betalaktamantibiotika wirksam!

Clavulansäure nur in Kombination → 154	HWZ 60-75min
Sulbactam Rp	HWZ 1-2h, Q0 0.13, PPB 38%
Combactam *Inf.Lsg. 0.5, 1g* **Sulbactam Actavis** *Inf.Lsg. 1g* **Sulbactam Eberth** *Inf.Lsg. 1g* **Sulbactam HEXAL** *Inf.Lsg. 1g*	**Kombination mit Betalactam-Antibiotika:** 3-4 x 0.5-1g i.v.; **Sgl., Ki.:** 50mg/kg/d in 3-4 ED, max. 80mg/kg/d; **DANI** GFR 15-30: max. 2g/d; < 15: max. 1g/d; HD: 1g alle 48h
Tazobactam nur in Kombination → 154	

A 8.3.1 Breitbandpenicilline + Betalactamaseinhibitoren

Ampicillin + Sulbactam Rp	PRC B, Lact -
Ampicillin/Sul Kabi *Inf.Lsg. 1+0.5g, 2+1g* **Ampicillin + Sulbactam Actavis** *Inf.Lsg 1+0.5g; 2+1g* **Ampicillin HEXAL comp.** *Inf.Lsg 1+0.5g; 2+1g* **Ampicillin-ratioph. comp.** *Inf.Lsg 0.5+0.25g; 1+0.5g; 2+1g* **Unacid** *Inf.Lsg 0,5+0,25g, 1+0,5g; Inf.Lsg. 2+1g*	**Atemwegs-, Harnwegs-, Haut-, Weichteil-, abdominelle Infektionen:** 3–4 x 1.5–3g i.v.; **Ki. < 1 W.:** 75mg/kg/d i.v. in 2 ED; **> 1 W.:** 150mg/kg/d in 3–4 ED; **DANI** > 30: 100%; 15–30: Dosisintervall 12h; 5–14: 24h; < 5: 48h

Amoxicillin + Clavulansäure Rp	PRC B, Lact -
Amoclav plus *Tbl. 500+125mg, 875+125mg; Trockensaft (5ml = 125+31.25, 250+62.5, 400+57mg)* **Amoxidura plus** *Tbl. 500+125mg, 875+125mg; Trockensaft (10ml = 250+62.5, 500 +125mg)* **Augmentan** *Tbl. 500+125, 875+125mg; Trockensaft (10ml = 250+62.5, 500+125mg, 800+114mg); Inf.Lsg. 250+25, 500+100, 1000+200, 2000+200mg*	**Atemwegs-, Harnwegs-, Haut-, Weichteil-, abdominelle Infektionen:** 3 x 500 + 125mg p.o.; 2 x 875 + 125mg p.o.; 3 x 1000–2000 + 200mg i.v.; **Ki. < 2J.:** max. 40 + 10mg/kg/d p.o. in 3 ED; **2–12J.:** max. 60 + 15mg/kg/d p.o. in 3 ED; **DANI** GFR 10–30: 2 x 500 + 125mg p.o.; ini 1000 + 200mg, dann 2 x 500 + 100mg i.v.; < 10: 1 x 500 + 125mg p.o.; ini 1000 + 200mg, dann 1 x 500 + 100mg; **DALI** Anwendung nicht empfohle

Sultamicillin (Ampicillin + Sulbactam) Rp	
Unacid PD *Tbl. 375mg; Trockensaft (1 Messl. = 375mg)*	**Atemwegs-, Harnwegs-, Haut-, Weichteil infektionen:** 2 x 375–750mg p.o.; **Ki.:** 50mg/kg/d p.o. in 2 ED; **DANI** GFR 5–14: 1 x 375–750mg; < 5: 375–750mg alle 2d

Piperacillin + Tazobactam Rp	PRC B, Lact
Piperacillin + Taz-ratioph. *Inf.Lsg. 4+0.5g* **Tazobac** *Inf.Lsg. 4+0.5g* **Tazocin** *Inf.Lsg. 4+0.5g*	**Abdominelle, Atemwegs-, Haut-, Weichteilinfektionen:** 3 x 4 + 0.5g i.v.; **Ki. 2–12J:** 3 x 100 + 12.5mg/kg i.v.; **DANI** GFR: > 20: 100%; 2–19, HD: 2 x 4 + 0.5g

A 8.4 Cephalosporine

A 8.4.1 Parenterale Cephalosporine Gruppe 1 (Cefazolin-Gruppe)

empf.: Staphylo-, Strepto-, Meningo-, Pneumokokken, E. coli, Klebsiella, Proteus mirabilis, Haemophilus influenzae; **resist.:** Enterokokken, Pseudomonas, Acinetobacter, Listerien, Chlamydien, Mykoplasmen, gramnegative Beta-Lactamasebildner; **UW:** allergische Hautreaktionen, Lyell-Syndrom, Anaphylaxie, Nausea, Erbrechen, Diarrhoe, Transaminasen ↑, Cholestase, interstitielle Pneumonie, Blutbildveränderunge hämolytische Anämie, Kreatinin ↑, interstitielle Nephritis, Superinfektion durch Bakterien oder Sprosspilz **KI:** Überempfindlichkeit, Cave in SS/SZ; **Ink:** Alkohol

Cefazolin Rp	HWZ 2h, Q0 0.06, PPB 65–92%, PRC B, Lact
Baktozil *Inf.Lsg. 1g* **Basocef** *Inf.Lsg. 1, 2g* **Cefazolin HEXAL** *Inf.Lsg. 2g* **Cefazolin Hikma** *Inf.Lsg. 1, 2g* **Cefazolin Saar** *Inf.Lsg. 2g* **Cefazolin Fresenius** *Inf.Lsg. 1, 2g* **Saarzolin** *Inf.Lsg. 1, 2g*	**Atem-, Harnwegs-, Gallenwegs-, Haut-, Weichteil-, Knocheninfektionen, Sepsis, Endokarditis** - 340: grampositive Erreger: 1.5–2g/d; gramnegative Erreger: 3–4g/d i.v. in 2–3 ED, max. 12g/d; **Ki. > 2M.:** 25–50mg/kg in 3–4 ED, max. 100mg/kg/ **< 2M.:** KI **DANI** GFR > 35: 100%; 10–34: 50% alle 12h; < 10: 50% alle 18–24h

A 8.4.2 Parenterale Cephalosporine Gruppe 2 (Cefuroxim-Gruppe)

empf.: vergleiche Cefazolin-Gruppe → 154; deutlich besser bei E.coli, Klebsiella, Proteus mirabilis, Haemophilus influenzae, β-Lactamasebildnern; **resist.:** Enterokokken, Pseudomonas, Acinetobacter, Listerien, Chlamydien, Mykoplasmen; **UW/KI:** siehe parenterale Cephalosporine Gruppe 1 → 154

Cefotiam Rp	HWZ 0.7–1h, Q0 0.35, PPB 40%, PRC B
Spizef *Inf.Lsg. 0.5, 1, 2g*	**Atem-, Harnwegs-, HNO-, Haut-, Weichteil-, Knochen-, abdominelle Infektionen, Sepsis:** 2–3 x 1–2g i.v., max. 6g/d; **Gonorrhoe** → 503, → 559: 1 x 1g i.m.; **Ki. 3M.–12J.:** 50mg/kg/d i.v. in 2 ED, max. 100mg/kg/d; **Früh-, Neugeborene:** 2–4 x 20mg/kg/d; **DANI** GFR 45: 3 x 1g; 18: 3 x 0.75g; 8: 3 x 0.5g; 2: 1 x 1g; 0.5: 1 x 0.75g

Cefuroxim Rp	HWZ 80min, Q0 0.1, PPB 30%, PRC B, Lact +
Cefuroxim Fresenius *Inf.Lsg. 0.25, 0.75, 1.5g* **Cefuroxim HEXAL** *Inf.Lsg. 0.75, 1.5g* **Cefuroxim-ratioph.** *Inf.Lsg. 0.25, 0.75, 1.5g* **Zinacef** *Inf.Lsg. 0.25, 0.75, 1.5g*	**Atem-, Harnwegs-, Haut-, HNO, Knochen, abdominelle Infektionen, Sepsis:** unkompliziert: 1.5 –2.25g/d i.v.; schwer: 3–4.5g/d i.v. in 2–3 ED, max. 6g/d; **Gonorrhoe** → 503, → 559: 1 x 1.5g i.m.; **Ki. 1M.–12J:** 30–100mg/kg/d in 3 ED; **DANI** GFR > 30: 100%; 10–30: ini 750–1500 mg, dann 2 x 500–750mg; < 5: 500–750mg alle 48h

Orales Cefuroxim s. Oralcephalosporine Gruppe 2 → 157

A 8.4.3 Parenterale Cephalosporine Gruppe 3a (Cefotaxim-Gruppe)

empf.: Staphylokokken, Haemophilus influenzae, Proteus mirabilis, Streptokokken, E. coli, Klebsiella pneumoniae, Gonokokken, Meningokokken, Salmonellen, Shigellen, Anaerobier, Morganella, Serratia; gegenüber der Cefuroximgruppe bessere Aktivität im gramnegativen Bereich; **resist.:** Enterokokken, Listerien, Pseudomonas, Clostridien, Legionellen, Mykoplasmen, Chlamydien, Treponema, MRSA, Bacteroides fragilis; **UW/KI:** siehe parenterale Cephalosporine Gruppe 1 → 154

Cefotaxim Rp	HWZ 1h, Q0 0.35, PPB 25–40%, PRC B, Lact +
Cefotaxim Fresenius *Inf.Lsg. 0.5, 1, 2g* **Cefotaxim HEXAL** *Inf.Lsg. 0.5, 1, 2g* **Cefotaxim-ratioph.** *Inf.Lsg. 0.5, 1, 2g* **Claforan** *Inf.Lsg. 0.5, 1, 2g*	**Atemwegs-, Harnwegs-, Haut-, Weichteil-, Knochen-, abdominelle Infektionen, Sepsis, Endokarditis** → 340, **Meningitis** → 465: 2 x 1–2g i.v.; schwere Infektion: 3–4 x 2–3g; **Gonorrhoe:** 1 x 0.5g i.v.; **Borreliose:** 6g/d i.v. in 2–3 ED; **Ki. bis 12J.:** 50–100mg/kg/d i.v. in 2 ED; **Frühgeborene:** max. 50mg/kg/d; **DANI** GFR < 10: 50%; < 5: 1g in 2 ED

Ceftriaxon Rp	HWZ 8h, Q0 0.5, PPB 85–95%, PRC B, Lact +
Cefotrix *Inf.Lsg. 0.5, 1, 2g* **Ceftriaxon HEXAL** *Inf.Lsg. 0.5, 1, 2g* **Ceftriaxon Kabi** *Inf.Lsg. 0.5, 1, 2g* **Ceftriaxon-ratioph.** *Inf.Lsg. 0.5, 1, 2g* **Rocephin** *Inf.Lsg. 0.5, 1, 2g*	**Atemwegs-, Harnwegs-, Haut-, Weichteil-, Knochen-, abdominelle Infektionen, Meningitis** → 465, **Borreliose II–III**→ 435: 1 x 1–2g i.v.; schwere Infektion: 1 x 4g; **Gonorrhoe:** 1 x 250mg i.m.; **Ki. < 2 W.:** 1 x 20–50mg/kg; **2W. bis 12J:** 1 x 20–80mg/kg; **Meningitis:** 1 x 100mg/kg i.v., max. 4g/d; **DANI** GFR: < 10: max. 2g/d

A 8.4.4 Parenterale Cephalosporine Gruppe 3b (Ceftazidim-Gruppe)

empf. und resist.: weitgehend identisch mit Cefotaxim-Gruppe → 155, jedoch erheblich stärkere Pseudomonas-Aktivität; **UW/KI:** siehe parenterale Cephalosporine Gruppe 1 → 154

Cefepim Rp	HWZ 2h, Q0 0.07, PPB <19%, PRC B, Lact ?
Maxipime *Inf.Lsg. 0.5, 1, 2g*	**Sepsis, schwere Pneumonie** → 368, **Harnwegs-, Gallenwegsinfektion:** 2–3 x 2g i.v.; **Ki. 1–2 M.:** 2–3 x 30mg/kg/d; **2 M. bis 40kg:** 2–3 x 50mg/kg/d; **DANI** GFR > 50: 100%; 30–50: 1–2 x 2g; 11–30: 1 x 1–2g;< 10: 1 x 0.5–1g

Ceftazidim Rp	HWZ 1.7h, Q0 0.05, PPB 10%, PRC B, Lact +
Ceftazidim HEXAL *Inf.Lsg. 0.5, 1, 2g* **Ceftazidim Pharmore** *Inf.Lsg. 0.5, 1, 2g* **Ceftazidim-ratioph.** *Inf.Lsg. 0.5, 1, 2g* **Ceftazidim Sandoz** *Inf.Lsg. 1, 2g* **Fortum** *Inf.Lsg. 0.5, 1, 2g* **Infectozidim** *Inf.Lsg. 0.5, 1, 2g* **Solvetan** *Inf.Lsg. 1, 2g*	**Atemwegs-, Harnwegs-, Haut-, Weichteil-, Knochen-, abdominelle Infektionen, Sepsis, Meningitis** → 465: 2–3 x 1–2g i.v.; **Ki. 0–8W.:** 2 x 12.5–30mg/kg i.v.; **2M.–1J.:** 2 x 25–50mg/kg; **1–14J.:** 2 x 15–50mg/kg oder 3 x 10–33mg/kg; max. 3 x 50mg/kg bzw. 6g/d; **DANI** GFR 31–50: 2 x 1g; 16–30: 1 x 1g; 6–15: 1 x 0.5g; < 5: 0.5g alle 48h

A 8.4.5 Parenterale Cephalosporine Gruppe 4

Kein Präparat im Handel

A 8.4.6 Parenterale Cephalosporine Gruppe 5 (Cefoxitin-Gruppe)

empf. und resist.: weitgehend identisch mit Cefuroxim-Gruppe → 155, gute Wirksamkeit gegen β-Lactamase-bildende Anaerobier (z.B. Bacteroides); **UW/KI:** siehe parenterale Cephalosporine Gr. 1 → 154

Cefoxitin Rp	HWZ 1 (3)h, Q0 0.3 (0.1), PPB 73%, PRC B, Lact +
Mefoxitin *Inf.Lsg. 2g*	**Atemwegs-, Harnwegs-, Haut-, Weichteil-, Knochen-, abdominelle Infektionen, Sepsis, Endokarditis** → 340: 3 x 1–2g i.v., max. 12g/d; **Gonorrhoe** → 503: 1 x 2g i.m. + 1g Probenecid p.o.; **Ki.:** 20–40mg/kg alle 6–8h i.v.; **DANI** GFR 30–50: 2–3 x 1–2g; 10–29: 1–2 x 1–2g; 9–5: 1–2 x 0.5–1g; < 5: 0.5–1g alle 24–48h

A 8.4.7 Oralcephalosporine Gruppe 1

empf.: ähnl.Spektrum wie Cefazolin-Gr. → 154; gute Aktivität gg. grampos., geringe gg. gramneg. Keime; **resist.:** Pseudomonas, Enterokokken, Proteus vulgaris, Morganella, Citrobacter, Serratia, Enterobacter, Acinetobacter, Bacteroides fragilis, Listerien, Mykoplasmen, Chlamydien; **UW/KI:** s. Cephalosporine Gr. 1 → 154

Cefaclor Rp	HWZ 30–60min, Q0 0.25, PPB 25%, PRC B, Lact +
CEC *Tbl. 250, 500mg; Brausetbl. 250, 500, 1000mg; Trockensaft (5ml = 125, 250mg)* **Cefaclor-ratioph.** *Kps. 500mg; Brausetbl. 500mg; Saft/Trockensaft (5ml = 125, 250mg)* **Infectocef** *Kps. 500mg; Trockensaft (5ml = 125, 250, 500mg)* **Panoral** *Kps. 500mg; Saft/Trockensaft (5ml = 125, 250mg)*	**Atemwegs-, HNO-, Harnwegs-, Haut-, Weichteil-infektionen:** 3 x 500mg p.o., max. 4g/d; **unkomplizierte Infektion:** 3 x 250mg; **Gonorrhoe**→ 503,→ 559: 1 x 3g + 1g Probenecid p.o. **Ki.** < **6J.:** 3 x 10mg/kg p.o., max. 1g/d; **6–10J.:** 3 x 250mg p.o.; > **10J.:** siehe Erwachsene; **DANI** nicht erforderlich

Cefadroxil Rp	HWZ 1.2–1.7 h, Q0 0.1, PPB 20%, PRC B, Lact +
Cefadroxil Beta *Tbl. 1g* **Cefadroxil HEXAL** *Tbl. 500, 1000mg; Trockensaft (5ml = 250, 500mg)* **Grüncef** *Tbl. 1g; Trockensaft (5ml = 250, 500mg)*	**Atemwegs-,HNO-, Harnwegs-, Haut-, Weichteil-, Knochen-, gynäkologische Infektionen:** 2 x 1g p.o., max. 4g/d; **Ki.** < **40kg:** 25–100mg/kg/d p.o. in 2–4 ED; **DANI** GFR 25–50: ini 1g, dann 2 x 500mg; 10–24: ini 1g, dann 1 x 500mg; < 10: ini 1g, dann 500mg alle 36h
Cefalexin Rp	HWZ 1 h, Q0 0.04, PPB 6–15%, PRC B, Lact +
Cephalex ct *Tbl. 500, 1000mg* **Cephalexin-ratioph.** *Tbl. 500, 1000mg; Trockensaft (5ml = 250mg)*	**Atemwegs-, HNO-, Harnwegs-, Haut-, Weichteil-, Knocheninfektionen:** 3–4 x 0.5–1g p.o., **unkomplizierte Infektion:** 2 x 500mg; **Ki. bis12J.:** 25–100mg/kg/d in 2–4 ED; **DANI** GFR 15–30: Dosisintervall 8–12h; 5–14: 24h; < 5: 48h; GFR 20–50: max. 3g/d; 5–19: max. 1.5g/d; < 5: max. 0.5g/d

A 8.4.8 Oralcephalosporine Gruppe 2

empf. u. resist.: weitgehend identisch mit Cefuroxim-Gruppe → 155; **UW/KI:** s. Cephalosporine Gr. 1 → 154

Cefuroxim-Axetil Rp	HWZ 1.1–1.3 h, Q0 0.1, PPB 20–50%, PRC B, Lact +
Cefudura *Tbl. 250, 500mg* **CefuHEXAL** *Tbl. 250, 500mg; Trockensaft (5ml = 125mg)* **Cefuroxim-ratioph.** *Tbl. 250, 500mg; Trockensaft (5ml = 125mg)* **Elobact** *Tbl. 125, 250, 500mg; Gran. 125, 250mg; Trockensaft (5ml = 125mg)* **Zinnat** *Tbl. 125, 250, 500mg; Trockensaft (5ml = 125mg)*	**Atemwegs-, HNO-, Haut-, Weichteilinfektionen:** 2 x 250–500mg p.o.; **Harnwegsinfektion** → 538: 2 x 125–250mg; **Gonorrhoe** → 503, → 559: 1 x 1g p.o.; **Erythema migrans** → 485: 2 x 500mg p.o. für 20d; **Ki. 3M.–5J.:** 2 x 10mg/kg p.o.; > **5J.:** 2 x 125–250mg; **DANI** max. 1g/d
Loracarbef Rp	HWZ 1 h, Q0 0.05, PPB 25%, PRC B, Lact ?
Lorafem *Kps. 200, 400mg; Trockensaft (5ml = 100, 200mg)*	**Atemwegs-, HNO-, Haut-, Weichteilinfektionen:** 2 x 200–400mg p.o.; **Ki. 6M.–12J.:** 15–30mg/kg/d p.o. in 2 ED; **DANI** GFR > 50: 100%; 10–49: Dosisintervall 24h; < 10, HD: alle 3–5d

A 8.4.9 Oralcephalosporine Gruppe 3

empf. und resist.: höhere Aktivität und breiteres Spektrum als Gruppe 2 gegen gramnegative Keime; etwas geringere Aktivität gegen grampositive Keime; **UW/KI:** s. Cephalosporine Gruppe 1 → 154

Cefixim Rp	HWZ 3–4 h, Q0 0.5, PPB 65%, PRC B, Lact ?
Cefixdura *Tbl. 200, 400mg; Trockensaft (5ml = 100mg)* **Cefixim-ratioph.** *Tbl. 200, 400mg; Trinktbl. 400mg; Trockensaft (5ml = 100mg)* **Cephoral** *Tbl. 200, 400mg; Trockensaft (5ml = 100mg)* **Infectoopticef** *Trockensaft (5ml = 100mg)* **Suprax** *Tbl. 200, 400mg; Trockensaft (5ml = 100mg)*	**Atemwegs-, HNO-, Harnwegs-, Gallenwegsinfektionen:** 2 x 200mg p.o.; 1 x 400mg p.o.; **Ki. bis 12J.:** 8mg/kg/d p.o.; **DANI** GFR < 20: 50%

Cefpodoxim-Proxetil Rp	HWZ 2.4h, Q0 0.2, PPB 40%
Cefpo Basics *Tbl. 100, 200mg* **Cefpodoxim-ratioph.** *Tbl. 100, 200mg* **Orelox** *Tbl. 100, 200mg; Trockensaft (5ml = 40mg)* **Podomexef** *Tbl. 100, 200mg; Trockensaft (5ml = 40mg)*	**Atemwegs-, HNO-, Harnwegs-, Haut-, Weichteilinfektionen:** 2 x 200mg p.o.; **Gonorrhoe** → 503, → 559: 1 x 200mg p.o.; **Ki. 4W.–12J.:** 5–12mg/kg/d in 2 ED; **DANI** GFR < 40: 100%; 10–40: Dosisintervall 24h; < 10: 48h; HD: 40–200mg nach Dialyse

Ceftibuten Rp	HWZ 1.53–2.5h, Q0 0.14, PPB 63%, PRC B, Lact ?
Cedax *Kps. 400mg* **Keimax** *Kps. 200, 400mg; Trockensaft (5ml = 90, 180mg)*	**Atemwegs-, HNO-, Harnwegsinfektionen:** 1 x 400mg p.o.; **Ki. 3 M.–12J.:** 1 x 9mg/kg p.o.; **DANI** GFR > 50: 100%; 30–49: ini 400mg, dann 1 x 200mg; 5–29: ini 200mg, dann 1 x 100mg; HD: 400mg nach jeder Dialyse

A 8.5 Cycline

A 8.5.1 Tetracycline

empf.: zahlreiche grampositive und gramnegative Bakterien, u.a. Chlamydien, Mykoplasmen, Rickettsien, Yersinien, Borrelien, Leptospiren, Treponemen, Aktinomyceten; **resist.:** Pseudomonas aeruginosa, Providencia, Serratia, Proteus, Morganella; **UW:** allergische Hautreaktionen, phototoxische Reaktionen, reversible Knochenwachstumsverzögerung (Ki. < 8J.), irreversible Zahnverfärbung und Zahnschmelzschädigung (Ki. < 8J.), intrakranieller Druck ↑, Blutbildveränderungen, Superinfektion durch Bakterien bzw. Sprosspilze; **KI:** bekannte Überempfindlichkeit, schwere Leberfkt.strg., Niereninsuffizienz, Ki. < 8J., SS/SZ; **Ink:** Penicilline; **Ink** (Doxycyclin): Barbiturate, Carbamazepin, Phenytoin, Rifampicin

Doxycyclin Rp	HWZ 12–24h, Q0 0.7, PPB 80–90%, PRC D, Lact ?
Antodox *Kps. 100, 200mg* **Doxycyclin-ratioph.** *Kps. 100mg; Amp. 100mg/5ml* **DoxyHEXAL** *Tbl. 100, 200mg; Amp. 100mg/5ml*	**HNO-, Atemwegs-, Harnwegsinfektionen, diverse Infektionen mit o.g. Erregern:** d 1: 1 x 200mg p.o./i.v.; dann: 1 x 100mg p.o./i.v.; **Ki. > 8J.:** d1: 1 x 4mg/kg, dann 1 x 2mg/kg; **Borreliose** → 435**:** 1 x 200mg für 14–21d; **Syphilis** b. Penicillinallergie → 503: 1 x 300mg für 15d; **Akne vulgaris** → 489, **Rosacea** → 491: ini 100mg/d für 7–21d, dann 50mg/d; **DANI** nicht erforderlich; **DALI** KI bei schwerer Leberfunktionsstörung

Minocyclin Rp	HWZ 11–22h, Q0 0.85, PPB 70–75%, PRC D, Lact +
Minakne *Tbl. 50mg* **Minoclir** *Kps. 50mg* **Minocyclin-ratioph.** *Kps. 50, 100mg* **Minoplus** *Tbl. 100mg* **Skid** *Tbl. 50, 100mg* **Udima** *Kps. 50, 100mg*	**HNO-, Atemwegs-, Harnwegsinfektion, diverse Infektionen mit o.g. Erregern:** ini 200mg, dann 2 x 100mg p.o.; **Akne vulgaris** → 489: 100mg/d in 2 ED; **Ki. > 8J.:** ini 4mg/kg, dann 2 x 2mg/kg; **DANI** nicht erforderlich; **DALI** KI bei schwerer Leberfunktionsstörung

Tetracyclin Rp	HWZ 8–10h, Q0 0.12, PPB 36–64%, PRC D, Lact +
Tefilin *Kps. 250mg* **Tetracyclin Wolff** *Kps. 250, 500mg*	**HNO-, Atemwegs-, Urogenitaltrakt-, gastrointestinale Infektionen, diverse Infektionen mit o.g. Erregern:** 4 x 250–500mg p.o., max. 2g/d; **Ki. > 8J.:** 25–35mg/kg/d p.o. in 2–4 ED; **DANI, DALI** KI

A 8.5.2 Glycylcycline

empf.: gg. zahlreiche grampos. u. gramneg. Bakt. incl. Anaerobier u. speziell gegen problematische Keime wie MRSA, VRE (E. faecalis u. E. faecium), ESBL, chinolon-resistente E. coli, multiresistente Enterobacter u. Acinetobacter; **resist.:** Pseudomonas aeruginosa; **UW:** Übelkeit, Erbrechen, Diarrhoe, Abszess, Infektionen, aPTT u. Prothrombinzeit ↑, Schwindel, Phlebitis, Bauchschmerzen, Dyspepsie, Anorexie, Transaminasen ↑, Bilirubinämie, Pruritus, Exanthem, Kopfschmerzen, Amylase- u. Harnstoff ↑ ; **KI:** bekannte Überempfindlichkeit, SS

Tigecyclin Rp	HWZ 42 h, PPB 71–89%, PRC D, Lact ?
Tygacil *Inf.Lsg. 50mg*	**Komplizierte Haut-, Weichteil- u. intraabdominelle Infektionen, Sepsis** (in Komb.): ini 100mg i.v., dann 2 x 50mg i.v. für 5–14d; **DANI** nicht erforderlich; **DALI** Child-Pugh C: ini 100mg, dann 2 x 25mg

A 8.6 Makrolide, Ketolide

empf.: Strepto-, Pneumokokken, Chlamydien, Legionellen, Mycoplasma pneumoniae, Listerien, Aktinomyceten, Campylobacter, Helicobacter, Mycobacterium avium intracellulare (MAC); **resist.:** Brucellen, Enterobakt., Nocardia, Mycoplasma hominis, Bacteroides fragilis, Fusobakterien, Pseudomonas; **UW:** allergische Hautreakt., Nausea, Erbrechen, Cholestase; **KI:** SZ; **Ink**: Carbamazepin, CSE-Hemmer, Ergotamine, Terfenadin, Theophyllin; **Ink** (Erythromycin): Alfentanil, Grapefruitsaft, Methadon; **Ink** (Clarithromycin): Rifabutin

Azithromycin Rp	HWZ 40 h, Q0 0.8, PPB 12–52%, PRC B, Lact ?
Azibact *Tbl. 250, 500mg* **Azi Teva** *Tbl. 250, 500mg; Trockensaft (5ml = 200mg)* **Azithrobeta** *Tbl. 250, 500mg* **Azithromycin HEXAL** *Tbl. 250, 500mg; Trockensaft (5ml = 200mg)* **Ultreon** *Tbl. 600mg* **Zithromax** *Tbl. 250, 500mg; Trockensaft (5ml = 200mg)*	**HNO-, Atemwegs, Haut-, Weichteilinfektionen,** atypische Pneumonie → 368: 1 x 500mg für 3d p.o. oder 500mg an d1, dann 250mg d2–4; **Ki.:** 1 x 10mg/kg für 3d oder 10mg/kg an d1, dann 5mg/kg d2–4; Gonorrhoe, **Genitalinfektion mit Chlamydia trachomatis** → 504: 1 x 1g p.o.; **MAC-Pro.:** 1 x/W. 1200mg p.o.; **DANI** GFR > 40: 100%

Clarithromycin Rp	HWZ 3–7 h, Q0 0.6, PPB 72%, PRC C, Lact ?
Biaxin HP *Tbl. 500mg* **Clarilind** *Tbl. 250, 500mg* **Clarithromycin 1A** *Tbl. 250, 500mg; Trockensaft (5ml = 125, 250mg)* **Clarithromycin-ratioph.** *Tbl. 250, 500mg; Trockensaft (5ml = 125, 250mg)* **Klacid** *Tbl. 250, 500, 500 (ret.)mg; Trockensaft (5ml = 125, 250mg); Inf.Lsg. 500mg* **Mavid** *Tbl. 500mg*	**HNO-, Atemwegs-, Hautinfektionen,** atypische Pneumonie → 368: 2 x 250–500mg p.o.; 2 x 500mg i.v.; **Ki. 6M.–12J.:** 15mg/kg/d p.o. in 2 ED; **H.P-Eradikation** → 425: 2 x 500mg p.o. + 2 x 1g Amoxycillin + 2 x 20mg Omeprazol; **DANI** GFR < 30: p.o.: 50%; i.v.: d1: 100%, ab d2: 50%

Erythromycin Rp	HWZ 2–3 h, Q0 >0.8, PPB 60–70%, PRC B, Lact +
EryHEXAL *Tbl. 500mg; Gran. 1000mg; Trockensaft (5ml = 200, 400mg)* **Erythrocin** *Tbl. 500mg; Inf.Lsg. 500, 1000mg* **Erythromycin-ratioph.** *Tbl. 500mg; Gran. 500, 1000mg* **Infectomycin** *Trockensaft (5ml = 100, 200, 400, 600mg)* **Paediathrocin** *Gtt.(2.5ml = 100mg); Trockensaft (5ml = 200, 400mg)*	**HNO-, Haut-, Atemwegsinfektionen, atypische Pneumonie** → 368: 3–4 x 500mg p.o.; 4 x 0.5–1g i.v., max. 4g/d; **Ki.** < **8J.:** 30–50mg/kg/d p.o. in 3–4 ED; **8–14J.:** 1–2g/d p.o. in 3–4 ED; **Gonorrhoe** → 503, → 559: 3 x 1g p.o. für 7d; **Lues Primärstadium** → 503: 3 x 1g p.o. für 15d; **Urethritis** (durch Chlamydia trachomatis, Ureaplasma uralyticum) → 538: 3 x 1g p.o. für 7d; **DANI** Krea (mg/dl) > 2: max. 2g/d

Roxithromycin Rp	HWZ 12h, Q0 0.7, PPB 95%
Infectoroxit *Tbl. 50, 150mg* **Romyk** *Tbl. 150, 300mg* **Roxibeta** *Tbl. 150, 300mg* **Roxigrün** *Tbl. 150, 300mg* **RoxiHEXAL** *Tbl. 50, 150, 300mg* **Rulid** *Tbl.150, 300mg*	**HNO-, Atemwegs-, Haut-, Urogenitaltrakt-infektionen:** 2 x 150mg, 1 x 300mg p.o.; **Ki. bis 40kg:** 5–7.5mg/kg/d p.o. in 2 ED; **> 40kg:** siehe Erwachsene; **DANI** nicht erforderlich; **DALI** 50%

Telithromycin Rp	HWZ 10h, PPB 60–70%
Ketek *Tbl. 400mg*	**HNO-, Atemwegsinfektion:** 1 x 800mg p.o.; **DANI** GFR < 30: 50%; **DALI** nicht erforderlich

A 8.7 Lincosamide

empf.: Pneumokokken, Staphylokokken, Streptokokken, Corynebacterium diphteriae, Anaerobier, Bacteroides fragilis, Clostridium perfringens; **resist.:** Enterobakterien, Pseudomonas aeruginosa, Enterokokken, Gonokokken, Meningokokken, Haemophilus influenzae, Mycoplasmen, Listerien; **UW:** Übelkeit, Erbrechen, Diarrhoe, pseudomembranöse Kolitis, allergische Hautreaktionen, Erythema exsudativum, Thrombophlebitis (i.v.-Anwendung); **KI:** SS/SZ; Anw.Beschr. bei Myasthenia gravis; **Ink:** Aminoglykoside

Clindamycin Rp	HWZ 1.5–5h, Q0 >0.8, PPB 90%, PRC B, Lact ?
Clindabeta *Kps. 300mg* **ClindaHEXAL** *Kps. 150, 300mg; Tbl. 450, 600mg;* **Clindamycin-ratioph.** *Kps. 150, 300mg; Tbl. 600mg; Amp. 300mg/2ml, 600mg/4ml, 900mg/6ml* **Clindasol** *Tbl. 150, 300, 600mg* **Clin Sanorania** *Kps. 150, 300mg* **Dentomycin** *Kps. 300mg* **Jutaclin** *Kps. 300mg* **Sobelin** *Kps. 75, 150, 300mg; Gran. (5ml = 75mg); Amp. 300/2ml, 600mg/4ml, 900mg/6ml* **Turimycin** *Kps. 300mg*	**HNO-, Zahn-, Kiefer-, Atemwegs-, abdominelle, Haut-, Knochen-, Weichteilinfektionen:** 4 x 150–450mg p.o.; 2–4 x 200–600mg i.v./i.m., max. 4.8g/d i.v.; **Ki. 4W.–14J.:** 8–25mg/kg/d p.o. in 3–4 ED; 20–40mg/kg/d i.v./i.m. in 3–4 ED; **DANI** nicht erforderlich

A 8.8 Aminoglykoside

empf.: Enterobakterien, Pseudomonas, Staphylokokken, Serratia, Yersinien, Pasteurellen, Brucellen; **resist.:** Streptokokken, Pneumokokken, Enterokokken, Anaerobier; **UW:** Schädigung des N. vestibulocochlearis, neuromuskuläre Blockade, Parästhesien, Nierenschäden, Blutbildveränderungen, allergische Reaktionen; **KI:** Vorschädigung d. N. vestibulocochlearis, terminale Niereninsuffizienz, Gravidität, Stillzeit

Amikacin Rp	HWZ 2,3h, Q0 0.02, PPB 10%, th. Serumspiegel (mg/l): min: < 10, max: 25
Amikacin Fresenius *Inf.Lsg. 250, 500mg*	**Atemwegs-, abdominelle, Urogenitalinfektionen, Sepsis, Endokarditis** → 340, **Meningitis** → 465, **Verbrennungen:** 10–15mg/kg i.v./i.m.; max. 1.5g/d, max. Gesamtdosis 15g; **Ki. < 6J:** ini 10mg/kg, dann 2 x 7.5mg/kg i.v./i.m.; **> 6J:** siehe Erwachsene; **DANI** GFR < 70 ini 7.5mg/kg, dann Krea (mg/dl) x 9 = Dosisintervall (h); Kontrolle Serumspiegel!

Gentamicin Rp	HWZ 2h, Q0 0.02, PPB <10%, th. Serumspiegel (mg/l): min:< 2, max: 10-12
Genta ct *Amp. 40mg/1ml, 80mg/2ml* **Gentamicin HEXAL** *Amp. 40mg/1ml, 80mg/2ml, 160mg/2ml* **Gentamicin-ratioph.** *Amp. 40mg/1ml, 80mg/2ml, 160mg/2ml* **Refobacin** *Amp. 10mg/2ml, 40mg/1ml, 80mg/2ml, 120mg/2ml*	**Abdominelle, Urogenital-, Knocheninfektionen, nosokomiale Pneumonie, Sepsis, Endokarditis** → 340, **gramnegative Meningitis** → 465: ini 1.5–2mg/kg, Erhaltungsdosis 1 x 3–6mg/kg i.v./i.m. (als Kurzinfusion über 60min); **Ki. bis 3W.:** 4–7mg/kg/d i.v./i.m. in 1–2 ED; **> 4W.:** 3 x 1.5–2.5mg/kg; **DANI** siehe Fachinfo

Tobramycin Rp	HWZ 2h, Q0 0.02, keine PPB, th. Serumspiegel (mg/l): min < 2, max: 12
Bramitob *Inh.Amp. 300mg/4ml* **Gernebcin** *Inj.Lsg. 20mg/2ml, 40mg/1ml, 80mg/2ml* **Tobi** *Inhal.Amp. 300mg/5ml* **Tobra-cell** *Inj.Lsg. 20mg/2ml, 40mg/1ml, 80mg/2ml* **Tobramycin Mp** *Inj.Lsg. 40mg/1ml, 80mg/2ml*	**Atemwegs-, Harnwegs-, abdominelle, Knochen-, Haut-, Weichteilinfektionen, Sepsis, Endokarditis** → 340, **gramnegative Meningitis** → 465: ini 1.5–2mg/kg/d über 30–60min. i.v., dann 3 x 1–2mg/kg i.v./ i.m.; **Ngb.:** 2 x 2.5mg/kg i.v./i.m.; **Sgl.:** 3 x 1.5–2.5mg/kg i.v./i.m.; **Ki.:** 3 x 2–2.5mg/kg i.v./i.m.; **chronische Lungeninfektion mit Pseudomonas aeruginosa bei Mukoviszidose: Ki. > 6J.** → 379: 2 x 300mg inhalieren für 28d, dann 28d Pause; **DANI** siehe Fachinfo

A 8.9 Chinolone (Gyrasehemmer)

A 8.9.1 Nicht-fluorierte Chinolone

empf.: praktisch nur Enterobakterien; **UW:** allergische Hautreaktionen, Photosensibilisierung, Muskelschwäche, Muskelschmerzen, Tachykardie, RR ↓, ZNS-Störungen, Cholestase, Hepatitis; **KI:** Kinder in der Wachstumsphase, SS/SZ; **Ink** (Chinolone): Eisensalze

Pipemidsäure Rp	HWZ 3–4h, Q0 0.1
Deblaston *Kps. 200mg*	**Harnwegsinfektion:** 2 x 400mg p.o.; **DANI** GFR < 10: KI

A 8.9.2 Fluorierte Chinolone - Gruppe I

empf.: Enterobakterien, Salmonellen, Shigellen, Gonokokken; **resist.:** Anaerobier, Chlamydien, Mykoplasmen, E. faecium, Ureaplasmen; **UW:** allergische Hautreaktionen, Photosensibilisierung, Muskelschwäche, Muskelschmerzen, Tachykardie, RR ↓, ZNS-Störungen, Cholestase, Hepatitis; **KI:** Kinder in der Wachstumsphase, SS/SZ; **Ink** (Fluorochinolone): Antazida, Calziumsalze, Didanosin, Sucralfat, Theophyllin; **Ink** (Norfloxacin): Milch

Norfloxacin Rp	HWZ 2–4h, Q0 0.7, PPB <15%, PRC C, Lact ?
Bactracid *Tbl. 400mg* **Barazan** *Tbl. 400mg* **Firin** *Tbl. 400mg* **NorfloHEXAL** *Tbl. 400mg* **Norflosal** *Tbl. 400mg* **Norfloxacin-ratioph.**, *Tbl. 400mg* **Norfluxx** *Tbl. 400mg*	**Harnwegsinfektion, Prostatitis** → 539, **bakterielle Enteritis:** 2 x 400mg p.o.; **Gonorrhoe:** 1 x 800mg p.o.; **Pro. von gramnegativen Infektionen bei Neutropenie:** 2–3 x 400mg; **DANI** GFR < 30: 1 x 400mg

A 8.9.3 Fluorierte Chinolone – Gruppe II

empf.: hohe Aktivität gg. Enterobakterien, Haem. influenzae, Legionella; unterschiedl. Aktivität gg. Pseudomonas aeruginosa; schwache Aktivität gg. Staphylo-, Pneumo-, Enterokokken, Mycoplasmen, Chlamydien; **UW/KI/Ink:** siehe fluorierte Chinolone Gruppe I → 161; **Ink** (Ciprofloxacin): Milch, Sulfonylharnstoffe

Ciprofloxacin Rp	HWZ 3-6h, Q0 0.5, PPB 20-30%, PRC C, Lact –
Ciprobay *Tbl. 100, 250, 500, 750mg; Trockensaft (5ml = 250, 500mg); Inf.Lsg. 100mg/50ml, 200mg/100ml, 400mg/200ml* **Ciprobeta** *Tbl. 100, 250, 500, 750mg* **CiproHEXAL** *Tbl. 100, 250, 500, 750mg; Inf.Lsg. 100mg/50ml, 200mg/100ml, 400mg/200ml* **Ciprofloxacin-ratioph.** *Tbl. 100, 250, 500, 750mg* **Gyracip N** *Tbl. 250, 500, 750mg* **Infectocipro 5%, 10%** *Trockensaft (5ml = 250, 500mg)* **Keciflox** *Tbl. 100, 250, 500, 750mg*	**HNO-, Atemwegs-, Urogenitaltrakt-, abdominelle, Haut-, Weichteil-, Knocheninfektionen, Sepsis, Neutropenie:** 2 x 250–750mg p.o.; 2 x 200–400mg i.v.; **unkomplizierte Harnwegsinfektion:** 2 x 100mg p.o./i.v.; **DANI** GFR < 30: max. 500mg/d p.o., max. 400mg/d i.v.
Enoxacin Rp	HWZ 4.3-6.4h, Q0 0.2, PPB 30%, PRC C, Lact ?
Enoxor *Tbl. 200mg*	**HNO-, Atemwegs-, Hautinfektion:** 2 x 400mg p.o.; **unkompliz. Harnwegsinfektion:** 2 x 200mg für 3d; **DANI** GFR < 30: max. 2 x 200mg
Ofloxacin Rp	HWZ 5-7.5h, Q0 0.1, PPB 25%, PRC C, Lact –
Gyroflox *Tbl. 200, 400mg* **OfloHEXAL** *Tbl. 100, 200, 400mg* **Oflox ct** *Tbl. 200, 400mg* **Ofloxacin-ratioph.** *Tbl. 100, 200, 400mg* **Tarivid** *Tbl. 100, 200, 400mg; Inf.Lsg. 200mg/100ml*	**HNO-, Atemwegs-, Urogenitaltrakt-, abdominelle, Haut-, Weichteil-, Knocheninfektionen, Enteritis, Neutropenie:** 2 x 200mg p.o./i.v.; **unkomplizierte Harnwegsinfektion:** 2 x 100mg p.o./i.v. für 3d; **Gonorrhoe** → 503, → 559: 1 x 400mg p.o.; **DANI** GFR 20–50: 100–200mg/d; < 20, HD: 100mg/d; **DALI** max. 400mg/d

A 8.9.4 Fluorierte Chinolone – Gruppe III

empf.: zusätzlich Aktivität gegen Staphylokokken, Pneumokokken, Streptokokken, Chlamydien, Mykoplasmen; **UW/KI/Ink:** siehe fluorierte Chinolone Gruppe I → 161

Levofloxacin Rp	HWZ 7h, Q0 0.23, PPB 30-40%, PRC C, Lact –
Tavanic *Tbl. 250, 500mg; Inf.Lsg. 250mg/50ml 500mg/100ml*	**Atemwegsinf., Sinusitis, amb. erworb. Pneumonie, Haut- u. Weichteilinf., Harnwegsinf., Prostatitis** 1–2 x 250–500mg p.o./i.v.; **DANI** GFR 20–50: max. 2 x 250mg; 10–19: max. 2 x 125mg; < 10, HD: max. 1 x 125mg

A 8.9.5 Fluorierte Chinolone – Gruppe IV

empf.: zusätzlich verbesserte Aktivität gegen Anaerobier; **UW/KI/Ink:** siehe fluorierte Chinolone Gruppe I → 161; **Ink** (Moxifloxacin): Amiodaron, Chinin, Disopyramid, Erythromycin, Sotalol

Moxifloxacin Rp	HWZ 12h, Q0 0.8, PPB 41%, PRC C
Actimax *Tbl. 400mg* **Actira** *Tbl. 400mg* **Avalox** *Tbl. 400mg; Inf.Lsg. 400mg/250ml*	**Atemwegsinfektionen, ambulant erworbene Pneumonie** → 368, **Sinusitis, komplizierte Haut- und Weichteilinfektionen:** 1 x 400mg p.o./i.v.; **DANI** nicht erforderlich; **DALI** Child-Pugh C: KI

A 8.10 Folsäureantagonisten

A 8.10.1 Sulfonamide

empf.: Toxoplasmen in Kombination mit Pyrimethamin;
UW: Übelkeit, Erbrechen, allergische Reaktionen, Erythema exsudativum multiforme, Photosensibilisierung, Nierenschädigung, Blutbildveränderungen;
KI: Sulfonamidüberempfindlichkeit, Erythema exsudativum in der Anamnese, schwere Leber- und Nierenfunktionsstörungen, Gravidität (1. + 3. Trim.), strenge Ind.Stell. in der Stillzeit

Sulfadiazin Rp	HWZ 7-16h, Q0 0.45, PPB 55%, PRC C, Lact -
Sulfadiazin-Heyl *Tbl. 500mg*	**Toxoplasmose:** 2-4g/d p.o. in 3-6 ED; **Ki. > 2M.:** 65-150mg/kg/d in 3-6 ED, max. 1,5g/d; Komb. m. Pyrimethamin → 167; **DANI** GFR < 25: KI; **DALI** KI bei schwerer Funktionsstörung

A 8.10.2 Trimethoprim u. Sulfonamid-Kombinationen

empf. (Cotrimoxazol): fast alle aeroben Bakterien, Pneumocystis jiroveci (carinii);
resist. (Cotrimoxazol): Pseudomonas aeruginosa, Treponemen, Clostridien, Leptospiren, Rickettsien, Chlamydia psittaci, Mykoplasmen;
UW (Cotrimoxazol): Exantheme, Photodermatosen, Lyell-Syndrom, Blutbildveränderungen, hämolytische Anämie;
KI (Cotrimoxazol): Sulfonamidüberempfindlichkeit, G-6-PDH-Mangel, schwere Blutbildveränderungen, schwere Niereninsuffizienz, SS/SZ;
Ink (Cotrimoxazol): Didanosin

Trimethoprim Rp	HWZ 5-17h, Q0 0.5, PRC C, Lact +
Infectotrimet *Tbl. 50, 100, 150, 200mg;* *Saft (5ml = 50, 100mg)*	**Unkomplizierte Harnwegsinfektion:** 2 x 150-200mg p.o.; **Ki. < 12J:** 2 x 3mg/kg; **DANI** GFR: 15-25: 2 x 200mg für 3d, dann 1 x 100mg; 10-15: 2 x 100mg; < 10: KI **Pro. rezidivierende Harnwegsinfektion:** 1 x 100mg; **Ki. < 12J:** 1 x 2mg/kg

Trimethoprim + Sulfamethoxazol Rp **(Cotrimoxazol)**	Q0 (T/S) 0.5/0.8, PPB 65%/40%, PRC C, Lact ?
Berlocid *Tbl. 160+800mg* **CotrimHEXAL** *Tbl.160+800mg* **Cotrim-ratioph.** *Tbl. 80+400, 160+800mg;* *Saft (5ml = 40+200, 80+400mg);* *Amp. 80+400mg/5ml* **Eusaprim** *Tbl. 160+800mg;* *Saft (5ml = 40+200, 80+400mg)* **Kepinol** *Tbl. 20+100mg, 80+400, 160+ 800mg;* *Saft (5ml = 40+200, 80+400mg)* **Sigaprim** *Tbl. 80+400, 160+800mg*	**Atemwegs-, HNO-, Harnwegs-, Genitaltraktinfektionen, bakterielle Enteritis, Salmonellose → 444, Shigellose, Nocardiose:** 2 x 160 + 800mg p.o./i.v.; **Ki. 6W.-5M.:** 2 x 20 + 100mg; **6 M.-5 J.:** 2 x 40 + 200mg; **6-12J.:** 2 x 80 + 400mg; **DANI** GFR > 30: 100%; 15-30: 50%; < 15: KI; **DALI** KI bei schwerer Funktionsstörung; **Pneumocystis-jirovecii-Pneumonie:** 20 + 100mg/kg/d p.o./i.v. in 4 ED für 21d

A 8.11 Nitroimidazole

empf.: obligat anaerobe Bakt. (u.a. Bacteroides, Clostridium), Campylobacter, Helicobacter, Gardnerella vaginalis; Protozoen: Trichomonas vaginalis, Giardia lamblia, Entamoeba histolytica; **resist.:** alle aeroben u. fakultativ anaeroben Bakt., Aktinomyzeten, Propionibakt.; **UW:** GI-Strg., bitterer Geschmack, ZNS-Strg., allergische Hautreakt., Alkoholunverträglichkeit; **KI:** SS (1. Trim.), SZ; **Ink:** Alkohol, Disulfiram, Fluorouracil

Metronidazol Rp	HWZ 7 (10) h, Qo 0.85 (0.3), PPB < 20%, PRC B, Lact ?
Arilin *Tbl. 250, 500mg; Vaginalsupp. 100, 1000mg* **Clont** *Tbl. 250, 400mg; Vaginaltbl. 100mg* **Flagyl** *Tbl. 400mg* **Lindoplus** *Tbl. 400mg* **Metronidazol Deltaselect** *Inf.Lsg. 500mg* **Metronidazol Fresenius** *Inf.Lsg. 500mg* **Metronidazol-ratioph.** *Tbl. 400mg* **Metronour** *Tbl. 400mg* **Vagimid** *Tbl. 250, 500mg; Vaginaltbl. 100mg*	**Abdominelle, Genital-, Atemwegs-, Knochen-, Zahn-Mund-Kieferinfektionen, Sepsis, Endokarditis** → 340, **Hirnabszess, Amöbiasis** → 434, **Lambliasis** → 440: 0.8–1g/d p.o., max. 2g/d in 2–3 ED; 2–3 x 500mg i.v., Therapiedauer max. 10d; **Ki.:** 20–30mg/kg/d p.o./i.v.; **Trichomoniasis** → 447: 1 x 100mg vaginal für 6d, Mitbehandlung des Partners: 1 x 2g p.o.; **DANI** GFR < 10: max. 1g/d

A 8.12 Carbapeneme

empf.: fast alle grampos. und gramneg. Bakterien; **resist.** (Doripenem): E. faecium, MRSA, Legionellen, Stenotrophomas maltophilia; **resist.** (Ertapenem, Imipenem, Meropenem): MRSA, Mykoplasmen, Chlamydien, Legionellen, Burkholderia cepacia, Xanthonomas maltophilia, E. faecium; **UW** (Doripenem): Kopfschmerzen, Übelkeit, Diarrhoe, Transaminasen ↑, Pruritus, Hautausschlag, Phlebitis, orale Candidose, mykotische Vulva-Infektion; **UW** (Ertapenem, Imipenem, Meropenem): Erbrechen, Diarrhoe, Transaminasen ↑, allergische Reaktionen, Blutbildveränderungen, ZNS-Störungen; **KI** (Doripenem): SS/SZ, Kinder u. Jugendliche < 18 J.; **KI** (Ertapenem, Imipenem, Meropenem): SS/SZ, Kinder < 3 M.; **Ink** (Doripenem): Probenecid, Valproinsäure (Serumspiegel kontrollieren); **Ink** (Imipenem/Cilastatin): Ganciclovir

Doripenem Rp	HWZ 1h, PPB 8%, PRC C, Lact -
Doribax *Inf.Lsg. 500mg Pulver zur Herstellung einer Inf.Lsg.*	**Nosokomiale Pneumonie** → 368: 500mg alle 8h über 1 oder 4h i.v.; **komplizierte abdominelle Infektion, komplizierte Harnwegsinfektion:** 500mg alle 8h über 1h i.v.; **DANI** GFR 51–79: 100%; 30–50: 250mg alle 8h; < 30: 250mg alle 12h; **DALI** nicht erforderlich
Ertapenem Rp	HWZ 4h, PPB 92–95%, PRC B, Lact ?
Invanz *Inf.Lsg. 1g*	**Abdominelle, akute gynäkologische Infektionen, ambulant erworbene Pneumonie** → 368: 1 x 1g i.v.; **Ki. 3M.–12J.:** 2 x 15mg/kg/d i.v.; **DANI** GFR > 30: 100%; < 30, HD: KI; **DALI** nicht erforderlich
Imipenem + Cilastatin Rp	HWZ 0.9/1h, Qo 0.3/0.1, PPB 20/35%, PRC C, Lact ?
Zienam *Inf.Lsg. 500+ 500mg/100ml*	**Atemwegs-, Harnwegs-, abdominelle, Genital-, Haut-, Knochen-, Weichteilinfektionen, Sepsis,** neutropenisches Fieber: 3–4 x 500 + 500–1000 + 1000mg i.v., max. 50 + 50mg/kg/d bzw. max. 4 + 4g/d; **Ki. < 3M.:** 50 + 50mg/kg/d in 2–3 ED; **> 3M.:** 60 + 60mg/kg/d i.v. in 4 ED; max. 2 + 2g/d; **DANI** GFR 41–70: max. 3 x 750 + 750mg; 21–40: max. 4 x 500 + 500mg; 6–20: max. 2 x 500 + 500mg

Meropenem Rp	HWZ 1h, Q0 0.12, PPB 2%, PRC B, Lact ?
Meronem *Inf.Lsg. 500, 1000mg*	**Atemwegs-, Harnwegs-, abd., Genital-, Haut-, Weichteilinfektion, Sepsis, neutropenisches Fieber:** 3 x 0.5–1g i.v.; **Ki. > 3M.:** 3 x 10–20mg/kg i.v.; **Meningitis** → 465: 3 x 2g i.v.; **Ki.:** 3 x 40mg/kg i.v.; **DANI** GFR > 50: 100%; 26–50: 2 x 0.5–1g; 10–25: 2 x 250–500mg; < 10: 1 x 250–500mg

A 8.13 Glykopeptide

empf.: an-/aerobe grampositive Bakterien, MRSA; **resist.:** alle gramnegativen Bakterien, Mykoplasmen, Chlamydien, Enterobakterien; **UW:** allergische Reaktionen, Thrombophlebitis, oto-/nephrotoxisch, Blutbildveränderungen; **KI:** SS/SZ; **Ink** (Vancomycin): Aminoglykoside, stabilisierende Muskelrelaxantien

Teicoplanin Rp	HWZ 70–100h, Q0 0.3, PPB 90%
Targocid *Amp. 100/1.8ml, 200mg/3.2ml, 400mg/3.2ml*	**Atemwegs-, Harnwegs-, Magen-Darm-Trakt-, Haut-, Knochen-, Weichteilinfektionen, Sepsis, Endokarditis** → 340: d 1: 1 x 400mg, max. 800mg, dann: 1 x 200–400mg i.v./i.m.; **Ki. < 2M.:** d1: 16mg/kg i.v./i.m., dann 1 x 8mg/kg; **2M.–12J.:** d1: 10mg/kg alle 12h, dann 1 x 6–10mg/kg i.v./i.m.; **DANI** GFR 40–60: ab d4 50%; < 40: GFR/100 x normale Dosis; HD: ini 800mg, dann 1 x 400mg/W.

Vancomycin Rp	HWZ 4–6(15)h, Q0 0.05, PPB 55%, th.Serumsp.(mg/l) min5–10 max30–40
Vanco Cell *Inf.Lsg. 0.5, 1g* **Vancomycin Enterocaps** *Kps. 250mg* **Vancomycin Hikma** *Inf.Lsg. 0.5, 1g* **Vancomycin-ratioph.** *Inf.Lsg. 0.5, 1g*	**Knochen-, Weichteilinfektion, Pneumonie** → 368, **Sepsis, Endokarditis** → 340: 4 x 500mg od. 2 x 1g i.v.; **Ngb./Sgl.:** ini 15mg/kg/d, Erhaltungsdosis 2–3 x 10mg/kg/d; **Ki. < 12J.:** 4 x 10mg/kg i.v.; **DANI** GFR: 100: 100%; 70: 70%; 30: 30%; 10: 10%; HD: ini 1g, dann 1g alle 7–10d; **pseudomembranöse Enterocolitis:** 0.5–2g/d p.o. in 3–4 ED; **Ki.:** 40mg/kg/d; Spiegelkontrollen bei längerer Anwendung, v.a. bei Niereninsuffizienz, gleichzeitiger Anwendung oto-/nephrotoxischer Substanzen

A 8.14 Lipopeptide

empf.: Staph. aureus, alle anderen grampos. Keime incl. multiresistente Keime; **resist.:** alle gramneg. Keime; **UW:** Pilzinfektionen, Kopfschmerzen, Übelkeit, Erbrechen, Durchfall, Exanthem, Reakt. an Infusionsstelle, Leberenzyme ↑ (GOT, GPT, AP), CK ↑, Geschmacksstörungen, SV-Tachykardie, Extrasystolie, Flush, RR ↑/RR ↓, Obstipation, Bauchschmerzen, Dyspepsie, Glossitis, Ikterus, Pruritis, Urtikaria, Myositis, Muskelschwäche/-schmerzen, Arthralgie, Vaginitis, Pyrexie, Schwäche, Erschöpfung, Schmerzen, Elektrolytstörungen, Kreatinin ↑, Myoglobin ↑, LDH ↑; **KI:** bekannte Überempfindlichkeit, SS/SZ

Daptomycin Rp	HWZ 8–9h, PPB 90% PRC B, Lact ?
Cubicin *Inf.Lsg. 350, 500mg*	**Komplizierte Haut- und Weichteilinfektionen:** 1 x 4mg/kg i.v. für 10–14d; **Staph. aureus Bakteriämie, rechtsseitige Endokarditis mit Staph. aureus:** 1 x 6mg/kg i.v.; **DANI** GFR > 30: 100%; < 30, HD: 4mg/kg alle 48h; **DALI** Child-Pugh A, B: 100%; C: keine Daten

A 8.15 Streptogramine

empf.: grampositive Kokken incl. MRSA, E. faecium, Penicillin-G-resistente Pneumokokken, Moraxella catarrhalis, Legionellen, Mycoplasma pneumoniae, Chlamydien, Prevotella, Fusobakterien, Peptostreptokokken, Clostridien; **resist.:** Haemophilus influenzae, E. faecalis, Bacteroides fragilis; **UW:** Juckreiz, Venenreizungen, Erythem und Brennen im Gesicht und am Oberkörper, Übelkeit, Arthralgien, Myalgien, Transaminasen ↑, Bilirubin ↑, aP ↑; **KI:** SS, schwere Leberinsuffizienz; **Ink:** QT-Zeit-verlängernde Medikation

Quinupristin + Dalfopristin Rp — PRC B, Lact ?

Synercid *Inf.Lsg. 150+350mg*	**Nosokomiale Pneumonie** → 370, **Haut-, Weichteilinfektionen, Infektionen durch E. faecium:** 3 x 7.5mg/kg i.v. (ZVK); **DANI** sorgfältige Dosiseinstellung; **DALI** Child B: 1.5 + 3.5mg/kg; Child C: KI

A 8.16 Oxazolidinone

empf.: alle grampositiven Keime; **resist.:** alle gramnegativen Keime; **UW:** Kopfschmerzen, Venenreizungen, Juckreiz, Übelkeit, Erbrechen, Diarrhoe, Candidiasis, metallischer Geschmack, Blutbildveränderungen, Transaminasen ↑, Bilirubin ↑, aP ↑, LDH ↑; **KI:** unkontrollierbare Hypertonie; **Ink:** MAO-A-Hemmer, Sympathomimetika, Serotoninreuptakehemmer, trizyklische Antidepressiva, $5HT_1$-Rezeptorantagonisten

Linezolid Rp — HWZ 5h, PPB 31%, PRC C, Lact ?

Zyvoxid *Tbl. 600mg;* *Granulat (5ml = 100mg);* *Inf.Lsg. 600mg/300ml*	**Nosokomiale, ambulant erworbene Pneumonie** → 368, **schwere Haut-, Weichteilinfektionen:** 2 x 600mg p.o./i.v. für 10–14d, max. 28d, nach 14d BB-Kontrolle; **DANI, DALI** nicht erforderlich

A 8.17 Intestinale Antibiotika

empf. (Colistin): gramneg. Bakt. (außer Proteus spp.) incl. Pseudomonas; **empf.** (Rifaximin): E. coli (ETEC, EAEC), Salmonella spp., Shigella spp., Non-V Vibrio cholerae, Plesiomonas spp., Aeromonas spp., Campylobacter spp.; **UW** (Colistin): Übelkeit, Erbrechen, Magenschmerzen, Diarrhoe; **UW** (Paromomycin): Diarrhoe, Appetitlosigkeit, Übelkeit, Erbrechen, Bauchschmerzen; **UW** (Rifaximin): Benommenheit, Bauch-/Kopfschmerzen, Blähungen, Stuhldrang, Übelkeit, Erbrechen, Tenesmus ani, Erschöpfung, Pyrexie; **KI** (Colistin): bekannte Überempfindlichkeit, geschädigte Darmmukosa, Früh- u. Neugeborene; **KI** (Paromomycin): bekannte Überempfindlichkeit, Myasthenia gravis, Obstipation, Ileus, Vorschädigung des Vestibular- oder Cochleaorgans, SS; **KI** (Rifaximin): Überempfindlichkeit gegen Rifaximin bzw. andere Rifamycin-Derivate

Colistin Rp

Colistin *Tbl. 25mg* **Diaroent Mono** *Tbl. 95mg; Trockensaft (1 ml = 5.95mg)*	**Selektive Darmdekontamination:** 4 x 400mg p.o.; **Jugendliche:** 4 x 300mg; **Schulki.:** 4 x 300mg

Paromomycin Rp

Humatin *Kps. 250mg; Pulver (1Fl. = 1g)*	**Präcoma/Coma hepaticum** → 402: 35–75mg/kg/d p.o.; **Pro. portosystemische Encephalopathie** → 431: 1–2g/d; **Darmdekontamination prä-OP:** 4g/d p.o. für 2d; **nichtinvasive Amöbenenteritis** → 434 : 15–100mg/kg/d p.o. für 5d; **DANI** vorsichtig dosieren

Rifaximin Rp

Xifaxan *Tbl. 200mg*	**Reisediarrhoe:** 3 x 200mg p.o. für 3d, max. 2 x 400mg/d;

8.18 Weitere Antiinfektiva

mpf. (Aztreonam): gramnegative aerobe Bakterien; **empf.** (Fosfomycin): Staphylokokken, Streptokokken, coli, Enterobacter, Proteus, Pseudomonas aeruginosa, Neisseria, Haemophilus influenzae, Citrobacter, erratia; **resist.** (Aztreonam): grampositive und anaerobe Bakterien; **resist.** (Fosfomycin): Morganella, acteroides; **Ink** (Pentamidin): Didanosin, Foscarnet

tovaquon Rp	HWZ 50-84h, PPB 99%, PRC C, Lact ?
Wellvone *Susp. (5ml = 750mg)*	**Pneumocystis jirovecii Pneumonie:** 2 x 750mg p.o.
ztreonam Rp	HWZ 1.6h, Q0 0.2, PPB 56%, PRC B, Lact +
Azactam *Inf.Lsg. 1, 2g* **Cayston** *Inhal.Lsg 75mg*	**Atemwegs-, Harnwegs-, Knochen-, Haut-, Weichteil-, abdominelle, gynäkologische Infektionen, Sepsis, Meningitis** → 465: 2–3 x 0.5–2g i.v./i.m., max. 8g/d; **Ki. 1W.–2J.:** 3–4 x 30mg/kg; > 2J.: 3–4 x 50mg/kg; **DANI** GFR > 30: 100%; 10–30: 50%; < 10: 25%; **chron. Pseudomonas aeruginosa-Lungeninfektion** → 379 **bei Mukoviszidose ab 18J.:** 3 x 75mg über 28d inhalieren; **DANI, DALI** nicht erforderlich
osfomycin Rp	HWZ 2h, Q0 0.1, keine PPB, PRC B, Lact ?
Infectofos *Inf.Lsg. 2, 3, 5, 8g* **Monuril** *Btl. 3g*	**Atemwegs-, HNO-, Harnwegs-, Gallenwegs-, Haut-, Weichteil-, Knocheninfektionen, Meningitis,** → 465 **Sepsis, Endokarditis** → 340: 2–3 x 3–5g i.v., max. 20g/d; **Ki < 4W.:** 100mg/kg/d in 2 ED i.v.; **5W.–1J.:** 200-250mg/kg/d in 3 ED; **1–12J.:** 100-200mg/kg/d in 3 ED, max. 300mg/kg/d; **DANI** GFR 45: 80%; 8: 40%; 2: 20%, 0.5: 10% **unkomplizierte Harnwegsinfektion:** 1 x 3g p.o.; **DANI** GFR < 80: KI
itrofurantoin Rp	HWZ 20min-1h, Q0 0.7, PPB 50-60%, PRC B, Lact
Furadantin *Kps. 50, 100 (ret.)mg* **Nifurantin** *Tbl. 100mg* **Nifuretten** *Tbl. 20mg* **Nitrofurantoin retard-ratioph.** *Kps. 100 (ret.)mg* **Uro-Tablinen** *Tbl. 50mg*	**Harnwegsinfektion:** 3–4 x 100mg p.o.; 2-3 x 100mg ret.; **Ki.:** 5mg/kg/d; **Langzeittherapie:** 2–3 x 50mg; 1–2 x 100mg ret.; **Ki.:** 2–3mg/kg/d; **DANI** KI
entamidin Rp	HWZ 6-9h, Q0 0.95, PPB 70%, PRC C, Lact –
Pentacarinat *Inf.Lsg. 300mg*	**Pneumocystis jirovecii-Pneumonie: Th.:** für 14d 4mg/kg i.v. oder 300–600mg/d inhalieren; **Pro.:** 200mg über 4d, dann 300mg alle 4 W. inhalieren; **Leishmaniasis:** 3–4mg/kg alle 2d i.m., 10 x; **Trypanosomiasis:** 4mg/kg alle 2d i.v./i.m., 7–10 x; **DANI** siehe Fachinfo; **DALI** nicht erforderlich
yrimethamin Rp	HWZ 80-96h, Q0 1.0, PPB 80%, PRC C, Lact +
Daraprim *Tbl. 25mg*	**Toxoplasmose:** d1 100mg p.o., dann 1 x 25–50mg; **Ki.** < **3M.:** 6.25mg alle 2d; **3–9M.:** 1 x 6.25mg; **10M.–2J.:** 1 x 1mg/kg/d, max. 25mg; **3–6J.:** d1 2mg/kg, dann 1mg/kg; Kombination mit Sulfadiazin! → 163

A 8.19 Tuberkulostatika

A 8.19.1 Monopräparate

empf. (EMB): M. tuberculosis, M. kansasii, M. avium-intacellulare; **empf.** (INH): M. tuberculosis, M. kansasii **empf.** (PTH): M. tuberculosis, M. kansasii, M. leprae; **empf.** (PZA): M. tuberculosis; **empf.** (RMP): M. tuberculosis, grampositive Kokken, Legionellen, Chlamydien, M. leprae, Meningokokken, Gonokokken, Haemophilus influenzae, Bacteroides; **empf.** (SM): M. tuberculosis, Brucellen, Yersinia pestis, Francisella tularensis; **UW** (EMB): N. opticus-Schädigung, Transaminasen ↑, allergische Reaktionen; **UW** (INH): periphere Neuropathie, Transaminasen ↑, Akne, Leukopenie, Mikrohämaturie; **UW** (PTH): gastrointestinale Strg., Transaminasen ↑, allergische Reaktionen; **UW** (PZA): Hyperurikämie, Transaminasen ↑, Erbrechen, Störungen der Hämatopoese; **UW** (RMP): Transaminasen ↑, Cholestase, Rotfärbung des Urins, Neutro- und Thrombopenie, Nierenversagen; **UW** (SM): Schädigung des N. vestibularis, Nephrotoxizität; **KI** (EMB): Vorschädigung des N. opticus; **KI** (INH): akute Lebererkrankung, periphere Neuropathien; **KI** (PTH, PZA): schwere Leberfunktionsstörung, SS (PTH); **KI** (RMP): schwere Leberfunktionsstörung, SZ; Cave in SS; **KI** (SM): schwere Niereninsuffizienz, Innenohrschädigung, SS/SZ; **Ink** (RMP): Azole, Calciumantagonisten, CSE-Hemmer, Dapson, Doxycyclin, Propafenon

Ethambutol (EMB) Rp	HWZ 2.5–4 h, Q0 0.8, PPB 10–20%, PRC B, Lact +
EMB-Fatol *Tbl. 100, 250, 400, 500mg; Inf.Lsg. 1000mg/10ml* **Myambutol** *Tbl. 400mg; Amp. 400mg/4ml*	**TBC** → 447: 1 x 25mg/kg p.o./i.v./i.m., nach 2–3 Monaten 1 x 20mg/kg; **DANI** GFR 40–75: 1 x 15mg/kg; 30–39: 15mg/kg alle 2d; < 30: nach Serumspiegel
Isoniazid (INH) Rp	HWZ 0.7–4 h, Q0 0.6, PPB 30%, PRC C, Lact +
Isozid *Tbl. 50, 100, 200mg; Inf.Lsg. 0.5g* **Tebesium-s** *Inf.Lsg. 100, 250mg*	**TBC** → 447: **Th.:** 1 x 5mg/kg p.o./i.v.; 15mg 2–3 x/W.; **Ki.:** 1 x 200mg/m² KOF; **Pro.:** 500mg p.o./i.v. für mindestens 6–9 Monate; **Ki.:** 15mg/kg 3 x/W. p.o.; 5mg/kg/d i.v.; **DANI** nicht erforderlich, evtl. 1–2d/W. Pause; **DALI** max. 100–200mg/d
Protionamid (PTH) Rp	HWZ 1–2 h, keine PPB
Ektebin *Tbl. 250mg* **Peteha** *Tbl. 250mg*	**TBC** → 447: 10–15mg/kg p.o. in 1–3 ED; **Ki.** < **4J.:** 25mg/kg p.o.; **5–8J.:** 20mg/kg; > **9J.:** 15mg/kg; **DANI** 2–3 x/W. 1g p.o.; **DALI** KI
Pyrazinamid (PZA) Rp	HWZ 9–23 h, Q0 1.0, PPB 50%, PRC C, Lact ?
Pyrafat *Tbl. 500mg* **Pyrazinamid** *Tbl. 500mg*	**TBC** → 447: 1 x 20–30mg/kg p.o.; max. 2.5g/d für 2–3 Monate; **Ki.:** 1 x 30mg/kg p.o., max. 1.5g/d; **DANI** 2 x/W. 3g; **DALI** KI bei schwerer Funktionsstrg.
Rifampicin (RMP) Rp	HWZ 2–3 h; Q0 0.85, PPB 90%, PRC C, Lact –
Eremfat *Tbl. 150, 300, 450, 600mg; Saft (5ml = 100mg); Inf.Lsg. 300, 600mg* **Rifa** *Tbl. 150, 300, 450, 600mg; Inf.Lsg. 300, 600mg* **Rifampicin Hefa** *Kps. 150, 300mg; Tbl. 300, 450, 600mg; Inf.Lsg. 600mg*	**TBC** → 447: 1 x 10mg/kg p.o./i.v., max. 750mg/d; **Ki.** < **2M.:** 10mg/kg; **2M.–6J.:** 15mg/kg; > **6J.:** 10–20mg/kg, max. 450mg/d; **andere Infektionen:** 600–1200mg/d p.o./i.v. in 2–3 ED; **Meningokokken-Pro.:** 2 x 600mg p.o. für 2d; **Ki. 3–11M.:** 2 x 5mg/kg für 2d; **1–12J.:** 2 x 10mg/kg für 2d; **DANI** nicht erforderlich; **DALI** KI bei schwerer Funktionsstörung

Streptomycin (SM) Rp	HWZ 2.5h, Q0 0.04, PPB 32–35%, PRC D, Lact +
Strepto-Fatol *Inj.Lsg. 1g* **Strepto-Hefa** *Inj.Lsg. 1g* **Streptomycin** *Inf.Lsg. 1g*	**TBC** → 447, **Brucellose, Tularämie:** 1 x 15mg/kg i.m.; > 50 J.: 1 x 0.5g; **Ki.** < **3M.**: 1 x 10mg/kg, max. 50mg/d; **3–6 M.**: 1 x 15–25mg/kg; **0.5–12J.**: 1 x 20–30mg/kg, max. 1g/d; **Enterokokken-Endokarditis:** 1 x 2g für 10–14d; **DANI** GFR 50–60: 1g alle 40h; 40–50: 1g alle 60h; 30–40: 1g alle 72h; < 30: KI; HD: zusätzlich 3.5–5mg

A 8.19.2 Kombinationspräparate

Rifampicin + Isoniazid Rp	
Iso-Eremfat *Tbl. 150+100mg, 300+ 150mg* **Rifinah** *Tbl. 300+150mg*	**TBC** → 447: 1 x 10 + 5mg/kg p.o.
Isoniazid + Pyridoxin Rp	
Isozid compositum *Tbl. 100+20mg, 200+40mg, 300+60mg, 400+80mg* **Tebesium** *Tbl. 200+20mg, 300+30mg, 400+40mg*	**TBC** → 447: 1 x 5mg/kg INH p.o.
Rifampicin + Isoniazid + Pyrazinamid Rp	
Rifater *Tbl. 120+50+300mg* **Tebesium Trio** *Tbl. 120+50+300mg*	**TBC** → 447: < 40kg: 1 x 3 Tbl. p.o.; 40–49kg: 1 x 4 Tbl.; 50–65kg: 1 x 5 Tbl.; > 65kg: 1 x 6 Tbl.; **DALI** KI bei schwerer LI

A 8.19.3 Tuberkulostatika – Reservemittel

empf. (Capreomycin): M. tuberculosis, auch streptomycinresistente Stämme; **empf.** (Dapson): M. tuberculosis, M. leprae, Pneumocystis jirovecii (carinii); **empf.** (Rifabutin): M. tuberculosis, M. marinum, M. kansasii, M. leprae, M. avium intracellulare, grampositive Kokken, Legionellen, Chlamydien; **UW** (Rifabutin): rot-orange Färbung des Urins, Übelkeit, Erbrechen, Leberenzyme ↑, Gelbsucht, Leukopenie, Eosinophilie, Thrombopenie, Anämie, Fieber, Hautrötung, Bronchospasmen, Schock, reversible Uveitis, Wirkung hormoneller Kontrazeptiva u.a. ↓; **KI** (Rifabutin): Überempfindlichkeit gegen andere Rifamycine, Verschlussikterus, Leberzirrhose, akute Hepatitis, Cave in SS/SZ; **Ink** (Dapson): Rifampicin; **Ink** (Rifabutin): Azole, Clarithromycin, CSE-Hemmer, Proteaseinhibitoren

Capreomycin	
Ogostal *(Int. Apotheke) Inj.Lsg 1g*	**TBC** → 447: 1 x 1g i.m. für 1–2 M., dann: 1g 2–3 x/W.
Dapson Rp	HWZ 10–50h, PPB 70–90%, PRC C, Lact –
Dapson-Fatol *Tbl. 50mg*	**TBC** → 447: 50–200mg p.o.; **Lepra:** 1 x 50–100mg p.o.
4-Aminosalicylsäure Rp	HWZ 26min, PPB 50–70%
PAS-Fatol N *Inf. Lsg. 13.5g*	**TBC** → 447: 1 x 10–15g i.v., max. 40g/d; **Ki.** < **6J.**: 200–300mg/kg/d; > **6J.**: 200mg/kg/d; **Ki.** > **14J.**: siehe Erwachsene
Rifabutin Rp	HWZ 45h, Q0 0.9, PPB 91–94%, PRC B, Lact ?
Mycobutin *Kps. 150mg*	**TBC** → 447: 1 x 150mg für 6–9 M.; vorbehandelte und immunsupprimierte Pat.: 1 x 300–450mg p.o.; **Mycobacterium avium-Infektion:** **Th:** 1 x 450–600mg p.o.; **Pro.:** 1 x 300mg; **DANI** GFR < 30: 50% ; **DALI** Dosisreduktion, KI bei schwerer Leberfunktionsstörung

A 8.20 Virustatika

A 8.20.1 Herpes-Präparate

Wm (Aciclovir): Hemmung der viralen DNA-Polymerase; **Wm** (Brivudin): Nukleosidanalogon, Replikationshemmung des Varizella-Zoster-Virus; **Wm** (Famciclovir): Hemmung der viralen DNA-Polymerase; **Wm** (Valaciclovir): bessere Resorpt. als Aciclovir; **UW** (Aciclovir): Nierenfkt.strg., Exanthem, BB-Veränderungen; **UW** (Brivudin): Übelkeit, Kopfschmerzen, Erbrechen, Diarrhoe, Schwindel, Pruritus; **KI** (Aciclovir): SS/SZ; **KI** (Brivudin): bereits voll ausgeprägte Hautmanifestation, Immundefizienz, Kinder, SS/SZ, Einnahme von 5-FU oder anderen 5-Fluoropyrimidinen (Abstand zur Brivudineinnahme muss > 4W sein); **Ink** (Brivudin): 5-Fluoropyrimidine (z.B. 5-FU)

Aciclovir Rp	HWZ 3h, Q0 0.25, PPB 9–33%, PRC B, Lact
Acic *Tbl. 200, 400, 800mg; Inf.Lsg. 250, 500mg* **Aciclostad** *Tbl. 200, 400, 800mg* **Aciclovir-ratioph.** *Tbl. 200, 400, 800mg; Inf.Lsg. 250, 500mg* **Mapox** *Tbl. 200, 400, 800mg* **Supraviran** *Inf.Lsg. 250mg* **Virulax** *Tbl. 800mg* **Virzin** *Tbl. 200, 400, 800mg* **Zovirax** *Tbl. 200, 400, 800mg; Susp. 5ml = 200mg; Inf.Lsg. 250, 500mg*	**Herpes zoster** → 508: 5 x 800mg p.o.; 3 x 5mg/kg i.v. (5–7d); immunsupprimierte Pat.: 3 x 10mg/kg i.v. **Herpes genitalis** → 505: 5 x 200mg p.o.; 3 x 5mg/kg i.v. (5d); **Herpes-Enzephalitis** → 466: 3 x 10mg/kg i.v. für 10d **Ki. < 3M., > 12J.:** siehe Erwachsene (mg/kg); **> 3M.–12J.:** 3 x 250–500mg/m² KOF i.v.; **DANI** GFR: > 50: 100%; 25–50: Dosisintervall 2 x i.v.; 10–25: Dosisintervall 1 x i.v.; < 10, HD: 50% 1 x i.v., nach Dialyse
Brivudin Rp	HWZ 16h, PPB >95%
Zostex *Tbl. 125mg*	**Herpes zoster** (immunkompetente Pat.) → 508: 1 x 125mg p.o. für 7d; **DANI** nicht erforderlich
Famciclovir Rp	HWZ 2.2h, Q0 0.14, PPB <20%, PRC B, Lact
Famvir *Tbl. 125, 250mg* **Famvir Zoster** *Tbl. 250mg*	**Herpes genitalis** → 505: Ersterkrankung: 3 x 250mg p.o. für 5d, immunsupprimierte Pat.: 2 x 500mg; Frührezidiv: 2 x 125mg; **Herpes zoster** → 508: 3 x 250mg für 7–10d; immunsupprimierte Pat., Zoster ophthalmicus: 3 x 500mg; **DANI** GFR > 40: 100%; 30–39: 2 x 250mg; 10–29: 1 x 250mg; **DALI** nicht erforderlich
Valaciclovir Rp	HWZ 3h, Q0 0.2
Valaciclovir 1A Pharma *Tbl. 250, 500, 1000mg* **Valtrex** *Tbl. 500mg* **Valtrex S** *Tbl. 500mg*	**Herpes zoster** → 508: 3 x 1g p.o. für 7d; **DANI** GFR 15–30: max. 2 x 1g; < 15, HD: max. 1 x 1g nach Dialyse; **Herpes genitalis** → 505: 2 x 500mg p.o. für 10d; **DANI** GFR < 15: 1 x 500mg

A 8.20.2 CMV-Präparate

Wm (Cidofovir): Nukleosidanalogon, Hemmung der DNA-Polymerase; **Wm** (Foscarnet): Hemmung viraler Polymerasen; **Wm** (Ganciclovir): Nukleosidanalogon, Hemmung der DNA-Synthese; **Wm** (Valganciclovir): Prodrug von Ganciclovir; **UW** (Cidofovir): Proteinurie, Kreatinin ↑, Neutropenie, Fieber, Dyspnoe, Übelkeit, Diarrhoe, Alopezie, Hautausschlag; **UW** (Ganciclovir): Neutropenie, Thrombopenie, Fieber, Kopfschmerzen, Nausea; **KI** (Cidofovir): Krea > 1.5mg/dl bzw. Krea-Clearance < 55ml/min., Proteinurie > 100mg/dl, SS/SZ; **KI** (Ganciclovir): schwere Leuko- bzw. Thrombopenie, SS/SZ, Ki. < 18J.; **Ink** (Foscarnet): Aminoglykoside, Ciclosporin, Radiokontrastmittel, Pentamidin; **Ink** (Ganciclovir): Imipenem, Zidovudin

Cidofovir Rp	HWZ 2.2h, Q0 0.13, PPB bis 10%, PRC C, Lac
Vistide *Inf.Lsg. 375mg*	**CMV-Retinitis:** 5mg/kg i.v. d 1 und 8, dann alle 14d nur in Komb. mit Probenecid; **DANI** GFR < 55: KI

Foscarnet Rp	HWZ 3–6h, Q0 0.1, PPB <20%, PRC C, Lact ?
Foscavir *Inf.Lsg. 6g*	**CMV-Infektion:** W. 1–3: 3 x 60mg/kg i.v., dann: 1 x 90–120mg/kg; **Herpesinfektion (Aciclovir-resistent)** → 507: 3 x 40mg/kg i.v.; **DANI** siehe Fachinfo

Ganciclovir Rp	HWZ 2.5–5h, Q0 0.05, PPB 2%, PRC C, Lact ?
Cymeven *Inf.Lsg. 500mg*	**CMV-Retinitis:** W. 1–2: 2 x 5mg/kg i.v., dann: 1 x 5mg/kg i.v.; **DANI** GFR 50–69: 2 x 2.5mg/kg i.v.; 25–49: 1 x 2.5mg/kg; 10–24: 1 x 1.25mg/kg; < 10: 1.25mg 3 x/W.

Valganciclovir Rp	HWZ 3h
Valcyte *Tbl. 450mg*	**CMV-Retinitis:** 2 x 900mg p.o. für 21d; dann 1 x 900mg/d; **DANI** GFR > 60: 100%; 40–59: ini 2 x 450mg, dann 1 x 450mg; 25–39: ini 1 x 450mg, dann 450mg alle 2d; 10–24: ini 450mg alle 2d, dann 450mg 2 x/W.; < 10, HD: KI

A 8.20.3 Influenza-Präparate

Wm (Amantadin): verhindert Uncoating und Reifung von Influenza-Viren;
Wm (Oseltamivir, Zanamivir): Hemmung der viralen Neuraminidase, Hemmung der Freisetzung neu gebildeter Influenza-A- und B-Viren;
UW (Amantadin): Schlafstörungen, motorische und psychische Unruhe, Ataxie, Angstzustände, Livedo reticularis, Gedächtnis- und Konzentrationsstörungen;
KI (Amantadin): HF↓, Hypokaliämie, Hypomagnesiämie, Long-QT-Syndrom;
Ink (Amantadin): KI. IA- und Klasse III-Antiarrhythmika sowie zahlreiche andere Wirksstoffe (s. Fachinfo)

Amantadin Rp	HWZ 10–14h, Q0 0.1, keine PPB, PRC C, Lact –
Adekin *Tbl. 100mg* **Amantadin HEXAL** *Tbl. 100, 200mg* **Amantadin-ratioph.** *Tbl. 100mg*	**Influenza-A Virusgrippe:** 2 x 100mg p.o. für 10d, > 65J.: 1 x 100mg; **Ki. 5–9J.:** 1 x 100mg; **> 10J.:** 2 x 100mg; **DANI** GFR 50–60: 1 x 150mg; 30–49: 1 x 100mg; 20–29: 200mg 2 x/W.; 10–19: 100mg 3 x/W.; < 10, HD: 100mg 1 x/W.

Oseltamivir Rp	HWZ 6–10h, Q0 0.01, PPB 3%
Tamiflu *Trockensaft(1ml = 12mg); Kps. 30,40, 75mg*	**Influenza: Th:** 2 x 75mg p.o. (5d); **Pro.:** 1 x 75mg (7d); **Ki. > 1J.: Th:** < 15kg: 2 x 30mg; 15–23kg: 2 x 45mg; 23–40kg: 2 x 60mg; > 40kg: 2 x 75mg; **DANI** GFR > 30: Th/Pro 2 x 75mg/1 x 75mg; 10–30: 1 x 75mg/75mg alle 2d oder tgl. 30mg; < 10, Dialyse: nicht empfohlen; **DALI** nicht erforderlich

Zanamivir Rp	HWZ 1.6–5.1h, PRC B, Lact ?
Relenza *Diskhaler, Einzeldosis = 5mg*	**Influenza A, B:** 2 x 10mg inhalieren für 5d; **DANI/DALI** nicht erforderlich

A 8.20.4 Nukleosidische u. Nukleotidische Reverse-Transkriptase-Inhibitoren (NRTI)

Wm/Ind: Blockade der Umwandlung von RNA in DNA durch chemisch verändertes Nukleosid;
UW (Abacavir): Übelkeit, Müdigkeit, Fieber, Kopfschmerzen, Diarrhoe, Anorexie; **UW** (Adefovir): Asthenie, Bauch-/Kopfschmerzen, Übelkeit, Diarrhoe, Krea ↑; **UW** (Didanosin, Stavudin): Polyneuropathie, Pankreatitis, Diarrhoe, Exanthem; **UW** (Emtricitabin): Kopfschmerzen, Übelkeit, Diarrhoe, CK ↑, Exanthem;
UW (Lamivudin): Kopfschmerzen, Übelkeit, Pankreatitis; **UW** (Tenofovir): Diarrhoe, Übelkeit, Erbrechen, Hypophosphatämie, Flatulenz; **UW** (Zidovudin): Anämie, Leuko ↓, Myopathie, Übelkeit, Kopfschmerzen;
KI (Abacavir): schwere Leberfkt.strg., SS/SZ; **KI** (Adefovir): bekannte Überempfindlichkeit; **KI** (Didanosin): akute Pankreatitis, SS/SZ; **KI** (Emtricitabin): bekannte Überempfindlichkeit; **KI** (Lamivudin, Stavudin): SS/SZ;
KI (Tenofovir): schwere Nierenfkt.strg.; **KI** (Zidovudin): Leuko ↓ < 750/µl, Hb < 7.5g/dl, SS/SZ; **Ink** (Didanosin): Cotrimoxazol, Fluorochinolone, Kortikosteroide, Pentamidin, Rifampicin; **Ink** (Zidovudin): Ribavirin

Abacavir (ABC) Rp	HWZ 1–2h, Q0 0.95, PPB 50%, PRC C, Lact –
Ziagen *Tbl. 300mg; Saft (1ml = 20mg)*	**HIV-Infektion:** 2 x 300mg p.o.; **Ki. 3M.–12J.:** 2 x 8mg/kg, max. 600mg/d; **DANI** nicht erforderlich; **DALI** Anwendung nicht empfohlen
Abacavir + Lamivudin Rp	PRC C, Lact –
Kivexa *Tbl. 600+300mg*	**HIV-Infektion:** 1 x 600 + 300mg p.o.; **DANI** GFR < 50: Anwendung nicht empfohlen; **DALI** Anwendung nicht empfohlen
Adefovir Rp	HWZ 1–2h, PPB <4%, PRC C, Lact –
Hepsera *Tbl. 10mg*	**Chronische Hepatitis B** → 429: 1 x 10mg p.o.; **DANI** GFR > 50: 100%; 20–49: 10mg alle 48h; 10–19: 10mg alle 72h; HD: 10mg alle 7d
Didanosin (DDI) Rp	HWZ 1.3–1.5h, Q0 0.5, PPB <5%, PRC B, Lact ?
Videx *Kps. 125, 200, 250, 400mg; Trockensaft (10ml = 200mg)*	**HIV-Infektion:** < 60kg: 250mg/d p.o.; > 60kg: 400mg/d in 1–2 ED.; **Ki. > 3M.:** 240mg/m² KOF p.o. in 1–2 ED, 180mg/m² bei Komb. mit Zidovudin; **DANI** GFR > 60: 100%; 30–59: ≥ 60kg: 200mg/d, < 60kg: 150mg/d; 10–29: ≥ 60kg: 150mg/d, < 60kg: 100mg/d; < 10: ≥ 60kg: 100mg/d, < 60kg: 75mg/d; **DALI** nicht erforderlich
Emtricitabin (FTC) Rp	HWZ 10h, PPB <4%, PRC B, Lact –
Emtriva *Kps. 200mg; Saft (1ml = 10mg)*	**HIV-Infektion:** 1 x 200–240mg p.o.; **Ki. < 33kg:** 6mg/kg/d, max. 240mg/d; **Ki. > 33kg.:** s. Erwachsene; **DANI** GFR > 50: 100%; 30–49: 200mg alle 48h; 15–29: 200mg alle 72h; < 15, HD: 200mg alle 96h (gilt für Tbl., Saft siehe Fachinfo)
Emtricitabin + Tenofovir Rp	PRC B, Lact –
Truvada *Kps. 200+136mg*	**HIV-Infektion:** 1 x 200 + 136mg p.o.; **DANI** GFR > 50: 100%; 30–49: 1 Kps. alle 48h; < 30, HD: Anwendung nicht empfohlen
Entecavir Rp	HWZ 128–149h, PPB 13%, PRC C, Lact–
Baraclude *Tbl. 0.5, 1mg; Saft (1ml = 0.5mg)*	**Chronische Hepatitis B:** nukleosid-naive/Lamivudin-refraktäre Pat.: 1 x 0.5/1mg p.o.; **DANI** GFR 30–49: 0.25/0.5mg/d; 10–29: 0.15/0.3mg/d; < 10, HD: 0.05/0.1mg/d; **DALI** nicht erforderlich

Lamivudin (3TC) Rp	HWZ 3–7 h, Q0 0.03, PPB 16–36%, PRC C, Lact?
Epivir *Tbl. 150, 300mg; Saft (1ml = 10mg)* **Zeffix** *Tbl. 100mg; Saft (1ml = 5mg)*	**HIV-Infektion:** 300mg/d p.o. in 1–2 ED; **Ki. > 3M.:** 2 x 4mg/kg; **DANI** GFR > 50: 100%; 30–50: 1 x 150mg; 15–29: 1 x 100mg; 5–14: 1 x 50mg; < 5: 1 x 25mg; **chronische Hepatitis B** → 429: 1 x 100mg p.o.; **DANI** GFR 30–49: ini 100mg, dann 50mg/d; 15–29: ini 100mg, dann 25mg/d; 5–14: ini 35mg, dann 15mg/d; < 5: ini 35mg, dann 10mg/d
Lamivudin + Zidovudin (CBV) Rp	PRC C, Lact ?
Combivir *Tbl. 150+300mg*	**HIV-Infektion:** 2 x 1 Tbl. p.o.; **Ki. 14–21kg:** 2 x 1/2 Tbl.; **21–30kg:** 1 x 1/2 Tbl. morgens + 1 x 1 Tbl. abends; **DANI** GFR < 50: Monopräparate empfohlen
Lamivudin + Zidovudin + Abacavir Rp	PRC C, Lact -
Trizivir *Tbl. 150+300+300mg*	**HIV-Infektion:** 2 x 1 Tbl. p.o.; **DANI** GFR < 50: Monopräparate empfohlen; **DALI** KI
Stavudin (D4T) Rp	HWZ 1–1.5 h, Q0 0.6, PPB unerheblich, PRC C, Lact ?
Zerit *Kps. 20, 30, 40mg;* *Trockensaft (1ml = 1mg)*	**HIV-Infektion:** < 60kg: 2 x 30mg p.o.; > 60kg: 2 x 40mg; **Ki. > 3M., < 30kg:** 2 x 1mg/kg; **> 30kg:** siehe Erwachsene; **DANI** GFR 26–50: 2 x 15–20mg; < 26, HD: 1 x 15–20mg; **DALI** nicht erforderlich
Telbivudin Rp	HWZ 42 h, PPB 3%, PRC B Lact -
Sebivo *Tbl. 600mg; Saft (1ml = 20mg)*	**Chronische Hepatitis B:** 1 x 600mg p.o.; **DANI** GFR 30–49: 600mg alle 2d; < 30: 600mg alle 72h; terminale Niereninsuffizienz: 600mg alle 96h; **DALI** nicht erforderlich
Tenofovir (TDF) Rp	HWZ 12–18 h, PPB < 0,7%
Viread *Tbl. 245mg*	**HIV-Infektion, chronische Hepatitis B:** 1 x 245mg p.o.; **DANI** GFR 30–49: 245mg alle 48h; 10–29: 245mg alle 72–96h; HD: 1 x 245mg/W.
Zidovudin (AZT) Rp	HWZ 1 h, Q0 0.85, PPB 35%, PRC C, Lact ?
Retrovir *Kps. 100, 250mg; Tbl. 300mg;* *Saft (5ml = 50mg); Inf.Lsg. 200mg*	**HIV-Infektion:** 500–600mg/d p.o. in 2–3 ED; 6 x 1–2mg/kg i.v.; **Ki. 3M.–12J.:** 360–480mg/m^2 KOF p.o. in 3–4 ED; 4 x 80–160mg/m^2 KOF i.v.; **DANI** GFR < 10: 300–400mg/d p.o.; 3–4 x 1mg/kg i.v.

A 8.20.5 Non-Nukleosidische Reverse-Transkriptase-Inhibitoren (NNRTI)

Wm/Ind: Blockade der reversen Transkriptase von HIV-1; **UW** (Efavirenz): Schwindel, Benommenheit, Konzentrationsstörungen, Schlaflosigkeit, Exanthem, Leberenzyme ↑; **UW** (Etravirin): Hautausschlag, Diarrhö, Übelkeit; **UW** (Nevirapin): Hautausschlag, Übelkeit, Fieber, Kopfschmerzen, Leberwerte ↑; **KI** (Efavirenz): SS/SZ, Ki. < 3 J., bekannte Überempfindlichkeit, schwere Leberschädigung, gleichzeitige Anwendung von Johanniskraut- u.a. Präparaten (s. Fachinfo); **KI** (Etravirin): bekannte Überempfindlichkeit, SZ, SS: strenge Ind.stell.; **KI** (Nevirapin): bekannte Überempfindlichkeit, schwere Leberfunktionsstörung, gleichzeitige Anwendung von Johanniskrautpräparaten, SZ, SS: strenge Ind.stell.; **Ink** (Efavirenz): Astemizol, Bepridil, Cisaprid, Midazolam, Pimozid, Triazolam, Terfenadin, Ergotaminderivate

Efavirenz (EFV) Rp	HWZ 40–55h, Q0 > 0.9, PPB 99%, PRC C, Lact –
Sustiva *Kps. 50, 200mg; Tbl. 600mg; Saft (1ml = 30mg)*	**HIV-Inf.:** 1 x 600mg p.o.; 1 x 720mg p.o.; **Ki. 3–17J.:** < **15kg:** 200mg; **15–19kg:** 250mg; **20–24kg:** 300mg **25–32kg:** 350mg; **32.5–39kg:** 400mg; > **40kg:** 600mg; **DANI** nicht erforderlich; **DALI** Child C: KI
Etravirin Rp	HWZ 30–40h, PPB 99,9%, PRC B, Lact -
Intelence *Tbl. 100mg*	**HIV-Infektion:** 2 x 200mg p.o.; nur in Kombination mit geboosterten PI/antiretroviralen Substanzen; **DANI** nicht erforderlich; **DALI** Child C: Anwendung nicht empfohlen
Nevirapin (NVP) Rp	HWZ 22–84h, Q0 0.95, PPB 60%, PRC C, Lact ?
Viramune *Tbl. 200mg; Saft (5ml = 50mg)*	**HIV-Infektion:** 1 x 200mg p.o., nach 14d 2 x 200mg; **Ki. 2M.–8J.:** 1 x 4mg/kg p.o., nach 14d 2 x 7mg/kg; **8–16J.:** 1 x 4mg/kg, nach 14d 2 x 4mg/kg; **DANI** HD: weitere 200mg nach jeder Dialyse; **DALI** Child C: KI

A 8.20.6 Proteaseinhibitoren (PI)

Wm/Ind: spezifische Hemmung der HIV-Protease ⇒ Produktion wichtiger Virusproteine ↓ (z.B. reverse Transkriptase); **UW** (Atazanavir): Ikterus, Lipodystrophie, Kopf-/Bauchschmerzen, Schlaflosigkeit, Skleren-ikterus, Diarrhoe, Dyspepsie, Übelkeit, Erbrechen, Ausschlag, Asthenie; **UW** (Fosamprenavir): Diarrhoe, Triglyzeride ↑, Kopf-/Unterleibsschmerzen, Schwindel, weiche Stühle, Übelkeit, Erbrechen, Müdigkeit, erythematöse/makulopapuläre Hauteruptionen, Transaminasen ↑, Lipase ↑; **UW** (Indinavir, Ritonavir): Übelkeit, Kopfschmerzen, Diarrhoe, Müdigkeit, Exanthem; **UW** (Saquinavir): Diarrhoe, Übelkeit, Exanthem; **UW** (Tipranavir): Hautausschlag, Pruritus, Photosensibilität, Lebertoxizität, Hypertriglyceridämie, Anorexie, Kopf-/Bauchschmerzen, Diarrhoe, Übelkeit, Erbrechen, Flatulenz, Dyspepsie; Erschöpfung; **KI** (Atazanavir): bekannte Überempfindlichkeit, mäßige bis schwere LI; **KI** (Fosamprenavir): bekannte Überempfindlichkeit, schwere Leberinsuffizienz; **KI** (Indinavir): SS/SZ; **KI** (Ritonavir): schwere LI, Cave in SS/SZ; **KI** (Saquinavir): SS/SZ; **KI** (Tipranavir): bekannte Überempfindlichkeit, LI(Child B-C); **Ink** (Atazanavir): Rifampicin, Johanniskraut, CYP3A4-Substrate wie Terfenadin, Pimozid, Chinidin, Mutterkorn-Alkaloide; **Ink** (Fosamprenavir): Rifampicin, Johanniskrautpräparate, Propafenon, Flecainid, CYP3A4-Substrate wie Terfenadin, Pimozid, Chinidin, Mutterkorn-Alkaloide; **Ink** (Indinavir): Benzodiazepine, Amiodaron, Rifabutin, Rifampicin; **Ink** (Ritonavir): Amiodaron, Benzodiazepine, Chinin, Flecainid, Propafenon, Rifabutin, Rifampicin, Zolpidem; **Ink** (Saquinavir): Benzodiazepine, Grapefruitsaft, Rifampicin; **Ink** (Tipranavir): Rifampicin, Johanniskraut, Amiodaron, Chinidin, Ergotaminderivate, Terfenadin, Pimozid, Sertindol, Triazolam, Simvastatin, Lovastatin, Flecainid, Propafenon

Atazanavir (AZV) Rp	HWZ 8,6 h, PPB 86%, RCB, Lact -
Reyataz *Kps. 150, 200, 300mg*	**HIV-Infektion:** 1 x 300mg p.o., Komb. mit 1 x 100mg Ritonavir; **DANI:** nicht erforderlich; **DALI** Child B, C: KI

Darunavir Rp	HWZ 15h, PPB 95%, PRC B, Lact -
Prezista *Tbl. 300, 400, 600mg*	**HIV-Infektion:** 2 x 600mg p.o., Komb. mit 2x100mg Ritonavir; **DANI** nicht erforderlich; **DALI** Child C: KI
Fosamprenavir (FPV) Rp	HWZ 15–23h, PPB 90%, PRC C, Lact -
Telzir *Tbl. 700mg; Susp. (5ml = 250mg)*	**HIV-Infektion:** 2 x 700mg p.o., Kombination mit 2 x 100mg Ritonavir; **Ki. 25–39kg:** 2 x 18mg/kg + 2 x 3mg/kg Ritonavir; **DANI:** nicht erforderlich; **DALI** Child-Pugh < 7: 100%; 7–9: 2 x 450mg + 2 x 100mg Ritonavir; > 9: KI
Indinavir (IDV) Rp	HWZ 1.5–2h, Q0 0.8, PPB 40%, PRC C, Lact -
Crixivan *Kps. 200, 400mg*	**HIV-Infektion:** 3 x 800mg p.o.; **Ki. 4–17J.:** 3 x 500mg/m² KOF; **DALI** leicht-mittel: 3 x 600mg
Lopinavir + Ritonavir Rp	
Kaletra *Tbl. 100+25, 200+50mg; Saft (5ml = 400+100mg)*	**HIV-Infektion:** 2 x 200 + 50mg p.o.; 2 x 5ml p.o.; **Ki. > 2J.:** 2 x 230 (max. 400) + 57 (max. 100) mg/m² KOF; **DANI** nicht erforderlich; **DALI** KI bei schwerer LI
Ritonavir (RTV) Rp	HWZ 3–3.5h, Q0 0.7, PPB 99%, PRC B, Lact ?
Norvir *Kps. 100mg; Saft (7.5ml = 600mg)*	**HIV-Infektion:** 2 x 600mg p.o.; **Ki. < 2J.:** 2 x 250–350mg/m² KOF; **DALI** KI bei schwerer LI
Saquinavir (SQV) Rp	HWZ 13h, Q0 >0.95, PPB 97%, PRC B Lact ?
Invirase *bl. 500mg*	**HIV-Inf.:** 2 x 1g p.o., Komb. mit 2 x 100mg Ritonavir; **DANI** nicht erforderlich; **DALI** KI bei schwerer LI
Tipranavir (TPV) Rp	HWZ 5–6h, PPB 99%, PRC C Lact -
Aptivus *Kps. 250mg; Saft (1ml = 20mg)*	**HIV-Inf.:** 2x500mg p.o., Komb. mit 2x200mg Ritonavir; **DANI** nicht erforderlich; **DALI** Child B, C: KI

A 8.20.7 Weitere antivirale Mittel

Wm/Wi (Enfuvirtid): Hemmung viraler und zellulärer Membranen-Fusion ⇒ Hemmung des Eintritts von HIV-1 in menschliche Zellen; **Wm/Wi** (Maraviroc): bindet selektiv an den Chemokin-Rezeptor CCR5 beim Menschen ⇒ Hemmung des HIV-Eindringens in die Zielzellen; **Wm/Wi** (Raltegravir): Hemmung der viralen Integrase ⇒ Hemmung der Integration des HIV-Genoms in das Wirtszellgenom; **Wm** (Ribavirin): Guanosinanalogon, Hemmung der RNA-Polymerase; **UW** (Enfuvirtid): Diarrhoe, Übelkeit, Müdigkeit, Pneumonie, Pankreatitis, Hautreaktion Einstichstelle; **UW** (Maraviroc): Leberenzymerhöhung, Gewichtsverlust, Schwindel, Parästhesien, Geschmacksstörung, Schläfrigkeit, Übelkeit, Husten, Erbrechen, Bauchschmerzen, Dyspepsie, Exanthem, Juckreiz, Muskelkrämpfe, Rückenschmerzen, Myokardischämie, Panzytopenie; **UW** (Raltegravir): Schwindel, Bauchschmerzen, Obstipation, Flatulenz, Pruritus, Lipodystrophie, Hyperhidrose, Arthralgie, Müdigkeit, Schwächegefühl; **KI** (Enfuvirtid): bekannte Überempfindlichkeit; **KI** (Maraviroc, Raltegravir): bekannte Überempfindlichkeit; **Ink** (Ribavirin): Zidovudin

Enfuvirtid (T20) Rp	HWZ 3.8h, PPB 92%, PRC B, Lact –
Fuzeon *Inj.Lsg. 90mg/1ml*	**HIV-1-Infektion:** 2 x 90mg s.c.; **Ki. 6–16J.:** 2 x 6mg/kg s.c., max. 2 x 90mg; **DANI** nicht erforderlich
Maraviroc (MVC) Rp	HWZ 13h, PPB 76%, PRC B, Lact -
Celsentri *Tbl. 150, 300mg*	**HIV-1-Infektion:** 2 x 150–600mg p.o.; Dosis u. **DANI** abhängig von Co-Medikation (CYP3A4-Hemmer/Induktor) s. Fachinfo; **DALI** vorsichtige Anwendung

Raltegravir Rp	HWZ 9 h; PPB 83%; PRC C Lact -
Isentress *Tbl. 400mg*	**HIV-1-Infektion:** 2 x 400mg p.o.; **DANI:** nicht erforderlich; **DALI:** vorsichtige Anwendung bei schwerer LI

Ribavirin Rp	HWZ 9.5h (Inhal.), 79h (p.o.), Q0 0.6, PRC X, Lact ?
Copegus *Tbl. 200, 400mg* **Rebetol** *Kps. 200mg; Saft (5ml = 200mg)* **Virazole** *Inhal.Lsg. 6g*	**Chronische Hepatitis C** (in Kombination mit Interferon → 184) → 429: bis 75kg: 400–0–600mg p.o.; > 75kg: 2 x 600mg; **DANI** GFR < 50: KI; **DALI** nicht erforderlich; **Respiratory Syncytial Virus-Infektion:** kontinuierliche Inhalation 3–7d

A 8.21 Antimykotika zur systemischen Anwendung

A 8.21.1 Azole

empf. (Fluconazol): Candida-Arten (außer C. krusei, C. glabrata), Cryptococcus, Histoplasma, Blastomyces, Trichosporon, Dermatophyten; keine Aktivität gegen Schimmelpilze; **empf.** (Itraconazol): Candida, Cryptococcus, Coccidioides, Histoplasma, Aspergillus, Dermatophyten; **empf.** (Posaconazol): Candida-Arten, Cryptococcus, Coccidioides, Histoplasma, Aspergillus spp., Cladosporium, Zygomyceten, Fusarium spp.; **empf.** (Voriconazol): Candida-Arten, Trichosporon, Cryptococcus, Coccidioides, Histoplasma, einige Aspergillus spp., eingeschränkt bei Scedosporium, Fusarium;
UW (Fluconazol): Nausea, Kopf-/Bauch-schmerzen, Diarrhoe, Exanthem, periphere Neuropathie, Veränderung v. Leberfkt.werten; **UW** (Itraconazol): Bauchschmerzen, Übelkeit, Dyspepsie, schlechter Geschmack; **UW** (Posaconazol): Neutropenie, Anorexie, Schlaflosigkeit, Schwindel, Parästhesien, Somnolenz, Hitzewallungen, Kopf-/Rücken-/Bauchschmerzen, Diarrhoe, Übelkeit, Erbrechen, Exanthem, Pruritus, Asthenie, Müdigkeit, Fieber; **UW** (Voriconazol): Fieber, Kopf-/Bauchschmerzen, Übelkeit, Erbrechen, Durchfall, Panzytopenie, Ödeme, Exanthem, Sehstörungen, akutes Nierenversagen, Halluzinationen, Leberwerte ↑; **KI** (Fluconazol): schwere Leberfunktionsstrg., SS/SZ; Anw.Beschr. bei Ki.; **KI** (Itraconazol): NI GFR < 30, SS/SZ; **KI** (Posaconazol): bekannte Überempfindlichkeit, gleichzeitige Anwendung von Mutterkorn-Alkaloiden, Terfenadin, Astemizol, Pimozid, Halofantrin, Chinidin, Simvastatin, Lovastatin, Atorvastatin; **KI** (Voriconazol): bekannte Überempfindlichkeit, gleichzeitige Anwendung von Terfenadin, Astemizol, Pimozid, Chinidin, Rifampicin, Carbamazepin, Phenobarbital, hochdosiertes Ritonavir, Mutterkorn-Alkaloiden, Sirolimus, Johanniskraut; **Ink:** Carbamazepin, CSE-Hemmer, Grapefruitsaft, Phenobarbital, Primidon, Rifabutin, Rifampicin, Terfenadin; **Ink** (Itraconazol): Chinidin, Cisaprid, Ciclosporin, Dofetilid, p.o. Midazolam, Mizolastin, Triazolam, Phenytoin, Pimozid, Protonenpumpenblocker, Rifampicin; **Ink** (Ketoconazol): Methylprednisolon, H2-Blocker, Phenytoin, Protonenpumpenblocker; **Ink** (Posaconazol): Mutterkorn-Alkaloide, Pimozid, Chinidin; **Ink** (Voriconazol): Barbiturate, Chinidin, Pimozid

Fluconazol Rp	HWZ 30h, Q0 0.2, PPB 11%, PRC C, Lact -
Canifug Fluco *Kps. 150mg* **Diflucan** *Kps. 50, 100, 200mg; Saft (10ml = 50mg); Trockensaft (5ml = 50mg); Inf.Lsg. 100, 200, 400mg* **Fluconazol HEXAL** *Kps. 50, 100, 150, 200mg; Inf.Lsg. 2mg/1ml* **Flucobeta** *Kps. 50, 100, 150, 200mg* **Fluconazol-ratioph.** *Kps. 50, 100, 150, 200mg; Inf. Lsg. 100mg/50ml, 200mg/100ml, 400mg/200ml* **Flunazul** *Kps. 50, 100, 150, 200mg* **Fungata** *Kps. 150mg*	**Schleimhautkandidosen** → 435: 1 x 50–100mg p.o.; **Ki. > 1M.:** 1 x 3mg/kg p.o.; **Systemkandidosen** → 435, **Kryptokokkenmeningitis:** d1: 1 x 400mg, dann 1 x 200–400mg p.o/i.v., max. 800mg/d; **Ki. > 1M.:** 1 x 6–12mg/kg p.o./i.v.; **DANI** GFR: > 50: 100%; 11–50: 50%; HD: 100% nach jeder Dialyse

Itraconazol Rp	HWZ 24-36h, Q0 1.0, PPB >95%, PRC C, Lact ?
Itracol *Kps. 100mg* **Itraconazol-ratioph.** *Kps. 100mg* **Sempera** *Kps. 100mg; Saft (1ml = 10mg); Inf.Lsg. 200mg/60ml* **Siros** *Kps. 100mg* **Sporanox** *kps. 100mg*	**Dermatomykosen** → 498, **Systemmykosen, Aspergillose:** 1-2 x 100-200mg p.o. (Saft wird deutlich besser resorbiert); **invasive Mykose:** 2 x 200 mg (für 2-5 M.); **Histoplasmose, Systemmykosen:** d1 + 2: 2 x 200mg über 1h i.v., dann 1 x 200mg; max. 14d; **DANI** GFR < 30: KI; **DALI** Dosisanpassung
Ketoconazol Rp	HWZ 8h, Q0 1.0, PPB 85-100%, PRC C, Lact ?
Nizoral *Tbl. 200mg*	**Dermatomykosen** → 498, **Systemmykosen:** 1 x 200mg p.o.; **Ki.** > **2J.:** 1 x 2.5-5mg/kg
Posaconazol Rp	HWZ 35h, PPB 98%
Noxafil *Saft (5ml = 200mg)*	**Systemkandidosen** → 436, **Aspergillose, Fusariose, Myzetom, Chromoblasto-, Kokzidioidomykose:** 2 x 400mg p.o., bei Pat. ohne enterale Ernährung 4 x 200mg; **Pro. invasive Mykose:** 3 x 200mg; **DANI** nicht erforderlich; **DALI:** keine Daten
Voriconazol Rp	HWZ 6h, PPB ca. 58%, PRC D, Lact -
VFEND *Tbl. 50, 200mg; Trockensaft (1ml = 40mg); Inf.Lsg. 200mg*	**Invasive Aspergillose, Candidämie, schwere Candida-Infektion** (Fluconazol-resistent), **Pilz-Infektion** (Scedosporium, Fusarium spp.) : d1: 2 x 6mg/kg i.v.; 2 x 400mg p.o.; ab d2: 2 x 4mg/kg i.v.; 2 x 200mg p.o.; Pat. < 40kg: d1: 2 x 200mg p.o., ab d2: 2 x 100mg; **Ki. 2-12J.:** 2 x 7mg/kg i.v.; 2 x 200mg p.o.; **DANI** möglichst orale Anwendung; **DALI** Child A, B: d1: 100%, ab d2: 50%; Child C: nicht empfohlen

A 8.21.2 Polyene

empf.: Candida-Arten, Aspergillus, Histoplasma, Sporothrix, Blastomyces, Cryptococcus, Coccidioides;
UW: Fieber, Schüttelfrost, Nausea, Erbrechen, Diarrhoe, generalisierte Schmerzzustände, Anämie, Nierenfunktionsstörung, Hypokaliämie; **KI:** schwere Leber-, Nierenfunktionsstörung; Cave in SS/SZ;
Ink: Aminoglykoside, Ciclosporin

Amphotericin B Rp	HWZ 24h (15d), Q0 0.95, PPB 90-95%, PRC B Lact ?
Abelcet *Inf.Lsg. 100mg/20ml* **Amphotericin B** *Inf.Lsg. 50mg* **Fungizone** *Inf.Lsg. 50mg*	**Soor** → 435: Susp., Lutschtbl.: 4 x 100mg p.o.; **generalisierte Mykosen:** ini 0.1mg/kg i.v., dann: 1 x 0.5-0.7mg/kg i.v., max. 1mg/kg; **Ki.:** 1-2g/d, max. 0.25mg/kg/d i.v.; **DANI, DALI** KI bei schwerer Nieren-, Leberinsuffizienz
Amphotericin B liposomal Rp	HWZ 7-153h, Q0 0.95, PRC B Lact ?
AmBisome *Inf.Lsg. 50mg*	**Schwere systemische Mykosen:** ini 1 x 1mg/kg i.v., steigern bis 3-5mg/kg; **Ki.:** siehe Erwachsene; **DANI, DALI** KI bei schwerer Nieren-, Leberinsuffizienz

A 8.21.3 Echinocandine

empf.: Candida albicans und Candida spp.: fungizid, Schimmelpilze: fungistatisch;
UW (Anidulafungin): Hautrötung, Hitzewallungen, Pruritus, Exanthem, Hypokaliämie, Diarrhoe, ↑ Transaminasen, aP und Bili;
UW (Caspofungin): Fieber, lokale Phlebitis, Übelkeit, Erbrechen, Flush, Exanthem, Kopfschmerzen, Anämie, Thrombopenie, Leukopenie, Leberenzyme ↑ ;
UW (Micafungin): Histaminfreisetzung, Leukopenie, Thrombopenie, Hämolyse, Anämie, Hypokaliämie, Hypokalzämie, Kopfschmerzen, Phlebitis, Übelkeit, Erbrechen, Diarrhoe, Bauchschmerzen, Bilirubin- und Transaminasenerhöhung, Exanthem, Fieber, Schüttelfrost;
KI: bekannte Überempfindlichkeit bzw. Überempfindlichkeit gegen Echinocandine

Anidulafungin Rp	HWZ 40–50 h, PPB 99%, PRC C, Lact ?
Ecalta *Inf.Lsg. 100mg*	**Invasive Candidose nicht-neutropenische Pat.:** d1 1 x 200mg i.v., dann 1 x 100mg für 14d; **DANI, DALI** nicht erforderlich
Caspofungin Rp	HWZ 9–11 h, PPB 93–96%, PRC C, Lact ?
Cancidas *Inf.Lsg. 50, 70mg*	**Invasive Aspergillose/Candidose**: d1 1 x 70mg i.v., dann 1 x 50mg; > 80kg 1 x 70mg; **DANI** nicht erforderlich; **DALI** Child 7–9: d1: 70mg, dann 1 x 35mg/d
Micafungin Rp	HWZ 13–17 h, PPB 99%, PRC C, Lact ?
Mycamine *Inf.Lsg. 50, 100mg*	**Invasive Candidose:** 1 x 100mg i.v.; < 40kg: 2mg/kg/d bei fehlendem Ansprechen Dosis verdoppeln; **Ki.:** siehe Erwachsene; **ösophageale Candidose:** 1 x 150mg i.v.; < 40kg: 3mg/kg/d; **Pro. Candidosen:** 1 x 50mg/d; < 40kg 1mg/kg/d; **Ki.:** siehe Erwachsene; **DANI** nicht erforderlich; **DALI** leichte-mittelschwere LI nicht erforderlich

A 8.21.4 Weitere

empf. (Flucytosin): Candida, Cryptococcus, Aspergillus (nur fungistatisch); **UW** (Flucytosin): BB-Veränderung, Leberenzyme ↑ , Schwindel; **KI** (Flucytosin): SS, Anw.Beschr. bei NI, Leberschädigung, KM-Depression

Flucytosin Rp	HWZ 3–8 h, Q0 0.03, PPB 5%, PRC C, Lact ?
Ancotil *Inf.Lsg. 2.5g/250ml*	**Schwere Systemkandidose**: 100–150mg/kg i.v. in 4 ED in Komb. mit Amphotericin B (0.5mg/kg/d); **Früh-, Neugeborene:** 50–100mg/kg/d in 2 ED; **Krytokokkenmeningitis:** 100mg/kg/d + 0.7–1mg/kg/d Amphotricin B; **Chromoblastomykose:** 70–100mg/kg/d i.v. in 4 ED + 50mg Amphotericin B; **DANI** GFR 20–40: Dosisintervall 12h; 10–19: Dosisintervall 24h; HD: 50mg/kg nach jeder Dialyse
Griseofulvin Rp	HWZ 22 h, Q0 1.0, PPB 80%, PRC C
Griseo ct *Tbl. 125, 500mg* **Fulcin S** *Tbl. 500mg*	**Dermatophyteninfektion der Haut/Haare:** 1–4 x 125–500mg p.o. (Wirkungseintritt erst nach Wochen!); **Ki. 2–14J.:** 10–15mg/kg/d p.o. in 1–4 ED; **DANI** nicht erforderlich; **DALI** KI bei schwerer LI

Terbinafin Rp	HWZ 17h, Q0 1.0, PPB 99%, PRC B, Lact -
Amiada *Tbl. 250mg* **Dermatin** *Tbl. 250mg* **Lamisil** *Tbl. 250mg* **Myconormin** *Tbl. 250mg* **Octosan** *Tbl. 250mg* **Onymax** *Tbl. 250mg* **Terbinafin HEXAL** *Tbl. 125, 250mg* **Terbinafin Sandoz** *Tbl. 125, 250mg*	**Schwere Dermatophyteninfektion der Haut:** 1 x 250mg p.o.; **DANI** GFR < 50: 50%; **DALI** Anwendung nicht empfohlen bei schwerer Leberfunktionsstörung

A 8.22 Antimykotika zur topischen Anwendung

empf. (Amphotericin B): Candida, Aspergillus fumigatus;
empf. (Natamycin): Candida;
empf. (Nystatin): Candida, Blastomyces, Coccidioides, Histoplasma, Aspergillus;
UW (Amphotericin B): allergische Hautreaktionen, Glossitis, Übelkeit, Erbrechen, Diarrhoe;
UW (Nystatin): bei hoher Dosis Brechreiz;
KI (Amphotericin B): bekannte Überempfindlichkeit

Amphotericin B Rp	
Ampho-Moronal *Tbl. 100mg; Lutschtbl. 10mg; Susp. (1ml = 100mg)*	**Mundsoor:** 4 x 1Tbl. bzw. 4 x 1ml p.o. 2–3d über das Verschwinden der sichtbaren Symptome hinaus

Natamycin Rp	
Pimafucin *Lutschtbl. 10mg*	**Mundsoor** → 435: 4–6 x 10mg p.o.

Nystatin OTC	PRC C, Lact ?
Adiclair *Tbl. 500000 IE; Susp. (1ml = 100.000 I.E.); Mundgel (1g = 100000 IE)* **Biofanal** *Tbl. 500000 IE; Susp. (1ml = 100.000 I.E.); Mundgel (1g = 100000 IE)* **Moronal** *Tbl. 500000 IE; Susp. (1ml = 100000 IE)* **Mykundex** *Tbl. 500000 I.E.; Susp. (1ml = 100.000 I.E.)* **Nystatin Stada** *Tbl. 500000 IE*	**Candida-Infektion:** Mundhöhle: 4–6 x 100000 IE p.o.; Magen-Darm-Trakt: 3 x 1–2 Tbl.; **Ki.:** siehe Erwachsene; **DANI** nicht erforderlich

A 8.23 Antihelminthika

UW (Albendazol): Kopfschmerzen, Schwindel, Bauchschmerzen, Diarrhoe, Übelkeit, Erbrechen, reversibler Haarausfall, Fieber;
UW (Praziqunatel): Kopfschmerzen, Benommenheit, Schwindel, Somnolenz, Unwohlsein, Bauchschmerzen, Übelkeit, Erbrechen, Diarrhoe, Urtikaria, Fieber, Anorexie, Myalgie;
KI (Albendazol): bekannte Überempfindlichkeit, SS, SZ;
KI (Praziquantel): bekannte Überempfindlichkeit, intraokuläre Zystizerkose, gleichzeitige Anwendung von Rifampicin

Albendazol Rp	HWZ 8h, PRC C, Lact ?
Eskazole *Tbl. 400mg*	**Echinokokkose** → 438: 2 x 400mg p.o. für 28d, dann 14d Pause, 2–3 Zyklen; **Trichinose:** 2 x 400mg für 6d; **Strongyloidiasis:** 400–800mg/d für 3d; Pat. < 60kg: 15mg/kg/d in 2 ED

Mebendazol Rp	HWZ 2-8h, Q0 0.95, PRC C, Lact ?
Surfont *Tbl. 100mg* **Vermox** *Tbl. 100, 500mg*	**Enterobiasis:** 1 x 100mg p.o. für 3d, Wdh. nach 2 und 4 Wochen; **Askariasis, Ankylostomiasis:** 2 x 100mg für 3d; **Trichuriasis:** 2 x 100mg für 4d; **Taeniasis** → 447, **Strongyloidiasis:** 2 x 300mg für 3d; **Ki.:** siehe Erwachsene, max. 2 x 100mg; **Trichinose:** d1: 3 x 250mg, d2: 4 x 250mg, d3-14: 3 x 500mg; **Echinokokkose** → 438: d1-3: 2 x 500mg, d4-6: 3 x 500mg, dann 3 x 500-1500mg
Niclosamid OTC	
Yomesan *Tbl. 500mg*	**Taeniasis** → 447, **Fischbandwurm:** 1 x 2g p.o.; **Ki. 2-6J.:** 1 x 1g; < **2J.:** 1 x 0.5g; **Zwergbandwurm:** d1: 1 x 2g, d2-7: 1 x 1g; **Ki. 2-6J.:** d1: 1 x 1g, d2-7: 1 x 0.5g; < **2J.:** d1: 1 x 0.5g, d2-7: 1 x 250mg; **DANI** nicht erforderlich
Praziquantel Rp	HWZ 1-2.5 (4)h, Q0 0.8, PPB 85%, PRC B
Biltricide *Tbl. 600mg* **Cesol** *Tbl. 150mg* **Cysticide** *Tbl. 500mg*	**Schistosomiasis:** 40-60mg/kg p.o. in 2-3 ED für 1d; **Leber- und Lungenegel:** 75mg/kg in 3 ED für 2-3d; **Neurozystizerkose:** 50mg/kg in 3 ED für 15d; **Taeniasis:** 1 x 5-10mg/kg; **Fischbandwurm:** 1 x 10mg/kg; **Zwergbandwurm:** 15-25mg/kg, evtl. Wdh. nach 10d
Pyrantel OTC	HWZ 26h PRC C, Lact ?
Helmex *Kautbl. 250mg; Saft (5ml = 250mg)*	**Enterobiasis, Ascariasis, Ancylostomiasis:** 1 x 10mg/kg p.o., max. 1g; **Hakenwurm:** 20mg/kg für 2d; **DALI** KI bei vorbestehender Leberschädigung
Pyrvinium OTC	PRC B
Molevac *Tbl. 50mg; Saft (5ml = 50mg)* **Pyrcon** *Saft (5ml = 50mg)*	**Enterobiasis:** 1 x 5mg/kg p.o., max. 400mg; **DANI, DALI** KI

A 8.24 Antimalariamittel

UW (Artemether + Lumefantrin): Bauch-/Kopfschmerzen, Anorexie, Diarrhoe, Übelkeit, Schwindel, Pruritus, Exanthem, Husten, Palpitationen, Arthralgie, Myalgie, Asthenie, Müdigkeit; **UW** (Chinin): Kopfschmerzen, Schwindel, Tinnitus, BB-Veränderungen, Hämolyse, Erregungsleitungsstrg.; **UW** (Chloroquin): Hornhauttrübung, Retinopathia pigmentosa, Exanthem; **UW** (Mefloquin): GI-Strg., ZNS-Strg., Rhythmusstrg., Psychose, Leuko- und Thrombopenie; **UW** (Proguanil): GI-Strg., Mund-Ulzera, Haarausfall;
KI (Artemether + Lumefantrin): komplizierte Malaria, Herzerkrankung, QT ↑, SZ; **KI** (Chinin): G-6-PDH-Mangel, Myasthenia gravis; **KI** (Chloroquin): Retinopathie, G-6-PDH-Mangel, SS/SZ; **KI** (Mefloquin): SS/SZ, Psychose, Kardiomyopathie, Epilepsie; **KI** (Proguanil): schwere Nierenfunktionsstörung;
Ink (Artemether + Lumefantrin): andere Antimalariamittel, Flecainid, Metoprolol, Imipramin, Amitryptilin, Clomipramin, QT-verlängernde Medikamente, Ketoconazol u.a. (s. Packungsbeilage); **Ink** (Chloroquin): Phenylbutazon, Probenecid, Kortikosteroide, Isoniazid, Amiodaron, Carbamazepin, Phenytoin, Phenothiazine, Ketoconazol, MAO-Hemmer, Cimetidin, Mefloquin, Bupropion, Metronidazol, Penicillamin, Pyrimethamin, Sulfadoxin, Ciclosporin, Methotrexat, Pyridostigmin, Neostigmin u.a. (s. Packungsbeilage)

Artemether + Lumefantrin Rp	HWZ (A/L) 2 h/2-6 d
Riamet *Tbl. 20+120mg*	**Unkompliz. Malaria tropica: Th.:** ini 4 Tbl., Wdh. nach 8, 24, 36, 48, 60h; **Ki. 5-15kg:** s. Erwachsene mit je 1 Tbl.; **15-25kg:** je 2 Tbl.; **25-35kg:** je 3 Tbl.

Chinin Rp	HWZ 8–12h, Q0 0.85, PPB ca. 70%
Chininum dihydrochloricum *Int. Apotheke* **Chininum hydrochloricum** *Tbl. 250mg*	**Komplizierte Malaria tropica Th.:** ini 20mg/kg über 4h i.v., dann 3 x 10mg/kg; **DANI** GFR < 10: Loading dose geben, Erhaltungsdosis um 30-50% reduzieren
Chloroquinphosphat Rp	HWZ 30–60 d, Q0 0.3, PPB 50–60%, PRC C, Lact +
Resochin *Tbl. 81, 250mg; Amp. 250mg* **Weimerquin** *Tbl. 250, 500mg*	**Malaria: Pro.:** 1 x/W. 8mg/kg p.o., 1W. vor bis 4W. nach Exposition; **Th.:** ini 16mg/kg p.o., nach 6h 8mg/kg, dann 1 x 8mg/kg für 2–3d; ini 16mg/kg über 4h i.v., dann 8mg/kg über 4h alle 12h bis Gesamtdosis von 40–50mg/kg; **Ki.:** siehe Erwachsene
Doxycyclin → 158 Rp	HWZ 12–24h, Q0 0.7, PPB 80–90%, PRC D, Lact ?
Antodox *Kps. 100, 200mg* **Doxycyclin-ratioph.** *Kps. 100mg; Amp. 100mg/5ml* **DoxyHEXAL** *Tbl. 100, 200mg; Amp. 100mg/5ml*	**Malaria:** **Pro.:** 100mg/d; 1d vor bis 4 W. nach Exposition
Mefloquin Rp	HWZ 13–30 d, Q0 0.9, PPB 98%, PRC C, Lact ?
Lariam *Tbl. 250mg*	**Malaria tropica: Pro.:** 1 x/W. 250mg p.o., 1W. vor bis 4W. nach Exposition; **Ki > 5kg:** 1 x/W. 5mg/kg; **Th.:** ini 750mg p.o., nach 6h 500mg, nach 12h 250mg; **Ki > 5kg:** 20–25mg/kg Gesamtdosis in 2–3 ED
Primaquin Int. Apotheke	HWZ 4–7h, PRC C, Lact ?
Primaquine *Tbl. 15mg*	**Malaria tertiana Nachbehandlung:** 1 x 15mg p.o. für 14d
Proguanil Rp	HWZ 20h, Q0 0.7, PPB 75%, PRC B
Paludrine *Tbl. 100mg*	**Malaria: Pro.:** 1 x 200mg p.o. (Kombination mit Chloroquin); **Ki. < 1J.:** 1 x 25mg; **1–4J.:** 1 x 50mg; **5–8J.:** 1 x 100mg; **9–14J.:** 1 x 150mg; **DANI** GFR: > 60: 100%; 20–59: 1 x 100mg; 10–19: 50mg alle 2d; < 10: 1 x/W. 50mg
Proguanil + Atovaquon Rp	
Malarone *100+250mg* **Malarone junior** *Tbl. 25+62.5mg,*	**Malaria: Pro.:** 1–2d vor bis 7d nach Exposition 1 x 100 + 250mg p.o.; **Ki. 11–20kg:** 1 x 25 + 62.5mg p.o.; **21–30kg:** 1 x 50 + 125mg; **31–40kg:** 1 x 75 + 187.5mg; **unkomplizierte Malaria tropica:** **Th.:** 1 x 400 + 1000mg p.o. für 3d; **Ki. 11–20kg:** 1 x 100 + 250mg für 3d; **21–30kg:** 1 x 200 + 500mg für 3d; **31–40kg:** 1 x 300 + 750mg für 3d; **DANI** GFR > 30: 100%; < 30: KI; **DALI** nicht erforderlich

A 9 Immunologie – Arzneimittel

A 9.1 Immunsuppressiva

Wm/Wi (Azathioprin): Umwandlung in 6-Mercaptopurin = Purinantimetabolit
Wm/Wi (Ciclosporin): Blockade ruhender Lymphos in der G0- oder G1-Phase, Hemmung von Produktion und Freisetzung von Lymphokinen und T-Zell-Wachstumsfaktor;
Wm/Wi (Glatirameracetat): Polymer aus 4 Aminosäuren mit spezifischen immunmodulatorischen Eigenschaften ⇒ Erhöhung der Zahl spezifischer Supressorzellen, die antiinflammatorische Zytokine sezernieren
Wm/Wi (Muromonab): muriner monoklonaler Antikörper gg. das CD3-Antigen der menschlichen T-Zellen ⇒ Blockade aller T-Zell-Funktionen
Wm/Wi (Mycophenolat): Hemmung der Inosinmonophosphatdehydrogenase ⇒ Hemmung der Synthese von Guanosin-Nukleotiden ⇒ zytostatischer Effekt auf Lymphozyten
Wm/Wi (Tacrolimus): hemmt Bildung zytotoxischer T-Zellen; hemmt Lymphokin-Bildung sowie Expression des Interleukin-2-Rezeptors
UW (Azathioprin): Nausea, Erbrechen, Diarrhoe, Panzytopenie, Fieber, Infektionsrisiko ↑, Cholestase, Pankreatitis, Alopezie
UW (Ciclosporin): Nierenschädigung, Strg. der Leberfunktion, Kardiotoxizität, Tremor, Hirsutismus, Gingivahypertrophie, Ödeme
UW (Everolimus): Infektionen, Knochenmarksdepression, Hyperlipidämie, Hypertonie, Thromboembolie, Bauchschmerzen, Diarrhoe, Erbrechen, Nausea, Akne, Ödeme, Schmerzen
UW (Glatirameracetat): Reaktionen a.d. Injektionsstelle, Schmerzen, Herzklopfen, Übelkeit, Obstipation, Diarrhoe, Arthralgie, Dyspnoe, Schwindel, Depression
KI (Azathioprin): Überempf. gegen 6-Mercaptopurin, schwere Leber-, Nieren- und Knochenmarksschäden, schwere Infektion; **KI** (Ciclosporin): Nierenfunktionsstrg., unkontrollierte art. Hypertonie, unkontrollierte Infektionen, Tumoren, schwere Lebererkr., SZ; Cave in SS; **KI** (Glatirameracetat): bek. Überempf., SS; **KI** (Everolimus): Überempf. gg. Everolimus oder Sirolimus; **Ink** (Ciclosporin): Amphotericin B, Etoposid

Azathioprin Rp	HWZ 4.5h, Q0 1.0, PPB 30%, PRC D, Lact -
Azafalk *Tbl. 25, 50mg* **Aza Q** *Tbl. 50mg* **Azaimun** *Tbl. 25, 50mg* **Azathioprin-ratioph.** *Tbl. 25, 50mg* **Colinsan** *Tbl. 25, 50mg* **Imurek** *Tbl. 25, 50mg; Inj.Lsg. 50mg* **Zytrim** *Tbl. 25, 50mg*	**Nach Organ-Transplantation (Organ-Tx):** d1: 5mg/kg p.o./i.v., dann 1–4mg/kg/d; **MS, Myasthenia gravis:** 2–3mg/kg/d; **Autoimmunhepatitis:** ini 1–1.5mg/kg, Erh.Dos. bis 2mg/kg; **andere Autoimmunerkr.:** 1-3mg/kg/d; **Ki.:** s. Erw.; **DANI, DALI** sorgfältige Dosiseinstellung

Basiliximab Rp	HWZ 173h, PRC B, Lact ?
Simulect *Amp. 10, 20mg*	**Pro. d. akuten Transplantatabstoßung:** 20mg i.v. 2h vor Tx., 20mg 4d n. Tx.; **Ki. < 35kg:** 10mg i.v. 2h vor Tx., 10mg 4d n. Tx.; Komb. m. Ciclosporin und Steroiden

Ciclosporin Rp	HWZ 7-8 (16-19)h, Q0 1.0, PPB 90%, th. Serumspiegel (μg/l): 100-300
Cicloral *Kps. 25, 50, 100mg; Lsg. (1ml = 100mg)* **Ciclosporin 1A** *Kps. 25, 50, 100mg; Lsg. (1ml = 100mg)* **Immunosporin** *Kps. 25, 50, 100mg* **Sandimmun** *Kps. 10, 25, 50, 100mg; Susp.(1ml = 100mg); Amp. 50mg/1ml, 250mg/5ml*	**N. Organ-Tx:** ini 10-14mg/kg p.o. (3-5mg/kg i.v.) 4-12h vor Tx, dann 1 x 10-14mg/kg/d f. 1-2W., dann 2-6mg/kg/d p.o. in 1-2 Einzeldosen; **nach Knochenmark-Tx:** 12.5-15mg/kg p.o. 1d vor Tx, dann 12.5-15mg/kg f. 5d, dann 12.5mg/kg für 3-6 M.; **nephrot. Syndr.:** 5mg/kg p.o.; **Ki.:** 6mg/kg p.o.; **schwere Psoriasis** → 501: 2.5mg/kg p.o. in 2 Einzeldos.. max. 5mg/kg; **DANI** KI, Ausnahme nephrot. Syndr.

Daclizumab Rp	HWZ 44-360h, PRC C, Lact ?
Zenapax *Amp. 25mg/5ml*	**Pro. d. akuten Transplantatabstoßung:** 1mg/kg i.v. 24h vor Tx, Wh. alle 14d bis max. 5 Dosen; **DANI** nicht erforderl.
Everolimus Rp	HWZ 21-35 h, PPB ca. 74%, th. Serumspiegel (ng/ml): 3-8
Certican *Tbl. 0.25, 0.5, 0.75mg,1mg; Susp. 0.1, 0.25mg*	**Pro. Transplantatabstoßung b. Nieren- u. Herz-Tx:** 2 x 0.75mg p.o., Dosisanpassung n. Serumspiegel; Komb. m. Ciclosporin; **DANI** nicht erforderl.; **DALI** Child A,B: ini 50%; C: keine Daten
Glatirameracetat Rp	
Copaxone *Fertigspr. 20mg/1ml*	**Schubförmig remittierende MS** → 467: 1 x 20mg s.c.
Muromonab-CD3 Rp	
Orthoclone OKT 3 *Amp. 5mg/5ml*	**Steroidresistente akute Transplantatabstoßung:** 1 x 5mg i.v. f. 10-14d; **DANI** nicht erforderl.
Mycophenolatmofetil Rp	HWZ 6h, Q0 >0.7, PPB 97%
CellCept *Kps. 250mg; Tbl. 500mg; Trockensaft (5ml = 1g), Inj., Susp. (5mg = 1ml); Lsg. 500mg*	**N. Nieren-Tx:** 2 x 1g p.o./i.v.; **n. Herz-Tx:** 2 x 1.5g p.o.; **n. Leber-Tx:** d1-4: 2 x 1g i.v., dann 2 x 1.5g p.o.; Pat. > 65J.: 2 x 1g p.o./i.v.; **Ki. 2-18J.:** 2 x 600mg/m^2 KOF p.o., max. 2g/d; **DANI** GFR < 25: max. 2 x 1g
Mycophenolatnatrium Rp	HWZ 12h, Q0 >0.7
Myfortic *Tbl. 180, 360mg*	**N. Nieren-Tx:** 2 x 720mg p.o.; **DANI** GFR < 25: sorgfältige Überwachung, max. 1440mg/d; **DALI** nicht erforderl.
Sirolimus Rp	HWZ 57-63h, Q0 1.0, th. Serumsp. (ng/ml): 4-12 (12-20 n. Absetzen v. Ciclosporin)
Rapamune *Tbl. 1, 2mg; Lsg. (1mg/ml)*	**N. Nieren-Tx:** ini 6mg, dann 1 x 2mg p.o., bzw. n. Serumspiegel ; Komb. in ersten 2-3 Mo mit Ciclosporin u. Steroiden; **DANI** nicht erforderl.
Tacrolimus Rp	HWZ 11-15h, Q0 1.0, PPB 99%, PRC C, Lact -
Advagraf *Kps. (ret.) 0.5, 1, 5mg* **Prograf** *Kps. 0.5, 1, 5mg; Amp. 5mg/1ml*	**N. Nieren-Tx:** 0.2-0.3mg/kg/d p.o. in 2 Einzeldos.; **n. Leber-Tx:** ini 0.02-0.05mg/kg i.v., n. 2-4d 0.1-0.2mg/kg/d p.o. in 2 Einzeldosen; **Ki < 12J.:** 0.3mg/kg p.o. in 2 Einzeldosen; **DANI** nicht erforderl.; **DALI** individuelle Dosisreduktion in 20-25% Schritten

A 9.2 Wachstumsfaktoren

Wm/Wi (Filgrastim; Lenograstim): humaner Granulozyten-Koloniestimulierender Faktor (G-CSF), reguliert Entstehung u. Freisetzung funktionsfähiger neutrophiler Granulozyten aus dem Knochenmark; **Wm/Wi** (Palifermin): Protein, stimuliert über spezifische Rezeptoren der Epithelzellen Proliferation, Differenzierung und Hochregulierung zytoprotektiver Mechanismen; **Wm/Wi** (Plerixafor): selektiver, reaktiver Antagonist d. CXCR4-Chemokinrezeptors ⇒ Leukozytose u. Erhöhung d. Spiegels von zirkulierenden, hämatopoetischen Progenitorzellen, Mobilisierung v. CD34+-Zellen (funktional u. transplantionsfähig); **UW** (Filgrastim): Knochenschmerzen, Miktionsbeschwerden, LDH↑, AP↑, gGT↑, Harnsäure↑, Übelkeit, Erbrechen, Kopfschmerzen; **UW** (Palifermin): Geschmacksirritationen, Anschwellen von Mund/Zunge, Exanthem, Pruritus, Erythem, Arthralgien, Ödeme, Schmerzen, Fieber, Lipase↑, Amylase↑; **UW** (Plerixafor): Schlaflosigkeit, Benommenheit, Kopfschmerzen, Durchfall, Übelkeit, Erbrechen, Bauchschmerzen, Obstipation, Flatulenz, Mundtrockenheit, orale Hypoästhesie, Hyperhidrose, Erytheme, Arthralgie, Rkt. am Inj.ort, Müdigkeit, Unwohlsein; **KI** (Filgrastim): Überempf. gg. Filgrastim, Kostmann-Syndrom (kongenitale Neutropenie); **KI** (Palifermin): Überempf. gg. Palifermin bzw. gg. aus E. coli hergestellten Proteinen; **KI** (Plerixafor): bek. Überempfindlichkeit

Filgrastim (G-CSF) Rp	HWZ 2-7h, PRC C, Lact ?
Biograstim *Fertigspr. 300, 480µg* **Granulokine** *Fertigspr. 300, 480µg* **Neupogen 30** *Inj.Lsg. 300µg; Fertigspr. 300µg* **Neupogen 48** *Fertigspr. 480µg* **Ratiograstim** *Fertigspr. 300, 480µg*	**Neutropenie nach Chemoth.:** 5µg/kg/d s.c.; **Mobilisierung periph. Blutstammzellen:** 10µg/kg/d als s.c.-Dauerinfusion über 24h f. 5-7d; **schwere kongen. Neutropenie:** 12µg/kg/d, max. 24µ/kg/d; **Neutropenie bei HIV:** 1µg/kg/d, max. 4µg/kg/d; **Spender vor allogener Stammzellspende:** 10µg/kg/d f. 4-5d
Lenograstim (G-CSF) Rp	HWZ 3-4h
Granocyte 13 *Inj.Lsg. 105µg (13.4Mio IE)* **Granocyte 34** *Inj.Lsg. 263µg (33.6Mio IE)*	**Neutropenie n. Chemoth., Mobilisierung peripherer Blutstammzellen:** 150µg/m² KOF/d s.c.
Palifermin Rp	HWZ 4.5h
Kepivance *Inj.Lsg 6.25mg*	**Pro. Mukositis bei myeloablativer Chemoth.:** 60µg/kg/d i.v. 3d vor und bis 3d nach Chemoth. **DANI** nicht erforderl.
Pegfilgrastim (G-CSF) Rp	
Neulasta *Fertigspr. 6mg/0.6ml* **Neupopeg** *Fertigspr. 6mg/0.6ml*	**Neutropenie nach Chemoth.:** 6mg s.c. einmalig pro Chemo-Zyklus
Plerixafor Rp	HWZ 3-5h, PPB 58%, PRC D, Lact ?
Mozobil *Inj.Lsg 24mg/1.2ml*	**Mobilisierung peripherer Blutstammzellen zur autologen Tx bei Lymphom/Plasmozytom** → 351: 0.24mg/kg/d s.c. 6-11h vor Apherese nach 4-tägiger G-CSF-Vorbehandlung, Anw. für 2-7d; **DANI** GFR > 50: 100%, 20-50: 0.16mg/kg/d, < 20: keine Daten

A 9.3 Interferone

Wm/Wi (Interferone): antiviral, wachstumshemmend und immunregulatorisch;
UW: Fieber, Schwitzen, Schüttelfrost, Müdigkeit, Gelenk- u. Weichteilschmerzen, BB-Veränderungen, HRST, Depression, Tremor, Krampfanfälle, Parästhesien, GI Strg., Haarausfall, Exantheme, Pruritus;
KI: Herzerkr., ZNS-Erkr., schwere Leberfunktionsstrg., Niereninsuff., schwere KM-Schäden, Cave in SS/SZ;
Ink (Interferon alpha): Theophyllin

Interferon alpha-2a Rp	HWZ 3.7-8.5h, Q0 1.0,
Roferon A *Fertigspr. 3, 4.5, 6, 9, 18 Mio IE; Pen 18 Mio IE*	**Chron. Hepatitis B** → **429:** 3 x/W. 2.5-5 Mio IE/m^2 KOF s.c.; **Ki.:** bis 10 Mio IE/m^2 KOF 3 x/W. s.c.; **chron. Hepatitis C** → **429:** 3 x/W. 3-4.5 Mio IE s.c.; Komb. m. Ribavirin → 176; andere Ind s. Pck.Beil.; **DANI, DALI** KI bei schwerer NI, LI
Interferon alpha-2b Rp	HWZ 2-3h, Q0 1.0,
Intron A *Inj.Lsg. 18, 25 Mio IE; Pen 18, 25, 30, 60 Mio IE*	**Chron. Hepatitis B:** → 429 3x/W. 5-10 Mio IEs.c.; **chron. Hepatitis C:** → 429 3x/W. 3 Mio IE s.c.; Komb. m. Ribavirin → 176; andere Ind s. Pck.Beil.; **DANI, DALI** KI
Interferon beta Rp	HWZ 1.5h, Q0 1.0,
Fiblaferon *Inj.Lsg 3, 5 Mio IE*	**Schwere Virusinf.:** 0.5 Mio IE/kg f. 3-6d, max. 25 Mio IE/d; **Nasopharynx-Ca:** 3 x/W. 0.1 Mio IE/kg; **DANI, DALI** KI
Interferon beta-1a Rp	HWZ 10h, Q0 1.0,
Avonex *Inj.Lsg. 6 Mio IE; Fertigspr. 6Mio IE* **Rebif** *Fertigspr. 6, 12 Mio IE*	**Multiple Sklerose** → **467:** Avonex 1x/W. 6 Mio IE i.m.; Rebif 3 x 6-12 Mio IE s.c.
Interferon beta-1b Rp	HWZ 5h, Q0 1.0,
Betaferon *Inj.Lsg. 9.6 Mio IE* **Extavia** *Inj.Lsg. 9.6 Mio IE*	**Multiple Sklerose** → **467:** alle 2d 8 Mio IE (1ml) s.c.; **DALI** KI bei dekompens. LI
Interferon gamma-1b Rp	HWZ 7h, Q0 1.0,
Imukin *Inj.Lsg. 2 Mio IE*	**Chron. Granulomatose:** Pat. < 0.5m² KOF: 3x/W. 1.5µg/kg s.c.; Pat. > 0.5m² KOF: 3x/W. 50µg/m² KOF s.c.
Peginterferon alpha-2a Rp	HWZ 50-130h
Pegasys *Fertigspr. 135µg,180µg*	**Chron. Hepatitis B** → **429:** 180µg s.c. 1 x/W. f. 48W.; **Chron. Hepatitis C** → **429:** 180µg s.c. 1 x/W.; Komb. mit Ribavirin → 176; **DANI** ini 135µg 1 x/W.; **DALI** s. Fachinfo
Peginterferon alpha-2b Rp	HWZ 27-33h
PegIntron *Inj. Lsg. 50, 80, 100, 120, 150µg*	**Chron. Hepatitis C** → **429:** 1 x/W. 1.5µg/kg s.c.; Komb. mit Ribavirin → 176; **DANI** Monoth.: GFR 30-50: ini 75%, <30: ini 50%; Komb.th.: GFR< 50: KI

A 9.4 Immunglobuline

Wm/Wi (Immunglobuline): antiviral, wachstumshemmend und immunregulatorisch;
UW: Schüttelfrost, Kopfschmerzen, Fieber, Übelkeit, Erbrechen, allergische Reaktionen, Hypotonie, Anaphylaxie, Gelenkschmerzen, Rückenschmerzen; **KI:** bek. Überempfindlichkeit

Immunglobuline Rp	HWZ 36d
Privigen *Inf.Lsg. 5g/50ml, 10g/100ml, 20g/200ml (98% IgG)*	**Primäre Immunmangelsyndrome:** ini 0.4-0.8g/kg i.v. alle 2-4W. bis IgG-Spiegel 4-6g/l, dann 0.2-0.8g/kg; **Sekund. Immunmangelsyndrome (CLL, Myelom):** 0.2-0.4g/dl alle 3-4W.; **Ki. mit AIDS:** 0.2-0.4g/kg alle 3-4W.; **ITP:** 0.8-1g/kg an d1, ggfs Wdh. innerhalb v. 3d oder 0.4g/kg über 2-5d; **Guillain-Barré-Syndr.:** 0.4g/kg über 3-7d; s. auch FachInfo

Immunglobuline Rp	HWZ ca. 20d
Flebogamma 5% *Inf.Lsg. 0.5g/10ml, 2.5g/50ml, 5g/100ml, 10g/200ml (97% IgG; max. 0.05mg/l IgA)* **Gammagard S/D** *Inf.Lsg. 0.5g/10ml, 2.5g/50ml, 5g/100ml, 10g/200ml(92% IgG; max. 0.003mg/l IgA)* **Gamunex 10%** *Inf.Lsg. 1g/10ml, 5g/50ml, 10g/100ml, 20g/200ml (98% IgG; max. 0.084mg/l IgA)* **Octagam** *Inf.Lsg. 1g/20ml, 2.5g/50ml, 5g/100ml, 10g/200ml (95% IgG; max. 0.2mg/l IgA)* **Sandoglobulin** *Inf.Lsg. 1g/33ml, 3g/100ml, 6g/200ml, 10g/167ml* **Sandoglobulin Liquid** *Inf.Lsg. 6g/50ml, 12g/100ml*	**Prim. Immunmangelsyndrome:** ini 0.4-0.8g/kg i.v. alle 2-4W. bis IgG-Spiegel 4-6g/l, dann 0.2-0.8g/kg; **Sekundäre Immunmangelsyndr. (CLL, Myelom):** 0.2-0.4g/dl alle 3-4W.; **Ki. mit AIDS:** 0.2-0.4g/kg alle 3-4W.; **Idiopath. thrombozytopenische Purpura (ITP):** 0.8-1g/kg an d1, ggf. Wh. innerhalb v. 3d oder 0.4g/kg über 2-5d; **Guillain-Barré-Syndr.:** 0.4g/kg d1-5; **Kawasaki-Syndr.:** 1.6-2g/kg über 2-5d; **allogene KM-Tx:** 0.5g/kg wöchentl., s. auch Fach-Info; **Masern-PRO:** Sandoglobulin: 0.05g/kg; **Chron. inflammat. demyelinisierende Polyneuropathie** (CIDP): Gamunex: ini 2g/kg, Erh.Dos. 1g/kg alle 3W

A 9.5 Impfstoffe

A 9.5.1 Bakterielle Impfstoffe

Wm/Wi: Bildung von Antikörpern durch das Immunsystem nach Applikation von attenuierten, abgetöteten oder fragmentierten Krankheitserregern oder deren Toxine; **UW** (TD-Impfstoff): Rötung, Schwellung , Schmerzen a.d. Injektionsstelle; Abszess, Granulombildung, Kopfschmerzen, Übelkeit, Fieber, Schweißausbruch, allerg. Reakt.; **UW** (Typhusimpfstoff): Asthma-Anfall, Übelkeit, Erbrechen, Diarrhoe, Bauchschmerzen, Arthralgien, Myalgien, Serumkrankheit; **KI** (TD-Impfstoff): bek. Überempfindlichkeit/Allergie, Inf., fieberhafte Erkrankung; **KI** (Typhusimpfstoff): akute Erkrankung, Immundefekte, bek. Überempfindl.

Meningokokken C-Oligosaccharid Rp	PRC C, Lact+
Meningitec *Fertigspr. 10µg/0.5ml* **Menjugate** *Amp. 10µg/0.5ml* **Neisvac C** *Amp. 10µg/0.5ml*	**Meningokokken-Immunisierung:** Säuglinge bis 12 M.: 2 x 0.5ml i. Abstand v. 8 W.; Ki. > 1J., Erw.: 1 x 0.5ml

Meningokokken A-, C-, W135, Y-Oligosacharid Rp	PRC C Lact+
Menveo *Inj.Lsg. 25µg/0.5ml*	**Meningokokken-Immunisierung: Erw., Ki. ab 11J.:** 0.5ml als ED i.m.

Pneumokokkenpolysaccharid Rp	PRC C Lact +
Prevenar-13 *Fertigspr. 0.5ml* **Pneumovax 23** *Amp. 0.5ml* **Synflorix** *Fertigspr. 0.5ml*	**Pneumokokken-Immunisierung:** Prevenar, Synflorix: 0.5ml i.m. 2., 3. u. 4. Lebensmonat und 1 x 0.5ml im 2. LJ.; **Impfung bei erhöhtem Risiko:** Pneumovax: ab 2.LJ.: 0.5ml i.m.

S. typhi-Polysaccharid Rp	
Typhim Vi *Fertigspr. 25µg/0.5ml* **Typherix** *Fertigspr. 25µg/0.5ml*	**Typhus-Immunisierung:** ab 2. LJ.: 25µg i.m., Wh. n. 3J.

Tetanus- + Diphterie-Toxoid Rp	PRC C Lact +
Td-Impfstoff Mérieux *Amp. 20 IE + 2 IE/0.5ml* **Td-pur** *Fertigspr. 20 IE + 2 IE/0.5ml* **TD Rix** *Fertigspr. 20 IE + 2 IE/0.5ml*	**Tetanus/Diphterie-Grundimmunisierung:** ab 6J.: 0.5ml i.m., Wh n. 4-8W. und n. 6-12M.; **Auffrischimpfung:** routinemäßig 0.5ml ab Beginn 6.LJ.; 0.5ml 11.-15.LJ., dann alle 10J. 0.5ml; **Immunisierung bei Verletzung:** 0.5ml, wenn letzte Impfung vor ≥ 5-10J.

Tetanus- + Diphterie- + Pertussis-Toxoid Rp	PRC C Lact +
Boostrix *Fertigspr. 20 IE + 2 IE + 8µg/0.5ml* **Covaxis** *Amp. 20 IE + 2 IE + 8µg/0.5ml* **Infanrix** *Fertigspr. 40 IE + 30 IE + 25µg/0.5ml*	**Tetanus/Diphterie/Pertussis-Grundimm.:** Infanrix: je 0.5ml i.m. 2., 3. u. 4. Lebensm. + 1x0.5ml im 2. LJ.; **Auffrischimpfung:** Boostrix, Covaxis: ab 4. LJ.: 0.5ml

A 9.5.2 Virale Impfstoffe

Wm/Wi: Bildung von Antikörpern durch das Immunsystem nach Applikation von attenuierten, abgetöteten oder fragmentierten Krankheitserregern oder deren Toxine; **UW** (Celvapan): Nasopharyngitis, Kopfschmerzen, Schwindel, Halsschmerzen, Arthralgie, Myalgie, Fieber, Schüttelfrost, Ermüdung, Schwellung/Schmerzen an Inj.Stelle; **UW** (Hepatitis A-Impfstoff): Kopfschmerzen, Unwohlsein, Fieber, Appetitverlust; **UW** (Hepatitis B-Impfstoff): Rötung, Schwellung , Schmerzen a.d. Injektionsstelle; Kopfschmerzen, Übelkeit, Erbrechen, Bauchschmerzen, Fieber, Schweißausbruch, allerg. Reaktionen, Leberfunktionsstörungen, Arthralgie, Myalgie; **UW** (MMR-Impfstoff): Fieber Schweißausbruch, Schüttelfrost, Abgeschlagenheit, Kreislaufreaktionen, Kopfschmerzen, Katarrh, GI-Störungen; **UW** (Pandemrix): Lymphadenopathie, Kopfschmerzen, Hautblutungen/Verhärtung/Schwellung/Schmerzen an Inj.Stelle, verstärktes Schwitzen, Arthralgie, Myalgie, Schüttelfrost, Fieber; **UW** (Rotavirusimpfstoff): Fieber, Durchfall, Erbrechen, Reizbarkeit, Bauchschmerzen; **UW** (Tollwutimpfstoff): Schmerzen/Rötung an der Einstichstelle, Unwohlsein, Fieber, grippeähnliche Symptome, Lymphadenopathie, Kopfschmerzen, Myalgie, Exanthem; **UW** (Zoster-Impfstoff): Kopfschmerzen, Erythem/Schwellung/Schmerz/Hämatom/ Pruritus/Überwärmung an Inj.Stelle; **KI** (Hepatitis B-Impfstoff): bek. Überempfindlichkeit/Allergie, Infektion, fieberhafte Erkrankung; **KI** (MMR-Impfstoff): bek. Überempfindlichkeit/Allergie, akute Erkrankung, angeborene, erworbene oder therapiebedingte Immundefizienz, Schwangerschaft; **KI** (Pandemrix): bek. Überempfindlichkeit; **KI** (Rotavirusimpfstoff): bek. Überempf., angeb. Fehlbildungen im GI-Trakt, HIV-Infektion; **KI** (Tollwutimpfstoff): bek. Überempf.; **KI** (Zosterimpfstoff): bek. Überempfindlichkeit, angeb./ erworbene Immundefizienz, Immunsuppress. Th., aktive/unbehandelte Tbc, SS

Hepatitis-A-Impfstoff Rp	PRC C Lact ?
Havrix *Fertigspr. 720 E/0.5ml, 1440 E/1ml* **Vaqta** *Fertigspr. 25 E/0.5ml, 50 E/1ml*	**Hepatitis-A-Immunisierung:** **Erw.:** 50 bzw. 1440 E i.m. M. 0, Wh. nach 6-12 M.; **Ki.:** 25 bzw. 720 E i.m. M. 0, Wh. nach 6-12 M.; Auffrischung alle 10J.

Hepatitis-B-Impfstoff Rp	PRC C Lact ?
Engerix B Erwachsene *Fertigspr. 20µg/1ml* **Engerix B Kinder** *Fertigspr. 10µg/1ml* **Hbvaxpro** *Amp. 5µg/0.5ml, 10µg/1ml, 40µg/1ml; Fertigspr. 5µg/0.5ml, 10µg/1ml*	**Hepatitis-B-Immunisierung: Erw.:** 20µg i.m. M. 0, 1 u. 6; **Neugeb., Ki. bis 16J.:** 10µg i.m. M. 0, 1, 2 u. 12, alternativ M. 0, 1, 6

Hepatitis-A+B-Impfstoff Rp	PRC C Lact ?
Twinrix Erwachsene *Fertigspr. 720 E + 20µg/1ml* **Twinrix Kinder** *Fertigspr. 720 E + 10µg/0.5ml*	**Hepatitis A+B-Immunisierung: Erw.:** 720 E + 20µg i.m. M. 0, 1 u. 6; **Ki. 1- 16J.:** 720 E + 10µg i.m. M. 0, 1 u. 6

Influenza-Impfstoff (epidemische Influenza) Rp	PRC C Lact +
Begrivac 2009/2010 *Fertigspr. 0.5ml* **Fluad 2009/2010** *Fertigspr. 0.5ml* **Fluvaccinol 2009/2010** *Fertigspr. 0.5ml* **Grippeimpfstoff-ratioph. 2009/2010** *Fertigspr. 0.5ml* **Influsplit 2009/2010** *Fertigspr. 0.5ml* **Influvac 2009/2010** *Fertigspr. 0.5ml* **Mutagrip 2009/2010** *Fertigspr. 0.25, 0.5ml*	**Pro. epidemische Influenza: Erw., Ki ab 3J.:** 0.5ml i.m./s.c.; **Ki. 6M-3J.:** 0.25ml i.m/s.c.; Wdh. bei Kindern nach 4W

Influenza-Impfstoff (H1N1) Rp	PRC C Lact +
Celvapan *Inj. Lsg. 75µg/5ml (=10 Impfdosen)* **Pandemrix** *Inj.Lsg. 37.5µg/5ml (= 10 Impfdosen)*	**Celvapan: Erw.:** 0.5ml i.m., Wdh. nach mindestens 3W; **Pandemrix: Erw., Ki ab 10J.:** 1 x 0.5ml i.m., evtl. Wdh. nach mindestens 3W; **Ki. 6M-9J.:** 1 x 0.25ml i.m., Wdh. nach 3W; **Ki. < 6M:** Anwendung nicht empfohlen

Japanische-Enzephalitis-Virus-Impfstoff Rp	
Ixiaro *Fertigspr. 0.5ml*	**Japan.-B-Enzephalitis-Immunisierung:** 0.5ml i.m. Mon. 0 u.1;

Masern-Mumps-Röteln-Impfstoff Rp	PRC C Lact +
MMR Triplovax *Fertigspr. 0.5ml* **MMR Vaxpro** *Fertigspr. 0.5ml* **Priorix MMR** *Fertigspr. 0.5ml*	**Masern-Mumps-Röteln-Immunisierung:** Ki. ab 12. Lebensmonat: 0.5ml i.m. M. 0 u. 4 (möglichst bis Ende 2.LJ)

Masern-Mumps-Röteln-Varicellen-Impfstoff Rp	PRC C Lact +
Priorix Tetra *Fertigspr. 0.5ml*	**Masern-Mumps-Röteln-Varicellen-Immunisierung:** Ki. ab 9. Lebensm. - 12.LJ.: 0.5ml s.c. W. 0 u. 6

Poliomyelitis-Impfstoff (Typ I, II, III) Rp	PRC C Lact +
IPV Merieux *Fertigspr. 40+8+32 E/0.5ml* **IPV Virelon** *Amp. 40+8+32 E/1ml* **Immovax Polio** *Fertigspr. 40+8+32 E/0.5ml*	**Poliomyelitis-Immunisierung:** Erw. u. Ki.: 40+8+32 E i.m. M. 0, 2 u.12; Auffrischung n. 10J.

Papillomvirusimpfstoff Rp	
Cervarix *Fertigspr. 0.5ml* **Gardasil** *Fertigspr. 0.5ml*	**PRO HPV-assoz. Cervix-Ca, Dysplasien von Cervix u. Vulva, Condylomata acuminata:** Erw. Frauen, Mädchen > 9J.: 0.5ml i.m. M. 0, 2 u. 6

Rotavirusimpfstoff Rp	
Rotarix *Susp. 1ml* **RotaTeq** Dosiertube 2ml	**Rotaviren-Immunisierung:** 1 bzw. 2ml p.o., 1. Dosis 6.-12. Lebensw., dann Wh. nach 4 u. 8W.

Tollwutimpfstoff Rp	
Rabipur *Inj.Lsg 2.5 IE/1ml* **Tollwutimpfstoff (HDC) inaktiviert** *Inj.Lsg 2.5 IE/1ml*	**Tollwut-Immunisierung:** 2.5 IE i.m. d 0, 7, 21 oder 28; Auffrischung n., Titer oder alle 2-5J.; **Impfung nach Exposition:** 2.5 IE d 0, 3, 7, 14, 28

Varicellen-Impfstoff Rp	PRC C Lact ?
Varilrix *Fertigspr. 2000 E/0.5ml* **Varivax** *Fertigspr. 1350 E/0.5ml*	**Varicellen-Immunisierung:** Erw., **Ki. >12M:** 0.5ml i.m./s.c. W0 u. 6

Varicella-Zoster-Impfstoff Rp	PRC C Lact ?
Zostavax *Fertigspr. 19.400PBE/0.65ml*	**Pro. Herpes zoster u. postherpetische Neuralgie** → 451: Pat. ab 50J.: 1 x 0.65ml s.c.

A 9.5.3 Bakterielle und virale Impfstoffe kombiniert

UW (Infanrix Hexa): Reaktionen Injektionsstelle, ungewöhnliches Schreien, Ruhelosigkeit, virale Infekte, Infekte der oberen Atemwege, Bronchitis, Konjunktivitis, Husten, Schnupfen, Diarrhoe, Erbrechen, Dermatitis, Bauchschmerzen, Otitis media, Ekzem, Schläfrigkeit
KI (Infanrix Hexa): bek. Überempfndlichkeit gg. die enthaltenen Impfstoffe bzw. gegen Neomycin, Polymyxin; fühere Encephalopathie innerhalb 7d n. Pertussis-Impfung

Diphterie-Tetanus-Pertussis-Poliomyelitis-Haemophilus influenzae-Hepatitis B-Impfstoff Rp	
Infanrix Hexa *Fertigspr. 0.5ml*	**Immunisierung o.g. Erreger:** 0.5ml i.m. z.B. 2. 3. 4. u. 12. Lebensmonat

A 9.6 Impfkalender

Impfung	Monate					Jahre			
	2	3	4	11–14	15–23	5–6	9–17	> 18	≥ 60
Diphtherie (D)[a] Tetanus (T) Pertussis (aP/ap)	DTaP	DTaP	DTaP	DTaP		DTaP (A)	DTaP (A)	DTaP (A)[g] DTaP (A)[g, h]	
H. infl. B (Hib)	Hib	Hib[c]	Hib	Hib					
Polio (IPV)	IPV	IPV[c]	IPV	IPV			IPV (A)		
Hepatitis B (HB)[b]	HB	HB[c]	HB	HB			HB (G)		
Pneumokokken (P)	P	P	P	P					P (S)
Meningokokken (M)				M (ab vollend. 12. Monat)					
Masern, Mumps, Röteln (MMR)				MMR	MMR				
Varizellen (V)				V	V[d]				
Human Papilloma Virus (HPV)[e]							Mädchen 12–17 J. HPV		
Influenza (I)[f]									I (S)

Zeitpunkt empfohlener Impfungen mit Impfstoff; (A) = Auffrischimpfung

Grundimmunisierung für alle Kinder und Jugendliche, die bisher nicht geimpft wurden, bzw. Komplettierung eines unvollständigen Impfschutzes (G)

Standardimpfungen mit allgemeiner Anwendung = Regelimpfung (S)

a Ab 5 oder 6 Jahren wird zur Auffrischung ein Impfstoff mit reduziertem Diphterietoxoid-Gehalt (d) verwendet

b Postexpositionelle Hepatitis-B-Prophylaxe bei Neugeborenen von HBsAg-positiven Müttern bzw. von Müttern mit unbekanntem HBsAg-Status: post partum innerhalb von 12h mit der Immunisierung gg. Hepatitis B beginnen

c Bei monoval. Anwendung bzw. bei Kombinationsimpfstoffen ohne Pertussiskomponente kann diese Dosis entfallen

d Siehe Fachinfo: Bei Anwendung des Kombi-Impfstoffes MMRV bitte Angaben des Herstellers beachten

e Grundimmunisierung mit 3 Dosen für alle Mädchen im Alter von 12–17 Jahren

f jährlich mit dem von der WHO empfohlenen aktuellen Impfstoff

g jeweils 10 Jahre nach der letzten vorangegangenen Dosis

h Alle Erwachsenen sollen die nächste fällige Td-Impfung einmalig als Tdap (bei entsprechender Indikation als Tdap-IPV) -Kombinationsimpfung erhalten

Impftabelle nach STIKO (Ständige Impfkommission am Robert-Koch-Institut, Berlin, Stand Juli 2009, http://www.rki.de)

A 10 Anästhesie – Arzneimittel

A 10.1 Opioid-Analgetika

Wm: Stimulation zentraler Opioid-Rezeptoren
Wi: analgetisch, sedativ, atemdepressiv, antitussiv, emetisch u. antiemetisch; vgl. auch UW
UW: Atemdepression, Sedierung, HF↓, hypotensive Kreislaufstrg., Pruritus, Bronchospasmus, Schwitzen, Spasmen der Gallen- und Pankreaswege, Obstipation, Krampfanfälle, Miosis, Toleranzentwicklung, Blasenentleerungsstrg.
KI: Anw.Beschr. bei Kindern < 1J., Opioidabhängigkeit, Pankreatitis, Atemstrg., Cave in SS/SZ
Ink (Opioide): Cimetidin
Ink (Alfentanil): Erythromycin

Alfentanil Rp (Btm)	HWZ 1,5h, Q0 1.0, PPB 92%, PRC C, Lact?
Alfentanil-Hameln *Amp. 5mg/10ml* **Rapifen** *Amp. 1mg/2ml, 5mg/10ml*	**Anästhesie:** Erw. u. Ki. n. OP-Dauer als Bolus: bis 10min: 15-20µg/kg i.v.; 10-30min: 20-40µg/kg; 0.5-1h: 40-80µg/kg; > 1h: 80-150µg/kg; Dauerinf.: 0.5-3µgµg/kg/min
Fentanyl Rp (Btm)	HWZ 3-12h, Q0 0.9, PPB 80-85%, PRC C, Lact ?
Fentanyl Curasan *Amp. 0.1mg/2ml, 0.5mg/10ml, 2.5mg/50ml* **Fentanyl HEXAL** *Amp. 0.1mg/2ml, 0.5mg/10ml* **Fentanyl-Janssen** *Amp. 0.1mg/2ml, 0.5mg/10ml*	**Neuroleptanalgesie:** 50-100µg i.v. in Komb. m. Neuroleptikum, evtl. Wh. n. 30-45min.; **Intubationsnarkose:** ini 2-50µg/kg i.v., dann 25-250µg je n. OP-Verlauf; **Ki. 2-12J.:** 2-3µg/kg i.v.; **Schmerzth.:** → 101 **DANI, DALI** vorsichtige Titration
Remifentanil Rp (Btm)	HWZ 3-10 min, Q0 >0.9, PPB 70%, PRC C, Lact?
Ultiva *Inj.Lsg. 1mg/3ml, 2mg/5ml, 5mg/10ml*	**Anästhesie bei Spontanatmung:** 0.04µg/kg/min i.v.; dann n. Bed. 0.02-0.1µg/kg/min; **Anästhesie mit Beatmung:** ini 0.5-1µg/kg/min i.v., d. je n. Narkoseverfahren; **Ki. 1-12J.:** ini 0.25µg/kg/min i.v., dann je n. Narkoseverfahren 0.05-1.3µg/kg/min; **DANI** nicht erforderlich
Sufentanil Rp (Btm)	HWZ 158-164min, Q0 1.0, PPB 92%, PRC C, Lact?
Sufentanil HEXAL *Amp. 0.01mg/2ml, 0.05mg/1ml, 0.05mg/10ml, 0.25mg/5ml, 1mg/20ml* **Sufentanil-ratioph.** *Amp. 0.01mg/2ml, 0.05mg/1ml, 0.05mg/10ml, 0.25mg/5ml, 1mg/20ml*	**Anästh. b. Kombinationsnarkose:** ini 0.5-2µg/kg i.v., dann 0.15-0.7µg/kg; **Monoanästhesie:** ini 15-20µg/kg i.v., dann 25-50µg n. Bed.; **epidural:** intra-OP 10-15ml Bupivacain 0.25% + 1µg Sufentanil/ml; post-OP kontinuierl. Bupivacain 0.175% + 1µg Sufentanil/ml; 4-14ml/h; **DANI, DALI** ggf. Dosisreduktion

(Siehe auch Opioid-Analgetika → 101)

A 10.2 Narkotika

A 10.2.1 Injektionsnarkotika - Barbiturate

Wm/Wi (Methohexital): kurzwirksames Barbiturat; hypnotisch, keine Analgesie;
Wm/Wi (Thiopental): Barbiturat; hypnotisch, antikonvulsiv, hirndrucksenkend
UW (Methohexital): RR-Senkung, Atemdepression, Bronchospasmus;
UW (Thiopental): Atemdepression, euphorische Stimmungslagen, Traumerlebnisse z. T. unangenehmer Art, Übelkeit, Erbrechen, Singultus, Husten, Niesen, allergische und pseudoallergische Reaktionen, Broncho- und Laryngospasmus, Hautrötung
KI (Methohexital): Cave in SS/SZ
KI (Thiopental): bek. Überempf. gg. Barbiturate, akute Vergiftungen mit Alkohol, Schlafmitteln, Schmerzmitteln und Psychopharmaka, akute hepatische Porphyrie, maligne Hypertoni⇒, Schock, Status asthmaticus, SZ; Cave in SS
Ink (Barbiturate): Pethidin

Methohexital Rp	HWZ 70-125min, Q0 1.0, PPB 73%, PRC B, Lact ?
Brevimytal *Inj.Lsg. 500mg*	**Narkoseeinleitung:** 50-120mg oder 1-1.5mg/kg i.v.; **DANI** nicht erforderl.; **DALI** vorsichtige Anw.

Thiopental Rp	HWZ 3-18h, Q0 1.0, PPB 50-80%
Thiopental Rotexmedica *Inj.Lsg. 0.5g/20ml, 1g/20ml* **Thiopental Inresa** *Inj.Lsg. 0.5g/20ml, 1g/20ml*	**Narkoseeinleitung:** 5mg/kg i.v.; **DANI, DALI** Dosisreduktion

A 10.2.2 Injektionsnarkotika - Benzodiazepine

Siehe Psychiatrie → 225

A 10.2.3 Injektionsnarkotika - Nichtbarbiturate

Wm/Wi (Etomidat): Hypnotikum z. Narkoseeinleitung; keine Analgesie;
Wm/Wi (4-Hydroxybutters.): hypnotisch, keine Analgesie;
Wm/Wi (Ketamin): analgetisch, hypnotisch ohne wesentliche Atemdepression
Wm/Wi (Propofol): Hypnotikum zur Narkoseeinleitung/-aufrechterhaltung; keine Analgesie;
UW (Etomidat): Atemdepression, Myoklonien
UW (4-Hydroxybutters.): Myoklonien; **UW** (Ketamin): RR↑, Tachykardie, Hirndruck↑, Hypersalivation, unangenehme Träume; **UW** (Propofol): RR↓, Apnoe, Exzitationssymptome, Husten, Übelkeit, Erbrechen, Kopfschmerzen, Euphorie, Hypertonie, Flush, Singultus, Brady-/Tachykardie, Arrhythmien, Kältegefühl, Hyperventilation, Überempfindlichkeitsreaktionen, Fieber, sexuelle Hemmschwelle↓
KI (Etomidat): Kinder < 6J.; SZ; Cave in SS; **KI** (4-Hydroxybutters.): Nephropathie, Hypertonie, Epilepsie, Alkoholismus; **KI** (Ketamin): schwere Hypertonie, Präeklampsie, Hirndruck↑ ohne adäquate Beatmung, SZ, SS (1. Trim.); **KI** (Propofol): bek. Überempf., auch gg. Soja, Erdnuss; Kinder < 1Mon. zur Narkose, Kinder < 16J. zur Sedierung; Propofol 2%: Kinder < 3J.; **Ink** (Ketamin): Schilddrüsenhormone

Esketamin Rp	HWZ 2-4h, PPB 47%
Ketanest-S *Amp. 25mg/5ml, 50mg/2ml, 250mg/10ml; Inj.Lsg. 100mg/20ml*	**Narkose:** ini 0.5-1mg/kg i.v.; 2-4mg/kg i.m., dann 50% der Ini.-Dosis alle 10-15min. oder 0.5-3mg/kg/h; **Analgesie Notfallmed.:** 0.125-0.25mg/kg i.v.; 0.25-0.5mg/kg i.m.; **Analgesie bei Beatmung:** ini 0.25mg/kg i.v., dann 0.2-0.5mg/kg/h; **Status asthmaticus:** 0.5-1mg/kg i.v., max. 2.5mg/kg

Etomidat Rp	HWZ 3-5h, Q0 1.0, PPB 76%, PRC C, Lact ?
Etomidat lipuro *Amp. 20mg/10ml* **Hypnomidate** *Amp. 20mg/10ml*	**Narkoseeinleitung:** 0.15-0.3mg/kg i.v, max. 60mg Gesamtdosis; **Ki. bis 15J.:** 0.15-0.2mg/kg i.v.

4-Hydroxybuttersäure Rp	
Somsanit *Amp. 2g/10ml*	**Narkose:** 60-90mg/kg i.v.; **DANI** KI bei schwerer NI
Ketamin Rp	HWZ 2-3h, Q0 1.0, PPB 47%, PRC D, Lact -
Ketamin Deltaselect *Amp. 50mg/5ml, 100mg/2ml, 500mg/10ml* **Ketamin Inresa** *Amp. 100mg/2ml, 500mg/10ml* **Ketamin-ratioph.** *Amp. 50mg/5ml, 100mg/2ml, 500mg/10ml*	**Narkose:** ini 1-2mg/kg i.v.; 4-8mg/kg i.m., dann 50% der Ini.-Dosis alle 10-15 min; **Analgesie Notfallmed.:** 0.25-0.5mg/kg i.v.; 0.5-1mg/kg i.m.; **Analgesie bei Beatmung:** ini 0.5mg/kg i.v., dann 0.4-1mg/kg/h; **Status asthmaticus:** 1-2mg/kg i.v., b. Bed. bis 5mg/kg/min.
Propofol Rp	HWZ 40-200min, Q0 1.0, PPB 98%, PRC B, Lact ?
Disoprivan *Amp. 200mg/20ml; Inj.Lsg. 500mg/50ml, 1g/50ml* **Propofol lipuro** *Amp. 200mg/20ml; Inj.Lsg. 500mg/50ml, 1g/50ml, 1g/100ml* **Propofol-ratioph.** *Amp. 200mg/20ml, 500mg/50ml, 1g/50ml, 1g/100ml*	**Narkoseeinleitung:** 1.5-2.5mg/kg langs. i.v.; Pat. > 55J. oder Risikopat. 1mg/kg; **Narkoseaufrechterhaltung:** 4-12mg/kg/h i.v.; **Sedierung bei chir. oder diagnost. Eingriffen:** ini 0.5-1mg/kg über 1-5min i.v., dann 1.5-4.5mg/kg/h; **Sedierung bei Intensivbehandl.:** 0.3-4mg/kg/h i.v.

A 10.2.4 Inhalationsnarkotika

Wm: unbekannt, u.a. Hemmung spannungsabhängiger Ionenkanäle; Wi: narkotisch, analgetisch
UW (Desfluran): Hypotonnie, Atemdepression, Herzrhythmusstörungen, Myokardischämie, verstärkter Speichelfluß, Laryngo- u. Bronchospasmus, Husten, Übelkeit, Erbrechen
UW (Isofluran): Hypotonie, neg. inotrope effekte, Arrhthmien, Atemdepression, Husten, Laryngospasmus, Erhöhung der Leberenzyme, Frösteln, Übelkeit, Erbrechen, Ileus, passagere Leukozytose, maligne Hyperthermie
UW (Sevofluran): Hypotonie, Hypertonie, Übelkeit, Erbrechen, Husten, Fieber, Frösteln, Bradykardie, Tachykardie, Laryngospasmus, Bronchospasmus, verstärkter Speichelfluß, Agitiertheit, Schwindel
KI (alle): bek. Überempfindlichkeit, maligne Hyperthermie (Vorgeschichte bzw. genet. Disposition), Patienten mit Leberfunktionsstörungen, Leukozytose, unklarem Fieber nach Inhalationsnarkose i.d. Vorgeschichte;
KI (Isofluran): Komb. mit nicht selektiven MAO-Hemmer

Desfluran Rp	Blut/Gas Verteilungskoeffizient 0.42;
Suprane *Inh.Lsg*	**Narkoseeinleitung:** 4-11 Vol.% (nicht bei Kindern!) **Narkoseaufrechterhaltung:** 2-6 Vol.% bei Komb. mit Lachgas; 2.5-8.5% bei alleiniger Anw. + O2; **DANI, DALI** nicht erforderl.
Isofluran Rp	Blut/Gas Verteilungskoeffizient 1.4
Forene *Inh.Lsg* **Isofluran Baxter** *Inh.Lsg* **Isofluran Curamed** *Inh.Lsg*	**Narkoseeinleitung:** 1.5-3.0 Vol.%; **Narkoseaufrechterhaltung:** 1.0-2.5 Vol.%, bei Komb. mit Opioiden 0.5-1.5 Vol.% **DANI, DALI** nicht erforderl.
Sevofluran Rp	Blut/Gas Verteilungskoeffizient 0.65
Sevofluran Baxter *Inh.Lsg.* **Sevorane** *Inh.Lsg*	**Narkoseeinleitung:** bis zu 8 Vol.%; **Narkoseaufrechterhaltung:** 0.5-3 Vol.% **DANI, DALI** nicht erforderl.

A 10.3 Muskelrelaxantien

A 10.3.1 Stabilisierende Muskelrelaxantien

Wm/Wi: kompetitive Verdrängung von Acetylcholin an Nikotinrezeptoren der motorischen Endplatte ⇒ Verhinderung der Depolarisation; **UW:** Bronchospasmus, Tachykardie, Urtikaria, RR ↓;
KI: Unmöglichkeit der künstl. Beatmung; Anw.-Beschr. bei Myasthenia gravis und Eaton-Lambert-Syndrom;
Ink: Verapamil, Vancomycin

Alcuronium Rp	HWZ 2-4.6h, Wi 30min, Q0 0.2,
Alloferin *Amp. 5mg/5ml, 10mg/10ml*	**Muskelrelax. i.R. einer Narkose:** ini 150μg/kg i.v., dann 30μg/kg alle 15-25min.
Atracurium Rp	HWZ 20-30min, Wi 25min, Q0 1.0, PPB 82%
Atracurium Hameln *Amp. 25mg/2.5ml, 50mg/5ml* **Atracurium HEXAL** *Amp. 25mg/2.5ml, 50mg/5ml* **Tracrium** *Amp. 25mg/2.5ml, 50mg/5ml*	**Muskelrelax. i.R. einer Narkose:** ini 0.3-0.6mg/kg i.v., dann 0.1-0.2mg/kg alle 15-20min oder 0.3-0.6mg/kg/h Dauerinf.; **DANI, DALI** nicht erforderlich
Cisatracurium Rp	HWZ 22-29min, Wi 35min, Q0 0.85, PRC B, Lact ?
Nimbex *Amp. 5mg/2.5ml, 10mg/5ml*	**Muskelrelax. i.R. einer Narkose:** ini 0.15mg/kg i.v., dann 0.03mg/kg alle 20min.; **DANI, DALI** nicht erforderlci
Mivacurium Rp	HWZ 1.8-2min, Wi 15min, PRC C, Lact ?
Mivacron *Amp. 10mg/5ml, 20mg/10ml*	**Muskelrelax. i.R. einer Narkose:** ini 0.2mg/kg i.v., dann 0.1mg/kg alle 15min. oder 0.5-0.6mg/kg/h; **DANI, DALI** ini 0.15mg/kg i.v.
Pancuronium Rp	HWZ 110-160min, Wi 50min, Q0 0.33, PPB 30%, PRC C, Lact?
Pancuronium Hikma *Amp. 4mg/2ml* **Pancucuronium Inresa** *Amp. 4mg/2ml* **Pancuronium ratioph.** *Amp. 4mg/2ml*	**Muskelrelax. i.R. einer Narkose:** ini 0.08-0.1mg/kg i.v., dann 0.01-0.02mg/kg
Rocuronium Rp	HWZ 84-131min, Wi 35min, Q0 0.8, PRC B, Lact ?
Esmeron *50mg/5ml, 100mg/10ml* **Rocuroniumbromid HEXAL** *50mg/5ml, 100mg/10ml* **Rocuroniumbromid Kabi** *50mg/5ml, 100mg/10ml*	**Muskelrelax. i.R. einer Narkose:** ini 0.6mg/kg i.v., dann 0.15mg/kg; **DANI, DALI** vorsichtige Anwendung
Vecuronium Rp	HWZ65-80min, Wi25min, Q0 0.8, PPB30%, PRCC, Lact?
Norcuron *Inj.Lsg. 10mg* **Vecuronium Inresa** *Inj.Lsg. 10mg* **Vecuronium Hikma** *Inj.Lsg. 10mg*	**Muskelrelax. i.R. einer Narkose:** ini 0.08-0.1mg/kg i.v., dann 0.02-0.03mg/kg oder 0.8-1.4μg/kg/min

A 10.3.2 Depolarisierende Muskelrelaxantien

Wm/Wi: Dauerdepolarisation der motorischen Endplatte, Verhinderung der sofortigen Repolaristion
UW: allerg. Hautreaktionen, Faszikulationen, Muskelschmerzen, HRST, maligne Hyperthermie
KI: Unmöglichkeit d. künstl. Beatmung, maligne Hyperthermie i.d. Anamnese; **Ink:** Digoxin

Suxamethonium Rp	HWZ 2-10min, Q0 1.0, PPB 30%
Lysthenon *Amp. 50mg/5ml, 100mg/2ml, 100mg/5ml, 500mg/25ml* **Pantolax** *Amp. 100mg/5ml*	**Muskelrelax. i.R. einer Narkose:** 1-1.5mg/kg i.v.; **Ki.** 1-1.5mg i.v.; 2-3mg/kg i.m.

A 10.3.3 Relaxans-Antagonisten

Wm/Wi: Komplexbildung mit Rocuronium bzw. Vecuronium; **UW:** metallischer/bitterer Geschmack, Narkosekomplikationen; **KI:** bek. Überempfindl.

Sugammadex Rp	HWZ 1.8h, PPB 0%
Bridion *Inj.Lsg. 200mg/2ml, 500mg/5ml*	**Aufhebung einer durch Rocuronium bzw. Vecuronium induzierten neuromusk. Blockade:** 2-4mg/kg i.v.; 16mg/kg für eine sofortige Aufhebung der Blockade; **DANI** GFR <30: Anw. nicht empfohlen; **DALI** vorsichtige Anw. b. schwerer LI;

A 10.4 Lokalanästhetika

A 10.4.1 Säureamide und Esther

Wm: Membranpermeabilität für Kationen ↓, v.a. Na^+ ; **Wi:** verminderte bis aufgehobene Erregbarkeit von Nervenfasern; **UW:** Schwindel, Erbrechen, Benommenheit, Krämpfe, HF ↓, HRST., Schock
KI: schwere Überleitungsstrg., akut dekomp. Herzinsuff., Schock, Infektionen im Injektionsbereich, bekannte Allergie

Bupivacain Rp	HWZ 3.5h, Q0 >0.9, PPB 92-96%, PRC B
Bucain *0.25%, 0.5%, 0.5% (hyperbar), 0.75%; Amp. 2, 4, 5, 10, 20, 50ml* **Carbostesin** *0.5%, 0.5% (hyperbar), 0.25%, 0.75%; Amp. 4, 5, 20ml* **Dolanaest 0.25%; Amp. 5ml**	**Leitungsanästhesie:** z.B. N. ischiadicus-Blockade: 10-20ml 0.25-0.5%; max. 2mg/kg; **Spinalanästhesie:** 0.5-4ml 0.5% hyperbar subarachnoidal
Lidocain Rp	HWZ 1.5-2 (3.5)h, Q0 0.9, PPB 60%, PRC B, Lact+
Heweneural Amp. 1%: 2ml **Licain** *Amp. 0.5%: 50, 100ml; Amp. 1%: 2, 5, 10, 50, 100ml* **Xylocain** *Amp. 1%: 50ml; Amp. 2%: 5, 50ml; Gel 2% (1g enth. 20mg); Spray (1 Sprühstoß = 10mg)* **Xylocitin Loc** *Amp. 0.5%: 10ml; Amp. 1%: 10ml; Amp. 2%: 2, 5, 10ml*	**Infiltrationsanästhesie:** bis max. 300mg 0.5-2%; **Periduralanästhesie:** lumbal:1-1.5ml/Segment 0.5-1%; **Schleimhautanästhesie bei Intubation:** 100mg (5g Gel) auf das untere Drittel des Tubus, max. 320mg (16g Gel); **Haut- u. Schleimhautanästhesie:** 1-5 Sprühstöße, max. 20 Sprühstöße bzw. 3mg/kg; **DANI, DALI** Dosisreduktion
Mepivacain Rp	HWZ 1.9-3.2h, Q0 0.95, PPB 65-78%, PRC C, Lact?
Meaverin *Amp. 0.5%, 1%, 2%, 3%, 4% (hyperbar): 1.8, 2, 5, 50ml* **MepiHEXAL** *Amp. 1%: 5, 50ml* **Scandicain** *0.5%, 1%, 2%, 3%, 4% (hyperbar); Amp. 1.8, 2, 5, 50ml*	**Infiltrationsanästhesie:** bis max. 300mg (30ml 1%), max. 200mg i. HNO-Bereich; **Spinalanästhesie:** 0.5-2ml 4% (hyperbar); **Leitungsänasth.:** z.B. Intercostalblockade: 2-4ml 1% **DANI, DALI** Dosisreduktion empfohlen
Prilocain Rp	HWZ 1.5h, PPB 55%
Xylonest *Amp. 0.5%, 1%, 2%: 10, 50ml*	**Infiltrationsanästhesie:** bis max.. 400mg (40ml 1%); **Oberst-Leitungsanästhesie:** 2ml 2%
Procain OTC, Rp	HWZ 0.5-1h
Pasconeural Injectopas *Amp.1%,2%: 2, 5ml* **Procain Deltaselect** *Amp. 0.5%, 1%, 2%: 2, 5, 50ml*	**Schmerzen:** 4mg/kg als 1promillige Lsg. über 20min. i.v.; **Neuralgie, Neuritis:** 5-30ml 1-2% perineural

Ropivacain Rp	HWZ 1.8h, Q0 1.0, PPB 94%
Naropin *Amp. 20mg/10ml 40mg/20ml, 75mg/10ml, 100mg/10ml, 150mg/20ml, 200mg/20ml, Inf.Lsg. 200mg/100ml, 400mg/200ml*	**Postop. Analgesie:** 12-28mg/h epidural = Lsg. 2mg/ml: 6-14ml/h; **Plexusblockaden:** 225-300mg = Lsg. 7.5mg/ml: 30-40ml

A 10.4.2 Sonstige

Wm/Wi (Capsaicin): TRPV1-Agonist => Aktivierung kutaner Nozizeptoren => im Verlauf dann Schmerzlinderung durch Desensibilisierung
UW (Capsaicin): Schmerzen, Erythem, Pruritus, Papeln, Bläschen, Schwellung an der Anwendungsstelle
KI (Capsaicin): bek. Überempf.

Capsaicin Rp	
Qutenza *Pflaster 179mg/280cm²*	**Nicht-diabetische periphere neuro-pathische Schmerzen:** Pflaster auf die schmerzhaftesten Areale f. 60Min. aufkleben, an Füßen nur 30Min.; Wh. n. 90d möglich; s.a. FachInfo; DANI, DALI nicht erforderl.

A 11 Neurologie – Arzneimittel

A 11.1 Antiepileptika

A 11.1.1 Antiepileptika (Antikonvulsiva) – Übersicht zur Wirksamkeit

Mittel der Wahl	M
Alternativen	A

Wirkstoffgruppe	Natriumblocker					Calciumblocker	GABA-erge Substanzen		Natriumblocker, GABA-erge Substanzen		Weitere Wirkmechanismen		Unklare Wirkmechanismen	
Wirkstoff / Anfallstyp	Carbamazepin	Lamotrigin	Oxacarbazepin	Phenytoin	Zonisamid	Ethosuximid	Phenobarbital	Clonazepam	Topiramat	Valproinsäure	Gabapentin	Pregabalin	Levetiracetam	Felbamat
Primär generalisiert tonisch-klonisch	A	M	A	A	A				A	M			M	
Fokal, incl. sekundär generalisiert	M	M	M	A	A				A	A	A	A	M	
Absencen		A			A	M		A		M			A	
Atyp. Absencen, Myoklonien, atonisch		M			A			A	A	M			M	A

Modifiziert nach www.uptodate.com

A 11.1.2 Natrium-Blocker

Wm/Wi (Carbamazepin): Dämpfung der verstärkten Reizantwort nach wiederholter Reizung der Afferenzen;
Wm/Wi (Eslicarbazepinacetat): Hemmung wiederholter neuronaler Entladungen vermutlich durch Stabilisierung des inaktiven Zustands spannungsabhängiger Na-Kanäle;
Wm/Wi (Lacosamid): Stabilisierung hypererregbarer Neuronalmembranen;
Wm/Wi (Lamotrigin): exakter Wm unbekannt, Hemmung spannungsabh. Na^+-Kanäle, Glutamatfreisetzg. ↓;
Wm/Wi (Oxcarbazepin): Membranstabilisierung durch Blockade von Na^+-Kanälen, Antagonisierung der exzitatorischen Glutamatwirkung, GABA-erge Hemmwirkung ↑;
Wm/Wi (Phenytoin): Ionenpermeabilität ↓, Membranstabilisierung;
Wm/Wi (Rufinamid): Modulation der Aktivität von Na^+-Kanälen;
Wm/Wi (Zonisamid): Hemmung spannungsabhängiger Na^+- u. Ca^{2+}-Kanäle, Modulation der GABA-Inhibition;
UW (Carbamazepin): Kopfschmerzen, Schwindel, Ataxie, Sehstrg., cholestatische Hepatitis, Hämatopoesestrg., bradykarde HRST, allergische Reaktionen;
UW (Eslicarbazepinacetat): Übelkeit, Erbrechen, Durchfall, Hautausschlag, Müdigkeit, Gangstrg.;
UW (Lacosamid): Schwindel, Kopfschmerzen, Diplopie, Nausea, Depression, Gedächtnis-, Gleichgewichts-, Konzentrations-, kognitive Strg., Somnolenz, Tremor, Nystagmus, Verschwommensehen, Vertigo, Erbrechen, Obstipation, Flatulenz, Pruritus, Asthenie, Gehstrg., Müdigkeit, Stürze, Hautwunden;
UW (Lamotrigin): sexuelle Erregbarkeit u. Aktivität ↑, Hautausschläge, Fieber, Lymphadenopathie, Gesichtsödeme, Veränderungen der Blut-/Leberwerte, Stevens-Johnson-Syndrom, Lyell-Syndrom, Quinke-Ödem, aplastische Anämie, Agranulozytose, Leberfktsstrg., Leberversagen, Kopfschmerzen, Müdigkeit, Schwindel;
UW (Oxcarbazepin): Müdigkeit, Schwindel, Kopfschmerz, Übelkeit, Doppelbilder, Na^+ ↓, Akne, Alopezie, Exanthem;

UW (Phenytoin): Gingivahyperplasie, Hypertrichose, Schwindel, Ataxie, BB-Veränderung, Hyperpigmentierung, allergische Exantheme, HRST, Kopfschmerzen, Doppelbilder, Dupuytren-Kontraktur;
UW (Rufinamid): Schläfrigkeit, Kopfschmerzen, Schwindel, Übelkeit, Erbrechen, Müdigkeit, Pneumonie, Infekte der oberen Luftwege, Anorexie, Angst, Schlaflosigkeit, Status epilepticus;
UW (Zonisamid): Schläfrigkeit, Schwindel, Anorexie, Diplopie, Verwirrtheit, Depression, Agitiertheit, Ataxie, Gedächtnisstrg., Fieber, Diarrhoe;
KI (Carbamazepin): AV-Block, schwere Leberfunktionsstrg., SS (1. Trim.);
KI (Eslicarbazepinacetat): AV-Block II°-III°;
KI (Lacosamid): Überempfindlichkeit gegen Lacosamid/Soja/Erdnuss, AV-Block Grad II°-III°;
KI (Lamotrigin): Kinder < 2J;
KI (Oxcarbazepin): SS/SZ;
KI (Phenytoin): AV-Block II°-III°, Sick Sinus, Herzinsuffizienz, Cave in SS/SZ;
KI (Rufinamid): bekannte Überempfindlichkeit gegen Rufinamid und Triazolderivate; SS/SZ;
KI (Zonisamid): bekannte Überempfindlichkeit;
Ink (Carbamazepin): Cimetidin, Chloramphenicol, Danazol, Doxycyclin, Grapefruitsaft, Makrolide, MAO-Hemmer, Nefazodon, Voriconazol;
Ink (Lacosamid): Klasse-I-Antiarrhythmika;
Ink (Phenytoin): Cimetidin, Chloramphenicol, Diazoxid, Doxycyclin, Etoposid, Fluoxetin, Fluvoxamin, Itraconazol, Levodopa, Pethidin, Phenylbutazon, Sulfonamide;
Ink (Zonisamid): Sulfonamide

Carbamazepin Rp	HWZ 15h (mult. Dosis), 36h (1xDosis), Q0 1.0, PPB 70-80%,th. Serumspiegel: 3-8mg/l
Carbamazepin-ratioph. *Tbl. 200, 200 (ret.), 400 (ret.)mg* **Carbamazepin HEXAL** *Tbl. 150 (ret.), 200, 300 (ret.), 400, 400 (ret.), 600 (ret.)mg* **Espa Lepsin** *Tbl. 200, 200(ret.), 300(ret.) 400(ret.), 600(ret.)mg* **Finlepsin** *Tbl. 200, 200 (ret.), 400 (ret.), 600 (ret.)mg* **Tegretal** *Tbl. 200, 200 (ret.), 400 (ret.), 600 (ret.)mg; Saft (5ml = 100mg)* **Timonil** *Tbl.150 (ret.), 200, 200 (ret.), 300 (ret.), 400, 400 (ret.) 600 (ret.)mg; Saft (5ml = 100mg)*	**Alle Ind:** ini 200-400mg/d p.o., in 2-4 (unret.) bzw. 1-2 (ret.) Einzeldosen, langs. steigern bis Erh.Dos.; **Epilepsien** → 459: Erh.Dos. 600-1200mg p.o., **Ki.** Erh.Dos. 10-20mg/kg/d; **Trigeminusneuralgie** → 465: Erh.Dos. 400-800mg/d; **diabetische PNP:** Erh.Dos. 600mg/d, max. 1200mg/d; **Pro. manisch depr. Phasen**→ 480: Erh.Dos. 200-400mg/d, max. 800mg/d; **Anfalls-Pro. bei C_2-Entzug** → 477: 600mg/d, in schweren Fällen 1200mg/d in den ersten Tagen; **DANI** nicht erforderl.
Eslicarbazepinacetat Rp	HWZ 20-24h, PPB < 40%, PRC B, Lact ?
Zebinix *Tbl. 800mg*	**Begleittherapie bei part. epilept. Anfällen** → 459: ini 1 x 400mg, nach 1-2 W 1 x 800mg, max. 1 x 1200mg/d; nur in Komb. mit bestehender Ther.; **DANI** GFR > 60: 100%; 30-60: ini 400mg alle 2 d, nach 2 W 1 x 400mg/d; < 30: Anw. nicht empfohlen; **DALI** Anw. bei schwerer LI nicht empfohlen
Lacosamid Rp	RpHWZ 13h, PPB <15%
Vimpat *Tbl. 50, 100, 150, 200mg; Saft (1ml = 15mg); Inf.Lsg. 200mg/20ml*	**Fokale Anfälle:** ini 2 x 50mg p.o./i.v., n. 1 W.: 2 x 100mg p.o./i.v., Dosissteigerung um 2 x 50mg/d/W; max. 2 x 200mg/d p.o./i.v.; **Ki.<16J.:** KI; **DANI** GFR > 30: 100%; < 30: max. 250mg/d; **DALI** leichte bis mäßige LI: nicht erforderl.

Lamotrigin Rp	HWZ 29h, Q0 0.9, PPB 55%, PRC C, Lact ?
Espa Trigin *Tbl. 25, 50, 100, 200mg* **Lamictal** *Tbl. 2, 5, 25, 50, 100, 200mg* **Lamo-Q** *Tbl. 25, 50, 100, 200mg* **Lamo Tad** *Tbl. 25, 50, 100, 200mg* **Lamotrigin HEXAL** *Tbl. 2, 5, 25, 50, 100, 200mg* **Lamotrigin-ratioph.** *Tbl. 5, 25, 50, 100, 200mg*	**Epilepsien** → 459: d1-14: 1 x 25mg p.o., d15-29: 1 x 50mg, dann alle 1-2W. um 50-100mg steigern, Erh.Dos.: 100-200mg/d in 1-2ED; **Ki. 4-11J.:** d1-14: 0.6mg/kg, d15-29: 1.2mg/kg, dann alle 1-2Wo um 1.2mg/kg steigern, Erh.Dos. 5-15mg/kg/d, max. 400mg/d; b. Komb.-Th. s. Fachinfo; → 219; **DANI** vorsichtige Anw.; **DALI** Child B: 50%, Child C: 25%

Oxcarbazepin Rp	HWZ 1-2.5 (9)h, Q0 1.0 (0.7), PPB 40%, PRC C, Lact ?
Apydan Extent *Tbl. 150, 300, 600mg* **Oxcarbazepin Dura** *Tbl. 150, 300, 600mg* **Timox** *Tbl. 150, 300, 600mg; Saft (5ml = 300mg)* **Trileptal** *Tbl. 150, 300, 600mg; Saft (5ml = 300mg)*	**Epilepsie** → 459: ini 2 x 300mg p.o., um 600mg/W. steigern, Erh.Dos. 600-2400mg/d; **Ki.>6J.:** ini 8-10mg/kg/d, um max. 10mg/kg/W. steigern, Erh.Dos. 30mg/kg/d, max. 46mg/kg/d **DANI** GFR < 30: ini 1 x 300mg

Phenytoin Rp	HWZ 22h, Q0 1.0, PPB 83-94%, th. Serumspiegel 10-20mg/l
Phenhydan *Tbl. 100mg; Amp. 250mg/5ml; Inf.Lsg. 750mg/50ml* **Phenytoin AWD** *Tbl. 100mg* **Zentropil** *Tbl. 100mg*	**Epilepsien** → 459: ini 3 x 100mg p.o., dann n. Wi bzw. Serumspiegel; **Ki. <12J:** ini 2mg/kg/d, dann alle 3d um 1mg/kg steig., dann n. Serumsp.; **Stat. epilept.:** 250mg ü. 10min i.v., ggf. Wh. n. 20min, dann Wh. alle 1,5-6h; 750mg ü. 20-30min i.v., max. 17mg/kg/d **Ki.<12J:** d1: 30mg/kg i.v.; d2: 20mg/kg; d3: 10mg/kg, max. 1mg/kg/min i.v.; **DANI** nicht erforderlich

Rufinamid Rp	HWZ 6-10h, PPB 34%
Inovelon *Tbl. 200, 400mg*	**Lennox-Gastaut-Syndrom: Erw. u. Ki. ab 4J.:** ini 400mg/d, ggf. alle 2d um 400mg/d steigern, 30-50kg: max. 1800mg/d; 51-70kg: max. 2400mg/d; >70kg: max. 3200mg/d; **Ki. ab 4J.:** <30kg: ini 200mg p.o. ggf. alle 2d um 200mg/d bis 1g steigern, bei Komb. mit Valproat max. 400mg; **DANI** nicht erforderl.; **DALI** Anw. b. schwerer LI nicht empf.

Zonisamid Rp	HWZ 60h, PPB 40-50%
Zonegran *Kps. 25, 50, 100mg*	**Epilepsie** → 459: ini 2 x 25mg p.o., n. 1W. 2 x 50mg, dann wöchentl. um 100mg steigern, Erh.Dos. 300-500mg/d; **DANI** sorgfältige Dosiseinstellung **DALI** KI bei schwerer Leberfkt.störung

A 11.1.3 Kalzium-Blocker

Wm/Wi: Verringerung der Ströme spannungsabhängiger Kalzium-Kanäle vom T-Typ;
UW: Übelkeit, Erbrechen, Singultus, Leibschmerzen, Schlaf-/Appetitstrg., Gewicht ↓, Diarrhoe, Verstopfung, Ataxie, Lethargie, Kopfschmerzen; **KI:** bekannte Überempfindlichkeit, SZ

Ethosuximid Rp	HWZ 33-55h, Q0 0.8, keine PPB, Serumspiegel: 40-100mg/l
Petnidan *Kps. 250mg; Saft (5ml = 250mg)* **Suxilep** *Kps. 250mg; Gtt. (30Gtt. = 500mg)*	**Absencen, myoklon. Anfälle** → 459: ini 5-10mg/kg p.o., alle 4-7d um 5mg/kg steigern; Erh.Dos.: 15mg/kg, max. 30mg/kg; Erh.Dos. **Ki.** 20mg/kg, max. 40mg/kg in 1-3 Einzeldosen; **DANI** nicht erforderlich

A 11.1.4 GABA-erge Substanzen

Wm (Phenobarbital): Verstärkung der GABA-ergen Hemmwirkung im ZNS, sedierend, schlafinduzierend, anxiolytisch, antiaggressiv, antikonvulsiv, muskelrelaxierend;
Wm/Wi (Tiagabin): Hemmung der Wiederaufnahme von GABA in Neuronen;
Wm/Wi (Vigabatrin): irreversible Hemmung des enzymatischen Abbaus von GABA (GABA-Transaminase);
UW (Phenobarbital): Müdigkeit, Benommenheit, antegrade Amnesie, Schwindel, Ataxie, Sehstrg., Porphyrie, Nausea, Erbrechen, Leberfktsstrg., HF↓, Atemdepression, Hautreakt., BB-Veränderungen, Enzyminduktion, Abhängigkeit;
UW (Tiagabin): Schwindel, Asthenie, Somnolenz, nonkonvulsiver Status epilepticus, Verwirrung, Halluzination, Agitiertheit, Wahnvorstellungen, Gesichtsfeldeinschränkungen;
UW (Vigabatrin): Gesichtsfelddefekte, Sedierung, Benommenheit, Müdigkeit, Konzentrationsschwäche, leichte Magen-Darm-Beschwerden, Kopfschmerzen, Tremor, Ödeme, Schwindel, Parästhesien, Konzentrations- u. Gedächtnisstrg., Agitation, Aggression, Nervosität, Erregbarkeit, Depression, Denkstrg., paranoide Reaktionen, Verschwommensehen, Diplopie, Nystagmus; Kinder: Erregung, Agitiertheit;
KI (Phenobarbital): Porphyrie, schwere Leber- /Nierenfktsstrg., Status asthmaticus, respirator. Insuff., SS/SZ;
KI (Tiagabin): schwere Leberfunktionsstrg., Ki. < 12J., SS/SZ;
Ink (Phenobarbital): Etoposid, Pethidin

Phenobarbital Rp	HWZ 60-150h, Q0 0.7, PPB 40-60%, PRC D, Lact -
Luminal *Tbl. 100mg; Amp. 200mg/1ml* **Luminaletten** *Tbl. 15mg* **Phenobarbital-Neuraxph.** *Tbl. 15, 100mg*	**Epilepsie** → 459: 1-3mg/kg/d p.o. in 2ED; 200-400mg i.v., max. 800mg/d i.v.; **Ki.**: 3-4mg/kg p.o. in 2ED; 2-3 x 20-75mg i.v.; **DANI** GFR < 10: Dosisreduktion

Tiagabin Rp	HWZ 7-9h, Q0 1.0, PPB 96%, PRC C, Lact ?
Gabitril *Tbl. 5, 10, 15mg*	**Epilepsien** → 459: ini 7.5-15mg p.o. in 3ED, wöchentl. um 5-15mg steigern, Erh.Dos.30-50mg/d; max. 70mg/d bei zusätzl. leberinduz. Med., Erh.Dos. Monoth. 15-30mg/d; **DANI** nicht erforderlich

Vigabatrin Rp	HWZ 5-8h, Q0 0.01, keine PPB
Sabril *Tbl. 500mg; Granulat 500mg*	**Fokale Anfälle** → 459: ini 1g p.o., um 0.5g/W. steig., Erh.Dos. 2-3g/d; **Ki.** ini 40mg/kg/d, Erh.Dos. 50-100mg/kg/d; **infantile Spasmen:** ini 50mg/kg/d p.o., Erh.Dos. bis 150mg/kg/d; **DANI** GFR < 60: sorgfältige Dosiseinstellung

11.1.4.1 Benzodiazepine

S. Psychiatrie → 225

Clonazepam Rp	HWZ 30-40h, Q0 1.0, PPB 83-87%
Antelepsin *Tbl. 0.5, 2mg* **Rivotril** *Tbl. 0.5, 2mg; Gtt. (25Gtt. = 2.5mg); Amp. 1mg/2ml*	**Epilepsie** → 459: ini 2 x 0.5mg p.o., über 2-4W. steig. bis Erh.Dos. 4-8mg/d in 3-4 ED; **Säugl.**: ini 2 x 0.1mg/d, Erh.Dos. 0.5-1mg/d; **Kleinki.**: ini 3 x 0.2mg/d, Erh.Dos. 1.5-3mg/d; **Schulki.**: ini 2 x 0.25mg/d, Erh.Dos. 3-6mg/d; **Stat. epilept.** → 461: 1mg langs. i.v., Wh. n. Bed., max. 13mg/d; **Säugl./Ki.**: 0.5mg i.v. **DANI** n.erford.

Diazepam, Dikaliumclorazepat, Lorazepam → 226

A 11.1.5 Natrium-Blocker und GABA-erge Substanzen

Wm/Wi (Topiramat): Membranstabilisierung durch Blockade von Na^+-Kanälen, Antagonisierung der exzitatorischen Glutamatwirkung, GABA-erge Hemmwirkung ↑;
Wm/Wi (Valproinsäure): exakter Wm unklar, Blockade von Na^+-Kanälen, enzymatischer Abbau von GABA ↓;
UW (Topiramat): Müdigkeit, Schwindel, Ataxie, Sprachstrg., Nystagmus, Parästhesien, Tremor, Ängstlichkeit, Übelkeit, Gewicht ↓, Benommenheit, psychomotorische Verlangsamung, Nervosität, Gedächtnisstrg., Verwirrtheit, Depressionen, Konzentrationsstrg., Doppelbilder, Sehstrg., Appetitlosigkeit, Leukopenie;
UW (Valproinsäure): Müdigkeit, Tremor, Haarausfall, Leberschäden, Gerinnungsstrg.;
KI (Topiramat): Ki. < 2J.;
KI (Valproinsäure): familiäre Lebererkrankungen, SS (1. Trim.);
Ink (Valproinsäure): Salizylate

Topiramat Rp	HWZ 18-24h, Q0 <0.5, PPB 13-17%, PRC C, Lact ?
Topamax *Tbl. 25, 50, 100, 200mg; Kps. 25, 50mg* **Topiramat CT** *Tbl. 15, 25, 50, 100, 200mg* **Topiramat Heumann** *Tbl. 25, 50, 100, 200mg* **Topiramed** *Tbl. 25, 50, 100, 200mg*	**Epilepsie** → 459: Monoth.: ini 1 x 25mg abends p.o., alle 1-2W. um 25-50mg steig., Erh.Dos. 100mg/d, max. 500mg/d; **Ki. > 2J.:** ini 0.5-1mg/kg/d abends p.o., alle 1-2W. um 0.5-1mg/kg steig., Erh.Dos. 3-6mg/kg/d; Komb.Th. s. FachInfo; **Migräne:** → 208; **DANI** GFR < 60: sorgf. Dosiseinstellung, HD: Dosiserh. 50%

Valproinsäure Rp HWZ 6-16h, Q0 0.95, PPB 90-95%, th. Serumspiegel: 50-100mg/l	
Convulex *Kps. 150, 300, 500mg; Tbl. 300(ret.), 500(ret.)mg; Gtt. (1ml = 300mg)* **Ergenyl** *Tbl. 150, 300, 500mg; Tbl. (ret.) 100, 250, 300, 500, 750, 1000mg; Gtt. (1ml = 300mg); Amp. 400mg/4ml* **Espa-Valept** *Tbl. 150, 300, 600mg; Tbl. (ret.) 300, 500mg* **Leptilan** *Tbl. 150, 300, 600mg* **Orfiril** *Tbl. 150, 300, 600mg; Tbl. (ret.) 500, 1000mg; Kps. (ret.) 150, 300mg; Saft (5ml = 300mg); Amp. 300mg/3ml, 1g/10ml* **Valproat HEXAL** *Tbl. 150, 300, 600mg; Tbl. (ret.) 300, 500mg; Lsg. (1ml = 300mg)*	**Epilepsien** → 459: ini 5-10mg/kg/d p.o., alle 4-7d um 5mg/kg steigern, Erh.Dos. 20mg/kg/d; 5-10mg/kg i.v., dann 1mg/kg/h; max. 2.5g/d i.v. **Jugendl.** 25mg/kg/d, **Ki.** 30mg/kg/d **akute Manie:** ini 20mg/kg/d; Erh.Dos.1-2g/d **DANI** nicht erforderl. **DALI** KI bei Lebererkr.

A 11.1.6 Andere Wirkmechanismen

Wm/Wi (Gabapentin): GABA-Analogon, bindet an Bindungsstellen, die mit $alpha_2$delta-Untereinheiten von spannungsabhängigen Ca-Kanälen assoziiert sind ⇒ Freisetzung verschiedener Monoamin-Neurotransmitter ↓;
Wm/Wi (Stiripentol): Erhöhung der GABA-Konzentration;
Wm (Sultiam): Hemmung der Carboanhydrase;
Wm/Wi (Pregabalin): GABA-Analogon, bindet an Bindungsstellen, die mit $alpha_2$delta-Untereinheiten von spannungsabhängigen Ca-Kanälen assoziiert sind ⇒ Veränderung Calcium-Ströme, Modulation der Freisetzung verschiedener Monoamin-Neurotransmitter (u.a. Glutamat, Noradrenalin, Substanz P);
UW (Gabapentin): Müdigkeit, Schwindel, Kopfschmerzen, Übelkeit, Erbrechen, Gewichtszunahme, Nervosität, Schlaflosigkeit, Ataxie, Nystagmus, Kribbelparästhesien, Anorexie, Schwächegefühl, Sehstrg., Tremor, Dysarthrie, Denkstrg., Amnesie, Mundtrockenheit, Depression, emotionale Labilität;
UW (Stiripentol): Anorexie, Gewichtsverlust, Appetitverlust, Schlaflosigkeit, Übelkeit, Benommenheit, Ataxie, Hypotonie, Dystonie, Neutropenie, Reizbarkeit, Hyperkinesie;

UW (Sultiam): Magenbeschwerden, Parästhesien in den Extremitäten und im Gesicht, Tachypnoe, Hyperpnoe, Dyspnoe, Schwindel, Kopfschmerzen, Stenokardien, Tachykardien, Doppelbilder, Singultus, Gewichtsverlust, Appetitlosigkeit, Hypersensitivität, Schwitzen;
UW (Pregabalin): Benommenheit, Schläfrigkeit, Appetit ↑, Euphorie, Verwirrung, Libido ↓, Reizbarkeit, Ataxie, Aufmerksamkeits-, Koordinations-, Gedächtnisstrg., Tremor, Dysarthrie, Parästhesie, Verschwommensehen, Diplopie, Schwindel, Mundtrockenheit, Verstopfung, Erbrechen, Flatulenzen, erektile Dysfunktion, Müdigkeit, periphere Ödeme, Trunkenheitsgefühl, Ödeme, Gangstrg., Gewicht ↑;
KI (Gabapentin): akute Pankreatitis;
KI (Pregabalin): SS/SZ;
KI (Stiripentol): bekannte Überempfindlichkeit, Vorgeschichte mit Psychosen in Form deliranter Anfälle;
KI (Sultiam): bekannte Überempfindlichkeit, akute Porphyrie, Hyperthyreose, arterielle Hypertonie, SS/SZ;
Ink (Sultiam): Sulfonamide

Gabapentin Rp	HWZ 5-7h, Q0 0.08, PPB <3%, PRC C, Lact ?
Gabapentin HEXAL *Kps. 100, 300, 400mg; Tbl. 600, 800mg* **Gabapentin-ratioph.** *Kps. 100, 300, 400; Tbl. 600, 800mg* **Gabax** *Kps. 100, 300, 400mg; Tbl. 600, 800mg* **Neurontin** *Kps. 100, 300, 400mg; Tbl. 600, 800mg*	**Epilepsien** → 459, **neuropathische Schmerzen:** d1 300mg/d, d2 600mg/d, d3 900mg/d in 1-3 ED p.o., dann 1800-3600mg/d in 3 ED, max. 3600mg/d; **Ki. 3-12J.:** d1 10mg/kg, d2 20mg/kg, d3 30mg/kg, dann max. 35mg/kg/d; **DANI** GFR > 80: 900-3600mg/d; 50-79: 600-1800mg/d; 30-49: 300-900mg/d; < 30: 3 x 100mg alle 2d; HD: ini 300-400mg, n. 4-stündiger HD jeweils 200-300mg

Pregabalin Rp	HWZ 6.3 h, keine PPB, PRC C, Lact ?
Lyrica *Kps. 25, 50, 75, 100, 150, 200, 225, 300mg*	**Neuropathische Schmerzen, Epilepsie** → 459: ini 150mg p.o. in 2-3 Einzeldosen, n. Bed. n. 3-7d steigern auf 300mg/d, max. 600mg/d; **General. Angststörung:** ini 150mg/d, n. Bed. n. 1W. steigern auf 300mg/d, n. 2W. ggfs 450mg/d, max. 600mg/d; **DANI** GFR 30-60: ini 75mg/d, max. 300mg/d; 15-29: ini 25-50mg/d, max. 150mg/d; <15: ini 25mg/d, max. 75mg/d

Stiripentol Rp	HWZ 4.5-13h, PPB 99%
Diacomit *Kps. 250, 500mg; Pulver 250, 500mg/Beutel*	**schwere myoklon. Epilepsie (Darvet-Syndr.):** Komb. m. Valproat u. Clobazam; innerhalb von 3 d langsam steig. auf 50mg/kg/d p.o.; **DANI, DALI** Anw. n. empf.

Sultiam Rp	HWZ 3-30h, PPB 29%
Ospolot *Tbl. 50, 200mg*	**Rolando-Epilepsie** → 459: Erh.Dos. 5-10mg/kg p.o.

A 11.1.7 Unklare Wirkmechanismen

Wm/Wi (Felbamat, Levetiracetam): unbekannt;
Wm/Wi (Mesuximid): genauer Wm unklar, Erhöhung der Krampfschwelle;
Wm/Wi (Primidon): Hyperpolarisation von Membranen, genauer Wirkmechanismus unklar, sedierend, schlafinduzierend, anxiolytisch, antiaggressiv, antikonvulsiv, muskelrelaxierend;
Wm/Wi (4-Hydroxybuttersäure): exakter Wm unbekannt, dämpfend auf ZNS, antikataplektisch;
UW (Felbamat): Gewicht ↓, Übelkeit, Erbrechen, Depression, Schlafstrg., Kopfschmerzen, Ataxie, Gangstrg., Sehstrg., Leberfunktionsstrg., anaphylaktischer Schock, Panzytopenie, aplastische Anämie;
UW (Levetiracetam): Somnolenz, Asthenie, Benommenheit, Kopfschmerzen, Nausea, Diarrhoe, Depression, Schwindel, Exanthem; **UW** (Mesuximid): Appetit ↓, Magenbeschwerden, Singultus, Übelkeit, Erbrechen, Gewicht ↓, Durchfall, Kopfschmerzen, Schwindel, Sehstrg., Euphorie, Reizbarkeit, Sedierung, Schlaflosigkeit, Bewegungsdrang, Gangstrg.;

UW (Primidon): Müdigkeit, Benommenheit, antegrade Amnesie, Schwindel, Ataxie, Sehstrg., Porphyrie, Nausea, Erbrechen, Leberfunktionsstrg., HF↓, Atemdepression, Hautreaktionen, Blutbildveränderungen, Enzyminduktion, Abhängigkeit;
UW (4-Hydroxybuttersäure): Schlafstrg., Schwindel, Kopfschmerzen, Nausea, Appetitlosigkeit, abnormes Denken, Verwirrtheit, Müdigkeit, Muskelkrämpfe, Atemdepression, Tremor, Hypertonie, Depression;
KI (Felbamat): Bluterkrankungen, Leberfktsstrg. (auch in Anamnese), Überempfindlichkeit, SS/SZ;
KI (Levetiracetam): SS/SZ;
KI (Mesuximid): bekannte Überempfindlichkeit, hepatische Porphyrie, hämatologische Erkrankungen, SZ;
KI (Primidon): Porphyrie, schwere Leber-/Nierenfktsstrg., Status asthmaticus, respiratorische Insuff., SS/SZ;
KI (4-Hydroxybuttersäure): bekannte Überempfindlichkeit, Succinatsemialdehyddehydrogenase-Mangel;
Ink (Primidon): Alkohol, Azole, Chloramphenicol, Cumarine, Doxycyclin;
Ink (4-Hydroxybuttersäure): Opioide, Barbiturate

Felbamat Rp	HWZ 15–23h, PPB 22–25%, PRC ??, Lact ??
Taloxa *Tbl. 400, 600mg; Lsg. 600mg/5ml*	**Lennox-Gastaut-Syndrom:** ini 600–1200mg p.o. in 2–3ED, wöchentlich steigern bis 3600mg/d in 3–4ED; **Ki., Jugendl. 4–14J.:** ini 7.5–15mg/kg/d p.o.in 2–3ED, wöchentlich steigern bis 45mg/kg/d (nicht > 3600mg/d) in 3–4ED; Dosisanpassung bei antiepileptischer Begleitmedikation (s. FachInfo); **DANI** GFR: > 50: Anfangsdosis 50%, vorsichtige Dosistitration
Levetiracetam Rp	HWZ 6–8h, PPB <10%, PRC C, Lact ?
Keppra *Tbl. 250, 500, 750, 1000mg; Lsg. (1ml = 100mg); Inf.Lsg. 500mg/5ml*	**Epilepsien** → 459: ini 2 x 500mg p.o./i.v., n. Bed. alle 2-4W. um 2 x 500mg/d steigern bis 2 x 1500mg; ; **Ki (< 50kg):** ini 2 x 10mg/kg, dann max 2 x 30mg/kg **DANI** GFR: > 80: 100%; 50-79: max. 2 x 1g; 30-49: max. 2 x 750mg; < 30: max. 2 x 500mg; HD: 1 x 0.5-1g, n. HD zusätzlich 250-500mg
Mesuximid Rp	HWZ 2.5 (40)h, Q0 1.0, PPB unerheblich
Petinutin *Kps. 150, 300mg*	**Epilepsien, Absencen** → 459: d1-7 1 x 150mg p.o., dann über 7W. um 150mg/W. steigern, Erh.Dos. 9.5-11mg/kg/d, max. 15mg/kg/d
Primidon Rp	HWZ 8 (80)h, Q0 0.6 (0.2), geringe PPB, th. Serumspiegel 5-10mg/l
Liskantin *Tbl. 250mg; Saft (5ml =125mg)* **Mylepsinum** *Tbl. 250mg* **Primidon Holsten** *Tbl. 250mg;*	**Epilepsie, Absencen** → 459: ini 60-125mg/d p.o., alle 3d um 125mg steigern, Erh.Dos. 15mg/kg/d; **Ki.:** Erh.Dos. 20mg/kg/d; **DANI** Krea (mg/dl) > 8: max. 250mg/d
4-Hydroxybuttersäure (Natriumoxybat) Rp	PPB <1% (Btm)
Xyrem *Saft (1ml = 500mg)*	**Kataplexie mit Narkolepsie:** ini 2 x 2.25g p.o., ggf. um 1.5g/d steigern bzw. reduzieren, max. 9g/d; **DANI** nicht erforderl.; **DALI** ini 50% Red.

A 11.2 Antiparkinsonmittel

A 11.2.1 L-Dopa (Dopaminergikum)

Wm/Wi: Levodopa passiert Blut-Hirn-Schranke, Aufnahme in dopaminerge Zellen, Decarboxylierung zu Dopamin; Beeinflussung aller Parkinsonsymptome, v.a. Akinesie und psychische Strg.
Wm/Wi (Decarboxylase-Hemmstoffe: Benserazid, Carbidopa; DDI = Dopamin-Decarboxylase-Inhibitoren): passieren Blut-Hirn-Schranke nicht, verhindern Decarboxylierung von L-Dopa in der Peripherie;
UW: Nausea, Appetitlosigkeit, Arrhythmien, orthostatische Regulationsstrg., Unruhe, Ängstlichkeit, Schlafstrg., später Halluzinationen, Wahnideen; **Spätkomplikationen:** biphasische Dystonien (On-off-Phänomen) mit abruptem Beginn einer Akinesie („off", schmerzhafte Verkrampfung der Muskulatur) gefolgt von plötzlicher Rückkehr der Med.-Wi („on", evtl. mit sog. Peak-Dose-Hyperkinesien);
KI: Glaukom, schwere Psychosen, SS/SZ; **Ink** (Levodopa): Phenytoin, Pyridoxin, Tiaprid, Tranylcypromin

L-Dopa + Benserazid Rp	HWZ (L-D) 1.5 h, Q0 (L-D/B) 1.0/1.0
Levodopa Comp *Kps. 50+12.5, 100+25, 200+50mg* **Levopar** *Kps. 50+12.5, 100+25, 200+50mg* **Madopar** *Kps. 50+12.5, 100+25, 100 (ret.)+25mg; Tbl. 100+25, 200+50mg* **Restex** *Tbl. 100+25mg; Kps.100 (ret.)+25mg*	**M. Parkinson** → 469, **Parkinson-Syndrom** → 469: ini 100-200 + 25-50mg/d p.o. in 3 Einzeldosen, je n. Wi. alle 3-7d um 50-100 + 12.5-25mg steigern, max. 800 + 200mg/d; **Restless-legs-Syndrom:** 100 + 25mg p.o. z.N., evtl. zusätzl. 100 (ret.) + 25mg

L-Dopa + Carbidopa Rp	HWZ L/C 1.5/10h Q0 L/C 1.0/>0.7, PRC C, Lact ?
Duodopa *Gel (1ml enth. 20+5mg* **Isicom** *Tbl. 100+25, 250+25mg* **Levodopa-ratioph. comp** *Tbl. 100+25, 100 (ret.)+25mg, 200+50mg, 200 (ret.)+50mg* **Nacom** *Tbl. 100+25, 100 (ret.)+25, 200 (ret.)+50, 250+25mg* **Sinemet** *Tbl. 100+25, 100 (ret.)+25, 200 (ret.)+50, 250+25mg*	**M. Parkinson** → 469, **Parkinson-Syndrom** → 469: ini 50-150 + 12.5-37.5mg/d p.o., je n. Wi. alle 3-7d um 50-125 + 12.5-25mg steigern, max. 700+175mg/d in 3-4 Einzeldosen Duodopa: Gabe über intestinale Sonde u. Pumpe: Morgendosis als Bolus 5-10ml, max 15ml, Erh.Dos. individuell1-10ml/h über 16h; s.a. FachInfo; **DANI**, **DALI** nicht erforderlich

L-Dopa + Carbidopa + Entacapon Rp	
Stalevo *Tbl. 50+12.5+200mg, 75+18.75+200mg, 100+25+200mg, 125+31.25+200mg, 150+37.5+200mg, 200+50+200mg*	**M. Parkinson** → 469: Einstellung entsprechend L-Dopa-Vormedikation; s. Pck.Beil.

A 11.2.2 Dopaminagonisten (Dopaminergika)

Wm/Wi: direkter dopaminerger Agonismus; Beeinfluss. aller Parkinsonsympt., v.a. Akinesie u. psych. Strg. ;
UW (Bromocriptin): Übelkeit, Erbrechen, Magen-Darm-Beschwerden, Appetitlosigkeit, Obstipation, Kopfschmerz, Schwindel, Müdigkeit, depressive Verstimmg, psychomotorische Unruhe, Schlafstrg., Sehstrg., visuelle Halluzinationen, Psychosen, Verwirrtheit, Benommenheit, Angst, Nervosität, Dyskinesie, Ataxien, orthostatische Hypotonie, Synkope, Miktionsbeschwerden, allergische Hautreaktion, Muskelkrämpfe, Mundtrockenheit, Haarausfall, Gefühl der verstopften Nase;
UW (Piribedil): Übelkeit, Erbrechen, Blähungen, Halluzinationen, Erregung, Schwindel, Zerstreutheit, Schläfrigkeit;
UW (Rotigotin): Somnolenz, Schwindel, Übelkeit, Erbrechen, Reakt. an Appl.Stelle, Appetitlosigkeit, Schlafattacken, Halluzinationen, Ängstlichk., Schlaflosigkeit, Kopfschmerz, Dyskinesie, Lethargie, orthostat. Hypotonie, Husten, Singultus, Obstipation, Mundtrockenh., Diarrhoe, Dyspepsie, Hyperhidrosis, Erythem, Juckreiz, Schwächezustände;
KI (Bromocriptin): bek. Überempf., Schwangerschaftstoxikose, unkontroll. Hypertonie, KHK, art. Verschlusskrankheiten, schwere psych. Störung;
KI (Piribedil): bek. Überempf., kardiovask. Schock, akuter Herzinfarkt, Komb. m. Neuroleptika außer Clozapin;
KI (Rotigotin): bek. Überempf., MRT, elektr. Kardioversion

Bromocriptin Rp	HWZ 1 (38)h, Q0 1.0, PPB 95%, PRC B, Lact -
Bromocriptin Beta *Kps. 5mg* **Bromocriptin-ratioph.** *Tbl. 2.5mg; Kps. 5, 10mg* **Kirim** *Tbl. 2.5, 5mg* **Parlodel** *Tbl. 2.5mg; Kps. 5, 10mg* **Pravidel** *Tbl. 2.5mg; Kps. 5, 10mg*	**M. Parkinson** → **469:** ini 1 x 1,25mg p.o. z.N., um 1.25mg/W. steigern bis 3 x 2.5mg, max. 30mg/d; **DANI** nicht erforderlich
Cabergolin Rp	HWZ 63-68h, PPB 41-42%, PRC B, Lact ?
Cabaseril *Tbl. 1, 2mg* **Cabergolin HEXAL** *Tbl. 0.5, 1, 2mg* **Cabergolin-ratioph.** *Tbl. 0.5, 1, 2mg* **Cabergo Teva** *Tbl. 0.5, 1, 2mg*	**M. Parkinson** → **469:** bei Komb. m. L-Dopa: ini 1 x 1mg p.o., alle 1-2W. um 0.5-1mg steigern, Erh.Dos. 1 x 2-3mg; Monotherapie: ini 0.5mg, langsam steigern bis 2mg/d, max 3mg/d; **DANI** nicht erforderlich; **DALI** Child C: vorsichtige Anwendung
Dihydroergocriptin Rp	HWZ 10-15h, PPB 45-64%
Almirid *KTbl. 20, 40mg* **Cripar** *Kps. 5mg; Tbl. 20, 40mg*	**M. Parkinson** → **469:** d1-14: 2 x 5mg p.o., d15-28: 2 x 10mg, d29-43: 2 x 15-20mg, Erh.Dos. 3 x 20mg, max. 120mg/d
Lisurid Rp	HWZ 24h, Q0 1.0, PPB 66%
Dopergin *Tbl. 0.2, 0.5mg*	**Parkinson-Syndrom** → **469:** ini 0.1mg p.o., dann um 0.1mg/W. steigern, Erh.Dos. 0.6-2mg/d in 3 Einzeldosen; **DANI, DALI** vorsichtig dosieren
Pergolid Rp	HWZ 7-16h, PPB 90%, PRC B, Lact ?
Parkotil *Tbl. 0.05, 0.25, 1mg* **Pergolid HEXAL** *Tbl. 0.05, 0.25, 1mg* **Pergolid-Neuraxph.** *Tbl. 0.05, 0.25, 1mg*	**M. Parkinson** → **469:** d1-2: 1 x 0.05mg p.o., dann alle 3d um 0.1-0.15mg steigern, ab d17 alle 3d um 0.25mg steigern, Erh.Dos.: 3 x 1mg p.o.
Piribedil Rp	HWZ 12h, PPB 70-80%
Clarium *Tbl. 50 (ret.)mg*	**M. Parkinson:** Monotherapie: 150-250mg/d p.o. in 3 Einzelgaben; Komb. m. L-Dopa: 3 x 50mg;
Pramipexol Rp	HWZ 8-12h, PPB <20%, PRC C, Lact ?
Mirapexin *Tbl. 0.088, 0.18, 0.26, 0.35, 0.52, 0.7mg, 1.05(ret.), 2.1(ret.), 3.15(ret.)mg* **Sifrol** *Tbl. 0.088, 0.18, 0.26, 0.35, 0.52, 0.7mg, 1.05(ret.), 2.1(ret.), 3.15(ret.)mg*	**M. Parkinson** → **469:** W. 1: 3 x 0.088mg p.o., W. 2: 3 x 0.18mg, W. 3: 3 x 0.36mg, n. Bed. weiter um 0.54mg/W. steigern, max. 3.3mg/d; **Restless-legs-Syndr.:** ini 1x 0.088mg, ggf. alle 4-7d steigern: 0.18, 0.35, 0.54mg, max. 0.54mg; **DANI** GFR > 50: 100%; 20-49: 100% in 2 ED; < 20: 100% in 1ED; **DALI:** keine Daten, vermutlich nicht erforderl.
Ropinirol Rp	HWZ 6h, Q0 0.9, PPB 10-40%, PRC C, Lact ?
Adartrel *Tbl. 0.25, 0.5, 1, 2mg* **ReQuip** *Tbl. 0.25, 0.5, 1, 2, 2(ret.), 4(ret.), 5, 8(ret.) mg* **Ropinirol dura** *Tbl. 0.25, 0.5, 1, 2, 5mg* **Ropinirol HEXAL** *Tbl. 0.25, 0.5, 1, 2, 3, 4mg*	**M. Parkinson** → **469:** W. 1: 3 x 0.25mg p.o., W. 2: 3 x 0.5mg, W. 3: 3 x 0.75mg, W. 4: 3 x 1mg, dann um 0.5-1mg/W. steigern, Erh.Dos. 3-9mg/d, max. 24mg/d; W.1: 1 x 2mg (ret.), W. 2: 1 x 4mg (ret.), ggf. um 2mg/W. weiter steigern, max. 24mg/d; **Restless-legs-Syndr.** → **471:** d1+2: 1 x 0.25mg p.o., d3-7: 1 x 0.5mg p.o., d8-14: bis 1mg/d, dann n. Bed. um 0.5mg/W. bis 1 x 2mg steigern, max. 4mg/d; **DANI** GFR > 30: 100%; < 30: KI

Rotigotin Rp	HWZ 5-7h, PPB 92%
Neupro *TTS 1mg/24h, 2mg/24h, 3mg/24h, 4mg/24/h, 6mg/24h, 8mg/24h*	**M. Parkinson** → 469: ini 1 x 2mg/24h, dann wöchentl. um 2mg/24h erhöhen auf 4-8mg/24h, max. 8mg/24h; **DANI** nicht erforderl.

A 11.2.3 MAO-B-Hemmer (Dopaminergika)

Wm: irrevers. Hemmung der dopaminabbauenden Monoaminoxidase B (MAO-B) ⇒ Dopamingehalt im Striatum ↑, Verstärkung der Wi und UW von L-Dopa;
Wi: Beeinflussung aller Parkinsonsymptome, v.a. Akinesie u. psychische Strg.;
UW (Rasagilin): Kopfschmerzen, Nackenschmerzen, allerg. Reakt., Fieber, AP, Dyspepsie, Depression, Dyskinesie, Konjunktivitis, Melanom, Hypotonie;
UW (Selegilin): Mundtrockenheit, Schwindel, Schlafstrg., Arrhythmien, Verwirrtheit, Psychose;
KI (Rasagilin): bek. Überempf.;
KI (Selegilin): SS/SZ;
Ink (Rasagilin): MAO-Hemmer, Pethidin, Fluoxetin, Fluvoxamin, Sympathomimetika, Dextrometorphan;
Ink (Selegilin): SSRIs, MAO-Hemmer, Opioide, Pethidin, Serotoninagonisten (Triptane)

Rasagilin Rp	HWZ 0.6-2h, PPB 60-70%
Azilect *Tbl. 1mg*	**M. Parkinson** → 469: 1 x 1mg p.o.; **DANI** nicht erforderl.; **DALI** KI bei schwerer LI

Selegilin Rp	HWZ 1.5h, Q0 1.0, PPB 94%
Antiparkin *Tbl. 5mg* **Jutagilin** *Tbl.10mg* **Movergan** *Tbl. 5, 10mg* **Selegelin Neuraxph.** *Tbl. 5, 10mg* **Selegilin-ratioph.** *Tbl. 5, 10mg* **Xilopar** *Lingualtbl. 1.25mg*	**M. Parkinson** → 469: 5-10mg/d p.o. in 1-2 Einzeldosen (morgens u. mittags); max. 10mg/d; Lingualtbl.: 1 x 1.25mg **DANI** KI **DALI** KI

A 11.2.4 COMT-Hemmer (Dopaminergika)

Wm: Hemmung der Catechol-O-Methyltransferase ⇒ L-Dopa-Plasmaspiegel ↑ (Anw. nur komb. m. L-Dopa)
Wi: Beeinflussung aller Parkinsonsymptome, v.a Akinesie und psychische Strg.
UW: Urinverfärbung, Dyskinesien, Übelkeit, Diarrhoe, Abdominalschmerzen
KI: Leberinsuff., Phäochromozytom, malignes neuroleptisches Syndrom bzw. atraumatische Rhabdomyolyse i.d. Anamnese; SS/SZ;
Ink: nicht-selektive MAO-Hemmer

Entacapon Rp	HWZ 2.4h, Q0 1.0, PPB 98%, PRC C, Lact ?
Comtess *Tbl. 200mg*	**M. Parkinson** → 469: 200mg p.o. zu jeder L-Dopa-Dosis, max. 2g/d; **DANI** nicht erforderl.; **DALI** KI

A 11.2.5 Zentral wirksame Anticholinergika

Wm: Hemmung zentraler cholinerger Neurone; **Wi:** Reduktion v.a. der Plus-Symptome Rigor und Tremor
UW: Verwirrtheit bis Psychose, Mydriasis, Akkommodationsstrg., Glaukom, Mundtrockenheit, Miktionsstrg., Müdigkeit, Tachykardie, Wärmestau;
KI: Glaukom, Miktionsstrg., Tachyarrhythmie, kognitive Defizite; strenge Ind. > 65 J.

Biperiden Rp	HWZ 24h, Q0 1.0, PPB 94%, PRC C, Lact ?
Akineton *Tbl. 2, 4 (ret.)mg; Amp. 5mg/1ml* **Biperiden Neuraxpharm** *Tbl. 2, 4mg; Amp. 5mg/1ml*	**Parkinson-Syndrom** → 469: ini 2 x 1mg p.o., um 2mg/d steigern, Erh.Dos. 3-4 x 1-2mg, max. 16mg/d; 10-20mg i.m./langs. i.v.; **medikamentös bedingte extrapyramidale Symptomatik:** 1-4 x 1-2mg p.o.; 2.5-5mg i.m./langs. i.v., ggf. Wh. n. 30min; max. 10-20mg/d; **Ki. 3-15J.:** 1-3 x 1-2mg p.o.;< **1J.:** 1mg i.v.; **1-6J.:** 2mg i.v.; < **10J.:** 3mg i.v.; **Nikotinvergiftung:** 5-10mg i.m.

Bornaprin Rp	HWZ 5.2h, PPB 72%
Sormodren *Tbl. 4mg*	**Parkinson-Syndrom** → 469, **medikamentös bedingte extrapyramidale Symptomatik:** ini 1 x 2mg p.o., Erh.Dos. 6-12mg/d in 2-3 Einzeldosen; **Hyperhidrosis:** ini 2mg/d, Erh.Dos. 4-8mg/d

Metixen OTC	HWZ 14h
Tremaril *Tbl. 5mg* **Tremarit** *Tbl. 5 mg*	**Parkinson-Syndr.** → 469, **medikamentös bedingte extrapyramidale Symptomatik:** ini 3 x 2.5mg p.o., um 2.5mg/W. steigern, Erh. Dos. 15-45mg/d

Procyclidin Rp	HWZ 12h
Osnervan *Tbl. 5mg*	**Parkinson-Syndr.** → 469, **medikamentös bedingte extrapyramidale Symptomatik:** ini 3 x 2.5mg p.o., alle 2-3d um 2.5-5mg steigern, Erh.Dos. 3 x 5-10mg

Trihexyphenidyl Rp	HWZ 8.6h
Artane *Tbl. 2, 5mg* **Parkopan** *Tbl. 2, 5mg*	**Parkinson-Syndr.** → 469: ini 1mg/d p.o., dann tgl. um 1mg steigern, Erh.Dos. 6-16mg/d p.o. in 3-4 Einzeldosen, max. 16mg/d; **medikamentös bedingte extrapyram. Symptomatik:** 2-16mg/d p.o. in 1-4 ED; Pat. >60J.: 50%

A 11.2.6 Glutamatrezeptorantagonisten

Wm: Blockade striataler Glutamatrezeptoren ⇒ Acetylcholinfreisetzung ↓
Wi: Beeinflussung v.a. von Akinesie und Rigor (s. auch Virustatika → 237)
UW: GI-Strg., Übelkeit, Übererregbarkeit, paranoid gefärbte Psychose mit optischen Halluzinationen
KI: Verwirrtheitszustände, Anfallsleiden, schwere Leberfunktionsstrg., Niereninsuff., SS/SZ

Amantadin Rp	HWZ 10-30h, Q0 0.1, PPB 67%, PRC C, Lact -
Adekin *Tbl. 100mg* **Amantadin HEXAL** *Tbl. 100, 200mg* **Amantadin-ratioph.** *Tbl. 100mg; Inf.Lsg. 200mg/500ml* **Amixx** *Tbl. 100mg* **PK-Merz** *Tbl. 100, 150mg; Inf.Lsg. 200mg/500ml* **Tregor** *Tbl. 100, 200mg*	**M. Parkinson** → 469, **medikamentös bedingte extrapyramidale Symptomatik:** ini 1 x 100mg p.o., wöchentl. um 100mg steigern, Erh.Dos. 200-600mg/d in 2-3 Einzeldos.; 1-3 x 200mg über 3h i.v. **DANI** GFR 60-80: 2 x 100mg p.o.; 50-59: 100/200mg i. Wechsel; 30-49: 1 x 100mg; 20-29: 200mg 2 x/W.; 10-19: 100mg 3 x/W.; < 10, HD: 100mg 1 x/W.

A 11.2.7 Weitere Antiparkinsonmittel

Wm/Wi (Budipin): NMDA-antagonistische Eigenschaften, indirekte dopaminerge Wi, günstige Beeinflussung des Tremors
UW (Budipin): Benommenheit, Mundtrockenheit, Übelkeit, Albträume, Agitation, Verwirrtheit, Sehstrg., HRST, QT-Zeitverlängerung; Hitzewallungen
KI (Budipin): Myasthenia gravis, Herzinsuff. NYHA IV, Kardiomyopathie, Myokarditis, AV-Block II°-III°, HF ↓ < 55/min, Hypokaliämie, Hypomagnesiämie, QT-Zeitverlängerung, schwerwiegende ventr. HRST, SS/SZ
Ink (Budipin): Amantadin

Budipin Rp — HWZ 31 (59)h, Q0 0.3, PPB 96%

Parkinsan *Tbl. 10, 20mg*	**M. Parkinson** → 469: ini 3 x 10mg p.o., n. 1W. 3 x 20 oder 2 x 30mg; **DANI/DALI** max. 30mg/d

A 11.3 Migränemittel

A 11.3.1 Secalealkaloide (Ergotamine)

Wm/Wi (Dihydroergotamin): Konstriktion der venösen Kapazitätsgefäße v.a. durch Stimulation von Serotoninrezeptoren; Intervalltherapie
Wm/Wi (Ergotamin): Vasokonstriktion v.a. durch α-adrenergen Agonismus; Th. des Migräne-Anfalls
UW (Dihydro-, Ergotamin): Nausea, Erbrechen, periphere Mangeldurchblutung
KI (Dihydro-, Ergotamin): Überempf. gg. Secalealkaloide, schwere KHK, Gefäßerkr., schwere Leberfktsstrg., SS/SZ; **Ink**: Adrenalin, Betablocker, Dopamin, Makrolide, NNRT-, Proteaseinhib., Sumatriptan, Voriconazol

Dihydroergotamin Rp — HWZ 7-9h, Q0 0.95, PPB 93%, PRC X, Lact -

Agit Depot *Kps. 5 (ret.)mg* **Angionorm** *Kps. 2.5 (ret.), 5 (ret.)mg* **DET MS** *Gtt. (20Gtt. = 2mg)* **DHE-ratioph.** *Kps. 2.5 (ret.), 5 (ret.)mg* **Ergotam ct** *Kps. 2.5 (ret.), 5 (ret.) mg*	**Migräne-Pro.** → 464: 3 x 2mg p.o.; 1 x 2.5-5mg (ret.) p.o.; **vask. Kopfschmerzen:** 3 x 2-3mg p.o.; 1-3 x 2.5-5mg (ret.); **Hypotonie:** 3 x 1-3mg p.o.; 1-2 x 2.5-5mg (ret.); **DANI** nicht erforderlich

Ergotamin Rp — HWZ 20-34h, Q0 0.5, PPB >90%

Ergo-Kranit Migräne *Tbl. 2mg*	**Migräneanfall** → 463, **vaskuläre Kopfschmerzen:** 1 x 2mg p.o., ggf. erneut 2mg n. 4-6h; max. 4mg/d bzw. 6mg/W; **DANI, DALI** KI bei schwerer NI/LI

Ergotamin + Coffein Rp

Cafergot N *Supp. 2 + 100mg*	**Initial-Th vaskulärer Kopfschmerzen, echte u. atyp. Migräne** → 463: 2 + 100mg rect., ggf. Wh. n. 30min, max. 6mg Ergotamin/d; **Ki. < 12J.:** KI **DANI, DALI** KI bei schwerer Nieren-, Leberinsuff.

A 11.3.2 Triptane

Wm/Wi: Vasokonstriktion durch Serotoninagonismus (5-HT1D- Rezeptor);
UW: Schwere-, Druckgefühl, Müdigkeit, Schwindel, Flush;
KI: bekannte Überempfidlichkeit, KHK, MI, Prinzmetal-Angina, M. Raynaud, Hypertonie;
Ink: Ergotamine

Almotriptan Rp — HWZ 3.5h

Almogran *Tbl. 12.5mg*	**Migräneanfall** → 463: 12.5mg p.o., ggf. Wh. n. frühest. 2h; **DANI** b. schwerer NI max. 12.5mg/d

Eletriptan Rp	HWZ 4h, PPB 85%
Relpax *Tbl. 20, 40mg*	**Migräneanfall** → 463: 1 x 40mg p.o., ggf. Wh. nach 2h, max. 80mg/d; **DANI** 20mg, max. 40mg/d; KI b. schwerer NI; **DALI** KI bei schwerer Leberinsuff.
Frovatriptan Rp	HWZ 26 h, PPB ca. 15%
Allegro *Tbl. 2.5mg* **Tigreat** *Tbl. 2.5mg*	**Migräneanfall** → 463: 2.5mg p.o., ggf. Wh. n. 2h, max. 5mg/d; **DANI** nicht erforderl.; **DALI** Child C KI
Naratriptan Rp/OTC	HWZ 6h, Q0 0.5, PPB 30%, PRC C, Lact ?
Formigran *Tbl. 2.5mg* **Naramig** *Tbl. 2.5mg*	**Migräneanfall** → 463: 1 x 2.5mg p.o., ggf. Wh. n. 4h, max. 5mg/d; **DANI** GFR < 15: KI; **DALI** Child C KI
Rizatriptan Rp	HWZ 2-3h, Q0 >0.8, PPB 14%, PRC C, Lact ?
Maxalt *Tbl. 5, 10mg* *Lingualtbl. 5, 10mg*	**Migräneanf.** → 463: 1 x 10mg p.o., ggf. Wh. n. 2h, max. 20mg/d; Komb. mit Propranolol; **DANI** 5mg, KI bei schwerer NI; **DALI** 5mg; KI bei schwerer LI
Sumatriptan Rp	HWZ 2h, Q0 0.8, PPB 14-21%, PRC C, Lact -
Imigran *Tbl. 50, 100mg; Supp. 25mg; Pen 6mg/0.5ml; Nasenspray (1 Hub = 10, 20mg)* **Sumatriptan 1A** *Tbl. 50, 100mg* **Sumatriptan CT** *Tbl. 50, 100mg* **Sumatriptan HEXAL** *Tbl. 50, 100mg* **Sumatriptan-ratioph.** *Tbl. 50, 100mg*	**Migräneanfall** → 463, **Horton-Syndr.:** 1 x 50-100mg p.o., ggf. Wh. n. 2h, max. 300mg/d; 6mg s.c., ggf. Wh. n. 2h, max. 12mg/d; 25mg rect., ggf. Wh. n. 2h, max. 50mg/d; 20mg nasal, ggf. Wh. n. 2h, max. 40mg/d; **12-17J.:** 10mg nasal, max. 20mg/d; **DANI** nicht erforderlich; **DALI** 25-50mg/d, KI bei schwerer LI
Zolmitriptan Rp	HWZ 2.5-3h, Q0 0.7, PPB 25%, PRC C, Lact ?
AscoTop *Tbl. 2.5, 5mg; Lingualtbl. 2.5, 5mg; Nasenspray (5mg/Einzeldosis)* **Zomig** *Tbl. 2.5mg; Lingualtbl. 2.5mg; Nasenspray (5mg/0.1ml)*	**Migräneanfall** → 463: 1 x 2.5mg p.o., 1 x 2.5mg nasal, bei erneutem Anfall 2.5-5mg p.o./nasal, max. 10mg/d; **DANI** GFR < 15: KI; **DALI** max. 5mg/d
s. auch Analgetika (→ 101)	

A 11.3.3 Weitere Migränemittel

Topiramat Rp	HWZ 18-24h, Q0 <0.5, PPB 13-17%, PRC C, Lact ?
Topamax Migräne *Tbl. 25, 50, 100 mg* **Topiramat Migräne Stada** *Tbl. 25, 50, 100mg* (s. auch Antiepileptika→ 196)	**Migräne-Pro.** → 464: ini 1 x 25mg p.o., alle 1-2W. um 25mg steigern, Erh.Dos. 50-100mg/d;

A 11.4 Muskelrelaxantien

A 11.4.1 Stabilisierende Muskelrelaxantien

S. Anästhesie → 193

A 11.4.2 Depolarisierende Muskelrelaxantien

S. Anästhesie → 193

A 11.4.3 Weitere peripher wirksame Muskelrelaxantien

Wm/Wi (Clostridium Toxine): spezif. Bindg. an den präsynapt. Akzeptor cholinerger Nervenenden, Blockierg. der Acetylcholinfreisetz.;
UW (Clostrdium Toxine): Mundtrockenh., Dysphagie, lokale Schmerzen, Torticollis, Blepharoptosis, vertikale Diplopie, Lagophthalmus, Verdauungsstrg., Myasthenie, Geschmacksveränderg.;
UW (Dantrolen): Müdigk., Schwindel, Schwächegefühl, Hepatitis, Ikterus;
KI (Clostridium Toxine): neuromuskuläre Erkr., SS/SZ;
KI (Dantrolen): Lebererkrankung, SS/SZ;
Ink (Dantrolen): Verapamil

Chininsulfat OTC	
Limptar N *Tbl. 200mg*	**Nächtliche Wadenkrämpfe:** 1-2 x 200mg p.o.; **DANI** nicht erforderl.

Clostridium-botulinum-Toxin Typ A Rp	
Azzalure *Inj.Lsg. 10 E* **Bocouture** *Inj.Lsg. 50 E* **Botox** *Inj.Lsg. 100 E* **Dysport** *Inj.Lsg. 500 E* **Vistabel** *Inj.Lsg. 50 E* **Xeomin** *Inj.Lsg. 100 E*	**Blepharospasmus:** ini 1.25-2.5 E i.m., max. 5E/Inj.-stelle bzw. max. 25 E/Auge, Wdh. n 12W., max. Gesamtdosis 100 E/12W.; **zervikale Dystonie:** max. 50 E/Inj.-stelle bzw. max. 100 E in den M. sternocleidomast., bzw. max. 300 E/Behandlg., Wdh. n. 12W.; s. auch FachInfo; **Faltenbehandlung** der Glabella: Erw. <65J.: 50 E Gesamtdosis

Clostridium-botulinum-Toxin Typ B Rp	Wirkdauer: 4-16 W.
NeuroBloc *Inj.Lsg. 2500 E/0.5ml, 5000 E/1ml, 10000 E/2ml*	**Cervikale Dystonie:** 10000 IE i.m.

Dantrolen Rp	HWZ 8.7h, Q0 0.95, PPB 90%, PRC C, Lact ?
Dantamacrin *Kps. 25, 50mg* **Dantrium** *Kps. 50mg* **Dantrolen IV** *Inj.Lsg. 20mg/60ml*	**Spastik der Skelettmuskulatur:** W. 1: 2 x 25mg p.o., W.2: 4 x 25mg, W. 3: 3 x 50mg, W.4: 4 x 50mg; **Ki.>5J.:** ini 1mg/kg/d, W.1: 1 x 25mg p.o., W.2: 2 x 25mg, W.3: 3 x 25mg; **maligne Hyperthermie:** 2.5mg/kg i.v., Infusion fortsetzen, solange Hyperthermie anhält; Gesamtdosis: ca. 10mg/kg/d

A 11.4.4 Zentral wirksame Muskelrelaxantien (Myotonolytika)

UW: Müdigkeit, Schwindel, Nausea, Mundtrockenheit, Leberenzyme ↑ ; **KI:** Myasthenia gravis; SS/SZ

Baclofen Rp	HWZ 3.5h, Q0 0.3, PPB 20-41%, PRC C, Lact +
Baclofen AWD *Tbl. 10, 25mg* **Baclofen-ratioph.** *Tbl. 10, 25mg* **Lebic** *Tbl. 10, 25mg* **Lioresal** *Tbl. 5, 10, 25mg; Amp. 10mg/5ml, 10mg/20ml,*	**Spastische Syndrome:** ini 3 x 5mg p.o., um 5mg/ED steigern je n. Wi., Erh.Dos. 30-75mg/d, max. 120mg/d; **Ki.:** ini 4 x 2.5mg p.o., langs. steigern, < **10J:** max. 0.75-2mg/kg/p.o.; >**10J:** 2.5mg/kg/d; intrathekal: Erh.Dos. 300-800µg/d; **DANI** KI bei terminaler NI

Flupirtin Rp	HWZ 10h, Q0 >0.7, PPB 80%
Awegal Inject *Inj.Lsg. 100mg/3ml* **Katadolon** *Kps. 100mg; Tbl. 400 (ret.) mg; Supp. 75, 150mg; Amp. 100mg/3ml* **Trancopal Dolo** *Kps. 100mg, Supp. 150mg* **Trancolong** *Tbl. 400 (ret.) mg*	**Schmerzen, Neuritis, Dysmenorrhoe:** 3-4 x 100mg; 1 x 400mg (ret.) p.o.; max. 600mg/d p.o.; 3-4 x 150mg, max. 900mg rect.; 1 x 100mg i.m.; **Ki. > 6J.:** 3-4 x 75mg rect.; **DANI** max. 300mg p.o. bzw. 450mg rect.
Methocarbamol Rp	HWZ 0.9-2h, PRC C, Lact +
Dolovisano Methocarb *Tbl. 750mg* **Ortoton** *Tbl. 750mg; Amp. 1g/10ml*	**Verspannungen u. Spasmen d. Skelettmuskulatur:** ini 4 x 1.5g p.o., dann 3 x 1.5g; 1-3g langs. i.v.
Orphenadrin Rp	HWZ 14h, Q0 0.9, PPB 90%
Norflex *Tbl. 100 (ret.)mg; Amp. 60mg/2ml*	**Skelettmuskelspasmen verschiedener Ursachen:** 2 x 100mg (ret.) p.o., max. 400mg/d p.o.; 60mg langs. i.v./i.m, ggf. Wh. n. 8-12h
Pridinol Rp	HWZ 4h
Myoson *Tbl. 4mg; Amp. 2mg/1ml*	**Muskelspasmen, Torticollis, nächtl. Beinkrämpfe:** ini 3 x 2-8mg p.o., Dauerth. 4-8mg/d; 1-3 x 2-4mg i.m.; **Ki. > 12J.:** 3 x 2mg p.o.; 3 x 1mg i.m.
Tetrazepam Rp	HWZ 13-44h, Q0 1.0, PPB 70%
Musaril *Tbl. 25, 50mg* **Rilex** *Tbl. 50mg* **Spasmorelax** *Tbl. 50mg* **Tetramdura** *Tbl. 50mg* **Tetrazepam Neuraxph.** *Tbl. 50, 100mg* **Tetrazepam-ratioph.** *Tbl. 50mg*	**Schmerzhafte Muskelverspannungen, spastische Syndrome:** ini 50mg/d p.o., je n. Wi. tgl. um 25mg steigern bis zu 200mg, max. 400mg/d; **Ki. > 1J.:** 4mg/kg/d p.o. in 3 Einzeldosen; **DANI, DALI** ggf. Dosisreduktion
Tizanidin Rp	HWZ 2.5h, Q0 1.0, PPB 30%, PRC C, Lact ?
Sirdalud *Tbl. 2, 4, 6mg* **Tizanidin Teva** *Tbl. 2, 4mg*	**Spasmen, schmerzh. Muskelverspannung:** ini 3 x 2mg p.o., alle 4-7d um 2-4mg/d steigern, Erh.Dos. 12-24mg/d in 3-4ED, max. 36mg/d; **DANI** GFR < 25: ini 2mg/d, dann langsame Dosissteigerung; **DALI** KI bei schwerer Leberinsuff.
Tolperison Rp	HWZ 2.5 h, Q0 1.0
Mydocalm *Tbl. 50mg* **Tolperison HEXAL** *Tbl. 50mg* **Tolperison Stada** *Tbl. 50, 150mg* **Viveo** *Tbl. 150mg*	**Schmerzh. Muskelverspannungen:** 3 x 50-100mg p.o. , max. 3 x 150mg; **Ki. 3M.-6J.:** 5mg/kg/d; **6-14J.:** 4-2mg/kg/d; **Spastizität b. neurolog. Erkr.:** 300-450mg/d in mehreren ED; **DANI, DALI** nicht erforderlich

A 11.5 Cholinergika

Wm/Wi: Hemm. der Cholinesterase ⇒ Acetylcholinkonzentr. ↑ im synaptischen Spalt ⇒ Parasympathikotonus ↑, Tonus d. quergestreiften Muskulatur ↑;
UW: Faszikulationen, Spasmen, Krämpfe, Speichelfluss, Diarrhoe, HF ↓;
KI: Asthma bronch., Iritis, Thyreotoxikose, Obstruktionsileus, Stenosen/Spasmen des Darmtraktes, der Gallen-/Harnwege, Myotonie, Parkinsonismus; postop. Schock- u. Kreislaufkrisen; SZ; Cave i. SS

Distigmin Rp	HWZ 65-69h
Ubretid *Tbl. 5mg; Amp. 0.5mg/1ml*	**Post-OP Darm/Blasenatonie** → 554: 0.5mg i.m., ggf. steigern auf 0.01mg/kg; **neurogene Blasenstörung:** 1 x 5mg p.o., 0.5mg i.m. alle 3-4d; Erh.Dos. 5mg p.o. alle 2-3d; **Myasthenia gravis:** W.1: 1 x 5mg p.o., W.2: 1 x 7.5mg, ab W.3: 1 x 10mg; 0.5-0.75mg i.m. alle 2d
Neostigmin Rp	HWZ 24-80min, Q0 0.45, PRC C, Lact +
Neostig Carino *Amp. 0.5mg* **Neostigmin** *Amp. 0.5mg/1ml*	**Antagonisierung nicht-depolarisierender Muskelrelaxantien:** 0.5-2mg i.v., ggf. bis 5mg; **Ki. < 20kg:** 50µg/kg i.v.; **Myasthenia gravis:** mehrmals tgl. 0.5mg s.c./ i.m.
Pyridostigmin Rp	HWZ 1.7 h, Q0 0.2, PRC C, Lact +
Kalymin *Tbl. 10, 60mg; Amp. 5mg/1ml* **Mestinon** *Tbl.10, 60,180 (ret.)mg; Amp. 25mg/5ml*	**Darm-/Blasenatonie:** 60mg p.o. alle 4h; 1-2mg alle 4-6h i.m. für 2d; **paralytischer Ileus: Säugl.:** 10mg p.o. alle 4h f. 2d; 0.5mg/4h i.m. für 2d; **Klein/Schulki.:** 20-30mg p.o. alle 4h f. 2d; 1mg/4h i.m. für 2d **Myasthenia gravis** → 468: 2-4 x 60-180mg p.o.; 2 x 180-540mg ret. p.o.; 1-5mg/d i.m./s.c.; **Antagonisierung nicht-depolarisierender Muskelrelaxantien:** 5mg i.v., bei Überdosierung des Relaxans bis zu 10-20mg langsam i.v.

A 11.6 Antidementiva

Wm/Wi (Donepezil, Galantamin, Rivastigmin): spezifische und reversible Hemmung der zerebralen Cholinesterase ⇒ Verbesserung der kognitiven Fähigkeiten;
Wm/Wi (Memantin): spannungsabhängiger NMDA-Rezeptorantagonist ⇒ Regulierung toxisch erhöhter Glutamatkonzentrationen
Wm/Wi (Piracetam): Steigerung der cerebralen Durchblutung, der Sauerstoffumsatzrate und der Glukoseumsatzrate in primär ischämisch geschädigten Hirnarealen
UW (Donepezil): Übelkeit, Diarrhoe, Muskelkrämpfe, Müdigkeit, Erbrechen, Schlaflosigkeit, Kopfschmerzen, Schmerzen, Unfälle, Erkältungen, Magen-Darm-Beschwerden, Schwindel, Halluzinationen, aggressives Verhalten, Juckreiz, Exanthem, Harninkontinenz;
UW (Memantin): Halluzinationen, Verwirrtheit, Schwindel, Kopfschmerzen, Müdigkeit, Angstzustände, Hypertonus, Erbrechen, Blasenentzündung, gesteigerte Libido
UW (Piracetam): Gewichtszunahme, gesteigerte psychomotor. Aktivität, Nervosität, Schlaftstörungen, depressive Verstimmung, Aggressivität, Angst, gastrointest. Beschwerden
KI (Donepezil, Memantin): bekannte Überempfindlichkeit;
KI (Piracetam): bek. Überempf., zerebrale Blutungen, Chorea Huntington, term. Niereninsuff.

Dihydroergotoxin Rp	HWZ 13-15h
DCCK *Kps. 4.5 (ret.)mg; Gtt. (1ml = 1mg)* **Ergodesit** *Tbl. 2, 5 (ret.)mg* **Hydergine** *Tbl. 2, 4mg; Gtt. (1ml = 1, 2mg)* **Hydro Cebral-ratioph.** *Kps. 2.5 (ret.)mg, 5 (ret.)mg; Gtt. (1ml = 1mg)* **Orphol** *Tbl. 1.5, 4.5mg; Brausetbl. 4.5mg; Gtt. (1ml = 1mg)*	**Hirnleistungsstrg. im Alter:** 4-8mg/d p.o. in 1-3 Einzeldosen
Donepezil Rp	HWZ 70h, Q0 0.95, PPB 95%, PRC C, Lact ?
Aricept *Tbl. 5, 10mg; Lingualtbl. 5, 10mg* **Memac** *Tbl. 5, 10mg*	**Alzheimer-Demenz** → 459: 1 x 5mg p.o. zur Nacht, nach 4W. evtl. 1 x 10mg; **DANI** nicht erforderl.
Galantamin Rp	HWZ 7-8h, PPB 18%
Reminyl *Tbl. 4, 8, 12mg; Kps. 8 (ret.), 16 (ret.), 24 (ret.)mg; Lsg. (1ml = 4mg)*	**Alzheimer-Demenz** → 459: ini 2 x 4mg p.o., nach 4W. 2 x 8mg, evtl. n. 8 W. 2 x 12mg; **ret.:** ini 1 x 8mg, nach 4 W. 1 x 16mg, evtl. n. 8W. 1 x 24mg; **DANI** GFR > 9: 100%; < 9: KI; **DALI** KI bei Child-Pugh > 9
Memantin Rp	HWZ (60-100)h, PPB 45%
Axura *Tbl. 5, 10, 15, 20mg; Lsg. 10mg/g* **Ebixa** *Tbl. 5, 10, 15, 20mg; Gtt. (20Gtt. = 10mg)*	**Alzheimer-Demenz** → 459: W.1: 1 x 5mg p.o., W.2: 1 x 10mg, W.3: 1 x 15mg, ab W.4: 1 x 20mg; **DANI** GFR 40-60: 10mg/d
Nicergolin Rp	HWZ 7.3h, PPB 82-87%
Ergobel *Tbl. 30mg* **Nicergolin neuraxph.** *Tbl. 10, 30mg* **Nicerium** *Tbl. 10mg; Kps. 15, 30mg* **Sermion** *Tbl. 30mg*	**Hirnleistungsstörungen im Alter:** 20-30mg/d, max. 60mg/d
Nimodipin Rp	HWZ 8-9h, Q0 1.0, PPB 98%, PRC C, Lact ?
Nimodipin Carino *Inf.Lsg. 10mg/50ml* **Nimodipin HEXAL** *Tbl. 30mg* **Nimotop** *Tbl. 30mg; Inf.Lsg. 10mg/50ml*	**Hirnleistungsstörungen im Alter:** 3 x 30mg p.o.; **Vasospasmen nach Subarachnoidalblutung:** ini 15µg/kg/h i.v., n. 2h 30µg/kg/h
Piracetam Rp	HWZ 4.5-5.5h, Q0 0.02, PPB 15%
Nootrop *Tbl. 800, 1200mg; Gtt. (1ml = 333mg); Granulat 1.2, 1.6, 2.4g; Trinkamp. 1.2g/3.6ml; Amp. 1g/5ml 3g/15ml; Inf.Lsg. 12g/60ml* **Normabraïn** *Tbl. 800, 1200mg; Trinkamp. 1.2g/3.6ml; Inf.Lsg. 12g/60ml* **Piracetam-ratioph.** *Kps. 400mg; Tbl. 800, 1200mg; Gtt. (2.5ml = 832mg); Amp. 1g/5ml*	**Dementielles Syndrom** → 459: 2-3 x 2.4g/d; max. 3 x 4.8g/d; 3-12g i.v.; **post-kommotionelle Syndr.:** 2-3 x 2.4g/d, b. Bed. 3 x 4.8g/d **postanoxisches Myoklonus-Syndrom:** ini 2 x 3.2g, dann alle 3d um 4.8g steigern, max. 24g/d p.o.; ini bis 12g/d i.v., n. 1-2 W. Dosisreduktion u. Umstellung auf orale Th.; **DANI** Krea (mg/dl) bis 3: 50%; 3-8: 12.5-25%; HD: 100%
Rivastigmin Rp	HWZ 1h, Q0 1.0, PPB 40%, PRC B, Lact ?
Exelon *Kps. 1.5, 3, 4.5, 6mg; TTS 4.6, 9.5mg/24h; Lsg. (1ml = 2mg);* **Prometax** *Kps. 1.5, 3, 4.5, 6mg*	**Alzheimer-Demenz** → 459: ini 2 x 1.5mg/d p.o., n. 2W. 2 x 3mg, je nach Verträglichkeit alle 2W. um 2 x 1.5mg steigern bis 2 x 6mg; TTS: ini 4.6mg/24h, Pflaster tgl. wechseln, b. guter Verträglichk. n. 4 W. steigern auf 9.5mg/24h **DANI** nicht erforderl.

A 11.7 Selektive Immunsuppressiva

Wm/Wi (Glatirameracetat): Polymer aus 4 Aminosäuren mit spezifischen immunmodulatorischen Eigenschaften ⇒ Erhöhung der Zahl spezifischer Supressorzellen, die antiinflammatorische Zytokine sezernieren; **Wm/Wi** (Natalizumab) bindet spezif. an Integrin auf Leukozytenoberfl. ⇒ Hemmung d. transendothelialen Migration v. Leukoz. in entzündl. Gewebe; **UW** (Glatirameracetat): Reakt. a.d. Inj.stelle, Schmerzen, Herzklopfen, Übelkeit, Obstipation, Diarrhoe, Arthralgie, Dyspnoe, Schwindel, Depression; **UW** (Natalizumab): Harnwegsinfekte, Nasopharyngitis, Urtikaria, Kopfschmerzen, Schwindel, Übelkeit, Erbrechen, Arthralgien, Rigor, Fieber, Abgeschlagenheit, Überempfindlichkeitsreakt.; **KI** (Glatirameracetat): bek. Überempf., SS; **KI** (Natalizumab): bek. Überempf.; progressive multifokale Leukenzephalopathie, Immunschwäche, laufende immunsuppr. Ther., Komb. m. Interferon β/Galtirameracetat, akt. Malignome (außer Basaliom), Ki./Jugendl.

Glatirameracetat Rp	
Copaxone *Fertigspr. 20mg/1ml*	**Schubförmig remittierende MS:** 1 x 20mg s.c.
Natalizumab Rp	HWZ 16d, PRC C, Lact ?
Tysabri *Inf.Lsg. 300mg/15ml*	**Hochakt., remitt. MS:** 300mg über 1h i.v. alle 4W.; **DANI, DALI** keine Daten, vermutlich nicht erforderlich

A 11.8 Weitere ZNS-Medikamente

Wm (Tiaprid): Blockade von Dopamin-2-Rezeptoren in Nucleus caudatus, Putamen und Corpus striatum **UW** (Tiaprid): Schwäche, Müdigkeit, Agitation, Schwindel, Kopfschmerzen, Gleichgültigkeit, Schlaflosigkeit; Muskelrigidität, Amenorrhoe, Galaktorrhoe;
KI (Tiaprid): Prolaktinom, Mamma-Ca, Phäochromozytom; **Ink** (Tiaprid): Haloperidol, L-Dopa, Phenothiazine

Flunarizin Rp	HWZ 18d, Q0 1.0, PPB >90%
Flunarizin CT *Kps. 5, 10mg* **Flunavert** *Kps. 5, 10mg* **Natil N** *Kps. 5, 10mg* **Sibelium** *Kps. 5mg*	**Vestibulärer Schwindel** → 472, **Migräne-Intervalltherapie** → 463: ini 10mg z.N.; Pat. > 65J.: 5mg; Erh.Dos. 5-10mg alle 2d
α-Liponsäure OTC	HWZ 1h
Liponsäure-ratioph. *Tbl. 600mg; Inj.Lsg. 300mg/12ml; 600mg/24ml* **Neurium** *Tbl. 600mg; Amp. 600mg/24ml* **Thioctacid** *Tbl. 200, 600mg; Amp. 600mg/24ml; Inf.Lsg. 600mg/50ml*	**Diabetische Polyneuropathie:** 600mg/d p.o. in 1-3 Einzeldosen; 300-600mg/d i.v.
Tetrabenazin Rp	HWZ 5h, PPB 0%
Nitoman *Tbl. 25mg* **Xenazine** *Tbl. 25mg*	**Hyperkinet. Bewegungsstrg. b. Chorea Huntington:** ini 3 x 25mg p.o., n. Bed. alle 3-4d um 25mg/d steigern, max. 200mg/d; Spätdyskinesien: ini 12,5mg, ggf. steigern; **DANI, DALI** sorgfältige Dosiseinstellung
Tiaprid Rp	HWZ 3h, Q0 0.25, PPB 0%
Tiaprid Neuraxph. *Tbl. 100, 200mg* **Tiaprid HEXAL** *Tbl. 100, 200mg* **Tiapridal** *Tbl. 100mg; Gtt. (1ml = 137.9mg)* **Tiapridex** *Tbl. 100mg; Amp. 100mg/2ml; Gtt. (1ml = 137.9mg)*	**Dyskinesien:** 3 x 100-200mg p.o./i.m./i.v.; **Chorea:** 300-1000mg/d in 3-5 Einzeldosen; **DANI** GFR 50-80: 75%; 10-49: 50%; < 10: 25%
Uridin + Cytidin Rp/OTC	
Keltican N *Kps. 0.63+2.5mg; Amp. 1.25+5mg/2ml*	**Neuritis, Myopathie:** 2 x 1-2 Kps. p.o., 1-2 x 1 Amp. i.m./W.

A 12 Psychiatrie – Arzneimittel

A 12.1 Antidepressiva

A 12.1.1 Nicht selektive Monoamin-Reuptake-Inhibitoren (NSMRI), trizyklische Antidepressiva

Wm (NSMRI): Wiederaufnahmehemmg. der Monoamine Noradrenalin u. Serotonin in die präsynapt. Vesikel ⇒ Stimmungsaufhellung durch Verstärkung der noradrenergen u. serotoninergen Übertragung im ZNS
Wi (Amitryptilin): ausgeprägte sedierende Komponente, antinozizeptiv
Wi (Clomipramin): gering sedierend, antinozizeptiv, leicht antriebsfördernd
Wi (Desipramin): gering sedierend, ausgeprägt antriebsfördernd
Wi (Dibenzepin): geringe bis fehlende sedierende Komponente
Wi (Dosulepin): psychomotorisch dämpfend
Wi (Doxepin): stark sedierend, anxiolytisch
Wi (Imipramin): gering sedierend, antinozizeptiv
Wi (Lofepramin): gering sedierend
Wi (Nortriptylin): gering sedierend
Wi (Trimipramin): stark sedierend, anxiolytisch
UW (NSMRI): Mundtrockenheit, Glaukomanfall, Obstipation, Miktionsstrg., RR ↓, HRST, Kardiomyopathie, Schwindel, Kopfschmerz, Unruhe, Schlafstrg, Verwirrtheit
KI (NSMRI): Glaukom, AV-Block III°, strenge Ind. Stell. in SS/SZ
Ink (NSMRI): Clonidin, MAO-Hemmer

Amitriptylin Rp	HWZ 15h, Q0 1.0, PPB 95%, PRC D/C, Lact ?
Amineurin *Tbl. 10, 25, 50, 100 (ret.)mg* **Amitryptilin neuraxph.** *Tbl. 10, 25, 50, 75, 100mg; Kps (ret.) 25, 50, 75mg; Lsg. (1ml = 40mg)* **Saroten** *Tbl. 50, 75 (ret.)mg; Amp. 50mg/2ml* **Syneudon** *Tbl. 50mg*	**Depression** → 479: ini 3 x 20-25mg p.o., je n. Wi steigern bis 3 x 50 oder 2 x 75mg, ältere Pat. 50%; bis 300mg/d b. stat. Beh.; ini 25mg i.v./i.m. über 3-7d auf 150mg/d steigern; **Ki./Jug.<18J.:** 25-150mg/d, max. 4-5mg/kg/d; **chron. Schmerzen** → 472: 50-150mg/d; **DANI** nicht erforderl.

Amitriptylinoxid Rp	HWZ 10-20 (31)h, PPB 95%
Amioxid *Tbl. 30, 60, 90, 120mg* **Equilibrin** *Tbl. 30, 60, 90, 120mg*	**Depression** → 479: ini 60mg/d p.o., n. Bed. steigern auf 90-120mg, max. 150mg/d p.o. bzw. 300mg/d bei stat. Beh.

Clomipramin Rp	HWZ 21 (36)h, Q0 1.0, PPB 98%, PRC C, Lact +
Anafranil *Tbl. 10, 25, 75 (ret.)mg; Amp. 25mg/2ml* **Clomipramin-ratioph.** *Tbl. 10, 25, 75 (ret.) mg* **Hydiphen** *Tbl. 25mg*	**Depression**→ 479, **Zwangsstrg.** → 484, **Phobien** → 483: ini 50-75mg/d p.o./i.v./i.m., ü. 7d steigern auf 100-150mg/d, bis 300mg/d b. stat. Beh.; **Ki.5-7J.:** ini 10mg/d, über 10d steigern auf 20mg/d; **8-14J.:** steig. auf 20-50mg/d; **>14J.:** steig. auf 50mg/d; **Narkolepsie:** 25-75mg/d;**chron. Schmerz** → 472: 25-150mg/d; **DANI** nicht erforderl.

Desipramin Rp	HWZ 20h, Q0 1.0, PPB 73-92%, PRC C, Lact ?
Petylyl *Tbl. 25mg*	**Depression** → 479: ini 25-50mg/d, ggf. steigern auf 50-150mg/d; ältere Pat. 50%

Dosulepin Rp	HWZ 18-22 (23-46)h
Idom *Kps. 25mg; Tbl. 75mg*	**Depression** → 479: 1 x 75-150mg p.o., max. 225mg/d **DANI** Krea (mg/dl) > 1.5: 50-75mg/d

Doxepin Rp	HWZ 17 (51)h, Q0 1.0, PPB 80%, PRC C, Lact -
Aponal *Tbl. 5, 10, 25, 50, 100mg; Gtt. (20Gtt. = 10mg); Amp. 25mg/2ml* **Doneurin** *Tbl. 10, 25, 50, 75, 100mg; Kps. 10, 25, 50, 75, 100mg* **Doxepia** *Tbl. 50, 100mg* **Doxepin-ratioph.** *Tbl. 10, 25, 50, 100mg;* **Espadox** *Tbl. 50, 100mg* **Mareen** *Tbl. 50, 100mg*	**Depression** → 479, **Angstsyndrome** → 483: ini 1 x 50mg p.o. z.N., nach 3-4d 75mg, nach 7-8d 100-150mg/d; bis 300mg/d b. stat. Beh.; 25-75mg i.m./i.v.; **Entzugssyndrome** → 478: ini 3 x 50mg p.o., nach 4d langs. Dosisreduktion; **DANI** nicht erforderl.
Imipramin Rp	HWZ 12 (15)h, Q0 1.0 (1.0), PPB 90%, PRC D, Lact ?
Imipramin Neuraxph. *Tbl. 10, 25, 100mg* **Tofranil** *Tbl. 10, 25mg*	**Depression** → 479, **Panik- u. Angststörung** → 483, **chronische Schmerzen** → 472: ini 2-3 x 25mg p.o., nach 3d 3 x 50-75mg, max. 300mg/d; **Enuresis Ki. 5-7J.**: ini 10mg p.o., dann 20mg; **8-14J.**: ini 10mg, dann 50mg; **DANI** nicht erforderl.
Nortriptylin Rp	HWZ 18-56h, Q0 1.0, PPB 94%, PRC D, Lact ?
Nortrilen *Tbl. 10, 25mg*	**Depression** → 479: 2-3 x 10-50mg p.o.; max. 3 x 75mg b. stat. Th; **DANI/DALI** Dosisred.
Trimipramin Rp	HWZ 24h, Q0 0.9, PPB 95%, PRC C, Lact ?
Herphonal *Tbl. 25, 100mg; Gtt. (40 Gtt. = 40mg)* **Stangyl** *Tbl. 25, 100mg; Gtt. (40 Gtt. = 40mg)* **Surmontil** *Tbl. 25mg; Gtt. (40 Gtt. = 40mg)* **Trimidura** *Tbl. 100mg* **Trimineurin** *Tbl. 25, 50, 100mg; Gtt. (40 Gtt.= 40mg)* **Trimipramin Neuraxph.** *Tbl. 25, 50, 75, 100mg; Gtt. (40Gtt. = 40mg)*	**Depression** → 479, **chron. Schmerzen** → 472: ini 25-50mg p.o., langsam steigern Erh.Dos. 100-150mg/d, max. 400mg/d b. stat. Beh.; **DANI** sorgfältige Dosiseinstellung

A 12.1.2 Alpha-2-Rezeptor-Antagonisten, tetrazyklische Antidepressiva

Wm (Maprotilin): v.a. Hemmung des Noradrenalin-Reuptakes, daneben antihistaminerge und alpha-1-antagonistische Wirkung
Wi (Maprotilin): stimmungsaufhellend, sedierend
Wm (Mianserin): starke antiserotonerge und antihistaminerge Wirkung daneben alpha-1 und 2-Antagonismus u. Hemmung des Noradrenalin-Reuptakes
Wi (Mianserin): stimmungsaufhellend, sedierend, anxiolytisch
Wi (Maprotilin, Mianserin): antidepressiv, psychomotorisch dämpfend, angstdämpfend
UW (Maprotilin, Mianserin): Müdigkeit, Schläfrigkeit, Schwindel, Hypotonie, s. auch UW NSMRI (→ 214)
KI (Maprotilin, Mianserin): Manie, Alkohol-, Schlafmittel- u. Psychpharmaka-Intox., s. a. KI NSMRI (→ 214)

Maprotilin Rp	HWZ 27-58h (43h), Q0 1.0, PPB 88%, PRC B, Lact ?
Ludiomil *Tbl. 25, 50, 75mg; Amp. 25mg/2ml* **Maprotilin Neuraxph.** *Tbl. 25, 50, 75mg; Amp. 25mg/2ml* **Maprotilin-ratioph.** *Tbl. 25, 50, 75mg* **Maprotilin ct** *Tbl. 25, 50, 75mg*	**Depression** → 479: ini 25-75mg p.o./i.v., n. 2W. um 25mg/d steigern bis 150mg/d, max. 225mg/d b. stat. Beh. **DANI** nicht erforderl.
Mianserin Rp	HWZ 21-61h, Q0 0.95, PPB 90%
Mianeurin *Tbl. 10, 30mg* **Mianserin Neuraxph.** *Tbl. 10, 30, 60mg* **Mianserin-ratioph.** *Tbl. 10, 30mg*	**Depression** → 479: ini 30mg p.o., Erh.Dos. 30-90mg/d; **DANI/DALI** ggf. Dosisanpassung

A 12.1.3 MAO-Hemmer

Wm (Moclobemid): selektive reversible Hemmung der MAO-A
Wm (Tranylcypromin): irreversible Hemmung der MAO-A u. der MAO-B; ⇒ Hemmung des oxidativen Abbaus und dadurch Konzentrations↑ von Adrenalin, Noradrenalin, Serotonin an der Synapse
Wi (MAO-Hemmer): zunächst stark antriebssteigernd, nach ca. 2 W. stimmungsaufhellend
UW (MAO-Hemmer): RR-Schwankungen, Schlafstörung, Unruhe, Schwindel, Kopfschmerzen, Potenzstörung
KI (MAO-Hemmer): schwere Leberschäden, schwere Hypertonie, akute Delirien; Cave in SS/SZ
Ink (MAO-Hemmer): andere Antidepressiva, Carbamazepin, Pethidin, L-Dop
Ink (Tranylcypromin): Alkohol, Levodopa, Pethidin

Moclobemid Rp	HWZ 2-4h, Q0 1.0, PPB 50%
Aurorix *Tbl. 150, 300mg* **Moclobemid HEXAL** *Tbl. 150, 300mg* **Moclobeta** *Tbl. 150, 300mg* **Moclodura** *Tbl. 150, 300mg*	**Depression** → **479:** ini 300mg p.o., Erh.Dos. 300-600mg/d; **soziale Phobie** → **484:** ini 2 x 150mg, nach 4d 2 x 300mg; **DANI** nicht erforderl.

Tranylcypromin Rp	HWZ 2h, Q0 0.95, PRC C, Lact ?
Jatrosom N *Tbl. 10, 20mg*	**Depression:** 10-30mg/d p.o. in 1-3 Einzeldos.

A 12.1.4 Selektive Serotonin-Reuptake-Inhibitoren (SSRI)

Wm: selektive Hemmung der Serotoninwiederaufnahme ⇒ Serotoninanreicherung im synaptischen Spalt
Wi: antidepressiv, psychomotorisch aktivierend
UW: Schlaflosigkeit, Agitiertheit, Somnolenz, Kopfschmerzen, Übelkeit, Erbrechen, Durchfall, HRST, Ejakulationsstörung; **KI:** SS/SZ, Kinder u. Jugendliche < 18J
Ink: MAO-Hemmer, Oxitriptan, Sibutramin, Sympathomimetika, Tryptophan; **Ink** (Fluoxetin): Cumarine, Haloperidol, Phenothiazine, Terfenadin; **Ink** (Fluvoxamin): Cumarine, Lithium, Methadon, Theophyllin

Citalopram Rp	HWZ 33-37h, Q0 >0.7, PPB 80%, PRC C, Lact ?
Cipramil *Tbl. 20, 40mg; Inf.Lsg. 20mg/0.5ml* **Citadura** *Tbl. 10, 20, 40mg* **Citalich** *Tbl. 10, 20, 40mg* **Citalon** *Tbl. 20, 40mg* **Citalopram HEXAL** *Tbl. 10, 20, 30, 40, 60mg* **Citalopram-ratioph.** *Tbl. 10, 20, 30, 40mg*	**Depression** → **479:** 1 x 20mg p.o., max. 60mg/d; 20mg/d i.v., max. 40mg/d i.v.; **Panikstörung** → **483:** ini 1 x 10mg p.o., nach 1W. 1 x 20mg, je n. Ansprechen steigern bis max. 60mg/d; **DALI** max. 30mg/d **DANI** nicht erforderl.

Escitalopram Rp	HWZ 30h, PPB 80%
Cipralex *Tbl. 10, 20mg; Gtt. (20Gtt. = 10,20mg)*	**Depression** → **479:** 1 x 10mg p.o., ggf. 1 x 20mg; **Panikstörung** → **483:** ini 1 x 5mg, nach 7d 1 x 10mg, ggf. 1 x 20mg; **DANI** GFR <30: sorgfältige Dosisanpassung; **DALI** W.1+2: 5mg/d, dann max. 10mg/d

Fluoxetin Rp	HWZ 4 (7)d, Q0 0.85, PPB 95%, PRC C, Lact -
Fluctin *Tbl. 20mg; Kps. 20mg* **Fluoxetin HEXAL** *Tbl. 10, 20, 40mg; Kps. 10, 20mg; Saft (5ml = 20mg)* **Fluoxetin-ratioph.** *Tbl. 20mg; Kps. 20mg; Saft (5ml = 20mg)* **Fluxet** *Tbl. 20mg; Kps. 20mg*	**Depression** → **479:** 1 x 20mg p.o.; **Zwangsstrg.** → **484:** 1 x 20mg, ggf. 60mg/d; **Bulimie:** 60mg/d; **Ki.** > **8J.:** ini 10mg/d, nach 1-2 W. max. 20mg/d; **DANI** nicht erforderl. **DALI** 20mg alle 2d

Fluvoxamin Rp	HWZ 17-22h, Q0 1.0, PPB 80%, PRC C, Lact ?
Fevarin *Tbl. 50, 100mg* **FluvoHEXAL** *Tbl. 50, 100mg* **Fluvoxamin Neuraxph.** *Tbl. 25, 50, 100mg* **Fluvoxamin-ratioph.** *Tbl. 50, 100mg* **Fluvoxamin Stada** *Tbl. 50, 100mg*	**Depression** → 479: ini 50mg p.o., Erh.Dos. 1 x 100-200mg, max. 300mg/d; **Zwangsstrg.** → 484: ini 50mg/d, Erh.Dos. 200-300mg/d; **Ki. > 8J.**: ini 25-50mg p.o., um 25-50mg/W. steigern, max. 200mg/d; **DANI/DALI** Dosisred.

Paroxetin Rp	HWZ 17-24h, Q0 0.95, PPB 95%, PRC C, Lact ?
Paroxalon *Tbl. 20mg* **Paroxat** *Tbl. 10, 20, 30, 40mg* **Paroxetin-ratioph.** *Tbl. 20, 30, 40mg* **Seroxat** *Tbl. 20mg; Saft (1ml = 2mg)* **Tagonis** *Tbl. 20mg*	**Depression** → 479, **Angststrg.** → 483, **soziale Phobie** → 484: 1 x 20mg p.o., ggf. steigern, max. 50mg/d; **Panik-, Zwangsstrg.** → 484: ini 10mg, wöchentl. um 10mg steigern, Erh.Dos. 40mg, max. 60mg/d; **DANI** GFR < 30: reduzierte Dosis **DALI** reduzierte Dosis

Sertralin Rp	HWZ 24h, Q0 1.0, PPB 98%, PRC C, Lact ?
Gladem *Tbl. 50, 100mg* **Sertra Isis** *Tbl. 50, 100mg* **Sertralin HEXAL** *Tbl. 50, 100mg* **Sertralin Neuraxph.** *Tbl. 50, 100mg* **Zoloft** *Tbl. 50, 100mg; Lsg. (1ml = 20mg)*	**Depression** → 479: 1 x 50mg p.o., je n. Wi steigern auf 1 x 100mg, max. 200mg/d; **DANI** nicht erforderl. **DALI** reduzierte Dosis

A 12.1.5 Serotonin-Nordrenalin-Reuptake-Inhibitoren (SNRI)

Wm/Wi (Duloxetin, Venlafaxin): Hemmung der Serotonin- und der Noradrenalin-Wiederaufnahme ⇒ Erhöhung der extrazellulären Konzentration von Serotonin und Noradrenalin in verschiedenen Gehirnarealen;
UW (Duloxetin): Schlaflosigkeit, trockener Mund, Durst, Übelkeit, Erbrechen, Obstipation, Diarrhoe, Müdigkeit, Angst, Libido ↓, Anorgasmie, Kopfschmerzen, Schwindel, Tremor, Verschwommensehen, Nervosität, Schwitzen ↑, Lethargie, Pruritus, Schwäche
UW (Venlafaxin): Somnolenz, Mundtrockenheit, Obstipation, Nervosität, vermehrtes Schwitzen, Schwächegefühl, sexuelle Störung, Schlafstörung, Kopfschmerzen, Asthenie, Schwindel, Müdigkeit, Bauchschmerzen, RR ↑, Akkomodationsstörung;
KI (Duloxetin): bek. Überempfindlichkeit, Leberfunktionsstrg., schwere Niereninsuff., unkontrollierte Hypertonie, SZ; Komb. mit MAO-Hemmern, Ciprofloxazin, Enoxacin
KI (Venlafaxin): bek. Überempfindlkeit, Komb. mit MAO-Hemmern

Duloxetin Rp	HWZ 8-17h, PPB 96%
Ariclaim *Kps. 30, 60mg* **Cymbalta** *Kps. 30, 60mg* **Xeristar** *Kps. 30, 60mg*	**Depression** → 479, **Schmerzen b. diabet. PNP:** 1 x 60mg p.o.; max. 2 x 60mg; generalisierte Angststörung: ini 1 x 30mg p.o., ggfs. steigern auf 1 x 60mg; **DANI:** GFR 30-80: 100%; <30: KI; **DALI:** KI

Venlafaxin Rp	HWZ 5 (12)h, Q0 0.45 (0.5), PPB 27%, PRC C, Lact ?
Trevilor *Tbl. 37.5mg; Kps. 37.5 (ret.), 75 (ret.), 150 (ret.)mg* **Vandral** *Tbl. 37.5, 75mg; Kps. 75 (ret.), 150 (ret.)mg* **Venlafaxin-CT** *Tbl. (ret.) 75, 150, 225mg; Kps. (ret.) 37.5, 75, 150mg* **Venlafaxin-ratioph.** *Tbl. (ret.) 75, 150, 225mg; Kps. (ret.) 37.5, 75, 150mg*	**Depression** → 479: ini 2 x 37.5-75mg p.o., Erh.Dos.: 150-375mg; **Angststörung** → 483, **Panikstörung** → 483,: d1-7: 37.5mg/d, dann 75mg/d; ggfs. steigern bis max. 225mg/d **DANI** GFR 10-70: 50-75%, HD: 50%; DALI 50%

A 12.1.6 Nordrenalin-Reuptake-Inhibitoren (NARI)

Wm/Wi (Reboxetin): Hemmung der Noradrenalin-Wiederaufnahme ⇒ Erhöhung der extrazellulären Konzentration Noradrenalin in verschiedenen Gehirnarealen; **UW** (Reboxetin): Schlaflosigkeit, Mundtrockenheit, Verstopfung, Schwitzen, Schwindel, Tachykardie, Gefäßerweiterung, RR ↓, Akkomodations-, Appetitstrg., Harnverhalt, Erektionsstrg., Hodenschmerz, Kältegefühl; **KI** (Reboxetin): bek. Überempf., SS/SZ

Reboxetin Rp	HWZ 13h, Q0 >0.8, PPB 92-97%
Edronax *Tbl. 4mg* **Solvex** *Tbl. 4mg*	**Depression** → 479: 2 x 4mg p.o., max. 12mg/d; **DANI/DALI** ini 2 x 2mg, dann n. Wi steigern

A 12.1.7 Noradrenerge u. spezifisch serotonerge Antidepressiva (NaSSA)

Wm/Wi (Mirtazapin): Blockade von α2-Rezeptoren, noradrenerge/serotonerge Übertragung ↑
UW (Mirtazapin): Agranulozytose, Neutropenien, Müdigkeit, Benommenheit, Ikterus, RR ↓, Tremor, HRST, epilept. Anfälle, Ödeme, Gewichtszunahme, Exantheme, Transaminasen ↑, Parästhesien, Verschlechterung psychot. Symptome
KI (Mirtazapin): bek. Überempfindlichkeit

Mirtazapin Rp	HWZ 20-40h, PPB 85%, PRC C, Lact ?
Mirtazapin Stada *Tbl. 15, 30, 45mg; Lingualtbl. 15, 30, 45mg* **Mirtazelon** *Tbl. 15, 30, 45mg* **Remergil** *Lingualtbl. 15, 30, 45mg; Lsg. (1ml = 15mg)* **Remeron** *Lingualtbl. 15, 30, 45mg; Lsg. (1ml = 15mg)*	**Depression** → 479: ini 15mg p.o., Erh.Dos. 1 x 15-45mg **DANI** GFR 11-40: 66%; < 10: 50%

A 12.1.8 Melatonerge Antidepressiva

Wm: Agonist an melatonergen MT1- und MT2-Rezeptoren im Nucl. suprachiasmaticus u. Antagonist an postsynaptischen 5-HT2c-Rez. => antidepressiv, Resynchronisierung d. circadianen Rhythmik, Wiederherstellung d. Schlaf-Wach-Rhythmus; **UW**: Kopfschmerzen, Schwindel, Schläfrigkeit, Schlaflosigkeit, Müdigkeit, Migräne, Übelkeit, Diarrhoe, Obstipation, Oberbauchschmerzen, Schwitzen, Rückenschmerzen, Transaminasenerhöhung, Angst, Suizidgedanken, suizidales Verhalten
KI: bekannte Überempfindlichkeit, eingeschränkte Leberfunktion, gleichzeitige Anwendung von Ciprofloxacin bzw. Fluvoxamin

Agomelatin Rp	HWZ 1-2h, PPB 95%
Valdoxan *Tbl. 25mg*	**Depression** → 479: 1 x 25mg p.o. z.N., ggfs. steigern auf 1 x 50mg; **DANI** vorsichtige Anw.; **DALI** KI

A 12.1.9 Weitere Antidepressiva

Wm (Bupropion): Dopamin- u. Noradrenalin-Reuptake-Hemmer
Wm (Opipramol): Antagonismus an H1, D2, 5-HT2A, a1-Rezeptoren, hohe Affinität für Sigmarezeptoren Beeinflussung von NMDA-Rezeptoren;
Wm (Trazodon): präsynaptische Hemmung d. Serotonin-Reuptakes, postsynaptische Blockade von 5-HT1-Rezeptoren, Blockade von a1-Rezeptoren;
UW (Bupropion): Urtikaria, Appetitlosigkeit, Schlaflosigkeit, Agitiertheit, Angst, Kopfschmerzen, Mundtrockenheit, Übelkeit, Erbrechen, Hypertonie, Schwindel, Tinnitus
UW (Opipramol): Benommenheit, Müdigkeit, Schwindel, Mundtrockenheit, Durstgefühl, verstopfte Nase, RR ↓, Schlafstrg., Unruhe, Tremor, Obstipation, paralyt. Ileus, Schwitzen, Akkomodations-, Miktionsstörung, Verwirrtheit, Ödeme, Exanthem, sexuelle Störung, Übelkeit, Tachykardie, Geschmacksstörung;
UW (Trazodon): Müdigkeit, Schwindel, GI-Beschwerden, Mundtrockenheit, Schlafstrg., Kopfschmerzen, RR ↓, Unruhe, HRST;
KI (Bupropion): bek. Überempf., Epilepsie, ZNS-Tumor, Alkoholentzug, schwere Leberzirrhose, Anorexia nervosa, Bulimie, SZ;
KI (Opipramol): bek. Überempfindlk., akuter Harnverhalt, akute Delirien, unbehandeltes Engwinkelglaukom, Prostatahypertrophie mit Restharn, paralytischer Ileus, höhergradige AV-Blockierungen, diffuse VES bzw. SVES;
KI (Trazodon): bekannte Überempfindlkeit, akute Intoxikation mit zentral dämpfenden Pharmaka bzw. Alkohol, Carcinoid-Syndrom;
Ink (Bupropion): MAO-Hemmer; **Ink** (Opipramol): MAO-Hemmer; **Ink** (Tryptophan): Sibutramin, SSRI's

Bupropion Rp	HWZ 20h, Q0 >0.8, PPB 84%, PRC C Lact-
Elontril *Tbl. 150, 300mg*	**Depression**→ 479: ini 1 x 150mg p.o., ggf. n. 4W. auf 1 x 300mg steigern; **DANI** max. 150mg/d; **DALI** max. 150mg/d; KI b. schwerer Leberzirrhose
Lamotrigin Rp	HWZ 29h, Q0 0.9, PPB 55%, PRC C, Lact ?
Elmendos *Tbl. 25, 50, 100, 200mg* **Lamotrigin-ratioph.** *Tbl. 5, 25, 50, 100, 200mg*	**Pro. depressiver Episoden b. bipolaren Störungen** → 480: W. 1-2: 1 x 25mg p.o.; W. 3-4: 50mg in 1-2 Einzeldosen, ab W. 5: 100mg/d in 1-2 Einzeldosen, Zieldosis 200mg/d, max. 400mg/d; b. Komb.-Th. s. Fachinfo; → 198
Opipramol Rp	HWZ 6-9h, PPB 91%
Insidon *Tbl. 50, 100mg; Gtt. (24Gtt. = 100mg)* **Opdrit** *Tbl. 50, 100mg* **Opipram** *Tbl. 50, 100mg* **Opipramol Neuraxph.** *Tbl. 50, 100, 150mg* **Opipramol-ratioph.** *Tbl. 50, 100mg*	**Generalisierte Angststörung, somatoforme Störungen:** 50–50–100mg p.o., ggf. Dosisanpassung auf 150mg/d, max. 300mg/d; **Ki. > 6J.:** 3mg/kg/d **DANI** sorgfältige Dosiseinstellung, evtl. Dosisreduktion erforderlich
Trazodon Rp	HWZ 7 (10-12)h, Q0 1.0 (0.7), PPB 89-95%, PRC C, Lact ?
Thombran *Tbl. 100mg* **Trazodon HEXAL** *Tbl. 100mg* **Trazodon Neuraxph.** *Tbl. 100mg*	**Depression** → 479: W.1: 100mg/d, W.2: 200mg/d, ab W.3 : 200-400mg/d; **DANI** nicht erforderl.
Tryptophan OTC/Rp	HWZ 2.5h, Q0 1.0, PPB 85%
Ardeydorm *Tbl. 500mg* **Ardeytropin** *Tbl. 500mg* **Kalma** *Tbl. 500mg* **L-Tryptophan-ratioph.** *Tbl. 500mg*	**Depression** → 479: 3 x 500-1000mg p.o.; **Schlafstrg.:** 1-2g p.o. z.N. **DANI/DALI** KI

A 12.2 Antimanika, Phasenprophylaktika

Wm: Beeinflussung des Phosphatidylinositolstoffwechsels
Wi: Phasenverschiebung biologischer Rhythmen
UW: Durst, Polyurie, GI-Störungen., Tremor, Struma, Hypothyreose, Nierenschäden
KI: schwere Herzfunktionsstörungen, M. Addison, Niereninsuffizienz, SS/SZ;
Ink: Diltiazem, Fluvoxamin, Haloperidol, Jodsalze, Methyldopa, Sibutramin, Urinalkalisierer (Zitrate, Bikarbonate), Verapamil

Lithiumcarbonat Rp	HWZ 14-24h, Q0 0.02, keine PPB, th. Serumspiegel 0.6-1.2mmol/l
Hypnorex retard *Tbl. 400 (ret.)mg (= 10.8mmol Li+)* **Lithium Apogepha** *Tbl. 295mg (= 8mmol Li+)* **Quilonorm** *Tbl. 450 (ret.)mg* **Quilonum retard** *Tbl. 450 (ret.)mg (= 12.2mmol Li+)*	**Th./Pro. manisch-depressiver Erkr.** → 479: d1-3: 12mmol/d p.o., d4-7: 24mmol/d, weitere Dosisanpassung n. Serumspiegel; **DANI** KI b. schwerer NI

Lithiumsulfat Rp	HWZ 14-24h, Q0 0.02, th. Serumspiegel: 0.6-1.2mmol/l
Lithiofor *Tbl. 660 (ret.)mg (= 12mmol Li+)*	**Th./Pro. manisch-depressiver Erkr.** → 479: d1-3: 12mmol/d p.o., d4-7: 24mmol/d, weitere Dosisanpassung n. Serumspiegel; **DANI** KI b. schwerer NI

A 12.3 Neuroleptika

A 12.3.1 Schwach potente Neuroleptika

Wm: Antagonismus an Dopamin-Rezeptoren im ZNS
Wi: antipsychotisch, sedierend (je höher die antipsychotische Wirkung, desto geringer die sedierende und umgekehrt); sympathikolytisch, anticholinerg, antihistaminerg, antiserotoninerg
UW: Früh- und Spätdyskinesien, Parkinsonoid, Akathisie, Unruhe, Erregung, depressive Stimmung, Lethargie, Hyperprolaktinämie, Amenorrhoe, Mydriasis, Akkommodationsstörungen, Miktionsstörungen, Obstipation, Glaukomanfall, Krampfbereitschaft ↑, Hypotonie, Tachykardie, Erregungsleitungsstörungen, allergische Reaktionen, BB-Veränderungen, Cholestase
KI: M. Parkinson, schwere Leberfunktionsstörungen, Blasenentleerungsstörungen, Glaukom, akute Intoxikationen mit zentraldämpfenden Pharmaka
Ink (Neuroleptika): Noradrenalin; **Ink** (Phenothiazine): Fluoxetin, Tiaprid

Chlorprothixen Rp	HWZ 8-12h, Q0 1.0, PPB 99%
Chlorprothixen Neuraxph. *Tbl. 15, 50, 100mg* **Truxal** *Tbl. 15, 50mg; Saft (1ml = 20mg)*	**Unruhe-, Erregungszust.** → 476, **Schizophrenie** → 481, **Psychose:** 2-4 x 15-100mg p.o.; **Ki.** > **3J.:** 0.5-1mg/kg/d p.o. in 2 ED; **DANI** sorgfält. Dosiseinstell.

Levomepromazin Rp	HWZ 17h, Q0 1.0, PPB 98%
Levium *Tbl. 25, 100mg* **Levomepromazin Neuraxph.** *Tbl. 10, 25, 50, 100mg; Gtt. (20Gtt. = 40mg); Amp. 25mg/1ml* **Neurocil** *Tbl. 25, 100mg; Gtt. (20 Gtt. = 20mg); Amp. 25mg/1ml*	**Unruhe-, Erregungszust.** → 476, **Psychose** → 476: ini 15-30mg p.o., Erh.Dos. 75-150mg p.o.; b. stat. Beh. ini 75-100mg/d p.o., auf 150-300mg/d steigern, max. 600mg/d; 25-50mg i.m., ggf. Wh., bis 150mg/d i.m.; **Ki.:** 1mg/kg/d **chron. Schmerzen** → 472: ini 25-75mg/d p.o., langs. steigern bis 300mg/d; **DANI/DALI** sorgfältige Dosiseinstellung

Perazin Rp	HWZ 8-16h, Q_0 >0.7, PPB 94-97%
Perazin Neuraxph. *Tbl. 25, 100, 200mg* **Taxilan** *Tbl. 25, 100mg*	**Akute psychot. Syndr., psychomotor. Erregungszust.** → 476: ini 50-150mg p.o., Erh.Dos. 300mg/d, b. stat. Behandlung 200-600mg/d, max. 1g/d; **chron. Psychose**: 75-600mg/d p.o.; **DANI** nicht erforderl.; **DALI** Dosisreduktion

Promethazin Rp	HWZ 7-15h, Q_0 1.0, PPB >90%, PRC C, Lact ?
Atosil *Tbl. 25mg; Gtt. (20Gtt. = 20mg); Amp. 50mg/2ml* **Closin** *Tbl. 25mg* **Promethazin Neuraxph.** *Tbl. 10, 25, 50, 75, 100mg; Gtt. (20Gtt. = 20, 100mg); Amp. 50mg/2ml* **Proneurin** *Tbl. 25mg* **Prothazin** *Tbl. 25mg; Lsg. (1g = 20mg); Amp. 50mg/2ml*	**Unruhe-, Erregungszust.**, → 476, **allerg. Reaktion, Schlafstrg.**: ini 1 x 25mg p.o. z.N., ggf. steigern auf 1 x 50mg, bis 4 x 25mg, max. 200mg/d; 25-50mg i.v./i.m.; **DANI/DALI** 50%

Prothipendyl Rp	HWZ 2.5h
Dominal *Tbl. 40, 80mg; Gtt. (10Gtt. = 25mg)*	**Unruhe-, Erregungszust.** → 476, **Psychosen:** 2-4 x 40-80mg p.o.; **Ki.** > **6J.:** 2-3 x 40mg p.o. **DANI/DALI** nicht erforderl.

Sulpirid Rp	HWZ 8h, Q_0 0.3, kaum PPB
Arminol *Kps. 50; Tbl. 200mg* **Dogmatil** *Kps. 50; Tbl. 200mg; Saft (1ml = 5mg); Amp. 100mg/2ml* **Meresa** *Kps. 50mg; Tbl. 200mg* **Neogama** *Kps. 50mg; Tbl. 200mg* **Sulpirid ct** *Tbl. 50, 200mg* **Sulpirid-ratioph.** *Tbl. 50, 200mg* **Sulpivert** *Kps. 50; Tbl. 100, 200mg; Amp. 100mg/2ml* **Vertigo Meresa** *Kps. 50; Tbl. 200mg*	**Akute/chron. Psychose:** ini 3 x 100mg p.o., Erh.Dos. 400-800mg/d in 2-4 Einzeldosen, max. 1600mg/d; 200-1000mg/d i.m. in 2-4 Einzeldosen; **Ki.** > **6J.:** ini 1-2mg/kg/d p.o., Erh.Dos. 5mg/kg/d in 2-3 Einzeldosen; **Depression** → 479, **Schwindel:** ini 1-3 x 50mg p.o., Erh.Dos. 150-300mg/d; **DANI** GFR 30-60: 50%; 10-29: 30%; < 10: 20% **DALI** Dosisreduktion

Thioridazin Rp	HWZ 10h, Q_0 1.0, PPB >95%, PRC C, Lact ?
Melleril *Tbl. 25, 30 (ret.), 100, 200 (ret.)mg;* **Thioridazin Neuraxph.** *Tbl. 25, 50, 100, 200mg*	**Chron. Psychose, Unruhe-, Erregungszustände** → **476:** ini 25-50mg/d, Erh.Dos. 200-300mg/d, b. stat. Beh. bis 600mg/d; **Ki.** 1-2mg/kg/d p.o.; **DANI/DALI** Dosisred.

A 12.3.2 Mittelstark potente Neuroleptika

UW/KI: s. schwach potente Neuroleptika (→ 220)

Zuclopenthixol Rp	HWZ 15-25h, PPB 98%
Ciatyl-Z *Tbl. 2, 10, 25mg; Gtt. (20Gtt. = 20mg);* **Ciatyl-Z Acuphase** *Amp. 50mg/1ml* **Ciatyl-Z-Depot** *Amp. 200mg(Dep.)/1ml* **Clopixol** *Tbl. 25mg; Amp. 200mg/1ml*	**Unruhe-** → 478, **Verwirrtheitszust. bei Demenz** → 476: 2-6mg/d p.o. in 2-3 Einzeldosen; **akute, chron. Psychosen:** ini 25-50mg/d p.o. in 2-3 Einzeldosen, ggf. n. 2-3d steigern auf 75mg/d, bis 150mg/d b. stat. Beh.; ini 50-150mg i.m. evtl. Wh. n. 2-3d; 200-400mg Dep. i.m. alle 2-4 Wo

A 12.3.3 Stark potente Neuroleptika

UW/KI: s. schwach potente Neuroleptika (→ 220)

Perphenazin Rp	HWZ 8-12h, Qo 1.0, PPB 90%, PRC C, Lact -
Decentan *Tbl. 4, 8mg; Gtt. (20Gtt. = 4mg); Amp. 100 (Dep.)mg/1ml* **Perphenazin Neuraxph.** *Tbl. 8mg*	**Psychosen, katatone, delirante Syndr.** → 476, **psychomotor. Erregungszust.** → 476: 3 x 4-8mg p.o.; 50-200mg Dep. i.m. alle 14d; **DANI/DALI** sorgfältige Dosiseinstellung

A 12.3.4 Sehr stark potente Neuroleptika

UW/KI: s. schwach potente Neuroleptika (→ 220); **Ink** (Haloperidol): Fluoxetin, Lithium, Tiaprid
Ink (Pimozid): Voriconazol

Benperidol Rp	HWZ 7-8h
Benperidol Neuraxph. *Tbl. 2, 4, 10mg; Gtt. (20Gtt. = 2mg); Amp. 2mg/2ml* **Glianimon** *Tbl. 2, 5, 10mg; Gtt. (20Gtt. = 2mg); Amp. 2mg/2ml*	**Akute, chron. Psychose** → 476: ini 2-6mg/d p.o./i.m./i.v. in 1-3 ED, max. 40mg/d, Erh.Dos. 1-6mg/d ; **psychomot. Erregungszust.** → 476: ini 1-3mg/d p.o./i.m./i.v.
Bromperidol Rp	HWZ 36h, PPB >90%
Impromen *Tbl. 5mg; Gtt. (20Gtt. = 2mg)* **Tesoprel** *Gtt. (20Gtt. = 2mg)*	**Akute Psychosen** → 476: 1 x 10-50mg p.o.; **subakute, chron. Psychosen:** 1 x 5mg
Fluphenazin Rp	HWZ 20h, Qo 1.0, PPB >95%, PRC C, Lact ?
Dapotum *TAmp. (Dep.) 2.5mg/1ml, 12.5mg/0.5ml, 25mg/1ml, 50mg/0.5ml, 100mg/1ml, 250mg/10ml* **Fluphenazin Neuraxph.** *Amp. (Dep.) 12.5mg/0.5ml, 25mg/1ml, 50mg/0.5ml, 100mg/1ml, 250mg/10ml* **Lyogen** *Tbl. 1, 3 (ret.), 4, 6 (ret.)mg; Gtt. (10Gtt. = 1mg); Amp (Dep.) 50mg/0.5ml, 100mg/1ml*	**Akute, chron. Psychose,** → 476 **psychomot. Erregungszust.** → 476: ini 2 x 0.25mg/d p.o.; Erh.Dos. 2-10mg/d, b. stat. Beh. 10-20mg/d; 10-20mg i.m./i.v., ggf. Wh. n. 30min, max. 40mg/d; 12.5-100mg (Dep.) i.m. alle 2-4 W.; **DANI/DALI** 50%
Fluspirilen Rp	HWZ 7-14 d, PPB 81-95%
Fluspi *Amp. 1.5mg/0.75ml, 12mg/6ml* **Fluspirilen Beta** *Amp. 1.5mg/0.75ml; 12mg/6ml* **Imap** *Amp. 1.5mg/0.75ml, 12mg/6ml*	**Akute, chron. Psychose** → 476: ini 2-10mg i.m. alle 7d, Erh.Dos. 4-8mg alle 7d
Haloperidol Rp	HWZ 24h, i.m.: ~3Wo; Qo 1.0, PPB 92%, PRC C, Lact ?
Haldol Janssen *Tbl. 1, 2, 5, 10, 20mg; Gtt. (20 Gtt.=2, 10mg); Amp. 5mg/1ml; Amp (Dep.) 50mg/1ml, 150mg/3ml, 500mg/10ml* **Haloper** *Tbl. 1, 2, 5, 10mg; Gtt. (20Gtt.=2mg)* **Haloperidol HEXAL** *Tbl. 2, 5, 10mg; Gtt. (20 Gtt. = 2, 10mg)* **Haloperidol-ratioph.** *Tbl. 1, 2, 5, 10mg; Gtt. (20 Gtt. = 2mg); Amp. 5mg/1ml* **Sigaperidol** *Tbl. 5, 10, 20mg; Gtt. (20 Gtt. = 2, 10mg); Amp. 5mg/1ml*	**Akute psychotische u. katatone Syndr.** → 476, **psychomot. Erregungszust.** → 476: ini 5-10mg/d p.o./i.v./i.m., max. 100mg/d p.o., max. 60mg i.m./i.v.; Erh.Dos.: 3-15mg/d; **chron. Psychose:** ini 1.5-4.5mg/d, Erh.Dos. 3-15mg/d 25-150mg (Dep.) i.m. alle 4 W.; **Ki. > 3J.:** 0.025-0.05mg/kg/d p.o./i.m./i.v, max. 0.2mg/kg/d; **DANI** sorgfältige Dosiseinstellung
Pimozid Rp	HWZ 5h, Qo 1.0, PPB 99%, PRC C, Lact ?
Orap *Tbl. 1, 4mg*	**Chron. Psychosen** → 476: ini 1 x 2-4mg p.o., je n. Wi. um 2-4mg/W. steigern, Erh.Dos.: 2-12mg/d, max. 16mg/d

A 12.3.5 Weitere Neuroleptika

Wm/Wi (Paliperidon) : Hemmg. von 5-HT2-, D2- u. in geringerem Ausmaß alpha-2 Rez.;
Wm/Wi (Risperidon): selekt. Hemmung von serotonergen 5-HAT2-Rezept., D2-Rezept. und alpha-1-Rezept.;
Wm/Wi (Sertindol): selekt. Hemmg. mesolimbischer u. dopaminerger Neuronen; inhibit. Effekte auf zentrale Dopamin D2- u. Serotonin-5HT2-Rezept. sowie auf alpha1-Rezept.;
UW (Olanzapin): Schläfrigkeit, Gewichtszunahme, Eosinophilie, erhöhte Prolaktin-, Cholesterin-, Glukose- und Triglyceridspiegel, Glukosurie, Appetitzunahme, Schwindel, Akathisie, Parkinsonismus, Dyskinesie, orthostatische Hypotonie, anticholinerge Effekte, Transaminasenerhöhung, Exanthem, Asthenie, Ermüdung, Ödeme;
UW (Paliperidon): Kopf-u. Bauchschmerzen, Akathisie, Schwindel, Dystonie, extrapyr. Störg., Hypertonie, Parkinsonismus, Sedierg., Somnolenz, Tremor, AV-Block I°, Bradykardie, Schenkelblock, Sinustachykardie, orthostat. Hypotonie, Mundtrockenheit, Speichelfluss ↑, Erbrechen, Asthenie, Erschöpfg., Gewicht ↑;
UW (Risperidon): Kopfschmerz, Angstzustände, Schlaflosigk., Agitation, Sedierung;
UW (Sertindol): Rhinitis, Ejakulationsstrg., Schwindel, Mundtrockenheit, orthostat. Hypotonus, Gewichtszunahme, Ödeme, Dyspnoe, Parästhesien, QT-Verlängerungen;
KI (Olanzapin): bek. Überempf., Pat. m. Risiko eines Engwinkelglaukoms;
KI (Paliperidon): bek. Überempf.;
KI (Risperidon): bek. Überempf., nicht-medikamentös bedingte Hyper-prolaktinämie;
KI (Sertindol): bek. Überempflichk., angeborenes /erworbenes long QT-Syndrom, unbehandelte Hypokaliämie bzw. Hypomagnesiämie, dekomp. Herzinsuff., Arrhythmien, Bradykardie, schwere Leberinsuffizienz ;
Ink (Clozapin): Ritonavir

Amisulprid Rp	HWZ 12h, Qo 0.5, PPB 16%
Amisulid *Tbl. 400mg* **Amisulprid HEXAL** *Tbl. 50, 100, 200, 400mg* **AmisulpridLich** *Tbl. 50, 100, 200, 400mg* **Solian** *Tbl. 50, 100, 200, 400mg; Lsg. (1ml = 100mg)*	**Schizophr. Psychosen** → 481: produktive Zustände: 400-800mg/d p.o., max. 1200mg/d; prim. neg. Zustd.: 50-300mg/d; Einzeldosis bis 300mg; **DANI** GFR 30-60: 50%; 10-29: 33%; <10: KI; **DALI** n. erforderl.
Aripiprazol Rp	HWZ 75h, PPB >99%, PRC C, Lact -
Abilify *Tbl. 5, 10, 15, 30mg; Lingualtbl. 10mg, 15mg Saft (1ml=1mg), Inj.Lsg. 7.5mg/1ml*	**Schizophrenie** → 481: 1 x 15mg p.o., ini 1 x 9.75mg i.m., dann 1 x 5.25-15mg i.m.;max. 30mg/d p.o./i.m.; **DANI** nicht erforderlich; **DALI** schwere LI: vorsichtige Dosiseinstellung
Buspiron Rp	HWZ 4h, Qo 1.0, PPB >95%, PRC B, Lact ?
Anxut *Tbl. 5, 10mg* **Busp** *Tbl. 5, 10mg* **Buspar** *Tbl. 10mg*	**Angstzustände** → 483: ini 3 x 5-10mg p.o., max. 60mg/d **DANI/DALI** Dosisreduktion
Clozapin Rp	HWZ 8-12h, Qo 1.0, PPB 95%, PRC B, Lact -
Clozapin Neuraxph. *Tbl. 25, 50, 100, 200mg* **Clozapin-ratioph.** *Tbl. 25, 50, 100, 200mg* **Elcrit** *Tbl. 25, 50, 100mg* **Leponex** *Tbl. 25, 50, 100mg*	**Akute, chronische schizophrene Psychose** → 481: d1: 1-2 x 12.5mg p.o., dann um 25-50mg/d p.o. steigern, Erh.Dos. 200-450mg/d p.o., max. 900mg/d p.o.; Pck.Beil. beachten!!
Flupentixol Rp	HWZ 22-36h, 70-190h (Dep.), PPB 99%
Fluanxol *Tbl.0.5, 2, 5mg; Gtt. (1ml = 50mg); Amp. (Dep.) 10mg/0.5ml, 20mg/1ml, 60mg/3ml, 100mg/1ml, 200mg/10ml* **Flupendura** *Amp. (Dep.) 20mg/1ml; 100mg/1ml; 40mg/2ml* **Flupentixol Neuraxph.** *Amp. (Dep.) 20mg/1ml; 100mg/1ml; 40mg/2ml; 200mg/10ml*	**akute u. chronische Schizophrenien** → 481: 5-60mg/d p.o. in 2-3 Einzeldosen; 20-100mg i.m. alle 2-4W.

Melperon Rp	HWZ 4-8h, Q0 0.9, PPB 50%
Eunerpan *Tbl. 10, 25, 50, 100mg; Saft (1ml = 5mg)* **Melneurin** *Tbl. 10, 25, 50, 100mg; Saft (1ml = 5mg)* **Melperon-ratioph.** *Tbl. 25, 50, 100mg; Saft (1ml = 5mg)*	**Schlafstörungen, Unruhe-, Erregungs-, Verwirrtheitszustände, Psychosen:** 3 x 25-100mg p.o., höhere Dosis abends, max. 400mg/d; **DANI/DALI** sorgfältige Dosiseinstellung
Olanzapin Rp	HWZ 34-52h, Q0 >0.7, PPB 93%, PRC C, Lact ?
Zyprexa *Tbl. 2.5, 5, 7.5, 10, 15, 20mg; Lingualtbl. 5, 10, 15, 20mg; Lösung 5mg/ml* **Zypadhera** *Inj. Lsg. 210, 300, 405mg*	**Schizophrenie** → 481, **PhasenPro bipol. Strg.:** ini 1 x 10mg p.o.; **Manische Episoden:** ini 15mg/d b. Monoth., 10mg b. Komb.Th.; Erh.Dos 5-20mg; **DANI** ggf. ini 5mg/d; **DALI:** ini 5mg/d, dann vorsichtig steigern Zypadhera: z. Erhaltungsth. n. Stabilisierung mit oralem Olanzapin: z.B. bei 15mg/d ini 300mg i.m./ 2W., n. 2 Mon. 210mg/2W. od. 405mg/4W.; s.a. FachInfo
Paliperidon	HWZ 7h, PPB 83%, PRC C, Lact ?
Invega *Tbl. (ret.) 3, 6, 9mg*	**Schizophrenie** → 481: 1 x 6mg p.o., ggf. Dosisanpassg. auf 3-12mg; **DANI:** GFR 50-80: 1 x 3mg, Dosissteigerg. möglich; 30-50: 1 x 3mg; 10-30: 3mg alle 2d, ggf. steigern auf 1 x 3mg tgl. ; <10: Anw. nicht empf.; **DALI:** vorsichtige Anw. b. schwerer LI
Pipamperon Rp	HWZ 4h
Dipiperon *Tbl. 40mg; Saft (5ml =20mg)* **Pipamperon Neuraxph.** *Tbl. 40, 120mg; Saft (5ml =20mg)*	**Schlafstörung:** 40mg/d; **Dysphorie, Verwirrtheit** → 478, **psychomotorische Erregung** → 476: ini 3 x 40mg p.o., ggf. steigern bis 3 x 120mg; **Ki. < 14J.:** ini 1mg/kg/d p.o., je n. Wi um 1mg/kg/d steigern, Erh.Dos. 2-6mg/kg/d in 3 Einzeldos.
Quetiapin Rp	HWZ 7h, PPB 83%, PRC C, Lact ?
Seroquel *Tbl. 25, 100, 200, 300mg; Tbl. (ret.) 50, 200, 300, 400mg*	**Schizophrenie** → 481: d1 50mg, d2 100mg, d3 200mg, d4 300mg; Erh.Dos.: 150-750mg; **DANI** nicht erforderlich; **DALI** ini 25mg, um 25-50mg/d steigern
Risperidon Rp	HWZ 3 (24)h, Q0 0.95 (0.1), PPB 88%, PRC C, Lact ?
Risocon *Tbl. 0.5, 1, 2, 3, 4, 6mg; Lsg. 1mg/1ml* **Rispe-Q** *Tbl. 0.5, 1, 2, 3, 4mg* **Risperdal** *Tbl. 0.5, 1, 2, 3, 4mg; Lingualtbl. 1, 2, 3, 4mg; Gtt. (1ml = 1mg)* **Risperdal Consta** *Inj.Lsg. 25mg/2ml, 37.5mg/2ml, 50mg/2ml* **Risperidon HEXAL** *Tbl. 0.25, 0.5, 1, 2, 3, 4, 6mg; Lingualtbl. 0.5, 1, 2mg; Lsg. 1mg/1ml*	**Chron. Schizophrenie** → 481: d1 2mg, d2 4mg, dann 4-6mg p.o. in 1-2 Einzeldosen; 25mg alle 2W. i.m., ggf. 37.5-50mg alle 2W.; **Schwere chron. Aggressivität mit Eigen- oder Fremdgefährdung, psychot. Symptome bei Demenz m. erheblicher Beeinträchtigung** → 478: ini 2 x 0.25mg p.o., je n. Wi alle 2d um 2 x 0.25mg steigern, Erh.Dos. 2 x 0.5-1mg; **DANI, DALI** 50%
Sertindol Rp	HWZ 3d, PPB >99%
Serdolect *Tbl. 4, 12, 16, 20mg*	**Schizophrenie** → 481: ini 1 x 4mg p.o., alle 4-5d um 4mg steigern, Erh.Dos. 12-20mg, max. 24mg/d, **DANI** nicht erforderl.; **DALI** langsame Dosistitration, niedrigere Erh.Dos.; KI b. schwerer LI

Ziprasidon Rp	HWZ 6.6h, PPB >99%
Zeldox *Kps. 20, 40, 60, 80mg; Susp. (2ml = 20mg); Inj.Lsg. 20mg/1ml*	**Schizophrenie** → 481: ini 2 x 40mg p.o., max. 2 x 80mg, Erh.Dos. 2 x 20mg; 10-20mg i.m., ggf. n. 2-4 h erneut 10mg, max. 40mg/d; **DANI** nicht erforderl.; **DALI** sorgfältige Dosiseinstellung

Zotepin Rp	HWZ 12h, PPB 97%
Nipolept *Tbl. 25, 50, 100mg*	**Schizophrenie** → 481: 75-150mg p.o. in mehreren Einzeldosen, b. stat. Beh. max. 450mg/d; **DANI, DALI** sorgfältige Dosiseinstellung

A 12.4 Sedativa, Hypnotika

A 12.4.1 Benzodiazepine

Wm: Öffnung von Chloridkanälen ⇒ Verstärkung der hemmenden Funktion GABA-erger Neuronen v.a. am limbischen Syst.;
Wi: sedierend, schlafinduzierend, anxiolytisch, antiaggressiv, antikonvulsiv, muskelrelax.;
UW: Müdigkeit, Schläfrigkeit, Benommenheit, Verwirrtheit, paradoxe Reakt., antegrade Amnesie, Atemdepression, psych./physis. Abhängigkeit;
KI: Myasthenia gravis, schwere Leberschäden, respir. Insuff., Ataxie, SZ; Cave in SS;
Ink: Alkohol, Azole, Grapefruitsaft, Methadon, Proteaseinhibitoren

Alprazolam Rp	HWZ 13h, Q0 >0.7, PPB 80%, PRC D, Lact ?
Alprazolam-ratioph. *Tbl. 0.25, 0.5, 1mg* **Cassadan** *Tbl. 0.25, 0.5, 1mg* **Tafil** *Tbl. 0.5, 1mg*	**Spannungs-, Erregungs-** → 476; **Angstzustände** → 483: 3 x 0.25-0.5mg p.o., max. 4mg/d, für max. 8-12W.; **Panikstrg.:** ini 0.5-1mg z.N., b.Bed. alle 3-4d um max. 1mg steigern, max. 10mg/d; **DANI, DALI** Dosisreduktion

Bromazepam Rp	HWZ 16h, Q0 1.0, PPB 70%
Bromazanil *Tbl. 3, 6mg* **Bromazepam-ratioph.** *Tbl. 6mg* **Durazanil.** *Tbl. 6mg* **Gityl.** *Tbl. 6mg* **Lexotanil.** *Tbl. 6mg* **Lexostad.** *Tbl. 6mg* **Normoc .** *Tbl. 6mg* **Neo Opt.** *Tbl. 6mg*	**Spannungs-, Erregungs-** → 476, **Angstzustände** → 483: ini 1 x 1.5-3mg p.o. z.N., ggf. steigern bis 1 x 6mg; bis 3 x 6mg b. stat. Beh. **DANI, DALI** 50%; ini 1.5mg z.N., max. 6mg/d

Brotizolam Rp	HWZ 5h, Q0 1.0, PPB 89-95%
Lendormin *Tbl. 0.25mg* **Lendorm** *Tbl. 0.25mg*	**Ein-, Durchschlafstörg:** 0.125-0.25mg p.o. z.N., max. 0.25mg/d, für max. 2W.; **DALI** Dosisred., KI bei schw. Leberinsuff.

Chlordiazepoxid Rp	HWZ 15 (10-80)h, Q0 1.0 (1.0), PPB 94-97%, PRC D, Lact ?
Librium *Tbl. 25mg* **Multum** *Tbl. 10mg* **Radepur** *Tbl. 10mg*	**Spannungs-, Erregungs-** → 476, **Angstzustände** → 483: 2-3 x 5-10mg p.o., max. 60mg/d, max. 30mg Einzeldosis; **DANI, DALI** 50%

Clobazam Rp	HWZ 18 (50)h, Q0 1.0, PPB 85-91%
Frisium *Tbl. 10, 20mg*	**Spannungs-, Erregungs-** → 476, **Angstzustände:** 20-30mg/d p.o. in 1-2 ED; **Ki. 3-15J.:** 5-10mg/d; **Epilepsie:** ini 5-15mg/d, langsam Dosis steig., max. 80mg/d; **Ki. 3-15J.:** ini 5mg, Erh.Dos. 0.3-1mg/kg; **DANI, DALI** Dosisredukt.

Diazepam Rp	HWZ 24-48 (100)h, Qo 1.0 (1.0), PPB 95-99%, PRC D,Lact ?
Diazepam-ratioph. *Tbl. 2, 5, 10mg; Supp. 10mg; Gtt. (20Gtt. = 10mg); Amp. 10mg/2ml* **Faustan** *Tbl. 5mg; Supp. 10mg, Amp. 10mg/2ml* **Stesolid** *Rect. Tube 5, 10mg; Amp.10mg/2ml* **Valiquid** *Gtt. (30Gtt. = 10mg)* **Valium** *Tbl. 5, 10mg* **Valocordin-diazepam** *Gtt. (28Gtt. = 10mg)*	**Spannungs-, Erregungs-** → 476, **Angstzustände** → 483: 5-20mg/d p.o./rect. in 1-2 ED, 30-60mg/d b. stat. Beh.; 0.1-0.2mg/kg i.v., ggf. wdh. nach 3-8h; **Ki.:** 1-2mg i.v/i.m., ggf. wdh. nach 3-4h; **erhöhter Muskeltonus:** ini 10-20mg/d p.o./rect. in 2-4 ED, Erh.Dos. 1-2 x 5mg; ini 1-2 x 5-10mg i.m., max. 1-2 x 10-20mg/d; **Ki.:** 2-10mg i.m.; **Prämed. vor OP:** 10-20mg p.o./rect./i.m. am Vorabend; **Status epilepticus** → 461: 5-10mg i.v./i.m., Wh. bei Bed. alle 10min bis 30mg; **Ki. bis 3J.:** 2-5mg i.v., 5-10mg i.m.; **>3J.:** 5-10mg i.v.; **DANI, DALI** 50%
Dikaliumchlorazepat Rp	HWZ 2-2.5 (25-82)h, Qo 1.0 (1.0), PPB 95%
Tranxilium *Kps. 5, 10, 20mg; Tbl. 20, 50mg; Inj.Lsg. 50mg/2.5ml*	**Spannungs-, Erregungs-** → 476, **Angstzust.** → 483: 10-20mg p.o. in 1-3 ED; max. 150mg/d, bei stat. Beh. max. 300mg/d; 50-100mg i.v., evtl. Wh. nach 2h, max. 300mg/d; **Prämed. vor OP:** 20-100mg p.o./i.v.; **Ki.** 0.3-1.25mg/kg; **DANI, DALI** 50%
Flunitrazepam Rp	HWZ 16-35 (28)h , Qo 1.0, PPB 78%, (Btm: Amp. 2mg)
Fluninoc *Tbl. 1mg* **Flunitrazepam-ratioph.** *Tbl. 1mg* **Rohypnol** *Tbl. 1mg; Amp. 2mg/2ml*	**Schlafstrg.:** 0.5-1mg, max. 2mg p.o. z.N.; **Prämed. vor OP:** 1-2mg i.m. 30-60min vor Narkosebeginn; **Narkoseeinleitung:** 1-2mg i.v.; **Ki. > 6J.:** 0.015-0.03mg/kg i.m./i.v.; **DANI, DALI** sorgfältige Dosiseinstellung, KI bei schwerer Leberinsuff.
Flurazepam Rp	HWZ 2 (10-100)h, Qo 1.0 (0.7), PPB 95%, PRC X, Lact ?
Dalmadorm *Tbl. 30mg* **Flurazepam Real** *Tbl. 30mg* **Staurodorm Neu** *Tbl. 30mg*	**Schlafstörungen:** 15-30mg p.o. z.N.; **DANI, DALI** Dosisreduktion, KI bei schwerer Leberinsuff.
Lorazepam Rp	HWZ 12-16h, Qo 1.0, PPB 80-93%, PRC D, Lact ?
Lorazepam neuraxph. *Tbl. 1, 2.5mg* **Tavor** *Tbl. 0.5, 1, 2, 2.5mg; Lingualtbl. 1, 2.5mg; Amp. 2mg/1ml* **Tolid** *Tbl. 1, 2.5mg*	**Spannungs-, Erregungs-** → 476, **Angstzustände** → 483: 0.5-2.5mg/d p.o. in 2-3 Einzeldosen, bis 7.5mg/d bei stat. Beh.; **akute Angstzustände** → 483: 0.05mg/kg i.v., evtl. Wh. n. 2h; **Schlafstrg.:** 0.5-2.5mg p.o. z.N.; **Prämedikation vor OP:** 1-2.5mg p.o. am Vorabend und/oder 2-4mg p.o. 1-2h prä-OP; **Status epilepticus** → 461: 4mg langs. i.v., ggf. Wh. nach 10-15min, max. 8mg in 12h; **Ki.:** 0.05mg/kg i.v., ggf.Wh.n. 10-15min; **DALI** Dosisreduktion
Lormetazepam Rp	HWZ 10 (15)h, Qo 0.85 (1.0), PPB 88%
Ergocalm *Tbl. 1, 2mg* **Loretam** *Kps. 1, 2mg* **Lormetazepam-ratioph.** *Tbl. 0.5, 1, 2mg* **Noctamid** *Tbl. 1, 2mg*	**Ein- und Durchschlafstrg.:** 1-2mg p.o. z.N.; **Prämed. vor OP:** 2mg p.o. am Vorabend und/oder 2mg bis 1h prä-OP
Medazepam Rp	HWZ 2 (100)h, Qo 1.0
Rudotel *Tbl. 10mg* **Rusedal** *Tbl. 10mg*	**Spannungs-, Erregungs-** → 476, **Angstzustände:** 10-30mg/d p.o. in 2-3 Einzeldosen, max. 60mg/d

Midazolam Rp	HWZ 1.5-2.2h, Q0 1.0, PPB 95%, PRC D, Lact ? (Btm: Amp > 50mg)
Dormicum *Tbl. 7.5mg; Amp. 5mg/1ml, 5mg/5ml, 15mg/3ml* **Midazolam HEXAL** *Amp. 5mg/1ml, 15mg/3ml* **Midazolam-ratioph.** *Amp. 5mg/1ml, 5mg/5ml, 15mg/3ml, 50mg/10ml, 50/50ml, 90mg/18ml, 100mg/50ml*	**Prämed. vor OP:** 7.5-15mg p.o. 30-60min prä-OP, 3.5-7mg i.m. 20-30min prä-OP; **Sedierung:** ini 2-2.5mg i.v., je n. Wi in 1mg-Schritten bis max. 7.5mg; Pat. >60J.: 50%; **Ki. 6M.-5J.:** 0.05-0.1mg/kg i.v., max. 6mg; **6-12J.:** 0.025-0.05mg/kg i.v., max. 10mg; **Narkoseeinleitung:** 0.1-0.2mg/kg i.v.; **Sedierung Intensivth.:** ini 0.03-0.3mg/kg i.v., dann 0.03-0.2mg/kg/h; **DALI** Dosisreduktion, KI bei schwerer Leberinsuff.

Nitrazepam Rp	HWZ 25-30h, Q0 1.0, PPB 87%
Dormolan Nitrazepam *Gtt. 5mg/1g* **Dormo Puren** *Tbl. 5mg* **Eatan N** *Tbl. 10mg* **Imeson** *Tbl. 5mg* **Mogadan** *Tbl. 5mg* **Nitrazepam Neuraxph.** *Tbl. 5, 10mg* **Novanox** *Tbl. 5, 10mg* **Radedorm** *Tbl. 5mg*	**Schlafstrg.:** 2.5-5mg, max. 10mg p.o. z.N.; **BNS-Krämpfe: Säugl., Kleinki.:** 2.5-5mg p.o.; **DANI, DALI** Dosisreduktion; KI bei schwerer Leberinsuff.

Oxazepam Rp	HWZ 6-25h, Q0 1.0, PPB 97%, PRC D, Lact ?
Adumbran *Tbl. 10mg* **Durazepam** *Tbl. 10, 50mg* **Oxazepam-ratioph.** *Tbl. 10, 50mg* **Praxiten** *Tbl. 10, 15, 50mg* **Sigacalm** *Tbl. 10, 50mg*	**Spannungs-, Erregungs-** → 476, **Angstzustände** → 483: 1-2 x 10-20mg p.o., max. 3 x 20mg; b. stat. Beh. 50-150mg/d in 2-4 ED; **Ki.:** 0.5-1mg/kg/d in 3-4 ED; **Durchschlafstrg.:** 10-20mg, max. 30mg p.o. z.N.

Prazepam Rp	HWZ 1-3h, Q0 1.0, PPB 88%
Demetrin *Tbl. 10mg* **Mono Demetrin** *Tbl. 20mg*	**Spannungs-, Erregungs-** → 476, **Angstzustände** → 483: 20mg p.o. z.N.; max. 60mg/d; **DANI, DALI** ini 10-15mg/d, vorsichtig steigern

Temazepam Rp	HWZ 3.5-18.4h, Q0 1.0, PPB 96%, PRC X, Lact ?
Norkotral Tema *Kps. 20mg* **Planum** *Kps. 10, 20mg* **Remestan** *Kps. 10, 20mg* **Temazep ct** *Kps. 10, 20mg*	**Schlafstörungen:** 10-20mg p.o. z.N. max. 40mg/d; **14-18J.:** 10mg/d; **DANI, DALI** 10mg/d, max. 20mg/d

Triazolam Rp	HWZ 1.4-4.6h, Q0 1.0, PPB 75-90%, PRC X, Lact ?
Halcion *Tbl. 0.25mg*	**Schlafstörungen:** 0.125-0.25mg p.o. z.N.; **DALI** Dosisreduktion, KI bei schwerer Leberinsuff.

A 12.4.2 Weitere Hypnotika und Sedativa

Wm/Wi (Chloralhydrat): hypnotisch ohne Beeinfluss. des REM-Schlafes; **Wm/Wi** (Clomethiazol): hypnotisch, sedativ, antikonvulsiv; **Wm/Wi** (Diphenhydramin, Doxylamin): sedierende und hypnotische Antihistaminika; **Wm/Wi** (Melatonin): Hormon der Epiphyse, schlaffördernd durch Beeinflussung des zirkadianen Rhythmus; **Wm/Wi** (Zaleplon, Zolpidem, Zopiclon): benzodiazepinähnliche Wi; **UW** (Clomethiazol): Atemdepression, RR↓, vermehrte Bronchialsekretion, Abhängigkeitsentwicklung, Sodbrennen; **UW** (Diphenhydramin, Doxylamin): Schwindel, Kopfschmerzen, Krampfanfälle, HRST, Mundtrockenheit, Miktionsstörungen, paralytischer Ileus; **UW** (Melatonin): Pharyngitis, Bronchitis, Rückenschmerzen, Arthralgien; **UW** (Zaleplon, Zolpidem, Zopiclon): allergische Reaktionen, Müdigkeit, Kopfschmerzen, Schwindel, Nausea, Abhängigkeitsentwicklung; **KI** (Clomethiazol): schwere Obstruktion mit drohender respiratorischer Insuffizienz; **KI** (Diphenhydramin, Doxylamin): Glaukom, Prostatahypertrophie mit Restharn, akuter Asthma-Anfall, Phäochromozytom, Epilepsie, SS/SZ; **KI** (Melatonin): bek. Überempf. **KI** (Zaleplon, Zolpidem, Zopiclon): Myasthenia gravis, SS/SZ; **Ink** (Zolpidem): Ritonavir

Chloralhydrat Rp	HWZ 4min (7h), Qo 1.0, PPB 40%, PRC C, Lact ?
Chloraldurat *Kps. 250, 500mg* **Chloralhydrat** *Rectiole 600mg*	**Schlafstrg., Erregungszustände** → 476: 250-1000mg p.o. z.N., max. 1.5g/d; **Sedierung von Kindern, Krampfanfall:** > **6kg:** 300mg rect.; > **12kg:** 600mg rect.; > **24kg:** max. 1200mg rect.
Clomethiazol Rp	HWZ 2.3-5h, Qo 0.95, PPB 60-70%
Distraneurin *Kps. 192mg;* *Mixtur (1ml = 31.5mg)*	**Akute Entzugssympt.** → 477, **Delirium tremens (stat. Beh.!)** → 478: ini 384-768mg p.o., max. 1152-1536mg in den ersten 2h, dann max. 384mg alle 2h; **Verwirrtheit, Unruhe älterer Pat.** → 478: 3 x 192-384mg p.o.; **Schlafstrg. älterer Pat.:** 384mg z.N., evtl. Wh. nach 30-60min
Diphenhydramin OTC	HWZ 4-8h, Qo 0.9, PPB 85-99%, PRC B, Lact -
Betadorm D *Tbl. 50mg* **Dolestan** *Tbl. 25, 50mg* **Dormutil N** *Tbl. 50mg* **Emesan** *Tbl. 50mg; Supp.10, 20, 50mg* **Halbmond** *Tbl. 50mg* **Sodormwell** *Kps. 50mg* **Vivinox Sleep** *Tbl. 25, 50mg*	**Schlafstrg.:** 25-50mg p.o. z.N.; **vestibulärer Schwindel** → 472, **Übelkeit, Erbrechen, Kinetose** → 472: 1-3 x 50mg p.o./rect., **Ki. < 1J.:** 1-2 x 10mg rect; **1-5J.:** 1-2 x 20mg rect.; **6-12J.:** 1-2 x 25mg p.o.; **DANI, DALI** Dosisanpassung
Doxylamin OTC	HWZ 10 h
Gittalun *Brausetbl. 25mg* **Hoggar N** *Tbl. 25mg* **Schlafsterne** *Tbl. 30mg* **SchlafTabs-ratioph.** *Tbl. 25mg* **Sedaplus** *Tbl. 25mg; Saft/Lsg. 12.5ml/5mg*	**Schlafstörungen:** 25-50mg p.o.z.N.; > **6Mo.:** 6.25mg; > **1J.:** 6.25-12.5mg; **5-12J.:** 12.5-25mg
Melatonin Rp	HWZ 3.5-4h, PPB 60%
Circadin *Tbl. 2 (ret.)mg*	**Insomnie ab 55J.:** 1 x 2mg z.N.; **DANI** vorsichtige Anw.; **DALI** Anw. nicht empfohlen
Zaleplon Rp	HWZ 1h, Qo 1.0, PPB 60%, PRC C, Lact -
Sonata *Kps. 5, 10mg*	**Einschlafstörungen:** 1 x 10mg p.o. z.N., ältere Pat. 1 x 5mg; **DANI** nicht erforderl.; **DALI** max. 5mg/d, KI bei schwerer Leberinsuff.

Zolpidem Rp	HWZ 2-2.6h, Q0 1.0, PPB 92%, PRC B, Lact ?
Bikalm *Tbl. 10mg* **Stilnox** *Tbl. 10mg* **Zoldem** *Tbl. 10mg* **Zolpidem-ratioph.** *Tbl. 5, 10mg* **Zolpinox** *Tbl. 10mg*	**Schlafstrg.:** 10mg p.o. z.N., ältere Pat. 5mg; **DANI:** nicht erforderl.; **DALI** max. 5mg/d, KI bei schwerer Leberinsuff.
Zopiclon Rp	HWZ 5h, Q0 0.95, PPB 45%
Espa-Dorm *Tbl. 7.5mg* **Imovane** *Tbl. 7.5mg* **Optidorm** *Tbl. 3.75, 7.5mg* **Somnosan** *Tbl. 7.5mg* **Ximovan** *Tbl. 7.5mg* **Zop 7.5** *Tbl. 7.5mg* **Zopiclon-ratioph.** *Tbl. 3,75, 7.5mg*	**Schlafstrg.:** 7.5mg p.o. z.N., ältere Pat. 3.75mg; **DANI, DALI** max. 3.75mg/d, KI bei schwerer Leberinsuff.

A 12.5 Psychoanaleptika

Wm/Wi (Atomoxetin): selektive Hemmung des präsynaptischen Noradrenalintransporters
Wm/Wi (Methylphenidat): Amphetaminderivat: zentral erregend durch Katecholaminfreisetzung
Wm/Wi (Modafinil): Potenzierung der zerebralen alpha$_1$-adrenergen Aktivität ⇒ Verbesserung der Vigilanz, Verringerung der Zahl plötzlicher Schlafepisoden
UW (Atomoxetin): Ki.: Influenza, Appetitlosigkeit, frühmorgendl. Erwachen, Reizbarkeit, Stimmungsschwankungen, Schwindel, Somnolenz, Mydriasis, Palpitationen, Sinustachykardie, adominelle Beschwerden, Erbrechen, Dermatitis, Pruritus, Müdigkeit, Gewichtsverlust; Erwachsene: s. Fachlnfo
UW (Methylphenidat): Schwitzen, Hautausschläge, Krampfanfälle, Schlaflosigkeit, Erregungszustände, Psychosen, Abhängigkeit
UW (Modafinil): Kopfschmerzen, Übelkeit, Nervosität, Appetitlosigkeit, Schlafstörungen
KI (Atomoxetin): Engwinkelglaukom;
KI (Methylphenidat): Hyperthyreose, Glaukom, Prostatahypertrophie, Depression, Psychose, Suchterkrank. Phäochromozytom, SS/SZ; **KI** (Modafinil): Abhängigkeit in der Anamnese, SZ; Anw.Beschr. in der SS
Ink (Atomoxetin): MAO-Hemmer; **Ink** (Modafinil): Prazosin

Atomoxetin Rp	HWZ 3.6h, PPB 98%
Strattera *Kps. 10, 18, 25, 40, 60, 80mg*	**Aufmerksamkeitsdefizit-Hyperakt.-Strg.: Ki. > 6J.:** ini 0.5mg/kg/d p.o., n. 7d je n. Wi steigern auf 1.2mg/kg/d; >70kg: ini 1 x 40mg, dann 80mg, max. 100mg/d; **DANI** nicht erforderl.; **DALI** Child B: 50%, Child C: 25%
Methylphenidat Rp (Btm)	HWZ 2-4h, Q0 0.95, PPB 10-33%, PRC C, Lact ?
Concerta *Tbl. 18(ret.), 27 (ret.), 36(ret.), 54(ret.)mg* **Equasym** *Tbl. 5, 10, 20mg; Kps. 10(ret.), 20(ret.), 30(ret.)mg* **Medikinet** *Tbl. 5, 10, 20mg; Kps. (ret.) 5 , 10, 20, 30, 40mg* **Methylphenidat HEXAL** *Tbl. 10mg* **Ritalin** *Tbl. 10mg; Kps.20, 30, 40mg*	**Aufmerksamkeitsdefizit-, Hyperaktivitätsstörung:** ini 5mg p.o., wöchentl. um 5-10mg steigern, max. 60mg/d in 2-3 Einzeldosen; 1 x 18-36mg (ret.), max. 54mg/d (ret.); **Narkolepsie:** 10-60mg/d in 2-3 Einzeldosen; **> 6J.:** ini 1-2 x 5mg/d, um 5-10mg/W. steig., max. 60mg/d
Modafinil Rp (Btm)	HWZ 10-12h, PPB 62%, PRC C, Lact ?
Vigil *Tbl. 100mg*	**Narkolepsie:** 200-400mg/d p.o. in 2 Einzeldosen (morgens, mittags); **DANI, DALI** schwere NI/LI: 50%

A 12.6 Alkoholentwöhnungsmittel

Ink (Disulfiram): Metronidazol

Acamprosat Rp	HWZ 20.7h, keine PPB
Campral *Tbl. 333mg*	**Aufrechterhaltung der Abstinenz bei Alkoholabhängigkeit** → 478: 3 x 666mg p.o.; Pat. < 60kg: 2-1-1 Tbl. **DANI** Krea >120µmol/l: KI; **DALI** Child C: KI

Clonidin Rp	HWZ 12-16h, Q_0 0.4, PPB 30-40%, PRC C, Lact?
Paracefan *Amp. 0.15mg/1ml, 0.75mg/5ml*	**Alkoholentzugssyndrom** → 478: ini 0.15-0.6mg, max 0.9mg i.v. dann 0.3-4mg/d, max. 10mg/d; Perf. (0.75mg) = 15µg/ml ⇒ 2-8ml/h

Disulfiram Rp	HWZ 12h, Q_0 0.5, PRC C, Lact?
Antabus *Tbl. 100, 500mg*	**Alkoholabusus, -abhängigkeit** → 478: d1: 1500mg p.o., d2: 1000mg d3: 500mg, Erh.Dos 200-500mg/d, max. 500mg/d

A 12.7 Rauchentwöhnungsmittel

Wm/Wi (Bupropion): Hemmung des Katecholamin-Reuptakes im Gehirn ⇒ Noradrenalin ↑, Dopamin ↑ in bestimmten Hirnregionen ⇒ Milderung von Nikotinentzugssymptomen, Rauchdrang ↓
Wm/Wi (Vareniclin): bindet an neuronale nikotinerge Acetylcholinrezeptoren ⇒ lindert Symptome des Rauchverlangens und des Rauchentzugs
UW (Amfebutamon): Fieber, Mundtrockenheit, Übelkeit, Erbrechen, Bauchschmerzen, Obstipation, Schlaflosigkeit, Konzentrationsstrg., Kopfschmerzen, Tachykardie, RR ↑, Depression, Ruhelosigkeit, Angst
UW (Vareniclin): Übelkeit, Erbrechen, Obstipation, Diarrhoe, Magenbeschwerden, Dyspepsie, Flatulenz, Mundtrockenheit, gesteigerter Appetit, abnorme Träume, Schlaflosigkeit, Somnolenz, Schwindel, Dysgeusie
KI (Bupropion): Epilepsie, Bulimie, Anorexie, bipolare Psychose, schwere Leberzirrhose, Kinder u. Jugendl. < 18J., SS/SZ;
KI (Vareniclin): bek. Überempfindlichkeit
Ink (Amfebutamon): MAO-Hemmer

Bupropion (Amfebutamon) Rp-L!	HWZ 20h, Q_0 >0.8, PPB 84%, PRC C Lact-
Zyban *Tbl. 150(ret.)mg*	**Raucherentwöhnung:** d1-6: 1 x 150mg p.o., dann 2 x 150mg; **DANI** 150mg/d; **DALI** 150mg/d, KI bei schwerer Leberinsuff.

Vareniclin Rp-L!	HWZ 24h, PPB <20%
Champix *Tbl. 0.5, 1mg*	**Raucherentwöhnung:** d1-3: 1 x 0.5mg p.o.; d4-7: 2 x 0.5mg; ab d8: 2 x 1mg, Th-Dauer 12W.; **DANI** GFR > 30: 100%; <30: max. 1mg/d; bei term. NI Anw. nicht empfohlen; **DALI** nicht erforderl.

A 13 Dermatologie – Arzneimittel

A 13.1 Antipruriginosa, Antiphlogistika

Ammoniumbituminosulfonat OTC	
Ichtholan 10, 20, 50% *Salbe 100g enth. 10, 20, 50g* **Ichtholan spezial** *Salbe 100g enth. 85g* **Ichthyol** *Hochviskose Flüssigkeit 100g enth. 100g* **Schwarze Salbe Lichtenstein** *Salbe 100g enth. 20, 50g* **Thiobitum 20%** *Salbe 100 g enth. 20g*	**Unspezifisch entzündl. Hauterkrankungen (Furunkel** → 487, **Schweißdrüsenabszess):** Salbe dick auftragen u. mit Verband abdecken, Verbandswechsel alle 2d
Benzocain OTC	
Anaesthesin Creme *Creme 100g enth. 10g* **Anaesthesin Salbe 5, 10, 20%** *Salbe 100g enth. 5, 10, 20g* **Anaesthesin Puder** *Puder 100g enth. 6g* **Labocane** *Salbe 100g enth. 10g*	**Juckreiz, Gürtelrose** → 508, **Brandwunden, Sonnenbrand** → 495, **Insektenstiche, Anästhesie v. Schmerzpunkten b. Lumbago u. Ischialgie:** ein- bis mehrmals tgl. n. Bed. auftragen → 148
Phenolsulfonsäure (Gerbstoff) OTC	
Tannolact *Creme 100 g enth. 400, 1000mg; Puder 100g enth. 1.2g; Pulver 100g enth. 40g; Lotio 100 g enth. 1g;* **Tannosynt** *Creme, Lotio 100g enth. 1g Konzentrat 100g enth. 40g* **Delagil** *Creme 100g enth. 400mg; Pulver 100g enth. 40g*	**Hauterkrankungen mit Entzündung, Juckreiz oder Nässen:** Creme: 3 x tgl. dünn auftragen; Lotio: 1–2 x tgl. dünn auftragen; Puder: 1–2 x tgl. dünn auftragen; Pulver: in warmem Wasser auflösen für Bäder und Umschläge

A 13.2 Glukokortikoide

A 13.2.1 Schwach wirksame topische Glukokortikoide

Hydrocortison Rp	
Ebenol *Creme 1g enth. 2.5, 10mg; Lsg. (1ml=5mg)* **Fenistil Hydrocort** *Creme 1g enth. 2.5, 5mg; Lsg. (1ml=5mg)* **Hydrocortison Hexal** *Salbe 100g enth. 250, 500, 1000mg)* **Hydrocutan** *Creme 100g enth. 250mg, Salbe 100g enth. 100, 1000mg* **Linolacort Hydro** *Creme 100g enth. 500, 1000mg*	**Entzündliche, allergische** → 505, **pruriginöse Hauterkrankungen, chem. u. physikal. induzierte Dermatitiden:** 1–3 x tgl. auftragen
Prednisolon Rp	
Linola-H N, Linola-H-Fett N *Creme 100g enth. 400mg* **Prednisolon LAW** *Creme, Salbe 100g enth. 250mg*	**Akute Ekzeme** → 493 **u. Dermatitiden:** 1–3 x tgl. auftragen

A 13.2.2 Mittelstark wirksame topische Glukokortikoide

Alclometason Rp	
Delonal *Creme, Salbe 100g enth. 50mg*	**Ekzeme** → 493, **Dermatitiden:** 1–2 x tgl. auftragen

Clobetason Rp	
Emovate *Creme, Salbe 100g enth. 50mg*	**Leichtere Formen v. Ekzemen** → 493, **seborrh. Dermatitis** → 494**u. steoridempfindl. Dermatosen:** 2 x tgl. auftragen
Clocortolon Rp	
Kaban *Creme, Salbe 100g enth. 200mg* **Kabanimat** *Creme, Salbe 100g enth. 60mg*	**Ekzeme** → 493, **Neurodermitis** → 494, **Psoriasis** → 501, **Intertrigo:** 1–2 x tgl. auftragen
Dexamethason Rp	
Dexa Loscon Mono *Lsg. 100g enth. 25mg* **Dexamethason LAW** *Creme, Salbe 100g enth. 50mg* **Solutio Cordes Dexa N** *Lsg. 100g enth. 20mg* **Tuttozem N** *Creme 100g enth. 35mg*	**Ekzeme** → 493, **Psoriaisis capitis** → 501, **auf Corticoide ansprechende akute Dermatitiden:** 1–2 x tgl. auftragen
Flumetason Rp	
Cerson *Creme, Salbe, Lsg. 100g enth. 20mg* **Locacorten** *Creme 100g enth. 20mg*	**Ekzeme** → 493, **Neurodermitis** → 494, **Psoriasis** → 501, **Intertrigo, Lichen ruber** → 497, **Lichen sclerosus, kut. Lupus erythemat.:** 1 x tgl. auftragen
Flupredniden Rp	
Decoderm *Creme, Paste 100g enth. 100mg; Salbe 100g enth. 50mg*	**Ekzeme** → 493, **auf Corticoide ansprechende Dermatitiden:** 1–3 x tgl. auftragen
Hydrocortisonbutyrat Rp	PRC C, Lact B
Alfason *Creme, Salbe, Emulsion, Lsg.(Crinale) 100g enth. 100mg* **Laticort** *Creme, Salbe 100g enth. 10mg*	**Ekzeme** → 493, **auf Corticoide ansprechende Dermatitiden:** 2 x tgl. auftragen
Prednicarbat Rp	PRC C, Lact ?
Dermatop *Creme, Salbe, Fettsalbe, Lösung 100g enth. 250mg* **Prednicarbat Acis** *Creme, Salbe, Fettsalbe 100g enth. 250mg* **Prednitop** *Creme, Salbe, Fettsalbe 100g enth. 250mg*	**Ekzeme** → 493, **auf Corticoide ansprechende Dermatitiden:** 1–2 x tgl. auftragen
Triamcinolonacetonid Rp	PRC C, PPB 80% (bei syst. Anwendung), Lact ?
Delphicort *Creme, Salbe 100g enth. 100mg* **Kortikoid-ratioph.** *Creme, Salbe 100g enth. 100mg* **Linolacort Triam** *Creme 1g enth. 1mg* **Triamgalen** *Creme, Salbe, Lotion 100g enth. 100mg; Lsg. 100g enth. 200mg* **Volon A** *Creme, Salbe, Haftsalbe, Lotio 100g enth. 100mg* **Volonimat** *Creme, Salbe 100g enth. 25mg*	**Ekzeme** → 493, **auf Corticoide ansprechende Dermatitiden:** 1–2 x tgl. auftragen

A 13.2.3 Stark wirksame topische Glukokortikoidee

Amcinonid Rp	PRC C, Lact ?
Amciderm *Creme, Salbe, Fettsalbe, Lotio 100g enth. 100mg*	**Ekzeme** → 493, **Lichen ruber** → 497, **steroidempfindliche Dermatosen:** 1–2 x tgl. auftragen

Betamethason Rp	PRC C, Lact –
Bemon *Creme, Salbe, 100g enth. 122mg* **Betnesol V** *Creme, Salbe, Lotio, Lsg.(Crinale) 100g enth. 100mg* **Celestan V** *Creme, Salbe 100g enth. 100mg* **Diprosis** *Salbe, Gel 100g enth. 50mg* **Diprosone** *Creme, Salbe, Lsg. 100g enth. 50mg*	**Ekzeme** → 493, **steroidempfindliche Dermatosen:** 1–2 x tgl. auftragen
Desoximetason Rp	PRC C, Lact ?
Topisolon *Salbe, Fettsalbe 100g enth. 250mg*	**Ekzeme** → 493, **steroidempfindliche Dermatosen:** 1–2 x tgl. auftragen
Diflucortolon Rp	
Nerisona *Creme, Salbe, Fettsalbe 100g enth. 100mg*	**Ekzeme** → 493, **steroidempfindliche Dermatosen:** 1–2 x tgl. auftragen
Fluocinolon Rp	
Flucinar *Creme, Salbe 100g enth. 25mg* **Jellin** *Creme, Salbe 100g enth. 25mg*	**Entzündliche, entzündlich-juckende u. allerg. Dermatosen** → 505: 1–2 x tgl. auftragen
Fluocinonid Rp	PRC C, Lact ?
Topsym *Creme, Salbe, Fettsalbe, Lösung 100g enth. 50mg*	**Entzündliche, entzündlich-juckende u. allerg. Dermatosen** → 505: 1–2 x tgl. auftragen
Methylprednisolon Rp	HWZ 2–3h, PRC C, Lact ?
Advantan *Creme, Salbe, Fettsalbe, Lsg., Milch 100g enth. 100mg*	**Endogene und exogene Ekzeme** → 493, **Neurodermitis** → 494: 1 x tgl. auftragen
Mometason Rp	PRC C, Lact ?
Ecural *Fettcreme, Salbe, Lösung 100g enth. 100mg* **Elocon** *Fettcreme, Salbe 100g enth. 100mg* **Momegalen** *Lösung 100g enth. 100mg*	**Entzündliche und juckende steroidempfindliche Dermatosen:** 1 x tgl. auftragen

A 13.2.4 Sehr stark wirksame topische Glukokortikoide

Clobetasol Rp	
Butavate *Creme, Salbe, Lsg. 100g enth. 50mg* **Clobegalen** *Creme, Salbe, Lsg., Lotion 100g enth. 50mg* **Clobetasol Acis** *Creme, Salbe, Fettsalbe, Lsg. (Crinale) 100g enth. 50mg* **Dermoxin** *Creme, Salbe 100g enth. 50mg* **Dermoxinale** *Lsg.(Crinale) 100g enth. 50mg* **Karison** *Creme, Salbe, Fettsalbe, Lsg.(Crinale) 100g enth. 50mg*	**Psoriasis** → 501, **akutes und chron. Ekzem** → 493, **Lichen ruber planus** → 497, **Lichen sclerosus et atrophicans, Pustulosis palmaris et plantaris:** 1 x tgl. auftragen, max. 20% der KOF, max. 50g Salbe/Creme pro W.

A 13.3 Antipsoriatika

A 13.3.1 Antipsoriatika – Externa

Calcipotriol Rp	
Calcipotriol Hexal *Salbe 100g enth. 5mg* **Daivonex** *Creme, Salbe, Lsg. 100g enth. 5mg* **Psorcutan** *Creme, Salbe, Lsg. 100g enth. 5mg*	**Leichte bis mittelschwere Psoriasis** → 501: 2 x tgl. auftragen

Dithranol Rp	
Micanol 1%, 3% *Creme 100g enth. 1, 3mg*	**Subakute/chron. Psoriasis** → 501: 2 x tgl. auftragen
Dithranol + Harnstoff Rp	
Psoradexan *Creme 1g enth. 0.5, 1, 2mg + je 170mg Harnstoff*	**Subakute/chron. Psoriasis** → 501: 2 x tgl. auftragen
Dithranol + Salicylsäure Rp	
Psoralon MT *Salbe 100g enth. 0.5, 1, 2, 3g + je 2g Salicylsäure*	**Psoriasis** → 501: 1 x tgl. auftragen, n. 10–20min. wieder gründlich abwaschen
Steinkohlenteer Rp	
Lorinden Teersalbe *Salbe 1g enth. 15mg* **Tarmed** *Shampoo 100g enth. 4g*	**Seborrhoische Dermatitis** → 494, **Seborrhoe oleosa, Pityriasis simplex capitis, Psoriasis d. Kopfhaut** → 501: 1–2 x/W. auftragen/anwenden

A 13.3.2 Antipsoriatika – Interna

Wm/Wi (Aciretin):Vitamin A-Derivat, normalisiert Wachstum/Differenzierung v. Haut- u. Schleimhautzellen
Wm/Wi (Ciclosporin, Methotrexat): Hemmung aktivierter T-Zellen, deren Zytokine zur Hyperproliferation der Keratinozyten beitragen
Wm/Wi (Ustekinumab): monoklonaler AK, bindet an IL-12 und IL-23 e Unterdrückung der gesteigerten Immunzellaktivierung
UW (Acitretin): Trockenheit von Haut u. Schleimhäuten, Lippenentzündung, Haarausfall, Transaminasen ↑, BB-Veränderungen, Lipide ↑
UW (Ciclosporin): Nierenschädigung, Leberfunktions-störung, Kardiotoxizität, Tremor, Hirsutismus, Gingivahypertrophie, Ödeme
UW (Methotrexat): Exanthem, Haarausfall, GI-Ulzera, Übelkeit, Hämatopoesestörung
UW (Ustekinumab): Infektionen Hals/Luftwege, Depression, Kopfschmerzen, Schwindel, verstopfte Nase, Diarrhoe, Juckreiz, Rücken-/Muskelschmerzen, Müdigkeit
KI (Acitretin): Leber-, Niereninsuffizienz, Diabetes mellitus, Frauen im gebärfähigen Alter, SS/SZ
KI (Ciclosporin): Nierenfunktionsstrg., unkontrollierte art. Hypertonie, unkontrollierte Infektionen, Tumoren, schwere Lebererkr., SZ; Cave in SS
KI (Methotrexat): akute Infekt., schwere Knochenmarkdepress., Leberfkt.strg., GI-Ulzera, Niereninsuff., SS/SZ
KI (Ustekinumab): bek. Überempf., klin. relevante Infektionen, Pat. <18J.; Gravidität **Ink** (Methotrexat): Cisplatin, NSARs, Penicilline, Probenecid, Salizylate, Sulfonamide

Acitretin Rp	HWZ 50 (60)h, Q0 1.0, PPB 99%, PRC X, Lact ?
Neotigason *Kps. 10, 25mg*	**Psoriasis, Hyperkeratosis palmoplantaris, M. Darier, Pustulosis palmoplant., Ichthyosis** → 497, **Pityriasis rubra pilaris, Lichen ruber planus** → 497: ini 30mg/d p.o. f. 2–4 W., dann ggf. bis max. 75mg/d; **Ki.**: ini 0.5mg/kg/d, ggf. bis 1mg/kg/d, max. 35mg/d, Erh.Dos. 0.1mg/kg/d, max. 0.2mg/kg/d; **DANI, DALI** KI
Ciclosporin Rp	HWZ 7–8 (16–19)h, Q0 1.0, PPB 90%, th. Serumspiegel (µg/l): 100–300
Cicloral *Kps. 25, 50, 100mg; Lsg. (1ml = 100mg)* **Ciclosporin Pro** *Kps. 25, 50, 100mg* **Immunosporin** *Kps. 25, 50, 100mg* **Sandimmun** *Kps. 10, 25, 50, 100mg; Susp.(1ml = 100mg); Amp. 50mg/1ml, 250mg/5ml*	**Schwerste Formen d. Psoriasis** → 501: 2,5mg/kg/d p.o., max. 5mg/kg/d; Kreatinin-Ktr.!; **DANI**: KI → 182; **DALI** 50-75%

Methoxsalen Rp	HWZ 5h, Q0 1.0
Meladinine *Tbl. 10mg*	**Schwere Psoriasis** → 501, **Mycosis fungoides, Vitiligo:** 0.6mg/kg 2h vor UV-A-Bestrahlung; **DANI** KI bei stark eingeschr. Nierenfkunktion; **DALI** KI bei Hepatopathie
Methotrexat Rp	HWZ 5-9h, Q0 0.06, PPB 50%, PRC X, Lact –
Lantarel *Tbl. 2.5, 7.5, 10mg; Fertigspr. 7.5mg/1ml, 10mg/1.34ml, 15mg/2ml, 20mg/2.67ml, 25mg/1ml* **Metex** *Tbl. 2.5, 7.5, 10mg; Inj.Lsg., 7.5, 10, 15, 20, 25mg; Fertigspr. 7.5mg/0.15ml, 10mg/0.20ml, 15mg/0.30ml, 20mg/0.40ml, 25mg/0.50ml, 30mg/0.60ml* **MTX Hexal** *Tbl. 2.5, 5, 7.5, 10mg; Inj.Lsg. 5mg/2ml, 10mg/4ml, 25mg/1ml, 50mg/2ml, 500mg/20ml, 1g/40ml, 5g/200ml; Fertigspr. 2.5mg/0.33ml, 7.5mg/1ml, 10mg/1.33ml, 15mg/2ml, 20mg/2.67ml, 25mg/3.33ml*	**Schwerste Formen d. Psoriasis** → 501: ini 1 x 2.5-5mg zur Toxititätsabschätzung; dann 7.5-25mg 1x/W. p.o./s.c/i.m./i.v., max. 30mg/W.; → 113; **DANI** GFR>80: 100%, 80: 75%, 60: 63%, <60: KI
Ustekinumab Rp	HWZ 15-32d
Stelara *Inj.Lsg. 45mg; Fertigspr. 45, 90mg*	**Mittelschwere-schwere Psoriasis:** ini 45mg s.c., Wh n. 4W., dann alle 12W.; >90kg: ini 90mg s.c., Wh n. 4W., dann alle 12W.; **DANI, DALI** keine Daten
Adalimumab, Etanercept, Infliximab → 115	

A 13.4 Aknemittel

A 13.4.1 Aknemittel – antibiotikahaltige Externa

Clindamycin Rp	
Basocin *Gel 100g enth. 1g; Lsg. 100ml enth. 1g* **Zindaclin** *Gel 100g enth. 1g*	**Akne vulgaris** → 489: 1–2 x tgl. auftragen
Erythromycin Rp	
Aknefug EL *Lsg. 100ml enth. 1g* **Aknemycin** *Salbe, Lsg. 100g enth. 2g* **Eryaknen, Erydermec** *Gel 100g enth. 2, 4g* **Inderm** *Lsg. 100g enth. 1g; Gel 100g enth. 2, 4g* **Sanasepton** *Gel 100g enth. 2, 4g*	**Akne vulgaris** → 489: 2 x tgl. auftragen
Nadifloxacin Rp	
Nadixa *Creme 1g enth. 10mg*	**Akne vulg.** → 489: 2x/d auftrag. f. 8 W., max. f. 12W.
Tetracyclin Rp	
Imex *Salbe 100g enth. 3g*	**Akne vulgaris** → 489: 1–3 x tgl. auftragen

A 13.4.2 Aknemittel – weitere Externa

Adapalen Rp	PRC C, Lact ?
Differin *Creme, Gel 100g enth. 100mg*	**Akne vulgaris** → 489: 1 x tgl. auftragen
Azelainsäure Rp	PPB 43%
Skinoren *Creme 100g enth. 20g; Gel 100g enth. 15g*	**Akne vulgaris** → 489, **papulopustulöse Rosacea** → 491: 2 x tgl. auftragen

Benzoylperoxid OTC	PRC C, Lact ?
Aknefug-oxid *Gel 100g enth. 3, 5, 10g; Susp. 100g enth. 4g* **Akneroxid** *Gel 100g enth. 5,10g; Susp.100g enth. 4g* **Benzoyt** *Creme 100g enth. 5, 10g* **Benzaknen** *Gel 100g enth. 5, 10g; Susp. 100ml enth. 5g* **Panoxyl** *Gel 100g = 5, 10g; Creme 100g = 2.5, 5g; Emuls. 100g = 10g*	**Akne vulgaris** → 489: 1–2 x tgl. auftragen
Isotretinoin Rp	PRC X, Lact –
Isotrex *Gel 100g enth. 50mg; Creme 100g enth. 50, 100mg*	**Akne vulgaris** → 489: 1–2 x tgl. auftragen
Tretinoin Rp	PRC C (top)/D (syst.), Lact ? (top)/– (syst.)
Airol *Creme, Lsg. 100g enthh. 50mg* **Cordes VAS** *Creme 100g enth. 50mg*	**Akne vulgaris** → 489, **Halogenakne, Akne medicamentosa:** 1–2 x tgl. auftragen

A 13.4.3 Aknemittel – Interna

Wm/Wi (Alitretinoin): immunmodulatorische und antiinflammatorische Wi
Wm/Wi (Isotretinoin): Mitoserate von Epidermiszellen ↑, Auflockerung der Hornschicht, Talgproduktion ↓
Wm/Wi (Minocyclin): = Tetracyclin-Antibiotikum, hemmt Lipase der Propionibakterien
UW (Alitretinoin): Kopfschmerzen, Hypertriglyceridämie, Hypercholesterinämie, Anämie, erhöhte Eisenbindungskapazität, Thrombopenie, erniedrigtes TSH/FT4, Konjunctivitis, trockenes Auge, Gesichtsröte, Transaminasenerhöhung, trockene Haut, Myalgie, Arthralgie
UW (Isotretinoin): Trockenheit. von Haut u. Schleimhäuten, Lippenentzündung, Haarausfall, Transaminasen ↑, BB-Veränderungen, Lipide ↑
UW (Minocyclin): Schwindel, Kopfschmerzen, Übelkeit, allerg. Hautreakt., phototoxische Reaktionen, revers. Knochenwachstumsverzögerung (Ki. < 8J.), irreversible Zahnverfärbung und Zahnschmelzschädigung (Ki. < 8J.), intrakranieller Druck ↑, BB-Veränderungen, Superinfekt. durch Bakterien bzw. Sprosspilze
KI (Alitretinoin): Gravidität, Stillzeit, Frauen im gebärfähigen Alter, Leberinsuff., schwere Niereninsuff., Hypervitaminose A, nicht ausreichend eingestellte Hypercholesterinämie/Hypertriglyceridämie/ Hypothyreose, bek. Überempf.
KI (Isotretinoin): Leber- u. Niereninsuff., Diabetes mell., SS/SZ, Frauen i. gebärfähigen Alter
KI (Minocyclin): Tetracyclin-Überempflichkeit, schwere Leberfunktionsstrg., Niereninsuff., Ki. < 8J., SS/SZ

Alitretinoin Rp	HWZ 2-10h
Toctino *Kps. 10, 30mg*	**Schweres chron. Handekzem:** ini 1 x 30mg p.o., dann 10-30mg/d; s.a. FachInfo
Isotretinoin Rp	HWZ 10–20h, Q0 1.0, PPB 99%, PRC X, Lact –
Aknefug Iso *Kps. 10, 20mg* **Aknenormin** *Kps. 10, 20mg* **Isoderm** *Kps. 10, 20mg* **Isotretinoin Isis** *Kps. 10, 20mg* **Isotretinoin-ratioph.** *Kps. 10, 20mg*	**Schwere therapieresistente Formen der Akne** → 489: ini 0.5mg/kg/d p.o., Erh.Dos. 0.5–1mg/kg/d, in schweren Fällen bis 2mg/kg/d; Gesamtdosis pro Behandlung 120mg/kg; **DANI** ini 10mg/d, dann langsam steigern auf 1mg/kg/d; **DALI** KI

Minocyclin Rp	HWZ 11-22h, Q0 0.85, PPB 70-75%, PRC D, Lact +
Aknefug Mino *Kps. 50mg* **Aknosan** *Tbl. 50mg* **Minakne** *Tbl. 50mg* **Minocyclin-ratioph.** *Kps. 50, 100mg* **Skid** *Tbl. 50, 100mg* **Udima** *Kps. 50, 100mg*	**Akne vulgaris** → 489: 2 x 50mg p.o.; → 158; **DALI** KI
Doxycyclin Rp	HWZ 12-24h, Q0 0.7, PPB 80-90%, PRC D, Lact ?
Aknefug Doxy *Tbl. 50mg* **Doxakne** *Tbl. 50mg* **Doxyderma** *Tbl. 50, 100mg*	**Akne vulgaris** → 489, **Rosacea** → 491: 1 x 100mg p.o. f. 7-21d, dann 1 x 50mg f. 2-12W.; **DANI** nicht erforderl. → 158; **DALI** KI

A 13.5 Antiinfektiva

A 13.5.1 Antibiotika

Chloramphenicol + Natriumbituminosulfonat Rp	
Ichthoseptal *Creme 100g enth. 1g+2g,* *Lsg. 100g enth. 1g+0.5g*	**Impetiginisierte Dermatosen u. Ekzeme, Pyodermien, Impetigo:** 2-3 x tgl. auftragen; **DALI** KI
Chlortetracyclin Rp	
Aureomycin *Salbe 100g enth. 3g*	**Bakt. infizierte Wunden, Verbrennungen, Pyodermien, Furunkulose, Ulcus cruris:** 1-2 x tgl. auftragen
Framycetin Rp	
Leukase N *Salbe 100g enth. 2g;* *Puder 100g enth. 2g*	**Pyodermien, Ulcus cruris, Dekubitus, infizierte Wunden, Impetigo, Verbrennungen, bakt. bedingte Ekzeme:** 1 x tgl. auftragen; **DALI** KI
Fusidinsäure Rp	
Fucidine *Creme, Salbe 100g enth. 2g; Wundgaze* **Fusicutan** *Creme, Salbe 100g enth. 2g*	**Infizierte Hauterkrankungen:** 2-3 x tgl. auftragen; Gaze: 2-3d belassen
Gentamicin Rp	PRC C, Lact ?
Refobacin *Creme 100g enth. 100mg* **Sulmycin** *Creme, Salbe 100g enth. 100mg*	**Ulcus cruris, Dekubitus:** 2-3 x tgl. auftragen
Neomycin + Bacitracin Rp	
Nebacetin *Salbe, 1g enth. 3250+250 IE* **Neobac** *Salbe 1g enth. 5mg+500 IE*	**Infektionen d. Haut, Ulcus cruris, Mastitis nach Inzision, Pro. v. Nabelinfektionen:** mehrmals tgl. auftragen
Retapamulin Rp	PRC C, Lact ?
Altargo *Salbe 1g enth. 10mg*	**Impetigo, infizierte Hautverletzungen u. Wunden:** 2 x tgl. über 5d auftragen

A 13.5.2 Virustatika

Aciclovir OTC/Rp	PRC B, Lact ?
Acerpes, Acic, Aciclovir-ratioph., Aciclostad, Zovirax *Creme 100g enth. 5g*	**Herpes labialis** → 507, **Herpes genitalis** → 557: 5 x tgl. auftragen

Docosanol OTC	
Erazaban *Creme 1g enth. 100mg*	**Herpes labialis:** 5 x tgl. auftragen
Foscarnet Rp	
Triapten *Creme 100g enth. 2g*	**Herpes labialis** → 507, **Herpes genitalis** → 557, **Herpes integumentalis:** 6 x tgl. auftragen
Idoxuridin + Dimethylsulfoxid Rp	
Virunguent *Salbe 1g enth. .2+18mg*	**Herpes labialis** → 507, **Herpes zoster** → 508: 4–5 x tgl. auftragen
Penciclovir OTC	PRC B, Lact –
Fenistil Pencivir *Creme 100g enth. 1g*	**Rezidiv. Herpes labialis** → 507: 6–8 x tgl. auftragen

A 13.5.3 Antimykotika

Amorolfin OTC	
Loceryl *Creme 100g enth. 250mg; Nagellack 1ml enth. 50mg*	**Hautmykosen d. Dermatophyten, kutane Candidose** → 499: 1 x tgl. auftragen; **Nagelmykosen**→ 499: Nagellack 1–2 x/W. auftragen
Bifonazol OTC	
Bifomyk *Creme, Gel 100g enth. 1g; Lösung 1ml enth. 10mg; Spray 1 Hub = 1.4mg* **Bifon** *Creme, Gel 100g enth. 1g; Lösung 1ml enth. 10mg; Spray 1 Hub = 1.4mg* **Bifonazol Hexal** *Creme, Lsg., Spray 100g enth. 1g* **Canesten extra** *Creme, Spray 100g enth. 1g* **Mycospor** *Creme, Gel, Lsg., Spray 100g enth. 1g*	**Hautmykosen durch Dermatophyten, Hefen, Schimmelpilze, Mallassezia furfur, Inf. d. Corynebacterium minutissimum:** 1 x tgl. auftragen bzw. 1 x 3 Gtt. bzw. 1 x 2 Hübe
Ciclopirox <u>OTC</u>/Rp	
Batrafen *Creme, Vaginalcreme, Gel, Puder, Lösung, Shampoo 100g enth. 1g* **Ciclopirox-ratioph.** *Creme, Lösung 100g enth. 1g* <u>**Ciclopirox Winthrop**</u> *Nagellösung 100g enth. 8g* **Inimur Myko** *Vaginalcreme 100g enth. 1g; Vaginalsupp. 100mg* <u>**Nagel Batrafen**</u> *Nagellösung 100g enth. 8g* **Sebiprox** *Lsg. 100g enth. 1.5g*	**Alle Dermatomykosen** → 498: 2 x tgl. auftragen; **Nagelmykosen** → 499: Nagellösung W. 1–4: alle 2d auftragen, W. 5–8: 2 x/W., ab W. 9: 1 x/W.; **vaginale Candidose** → 558: 1 x tgl. 100mg vag.; **seborrhoische Dermatitis d. Kopfhaut:** 1–3 x/W. auf die Kopfhaut auftragen, einmassieren und ausspülen
Clotrimazol <u>OTC</u>/Rp	HWZ 3.5–5h, PRC B, Lact ?
Antifungol *Creme, Lsg., Spray, Vaginalcreme 100g enth. <u>1</u>, 2g; Vaginaltbl. <u>200</u>, 500mg* **Canifug** *Creme, Lsg. 100g enth. 1g; Vaginalcreme 100g enth. <u>1</u>, 2g; Vaginalsupp. <u>100</u>, 200mg* **Canesten** *Creme, Lsg., Spray 100g enth. 1g;* **Canesten Gyn** *Vaginalcreme 100g enth. <u>1</u>, 2, 10g; Vaginaltbl. <u>100</u>, 200, 500mg* **Fungizid-ratioph.** *Creme, Vaginalcreme, Spray 100g enth. 1g; Vaginaltbl. <u>100</u>, 200mg* **Mykofug** *Creme, Lsg. 100g enth. 1g*	**Hautmykosen durch Dermatophyten, Hefen, Schimmelpilze, Mallassezia furfur, Inf. d. Corynebakt. minutissimum:** 2–3 x tgl. auftragen; **vaginale Mykosen:** einmalig 1Applikatorfüllung Creme 10% oder 1 Tbl. 500mg vag.; 1 x 1 Applikatorfüllung Creme 2% oder 1 Tbl./Supp. 200mg vag. f. 3d; <u>1x 1 Applikatorfüll. Creme 1% oder 1 Tbl./Supp. 100mg vag. f. 6d</u>;

Econazol OTC/Rp	PRC C, Lact ?
Epi-Pevaryl *Creme, Lsg., Spray, Lotio 100g enth.1g* **Gyno-Pevaryl** *Ovulum 50, 150, 150(ret.)mg; Vaginalcreme 100g enth. 1g*	**Alle Dermatomykosen** → 498: 2–3 x tgl. auftragen; **vaginale Mykosen:** einmalig 150mg(ret.) vag.; 1 x 150mg f. 3d; 1 x 50mg f. 6d
Ketoconazol OTC	PRC C, Lact ?
Fungoral *Creme, Lösung 100g enth.2g* **Nizoral** *Creme 100g enth. 2g* **Terzolin** *Creme, Lösung 100g enth. 2g*	**Seborrhoische Dermatitis** → 494: 2 x tgl. auftragen **Pityriasis versicolor:** 1 x tgl. auftragen
Miconazol OTC/Rp	PRC C, Lact ?
Daktar *Creme, Mundgel 100g enth. 2g* **Fungur M** *Creme, Vaginalcreme 100g enth. 2g; Ovulum 100mg* **Gyno Daktar** *Vaginalcreme 100g enth. 2g* **Micotar** *Creme, Lsg., Paste, Mundgel 100g enth. 2g* **Vobamyk** *Creme 100g enth. 2g*	**Dermatomykosen** → 498, **miconazolempfindliche grampos. Hautinfekte:** 2 x tgl. auftragen; **Mundsoor: Erw. u. Ki.:** 4 x 1/2 Meßl. p.o.; **Säugl.:** 4 x 1/4 Meßl.; **vaginale Candidose:** 1 x 1 Applikatorfüll. vag.; 1 x 1 Ovulum 100mg vag.
Naftifin OTC	PRC B, Lact ?
Exoderil *Creme, Gel, Lösung 100g enth. 1g*	**Dermatomykosen d. Dermatophyten, Hefen, Schimmelpilze:** 1 x tgl. auftragen
Nystatin OTC	PRC C, Lact ?
Adiclair *Creme, Salbe, Mundgel 100g enth. 10 Mio IE* **Candio-Hermal** *Creme, Salbe 100g enth. 10 Mio IE; Mundgel 100g enth. 25 Mio IE* **Lederlind** *Paste, Mundgel 100g enth. 10 Mio IE* **Nystaderm** *Creme, Paste Mundgel 100g enth. 10 Mio IE*	**Hautinfektionen durch nystatinempf. Hefepilze:** 2–3 x tgl. auftragen; **Mundsoor: Erw. u. Ki.:** 4 x 1g Gel p.o.; **Säugl.:** 4 x 0.5–1g;
Sertaconazol OTC	
Mykosert *Creme, Lösung 100g enth. 2g* **Zalain** *Creme 100g enth. 2g; Nagelpflaster (S, M, XL)*	**Dermatomykosen d. Dermatophyten, Hefen:** 2 x tgl. auftragen; **Onychmykose:** Pflaster alle 7d wechseln, Th.-Dauer max. 24W.
Terbinafin OTC	
Fungizid-ratioph. extra *Creme 100g enth. 1g* **Lamisil** *Creme, Gel, Lsg., Spray 100g enth. 1g* **Terbinafinhydrochlorid Al/Stada** *Creme 100g enth. 1g* **Terbinafin CT** *Creme 100g enth. 1g*	**Dermatomykosen d. Dermatophyten u. Hefepilze, Pityriasis versicolor:** 1 x tgl. auftragen
Tioconazol OTC	PRC C, Lact –
Mykontral *Creme, Lotio, Puder, Spray 100g enth. 1g*	**Dermatomykosen d. Dermatophyten, Hefen, Schimmelpilze, Pityriasis versicolor, Erythrasma:** 2 x tgl. auftragen

A 13.5.4 Antiparasitäre Mittel

UW (Benzylbenzoat): Kontaktdermatitis, Urtikaria;
UW (Allethrin/Piperonylbutoxid): Reizung von Haut und Schleimhäuten;
UW (Permethrin): Hautirritationen, Brennen, Pruritus; **KI** (Benzylbenzoat): Anw.-beschränkung bei Säuglingen und Kleinkindern;
KI (Malathion): Sgl.; **KI** (Allethrin/Piperonylbutoxid): SS (1. Trim.), SZ, Sgl.,

Benzylbenzoat OTC	PRC B
Antiscabiosum 10%, 25% *Emuls. 100g enth. 10, 25g*	**Scabies** → 496: An 3d gesamten Körper (ohne Kopf) einreiben; **Ki.:** 10% Emulsion verwenden
Allethrin + Piperonylbutoxid OTC	
Jacutin Pedicul *Spray 1g enth. 6.6 + 26.4mg*	**Befall mit Kopf-, Schild- und Kleiderläusen, Scabies** → 496: einmalige Applikation auf die befallenen Areale, ggf. Wdh. nach 8d
Permethrin OTC	PRC B
Infectopedicul *Lösung (100g enth. 430mg)* **Infectoscab 5%** *Creme (1g enth. 50mg)*	**Befall mit Kopfläusen:** 30-45min. einwirken lassen, dann ausspülen; Ki. 2Mon.-3J.: max. 25ml; **Scabies:** dünn auftragen; Erw. u. Ki. >12J.: bis 30g; Ki. 6-12J.: bis 15g; Ki. 2Mon.-5J.: bis 7g
Pyrethrine + Piperonylbutoxid + Chlorocresol OTC	PRC B
Goldgeist Forte *Lsg. (100g enth. 75+ 700+900mg)*	**Befall mit Kopf-, Filz-, Kleiderläusen** → 496: 30–45min. einwirken lassen, dann ausspülen

A 13.6 Keratolytika

Harnstoff OTC	
Basodexan *Creme, Fettcreme, Salbe 100g enth. 10g* **Elacutan** *Creme, Salbe 100g enth. 10g* **Linola Urea** *Creme 100g enth. 12g* **Nubral** *Creme, Salbe 100g enth. 10g* **Ureotop** *Creme, Salbe 100g enth. 12g*	**Trockene rauhe Haut, Ichthyosis, Intervall- und Nachbehandlung abgeklungener Dermatosen bei Corticoid- und Phototherapie:** 1–2 x tgl. auftragen
Salicylsäure OTC	
Guttaplast *Pflaster enth. 1.39g* **Salicylvaseline** *Salbe 100g enth. 2, 5, 10g* **Verrucid** *Lösung 100g enth. 10g*	**Hyperkeratosen:** Pflaster: 2d belassen Lösung: 2 x tgl. auftragen
Salicylsäure + Fluorouracil + Dimethylsulfoxid Rp	
Verrumal *Lsg. 100g enth. 10+0.5+8g*	**Vulgäre Warzen** → 507, **plane juvenile Warzen** → 507, **Dornwarzen:** 2–3 x tgl. auftragen
Salicylsäure + Milchsäure OTC	
Duofilm *Lösung 100g enth. 16.7+16.7g*	**Warzen** → 507: 3–4 x tgl. auftragen

A 13.7 Weitere Externa

Wm/Wi (Bamipin, Chlorphenoxamin, Clemastin,Tripelennamin): lokal wirks. Antihistaminika
Wm/Wi (Becaplermin) rekombinater humaner thrombozytärer Wachstumsfaktor ⇒ Proliferation von Zellen, die an der Wundheilung beteiligt sind;
Wm/Wi (Diclofenac): Wm bei aktinischer Keratose nicht bekannt, evtl. assoziiert mit COX-Hemmung ⇒ Synthese von Prostaglandin E2 ↓
Wm/Wi (Eflornithin): Hemmung d. Ornithin-Decarboxylase ⇒ Putrescinsynthese ↓ ⇒ Zellwachstum im Haarfollikel ↓ ;
Wm/Wi (Imiquimod): Immunmodulation durch Induktion von Zytokinen;
Wm/Wi (Pimecrolimus, Tacrolimus): immunsuppressiv, Hemmung von Produktion und Freisetzung proinflammatorischer Zytokine;
UW (Diclofenac): Reaktionen an Applikationsstelle, systemische Wi, Hyper-/Parästhesie, Muskelhypertonie, Konjunktivitis

Bamipin OTC	
Soventol *Gel 1g enth. 20mg*	**Juckreiz, Insektenstiche, Sonnenbrand, Quallenerytheme, Kälteschäden, leichte Verbrennungen:** mehrmals tgl. auftragen
Becaplermin Rp	PRC C, Lact ?
Regranex *Gel 1g enth. 100µg*	**Chron. neuropath. diabet. Ulzera:** 1 x tgl. auftragen; Gesamt-Th.-Dauer max. 20 W.
Chlorphenoxamin OTC	
Systral *Creme, Gel 1g enth. 15mg*	**Insektenstiche, Sonnenbrand, Quallenerytheme, Frostbeulen, leichte Verbrennungen, Urtikaria, Ekzeme:** mehrmals tgl. auftragen
Clemastin OTC	
Tavegil *Gel 1g enth. 0.3mg*	**Juckende u. allerg. Hauterkrankungen, Sonnenbrand, Insektenstiche:** mehrmals tgl. auftragen
Diclofenac Rp	
Solaraze 3% *Gel (1g enth. 30mg)*	**Aktinische Keratose:** 2 x tgl. auf betroffene Hautstellen für 60-90d; max. 8g/d
Dimetinden OTC	
Fenistil *Gel 1g enth. 1mg*	**Juckende u. allerg. Hauterkrankungen, Sonnenbrand, Insektenstiche:** mehrmals tgl. auftragen
Eflornithin Rp	
Vaniqa *Creme 1g enth. 115mg*	**Hirsutismus i. Gesicht b. Frauen:** 2 x tgl. auftragen
Cl. histolyticum-Kollagenase + Proteasen Rp	
Iruxol N *Salbe 1g enth. 1.2 E+0.24 E*	**Enzymat. Reinigung kutaner Ulzera v. nekrotischem Gewebe:** 1-2 x tgl. auftragen
Imiquimod Rp	PRC B, Lact ?
Aldara *Creme 100g enth. 5g*	**Condylomata acuminata** → 504: 3 x W. auftragen
Pimecrolimus Rp	
Elidel 1% *Creme 1g enth. 10mg*	**Leichtes bis mittelschweres atop. Ekzem** → 494: 2 x tgl. auftragen bis Abheilung; **Ki.** s. Erw.

Tacrolimus Rp	
Protopic 0.03%, 0.1% *Salbe 1g enth. 0.3, 1mg*	**Mittelschweres bis schweres atop. Ekzem** → 494: ini 0.1% 2 x tgl. auftragen, nach 2-3W. 0.03% bis Abheilung; **Ki. >2J.**: 0.03% 2 x tgl. auftragen, nach 2-3 W. 1 x tgl. bis Abheilung
Tripelennamin OTC	
Azaron *Stick 5,75g enth. 115mg*	**Insektenstiche, n. Kontakt m. Quallen, Brennesseln:** 1 x tgl. auftragen

A 13.8 Haarwuchsmittel

Wm/Wi (Alfatradiol): Estradiol-Isomer, Antagonisierung der hemmenden Testosteron-Wirkung am Haarfollikel;
Wm/Wi (Finasterid): Hemmung der 5α-Reduktase ⇒ Umwandlungshemmung von Testosteron in Dihydrotestosteron ⇒ Haardichte ↑;
Wm/Wi (Minoxidil): unbekannt
UW (Alfatradiol): Brennen, Rötung, Juckreiz d. Haut;
UW (Finasterid): Libido- u. Erektionsstrg., Gynäko-mastie, Lippenschwellung, Hautausschlag. Tablettenbruch darf von schwangeren Frauen nicht berührt werden!;
UW (Minoxidil): Pruritus, Hautabschuppung, Dermatitis, Salz- u. Wasserretention, Tachykardie, Schwindel, AP, Otitis externa, Hypertrichose, Haarausfall;
KI (Alfatradiol): bek. Überempf.;
KI (Finasterid): Frauen;
KI (Minoxidil): Frauen, Männer < 18 bzw. > 49 J., Glatzenbildung im Schläfenbereich, Anw. anderer topischer Arzneimittel an der Kopfhaut, plötzlich auftretender oder unregelmäßiger Haarausfall

Alfatradiol OTC-L!	
Ell Cranell *Lösung (1ml enth. 0.25mg)* **Pantostin** *Lösung (1ml enth. 0.25mg)*	**Androgenetische Alopezie:** 1 x 3ml auftragen
Finasterid Rp-L!	HWZ 6h, Qo 1.0, PPB 93%, PRC X, Lact –
Finahair *Tbl. 1mg* **Finasterid Stada** *Tbl. 1mg* **Propecia** *Tbl. 1mg*	**Androgenetische Alopezie** → 492: 1 x 1mg p.o.
Minoxidil Rp-L!	PRC C, keine PPB, Lact ?
Regaine Frauen *Lsg. 1ml enth. 20mg* **Regaine Männer** *Lsg. 1ml enth. 50mg*	**Androgenetische Alopezie** → 492: 2 x tgl. 1ml auf die Kopfhaut im Tonsurbereich auftragen

A 14 Ophthalmologie – Arzneimittel

A 14.1 Oberflächenanästhetika

UW: allerg. Reaktionen, Hornhautschäden bei längerer Anwendung	
Oxybuprocain Rp	
Conjuncain-EDO *AT 1ml = 4mg* **Novesine 0.4%** *AT 1ml = 4mg*	1-2 Gtt. 30 Sek. vor **Tonometrie**; **bei kleinen chir. Eingriffen:** 3-6 x 1 Gtt. im Abstand von 30-60 Sek.
Oxybuprocain + Fluorescein Rp	
Thilorbin *AT 1ml = 4+0.8mg*	1-2 Gtt. 30 Sek. vor **Tonometrie**; **bei kleinen chir. Eingriffen:** 3-6 x 1 Gtt. im Abstand von 30-60 Sek.
Proxymetacain Rp	
Proparakain-POS 0,5% *AT 1ml = 5mg*	1-2 Gtt. 30 Sek. vor **Tonometrie**; **bei kleinen chir. Eingriffen:** 3-6 x 1 Gtt. im Abstand von 30-60 Sek.

A 14.2 Antiinfektiva

A 14.2.1 Aminoglykoside

Gentamicin Rp	PRC C, Lact ?
Refobacin, Gentamicin-POS, Gentamytrex *AT 1ml = 3mg; AS 1g = 3mg*	**Bakt. Infektionen/Infektionspro.** bei Verletzungen d. vorderen Augenabschnittes, intraokuläre Eingriffe: 4-6 x 1 Gtt. bzw. 2-3 x 0.5cm Salbenstrang
Kanamycin Rp	
Kanamycin-POS, Kanamytrex, Kana-Stulln, Kan-Ophtal *AT 1ml = 5mg; AS 1g = 5mg*	**Bakt. Infektionen/Verletzungen d. äußeren Auges,** n. op. Eingriffen: 1 Gtt. alle 2-3 h bzw. 1cm Salbenstrang alle 3-4 h
Tobramycin Rp	PRC B, Lact -
Tobramaxin *AT 1ml = 3mg; AS 1g = 3mg*	**Bakt. Infektionen d. äußeren Auges/vorderen Augenabschnittes:** leichte/mittelschwere Inf.: 1-2 Gtt. alle 4 h bzw. 2-3 x 1.5cm Salbenstrang; schwere Inf.: 1-2 Gtt. alle 1/2-1h bzw. 1.5cm Salbenstrang alle 3-4 h

A 14.2.2 Breitspektrumantibiotika

Chloramphenicol Rp	PRC C, Lact -
Posifenicol C *AS 1g = 10mg*	**Bakt. Infektion d. vord. Augenabschnittes,** d. Bindehaut, d. Tränenkanales: 0.5cm Salbenstrang alle 2 h; Rezidivpro.: 3-4 x 0.5cm Salbenstrang für 2-3 d
Chlortetracyclin Rp	
Aureomycin *AS 1g = 10mg*	**Bakt. Infektion d. äußeren Auges**: je n. Krankheitsbild u. klin. Ansprechen alle 2h o. öfter

Ciprofloxacin Rp	PRC C, Lact -
Ciloxan *AT 1ml = 3mg*	**Hornhautulcera**: d1: 0.-6. Std.: 1 Gtt./15min., 7.-24. Std.: 1Gtt./30min., d2: 1 Gtt./h, d3-14: 1 Gtt./4h; **bakt. Konjunktivitis/Blepharitis**: 4 x 1 Gtt. für 7d
Erythromycin + Colistin Rp	
Ecolicin *AS 1g = 5+5mg; AT 1ml = 5+5mg*	**Bakt. Inf. d. vord. Augenabschnittes**: alle 2-3h 0.5-1cm Salbenstrang bzw. 1 Gtt. für 7-10d
Fusidinsäure Rp	
Fucithalmic *AT 1g = 10mg*	**Bakt. Konjunktivitis**: 2 x 1Gtt.
Levofloxacin Rp	
Oftaquix *AT 1ml = 5mg*	**Bakt. Infektion d. vord. Augenabschnittes**:d1+2: bis 8 x 1-2 Gtt., d3-5: 4 x 1-2 Gtt.
Lomefloxacin Rp	PRC C, Lact ?
Okacin *AT 1ml = 3mg*	**Bakt. Konunktivitis**: ini 5Gtt. in ersten 20min bzw. 1 Gtt./h für 6-10h, dann 2-3 x 1 Gtt. für 7-9d
Ofloxacin Rp	PRC C, Lact -
Floxal *AT 1ml = 3mg; AS 1g = 3mg*	**Bakt. Infektion d. vord. Augenabschnittes**: 4 x 1 Gtt. bzw. 3-5 x 1cm Salbenstrang
Oxytetracyclin Rp	
Oxytetracyclin *AS 1g = 10mg*	**Bakt. Inf. d. vord. Augenabschnittes**: 3-6 x 1cm Salbenstrang
Polymyxin B + Neomycin + Gramicidin Rp	PRC C, Lact ?
Polyspectran *AT 1ml = 7.500 + 3.500 I.E. + 0.02mg*	**Bakt. Infektion d. äußeren Auges** u. seiner Adnexe, Inf.pro. vor u. n. Augen-Op.:3-5 x 1 Gtt.; in akuten Fällen alle 2h

A 14.2.3 Antimykotika

Natamycin Rp	
Pima Biciron N *AS 1g = 10mg*	**Pilzinfektionen** d. Auges: 6 x 1 Salbenstrang

A 14.2.4 Virustatika

Aciclovir Rp	PRC B, Lact ?
Acic Ophtal *AS 1g = 30mg* **Acivision** *AS 1g = 30mg* **Aciclovir Siga 3%** *AS 1g = 30mg* **Virupos** *AS 1g = 30mg* **Zoliparin** *AS 1g = 30mg* **Zovirax** *AS 1g = 30mg*	**Hornhautentzündung** d. Herpes-simplex-Virus: 5 x 1 Salbenstrang
Trifluridin Rp	PRC C, Lact ?
Triflumann *AAT 1ml = 10mg*	**Keratitis** durch Herpes-simplex-Virus: 1 Gtt. alle 3h, max. 3mg/d

A 14.2.5 Antiseptika

Bibrocathol OTC	
Noviform *AS 1g = 50mg* **Posiformin** *AS 1g = 20mg*	**Reizzustände d. äußeren Auges, Blepharitis, Hordeolum**, nicht inf. frische Hornhautwunden: Ki. > 12J./Erw.: 3-5 x 0.5cm Salbenstrang

A 14.3 Antiphlogistika

A 14.3.1 Kortikoide

UW: Glaukom, Katarakt, Hornhautulcus, Sekundärinfektion
KI: bakterielle, virale u. pilzbedingte Augenerkr., Verletzungen, Hornhautulzera

Dexamethason Rp	PRC C, Lact -
Dexapos, Dexa-sine, Isopto-Dex, Spersadex, Totocortin *AT 1ml = 1mg* **Dexamethason Augensalbe, Isopto-Dex** *AS 1g = 1mg*	**Nichtinfizierte. akute u. chron. entz. Erkrank. d. vorderen Augenabschnittes, Verätzungen, Verbrenungen, postop.**: 2-3 x 1-2 Gtt., in akuten Fällen bis 6 x 1-2 Gtt. an d1 bzw. 3-4 x 1cm Salbenstrang
Fluorometholon Rp	PRC C, Lact ?
Efflumidex *AT 1ml = 1mg* **Fluoro Ophtal** *AT 1ml = 1mg* **Fluoropos** *AT 1ml = 1mg*	**Nichtbakt. o. allerg. Entzündungen d. vord. Augenabschnittes, postop.:** 2-4 x 1-2 Gtt.
Hydrocortison Rp	PRC C (top), Lact ?
Ficortril *AS 1g = 5mg* **Hydrocortison POS** *AS 1g = 10, 25mg*	**Allerg. Veränderungen an Lid/Bindehaut, nicht infekt. Entzündung d. Bindehaut, Hornhaut, Lederhaut, nicht bakt. Entz. d. Iris, Ziliarkörper, Ader-, Netzhaut:** 2-3 x 1 cm Salbenstrang
Loteprednol Rp	
Lotemax *AT 1ml = 5mg*	**Postop. Entzündung am Auge:** 4 x 1-2 Gtt.
Prednisolon Rp	PRC C, Lact -
Inflanefran *AT 1ml = 1.2, 10mg,* **Predni POS** *AT 1ml = 5, 10mg* **Ultracortenol** *AT 1ml = 5mg; AS 1g = 5mg*	**Nicht infektiöse, entzündliche Erkrankung d. Auges, postoperative Entzündung:** 2-4 x 1 Gtt. bzw. 2-4 x 0.5cm Salbenstrang
Rimexolon Rp	PRC C, Lact ?
Vexol *AT 1ml = 10mg*	**Postop. Entzündung., steroidempf. Entz.:** 4 x 1 Gtt.; **Uveitis:** 1.W.: 1Gtt./h, 2.W.: 1 Gtt. alle 2h, 3.W.: 4 x 1Gtt., 4.W.: d1-4: 2 x 1 Gtt., d5-7: 1 x 1 Gtt.

A 14.3.2 Antibiotika-Kortikoid-Kombinationen

Chloramphenicol + Prednisolon Rp	
Aquapred N *AT 1ml = 1+1mg*	**Entzündliche Infektion d. vord. Augenabschnittes:** ini 1 Gtt./h, dann 3-6 x 1-2 Gtt.
Gentamicin + Dexamethason Rp	
Dexa-Gentamicin, Dexamytrex *AT 1ml = 3+1mg; AS 1g = 3+0.3mg*	**Infektion d. vorderen Augenabschnittes/Lidrandes, allerg., superinfizierte Entzündung d. Bindehaut/ Lidrandes:** 4-6 x 1Gtt. bzw. 2-3 x 0.5cm Salbenstrang

Gentamicin + Fluorometholon Rp	
Cibaflam *AT 1ml = 3+1mg;* *AS 1g = 3+1mg*	**Entzündung d. vorderen Augenabschnittes:** 4 x 1Gtt. bzw. 1 x 0.5cm Salbenstrang z. Nacht
Gentamicin + Prednisolon Rp	
Inflanegent *AT 1ml = 5.5+10mg*	**Entzündung d. vord. Augenabschnittes, Entzündung d. Hornhaut durch Hitze-, Strahlen-, Chemikalieneinw.:** ini evtl. 1Gtt./h, dann 2-4 x 1 Gtt
Neomycin + Polymyxin B + Dexamethason Rp	PRC C, Lact ?
Isopto Max *AT, AS* **Dexa-Polyspectran N** *AT*	**Entzündung d. vord. Augenabschnittes, Inf.pro., periphere Keratitis, Blepharitis, Verätzungen:** 3-6 x 1 Gtt. bzw. W. 1-2: 3-4 x 1cm Salbenstrang, dann Dos.-Reduktion

A 14.3.3 Nichtsteroidale Antiphlogistika

Diclofenac Rp	PRC B, Lact ?
Voltaren ophtha *AT 1ml = 1mg* **Difen Stulln Ud** *AT 1ml = 1mg*	**Postop. Entz., chron./nicht infekt. Entz.ündung, Aufrechterhaltung d. Mydriasis präop.:** 3-5 x 1Gtt.
Flurbiprofen Rp	PRC B, Lact ?
Ocuflur OK *AT 1ml = 0.3mg*	**Postop. Entz. d. vord. Augenabschnittes, Entz. n. Lasertrabekuloplastik:** 4 x 1Gtt.; **Vermeidung einer Miosis intraop.:** 2h vor OP alle 30 min. 1Gtt.
Indometacin Rp	
Indocolir *AT 1ml = 1mg* **Indo Edo** *AT 1ml = 1mg*	**Postop. Entz. d. vord. Augenabschnittes:** 4-6 x 1 Gtt. am Prä-OP-Tag, 2 h vor OP alle 30 min 1 Gtt., 4 x 1 Gtt. postop.; **Vermeidung einer Miosis intraop.:** 2 h vor OP alle 30min 1 Gtt..
Ketorolac Rp	PRC C, Lact ?
Acular *AT 1ml = 5mg*	**Pro./Th. postop. Entz. n. Kataraktextraktion:** 3 x 1 Gtt. für 3-4 Wo., erstmalig 24 h präoperativ.

A 14.4 Glaukommittel

A 14.4.1 Betablocker

UW: Auge: Bindehautreizung, trockenes Auge, Verschlechterung der Papillenperfusion; systemisch: Bronchospasmus, HF↓, Hypotonie, Verstärkung einer Herzinsuffizienz
KI: Herzinsuff. (NYHA III u. IV), HF↓, Asthma bronchiale

Betaxolol Rp	PRC C, Lact ?
Betoptima *AT 1ml = 5.6mg*	**Chron. Weitwinkelglaukom, okuläre Hypertension, Sekundärglaukom:** 2 x 1 Gtt.
Carteolol Rp	PRC C, Lact ?
Arteoptic *AT 1ml = 10, 20mg* **Carteol La** *AT 1ml = 10, 20mg*	**Okul. Hypertension, chron. Weitwinkelglaukom:** 2 x 1 Gtt.
Levobunolol Rp	PRC C, Lact -
Vistagan *AT 1ml = 0.1, 2.5, 5mg*	**Okul. Hypertension, chron. Weitwinkelglaukom:** 2 x 1 Gtt.

Metipranolol Rp	
Betamann *AT 1ml = 1, 3, 6mg*	**Okul. Hypertension, chron. Weitwinkelglaukom, Glaukom bei Aphakie/Linsenextraktion:**2 x 1 Gtt.
Timolol Rp	PRC C, Lact -
Arutimol, Chibro-Timoptol, Dispatim, Timo-Comod, Timo-Stulln, Timosine, TimoHEXAL, Timolol Cv, Timolol-ratioph., Tim-Ophtal *AT 1ml = 1, 2.5, 5mg*	**Okul. Hypertension, chron. Offenwinkel-, Aphakie-, kindl. Glaukom:** 2 x 1 Gtt.

A 14.4.2 Cholinergika

UW: Bindehautrötung, Akkomodationsstörungen, transiente Myopie, Ziliarmuskelspasmen (Kopf- u. Augenschmerzen), Iriszysten, Netzhautablösung, Katarakt
KI: Malignes Glaukom, Sekundärglaukome, Iritis, Hornhautverletzung

Carbachol Rp	
Isopto-Carbachol *AT 1ml = 15, 30mg*	**Chron. Offenwinkelglaukom:** 3 x 1 Gtt.
Pilocarpin Rp	PRC C, Lact ?
Pilopos, Pilomann, Pilocarpin *AT 1ml = 5, 10, 20, 30mg* **Spersacarpin** *AT 1ml = 5, 10, 20mg; AS 1g = 20mg*	**Chron. Offenwinkel-, chron. Engwinkelglaukom, Miosis nach Mydriatikagabe:** 2-4 x 1 Gtt.; ölige Substanzen bzw. Gel zur Nacht; ;**akuter Glaukomanfall:** i.d. ersten 30min alle 5min 1Gtt. (0,5-1%), dann alle 15min 1Gtt. bis Erreichen d. erforderlichen Druckniveauss

A 14.4.3 Sympathomimetika

Apraclonidin Rp	PRC C, Lact ?
Iopidine *AT 1 ml = 5mg*	**Zusatzherapie bei chron. Glaukom:** 3 x 1 Gtt.
Brimonidin Rp	PRC B, Lact -
Alphagan *AT 1ml = 1.32mg* **Brimonidin HEXAL** *AT 1ml = 1.32mg*	**Okul. Hypertension, Offenwinkelglaukom:** 2 x 1 Gtt.
Clonidin Rp	PRC C, Lact ?
Clonid Ophtal *AT 1ml = 0.625, 1.25mg* **Isoglaucon** *AT 1ml = 0.625, 1.25, 2.5mg*	**Alle Formen d. Glaukoms:** 2-3 x 1 Gtt.
Dipivefrin Rp	PRC B, Lact ?
D Epifrin *AT 1ml = 1mg*	**Glaucoma simplex** m. weitem Kammerwinkel: 2x 1 Gtt.

A 14.4.4 Carboanhydrasehemmer

Brinzolamid Rp	PRC C, Lact -
Azopt *AT 1ml = 10mg*	**Okul. Hypertension, Offenwinkelglaukom:** 2 x 1 Gtt.
Dorzolamid Rp	PRC C, Lact -
Dorzo Vision *AT 1ml = 20mg* **Trusopt** *AT 1ml = 20mg*	**Okul. Hypertension, Offenwinkelglaukom, Pseudoexfoliationsglaukom:** 2-3 x 1 Gtt.

A 14.4.5 Prostaglandin-Derivate

Bimatoprost Rp	PRC C, Lact ?
Lumigan *AT 1ml = 0.3mg*	**Okul. Hypertension**, chron. **Offenwinkel-glaukom:**1 x 1 Gtt.
Latanoprost Rp	PRC C, Lact ?
Xalatan *AT 1ml = 50µg*	**Okul. Hypertension,** chron. **Offenwinkelglaukom:** 1 x 1 Gtt.
Tafluprost Rp	
Taflotan *AT 1ml = 15µg*	**Okul. Hypertension, chron. Offenwinkelglaukom:** 1 x 1 Gtt.
Travoprost Rp	PRC C, Lact ?
Travatan *AT 1ml = 40µg*	**Okul. Hypertension, chron. Offenwinkelglaukom:** 1 x 1 Gtt.

A 14.4.6 Kombinationen

Dorzolamid + Timolol Rp	
Cosopt *AT (1ml = 20+5mg)* **Dorzotim** *AT 1ml = 20+5mg*	**Offenwinkel-, Pseudoexfoliationsglaukom:** 2 x 1 Gtt.
Latanoprost + Timolol Rp	
Xalacom *AT 1ml = 0.05+5mg*	**Okul. Hypertension, Offenwinkelglaukom:** 1 x 1 Gtt.
Pilocarpin + Metipranolol Rp	
Normoglaucon *AT 1ml = 20+1mg* **Normoglaucon Mite** *AT 1ml = 5+1mg*	**Eng-, Weitwinkelglaukom:** 2-4 x 1 Gtt.
Pilocarpin + Timolol Rp	
Fotil *AT 1ml = 20+5mg* **Tp Ophtal** *AT 1ml = 10+5mg*	**Okuläre Hypertension, Kapselhäutchen, primäres Weitwinkelglaukom:** 2 x 1Gtt.
Travoprost + Timolol Rp	
Duotrav *AT 1ml = 0.04+5mg*	**Offenwinkelglaukom, okul. Hypertension:** 1 x 1 Gtt.

A 14.4.7 Interna

Ink (Azetazolamid): Salizylate

Acetazolamid Rp	HWZ 4-8h, Q0 0.2, PPB 90%, PRC C, Lact -
Acemit *Tbl. 250mg* **Diamox** *Tbl. 250mg; Inj.Lsg. 500mg* **Glaupax** *Tbl. 250mg*	**Prim./sek. Glaukom,** nach **Katarakt-, Glaukom-OP:** 125-500mg p.o., 500mg langs. i.v./i.m.; **akutes Winkelblockglaukom:** ini 1 x 500mg p.o./i.v., dann 125-500mg p.o. alle 4h
Mannitol OTC	HWZ 71-100min, PRC C, Lact ?
Mannitol 10%, 15%, 20% *Inf.Lsg. 25g/250ml, 50g/500ml, 37.5g/250ml, 50g/250ml*	**Glaukom:**1,5-2g/kg über 30 min i.v.

A 14.5 Mydriatika und Zykloplegika

Atropin Rp	PRC C, Lact ?
Atropin-POS *AT 1ml = 5, 10mg* **Atropin Edo** *AT 1ml = 5mg*	**Ausschaltung d. Akkommodation, Refraktionsbestimmung**: 3 x 1 Gtt.; akute/**chron. intraok. Entz.**: 1-2 x 1 Gtt.; **Penalisation:** 1 x 1 Gtt.; **Sprengung v. Synechien**: 3 x 1 Gtt.;
Cyclopentolat Rp	PRC C, Lact ?
Cyclopentolat *AT 1ml = 5, 10mg* **Zyklolat** *AT 1ml = 5, 10mg*	**Mydriasis zur Fundoskopie**, **Zykloplegie zur Refraktionsbest.**: 1 x 1 Gtt., n. 5-10min wh.; **Iritis, Iridozyklitis:** 1 x 1 Gtt. alle 5-6h
Phenylephrin Rp	PRC C, Lact +
Neosynephrin POS *AT 1ml = 50, 100mg*	**Mydriasis zur Fundoskopie, Pro./Th. hinterer Synechien: 1-4 x 1 Gtt.**
Scopolamin Rp	PRC C, Lact +
Boro-Scopol N *AT 1g = 3mg*	**Mydriatikum, Zykloplegikum, Skiaskopie:** 1-2 x 1 Gtt. für 3d
Tropicamid Rp	PRC N, Lact ?
Mydriaticum *AT 1ml = 5mg* **Mydrum** *AT 1ml = 5mg*	**Diagnostische Mydriasis**:1 x 1 Gtt

A 14.6 Antiallergika

Azelastin OTC	
Allergodil akut *AT 1ml = 0.5mg* **Vividrin akut Azela** *AT 1ml = 0.5mg*	**Saisonale/perenniale allerg. Konjunktivitis:** 2-4 x 1 Gtt.
Cromoglicinsäure OTC	PRC B,
Allergo Comod, Allergocrom, CromoHEXAL, Cromo-ratioph., Dispacromil, Dncg Stada, , Vividrin *AT 1ml = 20mg*	**Allergisch bedingte akute/chron. Konjunktivitis:** 4-8 x 1 Gtt.
Emedastin Rp	
Emadine *AT 1ml = 0.5mg*	**Saisonale, allerg. Konjunktivitis:** 2-4 x 1 Gtt.
Epinastin Rp	
Relestat *AT 1ml = 0.5mg*	**Saisonale, allerg. Konjunktivitis:** 2 x 1 Gtt.
Levocabastin OTC	PRC C, Lact ?
Livocab *AT 1ml = 0.5mg*	**Allerg. Konjunktivitis, Conjunctivitis vernalis:** 2-4 x 1 Gtt.
Lodoxamid OTC	
Alomide *AT 1ml = 1mg*	**Allerg. Konjunktivitis**: 4 x 1 Gtt.
Nedocromil OTC	
Irtan *AT 1ml = 20mg*	**Saisonale/perenniale allerg. Konjunktivitis:** 2-4 x 1 Gtt.
Olopatadin Rp	
Opatanol *AT 1ml = 1mg*	**Saisonale, allerg. Konjunktivitis**: 2 x 1 Gtt.

A 14.7 Vasokonstriktiva

UW: Bindehautreizung, Bindehautverdickung, Glaukomanfall, Mydriasis, Akkomodationsstörung, Tachykardie, RR ↑, AP
KI: Engwinkelglaukom, Kinder < 2J.

Naphazolin OTC	PRC C, Lact ?
Proculin *AT 1ml = 0.3mg* **Tele Stulln N** *AT 1ml = 0.1mg*	**Nicht-infektiöse/allerg. Konjunktivitis:** Erw., Ki.>6J.: 3-4 x 1 Gtt.; 2-6J.: 2 x 1 Gtt.
Phenylephrin OTC	PRC C, Lact +
Visadron *AT 1ml = 1.25mg*	**Hyperämie d. Konjunktiva, Konjunktivitis:** 1-5 x 1 Gtt.
Tetryzolin OTC	
Berberil N, Ophtalmin, Vasopos N, Visine Yxin *AT 1ml = 0.5mg*	**Augenreizungen, allerg. Entz. d. Auges:** 2-3 x 1 Gtt.
Tramazolin OTC	
Biciron *AT 1ml = 0.5mg*	**Nicht-infektiöse Konjunktivitis:** 2-4 x 1 Gtt.
Xylometazolin OTC	
Otriven *AT 1ml = 1mg*	**Nicht-infektiöse Konjunktivitis:** 2-3 x 1 Gtt.

A 14.8 Hornhautpflegemittel

Filmbildner (Povidon u.a.) OTC	
Arufil, Artelac, Celluvisc, Dispatenol, Lacrimal, Lac-Ophtal, Lacrisic, Liquifilm, Liposic, Oculotect sine, Protagent, Siccaprotect, Thilo-Tears	**Keratokonjunktivitis sicca, Nachbenetzung bei Tragen v. Kontaktlinsen**: 4-6 x 1 Gtt.
Dexpanthenol OTC	
Bepanthen *AS 1g = 50mg* **Corneregel** *AT 1ml = 50mg* **Pan Ophtal** *AT 1ml = 50mg, AS 1g = 50mg*	**Läsionen d. Schleimhautoberfl. d. Auges:** 2-4 x 1 Gtt. bzw. 1 Salbenstrang
Hyaluronsäure OTC	
Hylan *AT 0.0975mg/0.65ml* **Xidan Edo** *AT 0.0975mg/0.65ml*	**Keratokonjunktivitis sicca, Nachbenetzung bei Tragen v. Kontaktlinsen:** 4-8 x 1 Gtt.
Retinolpalmitat + andere OTC	
Oculotect *AT, AS 1ml = 1000 IE* **Regepithel** *AS 1g = 10.000 IE*	**Keratokonjunktivitis sicca:** 3-5 x 1 Gtt.. 3 x 1 Salbenstrang
Organpräparate OTC	
Actihaemyl-Gel *AS*	4-6 x 1 Gel-Gtt.

A 14.9 Antineovaskuläre Mittel

Wm/Wi (Pegabtanib, Ranibizumab): Antikörper, der an den humanen endothelialen Wachstumsfaktor (VEGF) bindet.
Wm/Wi (Verteporfin): Photosensibilisator, nach Lichtapplikation entsteht Singulett-Sauerstoff, der zu Zellschäden und vask. Verschlüssen führt
UW (Pegatanib): Endophthalmitis, Glaskörperblutungen, Netzhautblutungen, Netzhautablösungen, Augenschmerzen, Kopfschmerzen, erhöhter Augeninnendruck, Keratitis punctata, Mouches volantes, Glaskörpertrübungen, Konjunctivitis, Hornhautödem
UW (Ranibizumab): Übelkeit, Kopfschmerzen, Bindehautblutung, Augenschmerzen, Mouches volantes, retinale Einblutungen, Erhöhung des Augeninnendrucks, Glaskörperabhebung, intraokulare Entzündungen, Augenirritation, Katarakt, Fremdkörpergefühl, Blepharitis, subretinale Fibrose, okulare Hyperämie, Visusverschlechterung, trockenes Auge, Vitritis, Konjunktivitis, retinale Exsudation, lokale Reaktionen an der Injektionsstelle, verstärkter Tränenfluss, Pruritus des Auges, Konjunktivitis, Makulopathie, Abhebung des retinalen Pigmentepithels
UW (Verteporfin): Übelkeit, Photosensibiltätsreaktionen, Rückenschmerzen, Pruritus, Asthenie, Schmerzen a.d. Injektionsstelle, Sehstörungen, Visusverschlechterung, subretinale Hämorrhagie, Störungen der Tränenbildung
KI (Pegatanib): bek. Überempfindlichkeit, okuläre bzw. Infektionen, Gravidität
KI (Ranibizumab): bek. Überempfindlichkeit, okuläre bzw. Infektionen, Gravidität
KI (Verteporfin): Porphyrie, bek. Überempfindlichkeit, schwere Leberfunktionsstörungen, Gravidität

Pegabtanib Rp	
Macugen *Fertigspr. 0.3mg*	**Neovaskuläre altersabh. Makuladegeneration:** 0.3mg intravitreal alle 6W.; **DANI, DALI** nicht erforderl.
Ranibizumab Rp	
Lucentis *Inj.Lsg. 3mg/0.3ml*	**Neovaskuläre altersabh. Makuladegeneration:** 0.5mg intravitreal alle 4W.; **DANI, DALI** nicht erforderl.
Verteporfin Rp	PPB 90%
Visudyne *Inf.Lsg. 15mg*	**Neovaskuläre altersabh. Makuladegeneration:** 6mg/m² über 10min i.v., dann Lichtaktivierung durch Laser auf die neovaskulären Läsionen; 1-4 x pro Jahr; **DALI** KI bei schwerer Leberfunktionsstörung

A 14.10 Neutralisierungslösungen bei Verätzungen

Natriumdihydrogenphosphat OTC	
Isogutt MP *Lösung 250ml*	**Verätzungen am Auge:** Bindehautsack sofort kräftig spülen, bis schädigender Stoff ausgespült ist

A 15 HNO – Arzneimittel

A 15.1 Rhinologika

A 15.1.1 Sympathomimetika

Wm/Wi: alpha-adrenerg wirkende Sympathomimetika => Vasokonstriktion => Abschwellen der Schleimhäute
UW: reaktive Hyperämie, Schleimhautbrennen, -trockenheit, HF↑, RR↑, bei längerer Anwendung: Epithelschädigung, chronische Nasenverstopfung;
KI: Rhinitis sicca, schwere Herzerkrankung

Naphazolin OTC	PRC C, Lact ?
Privin *Lösung (1ml = 1mg)* **Rhinex Nasenspray** *Spray (1g = 0.5mg)*	**Entzündl. Schleimhautschwellungen der Nase u. Nebenhöhlen:** 1-6 x 1-2 Gtt. bzw. Sprühstöße
Oxymetazolin OTC	HWZ 5-8h, PRC C, Lact ?
Nasivin *NT (1ml = 0.1, 0.25, 0.5mg); Spray (1ml = 0.25, 0.5mg)* **Wick Sinex** *Spray (1ml = 0.5mg)*	**Entzündl. Schleimhautschwellungen der Nase u. Nebenhöhlen:** 1-3 x 1-2 Gtt. bzw. Sprühstöße
Tramazolin OTC	
Ellatun N *NT, Spray (1ml = 0,5mg)* **Rhinospray** *Spray (1ml = 1mg)*	**Entzündl. Schleimhautschwellungen der Nase/ Nebenhöhlen:** 1-3 x 1-2 Gtt. bzw. Sprühstöße
Tetryzolin OTC	
Tetrilin E *Spray (1ml = 1mg)* **Tetryzolin Dmp** *Spray (1ml = 1mg)*	**Entzündl. Schleimhautschwellungen der Nase u. Nebenhöhlen:** 1-3 x 1 Sprühstoß
Xylometazolin OTC	
Nasengel/-spray-ratioph. *Gel (1g = 1mg) ; Spray (1Hub = 0.045, 0.09mg)* **Nasentropfen-ratioph.** *NT (1ml = 0.5, 1mg)* **Olynth** *NT (1ml = 0.25, 0.5, 1mg); Gel (1g = 0.5mg)* **Otriven** *NT (1ml = 0.25, 0.5mg); Spray (1ml = 0.5, 1mg); Gel (1 = 1mg)* **Snup** *Spray (1ml = 0.5, 1mg)*	**Entzündl. Schleimhautschwellungen der Nase u. Nebenhöhlen:** 1-3 x 1-2 Gtt. bzw. Sprühstößej

A 15.1.2 Antiallergika

s. auch Kap. Pneumologie - Antiallergika → 98

Azelastin Rp	
Allergodil *Spray (1ml = 1mg)*	**Allergische Rhinitis:** 2 x 1Sprühstoß
Cromoglicinsäure OTC	PPB 63-76%
Allergocrom, CromoHEXAL, Cromo-ratioph., Vividrin *Spray (1ml = 20mg)*	**Allergische Rhinitis:** 4 x 1 Sprühstoß → 524
Levocabastin OTC	
Livocab *Spray (1ml = 0.5mg)*	**Allergische Rhinitis:** 2-4 x 2 Sprühstöße, → 524

A 15.1.3 Kortikoide

Beclometason Rp	PPB 87%
Beclomet Nasal *Spray (1 Hub = 0.1mg)* **Beclometason-ratioph.** *nasal Spray (1 Hub = 0.05, 0.1mg)* **Beclorhinol, Beconase** *Spray (1Hub = 0.05mg)* **Rhinivict** *Spray (1Hub = 0.05, 0.1mg)*	**Allergische Rhinitis** → 524, **Nasenpolypen:** 2-4 x 0.1mg
Budesonid Rp	HWZ 2-3 h, PPB 86-90%, PRC C, Lact ?
Aquacort *Spray (1Hub = 0.05mg)* **Budapp** *Spray (1Hub = 0.05mg)* **Budes** *Spray (1Hub= 0.05mg)* **Pulmicort Topinasal** *Spray (1Hub=64µg)*	**Allergische Rhinitis** → 524, **Nasenpolypen:** 2 x 1 Sprühstoß
Dexamethason Rp	
Dexa Rhinospray N Sine *Spray (1Hub = 10.26µg)* **Dexa Siozwo** *Nasensalbe (1g enth. 0.181mg)* **Solupen Sine** *Spray (1Hub = 10.26µg)*	**Allergische Rhinitis:** Erw., Ki ab 6J.: 3 x 1-2 Sprühstöße; 3-4 x 1cm Salbenstrang in jede Nasenöffnung
Flunisolid Rp	HWZ 1-2 h, PRC C, Lact ?
Syntaris *Spray (1ml = 0.25mg)*	**Allergische Rhinitis** → 524: 2-3 x 2 Sprühstöße
Fluticason Rp	HWZ 7.8 h, PPB 81-95%, PRC C, Lact ?
Avamys *Spray (1Hub = 22.7µg)* **Flutide Nasal** *Spray (1Hub = 0.05mg)* **Flutide Nasetten** *Lsg. 0.4mg/0.4ml*	**Allergische Rhinitis** → 524: 1-2 x 2 Sprühstöße; **Nasenpolypen:** 1-2 x 0.2ml in jed. Nasenloch
Mometason Rp	HWZ 6h, PRC C, Lact ?
Nasonex *Spray (1Hub = 0.05mg)*	**Allerg. Rhinitis:** Erw., Ki. ab 12J. 1 x 2 Sprühstöße in jd. Nasenloch; Ki. 6-11J. 1 x 1 Sprühstoß; **Nasenpolypen:** Erw. ab 18J.: 1 x 2 Sprühhstöße
Triamcinolon Rp	HWZ 3h, PRC C, Lact ?
Nasacort *Spray (1Hub = 0.05mg)* **Rhinisan** *Spray (1Hub = 0.05mg)*	**Allerg. Rhinitis:** Erw., Ki. ab 12J. 1 x 2 Sprühstöße in jd. Nasenloch; Ki. 6-11J. 1 x 1 Sprühstoß

A 15.2 Otologika

Phenazon + Procain OTC	
Otalgan *OT (1g = 50+10mg)*	**Otitis externa** → 529, **Otitis media** → 530: Erw., Ki. ab 15J. 3-4 x 5 Gtt.; Kleinki., Ki. bis 14J.: 3-4 x 2-3 Gtt.
Dexamethason + Cinchocain Rp	
Otobacid N *OT (1ml = 0.22+5.6mg)*	**Entzündliche Erkrankung v. Ohrmuschel/ Gehörgang, Gehörgangsekzem:** 3-4 x 2-4 Gtt.
Ciprofloxacin Rp	
Ciloxan *OT (1ml = 3mg)* **Panotile Cipro** *OT (0.5ml=1mg)*	**Otitis ext.** → 529 **/chron. eitrige Ot. media** → 530: **Ciloxan:** 2 x 4 Gtt.; Ki. ab 1J.: 2 x 3 Gtt.; **Panotile:** Erw. u. Ki. ab 2J.: 2 x 1 Pipette

Ölsäure-Polypeptid-Kondensat OTC	
Cerumenex *OT (1g=87mg)*	**Ceruminalpfropf, Reinigung d. Gehörgangs vor Eingriffen:** 3-5 Gtt i.d. äußeren Gehörgang, nach 20-30min ausspülen
Polymyxin B + Bacitracin + Hydrocortison Rp	
Polyspectran HC *Salbe (1g = 7500 IE+ 300 IE+10mg)*	**Chron. Otitis externa** → 529 **u. media** → 530, **Gehörgangsfurunkel:** 1-2 x mit Salbe getränkten Gazestreifen i.d. Gehörgang

A 15.3 Hals-Rachen-Therapeutika

A 15.3.1 Antibiotika

Wm/Wi (Fusafungin): bakteriostatisches Antibiotikummit antiinflammatorischer Wirkung;
UW (Fusafungin): Trockenheitsgefühl in Nase, Mund und Rachen; Prickeln, Niesreiz, Bronchokonstriktion, Schleimhautödem, Schleimhautrötung;
KI (Fusafungin): bek. Überempf. Ki. <12J., ausgeprägte Überempf. d. Atemwege, SS, SZ

Fusafungin OTC	
Locabiosol S *Spray 5mg/ml*	**Akute entzündl. Erkrankungen der oberen Luftwege:** 4 x 4 Hub (Rachenraum); 4 x 2 Hub (nasal)

A 15.3.2 Antiseptika-Kombinationen

Wm/Wi (Benzalkonium, Cetrimonium): quartäre Ammoniumverbindungen mit hoher Oberflächenaktivität, die sowohl grampos. als auch gramneg. Keime erfassen;
Wm/Wi (Tyrothricin): Polypeptidantibiotikum mit bakterizider Wi. gegen grampos. Keime;
UW (alle): Überempfindlichkeitsreaktionen;
KI (alle): bek. Überempf.

Benzalkonium + Benzocain + Tyrothricin OTC	
Dorithricin *Lutschtbl. 1+1.5+0.5mg*	**Halsentzündungen mit Schluckbeschwerden:** alle 2-3h 1 Tbl. lutschen
Cetrimonium + Lidocain + Tyrothricin OTC	
Lemocin *Lutschtbl. 2+1+4mg*	**Halsentzündungen mit Schluckbeschwerden:** alle 1-3h 1 Tbl. lutschen, max. 8 Tbl./d

A 16 Urologie – Arzneimittel

A 16.1 Urospasmolytika

Wm: Parasympatholyt. durch Blockade des Muscarinrezeptors; v.a. direkte Einwirkung auf die glatte Muskulatur (papaverinartig)
Wi: Tonussenkung der glatten Muskulatur von Magen-Darm- u. Urogentitaltrakt
UW: Schweißdrüsensekret. ↓, Mundtrockenheit, Tachykardie, Akkomodationsstrg., Glaukomanfall, abd. Schmerzen, Diarrhoe, Obstipation, Dysurie, Schlaflosigkeit
KI: Glaukom, Blasenentleerungsstrg. mit Restharn, Tachyarrhythmie, Stenosen im GI-Trakt, tox. Megacolon, Myasthenia gravis, SS/SZ, gleichzeitige Anw. von CYP3A4-Hemmern bei mäßiger/schwerer Leber-/Niereninsuffizienz, schwere Colitis ulcerosa, Child-C

Darifenacin Rp	PPB 98%
Emselex *Tbl. 7.5(ret.), 15(ret.)mg*	**Dranginkontinenz, Pollakisurie, imperativer Harndrang** → 554: 1 x 7.5mg p.o., ggf. n. 2W. steigern auf 1 x 15mg; **DANI** nicht erforderl.; **DALI** Child B-C: max. 7.5mg/d
Fesoterodin Rp	HWZ 7 h, PPB 50%
Toviaz *Tbl. 4 (ret.), 8 (ret.)mg*	**Dranginkontinenz, Pollakisurie, imperativer Harndrang:** 1 x 4mg p.o., max. 1 x 8mg/d p.o.; **DANI** GFR > 30: 100%, < 30: max. 4mg/d p.o.; **DALI** Child B: max. 4mg/d, Child C: KI
Flavoxat OTC	HWZ 3 h PRC B, Lact ?
Spasuret *Tbl. 200mg*	**Dranginkontinenz, Pollakisurie, imperativer Harndrang:** 3-4 x 200mg p.o. → 554
Oxybutynin Rp	HWZ 1.1-2.3 h, Q0 1.0, PRC B, Lact ?
Cystonorm *Tbl. 5mg* **Dridase** *Tbl. 5mg* **Kentera** *TTS 3.9mg/24h* **Oxybutynin** *Instillation 0.25mg/ml, 1mg/ml* **Oxybutynin-ratioph.** *Tbl. 2.5, 5mg* **Oxymedin** *Tbl. 2.5, 5mg* **Spasyt** *Tbl. 5mg*	**Dranginkontinenz, Pollakisurie, imperativer Harndrang:** 3 x 2.5-5mg p.o.; ini 1 x 5mg (ret..), ggf. steigern um 5mg/W., max. 20mg/d; TTS: alle 3-4d wechseln; **Instillation:** nach Selbstkatheterisierung 3-5 x 0.25-1mg/24 h intravesikal; **Ki. > 5J.**: ini 2 x 2.5mg p.o., max. 0.3-0.4mg/kg/d; **DANI** nicht erforderlich → 554
Propiverin Rp	HWZ 20 h, Q0 0.9, PPB 90%
Mictonetten *Tbl. 5mg* **Mictonorm** *Tbl. 15mg; Kps. 30(ret.)mg* **Propiverin Hexal** *Tbl. 15mg*	**Dranginkontinenz, Pollakisurie, imperativer Harndrang** → 554: 2-3 x 15mg p.o.; 1 x 30mg (ret.); **Ki.** 2 x 0.4mg/kg p.o.; **DANI** vorsichtige Anw. b. schwerer NI
Solifenacin Rp	HWZ 45-68 h
Vesicare *Tbl. 5, 10mg* **Vesikur** *Tbl. 5, 10mg*	**Dranginkontinenz, Pollakisurie, imperativer Harndrang** → 554: 1 x 5mg p.o., ggf. 1 x 10mg; **DANI:** GFR >30: 100%; <30: max. 5mg/d; **DALI** Child-Pugh 7-9: max. 5mg/d

Tolterodin Rp	HWZ 1.9-3.7h, PPB 96%, PRC C, Lact -
Detrusitol *Tbl. 1, 2mg; Kps. 4(ret.)mg*	**Dranginkontinenz, Pollakisurie, imperativer Harndrang** → 554: 2 x 2mg p.o.; 1 x 4mg (ret.) p.o.; **DANI** GFR < 30: max. 2mg/d; **DALI** max. 2mg/d

Trospiumchlorid Rp	HWZ 5-21h
Spasmex *Tbl. 5, 15, 30mg; Amp. 1.2mg/2ml, 2mg/2ml* **Spasmolyt** *Tbl. 5, 10, 20, 30mg* **Spasmo-Rhoival** *Tbl. 20mg* **Spasmo-Urgenin TC** *Tbl. 5mg* **Trospi** *Tbl. 30mg*	**Dranginkontinenz,** → 554 **Pollakisurie, imperativer Harndrang, Spasmen d. glatten Muskulatur** → 551: 3 x 15mg p.o. oder 30-0-15mg; **Magen-Darm-Diag.:** 1.2-2mg i.v.; **DANI:** GFR 10-30: max. 20mg/d

A 16.2 Prostatamittel

Wm/Wi (Alfuzosin, Silodosin, Tamsulosin, Terazosin): selektive Blockade von α_1-Rezeptoren in der glatten Muskulatur von Prostata und Blasenhals ⇒ Urinflussrate ↑
Wm/Wi (Dutasterid, Finasterid): Hemmung der 5α-Reduktase ⇒ Umwandlungshemmung von Testosteron in Dihydrotestosteron ⇒ Rückbildung der Hyperplasie
UW (Alfuzosin, Tamsulosin, Terazosin): Schwindel, orthostat. Hypotension, Kopfschmerzen, Herzklopfen, retrograde Ejakulation;
UW (Dutasterid): Potenzstrg., Libidoverlust, Gynäkomastie, Ejakulationsstrg.;
UW (Finasterid): Potenzstrg., Libidoverlust, Gynäkomastie, Ejakulationsstrg., Cave: Tablettenbruch darf von schwangeren Frauen nicht berührt werden!
UW (Silodosin): retrograde Ejakulation, Anejakulation, Schwindel, orthostat. Hypotonie, Nasenverstopfung, Diarrhoe;
KI (Alfuzosin, Tamsulosin, Terazosin): orthostat. Dysregulation, schwere Leberinsuffzienz
KI (Dutasterid, Finasterid): schwere Leberinsuffzienz, Anw. b. Frauen;
KI (Silodosin): bekannte Überempfindlichkeit

Alfuzosin Rp	HWZ 4-6h, Q0 0.9, PPB 90%
Alfunar *10(ret.)mg* **Alfusin** *10(ret.)mg* **Alfuzosin HEXAL** *Tbl. 10(ret.)mg* **Urion** *Tbl. 2.5, 10(ret.)mg* **Uroxatral** *Tbl. 2.5, 10(ret.)mg* **Xatral** *Tbl. 2.5, 5(ret.)mg*	**Benigne Prostatahyperplasie:** 2-3 x 2.5mg p.o.; 1-2 x 5mg ret.; 1 x 10mg ret. → 554

Finasterid Rp	HWZ 6-8h, Q0 1.0, PPB 93%
Finamed *Tbl. 5mg* **Finasterid Beta/HEXAL/ratioph./Sandoz** *Tbl. 5mg* **Finural** *Tbl. 5mg* **Proscar** *Tbl. 5mg* **Prosmin** *Tbl. 5mg*	**Benigne Prostatahyperplasie:** 1 x 5mg p.o.; **DANI** nicht erforderl. → 554

Dutasterid Rp	HWZ3-5 W., PPB >99,5%
Avodart *Kps. 0.5mg*	**Benigne Prostatahyperplasie:** 1 x 0.5mg p.o.; **DANI** nicht erforderl. → 554

Silodosin Rp	HWZ 40-52h, PPB 95%
Urorec *Kps. 4, 8mg*	**Benigne Prostatahyperplasie** → 554: 1 x 8mg p.o.; **DANI** GFR 30-50: ini 4mg, ggf. nach1W 1 x 8mg; < 30: Anw. nicht empfohlen; **DALI** leichte bis mittelschwere LI: 100%; schwere LI: Anw. nicht empfohlen

Tamsulosin Rp	HWZ 9-13h, Q0 0.9, PPB 99%, PRC B, Lact -
Alna Ocas *Tbl. 0.4(ret.)mg* **Omnic Ocas** *Tbl. 0.4(ret.)mg* **Prostadil** *Kps. 0.4(ret.)mg* **Prostalitan** *Kps. 0.4(ret.)mg* **Prostazid** *Kps. 0.4(ret.)mg* **Tadin** *Kps. 0.4(ret.)mg* **Tamsu-Astellas** *Kps. 0.4(ret.)mg* **Tamsulosin Beta** *Kps. 0.4(ret.)mg*	**Benigne Prostatahyperplasie** → 554: 1 x 0.4mg ret. p.o.; **DANI** nicht erforderlich; **DALI** KI b. schwerer LI

Terazosin Rp	HWZ 9-12h, Q0 0.95, PPB 92%, PRC C, Lact ?
Flotrin *Tbl. 1, 2, 5, 10mg* **Terablock** *Tbl. 1, 2, 5mg* **Teranar** *Tbl. 2, 5mg* **Tera Tad** *Tbl. 2, 5, 10mg* **Terazosin HEXAL** *Tbl. 2, 5mg* **Urozosin** *Tbl. 2, 5, 10mg*	**Benigne Prostatahyperplasie:** ini 1 x 1mg p.o., n. 7d 1 x 2mg, Erh.Dos. 2-5mg/d **DANI** nicht erforderl. → 554

Sitosterin (Phytosterol) OTC	
Azuprostat Sandoz *Kps. 65mg* **Harzol** *Kps. 10mg* **Sitosterin Prostata** *Kps. 10mg* **Triastonal** *Kps. 10mg*	**Benigne Prostatahyperplasie:** 3 x 20mg p.o.; 2 x 65mg → 554

A 16.3 Erektile Dysfunktion

Wm (Alprostadil): Prostglandinvermittelte Vasodilatation des Corpus cavernosum
Wm (Sildenafil): selektive Hemmung der cGMP-spezifischen Phosphodiesterase (PDE5)
Wm/Wi (Yohimbin): Blockade zentr. Alpha-2-Rezept. ⇒ erektionsförd. Efferenzen ↑
Wi (Sildenafil, Tadalafil, Vardenafil): cGMP im Corpus cavernosum ↑ bei sexueller Erregung ⇒ Relax. der glatten Muskulatur ⇒ Bluteinstrom ↑ ⇒ Erektion
UW (Sildenafil, Tadalafil, Vardenafil): Kopfschmerz, Flush, Schwindel, AP, Synkope, Sehstrg., Priapismus;
UW (Yohimbin): Tremor, Erregungszustände
KI (Sildenafil, Tadalafil, Vardenafil): instabile AP, schwere Herz- od. Leberinsuff., Z.n. Schlaganfall/MI, Retinitis pigmentosa;
KI (Yohimbin): Hypotonie;
Ink (Sildenafil, Tadalafil, Vardenafil): Nitrate

Alprostadil Rp	HWZ 5-10 (0.5)min, PRC X, Lact -
Caverject *Inj.Lsg. 10, 20µg* **Viridal** *Inj.Lsg. 10, 20, 40µg* **Muse** *Stäbch. 250, 500, 1000µg*	**Erektile Dysfunktion:** ini 1.25-2.5µg intracavernös, je n. Wi steigern: 2.5-5-7.5-10µg, max. 40µg; ini 250µg intraurethral, je n. Wi steigern auf 500-1000µg

Sildenafil Rp-L!	HWZ 4h, Q0 >0.85, PPB 96%, PRC B, Lact -
Viagra *Tbl. 25, 50, 100mg*	**Erektile Dysfunktion:** ini 50mg p.o. 1h vor Koitus, je n. Wi Dosisanpassung auf 25 bzw. 100mg, max. 100mg; max. 1x/d; **DALI, DANI** GFR < 30: ini 25mg

Tadalafil Rp-L!	HWZ 17.5h, PPB 94%
Cialis *Tbl. 5, 10, 20mg*	**Erektile Dysfunktion:** ini 10mg p.o. 0.5-12h vor Koitus, je n. Wi Dosisanpassung auf 20 mg; bei tgl. Anw. 1 x 2.5-5mg; **DANI** 10mg; **DALI** max. 10mg

Vardenafil Rp-L!	HWZ 4h, PPB 95%
Levitra *Tbl. 5, 10, 20mg*	**Erektile Dysfunktion:** ini 10mg p.o. 25-60min vor Koitus, je n. Wi Dosisanpassung auf 5 bzw. 20mg, max. 20mg; max. 1x/d; **DANI** GFR < 30: ini 5mg; **DALI** Child A-B max. 10mg

Yohimbin Rp-L!	HWZ 0.6(6)h, PRC N, Lact -
Yocon-Glenwood *Tbl. 5mg* **Yohimbin-Spiegel** *Tbl. 5mg*	**Erektile Dysfunktion:** 3 x 5-10mg p.o.

A 16.4 Sexualhormone

A 16.4.1 Gn-RH-Antagonisten

Wm/Wi: Antagonismus am Gonadotropin-Releasing-Hormon-Rezeptor ⇒ LH↓, FSH↓ ⇒ hormonelle Kastration ohne initialen Testosteronanstieg
UW (Abarelix): Kraftlosigkeit, Schwäche, Schwellung der Brustdrüsen, Hitzewallungen, Schmerzen an der Injektionsstelle, Brustschmerzen, Empfindliche Brustwarzen, Ödem, Schmerzen, Schwindel, Kopfschmerzen, Sensibilitätsstörungen, Bauchschmerzen, Verstopfung, Diarrhoe, Blähungen, Übelkeit, Erhöhung der Leberenzyme, Gewichtszunahme, Muskelschwäche, Muskelschmerz, Magersucht, Depression, Impotenz, Schlafstörungen, Minderung der sexuellen Triebkraft, Schläfrigkeit, Hodenschmerzen, Störungen der Hoden, Atemnot, Haarausfall, Juckreiz, Ausschlag, Pollakisurie;
UW (Degarelix): Hitzewallungen, Reaktionen a. d. Injektionsstelle, Schlaflosigkeit, Schwindel, Kopfschmerzen, Übelkeit, Hyperhidrosis, Transaminasenerhöhung, Schüttelfrost, Pyrexie, Asthenie, Müdigkeit, grippeähnliche Symptome, Gewichtszunahme;
KI: bek. Überempfindlichkeit, Frauen, Kinder

Abarelix Rp	HWZ 13.2d, PRC X, Lact -
Plenaxis *Inj.Lsg. 100mg*	**Fortgeschrittenes Prostata-Ca:** 100mg i.m. ini an d1, 15 u. 29, dann alle 4W.; **DANI, DALI** keine Daten

Degarelix Rp	HWZ 28d, PPB 90%, PRC X, Lact -
Firmagon *Inj.Lsg. 80, 120mg*	**Fortgeschrittenes Prostata-Ca:** ini 2 x 120mg s.c., dann 1 x 80mg alle 4W.; **DANI, DALI** leichte bis mittelschwere NI, LI: nicht erforderl.; schwere NI, LI: keine Daten

A 16.4.2 Gn-RH-Agonisten

Wm/Wi (Histrelinacetat; Triptorelin): LHRH-Analogon ⇒ Inhibition der LH-Sekretion ⇒ Testosteron↓, initialer Testosteronanstieg möglich;
UW(Histrelinacetat): Hitzewallungen, Depression, Libido↓, Insomnie, Schwindel, Kopfschmerzen, Rötungen, Obstipation, Belastungsdyspnoe, Hypertrichose, Lebererkrankungen, Arthralgie, Pollakisurie, Nierenfkt.↓, Harnverhalt, erektile Dysfunktion, testikuläre Atrophie, Gynäkomastie, Verletzungen/Erytheme/Reaktionen am Anwendungsort, Ermüdung, Gewicht↑, erhöhte Blutzuckerwerte;
UW (Triptorelin): Hitzewallungen, Größenabnahme der Genitalien, Skelettschmerzen, Schmerzen an der Injektionsstelle, Rücken- und Beinschmerzen, Müdigkeit, Brustkorbschmerzen, Asthenie, periphere Ödeme, Hypertonie, Gynäkomastie, Obstipation, Diarrhoe, Übelkeit, Bauchschmerzen, Dyspepsie, abnorme Leberfunktion, aP ↑, Gicht, Arthralgie, Aufflammen des Tumors, Kopfschmerzen, Schwindel, Beinkrämpfe, Schlaflosigkeit, Impotenz, Anorexie, Libido ↓, Husten, Dyspnoe, Pharyngitis, Exanthem, Augenschmerzen, Konjunktivitis, Dysurie, Harnverhalt;
KI (Histrelinacetat): bekannte Überempfindlichkeit, Frauen, Kinder;
KI (Triptorelin): bekannte Überempfindlichkeit

Buserelin Rp	HWZ 50-80min, PRC X, Lact -
Profact Depot 2 *Implantat 6.3mg* **Profact Depot 3** *Implantat 9.45mg* **Profact nasal** *Spray (1Hub = 0.1mg)* **Profact pro injectione** *Inj.Lsg. 5.5mg/5.5ml*	**Fortgeschrittenes Prostata-Ca** → 584: 6.3mg alle 2M s.c.; 9.45mg alle 3M s.c.; 6 x 0.2mg/d nasal; 3 x 0.5mg s.c.; 5d vor Ther.-Beginn Gabe v. Antiandrogen, dann für 3-4W Komb. mit Antiandrogen
Goserelin Rp	HWZ 2.3-4.2h, Q0 0.4, PRC X, Lact -
Zoladex *Implantat 3.6, 10.8mg*	**Fortgeschrittenes Prostata-Ca** → 584: 3.6mg 1 x/M s.c.; 10.8mg alle 3M s.c.; **DANI** nicht erforderlich
Histrelinacetat Rp	HWZ 3.9h, PPB 70%, PRC X, Lact ?
Vantas *Implantat 50mg*	**Fortgeschrittenes Prostata-Ca** → 584: setzt 50µg/d frei, nach 12M entfernen; **DANI** GFR 15-60: 100%, < 15: keine Daten; **DALI** keine Daten
Leuprorelin Rp	HWZ 2.9h
Eligard *Inj.Lsg. 7.5, 22.5, 45mg* **Enantone-Monatsdepot** *Fertigspr. 3.75mg/1ml* **Leuprone Hexal** *Implantat 3.78mg/1ml, 5.25mg/1ml* **Trenantone** *Fertigspr. 11.25mg/1ml* **Sixantone** *Fertigspr. 28.58mg/1ml*	**Fortgeschrittenes Prostata-Ca** → 584: 3.75mg s.c. alle 4W; 11.25mg s.c. alle 3M; 28.58mg s.c. alle 6M; Eligard: 7.5mg s.c alle 4W; 22.5mg s.c. alle 3M; **DANI** nicht erforderlich
Triptorelin Rp	HWZ 2,8h, PPB 0%, PRC X, Lact ?
Pamorelin LA *Inj.Lsg. 3.75, 11.25, 22.5mg*	**Fortgeschrittenes Prostata-Ca** → 584: 3.75mg alle 4W, 11.25mg alle 3M, 22.5mg alle 6M i.m.; **DANI, DALI** nicht erforderlich

16.4.3 Antiandrogene → 134

A 16.5 Urolithiasismittel

Wm/Wi (Citrat): Urinalkalisierung;
Wm/Wi (Methionin): Urinansäuerung

Citronensäure + Natriumcitrat OTC	
Blemaren N *Brausetbl. 1197+835.5mg*	**Harnalkalisierung, Harnsäure-, Harnsäureoxalat-** → 553, **Zystinsteine** → 552: 3 x 1-2 Tbl. p.o.
Kalium-Natrium-Hydrogenzitrat OTC	
Uralyt-U *Gran. 1 Messl. = 2.5g*	**Harnalkalisierung bei Zytostatika-Ther., Harnsäure-, Harnsäureoxalat-** → 553, **Zystin-** → 552, **Kalziumsteine:** 1-1-2 Messl. p.o. → 552
Methionin OTC	HWZ 1-2h
Acimethin *Tbl. 500mg* **Acimol** *Tbl. 500mg* **Methionin Stada** *Tbl. 500mg* **Methio Tad** *Tbl. 500mg* **Urol Methin** *Tbl. 500mg*	**Harnansäuerung, Zusatz-Therapie bei Harnwegsinfektionen, Infektsteine** → 553: 3 x 500-1000mg p.o.

A 16.6 Weitere Urologika

Wm/Wi (Dapoxetin): Serotonin-Reuptake-Hemmung ⇒ Neurotransmitter-Wirkung auf prä-/postsynaptische Rezeptoren ↑;
Wm/Wi (Duloxetin): kombinierte Serotonin- u. Noradrenalin Reuptake-Hemmung ⇒ Neurotransmitter-Konzentration im sakralen Rückenmark ↑ ⇒ N. pudendus-Stimulation ↑ ⇒ Tonus des Harnröhrenschließmuskels ↑;
UW (Dapoxetin): Schwindel, Kopfschmerzen, Übelkeit, Insomnie, Angstzustände, Agitation, Libido, Ruhelosigkeit, Somnolenz, Aufmerksamkeitsströrung, Tremor, Parästhesien, Tinnitus, Erröten, NNH-Verstopfung, Verschwommensehen, Durchfall, Erbrechen, Obstipation, Abdominalschmerz, Hyperhidrose, erektile Dysfunktion, Müdigkeit, Hypotonie;
UW (Duloxetin): Schlaflosigkeit, trockener Mund, Durst, Übelkeit, Erbrechen, Obstipation, Diarrhoe, Müdigkeit, Angst, Libido ↓, Anorgasmie, Kopfschmerzen, Schwindel, Tremor, Verschwommensehen, Nervosität, Schwitzen ↑, Lethargie, Pruritus, Schwäche;
KI (Dapoxetin): bek. Überempfindlichkeit, bek. kardiale Vorerkrankung, gleichzeitige Behandlung mit MAO-Hemmern, Thioridazin, SSRI, CYP3A4-Hemmern, Leberfunktionsstrg. (Child B, C), <18J.;
KI (Duloxetin): Leberfunktionsstrg., SS/SZ;
Ink (Duloxetin): Ciprofloxacin, Enoxacin, Fluvoxamin, irreversible nicht-selekt. MAO-Hemmer

Dapoxetin Rp-L!	HWZ 19h
Priligy *Tbl. 30, 60mg*	**Ejaculatio praecox:** 18-64J: 1 x 30-60mg p.o. 1-3h vor sex. Aktivität; **DANI** leichte-mittelschwere NI: vorsichtige Anw., schwere NI: nicht empfohlen; **DALI** Child B, C: KI
Duloxetin Rp	HWZ 8-17h
Yentreve *Kps. 20, 40mg*	**Belastungsharninkontinenz bei Frauen** → 554: 2 x 40 mg p.o., ggf. Dosisreduktion nach 4Wo auf 2 x 20mg, je nach UW; **DANI** GFR 30-80: 100%; <30: KI; **DALI** KI

A 17 Gynäkologie, Geburtshilfe – Arzneimittel

A 17.1 Hormonpräparate

A 17.1.1 Östrogene

Wi: Entwicklung und Erhaltung sek. weibl. Geschlechtsmerkmale, Proliferation des Endometriums, Verflüssigung des Zervikalsekretes, Proteinanabolismus, mineralokortikoide Wi, Ca^{2+}-Resorption ↑, ossärer Ca^{2+}-Einbau ↑
UW: Thrombosen, Hautreaktionen, Ödeme, Glucosetoleranz ↓
KI: Lebererkr., hormonabh. Mamma- bzw. Uterustumoren, vorausgegangene Thromboembolien, Pankreatitis, schwere Hypertonie

Estradiol (oral) Rp	HWZ 1h, PRC X, Lact -
Estrifam *Tbl. 1, 2, 4mg* **Gynokadin** *Tbl. 2mg* **Merimono** *Tbl. 1, 2mg* **Progynova** *Tbl. 1, 2mg*	**Klimakt. Beschwerden, Atrophie an Harn- u. Geschlechtsorganen, Pro. der postmenopausalen Osteoporose:** 1 x 1-4mg p.o. → 406
Estradiol (transdermal) Rp	HWZ 1h, PRC X, Lact -
Estraderm TTS *TTS 25, 50, 100μg/24h* **Estramon** *TTS 25, 50, 100μg/24h* **Fem 7** *TTS 50, 75μg/24h* **Gynokadin** *Gel (1g enth. 0.6mg)* **Sandrena** *Gel 0.5, 1mg* **Sisare** *Gel 0.5, 1mg* **Tradelia** *TTS 25, 50, 100μg/24h*	**Klimakterische Beschwerden, Atrophie an Harn- u. Geschlechtsorganen, Pro. der postmenopausalen Osteoporose:** TTS: 2 x/W. 25-100μg/24h; Gel: 1 x tgl. 0.5-1.5mg auf die Haut auftragen → 406
Estriol Rp	HWZ 0.5-1h
Estriol Jenapharm *Tbl. 2mg* **OeKolp** *Tbl. 2mg* **Ovestin** *Tbl. 1mg*	**Klimakt. Beschwerden, Atrophie an Harn- u. Geschlechtsorganen:** ini 1 x 2-4mg p.o., nach einigen W. 1 x 1-2mg
Ethinylestradiol Rp	HWZ 24h
Ethinylestradiol Jenapharm *Tbl. 25μg*	**Prim., sek. Amenorrhoe, dysfunkt. Blutungsanomalie, Östrogentest der Reaktionsfähigkeit des Endometriums:** s. Pck.Beil.; **Prostata-Ca.:** 2 x/W. 1-2mg p.o. → 584
konj. Östrogene Rp	HWZ 4-18.5h, PRC X, Lact -
Climopax Mono *Tbl. 0.3, 0.625, 1.25mg* **Presomen** *Tbl. 0.3, 0.6, 1.25mg*	**klimakt. Beschwerden, Atrophie an Harn-, Geschlechtsorganen, Pro. d. postmenopausalen Osteoporose:** 1 x 0.3-1.25mg p.o. kontinuierlich oder zyklische Einnahme → 406

A 17.1.2 Gestagene

Wi: sekretorische Transformation des Endometriums, Erhaltung der SS, Hemmung der Ovulation, Verdickung des Zervikalsekrets, Körpertemperatur ↑
UW: Akne, Leberfunktionsstörungen, Ödeme, Gewichtszunahme, Nausea, Kopfschmerzen, Dysmenorrhoe
KI: Lebererkrankung, Cholestase, verhaltener Abort, Blasenmole, SS, Cave in SZ

Chlormadinon Rp	HWZ 80h
Chlormadinon Jenapharm *Tbl. 2mg*	**Oligo-, Poly- u. Hypermenorrhoe:** 1 x 2-4mg p.o. vom 16.-25. Zyklustag; **funkt. Dysmenorrhoe:** 1 x 2mg für 10-14d bis zum 25. Zyklustag; **Endometriose** → 556: 1x 4mg, max. 10mg f. 4-6 M.; **sek. Amenorrhoe:** 1 x 2mg vom 16.-25. Zyklustag + Östrogen
Dydrogesteron Rp	HWZ 7h
Duphaston *Tbl. 10mg*	**Zyklusanomalie bei Corpus luteum Insuffizienz:** 1 x 10-20mg p.o. v. 12.-26. Zyklustag; **klimakterische Beschwerden:** 1 x 10-20mg v. 14.-25. Zyklustag + Östrogen
Hydroxyprogesteroncaproat Rp	HWZ 6d
Progesteron Depot Jenaph. *Inj.Lsg. 250mg* **Proluton Depot** *Inj.Lsg. 250mg*	**Habitueller Abort:** 250-500mg 1x/W. i.m.; **drohender Abort:** ini 500mg 3 x/W. i.m. bis Blutung steht, dann 250mg 1x/W. f. einige W.; **prim. Amenorrhoe:** nach Östrogen-Th. am 16. Tag 250mg i.m.
Lynestrenol Rp	HWZ 16h
Orgametril *Tbl. 5mg*	**Funktionelle Menstruationsstrg., Meno-, Metrorrhagie:** d1-10: 1 x 10mg p.o, ab d11: 1 x 5mg; **Polymenorrhoe:** 1 x 5mg; **Amenorrhoe, Dysmeno-, Oligomenorrhoe:** 1 x 5mg v. 16-25. Zyklustag; **Unterdrückung d. Menstruation:** 1 x 5mg v. 5.-25. Zyklustag; **Endometriose** → 556, **Mastopathia fibrosa cystica:** 1 x 5mg ab 5. Zyklustag → 555
Medrogeston Rp	HWZ 8-18h
Prothil *Tbl. 5mg*	**Hochdos. Gestagenth.:** 25-250mg/d p.o.; **gestagenmangelbedingte Menstruationsstörung:** 1 x 5-10mg v. 13.-25. Zyklustag; **klimakterische Beschwerden:** zusätzl. zur Östrogen-Th. 1 x 5mg v. 10.-25. Behandlungstag
Medroxyprogesteronacetat Rp	HWZ 24-50h; HWZ i.m.: 30-40d, Q0 0.55
Farlutal *Tbl. 500mg* **MPA GYN 5** *Tbl. 5mg* **MPA HEXAL** *Tbl. 250, 500mg*	**Testung d. Ovarialfunktion:** 1 x 5-10mg p.o. f-5-10d; **sek. Amenorrhoe:** zusätzl. z. Östrogen-Th. ab 16. Behandlungstag 1 x 5-10mg f. 5-10d; **Durchbruchsblutungen:** 1 x 5-10mg f. 5-10d; **Zyklusstrg.:** 1 x 5-10mg f. 5-10d ab 16.-25. Zyklustag; **Endometriose:** 3 x 10mg f. 90d; → 556 **metast. Mamma-Ca:** 300-1000mg/d p.o. in 1-3 Einzelgaben; **Endometr.-Ca:** 300-600mg/d
Megestrolacetat Rp	HWZ 15-20h
Megestat *Tbl. 40, 160mg*	**Mamma-Ca:** 1 x 160mg p.o. **Endometrium-Ca:** 1 x 40-320mg

Norethisteron Rp	HWZ 7-9h
Gestakadin *Tbl. 1mg* **Norethisteron Jenapharm** *Tbl. 1, 5mg* **Primolut-Nor** *Tbl. 5mg*	**Amenorrhoe, Mastopathia cystica:** 1 x 1-2mg p.o. für 12-14d; **Zwischenblutung, Menstruationsbeschwerden:** 1 x 1-2mg vom 19.-25. Zyklustag; **prämenstruelles Syndrom** → 555: 1 x 2-5mg v. 19.-25. Zyklustag; **Endometriose:** 1 x 5-10mg ab 5. Zyklustag; **Endometriumhyperplasie:** 1 x 10-20mg in 3 von 4W. für mehrere M.
Diverse andere Gestagene in Komb. mit Östrogenen s. hormonelle Kontrazeptiva → 266	

A 17.1.3 Kombinationspräparate (Östrogene + Gestagene), synthetische Steroide

Wm/Wi (Tibolon): synthetisches Steroid mit Norethisteron-ähnlicher Struktur; östrogene, gestagene und androgene Partialwirkung	
Estradiol + Cyproteronacetat Rp	
Climen *Tbl. 2+1mg*	**Klimakt. Beschwerden, Atrophie an Harn-, Geschlechtsorganen, Pro. d. postmenopausalen Osteoporose:** 1 x 1 Tbl. (zyklusabhängig!) → 406
Estradiol + Dydrogesteron Rp	
Femoston *Tbl. 1+5mg, 1+10mg, 2+10mg* **Femoston Conti** *Tbl. 1+5mg* **Femphascyl** *Tbl. 1+5, 1+10, 2+10mg*	**Klimakt. Beschwerden, Atrophie an Harn-, Geschlechtsorganen, Pro. d. postmenopausalen Osteoporose:** 1 x 1 Tbl. (zyklusabhängig!) → 406
Estradiol + Medroxyprogesteron Rp	
Indivina *1+2.5, 1+5, 2+5mg* **Osmil** *Tbl. 2+5mg* **Sisare** *Tbl. 2+10mg*	**Klimakt. Beschwerden, Atrophie an Harn-, Geschlechtsorganen, Pro. d. postmenopausalen Osteoporose:** 1 x 1 Tbl. (zyklusabhängig!) → 406
Estradiol + Norethisteron Rp	
Activelle *Tbl. 1+0.5mg* **Estragest** *TTS 25+125µg/24h* **Gynamon** *Tbl. 2+1mg* **Merigest** *Tbl. 2+0.7mg* **Kliogest N** *Tbl. 2+1mg* **Trisequens** *Tbl. 2, 4+1mg*	**Klimakt. Beschwerden, Atrophie an Harn-, Geschlechtsorganen, Pro. der postmenopausalen Osteoporose:** 1 x 1 Tbl. (zyklusabhängig!); TTS: 2 x/W. 1 Pflaster → 406
Estradiol + Levonorgestrel Rp	
Cyclo-Progynova *Tbl. 2+0.15mg*	**Klimakt. Beschwerden, Atrophie an Harn-, Geschlechtsorganen, Pro. der postmenopausalen Osteoporose:** 1 x 1 Tbl. (zyklusabhängig!) → 406
Estradiol + Estriol + Levonorgestrel Rp	
Cyclo-Menorette *Tbl. 1+2+0.25mg* **Cyclo Östrogynal** *Tbl. 1+2+0.25mg*	**Klimakt. Beschwerden, Atrophie an Harn-, Geschlechtsorganen, Pro. der postmenopausalen Osteoporose:** 1 x 1 Tbl. (zyklusabhängig!) → 406

Estradiol + Prasteron Rp	
Gynodian Depot *Amp. 4+200mg/1ml*	**Klimakt. Beschwerden, Atrophie an Harn-, Geschlechtsorganen, Pro. der postmenopausalen Osteoporose:** 1 Amp. alle 4 W. i.m. → 406

Ethinystradiol + Cyproteronacetat Rp	
Bella Hexal *Tbl. 2+0.035mg* **Clevia** *Tbl. 2+0.035mg* **Diane 35** *Tbl. 2+0.035mg* **Jennifer 35** *Tbl. 2+0.035mg* **Juliette** *Tbl. 2+0.035mg* **Morea** *Tbl. 2+0.035mg*	**Androgenisierungserscheinungen d. Frau (Akne, Hirsutismus, androgenet. Alopezie):** 1 x 1 Tbl. f. 21d, dann 7d Pause; (wirkt auch kontrazeptiv)

konj. Östrogene + Medrogeston Rp	
Presomen compositum *Tbl. 0.3+5mg, 0.6+5mg, 1.25+5mg*	**Klimakt. Beschwerden, Atrophie an Harn-, Geschlechtsorganen, Pro. der postmenopausalen Osteoporose:** 1 x 1 Tbl. (zyklusabhängig!) → 406

konj. Östrogene + Medroxyprogesteron Rp	
Climopax *Tbl. 0.625+2.5mg, 0.625+5mg*	**Klimakt. Beschwerden, Atrophie an Harn-, Geschlechtsorganen, Pro. der postmenopausalen Osteoporose:** 1 x 1 Tbl. (zyklusabhängig!) → 406

Tibolon Rp	HWZ (6h)
Livial *Tbl. 2.5mg* **Liviella** *Tbl. 2.5mg*	**Klimakt. Beschwerden:** 1 x 2.5mg p.o. abends

A 17.1.4 Selektive Östrogenrezeptor-Modulatoren

Wm/Wi: Bindung an Östrogenrezeptoren ⇒ selektive Expression östrogenregulierter Gene ⇒ Knochendichte ↑, Gesamt + LDL-Cholesterin ↓
UW: Wadenkrämpfe, erhöhtes Risiko thromboembol. Erkr., Ödeme
KI: thromboembol. Erkr. i.d. Anamnese, Frauen im gebährfähigem Alter, schwere Leber- u. Niereninsuffizienz, Endometrium-/Mamma-Ca.

Raloxifen Rp	HWZ 27.7h, Q_0 0.9, PRC X, Lact ?
Evista *Tbl. 60mg* **Optruma** *Tbl. 60mg*	**Th./Pro. der postmenopausalen Osteoporose:** 1 x 60mg p.o → 406

A 17.1.5 Antiöstrogene

Wm (Anastrozol, Exemestan, Formestan, Letrozol): Hemmung der Aromatase ⇒ Östrogensynthese ↓
Wm (Fulvestrant): vollständige kompetitive Blockade v. Östrogenrezeptoren ohne partiellen Agonismus
Wm (Tamoxifen, Toremifen): Blockade peripherer Östrogenrezeptoren mit partiellem Agonismus
UW (Fulvestrant): Hitzewallungen, Übelkeit, Erbrechen, Durchfall, Anorexie, Hautausschlag, venöse Thromboembolien, Kopfschmerzen, Asthenie, Rückenschmerzen
UW (Tamoxifen): Alopezie, Knochenschmerzen, Hitzewallungen, Vaginalblutungen, Zyklusstörung, Endometriumhyperplasie, Nausea, Erbrechen, Hyperkalzämie
KI (Fulvestrant): bek. Überempfindlichkeit, schwere Leberfunktionsstörung, SS/SZ
KI (Tamoxifen): schwere Leuko-/Thrombopenie, schwere Hyperkalzämie, SS/SZ

Anastrozol Rp	HWZ 40-50h
Arimidex *Tbl. 1mg*	**Metast. Mamma-Ca postmenopausal:** 1 x 1mg p.o.; **DANI** GFR < 20: KI

Exemestan Rp	HWZ 24h, Q_0 0.5
Aromasin *Tbl. 25mg*	**Metast. Mamma-Ca postmenopausal:** 1 x 25mg p.o.; **DANI** nicht erforderl.

Fulvestrant Rp	
Faslodex *Fertigspr. 250mg/5ml*	**Metast. Mamma-Ca postmenopausal:** 1 x/M. 250mg i.m.

Letrozol Rp	HWZ 48h, Q_0 0.95
Femara *Tbl. 2.5mg*	**Mamma-Ca postmenopausal adjuvant und fortgeschritten:** 1 x 2.5mg p.o.; **DANI** GFR > 30: 100%; < 30: KI

Tamoxifen Rp	HWZ 7 d, Q_0 1.0, PRC D, Lact ?
Nolvadex *Tbl. 10, 20mg* **Tamoxifen HEXAL** *Tbl. 10, 20, 30, 40mg* **Tamoxifen-ratioph.** *Tbl. 10, 20, 30, 40m*	**Mamma-Ca adjuvant:** 1 x 20-40mg p.o. für 5 J.; **metastasiertes Mamma-Ca:** 1 x 20-40mg → 578

Toremifen Rp	HWZ 2-10 (11)d, Q_0 0.85
Fareston *Tbl. 60mg*	**Metast. Mamma-Ca postmenopausal:** 1 x 60mg p.o.; **DANI** nicht erforderl.,**DALI** vorsichtig dosieren

A 17.1.6 LH-RH-Agonisten

Wi/Wm: hochdosierte Gabe von Gonadotropin-releasing-Hormonen ⇒ vollständige Down-Regulation der hypophysären Rezeptoren ⇒ Bildung von Sexualhormonen sinkt auf Kastrationsniveau

Buserelin Rp	HWZ 50-80min, PRC X, Lact -
Metrelef *Spray (1Hub = 0.15mg)*	**Endometriose** → 556: 3 x 0.3mg nasal, max. 1.8mg/d; **Vorbereitung der Ovulationsinduktion:** 4 x 0.15mg nasal, ggf. 4 x 0.3mg

Goserelin Rp	HWZ 2.3-4.2h, Q_0 0.4, PRC X, Lact -
Zoladex *Implantat 3.6, 10.8mg*	**Mamma-Ca prä- u. perimenopausal** → 578, **Endometriose** → 556, **Uterus myomatosus:** 3.6mg s.c. alle 28d; **DANI** nicht erforderlich

Leuprorelin Rp	HWZ 2.9h
Enantone-Monatsdepot *Fertigspr. 3.75mg/1ml* **Trenantone** *Fertigspr. 11.25mg/1ml*	**Mamma-Ca prä- u. perimenopausal** → 578, **Endometriose** → 556, **Uterus myomatosus:** 3.75mg s.c. alle 4W; **DANI** nicht erforderlich

A 17.1.7 FSH-Agonisten

Wi/Wm (Corifollitropin): Follikelstimulans mit deutlich längerer Wirkung als FSH;
Wi/Wm (Follitropin): rekombinantes FSH ⇒ Entwicklung reifer Graafscher Follikel;
UW: Kopfschmerzen, Übelkeit, Schmerzen im Becken, Brustbeschwerden, Erschöpfung, ovarielles Hyperstimulationssyndrom;
KI: bekannte Überempfindlichkeit, Tumoren der Ovarien, der Brust, des Uterus, der Hypophyse oder des Hypothalamus, abnormale vaginale Blutungen ohne bekannte Ursache, primäre Ovarialinsuffizienz, Ovarialzysten oder vergrößerte Ovarien, ovarielles Überstimulationssyndrom in der Anamnese, Vorangegangener COS-Behandlungszyklus, der laut Ultraschalluntersuchung zu mehr als 30 Follikel > 11mm führte, Ausgangszahl antraler Follikel > 20, Uterusmyome, die eine Schwangerschaft nicht zulassen, Missbildungen von Geschlechtsorganen

Corifollitropin alfa Rp	HWZ 69h
Elonva *Fertigspr. 100µg/0.5ml, 150µg/0.5ml*	**Kontrollierte ovarielle Stimulation:** < 60kg 100µg als ED, > 60kg 150 µg s.c.; Kombination mit GnRH-Antagonisten d5 oder d6, s.a. FachInfo; **DANI** Anwendung nicht empfohlen; **DALI** keine Daten
Follitropin alfa Rp	HWZ 24h
Gonal F *Inj.Lsg. 75, 450, 1050 IE; Fertigspr. 300, 450, 900 IE*	**Anovulation, kontrollierte ovarielle Stimultion, Follikelstimulation bei LH/FSH-Mangel, Stimulation der Spermatogenese bei Männern mit hypogonadotropem Hypogonadismus:** s. FachInfo

A 17.2 Hormonelle Kontrazeptiva

A 17.2.1 Depotpräparate

Wm/Wi: Ovulationshemmung durch reine Gestagengabe als Depotapplikation
UW (Depotpräparate), s. **UW** Gestagene (→ 261)

Etonogestrel Rp	HWZ 25h
Implanon *Implantat 68mg*	**Kontrazeption:** s.c.-Implantation f. 3 J. → 563
Medroxyprogesteronacetat Rp	HWZ 30-40d (i.m.), Q0 0.55
Depo-Clinovir *Fertigspr. 150mg/1ml* **Depo-Provera** *Fertigspr. 150mg/1ml*	**Kontrazeption:** 150mg alle 3 M. i.m. → 563
Norethisteronenantat Rp	HWZ 7-9h
Noristerat *Amp. 200mg/1ml*	**Kontrazeption:** 200mg i.m.; die nächsten 3 Inj. alle 8 W., danach alle 12 W. → 563

A 17.2.2 Einphasenpräparate

Wi/Wm: Verabreichung einer fixen Östrogen-Gestagen-Kombination über 21 Tage ⇒ Unterdrückung der Ovulation durch antigonadotropen Effekt
UW/KI (Einphasenpräparate), s. **UW** Dreiphasenpräparate (→ 267)

Ethinylestradiol/Chlormadinon Rp	
Balanca *Tbl. 0.03/2mg* **Belara** *Tbl. 0.03/2mg* **Bellissima** *Tbl. 0.03/2mg*	**Kontrazeption:** 1 x 1 Tbl. p.o. → 563
Ethinylestradiol/Desogestrel Rp	
Desmin *Tbl. 0.02/0.15mg; 0.03/0.15mg* **Gracial** *Tbl. 0.03/0.125mg* **Marvelon** *Tbl. 0.03/0.15mg* **Lamuna** *Tbl. 0.02/0.15mg; 0.03/0.15mg* **Mercilon** *Tbl. 0.02/0.15mg* **Lovelle** *Tbl. 0.02/0.15mg*	**Kontrazeption:** 1 x 1 Tbl. p.o. → 563
Ethinylestradiol/Dienogest Rp	
Valette *Tbl. 0.03/2mg*	**Kontrazeption:** 1 x 1 Tbl. p.o. → 563

Ethinylestradiol/Drospirenon Rp	
Aida *Tbl. 0.02/3mg* **Petibelle** *Tbl. 0.03/3mg* **Yasmin** *Tbl. 0.03/3mg* **Yasminelle** *Tbl. 0.02/3mg* **Yaz** *Tbl. 0.02/3mg*	**Kontrazeption:** 1 x 1 Tbl. p.o. → 563

Ethinylestradiol/Gestoden Rp	
Femovan *Tbl. 0.03/0.075mg* **Minulet** *Tbl. 0.03/0.075mg*	**Kontrazeption:** 1 x 1 Tbl. p.o. → 563

Ethinylestradiol/Levonorgestrel Rp	PRC X, Lact -
Femigoa *Tbl. 0.03/0.15mg* **Femranette** *Tbl. 0.03/0.15mg* **Gravistat 125** *Tbl. 0.05/0.125mg* **Illina** *Tbl. 0.02/0.1mg* **Leios** *Tbl. 0.02/0.1mg* **Microgynon 21** *Tbl. 0.03/0.15mg* **Minisiston** *Tbl. 0.03/0.125mg* **Miranova** *Tbl. 0.02/0.1mg* **MonoStep** *Tbl. 0.03/0.125mg* **Stediril 30** *Tbl. 0.03/0.15mg*	**Kontrazeption:** 1 x 1 Tbl. p.o. → 563

Ethinylestradiol/Lynestrenol Rp	
Ovoresta M *Tbl. 0.0375/0.75mg*	**Kontrazeption:** 1 x 1 Tbl. p.o. → 563

Ethinylestradiol/Norethisteron Rp	
Conceplan M *Tbl. 0.03/0.5mg* **Eve 20** *Tbl. 0.02/0.5mg*	**Kontrazeption:** 1 x 1 Tbl. p.o. → 563

Ethinylestradiol/Norgestimat Rp	PRC X, Lact -
Cilest *Tbl. 0.035/0.25mg*	**Kontrazeption:** 1 x 1 Tbl. p.o. → 563

A 17.2.3 Zweiphasenpräparate

Wi/Wm: erste Zyklusphase: nur Östrogene oder kombiniert mit niedrig dosierten Gestagenen; zweite Zyklusphase: übliche Östrogen-Gestagen-Kombination ⇒ Ovulationshemmung
UW/KI (Einphasenpräparate), s. **UW** Dreiphasenpräparate (→ 267)

Ethinylestradiol/Chlormadinon Rp	
Neo-Eunomin *Tbl. 0.05/1mg; 0.05/2mg*	**Kontrazeption:** 1 x 1 Tbl. p.o. → 563

Ethinylestradiol/Desogestrel Rp	PRC X, Lact -
Biviol *Tbl. 0.04/0.025mg; 0.03/0.125mg*	**Kontrazeption:** 1 x 1 Tbl. p.o. → 563

A 17.2.4 Dreiphasenpräparate

Wi/Wm: d 1-6: niedrige Östrogen- und Gestagendosis; d 7-11: erhöhte Östrogen- und Gestagendosis d 12-21: niedrige Östrogen- u. deutlich höhere Gestagendosis ⇒ Ovulationshemmung
UW (Östrogen-Gestagen-Kombinationen): Seborrhoe, Akne, Schwindel, Kopfschmerzen, Übelkeit, Erbrechen, Brustspannungen, Depression, Vaginalcandidose, Thrombose
KI (Östrogen-Gestagen-Kombinationen): Leberfunktionsstrg., Cholestase, Lebertumoren, hormonabhängige maligne Tumoren, Thrombosen, SS/SZ; **Ink** (Kontrazeptiva): Methylprednisolon

Estradiol/Dienogest Rp	PRC X, Lact -
Qlaira *Tbl. 3/0mg; 2/2mg; 2/3mg; 1/0mg*	**Kontrazeption:** 1 x 1 Tbl. p.o.

Ethinylestradiol/Desogestrel Rp	PRC X, Lact -
Novial *Tbl. 0.035/0.05mg; 0.03/0.1mg; 0.03/0.15mg*	**Kontrazeption:** 1 x 1 Tbl. p.o. → 563
Ethinylestradiol/Levonorgestrel Rp	PRC X, Lact -
Novastep, Triette, Trigoa, Trinordiol, Triquilar, Trisiston *Tbl. 0.03/0.05mg; 0.04/0.075mg; 0.03/0.125mg*	**Kontrazeption:** 1 x 1 Tbl. p.o. → 563
Ethinylestradiol/Norethisteron Rp	
Synphasec *Tbl. 0.035/0.5mg; 0.035/1mg; 0.035/0.5mg* **TriNovum** *Tbl. 0.035/0.5mg; 0.035/0.75mg; 0.035/1mg*	**Kontrazeption:** 1 x 1 Tbl. p.o. → 563
Ethinylestradiol/Norgestimat Rp	PRC X, Lact -
Pramino *Tbl. 0.035/0.18mg; 0.035/0.215mg; 0.035/0.25mg*	**Kontrazeption:** 1 x 1 Tbl. p.o. → 563

A 17.2.5 Minipille

Wi/Wm: niedrig dosierte reine Gestagengabe über 28d ⇒ Viskosität des Zervixschleims ↑, keine Ovulationshemmung; Desogestrel: zusätzlich Ovulationshemmung
UW: unregelmäßige Zyklen, Zwischenblutungen; **KI:** SS, schwere Leberfunktionsstrg.

Desogestrel Rp	HWZ 30h
Cerazet *Tbl. 0.075mg* **Cerazette** *Tbl. 0.075mg*	**Kontrazeption:** 1 x 1 Tbl. p.o. → 563
Levonorgestrel Rp	HWZ 11-45h, PRC X, Lact ?
28-mini *Tbl. 0.03mg* **Microlut** *Tbl. 0.03mg* **Mikro-30** *Tbl. 0.03mg*	**Kontrazeption:** 1 x 1 Tbl. p.o. → 563

A 17.2.6 Postkoitalpille

Wm/Wi (Levonorgestrel): Hemmung der Ovulation; nach bereits erfolgter Ovulation Hemmung der Implantation;
Wm/Wi (Ulipristalacetat): Progesteronrezeptormodulator ⇒ Hemmung/Verzögerung der Ovulation, Beeinflussung des Endometriums;
UW (Levonorgestrel): Spannungsgefühl in den Brüsten, Übelkeit, Erbrechen, Durchfall, Kopfschmerzen, Unterbauchschmerzen;
UW (Ulipristalacetat): Bauchschmerzen, Menstruationsunregelmäßigkeiten, Infektionen, affektive Störungen, Kopfschmerzen, Schwindel, Übelkeit, Erbrechen, Muskelkrämpfe;
KI (Levonorgestrel): bereits ungeschützter Koitus im gleichen Zyklus, ausgebliebene Menstruation im vorherigen Zyklus, Mehrfachanwendung im Zyklus, Mamma-Ca, Endometrium-Ca;
KI (Ulipristalacetat): bek. Überempfindlichkeit, SS

Levonorgestrel Rp	
Duofem *Tbl. 0.75mg* **Levogynon** *Tbl. 0.75mg* **Unofem** *Tbl. 1.5mg*	**Interzeption:** bis max. 72h postkoital 1.5mg p.o. → 564
Ulipristalacetat Rp	HWZ 32h, PPB 98%
Ellaone *Tbl. 30mg*	**Interzeption:** bis max. 120h (5d) postkoital 30mg p.o.

A 17.2.7 Intrauterine und weitere Kontrazeptiva

Wm/Wi (Vaginalring/TTS): Resorption der enthaltenen Hormone über die Vaginalschleimhaut/Haut ⇒ Ovulationshemmung; **Wm/Wi** (IUP + Cu): kontinuierliche Kupferfreisetzung ⇒ morpholog. u. biochem. Veränderung des Endometriums ⇒ Verhinderung der Nidation; **Wm/Wi** (IUP + Gestagen): kontinuierliche Gestagenfreisetzung ⇒ Verhinderung der Endometriumproliferation, Viskosität des Zervixschleims ↑;
UW (Vaginalring): Kopfschmerzen, Vaginitis, Leukorrhö, Bauchschmerzen, Übelkeit, Akne, Thromboembolie;
UW (IUP): Unterleibs- oder Kreuzschmerzen, stärkere oder länger anhaltende Menstruationen, Schmierblutungen, Unterleibsinf., Hautreakt.; **KI** (Vaginalring): Thromboembolie i.d. Vorgesch., diabet. Angiopathie, schwere Lebererkr., benigne/maligne Lebertumoren, sexualhormonabhängige Tumoren, nicht abgeklärte Vaginalblutungen; **KI** (IUP): SS, Malignome im Genitalber., chron. Unterleibsinf., Endometriose, Extrauterin-SS, Gerinnungsstrg.; **KI** (IUP + Cu): M. Wilson; **KI** (IUP + Gestagen): akute Lebererkrankung, Lebertumoren

Ethinylestradiol + Etonogestrel Rp	
Nuvaring *Vaginalring 2.7+11.7mg*	**Kontrazeption**: vaginale Einlage für 3W. → 563
Ethinylestradiol + Norelgestromin Rp	
EVRA *TTS 20+150µg/24h*	**Kontrazeption:** 1. Pflaster an d1 des Zyklus, 2./3.Pflaster an d8 u. 15; d22-28 pflasterfrei → 563
Intrauterinpessar mit Kupfer Rp	
Multiload Cu 375 *IUP* **Multisafe Cu 250, 375** *UP* **Nova T** *IUP*	**Kontrazeption:** intrauterine Einlage f. 3-5 J → 563
Intrauterinpessar mit Levonorgestrel Rp	
Mirena *IUP 52mg (11-20µg/24h)*	**Kontrazeption, Hypermenorrhoe:** intrauterine Einlage f. 5J. → 563

A 17.3 Weheninduktion, Geburtseinleitung

Wm/Wi (Carbetocin, Oxytocin): Stimulation von Kontraktionsfrequenz u. kontraktiler Kraft der Uterusmuskulatur, Förderung der Milchejektion durch Kontraktion der glatten Muskulatur der Milchdrüse
UW (Carbetocin): Übelkeit, Bauchschmerzen, Wärmegefühl, Kopfschmerzen, Tremor, Pruritus, Hypotonie, metall. Geschmack, Schmerzen in Brustkorb u. Rücken
UW (Oxytocin): zu starke Wehentätigkeit, Tetanus uteri, Übelkeit, Erbrechen, HRST, allergische Reaktionen, Hypertonie, ausgeprägte Hypotonie mit Reflextachykardie, Wasserretention, Hyponatriämie
KI (Carbetocin): während der Schwangerschaft und der Wehen vor der Geburt des Kindes, Anw. zur Wehenauslösung, bek. Überempf., Nieren- oder Lebererkrankungen, Präeklampsie, Eklampsie, schwerwiegende kardiovaskuläre Erkrankungen, Epilepsie;
KI (Oxytocin): bek. Überempf., EPH-Gestose, Neigung zu Tetanus uteri, drohende Uterusruptur, vorzeitige Plazentalösung, Placenta praevia, unreife Cervix, drohende Asphyxia fetalis, Lageanomalien des Kindes z. B. Beckenendlage, mechan. Geburtshindernis

Carbetocin Rp	HWZ 40min
Pabal *Amp. 0.1mg/1ml*	**Pro. Uterusatonie nach Sectio unter epiduraler oder spinaler Anästhesie:** 1 x 0.1mg i.v.
Oxytocin OTC/Rp	HWZ 3-5min, PRC X, Lact -, Nas.spray +
Oxytocin Carino *Amp. 3 IE/1ml, 10 IE/1ml* **Oxytocin HEXAL** *Amp. 3 IE/1ml, 5 IE/1ml, 10 IE/1ml* **Syntocinon** *Amp. 3 IE/1ml, 10 IE/1ml*	**Geburtseinleitung:** ini 1-2 milli-IE/min Dauerinf. i.v., je n. Wehentätigkeit alle 15min steigern um 1-2 milli-IE/min, max. 20-30 milli-IE/min i.v.; **postpart. Blutung:** 5-6 IE langs. i.v.; 5-10 IE im; **Lactationsstrg., Mastitis-Pro.:** 4IE nasal 2-3min vor Stillen → 563

A 17.4 Prolactinhemmer

Wm/Wi: Stimulation hypophysärer Dopaminrezept. ⇒ Hemmung der Prolactinfreisetzung
UW: Übelkeit; Erbrechen, GI-Störungen, psychomotorische u. extrapyramidal-motorische Störungen, RR↓, Bradykadie, periphere Durchblutungsstrg.
KI: Anw.Beschr. bei psych. Strg., gastroduodenalen Ulzera, schweren Herz-Kreislauf-Erkrankungen

Bromocriptin Rp	HWZ 50h, Q0 1.0, PRC B, Lact -
Bromocriptin Beta *TKps. 5mg* **Bromocriptin-ratioph.** *Tbl. 2.5mg; Kps. 5, 10mg* **Kirim** *Tbl. 2.5, 5mg* **Parlodel** *Tbl. 2.5mg; Kps. 5, 10mg* **Pravidel** *Tbl. 2.5mg; Kps. 5, 10mg*	**Prim. u. sek. Abstillen:** d1: 2 x 1.25mg p.o., dann 2 x 2.5mg f. 14d; **postpartaler Milchstau:** 2.5mg p.o., evtl. Wh. n. 6-12h; **puerperale Mastitis:** d1-3: 3 x 2.5mg p.o.; d4-11: 2 x 2.5mg; **Galaktorrhoe-Amenorrhoe:** d1: 1.25mg p.o., ab d2: 3 x 1.25mg p.o., evtl. steigern bis 2-3 x 2.5mg; **Akromegalie:** ini 2.5mg p.o., über 1-2W. steigern bis 10-20mg/d in 4 Einzeldosen; **M. Parkinson** → 204
Cabergolin Rp	HWZ 63-69h, PRC B, Lact ?
Dostinex *Tbl. 0.5mg*	**Prim. Abstillen:** 1 x 1mg i. d. ersten 24h n. Geburt; **hyperprolaktinämische Strg.:** ini 2 x/W. 0.25mg p.o., monatl. steigern um 0.5mg/W. bis 1-2mg/W., max. 4mg/W.; **M. Parkinson** → 204
Lisurid Rp	HWZ 2-3 (10-24)h, Q0 1.0
Dopergin *Tbl. 0.2, 0.5mg*	**Prim. Abstillen:** 2-3 x 0.2mg p.o. f. 14d; **sek. Abstillen:** d1: 0.2mg p.o. abends; d2: 2 x 0.2mg; d3-14: 3 x 0.2mg; **Galaktorrhoe-Amenorrhoe:** d1: 0.1mg p.o. abends; d2: 2 x 0.1mg; ab d3: 3 x 0.1mg, je nach Prolactinspiegel weiter steigern; **Akromegalie:** bis 2mg/d p.o.; **M. Parkinson** → 204
Quinagolid Rp	HWZ 11.5h
Norprolac *Tbl. 75, 150µg*	**Hyperprolaktinämie:** d1-3: 1 x 25µg p.o. d4-6: 1 x 50µg, dann 1 x 75-150µg

A 17.5 Wehenhemmer

Wm/Wi (Atosiban): kompetitiver Antagonist am Oxytocinrezeptor ⇒ Senkung von Tonus und Kontraktionsfrequenz der Uterusmuskulatur ⇒ Wehenhemung
Wm/Wi (Fenoterol): Stimulation von β_2-Rezeptoren ⇒ Erschlaffung des Myometriums
UW (Atosiban): Übelkeit, Kopfschmerzen, Schwindel, Hitzewallungen, Tachykardie, Hyperglykämie, Schlaflosigkeit, Juckreiz, Fieber
UW (Fenoterol): Tachykardie, Tremor, Kopfschmerzen, Unruhe- u. Angstzustände, RR-Dysregulation, metabolische Azidose, Verschlechterung einer Plazentainsuffizienz
KI (Atosiban): Dauer der SS < 24 bzw. > 33 W., vorzeit. Blasensprung, intrauterine Wachstumsretardierung, und gestörte HF des Fetus, Eklampsie, intrauteriner Fruchttod, intrauterine Infektion, Placenta praevia
KI (Fenoterol): Tachykarde Arrhythmien, Myokarditis, Mitralvitium, HOCM, V. cava-Kompressionssyndrom, frischer MI, pulmonale Hypertonie, schwere EPH-Gestose, Plazentainsuffizienz

Atosiban Rp	HWZ 2h
Tractocile *Inf.Lsg. 6.75mg/0.9ml; Inf.Konz. 37.5mg/5ml*	**Tokolyse:** ini 6.75mg i.v., dann 18mg/h f. 3h, dann 6mg/h für insges. max. 48h
Fenoterol Rp	HWZ 3.2h, Q0 >0.85, PPB 40-55%
Partusisten *Tbl. 5mg; Amp. 0.02mg/1ml; 0.5mg/10ml*	**Tokolyse:** 0.5-3µg/min i.v.; Perf. 0.5mg/50ml (10µg/ml): 3-18ml/h; 4-8 x 5mg p.o.

A 17.6 Beratungsstelle für Arzneimittel in der Schwangerschaft

Berlin	Beratungsstelle für Vergiftungserscheinungen und Embryonaltoxikologie Spandauer Damm 130 14050 Berlin **Tel.** 030 30308-111

A 17.7 Schwangerschaftsrisikoklassen nach FDA[a]

A 17.7.1 Pregnancy Risk Categories (PRC)

PRC A	Geeignete Studien bei schwangeren Frauen zeigten kein Risiko für den Fetus.
PRC B	Tierversuche zeigten kein Risiko für den Fetus, aber Studien an schwangeren Frauen fehlen **oder** Tierversuche zeigten Risiko, aber geeignete Studien an schwangeren Frauen zeigten kein Risiko für den Feten.
PRC C	Tierversuche zeigten Risiko für den Fetus, Studien an schwangeren Frauen fehlen. Die therapeutischen Vorteile sind u.U. dennoch höher zu bewerten.
PRC D	Risiko für den Fetus ist nachgewiesen, aber therapeutische Vorteile sind u.U. im Grenzfall (z.B. keine med. Alternative) dennoch höher zu bewerten.
PRC X	Risiko für den Fetus ist eindeutig nachgewiesen. Das Risiko übersteigt den erwarteten therapeutischen Nutzen.
PRC ED	Einzeldosis (wahrscheinlich) unbedenklich.

A 17.8 Laktation (Stillperiode)[a]

A	Geeignete Studien zeigen kein Risiko.
B	Geht in die Milch über, jedoch keine Beeinträchtigung des Säuglings bekannt.
C	Geht in die Milch über, jedoch keine Daten für den Menschen vorhanden (meist Tierversuchsdaten).
D	Geht in die Milch über, unerwünschte Effekte beim Säugling möglich.
E	Verhalten in der Milch nicht bekannt.
X	Drosselung der Milchproduktion und/oder ernsthafte Probleme beim Säugling.

[a] Spezifische Angaben zu den Arzneimitteln in den Tabellen rechts neben dem Wirkstoff!

A 17.9 Orientierungshilfe zur Arzneimittelauswahl

1: Mittel der 1. Wahl: Im Allgemeinen gut verträglich in der Schwangerschaft und Stillzeit. Auch diese Arzneimittel nur verordnen, wenn ihre Anwendung einer nicht medikamentösen Therapie überlegen ist.
2: Mittel der 2. Wahl: Nur indiziert, wenn andere Therapiemöglichkeiten versagen.
Oft unzureichende Erprobung während Schwangerschaft und Stillzeit.
E: Nur Einzeldosis oder niedrige Dosierung für maximal 1 bis 3 Tage.
KI: Kontraindiziert wegen embryo-/fetotoxischen Potenzials, wegen möglicher Unverträglichkeit in der SZ oder weil keine rationale Indikation während der Schwangerschaft besteht. Bei Anwendung ggf. erweiterte pränatale Diagnostik .
tox: Potenziell toxisch; betrifft Embryo, Fetus, Neugeborenes oder gestillten Säugling. Anwendung nur im begründeten Einzelfall. Bei Anwendung ggf. erweiterte pränatale Diagnostik.
Die Tabelle dient der groben Orientierung bei der Auswahl eines Medikaments. Sie ersetzt keinesfalls detaillierte Angaben im Text und darf niemals als Grundlage für den Abbruch einer SS verwendet werden. Abstillen oder Stillpause sind extrem selten erforderlich. Fast immer lässt sich ein Medikament finden, das mit dem Stillen vereinbar ist.
Soweit nicht anders vermerkt, beziehen sich die Klassifizierungen auf die systemische Anwendung (Ausnahme: Arzneimittel, die nur äußerlich angewendet werden).
Quelle: Schäfer/Spielmann/Vetter: Arzneiverordnung in Schwangerschaft und Stillzeit, 7. Auflage 2006, © Elsevier GmbH, Urban & Fischer Verlag, mit freundlicher Genehmigung

Arzneimittel		SSW 1-12	ab SSW 13	peripartal	Stillzeit
ACE-Hemmer	→ 42	tox.	KI	KI	2
Acetylcystein	→ 92	1	1	1	1
ASS	→ 106	2/E	2/E	2/E	2/E
Aciclovir	→ 170	1	1	1	1
Acitretin	→ 234	KI	KI	KI	KI
Ambroxol	→ 92	1	1	1	1
Aminoglykoside	→ 160	tox.	tox.	tox.	2
Amitriptylin	→ 214	1	1	tox.	1
Amphotericin B	→ 177	2	2	2	2
Antidepressiva, SSRI	→ 216	1	1	tox.	1
Antidepressiva, trizyklische	→ 214	1	1	tox.	1
Artemisininderivate		2	1	1	2
AT-II-Rezeptor-Antagonisten	→ 44	tox.	KI	KI	tox.
Atropin	→ 70	1/E	1/E	1/E	1/E
Atyp. Neuroleptika (erprobte)	→ 223	2	2	tox.	2
Azathioprin	→ 182	2	2	2	2
Benzylbenzoat (äußerl.)	→ 240	1	1	1	1
β-Rezeptorenblocker	→ 45	1/2	1/2	tox.	1/2
β_2-Sympathomimetika (Inhal.)	→ 93	1	1	E	1
Biperiden	→ 206	2	2	2	2
Bromhexin	→ 92	1	1	1	1
Bromocriptin	→ 204	2	tox.	tox.	tox./E
Butylscopolamin	→ 110	2	2	2	2
Cabergolin	→ 204	2	tox.	tox.	tox./E

Arzneimittel		SSW 1-12	ab SSW 13	peripartal	Stillzeit
Carbamazepin	→ 197	tox.	2	tox.	tox.
Carbimazol	→ 126	2	2	2	2
Cephalosporine	→ 154	1	1	1	1
Cetirizin	→ 98	2	2	2	1
Chloroquin	→ 113	1	1	1	1
Ciprofloxacin	→ 162	2	2	2	2
Clarithromycin	→ 159	2	2	2	1
Clemastin	→ 98	1	1	1	2
Clonidin	→ 50	2	2	2	2
Clotrimazol	→ 238	2	1	1	1
Codein	→ 97	1	1	tox./E	1/E
Cotrimoxazol	→ 163	2	2	2	2
Cromoglicinsäure	→ 100	1	1	1	1
Cyproteronacetat	→ 134	KI	KI	KI	KI
Dextran	→ 76	2	2	2	2
Diazepam	→ 226	1	1/E	tox.	E
Diclofenac	→ 108	1	tox./E	tox./E	E
Digoxin/Digitoxin	→ 67	1	1	1	1
Dihydralazin	→ 52	1	1	1	1
Dihydroergotamin	→ 207	2	2	tox.	2
Dimenhydrinat	→ 146	2	1	2	1
Dimetinden	→ 99	1	1	1	1
Diphenhydramin	→ 228	1	1	tox.	1/E
Doxycyclin	→ 158	2	KI	KI	2
Doxylamin	→ 228	1	1	1	1
Ergotamintartrat	→ 207	tox.	tox.	tox.	tox.
Erythromycin	→ 159	2	1	1	1
Estrogene (in Stillzeit als Kontrazeptiva)	→ 261	KI	KI	KI	2
Ethambutol	→ 168	1	1	1	1
Etilefrin	→ 69	2	2	2	2
Fentanyl	→ 102	1	1	tox.	2
Fluconazol	→ 176	2	2	2	2
Furosemid	→ 58	2	2	2	2
Gestagene (in Stillzeit als Kontrazeptiva)	→ 261	tox.	KI	KI	1
Glibenclamid	→ 117	2	2	tox.	2
Glukokortikoide, lokal	→ 231	1	1	1	1
Glukokortikoide, systemisch	→ 114	2	2	2	2

Arzneimittel		SSW 1–12	ab SSW 13	peripartal	Stillzeit
Glyceroltrinitrat	→ 62	2	2	2	2
Goldverbindungen	→ 112	2	2	2	2
Griseofulvin	→ 178	2	2	2	2
Haloperidol	→ 222	2	2	tox.	2
Heparine	→ 82	1	1	tox.	1
Hydrochlorothiazid	→ 59	2	2	2	2
Hydroxyethylstärke	→ 77	1	1	1	1
Ibuprofen	→ 107	1	tox./E	tox./E	1
Imipramin	→ 215	1	1	tox.	1
Indometacin	→ 108	1	tox./E	tox./E	E
Insulin (Human-)	→ 120	1	1	1	1
Iodidsubstitution		1	1	1	1
Isoniazid + Vit. B_6	→ 168	1	1	1	1
Isotretinoin	→ 236	KI	KI	KI	KI
Itraconazol	→ 177	2	2	2	2
Ketokonazol	→ 177	2	2	2	2
Lamotrigin (als Antiepilept.)	→ 198	1	1	1	2
Lindan (äußerlich)		2	2	2	2
Lithiumsalze	→ 220	tox.	2	tox.	tox.
Lokalanästhetika	→ 194	1	1	1	1
Loratadin	→ 99	1	1	1	1
Mebendazol	→ 180	2	1	1	1
Meclozin		1	1	1	1
Mefloquin	→ 181	2	2	2	2
Mesalazin	→ 145	1	1	tox.	1
Metamizol	→ 110	2	tox.	tox.	tox.
Metformin	→ 118	2	2	2	2
α-Methyldopa	→ 50	1	1	1	1
Methylergometrin		KI	KI	tox.	tox./E
Metoclopramid	→ 141	2	2	2	2
Miconazol (lokal)	→ 239	2	2	2	2
Misoprostol	→ 140	KI	KI	1	tox.
Morphin	→ 103	2	2	tox.	2
Nifedipin	→ 49	2	1	1	1
Nitrendipin	→ 50	2	2	2	1
Nitrofurantoin	→ 167	2	2	2	2
Norfloxacin	→ 161	2	2	2	2
Nystatin	→ 179	1	1	1	1
Omeprazol	→ 138	1	1	1	1

Arzneimittel		SSW 1-12	ab SSW 13	peripartal	Stillzeit
Opiate/Opioide	→ 101	2	2	tox./E	2/E
Oxytocin	→ 269	KI	KI	1	1
Paracetamol	→ 109	1	1	1	1
Penicillamin	→ 113	tox.	tox.	tox.	2
Penicilline	→ 151	1	1	1	1
Pethidin	→ 103	2	2	tox.	2
Phenobarbital (als Antikonvulsivum)	→ 199	tox.	2	tox.	tox.
Phenothiazin-Neuroleptika	→ 220	1	1	tox.	1
Phenprocoumon	→ 85	tox.	tox.	KI	2
Phenylbutazon	→ 110	2	tox.	tox.	2
Prazosin	→ 51	2	2	2	2
Primidon	→ 202	tox.	2	tox.	tox.
Probenecid	→ 127	1	1	1	1
Proguanil	→ 181	1	1	1	1
Propylthiouracil	→ 126	1	1	1	1
Prostaglandine	→ 89	KI	KI	E	tox.
Pyrethrum (äußerlich)	→ 240	1	1	1	1
Pyrimethamin	→ 167	2	2	tox.	1
Pyrviniumembonat	→ 180	1	1	1	1
Ranitidin	→ 137	1	1	1	1
Radiopharmaka		KI	KI	KI	KI
Rifampicin		1	1	1	1
Roxithromycin	→ 160	2	2	2	1
Sertralin	→ 217	1	1	tox.	1
Spironolacton	→ 60	2	2	2	2
Sulfasalazin	→ 113	1	1	tox.	1
Testosteron	→ 133	KI	KI	KI	KI
Tetracycline	→ 158	2	KI	KI	2
Theophyllin	→ 93	1	1	1	1
Thiamazol	→ 126	2	2	2	2
Thyroxin (L-)	→ 125	1	1	1	1
Tinidazol		2/E	2/E	2/E	2/E
Tramadol	→ 105	2	2	tox./E	2/E
Tretinoin (äußerlich)	→ 236	KI	KI	KI	2
Valproinsäure	→ 200	tox.	tox.	tox.	1
Verapamil	→ 48	2	1	1	1
Vitamin A (> 10.000 IE/Tag)		KI	KI	KI	KI
Warfarin		tox.	tox.	KI	2

A 17.10 Arzneimittel der Wahl in Schwangerschaft und Stillzeit

Allergien
- Loratadin
- Bewährte ältere H_1-Blocker wie Dimetinden

Asthma
- β_2-Sympathomimetika zur Inhalation
  - kurz wirksame: z.B. Reproterol, Salbutamol
  - lang wirksame: Formoterol, Salmeterol
- Glukokortikoide
- Theophyllin

Bakterielle Infektionen
- Penicilline
- Cephalosporine
- (Reserve: Makrolide)

Chronisch-entzündliche Darmerkrankungen
- Mesalazin, Olsalazin
- Sulfasalazin
- Glukokortikoide
- (Reserve: Azathioprin)

Depression
- Trizyklische Antidepressiva, z.B. Amitriptylin, Clomipramin
- Selektive Serotonin-Wiederaufnahme-Hemmstoffe, z.B. Sertralin

Diabetes mellitus
- Humaninsulin

Gastritis
- Antazida, z.B. Magaldrat
- bewährte H_2-Blocker wie Ranitidin
- Omeprazol

Glaukom
- β-Rezeptorenblocker
- Carboanhydrasehemmstoffe
- Cholinergika

Hustendämpfung
- Dextromethorphan
- Codein

Hypertonus
- α-Methyldopa
- Metoprolol
- Dihydralazin
- nach dem 1. Trimenon auch Urapidil u.a.

Krätze (Skabies)
- Benzylbenzoat
- Crotamiton

Läuse
- Kokosöl
- Pyrethrumextrakt

Migräne
- siehe Schmerzen und ggf. auch Sumatriptan

Mukolytika
- Acetylcystein

Refluxösophagitis
- Omeprazol

Schlafstörungen
- Diphenhydramin
- Diazepam, Lorazepam

Schmerzen
- Paracetamol, ggf. mit Codein
- Ibuprofen, Diclofenac (nur bis Woche 30)
- ggf. Tramadol

Übelkeit/Hyperemesis
- Meclozin
- Dimenhydrinat
- Metoclopramid

Wurmerkrankung
- Pyrviniumembonat
- Mebendazol
- Niclosamid

A 18 Pädiatrie – Arzneimittel

A 18.1 Basic Life Support für Kinder

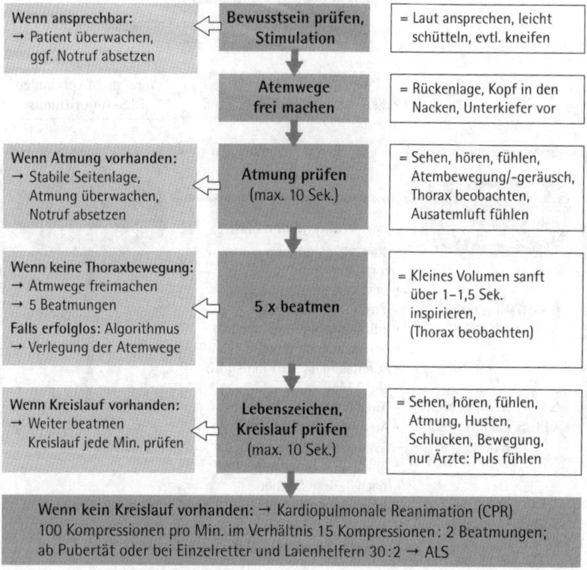

European Resuscitation Council Guidelines for Resuscitation 2005

A 18.2 Advanced Life Support für Kinder

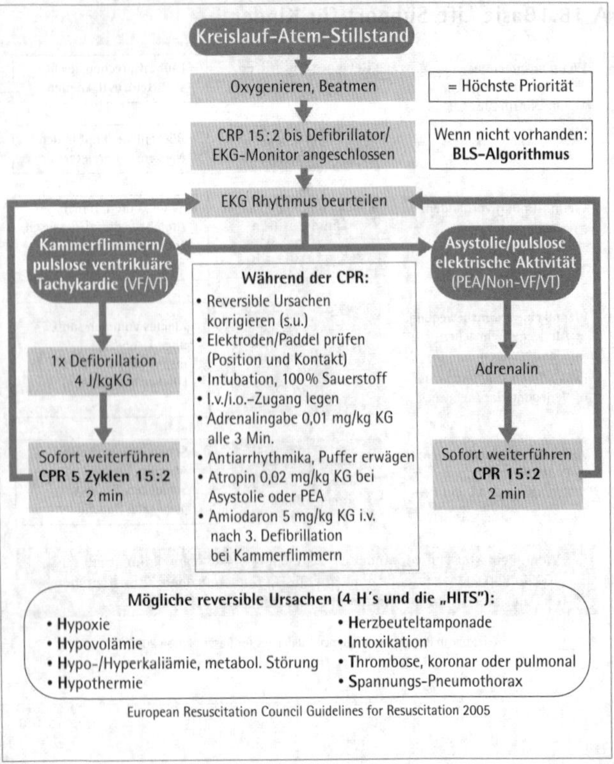

A 18.3 Arzneimittel mit pädiatrischer Zulassung

Indikation	Wirkstoff	Fachinformationsdosierung (FID)
Notfall		
Reanimation	**Epinephrin** *Fertigspritzen* *KI: Ki < 30 kg*	**Kardiopulm. Reanimation:** 0,01mg/kg (= 0,1ml/kg, 1:10 verdünnt: 1ml 1:1000 + 9ml NaCl 0,9% = 10 ml 1:10 000, d.h. 1 ml = 0,1mg) i.v. (Ki. < 6 J. i.v. oder i.o.), .), Wdh. alle 3-5 min (0,2 mg/kg) **oder** 0,1 mg/kg (=0,1ml/kg unverdünnt) in 3-5ml NaCl 0,9% endotracheal alle 3-5min
Anaphylaktischer Schock	**Dimetinden** *Keine KI, keine Dosisangaben für Ki < 1 J.*	**Allerg. Haut-, Schleimhautprozesse:** **1–8 J.:** 3 x 0,5–0,75 mg p.o. **> 9 J.:** 3 x 1 mg p.o., **oder** 0,1 mg/kg ED i.v.
	Prednisolon *Bei Kindern im Wachstum nur alternierende oder intermittierende Anwendung.*	**Anaphylaxie: Ki.:** 10 mg/kg als ED i.v.
	zusätzlich Epinephrin *Fertigspritzen:* *KI: Ki < 30 kg*	**Anaphylaxie:** 1:10 verdünnen, 0,01mg/kg (= 0,1 ml/kg) i.v. über 1-2min; Wdh. n. Wi alle 15-20 min; Perf. 0,05-0,5 µg/kg/min; auch endotracheale Gabe (insb. bei Bronchospasmus)
Azidosetherapeutikum	**Natriumhydrogencarbonat** *Keine Anw. bei FG und NG*	**Ki:** 1mmol/kg als ED; **Korrekturbedarf in ml:** neg. BE [mmol/l] x kg KG x f/2 (BE: neg. base excess in BGA, Faktor f: NG: 0,5, Sgl.: 0,4, Kleinki: 0,3, Ki > 6J: 0,2)
Schock	**Dexamethason** *Sehr strenge Indikationsstellung b. Ki im Wachstum → alternierende und intermittierende Steroidanw. anstreben*	**Polytrauma mit Schock:** ini. 40 mg, Wdh. nach 12 h
	Methylprednisolon *Urbason solubile (wg. des Risikos einer Wachstumsverzögerung nur bei zwingender Indikation) Keine Angaben zur Anw. bei FG, NG, Sgl.*	**Schock: Ki.:** 1-2 mg/kg/ED bis zu 30 mg/kg/ED
Asystolie, Bradykardie	**Atropin** *Keine KI, keine spez. Dosisempf. f. FG*	**Bradykardie: Ki.:** 0,01mg/kg (min. 0,1 mg, max. 0,5 mg) i.v., maximal 2 Wiederholungsgaben nach 10-15 min.

Indikation	Wirkstoff	Fachinformationsdosierung (FID)
Asystolie, Bradykardie	**Adrenalin** *Epinephrin Fertigspray Keine Anwendung bei Ki. < 30 kg*	**Kardiopulmonale Reanimation:** 0,01mg/kg (= 0,1ml/kg, 1:10 verdünnt: 1ml 1:1000 + 9ml NaCl 0,9% = 10 ml 1:10 000, d.h. 1 ml = 0,1 mg) i.v. (Ki. < 6 J. i.v. oder i.o.), Wdh. Alle 3-5 min. (0,2 mg/kg) **oder** 0,1 mg/kg (=0,1ml/kg unverdünnt) in 3-5ml NaCl 0,9% endotracheal alle 3-5min0
Krampfanfall, Status epilepticus	**Diazepam** **KI:** *NG, Sgl. < 6 Mo. Ausnahmen: zwingende Indikation unter stat. Bedingungen*	**Status epilepticus: Sgl.:** 1-2 mg als ED, bei Bedarf Wdh. 3-4 h später; **bis 3 J.:** 2–5 mg i.v., ED, 5–10 mg i.m.; **3–5 J.:** 5–10 mg i.v. ED; > **5 J.:** 1 mg alle 2-5 min, max. 10 mg Gesamtdosis
	Phenytoin *Wg. Trometamol-Gehalt b. der Erstversorgung von FG und NG nur nach strenger Nutzen-Risiko-Abwägung*	**Status epilepticus:** **Ki.:** max. Dos. d1: 30 mg/kg/d, d2: 20 mg/kg/d, d3: 10 mg/kg/d in 1–2 ED (individuelle Dosierung nach Serumspiegel)
Status asthmaticus	**Theophyllin**	**Asthmaanfall, Bronchospasmus: Sgl. > 6 M: ini. ohne Theophyllin-Vorbehandlung:** 4-4,6 mg/kg als ED über 20-30 min **ini. bei Theophyllin-Vorbehandlung:** 2,5-3 mg/kg als ED über 20-30 min, dann Erh.Dos. innerhalb der ersten 12 h 0,8 mg/kg/h, ab der 13. h: 0,6 mg/kg/h = 14 mg/kg/d **< 9 J.: ini. ohne Theophyllin-Vorbehandlung:** 4-4,6 mg/kg als ED über 20-30 min **ini. bei Theophyllin-Vorbehandlung:** 2,5-3 mg/kg als ED über 20-30 min, dann Erh.Dos. innerhalb der ersten 12 h: 1,0 mg/kg/h, ab der 13. h: 0,8 mg/kg/h = 19 mg/kg/d **9–16 J.: ini. ohne Theophyllin-Vorbehand-lung:** 4-4,6 mg/kg als ED über 20-30 min; **ini. bei Theophyllin-Vorbehandlung:** 2,5-3 mg/kg als ED über 20-30 min, dann Erh.Dos. innerhalb der ersten 12 h 0,8 mg/kg/h, ab der 13. Stunde 0,6 mg/kg/h = 14 mg/kg/d **Cave: Anpassung der Dosis nach Serumtalspiegel, Dosisreduktion bei Herzfrequenz > 180/min!**
	Adrenalin *(Epinephrin)*	**Pseudokrupp, Status asthmaticus:** Off-Label-Dosierung: Injekt.lsg. über Vernebler: 1 mg + 1 ml NaCl 0,9% oder 2 ml pur Infekto Krupp Inhal: 1-2 ml ED

Indikation	Wirkstoff	Fachinformationsdosierung (FID)
Herz-Kreislauf		
Herzinsuffizienz	**Furosemid** *Zulassung f. Ki > 1J., keine Dosisempfehlung für FG, NG, Sgl.*	**Ödeme, Aszites, Ergüsse, art. Hypertonie, Herzinsuffizienz:** 1-2 mg/kg/d p.o., max. 40 mg/d p.o., 0,5-1 mg/kg/d i.v.
	Enalapril *Keine Anwendung bei FG, NG, Ki < 3 J., keine i.v.-Applikation*	**Herzinsuffizienz (in Kombination mit Diuretika), Hypertonie:** **Ki. 20-50 kg:** ini 2,5 mg p.o., max. 20 mg; **Ki. > 50 kg:** ini 5 mg, max. 40 mg p.o.
	Milrinon *Keine Anw. bei Kindern < 12 J.*	**Kurzzeitbehandlung schwerer Herzinsuffizienz:** **> 12J.:** ini 50 µg/kg über 10 min i.v., dann Perf. (0,375-)0,5(-0,75) µg/kg/min i.v.
Hypertonie	**Enalapril** *Keine Anwendung b. NG, keine i. v.-Applikation bei Kindern*	**Herzinsuffizienz (in Kombination mit Diuretika), Hypertonie:** **Ki. 20-50 kg:** ini 2,5 mg, max. 20 mg; **Ki. > 50 kg:** ini 5 mg, max. 40 mg p.o.
	Furosemid *Zulassung f. Kinder > 1 Jahr, keine Dosisempfehlung für FG, NG, Sgl.*	**Ödeme, Aszites, Ergüsse, art. Hypertonie, Herzinsuffizienz:** 1-2 mg/kg/d, max. 40 mg/d p.o., 0,5-1 mg/kg/d i.v.
	Spironolacton	**< 1J.:** ini 2-3 mg/kg/d für 2-4 d, dann 1,5-2 mg/kg/d p.o. ; **> 1 J.:** ini 4-5 mg/kg/d für 3-5 d, dann 2-3 mg/kg/d p.o.;
Primäre pulmonale Hypertonie	**Bosentan** *Sicherheit und Wirksamkeit b. Kindern < 12 J. bisher noch nicht hinreichend untersucht*	**Primäre oder sekundäre pulm. Hypertonie (WHO III-IV):** **10–20 kg:** ini. 1 x 31,25 mg p.o. für 4 W., dann 2 x 31,25 mg/d p.o. **20–40kg:** ini. 2 x 31,25 mg/d p.o. für 4 W., dann 2 x 62,5 mg/d p.o. **> 40kg:** ini. 2 x 62,5 mg/d p.o. für 4 W., dann 2 x 12 5mg/d p.o.
Herzrhythmus-störungen	**Digoxin**	**Herzinsuffizienz, tachykardes Vorhofflimmern/-flattern:** Initialdosis an d 1 in 3 ED (im Verhältnis 1/2:1/4:1/4) **FG:** ini. 30 µg/kg/d, dann 5-10 µg/kg/d **NG:** ini. 40 µg/kg/d, dann 10 µg/kg/d **< 1J.:** 40-50µg/kg/d, dann 10-15µg/kg/d **1-3J.:** ini. 40 µg/kg/d, dann 10 µg/kg/d **4–12J.:** ini. 25-30 µg/kg/d, dann 5-10 µg/kg/d Zielplasmaspiegel 1,5-2,5ng/ml

Indikation	Wirkstoff	Fachinformationsdosierung (FID)
Herzrhythmusstörungen	**Verapamil**	**Herzrhythmusstörungen (supraventr. Tachykardie, Vorhofflimmern/-flattern):** < **1J.:** nur bei zwingender Ind., wenn keine Alternative; **NG:** 0,75-1 mg (0,3-0,4 ml) i.v. **Sgl. 2–12 M.:** 0,75-2mg (0,3-0,8ml) i.v.; **1–5 J.:** 2-3 mg (0,8-1,2 ml) i.v. **5–6 J.:** 80-120 mg/d in 2-3 ED **6–14 J.:** 2,5-5 mg (1-2 ml) i.v.; Perf. 0,05-0,1 mg/kg/h i.v., im Abstand von 30-60 min steigern auf 2 fache bis mehrfache Dosis, max. 1,5 mg/kg/d; p.o. 2-8 mg/kg/d in 3 ED
Verschlossener Ductus arteriosus Botalli	**Alprostadil PGE1** *Zulassung f. NG, jedoch keine spez. Dosisempf f.* FG, Sgl., Kinder	**Ductusabhängige Herzvitien:** **NG:** ini. 3,0-6,0 µg/kg/h über Perfusor, nach Besserung schrittweise Dosisreduktion auf die kleinstmögliche Dosierung, die Dosierung kann dabei schrittweise halbiert werden (z.B. 0,001 µg/kg/min)
Blut		
Hypomagnesiämie	**Magnesium** *Keine Fachinfo-Angaben für i.v.-Anwendung*	**Magnesiummangel:** **4-9 J.:** 5-7,5 mmol/d p.o. in 1-3 ED **10-14 J.:** 7, 5-10 mmol/d p.o. in 1-3 ED **>14 J.:** 7,5-15 mmol/d p.o. in 1-3 ED Off-Label-Dosierung: i.v. 0,2 mmol/kg ED
Prophylaxe von Vit.-K-Mangelblutungen	**K1 (Phytomenadion)**	**Säugl.:** Konakion MM p.o. bei U1, U2 und U3 jeweils 2 mg absolut
Gerinnungsfaktoren	**Faktor VIII** *Keine KI*	**Hämophilie A:** 2 x Dosis in IE/kg = % Anstieg im Serum
Kongenitales Angioödem	**C1-Esterase-Inhibitor**	**Erbliches Angioödem:** 500-1000 E i.v., ggf. Wdh. je nach Wirkung
Sepsis	**Antithrombin III** *Zulassung f. NG, Sgl. und Ki., jedoch keine spez. Dosisempf. für FG. Anw. zur Behandlung von IRDS (infant respiratory distress syndrom) bei FG aufgrund von Erfahrungen aus klin. Prüfungen nicht zu empfehlen*	**NG + Säugl.:** 40-60 IE/kg/d, abhängig von Gerinnungsstatus, abhängig vom klin. Bild im Einzelfall bis zu 250 IE/kg/d **Ki.:** 40-60 IE/kg/d, abhängig von Gerinnungsstatus **Faustregel:** 1 IE/kg erhöht den AT III-Spiegel um 1-1,5 %

Indikation	Wirkstoff	Fachinformationsdosierung (FID)
Atmung, Allergie		
Allergien	**Dimetinden** *Keine KI, keine Dosisang. für Kinder < 1J.*	**Allerg. Haut-, Schleimhautprozesse:** **1–8 J.:** 3 x 0,5–0,75 mg p.o. **> 9 J.:** 3 x 1 mg p.o.
	Loratadin *Keine Anwendung bei Kindern < 2 J.*	**Allerg. Haut-, Schleimhautprozesse:** **2–12 J., < 30 kg:** 1 x 5 mg p.o.; **2–12 J., > 30 kg:** 1 x 10 mg p.o.; **>12 J.:** 1 x 10 mg p.o.
	Cromoglicinsäure *Keine KI, jedoch wg. der Handhabung bessere Anw. bei Kindern > 5 J.*	**Allergisches Asthma bronchiale: > 5J.:** DA: 4 x 2mg; Inhal.Kps.: 4 x 1 Kps.; Inhal.Lsg.: 4 x 20 mg über Vernebler
Asthma bronchiale	**Budesonid** *Gabe nur unter Aufsicht, regelmäßige Kontrolle der Körpergröße notwendig*	**Asthma bronchiale, chronisch obstruktive Bronchitis, COPD:** **< 12J.:** 1-2 x 0,1-0,2 mg, max. 0,8 mg/d; **>12J.:** 2 x 0,2-0,4mg, max. 1,6 mg/d; **Inhal.Lsg.:** **Ki. < 12J.:** 2 x 0,25-0,5 mg über Vernebler **Ki. >12J.:** 2 x 0,5-1mg über Vernebler;
	Cromoglicinsäure *Keine KI, jedoch aufgrund der Handhabung besser Anw. bei Kindern > 5 J.*	**Asthma bronchiale: > 5J.:** DA: 4 x 2mg; Inhal.Kps.: 4 x 1 Kps.; Inhal.Lsg.: 4 x 20 mg über Vernebler
	Montelukast *Keine Anw. bei Ki. < 1 J., da begrenzte Erfahrungen; KI Sgl. < 6 Mo.*	**Asthma bronch.:** **2–5 J.:** 1 x 4mg p.o. **6–14 J.:** 1 x 5mg p.o. z. N.;
	Fluticason *Zur Anw. bei Kindern u. Jugendlichen < 16 J. derzeit keine ausreichenden Erfahrungen, regelm. Kontrolle der Körpergröße b. Anwendung notwendig*	**Asthma bronchiale, chronisch obstruktive Bronchitits, COPD:** **> 4 J.:** 2 x 0,05–0,1 mg DA **> 16 J.:** 2 x 0,125 - 0,250 - 0,500 mg DA **Diskus:** **4–16 J.:** 2 x 0,05-0,1 mg **> 16 J.:** 2 x 0,1-0,2-0,5 mg **Fertiginhalation:** **4–16 J.:** 2 x 0,25-0,5 mg **> 16 J.:** 2 x 0,5-1-2 mg
	Salbutamol *Keine Anwendung b. Kindern < 4 Jahren*	**Asthma bronch., chron. obstruktive Bronchitis, COPD (akute Atemnot):** **> 4J.:** 0,1 mg, max. 0,6–0,8mg/d **> 12 J.:** 0,1 mg; Dauerth. 3–4 x 0,1–0,2 mg, max. 0,8 mg/d

Indikation	Wirkstoff	Fachinformationsdosierung (FID)
Asthma bronchiale	**Terbutalin** *Keine Anwendungs-beschränkungen, keine spez. Dosisempfehlungen f. FG; NG, Sgl. Anwendung b. Kindern < 5 J. wird nicht empfohlen; KI Injekt.lsg. Ki. < 12 J..*	**Asthma bronch., chron. obstruktive Bronchitis, COPD:** Akuttherapie: 1 Hub (= 0,5 mg) Dauertherapie: 3 x 1 Hub; Inh.Lsg.: 2–3 x 2,5–5mg über Vernebler **Saft f. Sgl., Ki. 1–2 J.:** 2–3 x 2,5 ml/d p.o **3–6 J.:** 2–3 x 2,5–5 ml/d p.o **7–14 J.:** 2–3 x 5–10 ml/d p.o
Bronchitis, Sekretolyse	**Acetylcystein** *Bei NG nur bei lebenswichtiger Indikation unter stationärer ärztlicher Kontrolle; Ki. < 1 J. sollen nur bei lebenswichtiger Indikation und nicht ambulant einer i.v.-Therapie mit Acetylcystein unterzogen werden*	**Erkältungsbed. Bronchitis:** **< 2 J.:** 2-3 x 50mg p.o.; **2–5 J.:** 2-3 x 100mg p.o.; **6–14 J.:** 3-4 x 100mg p.o.; **Akut/chron.bronchopulm. Erkr., Mukovis-zidose:** **< 2 J.:** 3x50mg p.o.; **2–6 J.:** 4x100mg p.o.; **> 6 J.:** 3x200mg p.o.; **Parenterale Anwendung bei Sekretolyse:** **FG:** keine Angaben; **NG + Sgl.:** Anwend. nur bei lebenswichtiger Ind. unter strengster ärztl. Kontrolle; 10 mg/kg/d i.v. in 3 ED; **1–6 J.:** 10 mg/kg/d i.v. in 3 ED **6–14 J.:** 150-300 mg/d i.v. in 1-2 ED
	Budesonid *Gabe nur unter ärztlicher Aufsicht, regelmäßige Kontrolle des Körpergewichts notwendig.*	**Asthma bronchiale, chronisch obstruktive Bronchitis, COPD:** < **12J.:** 2 x 0,25-0,5mg über Vernebler >**12J.:** 2 x 0,5-1mg über Vernebler
	Ambroxol *Bei Ki. > 2 J.; Gabe nur unter ärztlicher Kontrolle KI: Keine Anwendung von Ambroxol 30 und 60 bei Ki. < 6 J.; Ambroxol 75 und 60 bei Ki. < 12 J. (zu hoher Wirkstoffgehalt)*	**Akute/chron. bronchopulm. Erkrankung:** **Ki. 0–2J.:** 2 x/d 7,5 mg/ED **2–5 J.:** 3 x/d 7,5 mg/ED **6–12 J.:** 2-3 x/d 15 mg/ED **> 12 J.:** ini 2-3 x/d 30 mg p.o., nach 3 d 2 x 30 mg od. 3x15mg **Retardpräparate:** **> 12 J.:** 1 x/d 75 mg **Inhalationspräparate:** **0–2 J.:** 1-2 x/d 1 ml Lsg. **2–5 J.:** 1-2 x/d 2 ml Lsg. **> 6 J.:** 1-2 x/d 3 ml Lsg. **Parenterale Applikation:** **0–2 J.:** 2 x/d 7,5 mg **2–5 J.:** 3 x/d 7,5 mg **> 5 J.:** 2-3 x/d 15 mg **Atemnotsyndrom FG u. NG:** 30 mg/kg/d in 4 ED i.v.

Indikation	Wirkstoff	Fachinformationsdosierung (FID)
Bronchitis, Sekretolyse	**Fluticason** *Zur Anw. b. Ki. und Jugendlichen < 16 J. derzeit keine ausreichenden Erfahrungen ; regelm. Kontrolle der Körpergröße bei Anwendung*	**Asthma bronchiale, chronisch obstruktive Bronchitis, COPD:** **>4 J.:** 2 x 0,05-0,1 mg DA **> 16 J.:** 2 x 0,125 - 0,250 - 0,500 mg DA **Diskus:** **4-16 J.:** 2 x 0,05-0,1 mg **> 16 J.:** 2 x 0,1-0,2-0,5 mg **Fertiginhalation:** **4-16 J.:** 2 x 0,25-0,5 mg **> 16 J.:** 2 x 0,5-1-2 mg
	Salbutamol *Keine Anwendung bei Ki. < 4 J.*	**Asthma bronch., chron. obstruktive Bronchitis, COPD (akute Atemnot):** **> 4 J.:** 0,1 mg, max. 0,6-0,8mg/d **> 12 J.:** 0,1 mg; Dauerth. 3-4 x 0,1-0,2 mg, max. 0,8 mg/d
	Terbutalin *Keine Anwendungs-beschränkungen, keine speziellen Dosisem-pfehlungen für FG; NG, Sgl. Eine Anwendung b. Ki. < 5 J. wird nicht empfohlen*	**Asthma bronch., chron. obstruktive Bronchitis, COPD (akute Atemnot):** **Akuttherapie:** 1 Hub (= 0,5 mg) **Dauertherapie:** 3 x 1 Hub Inh.Lsg.: 2-3 x 2,5-5mg über Vernebler **Saft: Sgl., Ki. 1-2 J.:** 2-3 x 2,5 ml/d p.o. **3-6 J.:** 2-3 x 2,5-5 ml/d p.o. **7-14 J.:** 2-3 x 5-10 ml/d p.o.
Bronchokon-striktion, akute	**Theophyllin** *Für Ki. > 6 Mo. geeignet*	**Asthmaanfall, Bronchospasmus:** **Sgl. > 6 Mo.: ini. ohne Vorbehandlung mit Theophyllin:** 4-4,6 mg/kg als ED über 20-30 min **ini. bei Vorbehandlung mit Theophyllin:** 2,5-3 mg/kg als ED über 20-30 min, dann Erhalt.dos. innerhalb der ersten 12 h 0,8 mg/kg/h, ab der 13. h 0,6 mg/kg/h = 14 mg/kg/d **< 9 J.: ini. ohne Vorbehandlung mit Theophyllin:** 4-4,6 mg/kg als ED über 20-30 min ini. bei Vorbehandlung mit Theophyllin: 2,5-3 mg/kg als ED über 20-30 min, dann Erhalt.dosis innerhalb der ersten 12 h 1,0 mg/kg/h, ab der 13. h 0,8 mg/kg/h = 19 mg/kg/d **9-16 J.: ini. ohne Vorbehandlung mit Theophyllin:** 4-4,6 mg/kg als ED über 20-30 min; **ini. bei Vorbehandlung mit Theophyllin:** 2,5-3 mg/kg als ED über 20-30 min, dann Erhaltungsdosis innerhalb der ersten 12 h 0,8 mg/kg/h, ab der 13. Stunde 0,6 mg/kg/h = 14 mg/kg/d **Cave: Anpassung der Dosis nach Serumtalspiegel, Dosisreduktion bei Herzfrequenz > 180/min!**

Indikation	Wirkstoff	Fachinformationsdosierung (FID)
Sekretolyse	**Acetylcystein** *Bei NG nur bei lebenswichtiger Indikation unter stationärer ärztlicher Kontrolle; Ki. < 1 J. sollen nur bei lebenswichtiger Indikation und nicht ambulant einer i.v.-Therapie mit Acetylcystein unterzogen werden*	**Erkältungsbed. Bronchitis:** **< 2 J.:** 2-3 x 50 mg p.o.; **2-5 J.:** 2-3 x 100 mg p.o.; **6-14 J.:** 3-4 x 100mg p.o.; **Akut/chron.bronchopulm. Erkr., Mukoviszidose:** **< 2 J.:** 3x50mg p.o.; **2-6 J.:** 4x100mg p.o.; **> 6 J.:** 3x200mg p.o.; **Parenterale Anwendung bei Sekretolyse:** **FG:** keine Angaben; **NG + Sgl.:** Anwend. nur bei lebenswichtiger Ind. unter strengster ärztl. Kontrolle: 10 mg/kg/d i.v. in 3 ED; **1-6 J.:** 10 mg/kg/d i.v. in 3 ED **6-14 J.:** 150-300 mg/d i.v. in 1-2 ED Erkältungsbed
	Ambroxol *Bei Ki. > 2 J.; Gabe nur unter ärztlicher Kontrolle KI: Keine Anwendung von Ambroxol 30 und 60 bei Ki. < 6 J.; Ambroxol 75 und 60 bei Ki. < 12 J. (zu hoher Wirkstoffgehalt)*	**Akute/chron. bronchopulm. Erkrankung:** **Ki. 0–2 J.:** 2 x/d 7,5 mg/ED **2–5 J.:** 3 x/d 7,5 mg/ED **6–12 J.:** 2-3 x/d 15 mg/ED **> 12 J.:** ini 2-3 x/d 30 mg p.o., nach 3 d 2 x 30 mg od. 3x15mg **Retardpräparate: > 12J.:** 1 x/d 75 mg **Inhalationspräparate:** **0–2 J.:** 1-2 x/d 1 ml Lsg. **2–5 J.:** 1-2 x/d 2 ml Lsg. **> 6 J.:** 1-2 x/d 3 ml Lsg. **Parenterale Applikation:** **0–2 J.:** 2 x/d 7,5 mg **2–5 J.:** 3 x/d 7,5 mg **> 5 J.:** 2-3 x/d 15 mg **Atemnotsyndrom FG u. NG:** 30 mg/kg/d in 4 ED i.v.
Mukoviszidose	**Acetylcystein** *Bei NG nur bei lebenswichtiger Indikation unter stationärer ärztlicher Kontrolle; Ki. < 1 J. sollen nur bei lebenswichtiger Indikation und nicht ambulant einer i.v.-Therapie mit Acetylcystein unterzogen werden*	**Erkältungsbed. Bronchitis:** **< 2 J.:** 2-3 x 50mg p.o.; **2–5 J.:** 2-3 x 100mg p.o.; **6–14 J.:** 3-4 x 100mg p.o.; **Akut/chron.bronchopulm. Erkr.:** **Mukoviszidose: < 2 J.:** 3x50mg p.o.; **2–6 J.:** 4x100mg p.o.; **> 6 J.:** 3x200mg p.o.; **Parenterale Anwendung bei Sekretolyse:** **FG:** keine Angaben; **NG + Sgl.:** Anwend. nur bei lebenswichtiger Ind. unter strengster ärztl. Kontrolle, 10 mg/kg/d i.v. in 3 ED; **1–6 J.:** 10 mg/kg/d i.v. in 3 ED **6–14 J.:** 150-300 mg/d i.v. in 1-2 ED
	Montelukast *Keine Anw. bei Ki. < 1 J., da begrenzte Erfahrg.; Sgl. < 6 Mon.: keine Daten*	**Asthma bronch.:** **6–14 J.:** 1 x 5mg p.o. z. N.; **2–5 J.:** 1 x 4mg p.o.

Indikation	Wirkstoff	Fachinformationsdosierung (FID)
Mukoviszidose	**Ambroxol** *Bei Ki. > 2 J.; Gabe nur unter ärztlicher Kontrolle* *KI: Keine Anwendung von Ambroxol 30 und 60 bei Ki. < 6 J.;* *Ambroxol 75 und 60 bei Ki. <12 J. (zu hoher Wirkstoffgehalt)*	**Akute/chron. bronchopulm. Erkrankung:** **Ki. 0–2 J.:** 2 x/d 7,5 mg/ED **2–5 J.:** 3 x/d 7,5 mg/ED **6–12 J.:** 2-3 x/d 15 mg/ED **> 12 J.:** ini 2-3 x/d 30 mg p.o., nach 3 d 2 x 30 mg od. 3x15mg **Retardpräparate:** **> 12 J.:** 1 x/d 75 mg **Inhalationspräparate:** **0–2 J.:** 1-2 x/d 1 ml Lsg. **2–5 J.:** 1-2 x/d 2 ml Lsg. **> 6 J.:** 1-2 x/d 3 ml Lsg. **Parenterale Applikation:** **0–2 J.:** 2 x/d 7,5 mg **2–5 J.:** 3 x/d 7,5 mg **> 5 J.:** 2-3 x/d 15 mg **Atemnotsyndrom FG u. NG:** 30 mg/kg/d in 4 ED i.v.
Schmerz		
Opioid-Agonisten	**Fentanyl** *Bei Ki. < 1 J. nur mit bes. Vorsicht , zur Anw. bei Ki. < 2 J. keine ausreichenden Erkenntnisse;* *Fentanylpflaster: KI Ki. < 2 J.*	**2–12 J.:** 1-3(-10) µg/kg i.v. . langsam über 1-2 min **oder** 1-3-(-5) µg/kg/h über Perfusor
	Morphin *Eingeschränkte Anwendung b. Ki. < 1J.*	**>1J.:** 0,05-0,1 mg/kg/ED alle 4-6 h i.v. (ggf. Wdh. nach 4-6 h); 0,2-0,3 mg/kg ED p.o., (ggf. Wdh. nach 4-6 h); 0,05-0,2 mg/kg ED s.c./i.m. (ggf. Wdh. nach 4-6 h)
	Pethidin *Keine Anw. bei Ki. < 1 J., keine Anw. v. Zäpfchen u. Inj.Lsg. bei Ki. < 16 J., da fehlende Sicherheitsangaben*	**Starke Schmerzen:** **Ki. 1–16 J.:** 0,6-1,2mg/kg/ED p.o. **< 16 J.:** 0,5-1 mg/kg ED i.v. (Off-Label-Dosierg.) **> 16 J.:** 25-150 mg ED p.o. **> 16 J.:** 50 mg i.v. langsam in 1–2 min **Rektal:** **> 16 J.:** 100 mg ED bis max. 5x/d
	Tramadol *Keine Anw. bei Ki. < 1 J.*	**Ki. 1– < 11 J.:** 1–2 mg/kg/ED p.o., s.c., i.m. **Mäßige, starke Schmerzen:** **> 12 J.:** 50–100 mg ED p.o., s.c., i.m.

Indikation	Wirkstoff	Fachinformationsdosierung (FID)
Opioid-Agonisten	**Piritramid** *Anw. bei Ki. < 1 J. nur mit besoderer Vorsicht*	**Ki.:** 0,05–0,2 mg/kg i.m./s.c. (ggf. Wdh. alle 6–8 h) 0,05–0,1 mg/kg i.v. (ggf. Wdh. alle 6–8 h); 0,01-0,03 mg/kg/h über Perfusorbis
Nichtsteroidale Antirheumatika (NSAR)	**Acetylsalicylsäure** *Anw. b. Ki. < 12 J. wg. potientieller Gefahr des Reye-Syndr. nicht empf.*	**Leichte, mäßig starke Schmerzen, Fieber:** **6–14 J.:** 1–3 x 10–15mg/kg p.o.; 10–25 mg/kg/d i.v. in 2–3 ED; **Kawasaki-Syndrom:** 60 mg/kg/d an 4 Tagen bis Entfieberung, dann 3-4 mg/kg/d
	Diclofenac *Anw. b. Ki. < 6 J. nicht empfohlen, da keine ausreicheichenden Erkenntnisse;* *rektal: KI Ki. < 15 J.*	**Arthritiden, rheum. Erkr., schmerzhafte Schwellungen:** **Ki 6–15 J.:** 2 mg/kg/d p.o. in 2–3 ED; **Ki > 15 J.:** 50-150 mg/d p.o. in 2-3 ED **Rektal:** **Ki 6-15 J.:** 25 mg ED (Off-Label-Dosierung) **Ki > 15 J.:** 50-100 mg/d
	Indometacin *KI Ki. < 2 J. für orale Präparate,* *KI Ki < 14 J. für i.v., Supp., Retardpräparate*	**Arthritiden, rheum. Erkr., schmerzhafte Schwellungen:** **6–14 J.:** 1–3 mg/kg/d p.o. in 2–3 ED; **> 14 J.:** 50-150 (-200) mg/d in 2-3 ED
	Metamizol *Darf nicht bei Sgl. bis 3 Mon. oder einem KG < 5 kg eingesetzt werden, da kein wissentschaftliches Erkenntnismaterial über die Anwendung vorliegt.* *KI Ki. < 11 Mo. für Injektionslösungen*	**Säugl. 5-8 kg (ca. 3–11 M.):** 0,1-0,2 ml (= 50-100 mg) nur i.m. als ED bis zu 4 x/d, 50-200 mg p.o. (Gtt.) **Ki.: 9-15 kg (ca. 1-3J.):** 0,2-0,5 ml (= 100-250 mg) i.m./i.v. als ED bis zu 4 x/d, 75-250 mg p.o. (Gtt.) **16-23 kg (ca. 4-6J.):** 0,3-0,8 ml (= 150-400 mg) i.m./i.v. als ED bis zu 4 x/d, 125-375 mg p.o. (Gtt.) **24-30 kg (ca. 7-9J.):** 0,4-1 ml (= 200-500 mg) i.m./i.v. als ED bis zu 4 x/d, 200-500 mg p.o. (Gtt.) **31-45 kg (ca. 10-12J.):** 0,5-1,5 ml (= 250-750 mg) i.m./i.v. als ED bis zu 4 x/d, 250-750 mg p.o. (Gtt.) **46-53 kg (ca. 13-14J.):** 0,8-1,8 ml (= 400-900 mg) i.m./i.v. als ED bis zu 4 x/d, 375-875 mg p.o. (Gtt.) **> 53 kg (> 15J.):** 1-2 ml (= 500-1000 mg) i.m./i.v. als ED bis zu 4 x/d, 500-1000 mg p.o. (Gtt., 1-2 Brausetabletten)

Indikation	Wirkstoff	Fachinformationsdosierung (FID)
Nichtsteroidale Antirheumatika (NSAR)	**Paracetamol**	**Leichte - mäßig starke Schmerzen, Fieber:** **p.o./rect.:** 3-4 x 10-15mg/kg, max. 60 mg/kg/d p.o/rect.; **i.v.: Ki. > 33 kg:** 15 mg/kg i.v., ggf. Wdh. nach 4 h, max. 60 mg/kg/d bzw. max. 4g/d i.v.
Opiat-intoxikation	**Naloxon** *Keine speziellen Dosis-empfehlungen f. FG*	**Opiatintoxikation:** ini. 0,01 mg/kg i.v. als ED, bei unzureichender Wirkung, Wdh. möglich (postoperative Anwendung) **post-OP Atemdämpfung:** 0,005-0,01 mg/kg
Rheuma-Basis-therapeutika	**Hydroxychloroquin-sulfat** *KI: Ki. < 6 J. (< 35 kg)*	**Chron. Polyarthritis, Lupus eryth.:** **> 6J. (> 35 kg):** 5-6,6mg/kg/d p.o.
	Methotrexat *Keine ausreichenden Erfahrungen in der Anw. b. Ki. und Jugendlichen*	**Chron. Polyarthritis, Psoriasis-Arthritis:** **< 16 J.:** 10-15 mg/m²/Wo., in Ausnahmefällen 20-30 mg/m²/Wo.
Entzündungs-hemmung	**Dexamethason**	**Polytrauma mit Schock:** ini. 40 mg, Wdh. nach 12 h
	Hydrocortison *Wg. des Gehalts an Benzylalkohol keine Anw.. b. FG, NG, Sgl. und Ki. < 3 J.*	**Entzündungshemmung, NNR-Insuffizienz Immunsuppression:** **Ki.:** 10-15 mg/m²/d p.o.
Stoffwechsel, Endokrinologie		
Hyperurikämie, Urat-Nephropathie	**Allopurinol** *KI Ki < 15 J. für 300 mg Tbl.*	**Hyperurikämie, Urat-Nephropathie, Pro. von Ca-Oxalatsteinen:** **< 15 J.:** 10-20mg/kg/d p.o. in 3 ED, max. 900mg/d p.o. **> 15 J.:** 100 mg/d p.o. 1-3 x/d (2-10 mg/kg/d p.o.)
Dyslipidämie, schwere	**Atorvastatin** *Anwendung b. Kindern nur durch einen Spezialisten*	**Schwere Dyslipidämie (z.B. homozygote fam. Hypercholesterinämie):** **4–17 J.:** ini. 10 mg/d, Steigerung je nach Verträgl. und Th. bis max. 80 mg/d werden
Hypoglykämie	**Glucagon**	**Notfallmedikament bei Hypoglykämie:** **< 6–8 J. oder < 25 kg:** 0,5 mg s.c./i.m. **> 6–8 J. oder > 25 kg:** 1 mg s.c./i.m.
	Glucose 40 %	**Hypoglykämie:** Max. Tagesdosis: **FG:** bis zu 18 g/kg/, 45 ml/kg/d **NG:** bis zu 15 g/kg/d, 37,5 ml/kg/d **1–2 J.:** bis zu 15 g/kg/d, 37,5 ml/kg/d **3–5 J.:** bis zu 12 g/kg/d, 30 ml/kg/d **6–10 J.:** bis zu 10 g/kg/d, 25 ml/kg/d **10–14 J.:** bis zu 8 g/kg/d, 20 ml/kg/d

Indikation	Wirkstoff	Fachinformationsdosierung (FID)
M. Fabry	**Agalsidase alfa** *Keine Anw. b. Ki. < 7 J.*	**M. Fabry (a-Galactosidase A-Mangel):** **> 7 J.:** 0,2 mg/kg i.v. über 40 min alle 2 W.
	Agalsidase beta *Keine Dosierungsempf. für Ki. < 16 J.*	**M. Fabry (a-Galactosidase A-Mangel):** **> 16 J.:** 1 mg/kg i.v. über 4 h
Hypothyreose	**Levothyroxin (T4)** *Zugelassen f. Ki.; keine Angaben zu FG, NG, Sgl.*	**Hormonsubstitution bei Hypothyreose:** **Cave: individuelle Dosisfindung abhg. Von TSH, T4 und klin. Befund!** **0-6 Mon.:** 25-50 µg/d p.o. (10-15 µg/kg/d p.o.) **6-24 Mon.:** 50-75 µg/d p.o. (8-10 µg/kg/d p.o.) **2-10 J.:** 75-125 µg/d p.o. (4-6 µg/kg/d p.o.) **10-16 J.:** 100-200 µg/d p.o. (3-4 µg/kg/d p.o.) **> 16 J.:** 100.200 µg/d p.o. (2-3 µg/kg/d p.o.)
Hyperthyreose	**Carbimazol** *Zugelassen f. Ki., keine Angaben zu FG, NG, Sgl.*	**Hyperthyreose:** **Ki.:** ini. 0,5-0,7 mg/kg 1x/d p.o., Erhaltungsdosis 0,3-0,5 mg/kg 1x/d p.o.
	Thiamazol *Zulassung f. Ki. keine Angaben zu FG, NG, Sgl.*	**Hyperthyreose:** ini. 0,2-0,5 mg/kg p.o., Erhaltungsdosis 0,2-0,3 mg/kg p.o.
Jodinduzierte Hyperthyreose, Pro.	**Natriumperchlorat** *Zugelassen für Ki., keine Angaben zu FG, NG, Sgl.*	**Hyperthyreose:** ini. 4-5 x 10 Gtt., nach 1-2W. 4 x 5 Gtt. **Pro. jodinduzierte Hyperthyreose:** **6-14 J.:** 60-240 mg/d p.o. **Perchlorat Discharge-Test:** nach Gabe der Radiojod-Tracer-Dosis 300-600mg/m² p.o.
Enuresis nocturna, primäre	**Desmopressin** *Anw.Beschr. für Ki. -> erhöhtes Risiko für Elektrolytstörungen*	**Primäre Enuresis nocturna:** **> 5 J.:** ini. 10-20 µg/d p.o./nasal zur Nacht, evtl. 40µg
Magen, Darm		
Ulcus ventriculi, Ulcus duodeni	**Omeprazol** *KI Ki. < 1 J.*	**< 1 J., 10-20 kg:** 1 x 10-20 mg p.o./d **>20 kg:** 1 x 20(-40) mg p.o./d
Übelkeit, Erbrechen	**Dimenhydrinat** *KI Sgl. < 6 kg*	**Reisekrankheit:** **6-12 J.:** 5 mg/kg p.o. in 4 Einzeldosen, max. 150 mg/d **Übelkeit, Erbrechen, zentrales vestibuläres Reizsyndrom:** 1-2 mg/kg i.v./i.m. **6-15 kg:** 1-2 x 40 mg rect **15-25 kg:** 2-3 x 40 mg rect. **> 25 kg:** 2-4 x 40 mg rect. **6-14 J.:** 3 x 50 mg p.o.

Indikation	Wirkstoff	Fachinformationsdosierung (FID)
Übelkeit, Erbrechen	**Metoclopramid** *KI Ki. < 2 J.*	**Übelkeit, Erbrechen, diabetische Gastroparese:** **2–14 J.:** 0,1 mg/kg/ED p.o./i.v., max. 0,5 mg/kg/d **Postoperative Übelkeit und Erbrechen:** **> 14 J.:** 5–10 mg/ED p.o. 1-3 x/d bei Bedarf
Obstipation	**Macrogol + NaCl + HaHCO3 + KCl**	**Koprostase:** **5–11 J.:** Movicol Junior: 4–12 Btl./d
Blähungen	**Simethicon**	**Verdauungsstrg., Meteorismus bei exokr. Pankreasinsuff.:** 3 x 1-2 Tbl./d, 2–4 Kps. zu jd. Mahlzeit p.o.
	Meteozym	**Verdauungsstrg., Meteorismus bei exokriner Pankreasinsuff.:** 1-2 Tbl. zu jd. Mahlzeit p.o
Diarrhö	**Loperamid** *Keine Anw. b. Ki. < 2 J.*	**2–8 J.:** 0,04 mg/kg/d p.o. **> 8 J.:** ini. 2 mg p.o.; max. 8 mg/d **chron. Diarrhoe: > 2 J.:** 2-4 mg/d p.o.
	Carbo medicinalis *Für Ki. zugelassen, keine Dosisangaben für Sgl.*	**Diarrhoe:** 3-4 x 250-500 mg p.o. **Vergiftungen:** **1-2 J., > 10 kg:** 7,5-10 g **3-5 J., > 15 kg:** 11,25-15; **6-9 J., > 20 kg:** 15-20 g; **10-14 J., > 30 kg:** 22,5–30g **> 14 J., > 60 kg:** 30-60 g
	Racecadotril *Zugelassen f. Sgl. > 3 Mon.*	**Akute Diarrhoe:** **3-9 Mon., <9 kg:** ED 3x10 mg p.o. **10-36 Mon., ca 10-15 kg:** 3 x 20 mg p.o. **3-10 J., 16–29 kg:** 3 x 30 mg p.o. **> 11 J., 30–50 kg:** 3 x 60 mg p.o.
	Saccharomyces boulardii *Keine KI, keine Dosisangabe f. Ki. < 2 J.*	**Akute Diarrhoe, Reisediarrhoe-Pro.:** **> 2 J.:** 3 x 100-200 mg p.o.; 1-2 x 250 mg p.o.
Exokrine Pankreas-insuffizienz	**Pankreatin** *Für Ki. zugelassen*	**Verdauungsstrg. bei exokriner Pankreasinsuffizienz:** 5000–10 000 (max. 20 000) IE Lipase/kg/d
Anästhesie		
Prämedikation	**Atropin**	**FID) Narkoseprämedikation:** 0,01 mg/kg i.v. 3-5 min vor Narkosebeginn od. 0,02 mg/kg i.m.; 30-60 min vor Narkosebeginn max. 0,5 mg
	Fentanyl *Keine Anwendung b. Kindern < 2J.*	**Neuroleptanalgesie:** 50-100 µg i.v. in Komb. m. Neuroleptikum, evtl. Wdh. n. 30-45 min; **Intubationsnarkose:** **Ki. 2–12 J.:** ini. 2–3 µg/kg i.v.

Indikation	Wirkstoff	Fachinformationsdosierung (FID)
Analgesie	**Alfentanil**	**Anästhesie:** **Ki.: OP-Dauer bis 10 min:** 15–20µg/kg (Bolus) i.v.; **10–30 min:** 20–40 µg/kg (Bolus) i.v.; **0.5–1h:** 40–80 µg/kg (Bolus i.v.); **>1h:** 80–150 µg/kg (Bolus) i.v. **Dauerinfusion:** 1µg/kg/min
Analgesie	**Remifentanil**	**Anästhesie bei Spontanatmung:** 0.04 µg/kg/min i.v.; **Anästhesie mit Beatmung:** **Ki. 1–12**: ini 0,25 µg/ kg/min i.v., dann je n. Narkoseverfahren 0,05–1,3 µg/kg/min; **Ki. > 12 J.:** ini 0.5–1µg/kg/min i.v., dann je n. Narkoseverfahren
Analgesie	**Sufentanil** *Keine epidurale Anwendung bei Ki. < 6 J.; bei Ki. 6-12 J. keine ausreichenden Erfahrungen*	**Anästh. b. Kombinationsnarkose:** **Ki. > 12 J.:** ini 0,75–2 µg/kg i.v., dann 0,15–0,7 µg/kg; **Monoanästhesie:** **Ki. < 3 J.:** 5-15 µg/kg; **Ki. 3-12:** 5-20 µg/kg; **epidural:** intra-OP 10-15 ml Bupivacain 0.25% + 1µg Sufentanil/ml; **post-OP kontinuierl.:** Bupivacain 0.175% + 1µg Sufentanil/ml; 4-14 ml/h (KI bei Ki. < 6 J.)
Narkose	**Thiopental**	**Narkoseeinleitung:** 5mg/kg i.v. langsam über ca. 20 sec
Narkose	**Etomidat** *KI Ki. < 6 J.*	**Narkoseeinleitung: Ki. 6–15 J.:** 0,15–0,2 mg/kg langsam i.v., Dosis je n. Wi anpassen; **Ki. < 15 J.:** 0,15-0,2 mg/kg i.v.
Narkose	**Propofol** *Keine Anwendung bei Ki. < 1 Mon.* *Keine Anwendung zur Sedierung bei Intensivbehandlung v.. Ki. < 16 J.*	**Narkoseeinleitung:** **Ki. < 8 J.:** 2,5-4 mg/kg i.v., dann 9-15 mg/kg/h; **Ki. > 8 J.:** 1.5-2.5mg/kg i.v.; **Narkoseaufrechterhaltung:** 6-12 mg/kg/h, **Sedierung:** 0.5-1mg/kg i.v.; **Sedierung, Intensivbehandlung:** **Ki. > 16 J.:** 1-4 mg/kg/h; Perf. (500mg) = 10 mg/ml ⇒ 6-30 ml/h
Muskel-relaxierung	**Rocuronium**	**Muskelrelaxans i.R. einer Narkose:** ini. 0,6(–1,0) mg/kg i.v., dann 0,15 mg/kg (0,075–0,1 mg/kg nach >1h Narkose) oder 0,3–0,6 mg/kg/h Perf.
Muskel-relaxierung	**Vecuronium**	**Muskelrelaxans i.R. einer Narkose/ Intensivstation:** ini. 0,08-0,1 mg/kg i.v., dann 0,02–0,05 mg/kg oder 0,8–1,4 µg/kg/min **Ki. < 1 J.:** ini. Testdosis 0,01–0,02 mg/kg

Indikation	Wirkstoff	Fachinformationsdosierung (FID)
Neurologie		
Epilepsien	**Carbamazepin**	**Erh.Dos.:** 15-25 mg/kg/d p.o., unretardiert in 2-4 ED, retardiert in 1-2 ED; langsam eindosieren z. B. alle 3 d um 3 mg/kg/d
	Phenobarbital	3-4 mg/kg/d p.o. oder i.v. in 1-2 ED; Sättigungsdosis 10 (-20) mg/kg p.o./i.v., Erh.Dos. 3-4 mg/kg/d bzw. nach Serumspiegel
	Phenytoin *Wg. Trometamol-Gehalt bei der Erstversorgung von FG/NG: nur nach strenger Nutzen-Risiko-Abwägung*	**Erh.Dos.:** 5-7 mg/kg/d in 2-4 ED p.o., ini 5 mg/kg/d, Dosissteigerung nach Serumspiegel; i.v. 5-10 mg/kg über 10 min (max. 1 mg/kg/min), max. 20(-30) mg/kg am d1, dann **Erh.Dos.** 5-7 mg/kg/d; (Zulassung als Alternativ-behandlung der Rolando-Epilepsie)
	Topiramat *Mono-und Zusatz-therapie b. Ki. > 2*	**(Fachinfo-Dosierg./Off-Label-Dosierg.) Erh.Dos.:** 3-9(-15) mg/kg/d p.o. in 2 ED; wöchentlich steigern um 0,5-1 mg/kg/d, normalerweise bis 3-6 mg/kg/d
	Valproinsäure	**Erh.Dos.:** 20-30 mg/kg/d p.o.,; ini. 5-10 mg/kg/d, alle 4-7 d um 5 mg/kg steigern; i.v. ini. 5-10 mg/kg, dann 1 mg/kg/h, max. 30 mg/kg/d bzw. nach Serumspiegel
Rolando-Epilepsie, fokale Anfälle	**Sultiam**	**Erh.Dos.:** 5-10 mg/kg/d p.o. in 2-3 ED, ini 5 mg/kg/d p.o., ggf. im Verlauf steigern auf 10 mg/kg/d p.o.
Grand Mal-Anfälle	**Primidon**	**Erh.Dos.:** 15-20 mg/kg/d p.o. in 2-3 ED, langsam eindosieren, z. B. alle 3-5 d steigern um 3-5 mg/kg/d
West-Syndrom	**Vigabatrin** *Mono- und Zusatz-therapie bei Partialepilepsie*	**(Fachinfo-/Off-Label-Dosierg.) Anfangsdosis:** 50 mg/kg/d p.o., **Erh.Dos.:** 50-100(-150) mg/kg/d p.o., Dosissteigerung um 40-50 mg/kg/d p.o. pro W.
Lennox-Gastaut-Syndrom	**Lamotrigin** *Zulassung f. Ki > 12 J., für Ki > 2 J. als Zusatztherapie bei therapierefraktären Partialepelepsien und Lennox-Gastaut-Syndrom*	**(Fachinfo-Dosierg./Off-Label-Dosierg.) Erh.Dos.:** 1-15 mg/kg/d p.o. in (1-)2 ED, langsam einschleichen **Monotherapie:** alle 14 d um 0,5-1mg/kg/d steigern; **Add-on-Therapie mit nicht-Valproinsäure-haltigen enzyminduzierenden Antiepileptika (z.B. Carbamazepin, Phenytoin, Pheno-barbital):** alle 2 W. um 0,6 mg/kg/d in (1-)2 ED steigern bis zu 5-15 mg/kg/d **Add-on-Therapie mit Oxcarbazepin:** alle 2 W. um 0,3 mg/kg/d in (1-)2 ED steigern bis zu 1-10 mg/kg/d; **Add-on-Therapie mit Valproinsäure:** alle 2 Wochen um 0,15 mg/kg/d in 1-2 ED steigern bis zu 1-5 mg/kg/d
	Valproinsäure	**Erh.Dos.:** 20-30 mg/kg/d p.o.; ini. 5-10 mg/kg/d, alle 4-7 d um 5 mg/kg steigern; i.v. ini. 5-10 mg/kg, dann 1 mg/kg/h max. 30mg/kg/d bzw. nach Serumspiegel

A 19 Onkologie – Arzneimittel

A 19.1 Wichtiger Benutzerhinweis

Die Angaben zu Indikation und Dosierung sind den aktuellen Fachinformationen der entsprechenden Handelspräparate entnommen. Hierbei ist zu beachten, dass Chemotherapeutika bei einigen angegebenen Indikationen heute kaum mehr eingesetzt werden. Andererseits erfolgt der Einsatz zahlreicher Substanzen bei hier nicht aufgeführten Indikationen nach aktuellen Therapiestandards. Bei den Dosierungsangaben unterscheiden sich die hier abgebildeten Angaben aus den Fachinfos teils erheblich von der in Klinik und Praxis etablierten Vorgehensweise. Desweiteren kann nicht immer auf die in der Onkologie häufig durchgeführten Kombinationstherapien mit mehreren Substanzen eingegangen werden, hier sei auf aktuelle Therapieleitlinien von Fachgesellschaften und Tumorzentren verwiesen.
Am Anfang dieses Kapitels sind die unerwünschten Wirkungen (UW) aufgeführt, die bei nahezu allen Zytostatika auftreten können. Weitere substanzspezifische UW sind in den Tabellen der jeweiligen Wirkstoffgruppe aufgeführt.

A 19.2 Allgemeine unerwünschte Wirkungen von Zytostatika

Sofortreaktionen
Übelkeit, Erbrechen, Fieber, allergische Reaktionen, RR↓, HRST, Venenentzündungen
Verzögert einsetzende, reversible Nebenwirkungen
Knochenmarkdepression (Leuko- u. Thrombopenie, weniger häufig Anämie), Mucositis, Stomatitis, aregenerative Enteropathie mit Appetitlosigkeit u. Diarrhö, Haarausfall, Hautveränderungen (Pigmentierungen, Hyperkeratosen), Hautausschläge, Lungen-, Nieren, Leberfunktionsstrg., Gerinnungsstrg., Amenorrhö, Azoospermie, Wachstumshemmung bei Kindern
Bleibende, chronische Toxizität
Kardiotoxizität, Nieren- u. Leberschädigung, Neurotoxizität (Lähmungen, Sensibilitätsstrg., Polyneuropathie), Mutagenität, Teratogenität, Karzinogenität (Zweittumor)
Indirekte Wirkungen, Paravasat
Immunsuppressive Wirkung als Folge der Leukopenie, Infektanfälligkeit, Hyperurikämie, akute Nephropathie und akutes Nierenversagen Zytostatika-Paravasat: initial Ödem, Rötung, Schmerzen, Überwärmung; im weiteren Verlauf Gewebsnekrose, Superinfektion möglich

A 19.3 Alkylierende Mittel

A 19.3.1 Stickstofflost-Analoga

Wm/Wi (alkylierende Mittel): Quervernetzung von DNA-Einzel u. - Doppelsträngen durch Alkylierung, Störung von Matrixfunktion und Synthese der DNA
UW (alle) s. allgemeine UW von Zytostatika → 294
UW (Bendamustin): vereinzelt MI, Abgeschlagenheit, Müdigkeit, Schwäche, periphere Neuropathie
UW (Cyclophosphamid): transienter Transaminasen ↑, Cholestase, hämorrhagische Zystitis, Blasenfibrose, bei Hochdosistherapie akute Myo-/Perikarditis, Herzinsuff., hämorrhagische Myokardnekrosen, akute Enzephalopathie, Lungenfibrose, Pneumonitis
UW (Chloroambucil): Lungenfibrose vor allem bei kumulativer Dosis >2000mg, transienter Transaminasen ↑, Lebertoxizität, periphere/zentrale Neurotoxizität, Zystitis
UW (Melphalan): pulmonale Fibrose
UW (Ifosfamid): transienter Transaminasen ↑, Cholestase, hämorrhagische Zystitis, akute Enzephalopathie und zerebelläre Neurotoxizität, Verwirrtheit, Psychose, Ataxie, Krampfanfälle, Somnolenz, Koma
UW (Trofosfamid): transienter Transaminasen ↑, hämorrhagische Zystitis bei hochdosierter oder Langzeit-Th

Bendamustin Rp	HWZ 30min PPB 95%
Ribomustin *Inf.Lsg. 25, 100mg*	**Non-Hodgkin-Lymphome** → 351: 60mg/m² d1-5, Wh. d22 + Vincristin + Prednidon; **Plasmozytom** → 356: 120-150mg/m² d1-2, Wh. d 29 + Prednison **CLL:** 70-100mg/m² d1-2, Wh. d29; **DANI** GFR ≥10: 100%; HD: 50%; **DALI** Serumbili 1.2-3mg/dl: 50%; s.a. FachInfo
Cyclophosphamid Rp	HWZ (4-8h) PPB 15% Qo 0.5
Endoxan *Tbl. 50mg; Inf.Lsg. 100, 200, 500, 1000mg* **Cyclostin** *Tbl. 50mg*	**ALL, AML, maligne Lymphome, Hoden-** → 572, **Mamma-** → 578, **Ovarial-Ca** → 583, **Ewing-Sarkom, Neuroblastom, kleinzelliges Bronchial-Ca** → 569, **Rhabdomyosarkom, Autoimmunerkrankungen, immunsuppressive Therapie nach Organ-Tx:** Dauerth. 120-240mg/m² i.v. tgl. oder 1 x 50-200mg p.o.; Intervallth. 400-600mg/m² i.v. in Abständen von 2-5d; 800-1600mg/m² und mehr i.v. alle 21-28d; **DANI** GFR<10:50%; **DALI** Serumbili 3.1-5mg/dl: 75%
Chlorambucil Rp	HWZ 1-1.5h (2.4h) PPB 98% Qo 1.0
Leukeran *Tbl. 2mg*	**CLL, niedrig maligne Non-Hodgkin-Lymphome** → 351: 1 x 0.4mg/kg p.o. d1, Wh. d15, ggf. um 0.1mg/Zyklus steigern; bei Komb. mit Prednis. 5mg/m² d1-3, Wh. d15, ggf. um 1.3mg/m² steigern; **M. Waldenström:** 0.1mg/kg tgl. oder 0.3mg/kg für 7d, Wh. alle 6W.; **DANI** nicht erforderl.; **DALI** Dosisreduktion empf.
Melphalan Rp	HWZ (1.5-2h) PPB 90% Qo 0.9
Alkeran *Tbl. 2mg; Inf.Lsg. 50mg* **Melfalan** *Inf.Lsg. 50mg*	**Multiples Myelom** → 356: 0.25mg/kg p.o. d1-4, Wh. n. 4-6 W., Komb. m. Prednison; 15mg/m² i.v. d1, Wh. n. 4W.; Hochdosis-Th: 100-200mg/m²; **fortgeschr. Ovarial-Ca.**→ 583: 0.2mg/kg p.o. d1-5, Wh. n. 4-8W.; **DANI** GFR 30-50: 50%

Ifosfamid Rp	HWZ 6-8h (4-7h) PPB gering Q0 0.5
Holoxan *Inf.Lsg. 0.5, 1, 2, 3g* **IFO-cell** *Inf.Lsg. 1, 2, 5g*	**Hoden-** → 572, **Zervix-, Mamma-** → 578, **nicht-kleinzelliges Bronchial-Ca** → 570, **kleinzelliges Bronchial-Ca** → 569, **Weichteil-, Ewing-Sarkome, Non-Hodgkin-Lymphome** → 351, **M. Hodgkin** → 355: 1200-2400mg/m² i.v. d1-5 oder 5-8g/m² über 24h d1 **DANI** KI b. schwerer Niereninsuff.
Trofosfamid Rp	HWZ 1-1.5 (4-8)h
Ixoten *Tbl. 50mg*	**Non-Hodgkin-Lymphome** → 351: 3 x 50mg p.o. ; **DANI** k.A.

A 19.3.2 Alkylsulfonate

Wm/Wi (alkylierende Mittel): Quervernetzung von DNA-Einzel- u. -Doppelsträngen durch Alkylierung, Störungen von Matrixfunktion und Synthese der DNA; **UW** (alle) siehe allgemeine UW von Zytostatika → 294; **UW** (Busulfan): Lungenfibrose insbesondere bei kumulativer Dosis > 300mg, bei Hochdosistherapie Lebervenenverschlusssyndrom, Katarakt, Gynäkomastie, retroperitoneale Fibrose, Endokardfibrose, hämorrhagische Zystitis; **UW** (Treosulfan): Lungenfibrose, allergische Alveolitis, Pneumonie, Cholestase, Sklerodermie, Psoriasis, Parästhesien, hämorrhagische Zystitis

Busulfan Rp	HWZ 2.5h, Q0 1.0, PPB 32%
Busilvex *Inf.Lsg. 60mg/10ml* **Myleran** *Tbl. 2mg*	**Konditionierung vor konvention. Stammzell-Tx:** 0.8mg/kg i.v. alle 6h über 4d; **CML** → 350: Remissionseinleit. 0.06mg/kg p.o., Erh.Th. 0.5-2mg/d; **Polycythaemia vera:** 4-6mg/d; **DANI** nicht erforderl.
Treosulfan Rp	HWZ 1.5-1.8h
Ovastat *Kps. 250mg; Inf.Lsg. 1, 5g*	**Ovarial-Ca** → 583: 4 x 100-150mg/m² p.o. f. 28d, Wh. d 56; 5-8g/m² i.v. d1, Wh. d21-28; **DANI** k.A.

A 19.3.3 Nitrosoharnstoffe

Wm/Wi (alkylierende Mittel): Quervernetzung von DNA-Einzel- u. -Doppelsträngen durch Alkylierung, Störung von Matrixfunktion und DNA-Synthese; **UW:** s. allgemeine UW von Zytostatika → 294; **UW** (Carmustin): interstitielle Pneumonitis, pulmonale Infiltrate, Lungenfibrose, Ösophagitis, Ulzera, GI-Blutungen, transiente Transaminasen ↑, bei Hochdosis-Th Lebervenenverschlusssyndrom, periphere u. zentrale Neurotoxizität mit Verwirrtheit, HOPS, Neuroretinitis, Optikusneuritis, Ataxie; **UW** (Lomustin): pulmonale Infiltrate, Lungenfibrose, transiente Transaminasen ↑, periphere und zentrale Neurotox.; **UW** (Nimustin): transiente Transaminasen ↑, periph. u. zentr. Neurotox.; **Ink** (Carmustin): Cimetidin

Carmustin Rp	HWZ biphasisch 1-4min; 18-69min
Carmubris *Inf.Lsg. 100mg*	**Hirntumore** → 584, **multiples Myelom** → 356, **maligne Lymphome, GI-Tumore:** 200mg/m² i.v. d1+2, Wh. n. 6W.; **DANI** GFR<10: relative KI
Lomustin Rp	HWZ (72h) PPB 60%
Cecenu *Kps. 40mg*	**M. Hodgkin** → 355, **Hirntumore** → 584, **Hirnmetastasen, malignes Melanom** → 578, **kleinzelliges Bronchial-Ca** → 569: 70-100mg/m² p.o. d1, Wh. n. 6W.; **DANI** Dosisreduktion, KI bei stark eingeschränkter Nierenfunktion
Nimustin Rp	HWZ 0.6h
ACNU 50 *Inf.Lsg. 50mg*	**Maligne Gliome** → 584: 90-100mg/m² i.v. d1, Wh. n. 6W.; **DANI, DALI** vorsichtig dosieren

A 19.3.4 Platinhaltige Verbindungen

Wm/Wi (alkylierende Mittel): Quervernetzung von DNA-Einzel- u. -Doppelsträngen durch Alkylierung, Störung von Matrixfunktion und Synthese der DNA
UW (alle) s. allgemeine UW von Zytostatika → 294
UW (Carboplatin): transiente Transaminasen ↑, Nephrotox., periph. Neurotox., Hörstörung, Optikusneuritis
UW (Cisplatin): Herzinsuffizienz, Enteritis, transienter Transaminasen ↑, Elektrolytveränderungen (Ca^{2+} ↓, Mg^{2+} ↓, K^+ ↓, Na^+ ↓), kumulative Nephrotoxizität mit Tubulusschädigung, Otoxizität und periphere Neurotoxizität, Geschmacksstörung, fokale Enzephalopathie, Sehstrg., Optikusneuritis, Schwindel
UW (Oxaliplatin): meist transiente periphere Neuropathie mit Dysästhesien, Parästhesien der Extremitäten (ausgelöst/verstärkt durch Kälteexposition), akute laryngeale/pharyngeale Dysästhesie m. Erstickungsgefühl
Ink (Cisplatin): Aminoglykoside, Methotrexat

Carboplatin Rp — HWZ 2 (24)h PPB <25% Qo 0.25

Carboplat Lösung *Inf.Lsg. 50, 150, 450mg* **Axicarb** *Inf.Lsg. 10mg/ml* **Carboplatin-GRY** *Inf.Lsg. 10mg/ml,* **Ribocarbo-L** *Inf.Lsg. 50,150, 450, 600mg* **CARBO-cell** *Inf.Lsg. 10mg/ml* **Carboplatin-HEXAL** *Inf.Lsg. 50, 150, 450, 600, 1000mg* **Neocarbo** *Inf.Lsg. 50, 150, 450, 600mg*	**Ovarial-** → 583, **Zervix-Ca, kleinzelliges Bronchial-Ca** → 569, **Plattenepithel-Ca des Kopf- Halsbereichs:** 300-400mg/m² i.v., Wh. n. 4 W.; alternativ Dosierung nach AUC; **DANI** GFR 40-60: 250mg/m²; 20-40: 200mg/m²; < 20: KI

Cisplatin Rp — HWZ 58-90h PPB >90% Qo 0.6

Cis-GRY *Inf.Lsg. 10, 50, 100mg* **Cisplatin-Lösung-Ribosepharm** *Inj.Lsg.10, 25, 50mg* **Cisplatin medac** *Inf.Lsg. 10, 25, 50, 100mg* **Cisplatin HEXAL PI** *Inf.Lsg. 10, 50mg* **Cisplatin-GRY** *Inf.Lsg. 10, 25, 50mg* **Cisplatin NC** *Inf.Lsg. 10, 50; 100mg*	**Hoden-** → 572, **Prostata-** → 584, **Ovarial-Ca** → 583, **kleinzelliges** → 569 **und nicht-kleinzelliges Bronchial-Ca** → 570, **Oesophagus-** → 582, **Zervix-, Blasen-, Endometrium-Ca, Kopf-Hals-Ca, Osteosarkom:** 50-120mg/m² i.v. d1 od. 15-20mg/m² d1-5, Wh. n. 3-4 W.; **DANI** KI bei Niereninsuff.

Oxaliplatin Rp — HWZ biphasisch 0.4h und 38h

Croxolat *Inf. Lsg. 50mg/10ml; 100mg/20ml* **Eloxatin** *Inf.Lsg. 50, 100, 200mg* **Medoxa** *Inf.Lsg. 50mg/10ml; 100mg/20ml; 150mg/30ml* **Oxaliplatin Nc** *Inf. Lsg. 50mg/10ml; 100mg/20ml* **Oxaliplatin HEXAL** *Inf.Lsg. 50, 100, 150ml* **Riboxatin** *Inf. Lsg. 50mg/10ml; 100mg/20ml*	**kolorektales Ca, adjuvant u. metastasiert** → 573: 85mg/m² i.v. d1, Wh. d15, Kombination mit 5-FU; **DANI** GFR <30: KI

A 19.3.5 Weitere alkylierende Mittel

Wm/Wi: Quervernetzung von DNA-Einzel- u. -Doppelsträngen durch Alkylierung, Strg. von Matrixfunktion und Synthese der DNA; **UW:** (alle) s. allgemeine UW von Zytostatika → 294; **UW** (Dacarbazin): transienter Transaminasen ↑, Lebervenenverschlusssyndrom, Lebernekrose, Fotosensitivität, ZNS-Strg. (Kopfschmerzen, Sehstrg., Verwirrtheit, Lethargie, Krämpfe), Parästhesien, Thrombophlebitis, ausgeprägte Nausea;
UW (Temozolomid): Obstipation, Kopfschmerzen, Schwindel, Geschmacksanomalien, Parästhesien

Dacarbazin Rp — HWZ 0.5-3.5h PPB 5% Qo 0.3

Detimedac *Inf.Lsg. 100, 200, 500, 1000mg*	**Malignes Melanom** → 578: 200-250mg/m² i.v. d1-5 oder 850mg/m² d1, Wh. n. 3W.; **Weichteilsarkom:** 250mg/m² d1-5, Wh. n. 3 W.; **M. Hodgkin** → 355: 375mg/m² d1, Wh. d15; **DANI** leichte bis mittlere NI: 100%, schwere NI: KI; **DALI** leichte bis mittlere LI: 100%, schwere LI: KI

Temozolomid Rp	HWZ 1.8h PPB 10-20%
Temodal *Kps. 5, 20, 100, 140, 180, 250mg* **Temozolomid Hexal** *Kps. 5, 20, 100, 140, 180, 250mg*	**Rez. oder progrediente maligne Gliome:** 200mg/m² d1-5, Wh. n. 4W.; vorbehandelte Pat. beim 1. Zyklus 150mg/m²; **DANI** nicht erforderl.

A 19.4 Antimetabolite

A 19.4.1 Folsäure-Analoga

Wm/Wi (Antimetabolite): Einbau als falsches Substrat in die DNA oder RNS, Hemmung der DNA- oder RNS-Polymerase
UW (alle) s. allgemeine UW von Zytostatika → 294;
UW (Methotrexat): GI-Blutungen, Transaminasen ↑, Tubulusschädigung, reversible akute Enzephalopathie nach i.v. oder intrathekaler Applikation, Leukenzephalopathie, Konjunktivitis
UW (Pemetrexed): Transaminasen ↑, Fieber, motor. u. sens. Neuropathie, Diarrhoe, Fatigue, Hautrötung, Appetitverlust, Stomatitis, AP, kardiovaskuläre Ereignisse
Ink (Methotrexat): Cisplatin, NSARs, Penicilline, Probenecid, Salizylate, Sulfonamide

Methotrexat → 113 Rp	HWZ 12-24h PPB 50% Q0 0.06
Methotrexat-Gry *Inf.Lsg. 5, 50, 500, 1000, 5000mg* **Methotrexat medac** *Inj.Lsg. 5, 15, 50mg; Inf.Lsg. 250, 500, 1000, 5000mg* **MTX HEXAL** *Tbl. 2.5, 5, 7.5, 10, 15mg; Inj.Lsg. 5, 7.5, 10, 15, 25, 50, 500, 1000mg* **Neotrexat** *nj.Lsg. 50mg/5ml, 1g/10ml, 5g/50ml*	**Chorionepitheliom, Mamma-Ca** → 578, **Kopf-Hals-Ca, Non-Hodgkin-Lymphom** → 351, **ALL, kleinzelliges Bronchial-Ca** → 569, **Osteosarkom, Meningeosis leucaemica + carcinomatosa, malig. Lymphome im Kindesalter, ZNS-Tumore** → 584: ED i.v. je nach Th-Schema, niedrigdos. Th.: <100mg/m²; mittelhochdos. Th.: 100-1000mg/m²; hochdos. Th.: >1000mg/m²; intrathek.: 8-12mg/m², max. 15mg absolut ini alle 2-3d, später alle 4W.; **DANI** GFR >80: 100%; 80: 75%; 60: 63%; <60: KI

Pemetrexed Rp	HWZ 3.5h PPB 81%
Alimta *Inf.Lsg. 100, 500mg*	**Malignes Pleuramesotheliom:** 500mg/m² i.v. d1, Komb. m. Cisplatin 75mg/m² d1, Wh. d22; **nicht-kleinzelliges Bronchial-Ca:** 500mg/m² d1, Wh. d22; **DANI** GFR ≥45: 100%; <45: Anw. nicht empfohlen

A 19.4.2 Purin-Analoga

Wm/Wi (Antimetabolite): Einbau als falsches Substrat in die DNA oder RNS, Hemmung der DNA- oder RNS-Polymerase
Wm/Wi (Cladribin): DNA Synthese und Reparatur wird blockiert
Wm/Wi (Nelarabin): wird zu ara-G metabolisiert
UW (alle) s. allgemeine UW von Zytostatika → 294
UW (Cladribin): transienter Transaminasen ↑, toxische Epidermiolyse, periphere od. zentrale Neurotoxizität, Immunsuppression mit T-Zell-Defizienz (CD4+ ↓ ↓, CD8+ ↓), Kopfschmerzen
UW (Clofarabin): febrile Neutropenie, Ängstlichkeit, Kopfschmerzen, Nausea, Erbrechen, Diarrhoe, Dermatitis, Pruritus, Schleimhautentzündung, Pyrexie, Erschöpfung
UW (Fludarabin): akute Kardiotoxizität mit Arrhythmien, Hypotonie, transienter Transaminasenanstieg, periphere Neuropathie mit Parästhesien, ZNS-Strg., Immunsuppression mit T-Zell-Defizienz (CD4+ ↓ ↓, CD8+ ↓), Tumorlysesyndrom, Hämolyse
UW (Mercaptopurin): transiente Transaminasen- ↑, Cholestase, Lebervenenverschlusssyndrom
UW (Nelarabin): Infektionen, Tumor-Lyse-Syndrom, Hypoglykämie, Hypokalzämie, Hypomagnesiämie, Hypokaliämie, Verwirrtheit, Somnolenz, Kopfschmerzen, periphere neurolog. Störungen, Schwindel
UW (Tioguanin): transiente Transaminasen- ↑, Cholestasen, Lebervenenverschlusssyndrom, Darmperforation

Cladribin Rp	HWZ 3-22h (kontinuierl. Infusion an 7d) 11h(s.c.-Bolus an 5d) PPB 20%
Leustatin *Inf.Lsg. 10mg/10ml* **LITAK** *Inj.Lsg. 10mg/5ml*	**Haarzell-Leukämie:** 0.14mg/kg s.c. d1-5 oder 0.09mg/kg i.v. über 24h d1-7; **DANI, DALI** vorsichtige Anwendung
Clofarabin Rp	HWZ 5.2h
Evoltra *Inf.Lsg. 20mg/20ml*	**ALL:** Ki >21kg: 52mg/m² über 2h i.v. d1-5; **DANI, DALI** KI b. schwerer NI, LI
Fludarabin Rp	HWZ 10-30h PPB nicht ausgeprägt
Fludara *Inf.Lsg. 50mg* **Fludarabinphos Gry** *Inj.Lsg. 50mg* **Neoflubin** *Inj.Lsg. 50mg*	**CLL vom B-Zell-Typ:** 25mg/m² i.v. d1-5, Wh. d29; **DANI** GFR 30-70: 50%; <30: KI, **DALI** vorsichtige Anwendung
Mercaptopurin Rp	HWZ 1.5h PPB 20% Q0 0.8
Mercaptopurin Medice *Tbl. 10mg* **Puri-Nethol** *Tbl. 50mg*	**ALL:** 2.5mg/kg/d p.o., Th-Dauer je n. Schema; **DANI** Dosisreduktion zu erwägen
Nelarabin Rp	HWZ 0.5 (3)h PPB 25%
Atriance *Inf.Lsg. 250mg/50ml*	**T-ALL, T-LBL:** 1.5g/m² i.v. d 1, 3, 5, Wh. d 22; **Ki., Jugendl.** < 21J.: 650mg/m² i.v. d1-5, Wh. d 22; **DANI, DALI** keine Daten
Tioguanin Rp	HWZ (0.5-6h)
Thioguanin-GSK *Tbl. 40mg*	**AML:** Induktion: 100mg/m² alle 12 h p.o.; **ALL:** 60mg/m² p.o.; Th-Dauer je n. Schema; **DANI, DALI** Dosisreduktion zu erwägen

A 19.4.3 Pyrimidin-Analoga

Wm/Wi (Antimetabolite): Einbau als falsches Substrat in die DNA oder RNS, Hemmung der DNA- oder RNS-Polymerase
UW (alle) siehe allgemeine UW von Zytostatika → 294
UW (Azacitidin): Pneumonie, Nasopharyngitis, Anorexie, Schwindel, Kopfschmerzen, Diarrhoe, Obstipation, Bauchschmerzen, Petechien, Exanthem, Pruritus, Ekchymosen, Arthralgien, Brustschmerzen, Erythem an der Injectionsstelle, Hypokaliämie, Myalgie
UW (Capecitabin): Ödeme d. unteren Extremitäten, Hand-Fuß-Syndrom, Kopfschmerzen, Parästhesien, Geschmacksstörungen, Schwindel, Schlaflosigkeit, Lethargie, Dehydrierung
UW (Cytarabin): bei hochdosierter Therapie akute Pulmotoxizität, Lungenödem, ARDS, Pankreatitis, Ulzera, Darmnekrose, Ösophagitis; transienter Transaminasen ↑, Cholestase, Konjunktivitis, Keratitis, periphere u. zentrale Nerotoxizität, zerebrale u. zerebellare Störungen, bei intrathekaler Gabe akute Arachnoiditis, Leukenzephalopathie, Myalgien, Arthralgien, Knochenschmerzen
UW (Fluorouracil): akute Kardiotoxizität mit Arrhythmien, Ischämie, Myocardinfarkt, Konjunktivitis, hoher Tränenfluss, ZNS-Veränderungen (Somnolenz, Verwirrtheit), reversible zerebelläre Störungen (Ataxie, Müdigkeit, Sprachstrg.), Palmar- und Plantarveränderungen
UW (Gemcitabin): Fieber, Schüttelfrost, Kopfschmerzen, Rückenschmerzen, transienter Transaminasen ↑, mäßiggradige Proteinurie/Hämaturie, Lungenödem, periphere Ödeme
UW (Tegafur): Sepsis, Dehydratation, Kachexie, Geschmacksveränderungen, Hepatitis, Ikterus, Leberversagen, Rückenschmerzen, Harnverhaltung, Hämaturie; alkal. Phosphatase ↑, ALT, AST und Gesamtbilirubinwerte ↑
Ink (Fluorouracil): Metronidazol

Azacitidin Rp	HWZ 41min
Vidaza *Inj.Lsg 100mg*	**Myelodyspl. Syndrome, CMML, AML:** 75mg/m^2 s.c. d1-7, Wh. d 29; **DANI** s. FachInfo; **DALI** sorgfältige Überwachung
Capecitabin Rp	HWZ 0.25h, Qo 1.0, PPB 54%
Xeloda *Tbl. 150, 500mg*	**Kolorektales Ca** → 573: 2 x 1250mg/m^2/d p.o. d1-14, Wh. d22; **Mamma-Ca** → 578: 2 x 1250mg/m^2/d p.o. d1-14, Wh. d22, Komb. m. Docetaxel; **Komb.-Th. b. Kolorektal- u. Magen-Ca:** 2 x 800-100mg/m^2 d1-14, Wh. d22; bei fortlaufender Gabe 2 x 625mg/m^2; **DANI** GFR 30-50: 75%; <30: KI
Cytarabin Rp	HWZ (1-3h), Qo 0.9, PPB 15%
DepoCyte *Inj.Susp. 50mg* **Udicil** *Inf.Lsg. 100mg, 1000+2000mg* **UDICIL CS** *Inf.Lsg. 500, 1000, 2000mg* **ARA-cell** *Inj.Lsg. 40, 100mg; Inf.Lsg. 1000+ 4000mg, 5g+10g(100mg/ml)* **Alexan** *Inj.Lsg. 5ml; Inf.Lsg. 1000mg*	**Akute Leukämien:** Induktion 100-200mg/m^2 i.v. f. 5-10d; Remissionserhaltung: 70-200mg/m^2 i.v./s.c. d1-5, Wh d29; **Non-Hodgkin-Lymphom** → 351: 300mg/m^2 i.v. je nach Schema z.B. d8; **Meningeosis lymphomatosa:** DepoCyte: 50mg intrathekal W. 1+3, dann W. 5, 7, 9, 13, 17, 21, 25, 29; **DANI** GFR <10: 50-75%
Fluorouracil (5-FU) Rp	HWZ 8-40min PPB 0% Qo 1.0
5-Fluorouracil-biosyn *Inf.Lsg. 250, 500, 1000mg* **Fluorouracil-GRY** *Inf.Lsg. 250mg/5ml, 500mg/10ml, 1000mg/20ml, 5000mg/100ml* **5-FU HEXAL** *Lsg. 250, 500, 1000, 5000mg* **5-FU medac** *Inf.Lsg. 500, 1000, 5000, 10000mg* **Benda 5 Fu** *Inf.Lsg. 1g/20ml, 5g/200ml* **Eurofluor** *Inf.Lsg. 500mg/10ml, 1g/20ml, 5g/100ml* **Neofluor** *Inf.Lsg. 1g/20ml, 5g/100ml* **Onkofluor** *Inj.Lsg. 5000mg* **Ribofluor** *Inf.Lsg. 250mg/5ml, 500mg/10ml, 1000mg/20ml, 5000mg/100ml* **Efudix** *Salbe (1g enth. 50mg)*	**Kolorektales Ca** → 573: 370-600mg/m^2 als i.v.-Bolus; 200-750mg/m^2 als Dauerinf.; **Pankreas-Ca** → 583: 400-500mg/m^2 als i.v.-Bolus; 1000mg/m^2 als Dauerinf.; **Mamma-Ca** → 578, **Magen-Ca** → 576: 500-600mg/m^2; DANI GFR<10:50-75% **solare und solide Keratosen, M. Bowen, Basaliome:** Effudix: 1-2 x tgl. auftragen
Gemcitabin Rp	HWZ 42-94min (0.7-12h) Qo >0.9
Gemci Cell *Inf.Lsg. 200, 1000, 1500, 2000mg* **Gemcitabin Hexal** *Inf.Lsg. 200, 1000mg* **Gemedac** *Inf.Lsg. 200, 1000mg* **Gemzar** *Inf.Lsg. 200, 1000mg*	**Blasen-Ca** → 568: 1g/m^2 i.v. d1, 8, 15, Wh. d29, Komb. mit Cisplatin 70mg/m^2 d2; **nicht-kleinzell. Bronchial-Ca** → 570: 1250mg/m^2 d1+8, Wh. d22 o. 1000mg/m^2 d1, 8, 15, Wh. d29; **Mamma-Ca** → 578: 1250mg/m^2 d1+8, Wh. d 22, Komb. mit Paclitaxel 175mg/m^2 d1; **Ovarial-Ca:** 1g/m^2 d1+8, Wh. d22, Komb. mit Carboplatin AUC 4 d1; **Pankreas-Ca** → 583: 1g/m^2 1 x/W. f. 7W., dann d1, 8, 15, Wh. d29; **DANI** vorsichtige Anw.
Tegafur + Uracil Rp	HWZ 11h PPB 52%
UFT Hartkapseln *Kps. 100 + 224mg*	**kolorektales Ca** → 573: 3 x 100mg Tegafur/m^2/d p.o. d1-28, Wh. d 36; **DANI** vorsichtige Anw.

A 19.5 Alkaloide und andere natürliche Mittel

A 19.5.1 Vinca-Alkaloide und Analoga

Wm/Wi (Vinca-Alkaloide u. Analoga): Bindung an mikrotubuläre Proteine mit Depolarisation, die Bildung der mitotischen Spindel wird verhindert, Störung der Protein-, DNA- und RNS-Synthese;
UW (alle) siehe allgemeine UW von Zytostatika → 294;
UW (Vinca-Alkaloide u. Analoga): kardiovaskuläre Störung, RR ↑, RR ↓, akute interstitielle Pneumonitis/Bronchospasmus v.a. bei Gabe mit Mitomycin C, Obstipation, Ileus, Polyurie (ADH-Sekretion ↓), Dysurie, Harnverhalten (Blasenatonie), dosisabhängige periphere Neurotox., autonome Neurotoxität, Hirnnervenausfälle u. ZNS-Strg.: Hypästhesie, Parästhesien, motorische Strg., Areflexie, Paralyse, Ataxie, paralytischer Ileus, Optikusatrophie, Erblindung, Krampfanfälle, Muskelkrämpfe/Schmerzen in Unterkiefer/Hals/Rücken/Extremitäten nach Injekt., Pankreatitis, schwere Gewebenekrose bei Paravasat;
UW (Vinflunin): Panzytopenie, Infektionen, Anorexie, Dehydratation, Überempfindlichk., Insomnie, periph. sensorische Neuropathie, Synkope, Kopfschmerzen, Neuralgie, Ohrenschmerzen, Tachykardie, Hypo-, Hypertension, Venenthrombose, gastrointestinale Strg., Husten, Dyspnoe, Alopezie, Myalgie, Hautreaktionen, muskuloskeletale Schmerzen, Asthenie, Rkt. am Applikationsort, Schüttelfrost;
Ink (Vincristin): Zalcitabin

Vinblastin Rp	HWZ 25h PPB 44-75% Q0 0.95
Vinblastinsulfat-GRY *Inf.Lsg. 10mg*	**Hoden-Ca** → 572, **Mamma-Ca** → 578, **Kaposi-Sarkom, M. Hodgkin** → 355, **Non-Hodgkin-Lymphom** → 351, **Histiocytosis X, M. Werlhof:** ini 3.7mg/m²/W., dann steigern um 1.8-1.9mg/m²/W. bis 6mg/m² i.v. 1x/W.; **Ki.:** ini 2.5mg/m² 1x/W., steigern auf max. 7.5mg/m²/W.; **DANI** nicht erforderl., **DALI** s. FachInfo
Vincristin Rp	HWZ 85h PPB 44% Q0 0.95
Cellcristin *Inj.Lsg. 1mg/1ml, 2mg/2ml* **Vincristin Medac** *Inf. Lsg.1mg/1ml, 2mg/2ml* **Vincristinsulfat-Gry** *Inf.Lsg. 1mg/1ml, 2mg/2ml, 5mg/5ml* **Vincristinsulfat HEXAL** *Inj.Lsg. 1mg, 2mg* **Vincristin Liquid L** *Inj.Lsg. 1mg/1ml*	**ALL, M. Hodgkin** → 355, **Non-Hodgkin-Lymphom** → 351, **Mamma-Ca** → 578, **kleinzelliges Bronchial-Ca** → 569, **Sarkome, Wilms-Tumor, Neuroblastom, M. Werlhof:** 1,4mg/m² i.v. 1 x/W., max. 2mg/W.; **Ki.:** bis 10kg: 0.05mg/kg 1x/W.; >10kg: 2mg/m² 1 x/W.; **DANI** k.A., **DALI** Bili>3mg/dl: 50%
Vindesin Rp	HWZ 25h
Eldisine *Inj.Lsg.5mg*	**Akute Leukämien, Blastenschub der CML** → 350, **maligne Lymphome, malignes Melanom** → 578, **NSCLC und SCLC, Mamma-** → 578, **Ösophagus-** → 582, **Kopf-Hals-, Hoden-Ca:** 3mg/m² i.v.; **Ki.:** 4mg/m²; **DANI** k.A., **DALI** Bili>3mg/dl: 50%
Vinflunin Rp	HWZ 40h, PPB 67%
Javlor *Inf.Lsg. 25mg/ml*	**Fortgeschr./metastasierendes Übergangszell-Ca d. Urothels:** 320mg/m² über 20min. i.v. d1, Wdh. d22; **DANI** GFR > 60: 100%; 40-60: 280mg/m²; 20-39: 250mg/m² alle 3W; **DALI** s. FachInfo
Vinorelbin Rp	HWZ 38-40h PPB 14% Q0 ≥0.7
Navelbine *Inf.Lsg. 10mg/1ml, 50mg/5ml; Kps. 20, 30mg* **Navirel** *Inf.Lsg. 10mg/1ml, 50mg/5ml* **Vinorelbin Mayne** *Inf.Lsg. 10mg/1ml* **Vinorelbin Nc** *Inf.Lsg. 10mg/1ml*	**Fortgeschrittenes nicht-kleinzelliges Bronchial-Ca** → 570, **anthrazyklinresist. Mamma-Ca** → 578: 25-30mg/m² i.v. d1, Wh. d29; 60mg/m² p.o. 1 x/W., nach 3 Gaben 80mg/m²; **DANI** nicht erforderlich, **DALI** massive Lebermetastasen/schwere LI: 66%

A 19.5.2 Podophyllotoxin-Derivate

Wm/Wi (Podophyllotoxin-Derivate): Interaktion mit Topoisomerase II, DNA Einzel- und Doppelstrangbrüche
UW (alle) s. allgemeine UW von Zytostatika → 294
UW (Etoposid): Hypotonie bei i.v.-Gabe, Ischämie, Dysphagie, Obstipation, transienter Transaminasen-anstieg, allergische Reaktionen bis zur Anaphylaxie, periphere Neuropathie od. ZNS-Störung
UW (Tenisposid): transiente Transaminasen- ↑, Lebervenenverschlusssyndrom, allergische Reaktionen bis zur Anaphylaxie, periphere Neuropathie oder ZNS-Störung
Ink: Phenobarbital, Phenytoin; **Ink** (Etoposid): Ciclosporin

Etoposid Rp	HWZ 6-8h PPB 98% Q0 0.65
Eto Cell *Inf.Lsg. 100, 500mg* **Eto-Gry** *Inf.Lsg. 20mg/ml* **Etomedac** *Inf.Lsg. 100mg/5ml, 500mg/25ml* **Etopophos** *Inf.Lsg.100, 1000mg* **Etoposid HEXAL** *Inf.Lsg. 50, 100, 200, 400, 1000mg* **Neoposid** *Inf.Lsg. 100, 200, 1000mg* **Riboposid** *Inf.Lsg. 100mg/5ml, 200mg/10ml, 400mg/20ml* **Vepesid** *Kps. 50, 100mg*	**Kleinzelliges Bronchial-Ca** → 569, **nicht-kleinzelliges Bronchial-Ca** → 570, **M. Hodgkin** → 355, **Non-Hodgkin-Lymphom** → 351, **AML, Hoden-** → 572, **Chorion-, Ovarial-Ca** → 583: 50-100mg/m² i.v. d1-5 oder 120-150mg/m² d1, 3, 5; 100-200mg/m² p.o. d1-5, Wh. n. 3-4W.; **DANI, DALI** KI bei schwerer NI, LI

A 19.5.3 Taxane

Wm/Wi (Taxane): Pathologische Bildung und Stabilisierung von Mikrotubuli und damit Störung der Mitose
UW (alle) s. allgemeine UW von Zytostatika → 294
UW (Docetaxel): Ischämiesymptomatik, Obstipation, transienter Transaminasen ↑, Dermatoxizität, Dysästhesien, Epidermiolyse, periphere Neurotoxizität mit Parästhesien und motorischen Störungen, paralytischer Ileus, ZNS-Störung, Hypersensitivitätsreaktion, Flüssigkeitsretention (Kapillarpermeabilität ↑) mit Gewichtszunahme, Ödemen, Hypotonie, Pleuraerguss, Aszites
UW (Paclitaxel): Erregungsleitungsstörung (Herz), Ischämie, Obstipation, transienter Transaminasen ↑, periphere Neurotoxizität mit Parästhesien, paralytischer Ileus, ZNS-Störungen, Hypersensitivitätsreaktion

Docetaxel Rp	HWZ 11h PPB 95% Q0 >0.9
Taxotere *Inf.Lsg. 20, 80mg*	**Mamma-Ca** → 578: 75-100mg/m² i.v. d 1, Wh. d22; **nicht-kleinzelliges Bronchial-Ca** → 570, **Prostata-Ca** → 584, **Magen-Ca** → 576, **PE-Ca Kopf-Hals:** 75mg/m² i.v. d 1, Wh. d22; **DANI** k.A.; **DALI** KI bei schwerer LI

Paclitaxel Rp	HWZ 6.4-12.7h PPB 89-98% Q0 >0.8
Celltaxel *Inf.Lsg. 30, 100, 150, 300mg* **Neotaxan** *Inf.Lsg. 30, 100, 150, 300, 600mg* **Paclitaxel HEXAL** *Inf.Lsg. 30, 100, 150, 300mg* **Ribotax** *Inf.Lsg. 30, 100, 150, 300, 600mg* **Taxol** *Inf.Lsg. 30,100, 300mg* **Taxomedac** *Inf.Lsg. 30, 100, 300mg*	**Ovarial-Ca** → 583: 175mg/m² über 3h i.v. d1; 135mg/m² über 24 h i.v. d1, Wh. d22; **Mamma-Ca** → 578, **fortgeschrittenes nicht-kleinzelliges Bronchial-Ca** → 570: 175mg/m² über 3h i.v. d1, Wh. d22; **Kaposi-Sarkom b. AIDS:** 100mg/m² über 3h i.v. d1, Wh. d15; **DANI** k.A.; **DALI** auf verstärkte Myelosuppression achten; KI bei schwerer LI

A 19.6 Zytotoxische Antibiotika

A 19.6.1 Anthracycline

Wm/Wi (Anthracycline): Interkalation in die Doppelhelix der DNA, Hemmung der Topoisomerase I und II
UW (alle) s. allgemeine UW von Zytostatika → 294
UW (Daunorubicin): akute Kardiotoxizität (EKG-Veränderungen, Arrhythmien, Ischämie, Infarkt) und chronische Kardiotoxizität (dilatative Kardiomyopathie mit Minderung der LVEF), Tubulusschädigung, Rezidiv früherer Strahlendermatitis
UW (Doxorubicin): akute Kardiotoxizität (EKG-Veränderungen, Arrhythmien, Ischämie, Infarkt) und chronische Kardiotoxizität (dilatative Kardiomyopathie mit Minderung der LVEF), Rezidiv früherer Strahlendermatitis
UW (Doxorubicin liposomal): im Vergleich zu Doxorubicin geringere chronische Kardiotoxizität
UW (Epirubicin): Kardiotoxizität geringer als bei Dauno-/Doxorubicin: akute Kardiotoxizität (EKG-Veränderungen, Arrhythmien, Ischämie, Infarkt) und chronische Kardiotoxizität (dilatative Kardiomyopathie mit Minderung der LVEF), Rezidiv früherer Strahlendermatitis
UW (Idarubicin): Kardiotoxizität ist geringer als bei anderen Anthrazyklinen: akute Kardiotoxizität (EKG-Veränderungen, Arrhythmien, Ischämie, Infarkt) u. chronische Kardiotoxizität (dilat. Kardiomyopathie)
UW (Mitoxantron): chronische Kardiotoxizität: Kardiomyopathie, Herzinsuffizienz (im Vergleich zu Doxorubicin weniger ausgeprägt), GI-Blutungen, Transaminasen ↑ (transient) , Cholestase, Pruritus, bläuliche Verfärbung von Skleren/Fingernägeln/Injektionsstelle und Urin

Daunorubicin Rp	HWZ 11-27h Q0 0.9
Daunoblastin *Inf.Lsg. 20mg*	**AML, ALL:** 24-60mg/m²/d i.v.; Kumulativdosis max. 550mg/m², **Ki. > 2J.** max. 300mg/m²; **DANI** Krea (mg/dl) >3: 50%; **DALI** Bili 1.2-3: 50%; 3.1-5: 25%

Doxorubicin Rp	HWZ 30-50h PPB 75% Q0 0.95
Adriblastin *Inf.Lsg. 10, 20, 50, 150mg* **Adrimedac** *Inf.Lsg. 10, 20, 50, 200mg* **DOXO-cell** *Inj.Lsg. 10, 50, 150mg, 50mg+BIS* **Doxorubicin HEXAL** *Inj.Lsg. 10, 50, 100, 200mg* **Doxorubicin NC** *Inf.Lsg. 10, 50, 100mg* **Ribodoxo** *Inf.Lsg.10, 50mg*	**Kleinzelliges Bronchial-Ca** → 569, **Mamma-Ca** → 578, **Ovarial-Ca** → 583, **Harnblasen-Ca, Osteosarkom, Weichteilsarkom, Ewing-Sarkom, Hodgkin-Lymphom** → 355, **Non-Hodgkin-Lymphom** → 351, **ALL, AML, multiples Myelom, Endometrium-Ca, Wilms-Tumor, Schilddrüsen-Ca, Neuroblastom, Magen-Ca** → 576, **AIDS-ass. Kaposi-Sarkom:** Monoth.: 50-80mg/m² i.v. d1, Wh. d22; Polychemoth.: 30-60mg/m² d1; Wh. d22/29; Kumulativdosis max. 450-550mg/m²; **DANI** GFR<10: 75%; **DALI** Bili 1.2-3: 50%; 3.1-5: 25%; >5: KI

Doxorubicin liposomal Rp	HWZ 74h
Caelyx *Inf.Lsg. 20mg/10ml, 50mg/25ml* **Myocet** *Inf.Lsg. 50mg*	**Mamma-CA** → 578, **Ovarial-Ca** → 583: 50mg/m² i.v. d1, Wh. d29; **AIDS-assoz. Kaposi-Sarkom:** 20mg/m² d1, Wh. n. 2-3W.; **DANI** nicht erforderl.

Epirubicin Rp	HWZ 30-40h Q0 1.0
Axirubicin *Inj.Lsg. 50, 200mg* **Bendaepi** *Inj.Lsg. 50, 100, 200mg* **EPI-cell** *Inj.Lsg. 10, 20, 50, 200mg* **Epi Nc** *Inj.Lsg. 10, 50, 100, 200mg* **Epirubicin HEXAL** *Inj.Lsg. 10, 50, 100, 200mg* **Episachs** *Inj.Lsg. 20, 50, 200mg* **Eracin** *Inj.Lsg. 10, 20, 50, 200mg* **Farmorubicin** *Inf.Lsg. 10, 20, 50, 200mg* **Riboepi** *Inf.Lsg.10, 20, 50, 100, 200mg*	**Mamma-Ca** → 578, **Ovarial-Ca** → 583, **kleinzelliges Bronchial-Ca** → 569, **Magen-Ca** → 576, **Weichteilsarkom:** konventionelle Dosierung: 75-90mg/m² i.v. d1, Wh. d22; intensivierte Dosierung : bis 135mg/m² d1, Wh. d 22/29; Kumulativdosis max. 1g/m²; **Harnblasen-Ca, Rezidiv-Pro.** → 568: 50mg intravesical 1x/Wo, Wh. s. Fachinfo; **DANI:** GFR <10: 75%;

Idarubicin Rp	HWZ 11-35 (41-69) h
Zavedos *Inf.Lsg. 5mg/5ml; 10mg/10ml; 20mg/20ml* **Zavedos Oral** *Kps. 5, 10, 25mg*	**AML, ANLL:** 15-30mg/m² p.o. d1-3; 12mg/m² i.v. d1-3 oder 8mg/m² d1-5; Kumulativdosis max. 120mg/m² i.v.; **DANI** Krea (mg/dl) > 2.5: KI; **DALI** Bili>2: KI

Mitoxantron Rp	HWZ 5-18 Tage PPB 90% Q0 0.95
Mitoxantron HEXAL *Inj.Lsg. 10mg, 20mg* **Mitoxantron-GRY** *Inf.Lsg. 2mg/ml* **Novantron** *Inf.Lsg. 10mg/5ml, 20mg/10ml* **Onkotrone** *Inf.Lsg. 10mg /5ml, 20mg/10ml, 25mg/12,5ml, 30mg/15ml* **Ralenova** *Inf.Lsg. 2mg/ml*	**Mamma-Ca** → 578, **Non-Hodgkin-Lymphom** → 351: 12-14mg/m² i.v. d1, Wh. d22; intrapleural: 20-30mg; **AML:** 10-12mg/m² d1-5; **Prostata-Ca** → 584: 12mg/m² d1, Wh. d22; **Multiple Sklerose** → 467: Ralenova: 12mg/m² i.v. alle 3 M.; **DANI** k.A.

A 19.6.2 Weitere zytotoxische Antibiotika

Wm/Wi (Bleomycin): Einzel- und Doppelstrangbrüche der DNA als Folge einer Redoxreakion
Wm/Wi (Mitomycin): Alkylierung der DNA mit entsprechender Hemmung der Synthese, DNA Brüche
UW (alle) siehe allgemeine UW von Zytostatika → 294
UW (Bleomycin): interstitielle Pneumonitis u. Lungenfibrose, Nagelveränderungen, Pruritus, Striae, Ödeme, idiosynkratische Reaktionen bis zur Anaphylaxie
UW (Mitomycin): Herzinsuff., Ischämie, Pulmotoxizität (Pneumonitis, Fibrose), Transaminasen ↑ (transient), hämolytisch-urämisches Syndrom, Fotosensitivität, Neurotoxizität: Sehstörungen, Parästhesien

Bleomycin Rp	HWZ 3h Q0 0.45
BLEO-cell *Inj.Lsg. 15mg* **Bleomedac** *Inj.Lsg. 15, 30mg* **Bleomycin HEXAL** *Inj.Lsg. 15mg*	**Hoden-Ca** → 572: 30mg i.v. d1, 8, 15; , **M. Hodgkin** → 355: 10mg/m² i.v.; **Non-Hodgkin-Lymphom** → 351: 5mg/m² i.v.; **maligne Pleuraergüsse:** 60mg intrapleural; **DANI** k. A.

Mitomycin Rp	HWZ 30-70min
Ametycine *Inj.Lsg. 20mg* **Mitem** *Inj.Lsg. 5, 10, 20mg* **Mito-extra** *Inj.Lsg. 40mg* **Mito medac** *Inj.Lsg. 20mg* **Mitomycin medac** *Inj.Lsg. 2, 10, 15mg* **Mitomycin HEXAL** *Inj.Lsg. 10, 20mg*	**Blasentumoren**→ 568: 20-40mg intravesical 1 x/W.; **Magen-** → 576, **Bronchial-** → 569, **Pankreas-** → 583, **Kolon-** → 573, **Rektum-** → 573, **Mamma-** → 578, **Leberzell-, Zervix-, Ösophagus-Ca** → 582, **CML** → 350, **Osteosarkom, Karzinome im Kopf-Hals- Bereich:** 10-20mg/m² i.v. d1, Wh. n. 6-8W. oder 8-12mg/m², Wh. n. 3-4W.; **DANI** k. A.

A 19.7 Weitere antineoplastische Mittel

A 19.7.1 Topoisomerase-I-Hemmer

Wm/Wi (Topoisomerase-I-Hemmer): Hemmung der Topoisomerase I;
UW (alle) siehe allgemeine UW von Zytostatika → 294
UW (Irinotecan): cholinerges Frühsyndrom (u.a. Diarrhoe, Bauchkrämpfe, Konjunktivitis, HF ↓, Miosis, Flush), verzögert einsetzende Diarrhoe, Fieber, Dyspnoe, Bauchschmerzen, Transaminasen ↑
UW (Topotecan): schwere Zytopenie, Hautausschläge, Dyspnoe

Irinotecan Rp	HWZ 14.2h PPB 65% Q0 0.8
Campto *Inf.Lsg. 40mg/2ml, 100mg/5ml, 300mg/15ml*	**Kolorekt.-Ca** → 573: Monoth.: 350mg/m² i.Wh. v. d1, Wh. d22; Komb.-Th. mit 5-FU: 180mg/m² d1, Wh. d15; **DANI** Anw. nicht empfohlen
Topotecan Rp	HWZ 2-3h PPB 35% Q0 0.6
Hycamtin *I Kps. 0.25, 1mg; Inf.Lsg. 1mg, 4mg*	**Ovarial-Ca** → 583, **kleinzell. Bronchial-Ca** (2nd line) → 569: 1.5mg/m² i.v. d1-5, Wh. d22; **DANI** GFR 20-40: 50%; <20: Anw. nicht empfohlen

A 19.7.2 Weitere

Wm/Wi (Alitretnoin): Vit.-A-verwandtes Hormon, steuert Prozess der Zelldifferenzierung und -proliferation;
Wm/Wi (Amsacrin): Interkalation in die DNA, dadurch Hemmung der DNA-Synthese, DNA- Brüche, Chromosomenaberrationen und falsche Chromosomenteilungen;
Wm/Wi (Anagrelid): Hemmung der zyklischen AMP-Phosphodiesterase III, Verzögerung der Megakaryozytenreifung;
Wm/Wi (Asparaginase): Senkung des Asparaginspiegels, dadurch Stillstand der Proteinsynthese
Wm/Wi (Bexaroten): Selektive Bindung und Aktivierung der drei RXR;
Wm/Wi (Bortezomib): Proteasom-Inhibitor;
Wm/Wi (Estramustin): Antimitotische und antimikrotobuläre Effekte durch Interaktion mit mikrotubuli-assoziierten- und tau-Proteinen; estragene Komponente ⇒ LH ↓, FSH ↓ ⇒ Androgenproduktion ↓
Wm/Wi (Folinsäure): Blockade der Thymidilatsynthetase, Hemmung der DNA-Synthese
Wm/Wi (Hydroxycarbamid): Blockade d. Ribonukleotidreduktase-Systems ⇒ Hemmung der DNA-Synthese;
Wm/Wi (Lenalidomid): Proliferationshemmung bestimmter hämtopoetischer Tumorzellen, Hemmung der Angiogenese, Produktionshemmung von TNFa und IL-6;
Wm/Wi (Mifamurtid): Analogon von Muramyldipeptid (Bestandteil der Zellwand von Mycobacterium sp.), ⇒ bindet an NOD2, ein starker Monozyten-/Makrophagenaktivator;
Wm/Wi (Miltefosin): Hemmung membranständiger Enzymsysteme;
Wm/Wi (Mitotan): bindet kovalent an Makromoleküle d. Mitochondrien ⇒ Zerstörung d. Mitochondrien, Zelltod, Nekrose; wirkt selektiv zytotoxisch auf die Zonae fasciculata u. retikularis, hemmt die Produktion von Kortikosteroiden, beeinflusst den extraadrenalen Metabolismus von endogenen u. exogenen Steroiden;
Wm/Wi (Pentostatin): Hemmung der Adenosin Deaminase, direkte Hemmung der RNS-Synthese und erhöhte Schädigung der DNA;
Wm/Wi (Thalidomid): Suppression d. TNF-Alpha-Produktion, Hemmung best. Adhäsionsmoleküle u. der anti-angiogenetischen Aktivität ⇒ immunmodulatorisch, anti-inflammatorisch, anti-neoplastisch;
Wm/Wi (Trabectedin): bindet an die kleinere Furche der DNA, so dass die Helix der größeren Furche nachgibt ⇒ Triggerung verschiedener Mechanismen mit zuletzt Störung des Zellzyklus;
Wm/Wi (Tretinoin): Induktion von Zelldiffereinzierung und Hemmung der Zellproliferation;
UW (alle) s. allgemeine UW von Zytostatika dS. 308
UW (Alitretinoin) Erythem, Ödem, Pruritus, Krustenbildung, Nässen, exfoliative Dermatitis, Schmerzen
UW (Amsacrin): Herzinsuff., Herzstillstand, transienter Transaminasen ↑, Gelbfärbung, periphere u. zentrale Neurotoxizität mit Kopfschmerzen, Verwirrtheit, Krampfanfällen
UW (Anagrelid): Anämie, Flüssigkeitsretention, Kopfschmerzen, Schwindel, Palpitationen, Tachykardie, Müdigkeit, Exanthem, Übelkeit, Erbrechen, Diarrhoe, Bauchschmerzen
UW (Asparaginase): Transaminasen ↑, Hepatitis, Pankreatitis, Hyperglykämie, Störung der Gerinnungsfaktorsynthese, thromboembolische Ereignisse, Blutungen, akutes Nierenversagen, reversible Enzephalopathie: Antriebslosigkeit, Somnolenz, Verwirrtheit, hirnorganisches Psychosyndrom (chronisch), allergische Reaktionen bis zum anaphylaktischen Schock
UW (Bexaroten): Hyperlipämie, Hyperthyroidismus, Hypercholesterinämie, Kopfschmerzen, Schmerzen
UW (Bortezomib): Dehydratation, periphere Neuropathie, Kopfschmerzen, orthostatische Hypotonie, Dyspnoe, Myalgie, Anorexie, Obstipation
UW (Estramustin): Ischämie, Herzinsuff., Ödeme, transienter Transaminasen ↑, Gynäkomastie, Missempfindungen im Perineum bzw. Prostatabereich

UW (Folinsäure): bei hoher Dosierung GI-Störungen;
UW (Hydroxycarbamid): akute Pulmotoxizität mit diffuser pulmonaler Infiltration/Lungenödem, Obstipation, transienter Transaminasen ↑, Proteinurie, Hyperurikämie, periphere/zentrale Neurotoxizität
UW (Lenalidomid): Neutropenie, Müdigkeit, Asthenie, Obstipation, Muskelkrämpfe, Thrombopenie, Anämie, Diarrhoe, Exanthem, venöse Thrombolembolie;
UW (Mifamurtid): Infektionen u. parasitäre Erkrankungen, Tumorschmerzen, Anämie, Leuko-/Thrombopenie, Anorexie, Dehydratation, Verwirrtheit, Depression, Angstzustände, Verschwommensehen, Hörstörungen, Tachykardie, Hypo-/Hypertonie, Dyspnoe, Pleuraerguss, Husten, Diarrhoe, Emesis, Hyperhidrosis, Exanthem, Arthralgien, Myalgien, Dysurie, Dysmenorrhoe, Fieber, Schüttelfrost, Schmerzen, Ödeme;
UW (Mitotan): subjektive und objektive Symptome einer Hypervitaminose A, Retinoic Acid Syndrome, Lethargie, Ataxie, Schwäche, Schwindel, Anorexie, Hypertonie, Hämaturie, hämorrhagische Zystitis, Albuminurie, Leberveränderungen, bei hoher Dosierung Morbus Addison;
UW (Pentostatin): EKG-Veränderungen, Herzinsuff., transienter Transaminasen ↑, Fotosensibilität, Pruritus, Keratokonjunktivitis, periorbitales Ödem;
UW (Thalidomid): Neutro-/Leukopenie, Anämie, Thrombozytopenie, periph. Neuropathie, Tremor, Schwindel, Somnolenz, Obstipation, periph. Ödeme, Herzinsuffizienz, Bradykardie, Koordinationsstrg., thromboembol. Ereignisse, Bronchopneumopathie, Erbrechen, tox. Hautausschläge, Fieber, Verwirrtheit, Teratogenität
UW (Trabectedin): CK ↑, Obstipat., Anorexie, Asthenie, Abgeschlagenheit, Bili-, aP-, γGT-, Transaminasen ↑;
UW (Tretinoin): Cheilitis, Konjunktivitis, Kopfschmerzen, intrakranieller Druck ↑, Pseudotumor-cerebri-Syndrom, Schwindelgefühl, Verwirrtheit, Depression, Parästhesien, Seh- und Hörstörungen, Pankreatitis, Kreatinin ↑, Transaminasen ↑, Hyperkalzämie, Dyspnoe, Ateminsuffizienz, Knochen-, Brust- und Muskelschmerzen, Triglyceride ↑, Cholesterol ↑, VLDL ↑ u. LDL ↑

Alitretinoin Rp	
Panretin *Gel 0.1% (1g enth. 1mg)*	**Kaposi-Sarkom bei AIDS:** ini 2 x tgl auf die Hautläsionen auftragen, n.14d ggf. steigern auf 3-4 x tgl. je n. Wi u. Verträglichkeit
Amsacrin Rp	HWZ 6.3h PPB 95%
Amsidyl *Inf.Lsg. 75mg*	**AML, ALL:** Induktion, Monoth.: 90mg/m² i.v. d1-5; Erhaltungsth.: 50mg/m² d1-3, Wh. nach 3-4 W.; **DANI, DALI** 60-75mg/m² i.v. d1-5; Kontrolle der Nieren- bzw. Leberwerte bei NI bzw. LI
Anagrelid Rp	HWZ 1.3h
Xagrid *Kps. 0.5mg*	**Essentielle Thrombozythämie:** ini 2 x 0.5mg p.o., nach 1W. je n. Thrombo-Zahl (Ziel: 150-400/nl) steigern um max. 0.5mg/W.; Erh.-Dosis 1-3mg/d; **DANI** GFR <30: KI
Asparaginase Rp	HWZ 14-22h
Asparaginase medac *Inf.Lsg. 5000, 10.000 E* **Oncaspar** *Inf.Lsg. 3750 IE*	**ALL, Non-Hodgkin-Lymphom** → 351: 200 E/kg oder 6000 E/m² i.v. tgl.; 45000 E/m² und mehr 2x/Wo; 100-400 E/kg/d oder 3000-12000 E/m² /d i.m.; **Oncaspar: ALL:** 2500 IE/m² alle 14d; **Ki. mit KOF < 0.6m²:** 82.5 IE/kg; **DANI** k.A.I
Bexaroten Rp	HWZ 1-3h PPB 99%
Targretin *Kps. 75mg*	**Kutanes T-Zell-Lymphom:** 300mg/m²/d p.o.; **DANI** sorgfältige Überwachung; **DALI** KI
Bortezomib Rp	HWZ 5-15h PPB 83%
Velcade *Inf.Lsg. 3.5mg*	**Multiples Myelom** → 356: 1.3mg/m² i.v. d1, 4, 8, 11, Wh. d22; **DANI, DALI** sorgfältige Überwachung, evtl. Dosisreduktion

Estramustin Rp	HWZ 20-24h PPB 99% Qo 1.0
Cellmustin *Kps. 140, 280mg* **Estracept** *Kps. 280mg* **Estracyt** *Kps. 140mg; Inf.Lsg. 300mg* **Estramustin HEXAL** *Kps. 140, 280mg* **Medactin** *Kps. 140, 280mg* **Multosin** *Kps. 140, 280mg*	**Prostata-Ca** → **584:** 300-450mg i.v. f. 5-10d; ini 3 x 280mg p.o., n. 4W. 2 x 280mg; **DANI** k.A.
Folinsäure Rp	HWZ 0.5-2 (2.25-6)h
Calciumfolinat HEXAL *Kps. 15mg; Amp. 30mg; Inf.Lsg. 100, 200, 300, 400, 500, 800, 1000mg* **Degalin** *Inf.Lsg. 100, 200, 500mg* **Foli Cell** *Inf.Lsg. 100, 200, 500, 800, 900, 1000mg* **Leukovorin** *Tbl. 15mg; Amp. 10, 30, 50mg; Inf.Lsg. 100, 200, 300, 500, 900, 1000mg* **Oncofolic** *Inf.Lsg. 50mg/ml* **Vorina** *Inf.Lsg. 100, 350, 500, 1000mg*	**Kolorektales Ca** → **573:** 20-500mg/m² i.v. + 5-FU **Pro. von Intoxikationserscheinungen bei Methotrexat-Th.:** n. MTX-Serumspiegel, s. Fachinfo; **DANI** k.A.
Hydroxycarbamid Rp	HWZ 2-4.5h Qo 0.5
Hydrea *Kps. 500mg* **Litalir** *Kps. 500mg* **Syrea** *Kps. 500mg* **Siklos** *Tbl. 1000mg*	**CML** → **350:** ini 40mg/kg p.o., wenn Leuko < 20/nl 20mg/kg, Leuko-Ziel: 5-10/nl; **essentielle Thrombozythämie** → **350:** ini 15mg/kg p.o., Dosisanpass. n. Thromb. (Ziel < 600/nl); **Polycythämia vera** → **349:** ini 15-20mg/kg p.o., Dosisanpassung je n. Hkt, Leukos; **DANI** k.A.
Lenalidomid Rp	HWZ 3h PPB 22-29%, PRC X, Lact -
Revlimid *Kps. 5, 10, 15, 25mg*	**Multiples Myelom** → **581:** ini 1 x 25mg p.o. d1-2, Wh. d29, Komb. m. Dexamethason, ggf. Dosisanpassung n. Blutbild, s. FachInfo; **DANI** GFR 30-50: 1 x 10mg; < 30: 15mg alle 2d; HD: 15mg 3x/W.
Mifamurtid Rp	HWZ 18h
Mepact *Inf.Lsg. (4mg/50ml)*	**High-grade Osteosarkom:** 2-30J. als postop. Komb.Th.: W1-12: 2mg/m² i.v. 2 x/W, W13-24: 2mg/m² 1 x/W, jeweils als Infusion über 60min; **DANI, DALI** keine Daten
Miltefosin Rp	HWZ 150-200h
Impavido *Kps. 10, 50mg* **Miltex** *Lsg. (1ml enth. 60mg)*	**Hautmetastasen bei Mamma-Ca:** 1 x tgl. auftragen (1-2Gtt./10cm²), nach 1W. 2 x tgl.; **viszerale Leishmaniasis:** 1.5-2.5mg/kg/d p.o. in 2-3 ED f. 28d; **kutane Leishmaniasis:** 30-45kg: 2 x 50mg; > 45kg: 3 x 50mg f. 28d; **DANI** (Impavido) KI b. schwerer NI
Mitotan Rp	HWZ 0.14h
Lysodren *Tbl. 500mg*	**Nebennierenrinden-Ca:** ini 2-3g/d p.o., nach 8W. 1-2g/d; **<18J.:** ini 1.5-3.5g/m²/d; **DANI, DALI** Anw. b. schwerer NI, LI nicht empfohlen
Pentostatin Rp	HWZ 5.7h PPB 4%
Nipent *Inf.Lsg. 10mg*	**Haarzell-Leukämie:** 4mg/m² i.v. d1, Wh. d15; **DANI** GFR < 60: KI

Thalidomid Rp	HWZ 5.5-7.3h, PPB 55-65%, PRC X, Lact -
Thalidomide Celgene *Kps. 50mg*	**Plasmozytom** → 351 **bei Pat. > 65J. oder bei KI für hochdosierte Chemother.:** 1 x 200mg abends, max. 12 x 6W; in Komb. mit Melphalan u. Prednison; **DANI, DALI** vorsichtige Dosiseinstellung
Trabectedin Rp	HWZ 180h PPB 96%
Yondelis *Inf.Lsg. 0.25, 1mg*	**Fortgeschrittene Weichteilsarkome:** 1.5mg/m² i.v. (ZVK) d1, Wh. d22; **DANI** GFR < 30: KI; **DALI** KI bei erhöhtem Bilirubin
Tretinoin Rp	HWZ 0.7h
Vesanoid *Kps. 10mg*	**Akute Promyelozytenleukämie:** 45mg/m² p.o. in 2 Einzeldosen bis Vollremission erreicht, max. 90d; **DANI, DALI** 25mg/m²

A 19.7.3 Proteinkinase Inhibitoren

Wm/Wi (Dasatinib): Hemmung der BCR-ABL-Kinase und anderer onkogener Kinasen;
Wm/Wi (Erlotinib): Hemmung der Tyrosinkinase und dadurch Hemmung der Aktivierung des Wachstumsfaktors HER1/EGFR;
Wm/Wi (Geftinib): Hemmung der Tyrosinkinase des epidermalen Wachstumusfaktors (EGF)
Wm/Wi (Imatinib): Protein-Tyrosinkinase-Inhibitor, starke Hemmung der Tyrosinkinase-Aktivität von BCR-ABL, Inhibition der Profliferation und Indukton von Apoptose;
Wm/Wi (Lapatinib): Inhibition d. intrazellulären Tyrosinkinase-Domänen, des EGFR- und ErbB2-Rezeptors;
Wm/Wi (Nilotinib): Hemmung der BCR-ABL-Kinase;
Wm/Wi (Sorafenib): Multi-Kinase-Inhibitor u antiproliferativ, antiangiogen;
UW (Dasatinib): Flüssigkeitsretention, Diarrhoe, Hautausschlag, Kopfschmerzen, Blutungen, Erschöpfung, Übelkeit, Dyspnoe, febrile Neutropenie;
UW (Erlotinib): Exanthem, Pruritus, Diarrhoe, Übelkeit, Erbrechen, Husten, Konjunctivitis, Stomatitis, Bauchschmerzen, Ermüdung, Anorexie,
UW (Geftinib): Anorexie, Konjunctivitis, Blepharitis, trockene Augen, Hämorrhagie, Epistaxis, Hämaturie, interstitielle Lungenerkrankung, Diarrhoe, Übelkeit, Erbrechen, Stomatitis, Dehydratation, Transaminasen- u. Bilirubinerhöhung, Hautreaktionen, Alopezie, Nagelstörungen, Krea-Anstieg, Proteinurie, Asthenie, Pyrexie;
UW (Imatinib): Hepatotoxizität (reversibel), Flüssigkeitsretention, Ödeme, Muskelkrämpfe, Arthralgie;
UW (Lapatinib): linksventrikuläre Ejektionsfraktion ↓, Diarrhoe, Erbrechen, Hautausschlag, Nagelveränderungen, Anorexie, Müdigkeit, Hyperbilirubinämie, Hepatotoxizität, Dyspepsie, trockene Haut, Kopfschmerzen, Stomatitis, Obstipation, palmar-plantare Erythrodysästhesie, Schmerzen in Extremitäten/Rücken, Schlaflosigkeit;
UW (Nilotinib): Exanthem, Pruritus, Diarrhoe, Übelkeit, Obstipation, Ödeme, Knochenschmerzen, Arthralgien, Muskelspasmen;
UW (Sorafenib): Lymphopenie, Hypophosphatämie, Blutungen, Hypertonie, Durchfall, Übelkeit, Erbrechen, Exanthem, Hand-Fuß-Syndr., Müdigkeit, Pruritus, Schmerzen, Leukopenie, Anämie, Thrombopenie, Depression,
UW (Sunitinib): Anämie, Kopfschmerzen, Geschmacksstörungen, Verfärbung der Haut, Übelkeit, Erbrechen, Diarrhoe, Bauchschmerzen, palmar-plantare Erythrodysästhesie

Dasatinib Rp	HWZ 5-6h PPB 96%
Sprycel *Tbl. 20, 50, 70mg*	**CLL, Ph+ALL:** 2 x 70mg p.o., ggf. steigern auf 2 x 90-100mg; **DANI** nicht erforderl.; **DALI** vorsichtige Dosiseinstellung

Erlotinib Rp	HWZ 36h
Tarceva *Tbl. 25, 100, 150mg*	**NSCLC:** 1 x 150mg p.o.; **Pankreas-Ca:** 1 x 100mg p.o., Komb. m. Gemcitabin; **DANI, DALI:** Anw. bei schwerer NI/LI nicht empfohlen
Gefitinib Rp	HWZ 41h PPB 90%
Iressa *Tbl. 250 mg*	**NSCLC:** 1 x 250mg p.o.; **DANI GFR** > 20: 100%; < 20: vorsichtige Anw.; **DALI:** Child B, C: engmaschige Überwachung hinsichtl. UW
Imatinib Rp	HWZ 18h PPB 95%
Glivec *Tbl. 100, 400mg*	**Ph+ CML:** chron. Phase: 1 x 400mg p.o.; akzelerierte Phase, Blastenkrise: 600mg p.o.; **Ki. > 2J.:** 340mg/m², max. 570mg/m² bzw. 800mg/d; **Ph+ ALL:** 1 x 600mg; MDS: 1 x 400mg; **hypereosinoph. Syndr., chron. eosinoph. Leukämie:** 1 x 100mg, ggf. bis 400mg/d steigern; **CD 117+ GIST:** 1 x 400mg; **Dermatofibrosarcoma protub.:** 1 x 800mg; **DANI** vorsichtige Anw. bei schwerer NI; **DALI:** 400mg/d
Lapatinib Rp	HWZ 24h PPB 99%
Tyverb *Tbl. 250mg*	**Fortgeschr./metastasiertes Mamma-Ca** → 578 **mit Her2-Überexpression:** 1 x 1250mg/d p.o. in Komb. mit Capecitabin; **DANI** GFR > 30: 100%; < 30: keine Daten; **DALI** Child A, B: keine Daten, Child C: KI
Nilotinib Rp	HWZ 17h PPB 98%
Tasigna *Kps. 200mg*	**Ph+ CML:** 2 x 400mg p.o., ggf. Dosisanpassung n. Blutbild, s. FachInfo; **DANI** nicht erforderlich
Sorafenib Rp	HWZ 25-48h
Nexavar *Tbl. 200mg*	**Leberzell-Ca** → 575, **fortgeschrittenes Nierenzell-Ca:** 2 x 400mg p.o.; **DANI** GFR > 30: 100%; < 30: keine Daten; **DALI** Child A, B: 100%, C: keine Daten
Sunitinib Rp	HWZ 40-60 (80-110)h PPB 95%
Sutent *Kps. 12.5, 25, 50mg*	**GIST, fortgeschrittenes Nierenzell-Ca:** 1 x 50mg p.o., ggf. Dosisanpassung in 12.5mg-Schritten, mind. 25mg/d, max. 75mg/; Th-Dauer 4W., dann 2W. Pause; **DANI, DALI** keine Daten

A 19.7.4 mTOR-Inhibitoren

Wm/Wi (Everolimus, Temsirolimus): Hemmung des mTOR (mammalian target of rapamycin) = Enzymkomplex, der u.a. Zellwachstum reguliert ⇒ antitumorale und antiangiogene Wirkung
UW (Everolimus): Stomatitis, Hautausschlag, Erschöpfung, Asthenie, Diarrhoe, Übelkeit, Mukositis, Infektionen, Erbrechen, Husten, Pruritus, Epitaxis, Pneumonitis, Dyspnoe, Geschmackstörung, Anämie, Erhöhung v. Cholesterin, Triglyceriden, Kreatinin, Transaminasen, Blutzucker; Thrombopenie, Neutropenie, Lymphopenie
UW (Temsirolimus): Kreatinin-Anstieg, Thrombopenie, Anämie, Dysgeusie, Atemnot, Nasenbluten, Husten, Bauchschmerzen, Erbrechen, Stomatitis, Diarrhoe, Übelkeit, Exanthem, Hautjucken, Akne, Nagelveränderungen, Rückenschmerzen, Arthralgie, Hypokaliämie, bakterielle und virale Infektionen, Pharyngitis, Rhinits, Mukositis, Schmerzen, Schmerzen im Brsutkorb, Ödeme, Pyrexie, Asthenie

Everolimus	HWZ 30h, PPB 74%, PRC D Lact ?
Afinitor *Tbl. 5, 10mg*	**Nierenzell-Ca:** 1 x 10mg p.o., ggf. 5mg b. intolerablen UW; **DANI** nicht erforderlich; **DALI** Child B: 5mg/d; Child C: Anw. nicht empfohlen
Temsirolimus Rp	HWZ 17 (55)h PRC D Lact ?
Torisel *Inf.Lsg. 30mg*	**Nierenzell-Ca:** 1x/W. 25mg über 30-60 Min. i.v., zuvor Antihistaminikum; **DANI** vorsichtige Anw. b. schwerer NI; **DALI** Anw. b. schwerer LI nicht empfohlen

A 19.7.5 Antikörper

Wm/Wi: binden an spezifisches Antigen, durch Komplementfixierung kommt es zu einer antikörperabhängigen, zellvermittelten Zytotoxizität;
Wm/Wi (Bevacizumab): Bindet an Gefäßwachstumsfaktor VEGF, Hemmung der Tumorvaskularisierung;
Wm/Wi (Catumaxomab): monoklonaler Antikörper gegen epitheliales Zelladhäsionsmolekül (EpCAM) und CD3-Antigen, dadurch koordinierte Immunreaktion gegen die Tumorzellen;
Wm/Wi (Cetuximab): Blockierung von EGFR, dadurch Reduktion der Invasion von Tumorzellen ins Normalgewebe und Reduktion von Metastasenbildung;
Wm/Wi (Panitumomab): humaner monoklonaler IgG2-Antikörper gegen EGF-Rezepror, dadurch Hemmung des Zellwachstums, Induktion der Apoptose und Verminderung der Produktion von Interleukin 8 sowie vaskulärem, endothelialem Wachstumsfaktor;
Wm/Wi (Rituximab): bindet spezifisch an das Transmembran-Antigen CD 20, das auf > 95% aller Zellen von Non-Hodgkin-Lymphomen des B-Zell-Typs exprimiert wird;
Wm/Wi (Trastuzumab): monoklonaler AK gegen menschlichen epidermalen Wachstumsfakor 2 (HER2)
UW (alle) s. allgemeine UW von Zytostatika ;
UW (Alemtuzumab): Rigor, Dyspnoe, Kopfschmerz, Anorexie, Infektionen, Störung des Elektrolyt- und Wasserhaushalt, Arthralgie, Myalgie, Konjunktivitis
UW (Bevacizumab): Asthenie, Diarrhoe, Übelkeit, Schmerzen, Magen-Darm-Perforationen, Blutungen, arterielle Thromboembolie;
UW (Catumaxomab): Lymphopenie, Leukozytose, Anämie, Neutrophilie, Thrombozythämie, Tachykardie, Vertigo, Bauchschmerzen, Übelkeit, Erbrechen, Diarrhö, Ileus, Obstipation, Flatulenz, Reflux, Stomatitis, Fieber, Schüttelfrost, Schmerzen, Asthenie, Ödem, Durst, Hyperbilirubinämie, Hepatitis, Infektionen, Anorexie, Elektrolytstrg., Arthralgie, Rückenschmerzen, Myalgie, Angst, Oligurie, Proteinurie, Hämaturie, Dyspnoe, Hautausschlag, Hypo-/Hypertonie, Hitzewallungen;
UW (Cetuximab): Atemnot, Paronychie, Konjunktivitis, akneartiges Exanthem;
UW (Panitumomab): Exanthem, akneiforme Dermatitis, Exfoliation, Paronychie, Pruritus, Fissuren, Diarrhoe, Fatigue, Infusionsreaktionen, Elektrolytverschiebungen, Nausea, Emesis, Dyspnoe, Husten, Kopfschmerzen, Konjunktivitis, Wimpernwachstum, Stomatitis, Onycholyse, Hypertrichose, Alopezie, trockene Haut/Nase/Mund, Lungenembolie;
UW (Rituximab): Hypertonie, AP od. Herzinsuff. bei bekannter Herzerkrankung, Husten, Sinusitis, Bronchitis, Bronchitis obliterans, Dyspepsie, Transaminasen ↑, Kopfschmerz, Tumorschmerz, Parästhesien, Schwindel, Angstgefühl, allergische Reaktion (u.a. Dyspnoe, Bronchospasmus, Angioödem), Nachtschweiß, periphere Ödeme, Arthralgien, Myalgien, Knochenschmerz, Konjunktivitis, Hyperkalzämie, LDH ↑, Lymphadenopathie, Geschmacksveränderungen;
UW (Trastuzumab): Vasodilatation, Tachykardie, Herzinsuff., Kardiomyopathie, Ischämie, Perikarderguss, Herzstillstand, Kopfschmerzen, Schwindel, Parästhesien, Neuropathie, Tremor, Depression, allergische Reaktionen (u.a. Dyspnoe, Bronchospasmus, Urtikaria, Angioödem, Anaphylaxie), Arthralgie, Myalgie, Mastitis, transienter Tumorschmerz, Ödeme, Antikörperbildung

Alemtuzumab Rp	HWZ 23-30h
MabCampath *Inf.Lsg. 30mg/ml*	**CLL:** 1.W.: 3mg i.v. d1, 10mg d2, 30mg d3, dann 3x/W. 30mg, Th-Dauer bis 12W.; **DANI** k.A.

Bevacizumab Rp	HWZ 20d
Avastin *Inf.Lsg. 100mg/4ml, 400mg/16ml*	**Kolorektales Ca** → 573: 5-10mg/kg i.v. d1, Wh. d15 oder 7.5-15mg/kg d1, Wh. d22; Komb. mit 5-FU/Folinsäure/Irinotecan; **Mamma-Ca** → 578: 10mg/kg i.v. d1, Wh. d15 oder 15mg/kg d1, Wh. d22; **nicht kleinzell. Bronchial-Ca:** 7.5 bzw. 15mg/kg d1, Wh. d 22, Komb. m. platinhaltiger Chemo; **Nierenzell-Ca** → 582: 10mg/kg d1, Wh. d15, Kombination m. Interferon; **DANI, DALI** k.A.
Catumaxomab Rp	HWZ 0.7-17d
Removab *Inf.Lsg. 10µg/0.1ml, 50µg/0.5ml*	**Maligner Aszites b. EpCAM-pos. Ca.:** 10µg intraperitoneal an d1, 20µg d3, 50µg d7, 150µg d10; **DANI, DALI** k.A.
Cetuximab Rp	HWZ 70-100h
Erbitux *Inf.Lsg. 100mg/20ml, 500mg/100ml*	**Kolorektales Ca** → 573, **fortgeschr. PE-Ca im Kopf-Hals-Bereich:** ini 400mg/m² i.v. d1, dann 1 x/W. 250mg/m²; **DANI, DALI** k.A.
Panitumumab Rp	HWZ 7.5d
Vectibix *Inf.Lsg. 100mg/5ml, 200mg/10ml, 400mg/20ml*	**Metastasiertes EGFR-exprim. kolorektales Ca** → 573: 6mg/kg alle 14d über 60min. i.v., Verdünnung mit NaCl auf < 10mg/ml; **DANI, DALI** k.A.
Rituximab Rp	HWZ 76-206h
MabThera *Inf.Lsg. 100, 500mg*	**Follikuläres Lymphom:** Monoth.: 375mg/m² i.v. d1, Wh. d8, 15, 22; Komb. mit CVP-Schema: 375mg/m² d1; **CD 20⁺ großzellig diffuses B-Zell-Lymphom:** 375mg/m² i.v. d1, Komb. mit CHOP-Schema; **Rheumatoide Arthritis:** 1g i.v. d1, Wh. d15; **DANI, DALI** k.A.
Trastuzumab Rp	HWZ 28.5d
Herceptin *Inf.Lsg. 150mg*	**Mamma-Ca** → 578 **mit HER2 Überexpression:** metastasiert: ini 4mg/kg i.v. d1, dann 2mg/kg 1 x/W.; Frühstadium: ini 8mg/kg i.v., dann 6mg/kg alle 3 W.; **metas. Magen-Ca** → 576 **mit HER2 Überexpression:** ini 8mg/kg i.v. d1, dann 6mg/kg alle 3W, Komb. mit Capecitabin oder 5-FU und Cisplatin; **DANI** k.A.

A 20 Toxikologie – Arzneimittel

A 20.1 Allgemeines

A 20.1.1 Erstanamnese

Welches Gift? Stoff? Produktname? Bestandteile? Hersteller? Verpackung? **Giftaufnahme?** oral? Inhalation? Haut? **Wann?** Einnahme? Erste Symptome? **Warum?** Suizid? Sucht? irrtümlich? **Wieviel?** Menge? Konzentration? **Klinik?** ansprechbar? bewusstlos? Alter? Geschlecht? Gewicht? AZ?

A 20.1.2 Vergiftungszentrale verständigen

A 20.1.3 Soforthilfe durch den Laien

- **Lagerung:** bewusstloser Patient → stabile Seitenlage/Bauchlage mit seitlicher Kopflagerung; bei mechanischer Atemwegsverlegung: Kopf in Seitenlage und Mundhöhle säubern
- **Ersthilfe bei: oraler Giftaufnahme** → Auslösen von Erbrechen durch den Laien unbedingt vermeiden
  Hautkontamination: Reinigung mit Wasser + Seife
  Augenkontamination: Augenspülung unter laufendem Wasser

A 20.2 Ärztliche Behandlung (5-Finger-Regel)

A 20.2.1 Elementarhilfe (Stabilisierung der Vitalparameter)

Entsprechend dem Schweregrad der Vergiftung (= Ausmaß der Bewusstseinsstörung): Grad 0 - keine Bewegungsstörung; G1 - Somnolenz; G2 - Sopor; G3 - motorisches reaktives Koma; G4 - areaktives Koma + respiratorische Insuffizienz; G5 - Grad 4 + instabiler Kreislauf

	Überwachung	Lagerung	venöser Zugang	Atemweg sichern	Beatmung	Katecholamine
bei Grad	immer	≥1	≥ 2	≥3	≥4	5

A 20.2.2 Giftelimination

Primär (Giftentfernung vor Aufnahme)

- **Orale Giftaufnahme:**
  - **Aktivkohle** (Carbo medicinalis) **Cave:** Aspirationsrisiko↑ bei bewusstlosen, nicht intubierten Pat. bei Appl. über Magensonde; **Dos.:** ca. 10facher Überschuss an Kohle gegenüber Gift, bei unbekannter Menge im allg. 1g/kg KG; **Komb. von Kohle u. Laxans** beschleunigt Giftelimination
    KI: fehlende Stabilisierung der Vitalparameter, Perforationsgefahr
  - **Induziertes Erbrechen** (meist erst in Klinik, wenn möglich binnen 1h Stunde): Ipecacuanha-Sirup: 1.Lj. (10ml), 2Lj. (20ml), ab 3.Lj/Erw. (30ml)
    (**KI:** Bewusstseinsstrg., Verätzung, Vergiftung mit organischen Lsg.-Mitteln, Tenside, Antiemetika)
  - **Magenspülung** (Anm: bei Medikamenten-Intoxikation besteht meist keine Indikation):
    1. Pro. eines reflektorischen Laryngospasmus: 1mg Atropin i.m.
    2. Lagerung: bei *wachem/bewusstseinseingetrübten* Pat. mit erhaltenem Schluckreflex: keine Intubat. → stabile Seiten-, Bauchlage; bei *bewusstlosem* Pat: Intubation → Rückenlage
    3. Spülung: weicher Magenschlauch (Erw. ø18mm; Kleinkind ø11mm) → Lagekontrolle → Spülung: 10-20l lauw. H_2O (in Portionen von 10ml x kgKG) → abschließend 50g Carbo med. +15-20g Na-Sulfat in Wasser auflösen u. in Magenspülschlauch instillieren → Schlauch abklemmen, entfernen
- **Inhalative Giftaufnahme:** Pat. aus Gefahrenbereich (Eigenschutz beachten!), O_2, Frischluft
- **Kutane Giftaufnahme:** Kleidung entfernen, Haut abwaschen
- **Augenkontamination:** Augenspülung (10 Min unter fließendem Wasser) → Augenarzt

Sekundär (Giftentfernung nach Resorption)

Forcierte Diurese, Hämodialyse, Hämoperfusion, Plasmapherese → zuvor Giftnotrufzentrale konsultieren

A 20.3 Transport

Durch Notarzt/Rettungsmittel mit Rettungsassistenz in nächstes Kh; dort ggf. Sekundärverlegung, bei schweren/unklaren Vergiftungen Kontakt mit Giftnotrufzentrale durch Arzt

A 20.4 Asservierung

Immer: Urin, Blut in EDTA-Röhrchen, Blut nativ, u.U. bei Lebensmittel- od. Pilzvergiftungen Stuhl, bei Gasvergiftung Ausatemluft in Atemballon. Beschriftung der Probe (Entnahmezeit, Material, Pat.dat.); **sachgemäße Lagerung** (4°C Kühlschrank), vor jeder Antidotgabe, Asservierung von Blut und Urin

A 20.5 Antidota

Wm/Wi (ACC): Verstoffwechslung in Hepatozyten zu Glutathion, welches zur Entgiftung toxischer Paracetamolmetabolite benötigt wird
Wm/Wi (Atropin): parasympatholytisch durch kompetitiven Antagonismus an muscarinartigen Cholinozeptoren
Wm/Wi (Digitalisantitoxin): von Schafen gewonnene Immunglobulinfragmente, die freies und zellmembrangebundens Digitalisglykosid binden
Wm/Wi (4-DMAP): Bildung von Methämoglobin ⇒ Komplexbildung mit Cyanid ⇒ Entblockung der Cytochromoxidase
Wm/Wi (DMPS): Chelatbildner, bildet mit Schwermetallen stabile Komplexe, die renal ausgeschieden werden
Wm/Wi (Ethanol) E. hat höhere Bindungskonstante an die Alkoholdehydrogenase (ADH) als Methanol, durch Sättigung der ADH mit Ethanol wird die Methanoloxidation gehemmt, es entstehen weniger toxische Metabolite wie Formaldehyd und Ameisensäure.
Wm/Wi (Flumazenil): Antagonismus an Benzodiazepinrezeptoren
UW (ACC): Abfall des Prothrombinwertes, anaphylaktische Reaktionen
UW (Atropin): Abnahme der Schweißdrüsensekretion, Tachykardie, Miktionstörung, Mundtrockenheit, Glaukomanfall, Akkomodationsstörung, Unruhe, Halluzinationen, Krämpfe, Delirien
UW (Digitalisantitoxin): allergische Reaktionen, Anaphylaxie, Hypokaliämie
UW (4-DMAP): Methämoglobinämie, Brechreiz, Durchfall, Asthmaanfall, Bewußtseinsstörungen, Schock
UW (DMPS): Fieber, Schüttelfrost, Übelkeit, allerg. Hautreaktionen, Erythema exsudativum multiforme, Stevens-Johnson-Syndr., Transaminasenerhöhung, Leukopenie, Angina pectoris, Geschmacksveränderungen, abdominelle Beschwerden, Appetitverlust, Zink- u. Kupfermangel
UW (Flumazenil): Übelkeit, Erbrechen, Blutdruckschwankungen, Herzklopfen, Gefühl von Bedrohung, Auslösung von Benzodiazepinentzugssymptomen
KI (ACC): keine
KI (Atropin): Engwinkelglaukom, Tachykardie bei Herzinsuffizienz und Thyreotoxikose, tachykarden Herzrhythmusstörungen, Koronarstenose, mechanischen Verschlüssen des Magen-Darm-Traktes, paralytischer Ileus, Megakolon, obstruktiven Harnwegserkrankungen, Prostatahypertrophie mit Restharn -bildung, Myasthenia gravis, akutes Lungenödem, Schwangerschaftstoxikose, bek. Überempfindlichkeit gegenüber Atropin und anderen Anticholinergika
KI (Digitalisantitoxin):bek. Überempfindlichkeit, Schafeiweißallergie
KI (4-DMAP): Glukose-6-Phosphat-Dehydrogenasemangel
KI (DMPS): bek. Überempfindlichkeit
KI (Flumazenil): bek. Überempfindlichkeit; Erkrankungen, die mit Benzodiazepinen behandelt werden wie Epilepsie, Angstzustände, Selbstmordneigung; Mischintoxikationen mit tri- u. tetrakykl. Antidepressiva

Acetylcystein (ACC) Rp	HWZ 30-40min, Q0 0.7, PRC B, Lact ?
Fluimucil Antidot 20% *Amp. 5g/25ml*	**Paracetamol-Intoxikation:** ini 150mg/kg in 200ml Glucose 5% über 15min i.v., dann 50mg/kg in 500ml Glucose 5% über 4h i.v., dann 100mg/kg in 1l Glucose 5% über 16h i.v.; **DANI** nicht erforderl.
Atropin Rp	HWZ 2-3h, Q0 0.45, PPB 2-40%, PRC C, Lact ?
Atropinsulfat *Amp. 0.5mg/1ml; Inj.Lsg. 100mg/10ml* **Atropinum sulfuricum** *Amp. 0.25mg/1ml, 0.5mg/1ml, 1mg/1ml, 2mg/1ml*	**Alkylphosphatvergiftung:** 2-5mg alle 10-15min i.v. bis z. Rückgang d. Bronchial-sekretion, bis zu 50mg in Einzelfällen, Erh.Dos. 0.5-1mg alle 1-4h; **Ki.:** 0.5-2mg i.v., Erh.Dos. n. Klinik; **Neostigmin- u. Pyridostigminüberdosierung:** 1-2mg i.v.
Digitalisantitoxin Rp	
Digitalis-Antidot BM Inj.Lsg. 80mg	**Digitalisintoxikation:** Allergietestung durch Intrakutan- bzw. Konjunktivaltest: 160 mg als Infusion über 20Min. i.v., dann Dauerinfusion mit 30 mg/h über 7-8 h. Nach Bolusgabe kann auf die Digitalisbestimmg. gewartet werden, um dann die notwendige Menge f. die kontin. Infusion zu errechnen. Bei bek. Serumspiegel: Errechnung des Körperbestandes: Digoxin: Serumkonzentration in ng/ml x 5.6 x kg : 1000; Digitoxin: Serumkonzentration ng/ml x 0.56 x kg : 1000 Antikörperdosis (mg) = Körperbestand (mg) x 80
Dimethylaminophenol (4-DMAP) Rp	
4-DMAP *Amp. 250mg/5ml*	**Cyanidintoxikation:** 3-4 mg/kg langsam i.v., **Ki.:** 3 mg/kg langsam i.v.; Nach 4-DMAP Natriumthiosulfat geben!
Dimercaptopropansulfonat (DMPS)	Rp PPB 90%
Dimaval *Amp. 250mg/5ml*	**Akute Quecksilbervergiftung:** an d1 250mg i.v. alle 3-4h, d2 250mg alle 4-6h, d3 250mg alle 6-8h, d4 250mg alle 8-12h, dann 250mg 1-3 x täglich. **DANI** Anw. nur bei gleichzeitiger Dialyse möglich
Ethanol OTC	
Alkohol 95% *Amp. 15g/20ml*	**Methanolintoxikation:** 0,5-0,75g/kg über 30min i.v. in Glucose 5%, dann 0,1-0,2g/kg (Serumalkoholspiegel von 0,5-1 Promille anstreben)
Flumazenil Rp	HWZ 1h, Q0 1.0, PPB 50%
Anexate *Amp. 0.5mg/5ml; 1mg/10ml* **Flumanzenil HEXAL/Hameln/Kabi** *Amp. 0.5mg/5ml; 1mg/10ml*	**Aufhebung d. Benzodiazepin-Wirkung:** initial 0.2mg i.v., ggf. minütliche Nachinjektion von 0.1mg bis max. 1mg Gesamtdosis; **Ki.:** >1J.: 0.01mg/kg über 15sec. i.v., ggf. minütliche Nachinjek-tionen bis max. 0.05mg/kg bzw. 1mg Gesamtdosis.

Wm/Wi (Hydroxycobalamin): bindet Cyanid im Plasma, indem der Hydroxoligand durch einen Cyanoliganden ersetzt wird, das dabei entstandene Cyanocobalamin wird rasch mit dem Urin ausgeschieden
Wm/Wi (Kohle): durch die große Absorptionsfläche der Kohle (1000-2000m²/g) können Giftstoffe gebunden werden, da Kohle vom Magen-Darm-Trakt nicht resorbiert wird, werden die gebundenen Giftstoffe mit dem Stuhl ausgeschieden.
Wm/Wi (Natriumthiosulfat): Schwefeldonator ⇒ Sulfatierung der Cyanide, dadurch schnellere Bildung des weniger giftigen Rhodanids
Wm/Wi (Obidoxim): Reaktivierung der blockierten Acetylcholinesterase, Verhinderung der Phosphorylierung und Inaktivierung des Enzyms
Wm/Wi (Physostigmin): reversible Hemmung der Cholinesterase ⇒ Anstieg von Acetylcholin im synaptischen Spalt ⇒ indirekte parasympathomimetische Wirkung
UW (Hydroxycobalamin): allergische Reaktionen, dunkelrote Verfärbung des Urins
UW (Kohle): Obstipation, mechan. Ileus bei sehr hohen Dosen
UW (Natriumthiosulfat): Überempfindlichkeitsreaktionen wie z.B. Brechreiz, Durchfall, Asthmaanfall, Bewusstseinsstörungen, Schock
UW (Obidoxim): Hitzegefühl, Kälteempfinden, Mentholgeschmack, Taubheitsgefühl, Muskelschwäche, Mundtrockenheit, Tachykardie, Hypertonie, EKG-Veränderungen, Herzrhythmusstörungen, Leberfunktionsstörungen; nach Gabe von 3-10g innerhalb von 1-3 Tagen cholestatischer Ikterus mgl.
UW (Physostigmin): Erbrechen, Übelkeit, Speichelfluß, Harn- u. Stuhlinkontinenz, Krampfanfälle, Bradykardie, Durchfall, Asthma-Anfall, Bewußtseinsstörungen
KI (Hydroxycobalamin): nach Anwendung von Natriumthiosulfat
KI (Kohle): Vergiftung mit ätzenden Stoffen, da diagnostisch-endoskopische Maßnahmen erschwert werden
KI (Natriumthiosulfat): Sulfitüberempfindlichkeit
KI (Obidoxim): Carbamat-Intoxikation (z. B. Aldicarb = Temik 5G)
KI (Physostigmin): Asthma bronchiale, KHK, Gangrän, mechan. Obstipation, mechan. Harnsperre

Hydroxycobalamin	
Cyanokit *Inj.Lsg. 2.5g (Int. Apotheke)*	**Cyanidintoxikation:** Initial 5g in 200ml NaCl 0.9% über 30min i.v., je nach Klinik weitere 5g über 0.5-2h; **Ki.:** 70mg/kg über 20-30min i.v.
Kohle, medizinische OTC	
Kohle Hevert *Tbl. 250mg* **Kohle Pulvis** *Pulver 10g* **Ultracarbon** *Granulat 50g*	**Intoxikationen durch Nahrungsmittel, Schwermetalle, Arzneimittel:** 1g/kg p.o. oder über Magenschlauch applizieren; 10g Kohle werden in 70-80ml Wasser aufge-schüttelt; **Ki.:** 0.5g/kg; **Wirkt nicht bei**: Lithium, Thallium, Eisensalzen, Blausäure, Borsäure, DDT, Tolbutamid, Methanol, Ethanol, Ethylenglykol!
Natriumthiosulfat OTC	HWZ 2h
Natriumthiosulfat 10%, 25% *Amp. 1g/10ml; Inf.Lsg. 10g/100ml, 50g/500ml* *Inf.Lsg. 25g/100ml*	**Cyanidintoxikation:** 50-100mg/kg i.v.; **Ki.:** Säuglinge: bis zu 1g i.v., Kleinkdr.: bis zu 2g, Schulkdr.: bis zu 5g; **Intoxikationen mit Alkylantien:** bis zu 500mg/kg i.v.; **Intoxikationen mit Bromat und Jod:** 100mg/kg i.v.; Magenspülung mit 1%iger Lösung
Obidoximchlorid OTC	HWZ 2h Q0 0.85
Toxogonin *Amp. 250mg/1ml*	**Intoxikationen mit Organophosphaten:** 250mg i.v., dann Dauerinfusion mit 750mg/d; **Ki.:** 4-8mg/kg i.v., dann Dauerinfusion mit 10mg/kg/d; zuerst Atropin-Gabe!!

Physostigmin Rp	
Anticholium Amp. 2mg/5ml	**anticholinerges Syndrom bei Vergiftungen** (Atropin, trizykl. Antidepressiva, Antihistaminika): ini 2mg langsam i.v. oder i.m., 1-4mg alle 20min i.v. bzw. Wdh. d. Vollwirkdosis, wenn Vergiftungssympt. wiederauftreten; **Ki.:** 0.5mg i.v. oder i.m., Wdh. alle 5 min bis Gesamtdosis von 2mg, solange die anticholinerg. Sympt. weiterbestehen u. keine cholinerg. Sympt. auftreten
Wm/Wi (Simeticon): = Silikon, setzt Oberflächenspannung herab, Verhinderung der Schaumbildung, keine Resorption **Wm/Wi** (Tiopronin): Chelatbildner Schwermetallbindung **Wm/Wi** (Toloniumchlorid): Reduktion von Methämoglobin zu Hämoglobin **UW** (Simeticon): keine **UW** (Tiopronin): Diarrhoe, Geschmackstörung, Pruritus, Hautreaktionen, Stomatitis, Blutbildveränderungen, Hepatitis, Temperaturerhöhung; **UW** (Toloniumchlorid): Blaufärbung von Haut und Urin **KI** (Simeticon): bek. Überempfindlichkeit **KI** (Tiopronin): Albuminurie, Glomerulonephritis, Myasthenie, Polymyositis, Pemphigus, arzneimittelbedingte Zytopenien, Schwangeschaft **KI** (Toloniumchlorid): keine bei korrekter Indikation	
Simeticon OTC	
Espumisan Emulsion (1ml = 40mg) **Sab simplex** Emulsion (1ml = 69mg)	**Spülmittelintoxikation:** 10ml p.o.; **Ki.:** 5ml p.o.
Tiopronin Rp	
Captimer *Tbl. 100, 250mg*	**Quecksilber-, Eisen-, Kupfer-, Zink-, 210Polonium-, Cadmium-Intoxikation, M. Wilson, Hämosiderose:** 7-10mg/kg p.o.;
Toloniumchlorid Rp	
Toluidinblau *Amp. 300mg/10ml*	**Intoxikationen mit Methämoglobinbildnern** (z.B. Anilin, Nitrobenzol, Nitrit, aromatische Amine, oxidierende organische Lösungsmittel, Dapsone, manche Lokalanästhetika) DMAP-Überdosierung: 2-4mg/kg langsam i.v.; **Ki.:** s. Erw.

1 Notfall – Therapie

1.1 Notfälle – Therapiemaßnahmen

T 1.2 Adult Advanced Life Support (ALS)

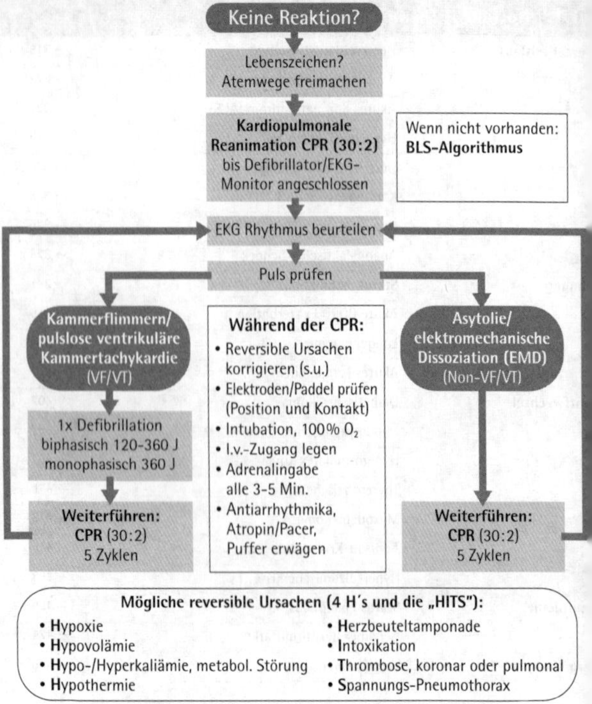

European Resuscitation Council Guidelines for Resuscitation 2005

T 2 Kardiologie – Therapie (R. Haberl)

T 2.1 Hypertonie

Neue Hypertonieklassifikation nach JNC 7, 2003	RR systolisch (mmHg)		RR diastolisch (mmHg)
Normaler RR	< 120		< 80
Prähypertensives Stadium	120–139		80–89
Hypertonie Stadium I	140–159	oder	90–99
Hypertonie Stadium II	≧ 160	oder	≧ 100

Zusätzliche Risikofaktoren	
Rauchen	Geschlecht (M, postmen. F)
Dyslipidämie	Alter > 60 J.
Diabetes mellitus	Familiär: kardiovask. Erkrankung <55 Lj. (M), < 65 Lj. (F)

Endorganschaden (=EOS), kardiovaskuläre Krankheit (=KVK)	
linksventrikuläre Hypertrophie	TIA, PRIND, Apoplex
Koronare KHK, Z.n. Myokardinfarkt	Nephropathie, Niereninsuffizienz
Z.n. koronarer Revaskularisation	Periphere aVK
Herzinsuffizienz	Retinopathie

Kardiovaskuläre Risikogruppen – Behandlung

Andere RF + Anamnese	Blutdruck [mmHG] Normal 120–129/80–84	Hochnormal 130–139/85–89	Grad I HT 140–159/90–99	Grad II HT 160–179/100–109	Grad III HT > 180/> 110
Keine weiteren RF	Risiko ⊘	Risiko ⊘	Risiko schwach: ⇒**Lebensstil**	Risiko mäßig ↑: ⇒**Lebensstil**	Risiko hoch: ⇒**Sofort Med.** ⇒**Lebensstil**
1–2 RF	Risiko schwach ↑: ⇒**Lebensstil** ⇒**Monitoring**	Risiko schwach ↑: ⇒**Lebensstil** ⇒**Monitoring**	Risiko mäßig ↑: ⇒**Lebensstil** ⇒**Medik.?**	Risiko mäßig ↑: ⇒**Medik.** ⇒**Lebensstil**	Risiko sehr hoch: ⇒**Sofort Medik.** ⇒**Lebensstil**
≥ 3 RF, Met. S, DM oder EOS	Risiko mäßig ↑: ⇒**Lebensstil** ⇒**Monitoring**	Risiko hoch: ⇒**Medik.** ⇒**Lebensstil**	Risiko hoch: ⇒**Medik.** ⇒**Lebensstil**	Risiko hoch: ⇒**Medik.** ⇒**Lebensstil**	Risiko sehr hoch: ⇒**Sofort Medik.** ⇒**Lebensstil**
Kardiovaskuläre/ Nierenerkrankungen	Risiko hoch: ⇒**Monitoring** ⇒**Medik.** ⇒**Lebensstil**	Risiko sehr hoch: ⇒**Sofort Medik.** ⇒**Lebensstil**	Risiko sehr hoch: ⇒**Sofort Medik.** ⇒**Lebensstil**	Risiko sehr hoch: ⇒**Sofort Medik.** ⇒**Lebensstil**	Risiko sehr hoch: ⇒**Sofort Medik.** ⇒**Lebensstil**

Risiko vaskulärer Erkrankungen innerh. v. 10 J: < 15 %, 15–20 %, 20–30 %, > 30 %
DM = Diabetes mellitus, EOS = Endorganschaden, KHK = koronare Herzkrankheit, Met. S = Metabo-lisches Syndrom, RF = Risikofaktoren, **Lebensstil = Lebensstil verbessern, Monitoring = weiteres Monitoring, Medik.? = medikamentöse Therapie zu erwägen, Medik./Med. = medikamentöse Th.**

Lifestyle-Modifikation	
Gewicht normalisieren	Alkoholkarenz (max. 30g/d), Nikotinkarenz
Ernährung fettreduziert/kochsalzarm	sportliche Ausdauerbetätigung (regelmäßig)
	Stress abbauen (Wechselschichten meiden!)

Differenzierte antihypertensive Therapie

	ACE-Hemmer	AT_1-Antagonist	Betablocker (BB)	Ca-Ant., Dihydropyr.	Ca-Ant., Non-Dihydr.	Aldosteronantagonist	Schleifendiuretikum	Thiaziddiuretikum	Alpha-Methyldopa
Angina pectoris, stabil – KHK			bevorzugte Indikation	1 (bevorzugte Indikation)	bevorzugte Indikation				
Angina pectoris, instabil/AMI – ACS			bevorzugte Indikation	absolute Kontraindikation	absolute Kontraindikation				
Angioneurotisches Ödem	absolute Kontraindikation								
Arteriosklerose der Karotiden	bevorzugte Indikation			bevorzugte Indikation	bevorzugte Indikation				
Asthma bronchiale			absolute Kontraindikation						
AV-Block, Grad 2–3			absolute Kontraindikation		absolute Kontraindikation				
COPD			relative Kontraindikation						
Diabetes mellitus	bevorzugte Indikation	bevorzugte Indikation	bevorzugte Indikation					relative Kontraindikation	
Diabetische Nephropathie	bevorzugte Indikation	bevorzugte Indikation							
Gicht								absolute Kontraindikation	
Glaukom			bevorzugte Indikation						
Glukoseintoleranz			relative Kontraindikation					relative Kontraindikation	
Herzinfarkt, Z. n.	bevorzugte Indikation	bevorzugte Indikation	bevorzugte Indikation			bevorzugte Indikation			
Herzinsuffizienz, (re-/kompensiert*)	bevorzugte Indikation	bevorzugte Indikation	* (bevorzugte Indikation)	relative Kontraindikation	absolute Kontraindikation	bevorzugte Indikation	bevorzugte Indikation	bevorzugte Indikation	
Husten unter ACE-Hemmer		bevorzugte Indikation							
Hyperkaliämie	absolute Kontraindikation	absolute Kontraindikation				absolute Kontraindikation			
Isolierte syst. Hypertonie > 65 J				bevorzugte Indikation	bevorzugte Indikation			bevorzugte Indikation	
Linksherzhypertrophie	bevorzugte Indikation	bevorzugte Indikation		bevorzugte Indikation					
Metabolisches Syndrom	bevorzugte Indikation	bevorzugte Indikation	relative Kontraindikation	bevorzugte Indikation	bevorzugte Indikation			relative Kontraindikation	
Mikroalbuminurie/Proteinurie	bevorzugte Indikation	bevorzugte Indikation							

■ bevorzugte Indikation, ■ = relative Kontraindikation, ■ = absolute Kontraindikation

Differenzierte antihypertensive Therapie	ACE-Hemmer	AT_1-Antagonist	Betablocker (BB)	Ca-Ant., Dihydropyr.	Ca-Ant., Non-Dihydr.	Aldosteronantagonist	Schleifendiuretikum	Thiaziddiuretikum	Alpha-Methyldopa
Nierenarterienstenose, beidseits									
Niereninsuffizienz, leicht bis mäßig									
Niereninsuffizienz, schwer									
Nierenversagen (* bei Anurie)							*		
Periphere AVK									
Schlaganfall, Z. n.									
Schwangerschaft (andere RR-Grenzen)			2	3 4					
Supraventrikuläre Tachykardie									
Tachyarrhythmie									
Vorhofflimmern, rezidivierend									
Vorhofflimmern, permanent									

= bevorzugte Indikation = relative Kontraindikation, = absolute Kontraindikation

1 = Vorsicht bei Monotherapie (v. a. bei rascher Anflutung wie bei unretardiertem Nifedipin),
2 = Zweite Wahl $Beta_1$-selektiver Betablocker (Metroprolol),
3 = kontraindiziert im ersten Trimenon,
4 = im Notfall Nifedipin p. o. oder Urapidil i. v.

Diese Tabelle hat auf Grund der Komplexität in jeder Hinsicht keinen Anspruch auf Vollständigkeit und kann nur einen Überblick liefern. Sie macht keinerlei Angaben zu antihypertensiven Kombi-nationstherapien. Die ärztliche Evaluation des individuellen Patienten bzw. der individuellen, differenzierten dosis- und wirkstoffadaptierten Therapie wird dadurch nicht ersetzt.

T 2.1.1 Monotherapie

Diuretikum

	Renale NaCl-Ausschwemmung, **Cave:** bei Kreatinin 2,0 mg/dl kontraindiziert		
	Benzothiadiazin (renaler H_2O- und NaCl-Verlust, Abschwächung endogener vasokonstriktorischer Reize)	**Hydrochlorothiazid** → 59	*1 x 12,5–50 mg/d p.o.*
oder	**Pteridinderivat, K^+-sparendes Diuretikum** (renaler H_2O- und NaCl-Verlust, Hemmung der K^+-Sekretion)	**Triamteren** → 59	*2 x 50 mg/d p.o. (1-1-0)*

Betablocker			
	Cave: AV-Block, Asthma bronchiale, pAVK		
oder	**Beta-1-selektiver Blocker** (HZV ↓, neg. chronotrop, neg. inotrop, Reninsekr. ↓, zentrale Sympathikusaktivität ↓)	**Metoprolol** → 46	*2 x 50–100mg/d p.o.*
		Bisoprolol → 45	*1 x 2,5–10mg p.o.*
oder	**Alpha-/Betablocker** (HZV ↓, Alpha- und Beta-Blockade)	**Carvedilol** → 46	*1–2 x 25mg/d p.o.*
Kalziumantagonist			
	Benzothiazepinderivat, Kalziumantagonist (Chronotropie ↓, Dromotropie ↓, Inotropie ↓, Afterload ↓)	**Diltiazem** → 48	*3 x 60–90mg/d p.o., 2 x 90–180mg/d (ret.) p.o., 1 x 240mg/d (ret.) p.o.*
oder	**Kalziumantagonist** (Chronotropie ↓, Inotropie ↓ Dromotropie ↓, Afterload ↓)	**Verapamil** → 48	*3 x 80–120mg/d p.o., 2 x 120–240mg (ret.) p.o.*
oder	**Dihydropyridinderivat, Kalziumantagonist** (Inotropie ↓, Afterload ↓)	**Nifedipin** → 49	*2 x 20mg/d (ret.) p.o., 3 x 10 mg/d p.o.*
oder	**Kalziumantagonist** (s.o.)	**Amlodipin** → 49	*1 x 5–10mg/d p.o.*
oder	**Kalziumantagonist** (s.o.)	**Lercanidipin** → 49	
ACE-Hemmer			
1. Wahl	**Dipeptidanalogon, Angiotensin-Converting-Enzym-Hemmer** (Vasodilatation ↑, Nierendurchblutung ↑, Aldosteronfreisetz. ↓, Katecholaminfreisetz. ↓)	**Ramipril** → 43	*2–3 x 12,5–25mg/d p.o. einschleichend*
2. Wahl		**Enalapril** → 42	*1 x 5–20mg/dl p.o. einschleichend*
3. Wahl		**Captopril** → 42	*1 x 1,25–5mg p.o., max. 10mg/d*
AT-II-Blocker (Sartane, 1. Wahl bei Diabetes)			
	AT-II-Blocker (Angiotensinwirkung ↓, spezif. Blockade des Angiotensin-II-Typ 1 Rezeptors)	**Losartan** → 44	*1 x 50mg/d p.o., max. 100mg/d*
		Valsartan → 44	*80–160mg/d*
		Candesartan → 44	*4–32mg/d*
		Irbesartan → 44	*75–300mg/d*
		Eprosartan → 44	*1 x 600mg p.o.*
Direkte Renininhibitoren			
	Direkte Reninblocker	**Aliskiren** → 47	*150–300*
Alpha-1-Blocker			
	Alpha-1-Blocker (Vasodilatation ↑, Afterload ↓, Preload ↓)	**Prazosin** → 51	*2–3 x 1–5mg/d p.o., 1 x 4–6mg/d (ret.) p.o.*
oder		**Doxazosin** → 51	*1 x 2–8mg/d p.o., max. 16mg/d p.o.*

T 2.1.2 Zweierkombination

Evidenzbasierte Daten liegen vor für:	
1. Wahl	**ACE-Hemmer + Diuretikum**
2. Wahl	**Betablocker + Diuretikum**
oder	**AT II-Blocker + Diuretikum**
Möglich ist auch:	
	Kalziumantagonist + Diuretikum
oder	**Kalziumantagonist + Betablocker**
oder	**Kalziumantagonist + ACE-Hemmer**

T 2.1.3 Dreierkombination

	Diuretikum + Betalocker+ Vasodilatator [a]
oder	**Diuretikum + Betalocker + Vasodilatator** [a]
oder	**Diuretikum + ACE-Hemmer + Kalziumantagonist**
oder	**Diuretikum + Antisympathotonikum + Vasodilatator** [a]

[a] Vasodilatatoren: Ca-Antagonisten, ACE-Hemmer, Alpha-1-Blocker, Dihydralazin, zentrale α_2-Agonisten (z.B. Moxonidin in der Dosis: 0,2–0,6mg/d p.o.)

T 2.1.4 Hypertonie in der Schwangerschaft → 561

T 2.2 Hypertensive Krise

T 2.2.1 Initial

	Kalziumantagonist (Inotropie ↓, Afterload ↓)	**Nitrendipin** → 50 **Nifedipin** → 49	*5mg s.l.*
oder	**ACE-Hemmer** (Vasodilatation ↑, Nierendurchblutung ↑, Aldosteronfreisetz. ↓, Katecholaminfreisetz. ↓	**Captopril** → 42	*12,5mg s.l., eventuell Whd.* **Cave** *bei Niereninsuff. oder bekannter Nierenarterien-stenose*
oder	**Nitrat** (Pre-/Afterload ↓, ven. pooling)	**Glyceroltrinitrat** → 62	*2–3 Hub (à 0,4mg), 0,8mg s.l.*

T 2.2.2 Bei Persistenz

	Postsynaptischer Alpha-1-Blocker, 5-HT1A-Agonismus (Vasodilatation ↑, Afterload ↓, Preload ↓)	**Urapidil** → 52	*12,5mg i.v., stat. Perf. (150mg) = 3mg/ml ⇒ 3–10ml/h* **Cave:** *langsam RR auf 160-180/110 mmHg senken, abrupte RR-Senkung meiden*
oder	**Zentraler Alpha-2-Agonist** (Noradrenalinfreisetzung ↓, peripherer Sympathikotonus ↓, Renin ↓)	**Clonidin** → 50	*1–4 x 0,15mg s.c.*

oder	**Peripherer Vasodilatator** (Afterload ↓)	**Dihydralazin** → 52	*6,25 mg langs. i.v., evtl. nach 30 min dopp. Dosis i.v., stat. Perf. (75 mg) = 1,5 mg/ml ⇒ 1–5 ml/h, max. 100 mg/24 h*

T 2.2.3 Bei drohendem Lungenödem zusätzlich

	Schleifendiuretikum (Volumenentlastung)	**Furosemid** → 58	*20–40 mg i.v., evtl. Wiederholung nach 30 min*
oder		**Torasemid** → 58	*5–200 mg*
plus	**Opiat** (Analgesie)	**Morphin** → 103	*3–5 mg i.v. (1:10 verdünnt), ggf. Wh. bis Schmerzfreiheit*
plus	**Gas** (Blutoxygenation)	**Sauerstoff**	*2–4 l/min Nasensonde*

T 2.2.4 Bei Therapierefrakterität

	Direkter Vasodilatator (Pre-/Afterload ↓)	**Nitroprussidnatrium** → 52	*0,3–8 μg/kg/min i.v., Perf. (60 mg) = 1,2 mg/ml ⇒ 1–28 ml/h*

T 2.2.5 Bei Phäochromozytom

	Imidazolderivat, Alphablocker (Vasodilatation ↑, Afterload ↓, Preload ↓)	**Phentolamin** nur über internationale Apotheke erhältlich!	*5–10 mg i.v., dann: 0,25–1 mg/min Perf.*
evtl. plus	**Betablocker** (HZV ↓, (neg. chronotrop + inotrop), Reninsekretion ↓, zentr. Sympathikus-aktivität ↓)	**Propranolol** → 47	*1 x 1 mg langs. i.v., evtl. wiederholen*

T 2.3 Hypotonie

T 2.3.1 Bei sympathikotoner Form, dynamisch labiler Kreislaufdysregulation

evtl.	**Mutterkornalkaloid** (Venentonisierung)	**Dihydroergotamin** → 207	*2–4 x 2,5 mg/d p.o.*

T 2.3.2 Bei hypo-/asympathikotoner Form

evtl.	**Alpha-/Beta-Sympathomimetikum** (Gefäßwiderst. ↑, HZV ↑)	**Etilefrin** → 69	*3 x 5–10 mg/d p.o.*

T 2.3.3 Bei Hypokortisolismus, passager bei schwer therapierbarer Hypotonie, diabetischer autonomer Neuropathie

evtl.	**Mineralkortikosteroid** (H_2O- und Na^+-Resorption ⇒ zirk. Volumen ↑)	**Fludrocortison** → 114	*0,1 mg/d p.o., evtl. ↑*
oder	**Alpha-Sympathomimetikum** (Vasokonstriktion)	**Midodrin** → 69	*2 x 2,5 mg p.o.*

T 2.4 Schock

T 2.4.1 Kardiogener Schock

Siehe Kardiogener Schock → 330

T 2.4.2 Anaphylaktischer Schock

- Lagerung flach, Beine evtl angehoben
- weitere Antigenzufuhr beenden
- großlumiger venöser Zugang

	Katecholamin	**Adrenalin** → 69	*auf 1:10 verdünnen, dann 0,5-1,0 ml (= 0,05-0,1 mg i. v.) Wh. nach Wirkung jede Min.; Perf. (5mg)=0,1mg/ml ⇒ 0,4-17ml/h*
plus	**Isotone NaCL-Lösung** (Volumensubstitution)	**Ringer** → 74	*500-1000ml, dann nach Bedarf*
plus	**Glukokortikosteroid**	**Prednisolon** → 115	*250–500mg i.v.*
plus	**H1-Antagonist**	**Clemastin** → 98	*4mg i.v.*
		Dimetinden → 99	*4–8mg i.v.*
plus	**H2-Antagonist**	**Cimetidin** → 137	*400mg i.v.*
evtl. zusätzl.	**Kolloidale Plasmaersatzlösung** (Volumensubstitution)	**Hydroxyethylstärke (HES) 6%** → 77	*500-1000ml*
Bei fortbestehendem Schock			
	Alpha- und Beta-Sympathomimetikum, D1-Rezeptor-Agonist (Inotropie ↑, Vasokonstrikt., renale Vasodilat., Natriurese)	**Dopamin** → 69	*Anfangsdosis: 35µg/kg/min (= 2,5mg/70kg/min)*
Ergänzende Maßnahmen bei Bronchospasmus			
	Beta-2-Sympathomimetikum	**Salbutamol** → 95	*als Spray: 1–2 Inh.; 1 Amp (0,09mg) langsam i.v., Wh. nach 10 min möglich*
evtl. zusätzl.	**Phosphodiesterase-Hemmer retardiert** (bronchodilatatorisch, zentrale Atemstimulation)	**Theophyllin** → 93	*200–400mg i.v. als Kurzinfusion*
	bei vorheriger Theophyllin-Therapie Serumspiegel! **Cave:** *Intoxikation*		

T 2.4.3 Hypovolämischer Schock

	Primäres Therapieziel: Volumensubstitution		
	Kolloidales Plasmaersatzmittel	**Hydroxyethylstärke (HES) 6%** → 77	*500-1000ml*
oder		**Fresh frozen plasma (FFP)**	*nur bei Massiv-transfusion (<10 EK in 24h), ab dem 6.–8. EK, resp. 12.–14. EK je 4 FFP (rasch); Verhältnis FFP:EK ~ 1:3*
plus	**Isotone NaCL-Lösung** (Volumensubstitution)	**Ringer** → 74	*500-1000ml, dann nach Bedarf;* **Cave:** *ZVD nicht höher als 14 cm H_2O*
bei Bedarf	**Erythrozytenkonzentrat**		*Dosierung nach Gesamtkonstellation, bei akuter Anämie i.d.Regel ab Hb < 7g/dl*
bei Bedarf	**Bikarbonatpuffer** (Azidosetherapie)	**Natriumhydrogencarbonat 8,4%** → 77	*BE x 0,3 x kg = mmol, max. 1,5mmol/kg/h i.v.*

T 2.5 Koronare Herzkrankheit

T 2.5.1 Akutes Koronarsyndrom ohne ST-Hebung

1. Wahl	**Niedermolekulares Heparin** (Beschleunigung der Gerinn.faktorinhibition)	**Enoxaparin** → 83	*2 x 100 IE/kg s.c.*
2. Wahl	**Unfraktion. Heparin** (Beschleunigung der Gerinn.-faktorinhibition)	**Heparin** → 82	*70U/kg i.v., max 5000U*
plus	**Salicylat, Cyclooxygenase-hemmer** (Thrombozytenaggr.-hemmung)	**Acetylsalicylsäure** → 88	*100mg p.o., evtl. 250-500mg i.v.*
plus	**ADP-Rezeptor-Hemmer**	**Clopidogrel** → 88	*75mg/d p.o.; (mit Ladedosis 300mg p.o. einmalig) (für 9 M. in Komb. mit ASS)*
		Prasugrel → 89	*bei KG <60kg: 5mg/d, Ladedosis 30mg; KG >60kg: 10mg/d; Ladedosis 60mg*
evtl. plus	**GP-IIb/IIIa-Hemmer** (Thrombozytenaggregationshemmung, bei Risikopatienten)	**Tirofiban** → 89	*0,1µg/kg/min für 48h*
		Eptifibatide → 89	*2µg/kg/min*
		Abciximab → 88	*25µg Bolus, dann Dauerinf. 6,7µg/h für max. 24h*
plus	**Nitrat**	**Glyceroltrinitrat** → 62	*erst 2–3 Hub (à 0,4mg), 0,8mg s.l., 0,3–1,8µg/kg/min i.v., dann: Perf. (50mg) = 1mg/ml ⇒ 1–6ml/h*
plus	**Opiat** (Analgesie)	**Morphin** → 103	*3–5mg i.v. (1:10 verdünnt), ggf. Wh. bis Schmerzfreiheit*

plus	**Beta-1-selektiver Blocker** [HZV ↓ (neg. chronotrop + inotrop), O_2-Verbrauch ↓, zentrale Sympathikusakt. ↓]	**Metoprolol** → 46	*5mg i.v.* **Cave:** *Hypotonie, Bradykardie*
oder		**Metoprololtartrat** → 46	*50–100mg p.o.*
oder		**Bisoprolol** → 45	
oder	**Alpha/Beta-Blocker** (HZV ↓, Alpha- und Beta-Blockade)	**Carvedilol** → 46	*1–2 x 25mg/d p.o.*
plus	**CSE-Hemmer** (intrazelluläre Cholesterinsynthese ↓, LDL ↓, HDL ↑)	**Atorvastatin** → 123	*10–80mg/d p.o.*
		Simvastatin → 124	*10–40mg/d p.o.*

Weiterführende Therapie: Falls Troponon positiv (Messung 2 x im Abstand von 4 h): Herzkatheter < 24 h
CAVE: ACS mit Troponin-Erhöhung wird heute als Myokardinfarkt behandelt!

T 2.5.2 Akutes Koronarsyndrom mit ST-Hebung (Myokardinfarkt)

Erstmaßnahmen bei Myokardinfarkt

	Opiat (Analgesie)	**Morphin** → 103	*3–5mg i.v. (1:10 verdünnt), ggf. Wh. bis Schmerzfreiheit*
	Cyclooxygenasehemmer (Thrombozytenaggregationshemmung)	**Acetylsalicylsäure** → 88	*1 x 500mg i.v.*
plus	**ADP-Rezeptor-Hemmer** (Thrombozytenaggregationshemmung)	**Clopidogrel** → 88	*Loading dose 300mg, dann 75mg/d*
plus	**Niedermolekulares Heparin** (Beschleunigung der Gerinn.faktorinhibition)	**Enoxaparin** → 83	*2 x 100 IE/kg s.c.*
oder	**Unfraktion. Heparin** (Beschleunigung der Gerinn.faktorinhibition)	**Heparin** → 82	*5000–10000IE i.v.*
	Gas (Blutoxygenation)	**Sauerstoff**	*2–6l/min Nasensonde*
	Benzodiazepin (Sedation)	**Diazepam** → 226	*5–10mg i.v.*
nur wenn stabil	**Beta-1-selektiver Blocker** [HZV ↓ (neg. chronotrop + inotrop), O_2-Verbrauch ↓, zentr. Sympathikusakt. ↓]	**Metoprolol** → 46	*5mg i.v.* **Cave:** *Hypotonie, Bradykardie*

Weiterführende Therapie bei Myokardinfarkt			
Initial primäre PTCA, wenn sofort (<1h) verfügbar			
	Falls möglich: Herzkatheter/PTCA bzw. Thrombolyse, Intensivpflicht. **Merke**: Heparin bei Streptokinasetherapie erst nach Beendigung der Infusion, bei rt-PA schon mit Initialbolus		
1. Wahl	**Plasminogenaktivator** (Rekanalisation, Begrenzung der Myokardnekrose, Senkung der Mortalität)	**rt-PA** → 86	*5000 IE Heparin als Bolus, dann: 15 mg i.v. als Bolus, dann: 0,75 mg/kg (max. 50 mg) über 30 min, dann: 0,5 mg/kg (max. 35 mg) über 1 h* **Cave:** *sehr differente Therapieschemata*
oder		**Reteplase** → 86	*10 U als Bolus i.v., Wh. n. 30 min*
oder 2. Wahl		**Streptokinase** → 86	*1,5 Mio. IE über 1 h i.v., Heparin erst nach Streptokinase-Infusion* **Cave:** *nur, wenn noch nie eine Streptokinasetherapie erfolgte*
Bei allergischen Reaktionen unter Streptokinase			
evtl.	**Glukokortikosteroide** (antiallergisch)	**Prednison** → 115	*250 mg i.v.*
Therapie der Komplikationen bei Myokardinfarkt			
Tachykarde ventrikuläre Rhythmusstörungen			
evtl.	**Antiarrhythmikum Klasse III, K^+-Ausstromhemmung**	**Amiodaron** → 65	*d 1–10: 5 x 200mg/d, dann: 1 x 200mg/d*
plus	**Kaliumpräparat**	**Kaliumchlorid** → 72	*max. 20mmol K^+/h Zielwert: 5mmol/l*
Vorhofflimmern → 336			
Rhythmisierung			
plus	**Antiarrhythmikum Klasse III, K^+-Ausstromhemmung** (Refraktärzeit ↑)	**Amiodaron** → 65	*d 1–10: 5 x 200 mg/d, dann: 1 x 200 mg/d*
	Mehrkanalblocker	**Dronedaron** → 66	*2 x 400mg/d p.o.*
Koronare Stent-Implantation			
plus	**Thrombocytenaggregationshemmer**	**ASS** → 88	*100mg p.o. lebenslang*
		Clopidogrel → 88	**Ladedosis:** *300mg im Herzkatheterlabor, 600mg bei drug eluting stent (DES);* **Erhaltungsdosis:** *75mg/d, bei Clopidogrelresistenz 2 x 75mg*
	Mehrkanalblocker	**Dronedaron** → 66	*2 x 400mg/d p.o.*
	Clopidogrel-Einnahme mind. 4 Wo, besser 1 J., bei ACS mind. 9 Mon., bei DES mind. 1 J.		

zusätzl.	**bei Hochrisiko-PTCA (Beginn vor Intervention)**		
	GP-IIb/IIIa-Hemmer (Thrombozytenaggregations-hemmung)	**Tirofiban** → 89	*ini 0.4µg/kg/min für 30min, dann 0.1µg/kg/min*
oder		**Eptifibatid** → 89	*ini 180µg/kg i.v., dann 2µg/kg/min.*
zusätzl.	**bei akutem Koronarsydrom**		
	Thrombocytenaggregations-hemmer	**Abciximab** → 88	*ini 0.25mg/kg i.v., dann 0.125µg/kg/min. über 12h*
plus	**Betarezeptorenblocker**		
plus	**Statine**		
Frequenzkontrolle			
	Beta-1-selektiver Blocker (Chronotropie ↓, zentrale Sympath.aktiv. ↓)	**Metoprolol** → 46	*1–2 x 50–100 mg/d p.o.*
oder		**Bisoprolol** → 45	*2,5–5mg/d p.o.*
oder	**Kalziumantagonist** (Chronotropie ↓, Inotropie ↓, Dromotropie ↓, Afterload ↓)	**Verapamil** → 48	*5mg langs. i.v., dann: 5–10mg/h, max. 100mg/d, Perf. (100mg) = 2mg/ml ⇒ 2–5ml/h*
	Magnesiumpräparat	**Mg-sulfat 10%**	*2g/d*
Eventuell Kardioversion!			
Bradykardie			
	Parasympatholytikum (Chronotropie ↑)	**Atropin** → 70	*0,5–1mg i.v.*
evtl.	**Katecholamin** (Inotropie ↑, Chronotropie ↑, Bathmotropie ↑, Broncho-dilatation)	**Adrenalin** → 69	*0,5–1mg i.v. (1:10 verdünnt), Wh. nach Wirkung, Perf. (5mg) = 0,1mg/ml ⇒ 0,4–17ml/h*
ggf.	**Herzschrittmacher**		
Akute Herzinsuffizienz bei Myokardinfarkt			
	Schleifendiuretikum (Volumenentlastung)	**Furosemid** → 58	*20–40mg i.v.*
oder		**Torasemid** → 58	*2,5–5mg p.o.*
plus	**Nitrat** (Pre-/Afterload ↓, venöses pooling)	**Glyceroltrinitrat** → 62	*0,3–1,8µg/kg/min i.v., stat. Perf. (50mg) = 1mg/ml ⇒ 1–6ml/h*
	Gas (Blutoxygenation)	**Sauerstoff**	*2–4l/min Nasensonde*
plus 1. Wahl	**Angiotensin-Converting-Enzym-Hemmer** (Vasodilatation ↑, Nierendurchblutung ↑, Aldosteronfreisetz. ↓, Katecholaminfreisetz. ↓)	**Captopril** → 42	*25–50mg p.o.*
oder		**Enalapril** → 42	*1 x 5–20mg/dl p.o. einschleichend*
oder		**Ramipril** → 43	*1 x 1,25–5mg p.o., max.10mg/d*
plus	**Beta-1-selektiver Blocker** (Chronotropie ↓, zentrale Sympath.aktiv. ↓)	**Metoprolol** → 46	*ini 25mg p.o. (vorsichtig unter Überwachung einschleichen)*
		Bisoprolol → 45	*ini 1,25mg p.o. (vorsichtig unter Überwachung einschleichen)*

Kardiogener Schock			
	Primäres Therapieziel: meist Intubation, Beatmung, ggf. intraaortale Gegenstrompulsation, Senkung der hohen Mortalität nur durch Herzkatheter/PTCA möglich.		
	Katecholamin (Inotropie ↑, Chronotropie ↑, Bathmotropie ↑, Bronchodilat.)	**Adrenalin** → 68	*auf 1:10 verdünnen, 0,5–1 mg i.v., Wh. nach Wirkung, Perf. (5 mg) = 0,1 mg/ml ⇒ 0,4–17 ml/h*
plus	**Gas** (Blutoxygenation)	**Sauerstoff**	*2–4 l/min Nasensonde*
plus	**Benzodiazepin** (Sedation)	**Diazepam** → 226	*5–10 mg i.v.*
plus	**Opioid** (Analgesie)	**Morphin** → 103	*3–5 mg i.v. (1:10 verdünnt), ggf. Wh. bis Schmerzfreiheit*
plus	**Schleifendiuretikum** (Volumenentlastung)	**Furosemid** → 58	*20–80 mg i.v.*
evtl.	**Alpha- und Beta-Sympathomimetikum, D1-Rezeptor-Agonist** (Inotropie ↑, Vasokonstrikt., renale Vasodilat., Natriurese)	**Dopamin** → 69	*Nierendosis: 0,5–5 µg/kg/min i.v., Perf. (250 mg) = 5 mg/ml ⇒ 1–3,5 ml/h, RR-Dosis: 6–10 µg/kg/min i.v., Perf. (250 mg) ⇒ 4,5–9 ml/h, max. 18 ml/h*
evtl.	**Betasympathomimetikum** (Inotropie ↑)	**Dobutamin** → 69	*2,5–12 µg/kg/min i.v., Perf. (250 mg) = 2–10 ml/h*

T 2.5.3 Sekundärprophylaxe nach Myokardinfarkt

	Cyclooxygenasehemmer (Thromb.-Aggreg-Hemmung)	**Acetylsalicylsäure** → 88	*100 mg/d p.o.*
und/oder	**ADP-Rezeptor-Hemmer**	**Clopidogrel** → 88	*75 mg/d p.o. (bei Stent zusätzl. zu ASS)*
plus	**Beta-1-selektiver Blocker** (Chronotropie ↓, zentrale Sympathik.aktiv. ↓)	**Metoprolol** → 46	*1–2 x 50–100 mg/d p.o.*
		Bisoprolol → 45	*1 x 2,5–10 mg p.o.*
oder	**Alpha/Beta-Blocker** (HZV ↓, Alpha- u. Beta-Block.)	**Carvedilol** → 46	*1–2 x 25 mg/d p.o.*
evtl. bei latent. oder manifester HI	**Angiotensin-Converting-Enzym-Hemmer** (Vasodilatation ↑, Nierendurchblutung ↑, Aldosteronfreisetz. ↓, Katecholaminfreisetz. ↓)	**Enalapril** → 42	*1 x 2,5–20 mg p.o., max. 40 mg/d, ini: 1,25 mg i.v., dann: 4 x 1,25–2,5 mg*
		Ramipril → 43	*1 x 1,25–5 mg p.o., max. 10 mg/d*
bei red. EF/HI	**Aldosteronantagonist** (renaler H_2O- und NaCl-Verlust, Hemmung der K^+-Sekretion)	**Spironolacton** → 60	*25 mg /d*
		Eplerenon → 60	*25 mg/d, wenn $K^+ < 5$ mmol/l, nach 4 W. auf 50 mg/d steigern* **Cave:** *K^+-Spiegel*
plus	**CSE-Hemmer** (intraz. Chol.synth. ↓, LDL ↓, HDL ↑)	**Atorvastatin** → 123	*10–80 mg/d p.o.*
		Pravastatin → 123	*10–40 mg/d p.o.*

T 2.5.4 Chronische koronare Herzkrankheit

Angina pectoris-Anfall

	Relative Kontraindikation: kurzwirksame Kalziumantagonisten, Digitalisglykoside		
	Nitrat (Pre-/Afterload ↓, venöses pooling)	**Glyceroltrinitrat** → 62	*2–3 Hub (à 0,4 mg), 0,8 mg s.l., 0,3–1,8 µg/kg/min i.v., stat. Perf. (50 mg) = 1 mg/ml ⇒ 1–6 ml/h*
plus	**Gas** (Blutoxygenation)	**Sauerstoff**	*2–4 l/min Nasensonde*
plus	**Cyclooxygenasehemmer** (Thrombozytenaggregationshemmung)	**Acetylsalicylsäure** → 88	*500 mg/d i.v.*
bei schwerer AP	**Opiat** (Analgesie)	**Morphin** → 103	*3–5 mg i.v. (1:10 verdünnt), ggf. Wh. bis Schmerzfreiheit*
evtl.	**Benzodiazepin** (Sedation)	**Diazepam** → 226	*5–10 mg i.v.*
plus	**Beta-1-selektiver Blocker** (HZV ↓ [neg. chrono- + inotrop], O_2-Verbrauch ↓, zentr. Sympathikusaktivität ↓)	**Metoprolol** → 46	*5–10 mg langs. i.v., max. 20 mg i.v.*
		Bisoprolol → 45	*1 x 2,5–10 mg p.o.*

T 2.5.5 Chronisch stabile Angina pectoris

Allgemein

	Cyclooxygenasehemmer (Thrombozytenaggr.-hemmung)	**Acetylsalicylsäure** → 88	*1 x 100 mg/d p.o.*
oder	**ADP-Rezeptor-Hemmer**	**Clopidogrel** → 88	*75 mg/d p.o.*
plus	**Nitrat** (Pre-/Afterload ↓, venöses pooling, Koronarspasmolyse, O_2-Verbrauch ↓)	**Isosorbidmononitrat** → 62	*2 x 20–40 mg/d p.o. (1–1–0), 1 x 40–100 mg/d (ret.) p.o.*
evtl. plus	**NO-Freisetzung ohne Toleranzentwicklung** (Pre-/Afterload ↓, ven. pooling, Koronarspasmolyse, O_2-Verbr. ↓)	**Molsidomin** → 62	*2–3 x 2 mg/d p.o., 1–2 x 8 mg/d (ret.) p.o., in Komb. 0–0–1 in Nitratpause*
plus	**Beta-1-selektiver Blocker** (HZV ↓ [neg. chrono- + inotrop], O_2Verbrauch ↓, zentr. Sympathikusaktivität ↓)	**Metoprolol** → 46	*1–2 x 50–100 mg/d p.o.*
		Bisoprolol → 45	*1 x 2,5–10 mg p.o.*
oder	**Alpha/Beta-Blocker** (HZV ↓, Alpha- u. Beta-Block.)	**Carvedilol** → 46	*1–2 x 25 mg/d p.o.*
plus	**CSE-Hemmer** (intrazell. Cholesterinsynthese ↓, LDL ↓, HDL ↑)	**Atorvastatin** → 123	*10–80 mg/d*
		Pravastatin → 123	*10–40 mg/d*

Prinzmetal-Angina			
	Benzothiazepinderivat, Kalziumantagonist (Koronardilat., Chronotropie ↓, Dromotropie ↓, Inotropie ↓, Afterload ↓, O_2-Verbrauch ↓)	**Diltiazem** → 48	*3 x 60–90 mg/d p.o., 2 x 90–180 mg/d (ret.) p.o., 1 x 240 mg/d (ret.) p.o.*
evtl. plus	**Beta-1-selektiver Blocker** [HZV ↓ (neg. chronotrop, neg. inotrop), O_2-Verbrauch ↓, zentr. Sympathikusaktivität ↓]	**Metoprolol** → 46	*1–2 x 50–100 mg/d p.o.*
Eventuelle Hypertonietherapie bei KHK			
	Beta-1-selektiver Blocker [HZV ↓ (neg. chronotrop, neg. inotrop), O_2-Verbrauch ↓]	**Metoprolol** → 46	*1–2 x 50–100 mg/d p.o.*
		Bisoprolol → 45	*2,5–10 mg/d*
und/ oder	**Dipeptidanalogon, ACE-Hemmer** (Vasodilatation ↑ ⇒ Afterload ↓, Nierendurchblutung ↑, Aldosteronfreisetzung ↓, Katecholaminfreisetz. ↓)	**Enalapril** → 42	*1 x 2,5–20 mg p.o., max. 40 mg/d initial: 1,25 mg i.v., dann: 4 x 1,25–2,5 mg*
		Ramipril → 43	*1 x 1,25–5 mg p.o., max. 10 mg/d*
AT-II-Blocker			
	AT-II-Blocker (Angiotensinwirkung ↓, spezif. Blockade des Angiotensin-II-Typ-1-Rezeptors)	**Losartan** → 44	*1 x 50 mg/d p.o., max. 100 mg/d*
		Valsartan → 44	*80–160 mg/d*
		Candesartan → 44	*4–32 mg/d*
		Irbesartan → 44	*75–300 mg/d*
		Eprosartan → 44	*1 x 600 mg p.o.*
und/ oder	**Kalziumantagonist** (O_2-Verbrauch ↓, Inotropie ↓, Afterload ↓)	**Amlodipin** → 49	*1 x 5–10 mg/d p.o.*
		Lercanidipin → 49	*1 x 10–20 mg/d p.o..*

T 2.6 Herzinsuffizienz

T 2.6.1 Bestimmung des Stadiums der Herzinsuffizienz

ACC/AHA	A	B	C	D
Definition	**Patienten ohne Symptome der HI, aber mit Risikofaktoren**	**Ohne HI-Symptome, aber mit Zeichen der strukturellen Herzschädigung**	**Strukturelle Herzerkrankung in Verbindung mit HI-Symptomen**	**Terminale Herzinsuffizienz**
Risiko-faktoren	• Hypertonie • KHK • Diabetes mell. • Kardiomyopathie • Einnahme kardiotox. Medik.	• Infarktnarben • Linksventrikuläre systolische Dysfunktion • Asymptomat. Klappen-erkrankung	• Bekannte strukt. Herzerkrankung • Kurzatmigkeit, Müdigkeit, reduz. körperliche Belastbarkeit	• Erhebliche Beschwerden in Ruhe trotz max. medikamentöser Therapie, häufige KH-Aufenthalte

T 2.6.2 Diagnostik der HI + Begleiterkrankungen

Begleiterkrankungen	Diagnostik	
Kardiovaskuläre • Hypertonie • Hyperlipidämie • Diabetes mellitus • KHK • Supraventr. Arrhythmien • Ventr. Arrhythmien (erhöhtes Risiko für einen plötzlichen Herztod) • Erhöhtes Risiko für thrombembolische Ereignisse **Nicht-Kardiovaskuläre** • Niereninsuffizienz • Lungenerkrankungen • Krebs • Schilddrüsenerkrankungen	**Klinik**	Dyspnoe, Müdigkeit, Ödeme, Tachykardie, RR
	Labor	Blutbild, Klin. Chemie, Schilddrüse
	EKG	Myokardinfarkt, -hypertrophie, Rhythmusstörungen
	Echokardiographie	Nachweis von Kontraktionsstörungen, Vitien, Hypertrophie, Dilatation der Ventrikel
	Röntgenthorax	Nachweis von pulmonaler Stauung, Kardiomegalie, Pleuraerguss
	Koronarangiographie	Bei Verdacht auf KHK

T 2.6.3 Stadiengerechte Therapie der Herzinsuffizienz [1,2,3]

Therapie

Allgemeine Maßnahmen + Medikamentöse Behandlung der HI + Behandlung von Begleiterkrankungen

A	B	C	D
• Rauchen aufhören und regelmäß. körperl. Training • Alkohol- und Drogenkonsum vermeiden • Behandlung der Hypertonie • Behandlung von Fettstoff-wechselstrg. • ACE-Hemmer bei geeigneten Patienten[1] • Behandlung supraventrikul. Tachyarrhythmien • Behandlung von Schilddrüsen-erkrankungen • Regelmäßige Kontrollen	**Alle Maßnahmen des Stadiums A +** • ACE-Hemmer bei geeigneten Patienten[1] • Beta-Blocker bei geeigneten Patienten[3] • Herzklappen-operation bei Patienten mit signifikanter Herklappen-stenose/-insuffizienz • Regelmäßige Kontrollen	**Alle Maßnahmen des Stadiums A +** • Salzkonsum einschränken • Diuretika bei Patienten mit Wasserretention • ACE-Hemmer bei allen Patienten ohne entsprech. KI • Beta-Blocker bei allen stabilen Patienten ohne entsprech. KI • Digitalis zur Therapie des Herzversagens bei Pat. ohne entsprech. KI • Aldosteron-antagonist • Absetzen von Med. mit ungünstiger Wirkung auf das Herzversagen (z.B. CCBs)	**Alle Maßnahmen der Stadien A, B und C +** • Kontrolle des Flüssigkeitshaushalts • Mechanische Kreislaufunter-stützungssysteme (assist devices) • Herztransplantation bei geeigneten Patienten • Kontinuierliche i.v.-Infusion inotroper Substanzen zur Linderung der Symptome • Betreuung in speziellen Herz-Kreislauf - Rehabilitationszentren

1 Pat. mit Atherosklerose, Diabetes mell. oder Hypertonie und entsprechenden kardiovask. Risikofaktoren
2 Pat. mit einem kürzlichen oder früheren Myokardinfarkt unabhängig von der Ejektionsfraktion oder Patienten mit einer verringerten Ejektionsfraktion, unabh. von einem durchgemachten Herzinfarkt.
3 Pat. mit einem kürzlichen Myokardinfarkt unabhängig von der Ejektionsfraktion oder Patienten mit einer verringerten Ejektionsfraktion, unabhängig von einem durchgemachten Herzinfarkt.

T 2.6.4 Therapieziele

- Senkung der Mortalität
- Symptomverbesserung (Lebensqualität)
- Progressionshemmung
- Verringerung der Hospitalisationsrate

Medikament	Mortalitätssenkung	Progressionshemmung	Symptomverbesserung	Senken der Hospitalisat.- Rate	Verbesserung der Hämodynamik
ACE-Hemmer	A	A	A	A	A
Beta-Blocker	A	A	A	A	A
Diuretikum (Schleifen-)	C	C	B	B	B
Aldost.-Antag.	B	B	B	B	B
Herzglykoside	C	C	B	B	B
AT-II-Blocker	B	B	A	A	B

A: mehrere randomisierte kontrollierte klinische Studien; **B**: eine randomisierte kontrollierte klinische Studie oder gut belegt durch klinische Erfahrung; **C**: keine sicheren Studienergebnisse, die verschlechternede oder verbessernde Effekte zeigen; **D**: negative Ergebnisse basierend auf einer oder mehreren klinischen Studien

T 2.6.5 Medikamentöse Behandlung der Herzinsuffizienz [4]

Medikamentengruppe	Medikament	Initialdosis	Maximaldosis
ACE-Hemmer	**Captopril** → 42	*2x6,25 mg/d p.o. einschleichend*	*150mg/d*
		Kontrolle v. RR u. Nierenfunktion. Steigerung je nach Wi auf 25-75 mg (kurze HWZ, 3xtgl. Verabreichung erforderlich, für Langzeittherapie besser langwirksames Präparat)	
	Enalapril → 42	*1x2,5 mg/d p.o.*	*20 mg/d*
		Kontrolle von RR u. Nierenfunktion. Steigerung je nach Wi auf 1x5–10 mg/d	
	Ramipril → 43	*2x1,25–2,5 mg/d p.o.*	*10 mg/d*
		Kontrolle von RR u. Nierenfunktion. Steigerung je nach Wi auf 2x5 mg/d	
Beta-Blocker	**Carvedilol** → 46	*2x3,125mg/d p.o.*	*2x25mg; >85kg: 2x50mg*
		Je nach Verträglichkeit alle 2 Wochen steigern um 3,125–12,5 mg *Carvedilol hat eine verlängerte Überlebensrate im Vergleich mit Metoprolol in einer randomisierten Studie* [COMET] gezeigt.	
	Metoprolol-Succinat → 46	*1x23,75mg*	*190mg/d*
		Je nach Verträglichkeit Dosis alle 2 Wochen verdoppeln bis auf Maximaldosis	
Diuretikum (Thiazid)	**Hydrochlorothiazid** → 59	*1x12,5–50 mg/d p.o.*	
		Cave: nur bei Krea bis 2 mg/dl, dann Furosemid, kontraindiziert bei Krea > 2 mg/dl	
	Xipamid → 59	*1x10–40 mg p.o.*	
		Kontraindiziert bei Krea > 2 mg/dl	
Diuretikum (Schleifen)	**Furosemid** → 58	*1–3x10–20 mg*	*1000 mg/d*
	Torasemid → 58	*1–2x2,5–10 mg p.o., 1–3x10–20 mg i.v.*	*200 mg/d p.o., i.v.*

Medikamenten-gruppe	Medikament	Initialdosis	Maximaldosis
Diuretikum (Aldosteron-Antagonist)	**Spironolacton** → 60	*25 (–50)mg/d; Voraussetzung: K+ < 5mmol/l und Krea < 2,5mg/dl(m), < 2,0(w); bei älteren Pat. GFR > 30ml/min dokumentieren + mit 12,5mg beginnen*	
	Eplerenon → 60	*25mg/d wenn K^+ < 5mmol/l, nach 4 W. auf 50mg/d steigern*	
		Nur nach Myokardinfarkt. Cave: wöchentliche Kontrolle des Kaliums	
Herzglykosid	**Digoxin** → 67	*Digitalisierung, z.B.: d 1–3: 1x0,5 mg p.o.; 2–3x0,25 mg i.v., dann: 1x0,25–0,375 mg p.o.; 1x0,25 mg i.v.*	
bei Niereninsuff. plus	**Digitoxin** → 67	*d1–3: 3 x 0.07–0.1mg p.o., dann: 1 x 0.07–0.1mg; d1: 0.5mg i.v., d2 + 3: 0.25mg i.v., dann 0.07–0.1mg/d p.o./i.v.*	
AT-II-Blocker	**Losartan** → 44	*1x 12,5 mg p.o.*	*160mg bid*
		Langsam steigern bis12x25–50 mg	

[4] Hunt SA, Baker DW, Chin MH, Cinquegrani MP, Feldman AM, Francis GS, Ganiats TG, Goldstein S, Gregoratos G, Jessup ML, Noble RJ, Packer M, Silver MA, Stevenson LW. ACC/AHA guidelines for the evaluation and management of chronic heart failure in the adult. 2001. American College of Cardiology

T 2.6.6 Nichtmedikamentöse Behandlung der Herzinsuffizienz

CRT = Resynchronisationstherapie = biventrikuläres Pacing

T 2.7 Herzrhythmusstörungen

T 2.7.1 Sinustachykardie

	Beta-1-selektiver Blocker (Chronotropie ↓, zentrale Sympathikusakt. ↓)	**Metoprolol** → 46	*1–2 x 50–100mg/d p.o.*
		Bisoprolol → 45	*5–10mg/d*

T 2.7.2 Vorhofflattern

Frequenzkontrolle bei Vorhofflattern

	Digitalisglykosid (Chronotropie ↓, Inotropie ↑ Dromotropie ↓, AV-Knoten-Refraktärzeit ↑)	**Digoxin** → 67	*initial: 3 x 0,4mg/24 h i.v., dann: 1 x 0,25–0,375mg/d p.o., 1 x 0,2mg/d i.v.*
oder		**Digitoxin** → 67	*initial: 3 x 0,1mg/24 h i.v., dann: 1 x 0,07–0,1mg/d p.o.*
und/ oder	**Beta-1-selektiver Blocker** (Chronotropie ↓, zentrale Sympathikusakt. ↓)	**Metoprolol** → 46	*1–2 x 50–100mg/d p.o.*
		Bisoprolol → 45	*5–10mg/d*
und/ oder	**Kalziumantagonist** (Chronotropie ↓, Dromotropie ↓, Inotropie ↓)	**Verapamil** → 48	*5mg langs. i.v., dann: 5–10mg/h, max.100mg/d, Perf. (100mg) = 2mg/ml ⇒ 2–5ml/h*
		Diltiazem → 48	*3 x 60–90mg/d p.o., 2 x 90–180mg/d (ret.) p.o., 1 x 240mg/d (ret.) p.o.*

Katheterablation			
Embolieprophylaxe			
	Unfraktion. Heparin (Beschleunigung der Gerinnungsfaktorinhibition, Embolieprophylaxe)	**Heparin** → 82	*5000IE als Bolus i.v., dann Perf. (25.000IE): 2ml/h (Dosis-Anpassung an Ziel-PTT: 1,5–2,5fache d. Normbereich)*
	Cyclooxygenasehemmer (Thrombozytenaggregationshemmung)	**Acetylsalicylsäure** → 88	*1 x 100–300mg/d p.o.*
	Vitamin-K-Antagonist (Langzeit-Antikoagulation)	**Phenprocoumon** → 85	*d 1-2-3: 12–9–6 mg, Erh. Dos. nach Quick 1,5–6mg abends*

T 2.7.3 Vorhofflimmern

Embolieprophylaxe			
akut	**Unfraktion. Heparin** (Beschleunigung der Gerinnungsfaktorinhibition, Embolieprophylaxe)	**Heparin** → 82	*5000IE als Bolus i.v., d ann Perf. (25.000IE): 2ml/h (Dosis-Anpassung an Ziel-PTT: 1,5–2,5fache d. Normbereichs)*
dann	**Vitamin-K-Antagonist** (Langzeit-Antikoagulation)	**Phenprocoumon** → 85	*d 1-2-3: 12–9–6mg, Erh. Dos. nach Quick 1,5–6mg abends*
evtl. statt-dessen	**Cyclooxygenasehemmer** (Thrombozytenaggregationshemmung), bei ger. Embolierisiko	**Acetylsalicylsäure** → 88	*1 x 100–300mg/d p.o.*
Frequenzkontrolle			
	Digitalisglykosid (Chronotropie ↓, Dromotropie ↓, Inotropie ↑, AV-Knoten-Refraktärzeit ↑)	**Digoxin** → 67	*initial: 3 x 0,4mg/24 h i.v., dann: 1 x 0,25–0,375mg/d p.o., 1 x 0,2mg/d i.v.*
oder		**Digitoxin** → 67	*initial: 3 x 0,1mg/24 h i.v., dann: 1 x 0,07–0,1mg/d p.o.*
und/ oder	**Beta-1-selektiver Blocker** (Chronotropie ↓, zentrale Sympathikusakt. ↓)	**Metoprolol** → 46	*1–2 x 50–100mg/d p.o.*
		Bisoprolol → 45	*5–10mg/d*
und/ oder	**Kalziumantagonist** (Chronotropie ↓, Dromotropie ↓, Inotropie ↓, Afterload ↓)	**Verapamil** → 48	*5mg langs. i.v., dann: 5–10mg/h, max. 100mg/d, Perf. (100mg) = 2mg/ml ⇒ 2–5ml/h*
		Diltiazem → 48	*3 x 60–90mg/d p.o., 2 x 90–180mg/d (ret.) p.o., 1 x 240mg/d (ret.) p.o.*

Rhythmisierung zur Erreichung eines Sinusrhythmus, primäres Verfahren: Kardioversion			
	Antiarrhythmikum Klasse IC (Na⁺-Einstromblock ⇒ Erregungsleitung ↑, Refraktärzeit ↑)	**Propafenon** → 65	*0,5–1 mg/kg in 5 min i.v.* **Cave:** *Klasse I ist kontraindiziert bei KHK*
oder	**Antiarrhythmikum Klasse IC** (Na⁺-Einstromblock ⇒ Erregungsleitung ↑, Refraktärzeit ↑)	**Flecainid** → 65	*2 x 100–200 mg p.o., 1 mg/kg langsam i.v. Pck.Beil. beachten;* **Cave:** *immer mit Betablockern kombinieren*
oder	**Antiarrhythmikum Klasse III** (K⁺-Ausstromhemm. + Beta-Rezeptorblock. ⇒ Refraktärz. ↑)	**Sotalol** → 65	*1 x 20 mg i.v., evtl. nach 5 min weitere 20 mg*
	Cave: Rhythmisierung bei Herzinsuffizienz nur stationär		
Rezidivprophylaxe			
	Cave: Proarrhythmie, v.a. keine Klasse I-AA bei KHK!		
	Ablation möglich in Einzelfällen		
	Beta-1-selektiver Blocker (Chronotropie ↓, zentrale Sympathikusakt. ↓)	**Metoprolol** → 46	*1–2 x 50–100 mg/d p.o.*
		Bisoprolol → 46	*5–10 mg/d*
oder	**Antiarrhythmikum Klasse III** (K⁺-Ausstromhemmung ⇒ Refraktärzeit ↑)	**Amiodaron** → 65	*d 1–10: 5 x 200 mg/d, dann: 1 x 200 mg/d*
oder	**Mehrkanalblocker**	**Dronedaron** → 66	*2 x 400mg/d p.o. (nicht jodhaltig)*
oder	**Antiarrhythmikum Klasse III** (K⁺-Ausstromhemmung + Beta-Rezeptorblocker ⇒ Refraktärzeit ↑)	**Sotalol** → 65	*1–2 x 80–160 mg p.o.*
oder	**Antiarrhythmikum Klasse IC** (Na⁺-Einstromblock ⇒ Erregungsleitung ↑, Refraktärzeit ↑)	**Propafenon** → 65	*3 x 150 od. 2 x 300 mg/d p.o.*
		Flecainid → 65	*2 x 100–200 mg p.o.; 1 mg/kg langsam i.v.; Pck.Beil. beachten*

T 2.7.4 Supraventrikuläre Tachykardie bei WPW-Syndrom/ AV-Knotentachykardie

Akuter Anfall: Radiofrequenzablation (häufig erste Wahl)			
	Antiarrhythmikum (kurzfristige Blockade des AV-Knotens)	**Adenosin** → 66	*6–9–12 mg je als Bolus i.v. nach Wirkung*
bei WPW, v.a. mit Vorhofflimmern	**Antiarrhythmikum Klasse IA** (Na⁺-Einstromblock, K⁺-Ausstromblock ⇒ Dromo-, Bathmo-, Inotropie ↓, AP-Dauer ↑, Refraktärzeit ↑)	**Ajmalin** → 63	*25–50 mg langs. i.v., Perf. (250 mg) = 5 mg/ml ⇒ 12 ml/h bis Wirkung, dann 2–5 ml/h*

oder	**Kalziumantagonist** (Chronotropie ↓, Dromotropie ↓, Inotropie ↓, Afterload ↓)	**Verapamil** → 48	*5mg langs. i.v., dann: 5–10mg/h, max. 100mg/d, Perf. (100mg) = 2mg/ml ⇒ 2–5ml/h (nicht bei Vorhofflimm.)*
Prophylaxe, Cave: Proarrhythmie!			
	Antiarrhythmikum Klasse III (K^+-Ausstromhemmung + Beta-Rezeptorblock. ⇒ Refraktärzeit ↑)	**Sotalol** → 65	*1–2 x 80–160mg p.o.* **Cave:** *Proarrhythmie*
oder	**Antiarrhythmikum Klasse IC** (Na^+-Einstromblock ⇒ Erregungsleitung ↑, Refraktärzeit ↑)	**Flecainid** → 65	*2 x 100–200mg/d p.o.* **Cave:** *Proarrhythmie*
oder	**Antiarrhythmikum Klasse III** (K^+-Ausstromhemmung ⇒ Refraktärzeit ↑)	**Amiodaron** → 65	*d 1–10: 5 x 200mg/d p.o., dann: 1 x 200mg/d p.o.* **Cave:** *Proarrhythmie*
oder	**Mehrkanalblocker**	**Dronedaron** → 66	*2 x 400mg/d p.o. (nicht jodhaltig)*

T 2.7.5 Ventrikuläre Tachykardie

Akuter Anfall			
	bei hämodynamischer Entgleisung: ggf. Kardioversion und Defibrillation		
	Klasse Ib (Antiarrhythmikum)	**Lidocain** → 64	*initial: 50–100mg i.v., dann Perf. (1g) = 20mg/ ml ⇒ 6–12ml/h*
oder	**Antiarrhythmikum Kl. IA** (Na^+-Einstromblock, K^+-Ausstromblock ⇒ Dromotropie ↓, Bathmotropie ↓, Inotropie ↓ Refraktärzeit ↑, AP-Dauer ↑)	**Ajmalin** → 63	*25–50mg langs. i.v., Perf. (250mg) = 5mg/ml ⇒ 12ml/h bis Wirkung, dann 2–5ml/h*
oder	**Antiarrhythmikum Klasse III** (K^+-Ausstromhemmung ⇒ Refraktärzeit ↑)	**Amiodaron** → 65	*300mg i.v.*
oder	**Mehrkanalblocker**	**Dronedaron** → 66	*2 x 400mg/d p.o. (nicht jodhaltig)*
Prophylaxe			
	Antiarrhythmikum Kl. III (K^+-Ausstromhemmung ⇒ Refraktärzeit ↑)	**Amiodaron** → 65	*d 1–10: 5 x 200mg/d p.o., dann: 1 x 200mg/d p.o.*
oder	**Mehrkanalblocker**	**Dronedaron** → 66	*2 x 400mg/d p.o. (nicht jodhaltig)*
oder	**Antiarrhythmikum Klasse III** (K^+-Ausstromhemmung + Beta-Rezeptorblock. ⇒ Refraktärzeit ↑)	**Sotalol** → 65	*1–2 x 80–160mg p.o.*

evtl. je plus	**Beta-1-selektiver Blocker** (Chronotropie ↓, zentrale Sympathikusaktivität ↓)	**Metoprolol** → 46	*1–2 x 50–100mg/d p.o.* **Cave:** *nicht additiv bei Sotalol*
		Bisoprolol → 45	*5–10mg/d*
ggf.	**Implatierbaren Defibrillator (AICD) erwägen**		

T 2.7.6 Torsades de pointes

(meist Ausdruck proarrhythmischer Wirkung anderer Antiarrhythmika -> Absetzen)

Akuter Anfall			
	Magnesiumpräparat (Substitution)	**Mg-sulfat 200mg** (=8mmol) → 72	*8mmol über 15min, dann 2g/d*
plus	**Beta-Sympathom.** (Chronotropie ↑, Inotropie ↑)	**Orciprenalin** → 94	*0,25–0,5mg i.v., 10–30µg/min i.v., Perf. (5mg) = 0,1mg/ml ⇒6–18ml/h*
Prophylaxe			
1.Wahl	**Absetzen von Antiarrhythmika**		
	ggf. temporäre Ventrikelstimulation mit F = 90/min.		

T 2.7.7 Extrasystolen

Supraventrikuläre Extrasystolen			
	Beta-1-selektiver Blocker [HZV ↓ (neg. chronotrop, neg. inotrop), O_2-Verbrauch ↓, zentr. Sympathikusaktivität ↓]	**Metoprolol** → 46	*1–2 x 25–100mg/d p.o., 1 x 100–200 (ret.)mg/d p.o., 5–10mg langs. i.v., max. 20mg i.v.*
		Bisoprolol → 45	*1 x 2,5–10mg/d p.o.*
	Zusätzlich Ursache beheben, z.B. Hyperthyreose		
Ventrikuläre Extrasystolen			
	Beta-1-selektiver Blocker [HZV ↓ (neg. chronotrop, neg. inotrop), O_2-Verbrauch ↓, zentr. Sympathikusaktivität ↓]	**Metoprolol** → 46	*1–2 x 25–100mg/d p.o., 1 x 100–200 (ret.)mg/d p.o., 5–10mg langs. i.v., max. 20mg i.v.*
oder evtl.	**Antiarrhythmikum Klasse III** (K^+-Ausstromhemmung ⇒Refraktärzeit ↑)	**Amiodaron** → 65	*d 1–10: 5 x 200mg/d, dann: 1 x 200mg/d* **Cave:** *Proarrhythmie*
oder evtl.	**Mehrkanalblocker**	**Dronedaron** → 66	*2 x 400mg/d p.o. (nicht jodhaltig)*
oder evtl.	**Antiarrhythmikum Klasse III** (K^+-Ausstromhem. +Beta-block.⇒ Refraktärzeit ↑)	**Sotalol** → 65	*1 x 20mg i.v., evtl. nach 5 min weitere 20mg, 1–2 x 80–160mg p.o.,* **Cave:** *Proarrhythmie*
oder evtl.	**Antiarrhythmikum Klasse IC** (Na^+-Einstromblock.⇒ Erregungsleitung ↑, Refraktärzeit ↑)	**Propafenon** → 65	*3 x 150 od. 2 x 300mg/d p.o.* **Cave:** *nicht bei KHK, Proarrhythmie*
evtl.	**Elektrolyte** (symptomatisch)	**Mg-K-Präp.**	*3 x 1 Tbl.*
	Cave: proarrhythmischer Effekt der Antiarrhythmika		

T 2.7.8 Bradykarde Rhythmusstörungen

evtl.	**Parasympatholytikum** (Chronotropie ↑)	**Atropin** → 70	*0,5–1 mg i.v.*
evtl. plus	**Beta-Sympathom.** (Chronotropie ↑, Inotropie ↑)	**Orciprenalin** → 94	*0,25–0,5 mg i.v., 10–30 μg/min i.v., Perf. (5 mg) = 0,1 mg/ml ⇒ 6–18 ml/h*
meist	**Herzschrittmacher**		

T 2.8 Endokarditis [5]

T 2.8.1 Rheumatische

Akut			
	Benzylpenicillin (Antibiose)	**Penicillin G** → 151	*3–4 x 1 Mio IE/d i.v. als Kurzinf. (1–2 W.)*
dann	**Phenoxymethylpenicillin** (Antibiose)	**Penicillin V** → 151	*3 x 1,2 Mio/d p.o. (bis Entzündungszeichen ↓)*
plus	**Salicylat** (Antiphlogistikum)	**Acetylsalicylsäure** → 88	*2–3 g/d p.o. (bis Entzündungszeichen ↓)*
plus	**Glukokortikosteroide** (antiinflammatorisch, immunsuppressiv)	**Prednisolon** → 115	*1–2 mg/kg/d p.o. ausschleichend (bis Entzündungszeichen ↓)*
Rezidivprophylaxe			
	Retardpenicillin (Antibiose)	**Benzylpenicillin-Benzathin** → 151	*1,2 Mio. IE i.m. alle 3 W. (bis 25.Lj.)*

T 2.8.2 Bakterielle

Streptokokken			
	Benzylpenicillin (Antibiose)	**Penicillin G** → 151	*3 x 10 Mio. IE/d i.v. als Kurzinf. (6 W.)*
plus	**Aminoglykosid** (Antibiose)	**Gentamicin** → 161	*3mg/kg/d i.v. als Kurzinf. in 3 ED*
Staphylokokken			
	Isoxazylpenicillin (Antibiose)	**Flucloxacillin** → 152	*4 x 1,5–2 g/d i.v. als Kurzinf. (1–2 W.)*
plus	**Aminoglykosid** (Antibiose)	**Gentamicin** → 161	*3mg/kg/d i.v. als Kurzinf. in 3 ED*
oder nur	**Glykopeptid** (Antibiose)	**Vancomycin** → 165	*2 x 1 g/d i.v. als Kurzinf. (1–2 W.)*
Enterokokken			
	Aminopenicillin (Antibiose)	**Ampicillin** → 153	*300 mg/kg/d i.v. als Kurzinf. (4–6 W.)*
oder	**Glykopeptid** (Antibiose)	**Vancomycin** → 165	*2 x 1 g/d i.v. als Kurzinf. (4–6 W.)*
je plus	**Aminoglykosid** (Antibiose)	**Gentamicin** → 161	*3mg/kg/d i.v. als Kurzinf. in 3 ED*

Pneumokokken		
Benzylpenicillin (Antibiose)	**Penicillin G** → 151	*150.000 IE/kg/d i.v. als Kurzinf. (3 W.)*

[5] nach Paul Ehrlich Gesellschaft

T 2.9 Endokarditisprophylaxe

T 2.9.1 Bakterielle

Bei Patienten mit der höchsten Wahrscheinlichkeit eines schweren oder letalen Verlaufs einer infektiösen Endokarditis	• Patienten mit Klappenersatz (mech. und biolog. Prothesen) • Patienten mit rekonstruierten Klappen unter Verwendung von alloprothetischem Material in den ersten 6 Monaten nach OP[6, 7] • Patienten mit überstandener Endokarditis • Patienten mit angeborenen Herzfehlern - Zyanotische Herzfehler, die nicht oder palliativ mit systemisch-pulmonalem Shunt operiert sind - Operierte Herzfehler mit Implantation von Conduits (mit oder ohne Klappe) oder residuellen Defekten, d.h. turbulenter Blutströmung im Bereich des prothetischen Materials • Alle operativ und interventionell unter Verwendung von prothetischem Material behandelten Herzfehler in den ersten 6 Monaten nach OP[2] • Herztransplantierte Patienten, die eine kard. Valvulopathie entwickeln

[6] An diesem Punkt unterscheidet sich das vorliegende Positionspaper von den AHA-Leitlinien.
[7] Nach 6 Monaten wird eine suffiziente Endothelialisierung der Prothesen angenommen.

T 2.9.2 Empfehlungen zur Prophylaxe der infektiösen Endokaditis

Allgemein	Verabreichung der Antibiotikaprophylaxe generell 30–60 min vor Prozedur. Falls keine Prophylaxe vorher erfolgt ist, kann diese bis zu 2 h nach dem Eingriff gegeben werden (IIa/C).
Mundhygiene	Gute Mundhygiene und solide Zahnsanierung emfpohlen (IIa/C)
Allgemeine Eingriffe bzw. Vorbedingungen, die keine Prophylaxe erfordern	
	• Herzkatheteruntersuchung • Herzschrittmacher- und ICD • Mitralklappenprolaps ohne Mitralinsuffizienz • Nach koronaren Bypassoperationen • Bei Vorhof-Septum-Defekten • Lokalanästhetika (*Cave*: siehe Tabelle zahnärztliche Eingriffe!) • Endotracheale Intubation, Bronchoskopie • TEE, Gastroskopie und Koloskopie • Kaiserschnitt, unkomplizierte vaginale Entbindung • Blasenkatheterisierung
Empfehlung für spezielle Eingriffe bei Patienten ohne manifeste Infektionen	
Zahnärztliche Eingriffe	
Prophylaxe empfohlen bei Risikopatienten	Bei Eingriffen mit Manipulationen an der Gingiva, der periapikalen Zahnreihe, mit Perforationen der oralen Mukosa, Biopsieentnahme, Platzierung kieferorthopädischer Bänder (IIa/C)

Keine Prophylaxe empfohlen	Lokale Anästhetikainjektion in gesundes Gewebe (Ausnahme: intraligamentäre Anästhesie[8]), zahnärztliche Röntgenaufnahmen, Platzierung oder Anpassung prothetischer oder kieferorthopädischer Verankerungselemente, Klammern und bei Nahtentfernungen[1], Lippentraumata, Traumata der oralen Mukosa und physiologischer Milchzahnverlust
Wirkstoffe und Dosierung	Siehe unten
[8] Empfehlung unterscheidet sich von denen der AHA	
Eingriffe am Respirationstrakt	
Prophylaxe empfohlen bei Risikopatienten	Bei Tonsillektomie oder Adenotomie, bei Eingriffen mit Inzision der Mukosa oder Biopsieentnahme
Keine Prophylaxe empfohlen	Bei rein diagnostischer Bronchoskopie (IIa/C)
Wirkstoffe und Dosierung	Siehe unten
Eingriffe am Gastrointestinal (GI)- bzw. Urogenitaltrakt	
Keine generelle Prophylaxe im Rahmen von Eingriffen am GI- bzw. Urogenitaltrakt, auch bei Gastroskopie, Zystoskopie oder Biopsieentnahme, emfpohlen.	
Empfehlung für spezielle Eingriffe bei Patienten mit manifesten Infektionen	
Zahnärztliche Eingriffe	
Prophylaxe	Siehe „Spez. Eingriffe bei Patienten ohne manifeste Infektionen"
Eingriffe am Respirationstrakt	
Prophylaxe bei Risikopatienten	Bei floriden Infektionen (z.B. Abszesse oder Pleuraempyem) sollte bei Eingriffen wie z.B. einer Drainage eine antibiotische Therapie erfolgen mit Wirksamkeit gegen Streptokokken und Staphylococcus aureus (IIb/C). **Mögl. Wirkstoffe:** Aminopenicillin mit Betalaktamaseinhibitor, Cefazolin, Clindamycin; **bei MRSA:** Vancomycin
Eingriffe am Gastrointestinal- bzw. Urogenitaltrakt	
Prophylaxe bei Risikopatienten	Bei floriden Infektionen des GI- oder Urogenitaltrakts oder bei Antibiotikagabe zur Vorsorge einer Wundinfektion bzw. Sepsis sollte das Antibiotikaregime eine Substanz mit Wirksamkeit gegen Enterokokken enthalten. **Mögl. Wirkstoffe:** z.B. Ampicillin, Piperacillin oder Vancomycin (bei Unverträglichkeit gegenüber Betalaktamantibiotika) (IIb/B). Bei Patienten mit florider Harnwegsinfektion oder Bakteriurie durch Enterokokken mit geplanter Zystoskopie bzw. anderen Manipulationen sollte eine Substanz mit Wirksamkeit gegen Enterokokken gegeben werden; Wirkstoffe siehe oben. (IIb/B).
Eingriffe an Haut, Hautanhangsgebilden oder muskoloskelettalem Gewebe	
Prophylaxe bei Risikopatienten	Bei florider Infektion dieser Bereiche sollte bei Eingriffen ein staphylokokken- bzw. streptokokkenwirksames Regime gegeben werden.; **Mögl. Wirkstoffe:** Penicillin, Cephalosporin; **bei Allergie:** Clindamycin; **bei MRSA:** Vancomycin (IIb/C)
Herzchirurgische Eingriffe	
Prophylaxe	Bei Herklappenprothesen-OP oder einem anderen herzchirurg. Eingriff mit Fremdmaterialimplantat. ist eine perioper. Prophylaxe sinnvoll; Auswahl entsprechend der lok. Erreger-/Resistenzsituat. (häufig: koagulaseneg. Staphylok. und Staph. aureus); Proph.-Beginn direkt vor OP, beenden spätestens 48 h nach OP.

T 2.10 Perikarditis

T 2.10.1 Bakteriell

	Antibiose nach Austestung, Tbc beachten!		

T 2.10.2 Dressler-Syndrom (nach Herzinfarkt, Herzoperation)

evtl.	**Arylessigsäurederivat, Cyclooxygenasehemmer** (NSAR; antiphlogistisch, analgetisch)	**Diclofenac** → 108	*1–3 x 50mg/d p.o., rect., 1 x 100mg/d (ret.) p.o., 1 x 75mg i.m.*
evtl.	**Kortikosteroid** (antiphlog, antiallerg., immunsuppr.)	**Cortisonacetat** → 114	*nach Klinik*

T 2.11 Periphere arterielle Verschlusskrankheit

T 2.11.1 Stadium II

	Kolloidale Plasmaersatzlösung (Hämodilution)	**HES 6%** → 77	*250–500ml i.v. (14–21d)*
plus	**Salicylate, Cyclooxygenasehemmer** (Thrombozytenaggregationshemmung)	**Acetylsalicylsäure** → 88	*1 x 100mg/d p.o.*
alternativ	**ADP-Rezeptor-Hemmer**	**Clopidogrel** → 88	*75mg/d p.o.*
oder / evtl. plus	**Rheologikum** (Eryverformbarkeit ↑, bessere Rheologie)	**Pentoxifyllin** → 90	*2–3 x 400mg/d, 2 x 600mg/d p.o.*
oder	(muskulotrope Vasodilatation, bess. Rheologie)	**Buflomedil**	*3–4 x 150mg/d p.o., 2 x 300mg/d p.o., 1 x 600mg/d p.o.*

T 2.11.2 Stadium III/IV bei Inoperabilität, Thrombangiitis obliterans

	Prostaglandine (Thrombozytenfunktionshemmung)	**Alprostadil** → 89	*2 x 40µg in 250ml NaCl i.v.*

T 2.12 Akuter Extremitätenarterienverschluss

	Unfraktion. Heparin (Beschleun. der Gerinnungsfaktorinhib., Verhind. von Appositionsthromben)	**Heparin** → 82	*5.000–10.000IE i.v. dann: Perf. (25.000IE): 2ml/h (Dosis-Anpassung an Ziel-PTT: 1,5–2,5fache d. Normbereich)*
oder	**Niedermol. Heparine**	**Enoxaparin** → 83	*2 x 100 IE/kg s.c., max. 2 x 10000 IE/d*
bei Schmerzen	**Opioid** (Analgesie)	**Pethidin** → 103	*75–100mg langs. i.v.*

evtl.	**kolloidale Plasmaersatzlösung** (Volumensubstitution)	**HES 6%** → 77	*500–1500ml i.v., bis 20ml/kg/h*
dann	**Plasminogenaktivator** (lokale Lyse)	**Streptokinase** → 86	*250.000IE initial in 30 min, dann 1,5 Mio. IE/h über 6 h*
evtl. plus	**Glukokortikosteroide** (antiinflammatorisch, immunsuppressiv)	**Prednison** → 115	*250mg i.v.*
T 2.12.1 Sekundärprophylaxe			
evtl.	**Vitamin-K-Antagonist** (Langzeit-Antikoagulation)	**Phenprocoumon** → 85	*d 1–2–3: 12–9–6mg, Erh. Dos. nach Quick 1,5–6mg abends*
oder evtl.	**Low-dose Heparinisierung** (niedermolekular; Thromboseprophylaxe)	**Nadroparin** → 83	*1 x 2850IE s.c.*
oder	**Niedermol. Heparine**	**Enoxaparin** → 83	*2000-6000 IE s.c., max. 2 x 10000 IE/d*

T 2.13 Thrombophlebitis

evtl.	**Salicylat** (Antiphlogistika)	**Acetylsalicylsäure** → 88	*2–3 x 0,1–1g/d p.o.*

T 2.14 Thromboseprophylaxe

Risiko	**niedrig**	**mittel**	**hoch**
Chirurgie-, Gynäkologie-, Geburtshilfe-Patienten	Große Chirurgie (intraabdom-OP od. OP-Dauer > 45 min) Alter < 40J ohne Risikofakt.	Große Eingriffe, Alter 40–60 J ohne weitere Risikofaktoren	Große Eingriffe bei Alter > 60
	Kleine Chirurgie (Dauer < 45 min) ohne Risikofaktoren bei Alter 40–60 J, kleinere Traumen	Kleine Chirurgie im Alter 40–60 J mit früherer Thrombembolie oder Östrogen-Th; Alter > 60	Große Eingriffe bei Alter 40–60 J und Malignom oder frühere Thrombembolie
		Kleinere Eingriffe, Alter > 60 J	Fraktur oder größere orthopäd. OP (Becken, Hüfte, Bein); Thrombophilie
Internistische Patienten	Leichtere intern. Erkrankungen	Immobilisierung, kardiale Insuffizienz	Schlaganfall, Alter > 70, kard. Dekomp., Schock, Thrombembolie-Vorgeschichte; Thrombophilie
Unterschenkelvenenthrombose	< 10 %	10–40 %	40–80 %
Prox. Thrombose	< 1 %	1–10 %	10–30 %
letale Lungenembolie	< 0,1 %	< 1 %	> 1 %

Prophylaxe (Phlebologie 1998, 27: 98–104)	Thrombose-prophylaxestrumpf	**Standard** 2 x 5000 IE/d **+ Strumpf** oder intermittierende pneumatische Kompression **niedermolek. Heparin Enoxaparin** (ClexaneP) 1 x 2000–4000 IE s.c. **Nadroparin** (Fraxiparin R) 2850–5700 IE s.c.	**low-dose Heparinisierung Standardheparin:** bis 3 x 7500 IE/d **oder** (niedermolekulares) **Nadroparin** (Fraxiparin) 1 x 2850–5700 IE s.c. (oder orale Antikoag.) **+ Strumpf** od. intermitt. pneumatische Kompression
Beschleunigung der Gerinnungsfaktor-inhibition			1 x 2000–4000 IE s.c.
			2850–5700 IE s.c.

T 2.15 Phlebothrombose

T 2.15.1 Sobald V. poplitea betroffen

	Unfraktion. Heparin (Beschleunigung der Gerinnungsfaktorinhibition)	**Heparin** → 82	*5000 IE als Bolus i.v., dann Perf. (25.000 IE): 2 ml/h (auf 1.5–2fachen PTT-Normwert)*
oder	**Niedermolekul. Heparin** (Beschleunigung der Gerinnungsfaktorinhibition)	**Enoxaparin** → 83	*1 mg/kg s.c. 2x/d*
		Nadroparin → 83	*100 IE/kg s.c. 2x/d*
dann	**Vitamin-K-Antagonist** (Langzeit-Antikoagulation)	**Phenprocoumon** → 85	*d 1–2–3: 12–9–6 mg, Erh. Dos. nach Quick 1,5–6 mg abends (6 M.)*

T 2.15.2 Ausgedehnte Fälle

	Plasminogenaktivator (lokale Lyse)	**Streptokinase** → 86	*250.000–750.000 IE initial in 30 min, dann 100.000 IE/h (bis Lyseerfolg, ca. 3d, max. 5 d)*
oder	**Ultrahochdosiert Plasminogenaktivator** (lokale Lyse)	**Streptokinase** → 86	*250.000 IE initial in 30 min, dann 1,5 Mio. IE/h über 6h/d (bis Lyseerfolg ca. 3 d, max. 5 d)*
oder	**Plasminogenaktivator** (lokale Lyse)	**Urokinase** → 87	*ini: 250.000 oder 600.000 IE i.v. über 10–20 min, dann 2000 IE/kg/h i.v. (bis Lyseerfolg ca. 12 d, max. 4 W.)*
oder	**Plasminogenaktivator** (lokale Lyse)	**rt-PA** → 86	*0,25 mg/kg/24h i.v. oder 20 mg i.v. über 4 h (bis Lyseerfolg, ca. 5–7 d)*
dann	**Vitamin-K-Antagonist** (Langzeit-Antikoagulation)	**Phenprocoumon** → 85	*d 1–2–3: 12–9–6 mg, Erh. Dos. nach Quick 1,5–6 mg abends (6 M.)*

T 3 Hämatologie – Therapie (R. Schmidmaier, P. Baumann)

T 3.1 Hämophilie

T 3.1.1 Hämophilie A [7]

1IE entspricht der Menge an Faktor in 1mL gepooltem Normalplasma

Leichte-mittelschwere Hämophilie: Blutung und präoperativ

	Vasopressinanalogon (Freisetzung von Faktor VIII aus Endothelzellen)	**Desmopressin** → 135	*0.3µg/kg i.v., s.c. (max. 20µg); 300µg nasal entspricht etwa 0.2µg/kg i.v.; 2 Sprühstöße bei >50kg, 1 Sprühstoß bei <50kg (steigert F-VIII auf 2–6fache)*

Schwere Hämohilie A: Blutung und präoperativ

	Gerinnungsfaktor (Substitution)	**Faktor VIII** → 90	*1IE/kg i.v. erhöht Blutspiegel um 2% (bei Muskelblutung Konz. auf ≥ 30%, bei Zahn-OP Konz. auf > 50%; intraabdomineller, intrakranieller Blutung oder orthopäd. OP 80-100%); HWZ 8-12h)*

Bei Hemmkörperhämphilie und akuter Blutung:
- aktiviertes Prothrombinkomplexpräparat (FEIBA) 200IE/kgKG, nachfolgend 2-3 x 100IE/kgKG/Tag
- Rekombinanter Faktor VIIa (NovoSeven) 90µg/kgKG, Wdh. alle 2-3h

Danach Induktion einer Immuntoleranz (Hämophiliezentrum!), z.B. Protokolle nach Bonn, Malmo oder Van Creveld.

T 3.1.2 Hämophilie B [6,7]

evtl.	**Gerinnungsfaktor** (Substitution)	**Faktor IX** → 90	*1–1.2IE/kg i.v. erhöht; Blutspiegel um 1%; HWZ 16–17h*

6 Furie B, et al. A practical guide to the evaluation and treatment of hemophilia. Blood. 1994 Jul 1;84(1):3–9.
7 Kempton CL, White GC. How we treat a hemophilia A patient with a factor VIII inhibitor. Blood 2009 113: 11-17

T 3.2 Von Willebrand-Jürgens-Syndrom [8,9,10]

evtl.	**Vasopressinanalogon** (Freisetzung von Faktor VIII aus Endothelzellen)	**Desmopressin** → 135	*Nur bei Typ 1 indiziert; 0.3µg/kg (max. 20µg) i.v. über 30min oder s.c. oder 300µg nasal; Wdh.: alle 12-24h*
evtl.	**vWF-angereicherte Faktor VIII-Präparate** (Substitution)	**F VIII:C/vWF: RCof Haemate** → 90	*Dosierung richtet sich i.d.R. nach F VIII:C: 20–540IE/kg KG, Wdh. nach 24h*

8 Furlan M. Von Willebrand factor: molecular size and functional activity. Ann Hematol. 1996 Jun;72(6):341–8.
9 Mannucci PM. How I treat patients with von Willebrand disease. Blood. 2001 Apr 1;97(7):1915–9.
10 Chang AC, Rick ME, Ross Pierce L, Weinstein MJ. Summary of a workshop on potency and dosage of von Willebrand factor concentrates. Haemophilia. 1998;4 Suppl 3:1–6.

T 3.3 Anämie

T 3.3.1 Eisenmangel [11]

	Eisen-(II)-Präparat (Substitution)	**Eisen-(II)-Glycin-Sulfat-Komplex** → 80	*100–200mg Fe^{2+}/d p.o. in 2–3 ED (mind. 4–6M)*
evtl.	**Eisen-(III)-Präparat** (Substitution bei Malabsorption oder Gastrektomie)	**Eisen-(III)-Natrium-Glukonat-Komplex** → 81	*1 x 40–62.5mg/d langs. i.v. bis 3x/Wo*

[11] Frewin R. ABC of clinical haematology. Iron deficiency anaemia. BMJ. 1997 Feb 1;314(7077):360–3.

T 3.3.2 Megaloblastäre Anämie [12]

Vitamin-B12-Mangel (perniziöse Anämie)

	Vitamin B12 (Substitution)	**Cyanocobalamin** → 78	*1.000µg i.m., i.v., s.c.; 6 x in 2–3W, dann 1.000µg alle 3M i.m. (evtl. lebenslang)*

Folsäuremangel

	Vitamin (Substitution)	**Folsäure** → 80	*5mg/d p.o. (4M)*

[12] Hoffbrand V,Provan D. ABC of clinical haematology. Macrocytic anaemias. BMJ. 1997 Feb 8;314(7078):430–3.

T 3.3.3 Hämolytische Anämien [13,14,15]

Beta-Thalassämia major zur Therapie der Eisenüberladung

evtl.	**Komplexbildner** (Eisenelimination ↑)	**Deferoxamin**	*25-50mg/kgKG/d s.c. über 8-12h nachts; 5-7x pro Woche oder s.c.-Depot 2x tgl. (Hörtest, Sehtest!); i.v. nur über ZVK!*
		Deferipron	*3x tgl. 25mg/kg KG p.o.; Zulassung nur für Thalassämia major mit KI gegen Deferoxamin; cave Neutropenie*
		Deferasirox	*Ini 20mg/kg KG/d als ED p.o.; Zulassung wenn Deferoxamin kontraindiziert oder unangemessen; cave Nephrotoxizität*

[13] Weatherall DJ. ABC of clinical haematology. The hereditary anaemias. BMJ. 1997 Feb 15;314(7079):492–6.
[14] Gattermann N. Guidelines on iron chelation therapy in patients with myelodysplastic syndromes and transfusional iron overload. Leuk Res. 2007 Dec;31 Suppl 3:S10-5
[15] Wells RA, Leber B, Buckstein R, Lipton JH, Hasegawa W, Grewal K, Yee K, Olney HJ, Larratt L, Vickars L, Tinmouth A. Iron overload in myelodysplastic syndromes: a Canadian consensus guideline. Leuk Res. 2008 Sep;32(9):1338-53

Symptomatische autoimmunhämolytische Anämie vom Wärmeautoantikörper-Typ [16, 17]

	Glukokortikosteroid (antiinflammatorisch, immunsuppressiv)	**Prednison** → 115	*1mg/kg/d i.v. od. p.o., langsam Reduktion dann p.o. (kurzfristig)*
evtl.	**Purinantagonist** (Immunsuppressivum)	**Azathioprin** → 182	*Ini 100–150mg/d p.o.*
evtl.	**Alkylanz** (Immunsuppressivum)	**Cyclophosphamid** → 295	*Ini Dosis 60mg/m²/d p.o.; alternativ 500-700mg i.v. alle 3-4W*

evtl.	**Immunsuppressivum**	**Ciclosporin** → 182	*Start: 5-10mg/kg KG/d in zwei Dosen p.o.*
		Mycophenolatmofetil → 183	*Start: 500-1.000mg/d in zwei Dosen p.o.*
Symptomatische autoimmunhämolytische Anämie vom Typ Kälteagglutinine [17]			
evtl.	**Alkylanz** (Immunsuppressivum)	**Cyclophosphamid** → 295	*60mg/m²/d p.o.*
	Alkylanz (Lymphosuppression)	**Chlorambucil** → 295	*0.4–0.8mg/kg p.o. d1; Wiederholung d15*
	Antikörper	**Rituximab** → 311	*375mg/m² i.v. d1, d8, d15 und d22*
Paroxysmale nächtliche Hämoglobinurie [17]			
evtl.	**Antikörper**	**Eculizumab**	*Ini 600mg i.v. 1x/W x 4W, dann 900mg in der 5.W; Erhaltungsphase: 900mg i.v. alle 14±2d*

16 Gehrs BC, Freidberg RC. Autoimmune hemolytic anemia. Am J Hematol 2002 Apr; 69(4): 258–71
17 Uptodate2009

T 3.3.4 Renale Anämie und Tumoranämie bei niedrigem Erythropoetinspiegel [18]

	Hormon (Substitution)	**Erythropoetin alfa** → 81	*Korrekturphase 50IE/kg 3x/W i.v. (dann nach Hb/Hk)*
		Erythropoetin beta → 82	*Korrekturphase: 20IE/kg 3x/W s.c. oder 40IE/kg 3x/W i.v., dann nach Hb*
		Erythropoetin delta → 82	*Korrekturphase: 50IE/kg 3x/W i.v. oder 50IE/kg 2x/Wo. s.c. (dann nach Hb/Hk);*
		Erythropoetin zeta	*Korrekturphase: 50IE/kg 3x/W i.v. (dann nach Hb/Hk)*
		Darbepoetin alfa → 81	*Korrekturphase: 0.45µg/kg s.c. 1xW; ohne Dialysepflichtigkeit auch 0.75µg/kg s.c. alle 2W möglich (dann nach Hb/Hk)*

18 NKF-K/DOQI Clinical practice guidelines and clinical practice recommendations for anemia in chronic kidney disease in adults; CPR 3.1. Using ESAs. Am J Kidney Dis. 2006 May;47(5 Suppl 3):S16-85.

T 3.3.5 Aplastische Anämie [19]

evtl.	**Antikörper** (Immunsuppressivum)	**Antilymphozytenglobulin (ALG) vom Pferd**	*0.75ml/kg/d über 8–12h i.v. Tage: 1–5*
evtl.	**Glukokortikosteroid** (antiinflammatorisch, immunsuppressiv)	**Prednison** → 115	*1mg/kg i.v. Tage: 1–14; dann ausschleichen (bis d29).*
evtl.	**Transkriptionsfaktorhemmung v.a. bei T-Lymphozyten** (Immunsuppressivum)	**Ciclosporin** → 182	*5mg/kg/d p.o. nach Spiegel: 150–250ng/ml; mind. 4M*

19 A. Raghavachar & H. Schrezenmeier, Aplastische Anämie und verwandte Zytopenien, DGHO Leitlinien 2005.

T 3.4 Zytostatika-induzierte Neutropenie [20]

evtl.	**Mediator, granulocyte (macrophage) colony stimulating factor**[15] (Granulozytenproliferation/ -differenzierung ↑)	**Filgrastim (G-CSF)** → 184	*5µg/kg/d s.c. frühestens 24h, i.d.R. ab d5 nach Chemoth. (bis Granulozyten > 1.000/µl*
		Lenograstim → 184	*150µg/m²/d s.c., frühestens 24h, i.d.R. ab d5 nach Chemoth. (bis Granulozyten > 1.000/µl)*
		PEG-Filgrastim → 184	*6mg s.c. ab 24h nach Chemoth.*

[20] James et al. Idiopathic Thrombocytopenic Purpura: A Practice Guideline Developed by Explicit Methods for The American Society of Hematology. Blood 1996 (88): 3-40.

T 3.5 Idiopathische thrombozytopenische Purpura (M. Werlhof) [21,22]

	Glukokortikosteroid (immunsuppressiv, antiinflammatorisch)	**Prednison** → 115	*1-2mg/kg/d p.o. für 2-4W, dann ausschleichend 6-8W); Ziel: >30.000 Thrombo/µl mit < 7.5mg/d*
		Dexamethason → 114	*40mg/d p.o. x4d*
evtl.	**Immunglobulin** (Verdrängung der Thrombozytenantikörper)	**Immunglobulin** → 185	*1-2g/kgKG i.v. verteilt über 2-3d plus Steroidbolus, z.B. Methylprednisolon 5-10mg/kg/d i.v. x 3d*
	Immunsuppressivum	**Azathioprin** → 182	*1-4mg/kg/d, Bsp. 150mg/d (kein Allopurinol!)*
		Cyclophosphamid → 295	*100-200mg/d*
		Mycophenolatmofetil → 183	*0.5-1.0g 2xtgl.*
	Alkylans	**Cyclophosphamid** → 295	*100-200mg/d*
	Vincaalkaloid	**Vincristin** → 301	*1-2mg i.v./W*
	Anti-CD20-Antikörper	**Rituximab** → 311	*375mg/m² i.v. alle 4W x 4*
	Thrombopoetinagonist	**Romiplostim** → 91	*Start: 1µg/kg bezogen auf das tatsächliche Körpergewicht; s.c. 1x/W*
		Eltrombopag → 91	*25-75mg/d p.o.*

[21] Psaila B, Bussel JB. Refractory immune thrombocytopenic purpura: current strategies for investigation and management. Br J Haematol. 2008 Sep;143(1):16-26
[22] E. Hiller, A. Matzdorff, M. Rummel,Thrombozytopenien; DGHO Leitlinien 2008

T 3.6 Polyzythaemia vera [23,24]

evtl.	**Salicylat** (Thrombozyten-aggregatioshemmer)	**Acetylsalicylsäure** → 88, → 106	*1 x 100mg/d p.o. (cave: nicht bei Thrombos > 1Mio/µl)*
evtl.	**Urikostatikum** (Xanthinoxidasehemmung ⇒ Harnsäurebildung ↓)	**Allopurinol** → 128	*1 x 100-300mg/d p.o (HS i.S.< 6.5 mg/dl)*

evtl.	**Zytostatikum** (Ribonukleosid-Diphosphat-Reduktase-Hemmer ⇒ Myelosuppression)	**Hydroxycarbamid** → 307	*Start: 20mg/kg/d p.o., dann bis 40mg/kg/d p.o*
evtl. oder	**Interferon bei jüngeren Patienten** (Immunmodulation)	**IFN-alpha-2a/b** → 185	*3 x 1–5Mio IE/W s.c.; Start: 1Mio IE 2x/W*
		Pegyliertes INF-alpha → 185	*50µg x/W; bis 150µg/W*
	Imidazolidin-Verbindungen	**Anagrelid** → 306	*1-2mg/d in 2 Dosen (bei Thrombozytose)*

[23] Griesshammer M, Gisslinger H, Heimpel H, Lengfelder E, Reiter A, Chronische myeloproliferative Erkrankungen, DGHO-Leitlinien 2006

[24] Silver RT. Treatment of polycythemia vera. Semin Thromb Hemost. 2006 Jun;32(4 Pt 2):437-42.

T 3.7 Essenzielle Thrombozythämie[25]

	NSAR	**ASS** → 88, → 106	*100mg/d (bei Erythromelalgie, TIA, koronare Ischämien oder Mikrozirkulationsstörungen)*
	Interferon, bei jüng. Pat. (Immunmodulation)	**INF-alpha-2a/b** → 185	*3 x 1–5Mio IE/W s.c.*
		Pegyliertes INF-alpha → 185	*50–150µg 1 x/W*
evtl.	**Zytostatikum** (Myelosuppression)	**Hydroxycarbamid** → 307	*Start: 20mg/kg/d p.o., dann bis 40mg/kg/d p.o*
	Imidazolidin-Verbindungen	**Anagrelid**→ 306	*Start: 0.5mg 2xtgl., steigern bis max. 2.5mg*

[25] Griesshammer M, Gisslinger H, Heimpel H, Lengfelder E, Reiter A, Chronische myeloproliferative Erkrankungen, DGHO-Leitlinien 2006

T 3.8 Chronisch myeloische Leukämie

T 3.8.1 Chronische Phase

	Tyrosinkinase-Hemmer	**Imatinib** → 309	*400mg/d (chron. Phase) bzw. 600mg/d (akzel. Phase und Blastenkrise)*
		Dasatinib → 308	*100mg 1xtgl., bei Imatinib-Resistenz/Unverträglichkeit*
		Nilotinib → 309	*400mg 2xtgl., bei Imatinib-Resistenz/Unverträglichkeit*

T 3.9 Myelodysplasie [26, 27]

evtl.	**Mediator, granulocyte (macrophage) colony stimulating factor** (Granulozytenproliferation/ -differenzierung ↑)	**Filgrastim (G-CSF)** → 184	*5µg/kg/d s.c.*
		PEG-Filgrastim → 184	*6mg s.c.*
		Lenograstim → 184	*150µg/m²/d s.c.,*

evtl.	**Komplexbildner** (Eisenelimination ↑) → 347	**Deferoxamin**	*25-50mg/kgKG/d s.c. kontinuierlich oder als 2 Bolusgaben an mind. 5 Tagen der Woche*
		Deferipron	*3x25mg/kgKG/d p.o.*
		Deferasirox	*1x20mg/kgKG/d p.o.*
evtl.	**Hormon** (Wachstumsfaktor)	**Erythropoetin** → 81	*150-300IE/kg 3x/Wo. s.c.*
Del 5q	**Immunmodulatorisches Medikament**	**Lenalidomid** → 307	*10mg/d p.o. x21d, Wdh. Tag 28 (cave: evtl. Dosisanpassung)*
>60J, high-risk o. intermediate-2, abn. Karyotyp	**DNA-Methyltransferase-Inhibitor**	**5-Azacytidin**	*75mg/m²/d s.c. x 7d, Wdh. d28, mind. 6 Zyklen (cave: Dosisanpassung)*

26 List A et al, Lenalidomide in the myelodysplastic syndrome with chromosome 5q deletion. N Engl J Med. 2006 Oct 5;355(14):1456-65

27 Gattermann, Kündgen, Germing. Treatment of patients with high risk myelodysplastic syndromes. Cancer Treatment Reviews 2007: 33: S64-S68

T 3.10 Non-Hodgkin-Lymphom

T 3.10.1 Indolente Formen des Non-Hodgkin-Lymphoms [28, 29,30,31]

COP			
	Alkylanz	**Cyclophosphamid** → 295	*d1-5: 400mg/m² i.v. (Zykluswdh. d22)*
plus	**Spindelgift, Mitosehemmer**	**Vincristin** → 301 **(Oncovorin)**	*d1: 1.4mg/m² i.v., max. 2mg (Zykluswdh. d22)*
plus	**Glukokortikosteroid** (immunsuppr., antiinflamm.)	**Prednison** → 115	*d1-5: 100mg/m² p.o. (Zykluswdh. d 22)*
	Anti-CD20-Antikörper	**Rituximab** → 311	*375mg/m² i.v. d1*
KNOSPE			
	Alkylanz (Lymphosuppression)	**Chlorambucil** → 295	*d1: 0.4mg/kg p.o. (Zykluswdh. d15); ggf. Steigerung um 0.1mg/kg/d bis max. 0.8mg/kg/d*
R-MCP			
	Anthrazyklin	**Mitoxantron** → 304	*8mg/m² i.v. über 30min, d1-2*
plus	**Alkylanz, Zytostatikum** (Lymphosuppression)	**Chlorambucil** → 295	*d1-5: 3 x 3mg/m² p.o.*
plus	**Glukokortikosteroid** (immunsuppressiv, antiinflammatorisch)	**Prednison** → 115	*d1-5: 25mg/m² p.o.*
	Anti CD20 Antikörper	**Rituximab** → 311	*375mg/m² i.v. d1*

Mabthera mono (Induktionstherapie)			
	Anti-CD20-Antikörper (monoklonal)	**Rituximab** → 311	*375mg/m² i.v. 1 x/W über 4 W (einschleichende Infusionsgeschwindigkeit)*
R-CHOP (alle 3 Wochen)			
	Alkylanz(DNA-crosslinking)	**Cyclophosphamid** → 295	*750mg/m² i.v. d1*
	Anthrazyklin (u.a. Topoisomerase-II-Hemmung)	**Doxorubicin** → 303	*50mg/m² streng i.v. d1*
	Spindelgift, Mitosehemmer	**Vincristin** → 301	*1.4mg/m² i.v. d1 (max. 2mg, bei > 65 J max. 1mg)*
	Glukokortikoid	**Prednison** → 115	*100mg p.o. d1–5*
	Anti-CD20-Antikörper	**Rituximab** → 311	*375mg/m² i.v. d1*
Fludarabin mono (alle 4 Wochen)			
	Purinantagonist (Antimetabolit)	**Fludarabin** → 299	*25mg/m² i.v. d1–5*
FC (alle 4 Wochen)			
	Purinantagonist (Antimetabolit)	**Fludarabin** → 299	*30mg/m² i.v. d1–3*
	Alkylanz (DNA-crosslinking)	**Cyclophosphamid** → 295	*250mg/m² i.v. d1–3*
R-FCM (alle 4 Wochen)			
	Purinantagonist (Antimetabolit)	**Fludarabin** → 299	*25mg/m² i.v. d1–3*
	Alkylanz (DNA-crosslinking)	**Cyclophosphamid** → 295	*200mg/m² i.v. d1–3*
	Anthrazyklin	**Mitoxantron** → 304	*8mg/m² streng i.v. d1*
	Anti-CD20-Antikörper	**Rituximab** → 311	*375mg/m² i.v. d0 oder d1*
R-FC (alle 4 Wochen, max. 6 Zyklen) bei CLL			
	Anti-CD20-Antikörper	**Rituximab** → 311	*Zyklus 1: 375mg/m², d0; Zyklus 2-6: 500mg/m², d1) i.v.*
	Purinantagonist (Antimetabolit)	**Fludarabin** → 299	*25mg/m² i.v. d1–3 i.v.*
	Alkylanz (DNA-crosslinking)	**Cyclophosphamid** → 295	*250mg/m² i.v. d1–3 i.v.*
Bendamustin (alle 3–4 Wochen)			
	Bifunktionelles Alkylanz	**Bendamustin** → 295	*90mg/m²/d d1 und 2*
evtl. plus	**Anti-CD20-Antikörper**	**Rituximab** → 311	*375mg/m² i.v. d1*
Cladribin (bei Haarzellleukämie)			
	Purinanalogon	**Cladribin** → 299	*0.09mg/kgKG/d (3.6mg/m²) über 24h an 7 aufeinanderfolgenden Tagen. Nur 1 Zyklus!*

Alemtuzumab (bei CLL)			
	Anti-CD52-Antikörper	**Alemtuzumab** → 310	*3mg an d1, 10mg an d2 und 30mg an d3, vorausgesetzt, dass vorangegangene Dosis gut vertragen wurde. Danach 3x30mg/W für 12W (Infektprophylaxe!)*
Mabthera-Erhaltung (in Remission nach Rezidivtherapie)			
	Anti-CD20-Antikörper	**Rituximab** → 311	*375mg/m²/d i.v. alle drei Monate über zwei Jahre.*
Zevalin			
	Radioimmuntherapie	**^{90}Y-Ibritumomab-Tiuxetan**	*>150.000 Thrombozyten/µl: 15MBq [90Y]-markiertes Zevalin pro kg KG bis zu max. 1.200MBq. 100.000-150.000 Thr./µl: 11MBq [90Y]-markiertes Zevalin pro kg KG bis zu max. 1.200MBq.*

28 Hallek et al. Immunochemotherapy with Fludarabine (F), Cyclophosphamide (C), and Rituximab (R) (FCR) Versus Fludarabine and Cyclophosphamide (FC) Improves Response Rates and Progression-Free Survival (PFS) of Previously Untreated Patients (pts) with Advanced Chronic Lymphocytic Leukemia (CLL). Blood (ASH Annual Meeting Abstracts) 2008 112: Abstract 325

T 3.10.2 Aggressive Formen des Non-Hodgkin-Lymphoms [29, 30 31]

R-CHOP-21 → 352			
(R)-CHOP-14 (Wiederholung an Tag 15)			
	Alkylanz (DNA-crosslinking)	**Cyclophosphamid** → 295	*750mg/m² i.v. d1*
	Anthrazyklin (u.a. Topoisomerase-II-Hemmung)	**Doxorubicin** → 303	*50mg/m² i.v. d1*
	Spindelgift, Mitosehemmer	**Vincristin** → 301	*1.4mg/m² i.v. d1, max. 2mg/d, bei Pat. >70J max. 1mg/d*
	Glukokortikosteroid (immunsuppr., antiinflamm.)	**Prednison** → 115	*100mg p.o. d1-5*
ggf.	**Anti-CD20-Antikörper**	**Rituximab** → 311	*375mg/m² i.v. d0 oder d1*
plus	**Mediator, granulocyte (macrophage) colony stimulating factor[15]** (Granulozytenproliferation/ -differenzierung ↑)	**Lenograstim** → 184	*150µg/m²/d s.c. d4-13*
oder		**Filgrastim** → 184	*5µg/kg KG/d s.c. d4-13*
oder		**PEG-Filgrastim** → 184	*6mg s.c. d4*
Vorphase (bei Patienten > 60 Jahren und/oder hoher Tumorlast)			
	Spindelgift, Mitosehemmer	**Vincristin** → 301	*2mg abs. i.v. d1*
	Glukokortikosteroid	**Prednison** → 115	*100mg/d p.o. d1-7*
ZNS-Prophylaxe (bei Befall hoch zervikal, Gesichtsschädel, Knochenmark oder Testes)			
	Antimetabolit (Folatantagonist)	**Methotrexat** → 298	*15mg intrathekal*

ZNS-Tripeltherapie (bei Meningeosis lymphomatosa oder intrazerebraler RF)			
	Antimetabolit (Folatantagonist)	**Methotrexat** → 298	*15mg intrathekal*
	Antimetabolit (Pyramidinantagonist)	**Cytarabin** → 300	*40mg intrathekal*
	Glukokortikosteroid	**Dexamethason** → 114	*4mg intrathekal*
R-IMVP-16 bei Rezidiven (alle 3 Wochen, 4-6 Zyklen)			
	Alkylanz	**Ifosfamid** → 296	*d1–5: 1.000mg/m² i.v. über 1h*
plus	**Antimetabolit,** (Folatantagonist)	**Methotrexat** → 298	*d3+10: 30mg/m² i.v.; d10, nur wenn Leukos >3.000/µl)*
plus	**Topoisomerase-II-Hemmer**	**Etoposid** → 302	*d1–3: 100mg/m² i.v. über 1h*
evtl. plus	**Anti-CD20-Antikörper**	**Rituximab** → 311	*375mg/m² i.v. d0 oder d1*
CHOEP (alle 3 Wochen plus G-CSF)			
Wie CHOP, R-CHOP → 353			
plus	**Topoisomerase-II-Hemmer**	**Etoposid** → 302	*100mg/m² i.v. je d1–3*
R-IEV (alle 4 W.; plus G-CSF)			
	Alkylanz	**Ifosfamid** → 296	*2.5g/m² i.v. d1–3*
	Anthrazyklin-Derivat	**Epirubicin** → 303	*100mg/m² streng i.v. d1*
	Topoisomerase-II-Hemmer	**Etoposid** → 302	*150mg/m² i.v. d1–3*
(R)-ICE (alle 2-3 Wochen, plus G-CSF)			
	Topoisomerase-II-Hemmer	**Etoposid** → 302	*100mg/m² i.v. d1–3*
	Platinderivat	**Carboplatin**	*AUC 5 (max. 800mg) i.v. an d2*
	Alkylanz	**Ifosfamid** → 296	*5g/m² i.v. über 24h an d2*
evtl. plus	**Anti-CD20-Antikörper**	**Rituximab** → 311	*375mg/m² i.v. d0 oder d1*
(R)-Dexa-BEAM (alle 3-4 Wochen, plus G-CSF ab Tag 11)			
	Glukokortikoid (lymphotoxisch)	**Dexamethason** → 114	*3 x 8mg p.o. d1–10*
	Alkylanz	**BCNU/Carmustin**	*60mg/m² i.v. d2*
	Topoisomerase-II-Hemmer	**Etoposid** → 302	*75mg/m² i.v. d4–7*
	Purinantagonist (Antimetabolit)	**Cytarabin** → 300	*2 x 100mg/m² i.v. d4–7 (alle 12h)*
	Alkylanz	**Melphalan** → 295	*20mg/m² i.v. d3*
evtl. plus	**Anti-CD20-Antikörper**	**Rituximab** → 311	*375mg/m² i.v. d0 oder d1*
R-DHAP (alle 4 Wochen plus G-CSF)			
	Glukokortikoid (lymphotoxisch)	**Dexamethason** → 114	*40mg i.v. d1–4*
	Purinantagonist (Antimetabolit)	**Cytarabin** → 300	*2 x 1.000mg/m²/d i.v. d2 (alle 12h)*
	Alkylanz	**Cisplatin** → 297	*100mg/m² i.v. d1*

	Anti-CD20-Antikörper	Rituximab → 311	*375mg/m² i.v. d0 oder d1*

29 Weissinger F, et al. Non-Hodgkin-Lymphome. Internist (Berl). 1997 Nov;38(11):1131–42.
30 Knospe WH, et al. Proceedings: Bi-weekly chlorambucil treatment of chronic lymphocytic leukemia. Cancer. 1974 Feb;33(2):555–62.
31 Hiddemann W, New aspects in the treatment of advanced low-grade non-Hodgkin's lymphoma: prednimustin/mitoxantrone (PMN) vs. cyclophosphamide/vincristine/prednisone (COP) followed by interferon alpha vs. observation only a preliminary update of the German Low Grade Lymphoma Study Group. Semin Hematol. 1994 Apr;31(2 Suppl 3):32–5.

T 3.11 M. Hodgkin

T 3.11.1 COPP (Wiederholung an Tag 29 im Wechsel mit ABVD)

	Alkylanz	**Cyclophosphamid** → 295	*d1 + 8: 650mg/m² i.v.*
plus	**Spindelgift** (Lymphosuppression)	**Vincristin** → 301	*1.4mg/m² i.v., max. 2mg d1 + 8*
plus	**Alkylanz**	**Procarbazin**	*100mg/m² p.o. d1–14*
plus	**Glukokortikosteroid** (immunsuppr., antiinflamm.)	**Prednison** → 115	*40mg/m² p.o. d1–14*

T 3.11.2 ABVD (Wiederholung an Tag 29, ggf. im Wechsel mit COPP als COPP/ABVD)

	Anthrazylin	**Doxorubicin** → 303	*25mg/m² i.v. d1 + 15*
plus	**Spindelgift** (Lymphosuppression)	**Vinblastin** → 301	*6mg/m² i.v. d1 + 15*
plus	**Antibiotikum**	**Bleomycin** → 304	*10mg/m² i.v. d1 + 15*
plus	**Alkylanz**	**Dacarbazin** → 297	*375mg/m² i.v. d1 + 15*

T 3.11.3 BEACOPP basis (Wdh. Tag 22) bzw. BEACOPP-14 (Wdh. Tag 15 mit GCSF)

	Antibiotikum	**Bleomycin** → 304	*10mg/m² i.v. an d8*
plus	**Topoisomerase-II-Hemmer**	**Etoposid** → 302	*d1–3: 100mg/m² i.v.*
plus	**Anthrazyklin**	**Doxorubicin** → 303	*25mg/m² i.v., d1*
	Alkylanz	**Cyclophosphamid** → 295	*650mg/m² i.v., d1*
plus	**Spindelgift** (Mitosehemmer, Lymphosuppr.)	**Vincristin** → 301	*1.4mg/m² i.v., max. 2mg, d8*
plus	**Alkylanz**	**Procarbazin**	*d1–7: 100mg/m² p.o.*
plus	**Glukokortikosteroid** (immunsuppressiv, antiinflammatorisch)	**Prednison** → 115	*BEACOPP basis: d1-14: 40mg/m² p.o.; BEACOPP-14: d1–7: 80mg/m² p.o.*

T 3.11.4 BEACOPP eskaliert (Wiederholung an Tag 22, G-CSF ab Tag 8)

	Antibiotikum	**Bleomycin** → 304	*10mg/m² i.v. am d8*
plus	**Topoisomerase-II-Hemmer**	**Etoposid** → 302	*d1–3: 200mg/m² i.v.*
plus	**Anthrazyklin**	**Doxorubicin** → 303	*35mg/m² i.v., d1*
	Alkylanz	**Cyclophosphamid** → 295	*1.250mg/m² i.v., d1*
plus	**Spindelgift** (Mitosehemmer, Lymphosuppr.)	**Vincristin** → 301	*1.4mg/m² i.v., max. 2mg, d8*

plus	**Alkylanz**	**Procarbazin**	*d1–7: 100mg/m² p.o.*
plus	**Glukokortikosteroid** (immunsuppr., antiinflamm.)	**Prednison → 115**	*d1–14: 40mg/m² p.o.*

T 3.12 Multiples Myelom

T 3.12.1 Bei symptomatischem Multiplem Myelom

	Biphosphonat (Osteoklastenhemmung)	**Pamidronsäure → 129**	*90mg i.v. alle 4W*
	Biphosphonat (Osteoklastenhemmung)	**Zoledronat → 130**	*4mg i.v. über 15min alle 3-4 W*

T 3.12.2 Zytostatische Therapie [32, 33,34,35,36]

Bei gutem Allgemeinzustand und ohne schwere Begleiterkrankungen:
Hochdosismelphalantherapie mit autologer Blutstammzelltransfusion erwägen

MP (Alexanian I) (Zykluswiederholung ab Tag 29–42)			
	Alkylanz	**Melphalan → 295**	*15mg/m² i.v. an d1 oder 0.25mg/kg p.o. an d1–4*
plus	**Glukokortikosteroid**	**Prednisolon → 115**	*60mg/m²/d p.o. oder 2mg/kg/d p.o. an d1–4*
MPT (alle 6 Wochen, 12 Zyklen) (als First-Line für Nicht-Transplantationskandidaten)			
	Alkylanz	**Melphalan → 295**	*0.25 mg/kg p.o. an d1-4*
	Glukokortikosteroid	**Prednisolon → 115**	*2mg/kg/d p.o. an d1-4*
plus	**Immunmodulation**	**Thalidomid**	*100-200mg p.o. d1-28*
MPV (als First-Line für Nicht-Transplantationskandidaten)			
	Alkylanz	**Melphalan → 295**	*9mg/m²/d p.o. d1-4 alle 42 Tage x 4 Zyklen, dann alle 35 Tage x 5 Zyklen*
	Glukokortikosteroid	**Prednisolon → 115**	*60mg/m²/d p.o. an d 1-4 alle 42 Tage x 4 Zyklen, dann alle 35 Tage x 5 Zyklen*
	Proteasominhibitor	**Bortezomib → 306**	*1.3mg/m²/d i.v. an d1, 4, 8, 11, 22, 25, 29 und 32 mit Wdh. an d42 für 4 Zyklen, dann an d1, 8, 15, und 22 mit Wdh. an d35 für 5 Zyklen*
MPR (als First-Line für Nicht-Transplantationskandidaten)(Wiederholung an d 28 für 9 Zyklen)			
	Alkylanz	**Melphalan → 295**	*0.18mg/kg/d p.o. an Tagen 1-4*
	Glukokortikosteroid	**Prednisolon → 115**	*2mg/kg/d p.o. an den Tagen 1-4*
	Immunmodulation	**Lenalidomid → 307**	*10mg/d p.o. an den Tagen 1-21*
Velcade bzw. Vel/Dex (Wiederholung an Tag 21, max. 8 Zyklen bzw. 2 über CR hinaus)			
	Proteasominhibitor	**Bortezomib → 306**	*1.3mg/m²/d i.v. Bolus (3-5sek.) an d1, 4, 8, 11*
evtl.	**Glukokortikoid** (lymphotoxisch)	**Dexamethason → 114**	*20mg/d p.o. an d1+2, 4+5, 8+9, 11+12*

Rd (Wiederholung an Tag 28)			
	Immunmodulation	**Lenalidomid** → 307	*25mg/d p.o. an den Tagen 1-21*
	Glukokortikoid (lymphotoxisch)	**Dexamethason** → 114	*40mg/d p.o. an den Tagen 1, 8, 15, 22*
Thalidomid			
	Immunmodulation	**Thalidomid**	*(50-)100-200mg p.o. tägl. kontinuierlich (auch in Komb. mit Dexamethason 40mg p.o. d1, 8, 15, 22 alle 4 Wochen, s.o.)*
HyerCDT (Wiederholung alle 4 Wochen für 2-6 Zyklen)			
	Alkylanz	**Cyclophosphamid** → 295	*300mg/m² i.v. über 3h alle 12h x 6 Gaben (d1-3)*
	Glukokortikoid (lymphotoxisch)	**Dexamethason** → 114	*20mg/m²/d p.o. d1-4, 9-12, 17-20*
	Immunmodulation	**Thalidomid**	*100-400mg/d p.o. kontinuierlich*
CDV			
	Alkylanz	**Cyclophosphamid** → 295	*50mg/d p.o. kontinuierlich*
	Proteasominhibitor	**Bortezomib** → 306	*1.3 mg/m²/d i.v. an d1,4,8,11 Wdh. d21 (8 Zyklen), danach an d1,8,15,22 Wdh. d35 (3 Zyklen)*
	Glukokortikoid (lymphotoxisch)	**Dexamethason** → 114	*20mg p.o. an den Tagen von Bortezomib und am Tag danach*
BP (Primärtherapie bei Nicht-Transplantationskandidaten)(Wiederholung alle 4 Wochen)			
	Bifunktionelles Alkylanz	**Bendamustin** → 295	*150mg/m2/d i.v. an d1+2*
	Glukokortikosteroid	**Prednison** → 115	*60mg/m2/d i.v. o. p.o. an d1-4*
Bendamustin (Rezidiv nach Hochdosischemotherapie und autologer Stammzelltransplantation) (Wiederholung alle 4 Wochen)			
	Bifunktionelles Alkylanz	**Bendamustin** → 295	*100mg/m2/d i.v. an d1+2*
Dexa mono			
	Glukokortikosteroid (immunsuppressiv, antiinflammatorisch)	**Dexamethason** → 114	*20mg/m² bzw. 40mg abs. p.o. d1-4, 9-12 und 17-20 (Zykluswdh. ab d28)*

32 Palumbo A, Rajkumar SV. Treatment of newly diagnosed myeloma. Leukemia. 2009 Mar;23(3):449-56.

33 Kropff MH, et al. Hyperfractionated cyclophosphamide in combination with pulsed dexamethasone and thalidomide (HyperCDT) in primary refractory or relapsed multiple myeloma. Br J Haematol. 2003 Aug;122(4):607-16.

34 Kropff M, et al. Bortezomib in combination with intermediate-dose dexamethasone and continuous low-dose oral cyclophosphamide for relapsed multiple myeloma. Br J Haematol. 2007 Aug;138(3):330-7.

35 Pönisch W, et al. East German Study Group of Hematology and Oncology (OSHO). Treatment of bendamustine and prednisone in patients with newly diagnosed multiple myeloma results in superior complete response rate, prolonged time to treatment failure and improved quality of life compared to treatment with melphalan and prednisone-a randomized phase III study of the East German Study Group of Hematology and Oncology (OSHO). J Cancer Res Clin Oncol. 2006 Apr;132(4):205-12. Epub 2006 Jan 10.

36 Knop S, et al. The efficacy and toxicity of bendamustine in recurrent multiple myeloma after high-dose chemotherapy. Haematologica. 2005 Sep;90(9):1287-8

T 4 Pneumologie – Therapie (M. Jakob)

T 4.1 Asthma bronchiale

T 4.1.1 Asthma-Therapie-Kontroll-Schema, Einteilung bei Erwachsenen und Kindern ab 5 Jahre (Gemäß aktualisierter Leitlinie der Global Initiative for Asthma (GINA) 2008)

Kontrollgrade		Kennzeichen, Symptome	Lungenfunktion
I	**Kontrolliert** (alle Kriterien erfüllt)	Keine Tages- u. Nachtsymptome, keine Einschränkung der körperlichen Aktivität, keine Exazerbationen, keine Notfallmedikation (Reliever)	$FEV_1 \geq 80$ % des Sollwerts PEF ≥ 80 % des Sollwerts
II	**Partiell kontrolliert** (ein Kriterium erfüllt)	Tages-Symptome > 2 x/W., aber nicht tgl., jegliche nächtlichen Symptome, eingeschränkte Belastbarkeit bei körperlicher Aktivität, Notfallmedikationsbedarf > 2 x/W., Exazerbationen > 1 x/J.	$FEV_1 < 80$ % des Sollwerts PEF < 80 % des Sollwerts
III	**Unkontrolliert**	≥ 3 Merkmale des partiell kontrollierten Asthmas incl. Lungenfunktions-Kriterien	

T 4.1.2 Asthma-Therapie-Management (nach Global Initiative for Asthma (GINA) 2008)

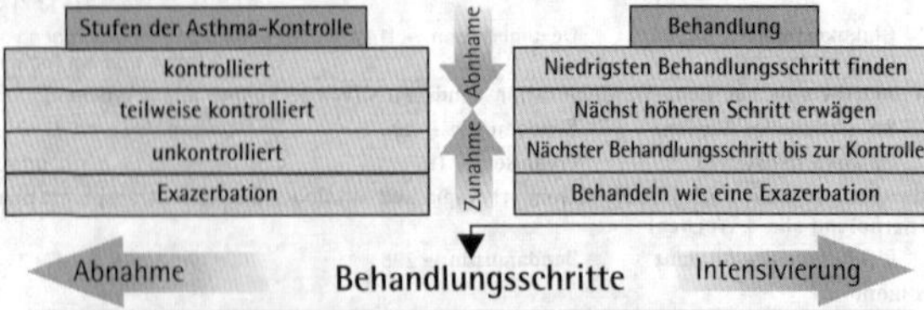

Schritt 1	Schritt 2	Schritt 3	Schritt 4	Schritt 5
Asthma Schulung/Kontrolle der Patienten-Umgebung				
Wenn benötigt: schnell wirkende β_2-Agonisten				
Option an Controller-Medikamenten	1 Option wählen	1 Option wählen	Zusätzl. 1 o. mehr	Zusätzl. 1 o. beide
	Low-dose ICS*	Low-dose ICS* + lang wirkende β_2-Agonisten	Medium-or-high-dose ICS + lang wirkende β_2-Agonisten	Orale Glukokortikosteroide (niedrigste Dosis)
	Leukotrien-Rezeptor-antagonisten (RA)	Medium-or-high-dose ICS*	Leukotrien-Rezeptor-antagonisten (RA)	Anti-IgE-Therapie
		Low-dose ICS* + Leokotrien-(RA)	Retardierte Theophylline	
		Low-dose ICS* + ret. Theophylline		

* Inhalative Glukokortikosteroide ☐ Bevorzugte Optionen sind weiß gekennzeichnet

T 4.1.3 Antiobstruktive Therapie (Stufentherapie) [37, 38]

Schritt 1 (bedarfsweise Reliever)			
Bedarf	**Inhalatives kurzwirksames Beta- 2-Sympathomimetikum** (bronchodilatatorisch)	**Salbutamol** → 94	*bei Bed. 1–2 Inh. max. 10–12 Inh./d*
		Terbutalin → 95	
		Fenoterol → 93	
Schritt 2 (bedarfsweise Reliever/dauerhaft ein Controller)			
Bedarf	**Inhalatives kurzwirksames Beta- 2-Sympathomimetikum** (bronchodilatatorisch)	**Salbutamol** → 94	*bei Bed. 1–2 Inh., max. 10–12 Inh./d*
		Terbutalin → 95	
		Fenoterol → 93	
Dauer	**Inhalatives Glukokortikosteroid (ICS)** Niedrigdosiert (antiinflammatorisch, Empfindlichkeit der Rezeptoren ↑)	**Beclometason** → 96	*2 x 1–2 Inh., 200–500µg/d (niedrige Dosis)*
		Budesonid → 96	*2 x 1–2 Inh., 200–400µg/d (niedrige Dosis)*
		Ciclesonid → 96	*1 x/d, 80g/d (niedrige Dosis)*
		Fluticason → 96	*2 x 1–2 Inh., 100–250µg/d (niedrige Dosis)*
		Mometason → 96	*2 x 1–2 Inh., 200–400µg/d (niedrige Dosis)*
Alternativ	**Leukotrienrezeptor-Antagonist**	**Montelukast** → 100	*10mg p.o. 1x/d*
Schritt 3 (bedarfsweise Reliever/dauerhaft ein oder zwei Controller)			
Bedarf	**Inhalatives kurzwirksames Beta- 2-Sympathomimetikum** (bronchodilatatorisch)	**Salbutamol** → 94	*bei Bed. 1–2 Inh. max. 10–12 Inh./d*
		Terbutalin → 95	
		Fenoterol → 93	
Dauer	**Inhalatives Glukokortikosteroid (ICS)** (niedrig dosiert) (antiinflammatorisch, Empfindlichkeit der Rezeptoren ↑)	**Beclometason** → 96	*2 x 1–2 Inh., 200–500µg/d (niedrige Dosis)*
		Budesonid → 96	*2 x 1–2 Inh., 200–400µg/d (niedrige Dosis)*
		Ciclesonid → 96	*1 x/d, 80µg/d (niedrige Dosis)*
		Fluticason → 96	*2 x 1–2 Inh., 100–250µg/d (niedrige Dosis)*
		Mometason → 96	*2 x 1–2 Inh., 200–400µg/d (niedrige Dosis)*
Plus	**Inhalatives langwirksames Beta- 2-Sympathomimetikum (B2S)** (bronchodilatatorisch)	**Formoterol** → 93	*Pulver-Inh. (6 o.12µg) = 1–2 x 1–4 Inh., max. 2 x 12µg ; Dosieraerosol (12µg): 2 x 1–2 Inh.; max Erh.-Dos.: 48µg*
		Salmeterol → 94	*Dosieraerosol (25µg): 2 x 2–4 Inh., max. 8 Inh. Pulverinh. (50µg): 2 x 1–2 Inh., max. 4 Inh.*

Alternativ	**Kombinationstherapie ICS und B2S als Alternative zu Einzelsubstanzen**	**Salmeterol + Fluticason** → 97	*2 x 1–2 Inh.*
		Formoterol + Budesonid → 97	*2 x 1–2 Inh., max. 8–(12) x 2 Inh.*
		Formoterol + Beclometason → 97	*2 x 1–2 Inh. 6/100µg*
Alternativ	**Inhalatives Glukokortikosteroid (ICS)** Mittel- bis hochdosiert	**Beclometason** → 96	*2 x tgl. Inh., > 500–2000µg/d (mittlere bis höchste Dosis)*
		Budesonid → 96	*2 x tgl. Inh., > 400–1600µg/d (mittlere bis höchste Dosis)*
		Ciclesonid → 96	*1 x/d, 160g/d (mittlere Dosis)*
		Fluticason → 96	*2 x tgl. Inh., > 250–1000µg/d (mittlere bis höchste Dosis)*
		Mometason → 96	*2 x tgl. Inh., > 400–1200µg/d (mittlere bis höchste Dosis)*
Alternativ	**Inhalatives Glukokortikosteroid (ICS) niedrigdosiert**	**siehe oben**	
Plus	**Leukotrienrezeptor-Antagonist**	**Montelukast** → 100	*10mg p.o. 1x/d*
Alternativ	**Inhalatives Glukokortikosteroid (ICS) niedrigdosiert**	**siehe oben**	
Plus	**Theophyllin** (bronchodilatatorisch, zentrale Atemstimulation)	**Theophyllin** → 93	*Erh.-Dosis: 10–12mg/kg in 1–2 Dosen, max. 12–16mg/kg; Bestimmung der Serumkonzentration!*
Schritt 4 bedarfsweise Reliever/dauerhaft zwei oder mehr Controller)			
Bedarf	**Inhalatives kurzwirksames Beta- 2-Sympathomimetikum**	**Salbutamol** → 95	*bei Bed. 1–2 Inh. max. 10–12 Inh./d*
		Terbutalin → 95	
		Fenoterol → 93	
Dauer	**Inhalatives Glukokortikosteroid (ICS)** Mittel bis hochdosiert (antiinflammatorisch, Empfindlichkeit der Rezeptoren ↑)	**Beclometason** → 96	*2 x 1–2 Inh., ≤ 2000µg/d (Tageshöchstdosis)*
		Budesonid → 96	*2 x 1–2 Inh., ≤ 1600µg/d (Tageshöchstdosis)*
		Ciclesonid → 96	*1 x/d, >160µg/d (Tageshöchstdosis)*
		Fluticason → 96	*2 x 1–2 Inh., ≤ 1000µg/d (Tageshöchstdosis)*
		Mometason → 96	*2 x 1–2 Inh., 1200µg/d (Tageshöchstdosis)*

Plus	**Inhalatives langwirksames Beta- 2-Sympathomimetikum (B2S)** (bronchodilatatorisch)	**Formoterol** → 93	*Pulver-Inh. (6 oder12µg) = 1–2 x 1–4 Inh., max. 2 x 12µg ; Dosieraerosol (12µg): 2 x 1–2 Inh.; max. Erh.-Dos.: 48µg*
		Salmeterol → 94	*Dosieraerosol (25µg): 2 x 2–4 Inh., max 8 Inh. Pulverinh. (50µg): 2 x 1–2 Inh., max 4 Inhal.*
Alternativ	**Kombinationstherapie ICS und B2S als Alternative zu Einzelsubstanzen**	**Salmeterol + Fluticason** → 97	*2 x 1–2 Inh.*
		Formoterol + Budesonid → 97	*2 x 1–2 Inh., max. 8–(12) x 2 Inh.*
		Formoterol + Beclometason → 97	*2 x 1–2 Inh. 6/100µg*
Plus	**Theophyllin, retardiert** (bronchodilatatorisch, zentrale Atemstimulation)	**Theophyllin** → 93	*Erhalt.-Dos.: 10–12mg/kg in 1–2 Dosen, max 12–16mg/kg Bestimmung der Serumkonzentration!*
Und/ oder	**Leukotrienrezeptor-Antagonist**	**Montelukast** → 100	*10mg p.o. 1x/d*
Schritt 5 (zusätzlich nach Einsatz aller Optionen der Stufe 4)			
	Glukokortikosteroid systemisch (antiinflammatorisch, Empfindlichkeit der Rezeptoren ↑)	**Prednison** → 115	*ini: 30–100mg i.v., p.o. (0,5–max. 2mg/kg/d), dann: Reduktion bis auf klinisch niedrigst mögliche Dosis, z.B. 2,5–10mg/d p.o.; möglichst rasches Absetzen!*
		Prednisolon → 115	
		Methylprednisolon → 114	
	Monoklonaler Antikörper gegen IgE (nur bei allergischem Asthma)	**Omalizumab** → 100	*Dosierung nach KG und IgE-Konzentration im Serum vor Therapiebeginn; 1–2 x/M. s.c., max. 2 x 375mg/M.*

T 4.1.4 Asthmaanfall (Asthma-Exazerbation)

Cave: Vorbehandlung

Leichter – mittelschwerer Anfall
(PEF > 50%, Sprechen normal, Atemfrequenz < 25/min, Herzfrequenz < 110/min)

	Beta-2-Sympathomimetikum (bronchodilatatorisch)	**Salbutamol** → 95	*2–4 Inh., ggf. alle 10–15 min. wiederholen*
	Glukokortikosteroid (antiinflammatorisch, Empfindlichkeit der Rezeptoren ↑)	**Prednisolon** → 115	*25–50mg p.o./i.v.*

Schwerer Anfall (PEF < 50%, Sprech-Dyspnoe, Atemfrequenz ≥ 25/min, Herzfrequenz ≥ 110/min)			
	Beta-2-Sympathomimetikum (bronchodilatatorisch)	**Salbutamol** → 95	*2–4 Inh., ggf. alle 10–15 min. wiederholen*
	Glukokortikosteroid (antiinflammatorisch, Empfindlichkeit der Rezeptoren ↑)	**Prednisolon** → 115	*25–50mg p.o./i.v.*
	Kurzwirksames Beta-2-Sympathomimetikum (bronchodilatatorisch)	**Terbutalin** → 95	*0,25–0,5mg s.c. (Wdh. nach 4h möglich)*
	Gas (Blutoxygenation)	**Sauerstoff**	*4–6l/min Nasensonde (unter BGA-Kontr.olle - Cave: pCO_2-Retention!)*
Weitere Therapiemaßnahmen bei unzureichendem Ansprechen auf Initialtherapie			
	Gas (Blutoxygenation)	**Sauerstoff**	*4–6l/min Nasensonde (unter BGA-Kontrolle - Cave: pCO_2-Retention!)*
	Beta-2-Sympathom. (bronchodilatatorisch)	**Reproterol** → 94	*1 Amp (0,09mg) langsam i.v., Wdh. nach 10 min möglich; Perfusor: 0,018–0,09mg/h*
	Glukokortikosteroid (antiinflammatorisch, Empfindlichkeit der Rezeptoren ↑)	**Prednisolon** → 115	*50–100mg i.v. alle 4–6h*
	Theophyllin (unretardiert) (bronchodilatatorisch, zentrale Atemstimulation)	**Theophyllin** → 93	*ini 5mg/kg als i.v.-Kurzinfusion Erh.-Dos.: 0,5–0,7mg/kg/h bei vorheriger Theophyllin-Therapie Serumspiegel!* **Cave:** *Intoxikation*
	Magnesium	**Magnesiumsulfat 10% (1g)** → 72	*(1–)2 Amp. langsam i.v. (2g)*
Evtl. plus	**Isotone NaCl-Lösung** (Volumen + Elektrolyt-substitution)	**NaCl 0,9%** → 74	*i.v. nach ZVD und Elekrolyten*
Und	**Kristalline Plasmaersatzlösung** (Volumen + Elektrolytsubstition)	**Ringer** → 74	*i.v. nach ZVD und Elektrolyten*

37 GINA-Report 2006, aktualisiert 2008

38 Bundesärztekammer (BÄK), Kassenärztliche Bundesvereinigung (KBV), Arbeitsgemeinschaft der Wissenschaftlichen Medizinischen Fachgesellschaften (AWMF). Nationale VersorgungsLeitlinie Asthma, 2. Auflage. 2009

T 4.1.5 Therapie des anstrengungsinduzierten Asthmas

	Inhalatives kurzwirksames Beta-2-Sympathomimetikums (vor Belastung)	**Salbutamol** → 95	*bei Bed. 1–2 Inh. unmittelbar vor Belastung*
Oder	**Beta-2-Sympathomimetikum + Mastzellstabilisator**	**Reproterol + Cromoglicinsäure** → 100	*0,5mg/1mg, 1–2 Inh. vor Belastung; max. 10–12 Inh.*
Oder	**Leukotrienrezeptor-Antagonist**	**Montelukast** → 100	*10mg p.o. 1x/d*
Oder	**Mastzellstabilisator** (Mediatorliberationshemmung)	**Cromoglicinsäure** → 100	*4 x 2 Inh.*

T 4.1.6 Infektexazerbation (meist Pneumok, Haem. infl., Streptok.)

Infektexazerbationen meist viralen Ursprungs und damit keine antiinfektive Therapie; Behandlung nur im Falle bakterieller Infekte und genauso wie ambulant erworbene Pneumonie; Ambulant zu behandelnder Patient ohne Begleiterkrankungen und Risikofaktoren:

Mittel der Wahl	**Aminopenicillin**	**Amoxicillin** → 152	*≥ 70kg: 3 x 1g p.o.; < 70kg: 3 x 0,75g p.o. (7-10d)*
Oder	**Makrolid**	**Azithromycin** → 159	*1 x 500mg p.o. (3d)*
		Clarithromycin → 159	*2 x 500mg p.o. für 3d, dann 2 x 250mg p.o. (7–10d)*
		Roxithromycin → 160	*1 x 300mg p.o. (7–10d)*
Oder	**Tetracyclin**	**Doxycyclin** → 158	*ini 1 x 200mg p.o., dann ≥ 70kg: 1 x 200mg p.o. < 70kg: 1 x 100mg p.o. (7–10d)*

T 4.2 Chronisch obstruktive Bronchitis (COPD) und Lungenemphysem

T 4.2.1 Schweregrade der COPD

Grad		FEV_1/FVC	FEV_1	**Symptome (Dyspnoe, Husten, Auswurf)**
I	**Leicht**	**< 70%**	**≥ 80% des Solls**	+/-
II	**Mittelgradig**	**< 70%**	**50–80 % des Solls**	+/-
III	**Schwer**	**< 70%**	**30–50 % des Solls**	+/-
IV	**Sehr schwer**	**< 70%**	**< 30 % des Solls oder < 50% des Solls und respiratorisches Versagen** (pO_2 < 8 kPa + pCO_2 > 6,7 kPa)	
			Oder Rechtsherzinsuffizienz	

T 4.2.2 Allgemeinmaßnahmen

	Raucherentwöhnung (Kombination psychologisch und ggf. pharmakologisch)	Körperliches Training unter Anleitung	*Influenza-Impfung, Pneumokokken-Impfung*
	Tabakentwöhnung pharmakologisch (immer kombiniert mit psychologischer Therapie; Rauchstopp nach ca. 1 W.)	**Nikotinkaugummi**	*2mg für Raucher <20 Zig, 8-12 Stck./d; 4mg für Raucher >20Zig, 8-12 Stck./d; max 6 Monate.*

	Tabakentwöhnung pharmakologisch (immer kombiniert mit psychologischer Therapie; Rauchstopp nach ca. 1 W.)	**Nikotinpflaster**	*Je nach Hersteller 24h; transdermal 7 - 30mg; 8-12 W.*
		Bupropion → 219	*1. W.: 1 x 150mg/d; 2. W.: 2 x 150mg/d für max. 9 W.*
		Vareniclin → 230	*d 1-3 1 x 0,5mg/d; d 4-7 2 x 0,5mg/d; d > 8 2 x 1mg/d für 12 W.*
	Patientenschulung	Ernährungstherapie	Pneumologische Rehabilitation
Evtl. symptomat.	**Expektorans** (Sputumviskosität ↓)	**Acetylcystein** → 92	*3 x 200–600mg/d p.o., i.v.*

T 4.2.3 Antiobstruktive Therapie [39, 40, 41]

Grad I			
Bei Bedarf	**Kurzwirksames Beta-2-Sympathomimetikum** (bronchodilatatorisch)	**Salbutamol** → 95	*3–4 x 2 Inh. bei Bedarf DA: 100–200µg*
		Terbutalin → 95	*3–4 x 2 Inh. bei Bedarf Pulverinh., DA: 100–200µg*
		Fenoterol → 93	*3–4 x 2 Inh. bei Bedarf Pulverinh.: 400–500µg*
Oder	**Kombinationspräparat**	**Fenoterol 50µg + Ipratropiumbromid 20µg** → 95	*3–4 x 1–2 Inh.*
Oder	**Parasympatholytikum** (bronchodilatatorisch)	**Ipratropiumbromid** → 95	*3 x 2 Inh. bei Bedarf*
Grad II			
Bei Bedarf	**Kurzwirksames Beta-2-Sympathomimetikum** (bronchodilatatorisch)	**Salbutamol** → 95	*3–4 x 2 Inh. bei Bedarf DA: 100–200µg*
Oder		**Terbutalin** → 95	*3–4 x 2 Inh. bei Bedarf Pulverinh., DA:100–200µg*
Oder		**Fenoterol** → 93	*3–4 x 2 Inh. bei Bedarf Pulverinh.: 400–500µg*
Plus	**Langwirksames Beta- 2-Sympathomimetikum (B2S)** (bronchodilatatorisch)	**Formoterol** → 93	*Pulver-Inh. (6 oder12µg) = 1–2 x 1–4 Inh., max 12µg/d; DA (12µg): 2 x 1–2 Inh., max Erhalt.-Dos.: 48µg*
		Salmeterol → 94	*Dosieraerosol (25µg): 2 x 2–4 Inh., max 8 Inh. Pulverinh. (50µg): 2 x 1–2 Inh., max 4 Inhal.*
Oder	**Ultralangwirksames Beta- 2-Sympathomimetikum (B2S)** (bronchodilatatorisch)	**Indacterol** → 93	*1x/d 1 Pulverinh. (150µg; [max. 300µg])*
Evtl. plus	**Langwirksames Anticholinergikum** (bronchodilatatorisch)	**Tiotropiumbromid** → 95	*1x/d 1 Inh. (18µg)*
Plus	**Theophyllin, retardiert** (bronchodilatatorisch, zentrale Atemstimulation)	**Theophyllin** → 93 **für Dauertherapie nur Retardpräparate verwenden!**	*100–600mg/d p.o. (nach Serumspiegel = 5–15mg/l, Wirkung nur in 50%); Testen durch Auslassversuch für 3 Tage in stabiler Phase!*

Grad III			
Therapie wie Grad II **plus** inhalative Glukokortikosteroide (ICS) (insbesondere bei > 1 Exazerbation im Vorjahr) entweder als Einzelsubstanzen kombiniert mit Bronchodilatatoren (s.o.) oder als Kombinationspräparate			
	Kombinationspräparate	**Salmeterol + Fluticason** → 97	*2 x 1-2 Inh.50/100 µg* *2 x 1 Inh. 50/250 µg* *(1-)2 x 1 Inh. 50/500 µg*
		Formoterol + Budesonid → 97	*4,5/80 µg: 2 x 2 Inh* *4,5/160µg: 2 x 2 Inh.* *9/320µg: 2 x 1 Inh..*
Grad IV			
	Therapieempfehlung wie Grad III plus → 365		
	Gas	**Sauerstofflangzeittherapie**	*pO_2 < 55 mmHg in Ruhe und/ oder bei Belastung und/oder im Schlaf oder pO_2 < 60 mmHg + chronisches Cor pulmonale*
Evtl.	**Operative Therapieverfahren** (Bullaresektion, Lungenvolumenresektion, LTX nach entsprechenden Kriterien), Heimbeatmung		
Akute Exazerbation			
	Dosiserhöhung der Vormedikation (Cave: Theophyllinspiegel)		
Plus	**Glukokortikosteroid** (antiinflammatorisch, Empfindlichkeit der Rezeptoren ↑)	**Prednison** → 115 **Prednisolon** → 115 **Methylprednisolon** → 114	*ini: 30–100mg i.v., p.o.; dann: 20–40mg alle 6 h bis Akutsituation behoben, dann absetzen oder ausschleichen (je nach Symptomatik), keine Dauertherapie (max. 10–14 d)*
Evtl. plus	**Beatmung**		*nichtinvasiv oder invasiv*

T 4.2.4 Akute Exazerbation der COPD (AECB) [39, 40, 41]

Leichtgradige AECOPD (ambulant behandelbar) bei GOLD Stadium III und IV (FEV1 < 50%), vermehrter Dyspnoe, Sputummenge und eitrigem Sputum			
Mittel der Wahl	**Aminopenicillin**	**Amoxicillin** → 152	*≥ 70kg: 3 x 1g p.o.;* *< 70kg: 3 x 0,75g p.o. (7d)*
Alternativ	**Makrolid**	**Azithromycin** → 159	*1 x 500mg p.o. (3d)*
		Clarithromycin → 159	*2 x 500mg p.o. (7d)*
		Roxithromycin → 160	*1 x 300mg p.o. (7d)*
Oder	**Tetracyclin**	**Doxycyclin** → 158	*ini 1 x 200mg p.o.; dann* *≥ 70kg: 1 x 200mg p.o.* *< 70kg: 1 x 100mg p.o. (7d)*

Mittelschwere oder schwergradige AECOPD (hospitalisiert auf Normalstation oder ICU) ohne bekannte Pseudomonas-Kolonisation, Bronchiektasen, Beatmung oder aktuellem Pseudomonasnachweis			
	Aminopenicillin + Beta-Laktamase-Inhibitor	**Amoxicillin + Clavulansäure** → 154	*≥ 70kg: 3 x 1g (875/125mg) p.o.; < 70kg: 2 x 1g (875/125mg) p.o.; 3 x 2,2g i.v. (7d)*
		Sultamicillin → 154	*2 x 0,75g p.o. (7d)*
	Aminopenicillin + Beta-Laktamase-Inhibitor	**Ampicillin + Sulbactam**→ 154	*3 x 3g i.v. (7d)*
	Cephalosporin Gr. 3a	**Ceftriaxon** → 155	*1 x 2g i.v. (7d)*
		Cefotaxim → 155	*3 x 2g i.v. (7d)*
Oder	**Fluorchinolon Gr. 3**	**Levofloxacin** → 162	*1 x 500mg p.o./i.v. (5d)*
	Fluorchinolon Gr. 4	**Moxifloxacin** → 162	*1 x 400mg p.o./i.v. (5d)*
AECOPD mit bekannter Pseudomonas-Kolonisation, Bronchiektasen, Beatmung oder aktuellem Pseudomonasnachweis			
	Ureidopenicillin + Beta-Laktamase-Inhibitor	**Piperacillin + Tazobactam** → 154	*3 x 4,5g i.v. (8d)*
	Cephalosporin Gr. 3b	**Cefepim** → 156	*3 x 2g i.v. (8d)*
		Ceftazidim → 156 **plus** Pneumokokken- und S. aureus-wirksames Antibiotikum (z.B. Amoxicillin/Clavulansäure, Piperacillin/Combactam, Clindamycin, Clarithromycin)	*3 x 2g i.v. (8d)*
	Carbapenem	**Imipenem + Cilastatin** → 164	*3 x 1g i.v. (8d)*
		Meropenem → 165	*3 x 1g i.v. (8d)*
Oder	**Fluorchinolon Gr. 3**	**Levofloxacin** → 162	*2 x 500mg p.o./i.v. (8d)*
	Fluorchinolon Gr. 2	**Ciprofloxacin** → 162 **plus** Pneumokokken- und S. aureus-wirksames Antibiotikum (z.B. Cefuroxim, Clindamycin, Clarithromycin, Piperacillin/Combactam)	*2 x 750mg p.o.; 3 x 400mg i.v. (8d)*
Wesentliches Entscheidungskriterium für die oben genannten Substanzen ist eine vorausgegangene Antibiotikatherapie innerhalb der letzten 3 Monate bei rezidivierenden Exazerbationen: Es wird ein Wechsel der zuletzt verwendeten Substanzklasse empfohlen.			

[39] Vogelmeier, C.et al.: Leitlinie der Dtsch. Atemwegsliga und der Dtsch. Gesellschaft für Pneumologie und Beatmungsmedizin zur Diagnosti und Therapie von Patienten mit chronisch obstruktiver Bronchitis und Lungenemphysem (COPD). Pneumologie 2007; 61: e1-e40

[40] Pauwels RA, et al. Global strategy for the diagnosis management and prevention of COPD. NtLBI/WHO Gold workshop summary. AmRespir Care. 2001 Aug;46(8):798-825.

[41] Höffken G, et al. Epidemiologie, Diagnostik, antimikrobielle Therapie und Management von erwachsenen Patienten mit ambulant erworbenen tiefen Atemwegsinfektionen sowie ambulant erworbener Pneumonie. Update 2009. Pneumologie 2009; 63:e1-68

T 4.3 Alpha-1-Antitrypsinmangel

Indikation einer Substitutionsbehandlung vorwiegend homozygote Form (PiZZ) oder relevante heterozygote Form (PiSZ) mit Alpha-1-AT-Spiegel < 35% des Sollwertes (50-250mg/dl), FEV1 < 65% vom Soll oder Abnahme > 120ml/Jahr, panazinärem Lungenemphysem und Nichtraucherstatus

	Alpha-1-Antitrypsin	**Humaner Alpha 1-Proteinasen-Inhibitor (Prolastin HS)**	*60mg/kg KG i.v. 1 x /Woche; Ziel-Spiegel > 80mg/dl*

T 4.4 Bronchiektasien + rezidivierende bakterielle Infekte [42, 43, 44]

Häufige Kolonisation und Infektion mit P. aeruginosa			
	Cephalosporin Gr. 3b	**Ceftazidim** → 156	*2 x 2 g i.v.*
Oder	**Acylaminopenicillin + β-Lactamaseinhibitor**	**Piperacillin + Tazobactam** → 154	*3 x 4,5 g i.v.*
Oder			
	Fluorchinolon Gr. 2	**Ciprofloxacin**→ 162	*2 x 400 mg i.v.*
	Fluorchinolon Gr. 3	**Levofloxacin** → 162	*1-2 x 500 mg i.v.*
Oder			
	Carbapenem	**Meropenem** → 165	*3 x 1 g i.v.*
Anm.	Bei Nachweis von Pseudomonas Kombinationstherapie. Initial stets i.v., Dauer 10-14 Tage!		
Evtl.	Inhalative Anttibiotika als Dauertherapie bei Pseudomonas-Kolonisation		
	Aminoglykosid	**Tobramycin** → 161	*2 x 300mg p.i.*
	Cyclopeptid	**Colistin** → 166	*3 x 1 Mio E p.i.*

42 Vogel et al., Empfehlungen zur kalkulierten parenteralen Initialtherapie bakterieller Erkrankungen bei Erwachsenen. Chemother J 2004; 4: 46-105

43 Höffken G, et al. Epidemiologie, Diagnostik, antimikrobielle Therapie und Management von erwachsenen Patienten mit ambulant erworbenen tiefen Atemwegsinfektionen sowie ambulant erworbener Pneumonie. Update 2009. Pneumologie 2009; 63:e1-68

44 Anm: Beachte auch Obstruktionen, Hämoptysen, virale Infekte

T 4.5 Exogen allergische Alveolitis (chronisch) [45]

Allergenkarenz!			
Evtl.	**Glukokortikosteroid** [45], (antiinflammatorisch, Empfindlichkeit der Rezeptoren ↑)	**Prednison** → 115	*ini: 0,5-(1) mg/kg/d p.o., z.B. 40mg/d; max. 60 mg/d) bis Symptomreduktion/Lufu ohne Befund, dann niedrigst mögliche Erh.-Dos. (komplettes Ausschleichen meist über 3 Monate möglich*

45 Koschel, D.: Exogen-allergische Alveolitis. Pneumologie 2007; 61: 305 - 322

T 4.6 Pneumonie [46]

MERKE: Die angegebenen Dosierungen gelten für nieren- und lebergesunde Erwachsene! Bei Kindern und Patienten mit entsprechender Organdysfunktion, Anpassung entsprechend Angaben in jeweiliger Produktinformation nötig!
Dauer der Antibiose bis mindestens 3 Tage nach Entfiebern. Orale Gabe möglich bei leichterer Infektion, Präparaten mit guter oraler Bioverfügbarkeit (siehe Produktinformation!) und Patienten ohne zusätzliche gastrointestinale Symptome.

T 4.6.1 Allgemeinmaßnahmen

Evtl.	**Anilinderivat** (analgetisch, antipyretisch)	**Paracetamol** → 109	*3–4 x 500–1000mg/d p.o., rect. (bei Bedarf)*

T 4.6.2 Ambulant erworbene Pneumonie (CAP) [46, 47]

Ambulante Patienten ohne Risikofaktoren: ohne schwere Begleiterkrankungen, ohne Antibiotika-Vortherapie, oder Krankenhausaufenthalte
Mögliche Erreger: S. pneumoniae, Mycoplasma pneumoniae, Chlamydia pneumoniae, Haemophilus influenzae, Legionella pneumophila, selten gramnegative Bakterien

Mittel der Wahl	**Aminopenicillin**	**Amoxicillin** → 152	*≥ 70kg: 3 x 1g p.o.; < 70kg: 3 x 0,75g p.o. (5–7d)*
Alternativ	**Makrolid**	**Azithromycin** → 159	*1 x 500mg p.o. (3d)*
		Clarithromycin → 159	*2 x 500mg p.o. für 3d, dann 2 x 250mg p.o. (5–7d)*
		Roxithromycin → 160	*1 x 300mg p.o. (5–7d)*
Oder	**Tetracyclin**	**Doxycyclin** → 158	*ini 1 x 200mg p.o., dann ≥ 70kg: 1 x 200mg p.o.; < 70kg: 1 x 100mg p.o. (5–7d)*

Ambulante Patienten mit Risikofaktoren: Krankenhausvorbehandlung, Antibiotika-Vortherapie, chronische internistische/neurologische Begleiterkrankungen, Bewohner von Pflegeheimen
Mögliche Erreger: S. pneumoniae, H. influenzae, S. aureus, Haemophilus influenza, Enterobacteriaceae

Mittel der Wahl	**Aminopenicillin + Beta-Laktamase-Inhibitor**	**Amoxicillin + Clavulansäure** → 154	*≥ 70kg: 3 x 1g (875/125mg) p.o.; < 70kg: 2 x 1g (875/125mg) p.o. (5–7d)*
		Sultamicillin → 154	*2 x 0,75g p.o. (5–7d)*
Alternativ	**Fluorchinolon Gr. 3**	**Levofloxacin** → 162	*1 x 500mg p.o. (5–7d)*
Oder	**Fluorchinolon Gr. 4**	**Moxifloxacin** → 162	*1 x 400mg p.o. (5–7d)*

Bei V.a. Koinfektion mit Mykoplasmen, Chlamydien oder Legionellen kann auch eine Kombination eines Betalaktam-Antibiotikums mit einem Makrolid erfolgen.

Hospitalisierte Patienten (Normalstation): nur in Einzelfällen (z.B. strukturelle Lungenerkrankungen) ist an eine Pseudomonasbeteiligung zu denken **Mögliche Erreger:** S. pneumoniae, Mycoplasma pneumoniae, S. aureus, H. influenzae, L. pneumophila, Enterobacteriaceae			
Kalkulierte Initialtherapie (i.v. beginnen, ggf. umsetzen auf p.o.)			
	Aminopenicillin + Beta-Laktamase-Inhibitor	**Ampicillin + Sulbactam** → 154	*3 x 3g i.v. (5–7d)*
	Cephalosporin Gr. 2	**Cefuroxim** → 155	*3 x 1,5g i.v. (5–7d)*
	Cephalosporin Gr. 3a	**Ceftriaxon** → 155	*1 x 2g i.v.*
		Cefotaxim → 155	*3 x 2g i.v.*
Plus/ minus	**Makrolid**	**Azithromycin** → 159	*1 x 500mg p.o./i.v. (3d)*
		Clarithromycin → 159	*2 x 500mg p.o./i.v. (5–7d)*
		Roxithromycin → 160	*1 x 300mg p.o./i.v. (5–7d)*
		Erythromycin → 159	*3 x 1g p.o./i.v. (5–7d)*
Oder	**Fluorchinolon Gr. 3**	**Levofloxacin** → 162	*1 x 500mg i.v. (5–7d)*
	Fluorchinolon Gr. 4	**Moxifloxacin** → 162	*1 x 400mg i.v. (5–7d)*
Oder	Bei ausgewählten Fällen mit Risikofaktoren für Pseudomonas oder ESBL-Bildner		
	Carbapenem (mit oder ohne Makrolid)	**Ertapenem** → 164	*1 x 1g i.v. (5–7d)*
Schwere ambulant erworbene Peumonie (sCAP) ohne Risiken für eine Infektion mit P. aeruginosa **Mögliche Erreger:** S. pneumoniae, S. aureus, H. influenzae, L pneumophila, Enterobacteriaceae, E. coli, Klebsiella spp., selten: Proteus spp., Mycoplasma pneumoniae, C. pneumoniae			
Kalkulierte Initialtherapie			
Mittel der Wahl	**Ureidopenicillin + Beta-Laktamase-Inhibitor**	**Piperacillin + Tazobactam** → 154	*3 x 4,5g i.v. (8–10d)*
	Cephalosporin Gr. 3a	**Ceftriaxon** → 155	*1 x 2g i.v. (8–10d)*
		Cefotaxim → 155	*3 x 2g i.v. (8–10d)*
	Carbapenem	**Ertapenem** → 164	*1 x 1g i.v. (8–10d)*
Plus	**Makrolid**	**Azithromycin** → 159	*1 x 500mg i.v. (3d)*
		Clarithromycin → 159	*2 x 500mg i.v. (8–10d)*
		Erythromycin → 159	*3 x 1g i.v. (8–10d)*
Alter-nativ	**Fluorchinolon Gr. 3**	**Levofloxacin** → 162	*2 x 500mg i.v. (8–10d)*
	Fluorchinolon Gr. 4	**Moxifloxacin** → 162	*1 x 400mg i.v. (8–10d)*

Schwere ambulant erworbene Pneumonie (sCAP) mit Risikofaktoren für eine Infektion mit P. aeruginosa: pulmonale Komorbidität, Krankenhausaufenthalt in den letzten 30 Tagen, Glukokortikoid-Behandlung, Aspiration, Antibiotika-Therapie, Malnutrition **Mögliche Erreger:** S. pneumoniae, S. aureus, H. influenzae, L pneumophila, Enterobacteriaceae, E. coli, Klebsiella spp., selten: Proteus spp., Mycoplasma pneumoniae, C. pneumoniae, P. aeruginosa			
Kalkulierte Initialtherapie			
Mittel der Wahl	**Ureidopenicillin + Beta-Laktamase-Inhibitor**	**Piperacillin + Tazobactam** → 154	*3 x 4,5g i.v. (8–15d)*
	Cephalosporin Gr. 3b	**Cefepim** → 156	*3 x 2g i.v. (8–15d)*
	Carbapenem	**Imipenem + Cilastin** → 164	*3 x 1g i.v. (8–15d)*
		Meropenem → 165	*3 x 1g i.v. (8–15d)*
Plus	**Fluorchinolon Gr. 2**	**Ciprofloxacin** → 162	*3 x 400mg i.v. (8–15d)*
	Fluorchinolon Gr. 3	**Levofloxacin** → 162	*2 x 500mg i.v. (8–15d)*
Oder plus	**Makrolid**	**Azithromycin** → 159	*1 x 500mg i.v. (3d)*
		Clarithromycin → 159	*2 x 500mg i.v. (8–10d)*
		Erythromycin → 159	*3 x 1g i.v. (8–10d)*
	plus Aminoglykosid	**Gentamicin** → 161	*5–7mg/kgKG i.v. (3d)*
		Amikacin → 160	*15mg/kgKG i.v. (3d)*
		Tobramycin → 161	*5–7mg/kgKG i.v. (3d)*

46 Höffken G, et al. Epidemiologie, Diagnostik, antimikrobielle Therapie und Management von erwachsenen Patienten mit ambulant erworbenen tiefen Atemwegsinfektionen sowie ambulant erworbener Pneumonie. Update 2009. Pneumologie 2009; 63:e1-68

47 Drömann, D. et al.: Therapie der ambulant erworbenen Pneumonie. Pneumologie 2008; 62: 411-422

T 4.6.3 Nosokomiale Pneumonie (NAP) [48, 49]

Punktebewertung von Risikofaktoren bei Patienten mit nosokomialer Pneumonie und Empfehlung zur kalkulierten Initialtherapie			
	Risikofaktoren:		**Punktwerte**
	Alter > 65 Jahre		1
	Strukturelle Lungenerkrankung		2
	Antiinfektive Vorbehandlung		2
	Beginn der Pneumonie ab dem 5. Krankenhaustag		3
	Schwere respiratorische Insuffizienz mit/ohne Beatmung (maschinell/nicht invasiv)		3
	Extrapulmonales Organversagen (Schock, akutes Leber- oder Nierenversagen, DIC)		4
Kalkulierte Initialtherapie der nosokomialen Pneumonie unter Berücksichtigung der Risikofaktoren			
Gruppe I: bis 2 Punkte **Mögliche Erreger:** S. pneumoniae, K. pneuoniae., S. aureus, MRSA, E. Coli, H. influenzae, Proteus spp., S. marcescens			
	Cephalosporin Gr. 2	**Cefuroxim** → 157	*3 x 1,5g i.v.*
	Cephalosporin Gr. 3a	**Ceftriaxon** → 155	*1–2 x 2g i.v.*
	Fluorchinolon Gr. 3	**Levofloxacin** → 162	*1–2 x 500mg/d i.v.*
	Fluorchinolon Gr. 4	**Moxifloxacin** → 162	*1 x 400mg i.v.*
	Aminopenicillin + Beta-Laktamase-Inhibitor	**Ampicillin + Sulbactam** → 154	*3 x 3g i.v.*

Gruppe II: 3 bis 5 Punkte **Mögliche Erreger:** Wie bei Gruppe I + Enterobacter spp., Serratia spp., Pseudomonas spp., Acinetobacter spp., Stenotrophomonas spp., Anaerobier + seltener multiresistente Erreger (z.B. MRSA)			
	Cephalosporin Gr. 3b	**Cefepim** → 156	*(1)–2g alle 8–(12)h i.v.*
		Ceftazidim → 156 **plus Pneumokokken und S. aureus-wirksames Antibiotikum**	*2g alle 8h i.v.*
Oder	**Carbapenem**	**Imipenem** → 164	*500mg alle 6h oder 1g alle 8h i.v.*
		Meropenem → 165	*1g alle 8h i.v.*
Oder	**Ureidopenicillin + Beta-Laktamase-Inhibitor**	**Piperacillin + Tazobactam** → 154	*4,5g alle 6h i.v.*
MRSA-Infekt	**Oxazolidinone**	**Linezolid** → 166	*200mg alle 12h i.v.*
	Glykopeptid	**Vancomycin** → 165	*15mg/kg alle 12h i.v.*
Gruppe III: ≥ 6 Punkte Erreger wie bei Gruppe I/ II + häufiger multiresistente Erreger (z.B. MRSA) bei gleichzeitigem Multiorganversagen			
	Cephalosporin Gr. 3b	**Cefepim** → 156	*(1)–2g alle 8–(12)h i.v.*
		Ceftazidim → 156	*2g alle 8h i.v.*
Oder	**Carbapenem**	**Imipenem** → 164	*500mg alle 6h oder 1g alle 8h i.v.*
		Meropenem → 165	*1g alle 8h i.v.*
Oder	**Ureidopenicillin + Beta-Laktamase-Inhibitor**	**Piperacillin + Tazobactam** → 154	*4,5g alle 6h i.v.*
Plus	**Fluorchinolon Gr. 3**	**Levofloxacin** → 162	*2 x 500mg i.v.*
	Fluorchinolon Gr. 2	**Ciprofloxacin** → 162	*3 x 400mg i.v.*
Oder	**Aminoglykosid**	**Amikacin** → 160	*15mg/kg/d i.v.*
		Gentamicin → 161	*7mg/kg/d i.v.*
		Tobramycin → 161	*7mg/kg/d i.v.*
MRSA-Infektion	**Oxazolidinone**	**Linezolid** → 166	*600mg alle 12h i.v.*
	Glykopeptid	**Vancomycin** → 165	*15mg/kg alle 12h i.v. oder 2 x 1g i.v.*

[48] American Thoracic Society. Guidelines for the Management of Adults with Hospital-acquired, Ventilator-associated, and Healthcare-associated Pneumonia. Am J Respir Crit Care Med. 2005 Feb 15;171(4):388–416.
[49] Bodmann KF, Vogel F. Nosokomiale Pneumonie: Prävention, Diagnostik und Therapie. Chemotherapie Journal. 2003;12(2):33–44.

T 4.7 Lungenabszess

Meist Mischinfektionen, vorwiegend Anaerobier, S. aureus, Streptokokken, Klebsiellen, E.coli.; Dauer der Therapie je nach Verlauf: 10 - 21d

	Aminopenicillin + Beta-Laktamase-Inhibitor	**Ampicillin + Sulbactam** → 154 **Amoxicillin + Clavulansäure** → 154	*3 x 3g i.v.*
Oder	**Ureidopenicillin + Beta-Laktamase-Inhibitor**	**Piperacillin + Tazobactam** → 154	*4,5g alle 6h i.v.*
Oder	**Carbapenem**	**Meropenem** → 165	*1g alle 8h i.v*
Oder	**Fluorchinolon Gr. 4**	**Moxifloxacin** → 162	*1 x 400mg i.v.*
Oder	**Cephalosporin Gr. 3a**	**Ceftriaxon** → 155	*1-2 x 2g i.v.*
Plus	**Lincosamide**	**Clindamycin** → 160	*3-4 x 600mg/d i.v.*

T 4.8 Pleurale Infektionen [51, 52]

Pleuritis sicca			
Mögliche Erreger: Mycoplasma pneumoniae, Chlamydia pneumoniae **Dauer der Therapie je nach Verlauf:** 7 -10d			
	Makrolid	**Clarithromycin** → 159	*2 x 250-500mg p.o./i.v.*
Oder	**Fluorchinolon Gr.3 (oder 4)**	**Levofloxacin** → 162	*2 x 250-500 mg p.o./i.v.*
Pleuritis exsudativa/ Pleuraempyem, ambulant erworben			
Mögliche Erreger: Staphylokokken, Pneumokokken, H. influenzae, Streptokokken, E. coli, Anaerobier, Mykobakterien **Dauer der Therapie je nach Verlauf:** 7 - 14d Frühzeitige Erwägung einer großlumigen Drainagetherapie oder videoassistierten Thorakoskopie (VATS)			
	Cephalosporin Gr. 2/3a	**z.B. Cefuroxim** → 157	*3 x 1,5g i.v. ±*
Plus/ minus	**Lincosamide**	**Clindamycin** → 160	*3-4 x 600mg p.o./i.v.*
	Acylaminopenicillin + Beta-Laktamase-Inhibitor	**Piperacillin + Tazobactam** → 154	*3 x 4,5g i.v.*
	Gyrasehemmer Gr. (3) o. 4	**z.B. Moxifloxacin** → 162	*1 x 400mg p.o./i.v.*
Pleuraempyem, nosokomial erworben			
Mögliche Erreger: Staphylokokken (auch MRSA), Enterobacteriaceae, Anaerobier, Pseudomonas **Dauer der Therapie je nach Verlauf:** 14 - 21d Frühzeitige Erwägung einer großlumigen Drainagetherapie oder videoassistierten Thorakoskopie (VATS)			
	Cephalosporin Gr. 3b	**Cefepim** → 156	*(1)-2g alle 8-(12)h i.v.*
		Ceftazidim → 156	*2g alle 8h i.v.*
Oder	**Fluorchinolon Gr. 3**	**Levofloxacin** → 162	*2 x 500mg i.v.*
	Fluorchinolon Gr. 2	**Ciprofloxacin** → 162	*3 x 400mg i.v.*
Jeweils plus	**Lincosamide**	**Clindamycin** → 160	*4 x 600mg i.v.*
Oder	**Carbapenem**	**Meropenem** → 165	*1g alle 8h i.v*
	Ureidopenicillin + Beta-Laktamase-Inhibitor	**Piperacillin + Tazobactam** → 154	*4,5g alle 6h i.v.*

T 4.8.1	Gezielte Therapie (wenn möglich, stets nach Antibiogramm therapieren) [50, 51, 52]		
Pneumokokken 1. Wahl			
	Benzylpenicillin	**Penicillin G** → 151	*4–6 x 0,5–10Mio IE/d i.v.*
Oder	**Cephalosporin 3. Gen.**	**Ceftriaxon** → 155	*1 x 1–2g i.v., Kinder: 50mg/kg/d*
Bei Penizillin- oder Cephalosporinallergie			
	Makrolid	**Clarithromycin** → 159	*2 x 250–500mg p.o./i.v.*
Streptokokken			
	Benzylpenicillin	**Penicillin G** → 151	*20–30Mio IE/d i.v. in 2–3 Kurzinfusionen (3 W.)*
Plus	**Aminoglykosid**	**Gentamicin** → 161	*160–240mg/d i.v. in 1 Dosis (3 W.)*
Staphylokokken 1. Wahl			
	Isoxazylpenicillin	**Flucloxacillin** → 152	*3 x 1g p.o.*
Oder	**Cephalosporin 3. Gen.**	**Ceftazidim** → 156	*Erw.: 3 x 2g/d i.v., Ki.: 100–200mg/kg/d i.v.*
Bei Methicillinresistenz			
	Glykopeptid	**Vancomycin** → 165	*2 x 1g/d i.v., dann nach Serumspiegel*
Pseudomonas			
	Cephalosporin 3. Gen.	**Ceftazidim** → 156	*Erw.: 3 x 2g/d i.v., Ki.: 100–200mg/kg/d i.v.*
Oder	**Carbapenem**	**Meropenem** → 165	*1g alle 8h i.v*
Oder	**Acylaminopenicillin**	**Azlocillin**	*3 x 5g/d i.v.*
Plus	**Aminoglykosid**	**Tobramycin** → 161	*3mg/kg/d i.v. in 1 Dosis*
Oder	**Gyrasehemmer**	**Ciprofloxacin** → 162	*2 x 250–750mg/d p.o, 2 x 100–400mg/d i.v.*
Haemophilus influenza			
Erst	**Cephalosporin 3. Gen.**	**Ceftriaxon** → 155	*1 x 1–2g/d i.v.*
Dann	**Oralcephalosporin 1. Gen.**	**Cefixim** → 157	*0,4g/d p.o. (3–4 W.)*
Klebsiellen			
	Cephalosporin 3. Gen.	**Cefotaxim** → 155	*2 x 1–2g/d i.v.*
Plus	**Aminoglykosid**	**Gentamicin** → 161	*2–5mg/kg/d i.v., i.m.; 1 Dosis*

50 Braveny J, Maschmeyer G. Infektionskrankheiten. 1.Aufl. medco-Verlag GmbH, München 2002.
51 Vogel F, et al. Rationale Therapie bakterieller Atemwegsinfektionen. Chemother J. 2000;9(1):3–23.
52 Vogel F, Scholz H. Rationaler Einsatz oraler Antibiotika bei Erwachsenen. Chemother J. 2002;11(2):47–58.

T 4.9	Pleuritis		
	Anilinderivat (analgetisch, antipyretisch)	**Paracetamol** → 109	*4 x 1000mg/d p.o., rect.*
	NSAR	**Diclofenac** → 108	*2 x 75mg p.o.*
Evtl.	**Opioid** (antitussiv)	**Codein** → 97	*2 x 30–50mg/d p.o., max. 150mg/d (bei Bedarf)*

T 4.10 Lungenembolie (LE)

T 4.10.1 Allgemeinmaßnahmen

	Opioid (Analgesie)	**Morphin** → 103	*5–10 mg i.v.* **Cave:** *Atemdepression*
	Benzodiazepin (Sedation)	**Diazepam** → 226	*5–10mg i.v.* **Cave:** *Atemdepression*
	Gas (Blutoxygenation)	**Sauerstoff**	*4–6 l/min Nasensonde*
Patient kreislaufstabil (keine rechtsventrikuläre Dilatation + Hypo-/Akinesie)			
	Unfraktioniertes Heparin	**Heparin** → 82	*80 IE/kg KG (ca. 5000 IE) Bolus i.v. + 18 IE/kg KG/h (ca. 1000 IE/h) (nach PTT: auf 1,5 -2,5x)*
Oder	**Niedermolekulares Heparin (LMWH)**	**Enoxaparin** → 83	*1,0 mg/kg KG s.c. 2 x /d*
		Tinzaparin → 83	*175 IE/kg KG s.c. 1 x /d*
		Fondaparinux → 84	*< 50kg:5 mg s.c.; 50-100kg: 7,5mg s.c.; > 100kg: 10mg s.c. jeweils 1 x/d*
	Cave: unfraktioniertes Heparin bei Hochrisikopatienten (Schock/Hypotension) und schwerer Niereninsuffizienz! LMWH: Alternative zu Cumarinen für 3-6 M. bei Karzinompatienten; ggf. lebenslang, wenn Karzinom nicht kurabel		
Ab Tag 2: zusätzlich	**Cumarinderivat** (Hemmung der Carboxilierung von Gerinnungsfaktoren in der Leber)	**Phenprocoumon** → 85	*Heparin absetzen (mind. für 5 Tage geben), wenn INR 2 d im therapeut. Bereich (INR 2–3) Marcumar: 3 Monate bei reversiblem Risikofaktor, mind. 3 Monate bei Erstereignis ohne reversiblen Risikofaktor, lebenslang bei Rezidiv-Lungenembolie*
Patient mit intermediärem Risiko (rechtsventrikulärer Dysfunktion und/oder Myokardschaden [Troponin erhöht])			
	Lyse unter strenger Beachtung aller KI zu erwägen (noch keine prospektive Studie, die Mortalitätssenkung beweist)		
Patient kreisslaufinstabil/Schock wegen LE			
	Lyse, dabei lebensbedrohliche KI beachten		
Patient reanimationspflichtig wegen LE			
	Lyse, keine KI		

T 4.10.2 Lyse-Schemata[53]

a)	**Plasminogenaktivator**	**Streptokinase** → 86	*250000IE über 30 min, dann 100000IE über 24 h, dann Heparin i.v.*
b)	**Plasminogenaktivator**	**Urokinase** → 87	*4400IE/kg/KG über 10 min, dann 4400IE/kg/KG über 24 h + Heparin i.v.*
c)	**Plasminogenaktivator**	**rt-PA** → 86	*100mg über 2 h + Heparin i.v. oder: 0,6mg/kg KG über 15 min i.v. (max. 50mg)*
d)	**Plasminogenaktivator**	**Streptokinase-Kurzlyse** → 86	*1,5Mio IE über 2h*
e)	**Plasminogenaktivator**	**Urokinase-Kurzlyse** → 87	*3,0 Mio IE i.v. über 2h*

[53] Guidelines on the diagnosis and management of acute pulmonary embolism. Torbicki et al., Eur Heart J 2008, Vol 29; 2276 - 2315.

T 4.11 Pulmonalarterielle Hypertonie[54, 55]

WHO-Klassifikation, modifiziert nach Venedig-Klassifikation 2003

1. Pulmonalarterielle Hypertonie (PAH)
→ PAH mit venöser/kapillärer Beteiligung: pulmonale venoocclusive Erkrankungen, pulmonalkapilläre Hämangiomatose

2. PHT bei Linksherzerkrankungen
→ Systolische oder diastolische Dysfunktion
→ Erkrankung der Aorten- oder Mitralklappe

3. PHT bei Lungenerkrankungen/Hypoxie
→ COPD
→ ILE
→ Andere obstruktive und/oder restriktive Lungenerkrankungen
→ Schlafassoziierte Atemstörungen, alveoläre Hypoventilation
→ Chronische Höhenexposition

4. Chron. thrombotische/embolische PHT
→ Proximale Thromboembolien
→ Distale Thromboembolien
→ Sonstige LE (Tumor, Parasiten, Fremdkörper)

5. Verschiedenen Entitäten
→ Sarcoidose→ Histiocytosis X
→ Fibrosierende Mediastinitis
→ Mediastinale LK/TU
→ Glykogenose Typ I, M. Gaucher, myeloproliferative Erkrankungen, Thyreopathien

Zur pulmonalarteriellen Hypertonie (PAH) :
→ SIdiopathische PAH (IPAH) (ca. 25% BMPRII+)
→ Familiäre PAH (FPAH) (ca. 60% BMPRII+)
→ Assoziierte Formen der PAH: Kollagenosen (BMPRII-)
→ Kongenitale Shuntvitien: portale Hypertonie
→ HIV-Infektion (BMPRII-): medikamentös-toxisch (Appetitzügler)
→ Schistosomiasis
→ Sonstige: Hämoglobinopathien, chronische hämoplytische Anämien, Persistierende pulmonale Hypertonie des Neugeborenen

BMPRII = bone morphogenic protein receptor type II, COPD = chronic obstructive pulmonary disease, ILE = interstitielle Lungenerkrankung, LA = linkes Atrium, LE = Lungenerkrankung, LK = Lymphknoten, LV = linker Ventrikel, PAH = pulmonalarterielle Hypertonie, PHT = pulmonale Hypertonie, SAS = obstruktives Schlaf-Apnoe-Syndrom, TU = Tumor

Merke: Vor Therapie der PAH Rechtsherzkatheter mit Vasodilatatortestung. Falls positiv: nach NO-Inhalation PAPm-Abfall >10mmHg und PAPm absolut < 40mmHg, hochdosiert Calciumantagonisten.
Für NYHA IV mit Rechtsherzdekompensation: Epoprostenol i.v. als Mittel der ersten Wahl.

	Gas (Blutoxygenation)	**Sauerstoff**	*über Nasensonde > 16 h/d (Reduktion von Morbidität und Mortalität bewiesen bei COPD + PAH, nützlich bei allen Formen von Hypoxie + sekundärer PAH) wenn pO_2 mehrfach < 55 mmHg + pO_2 unter O_2-Gabe sicher > 60 mmHg*
	Dihydropyridinderivat, Kalziumantagonist (Inotropie ↓, Afterload ↓); nur bei Vasoreagibilität im Rechtsherzkatheter	**Nifedipin** → 49	*ini 10 mg p.o. 3x/d; max. 180 mg/d*
		Diltiazem → 48	*retard: 120–240 mg p.o., 4x/d, max. 540 mg/d; nicht retard: 60–120 mg p.o., 2x/d, max. 360 mg/d; (nach Testung mit inhalativem NO/Epoprostenol i.v. Rechtskatheter: wenn Ansprechen, Versuch mit Calciumantagonisten p.o. → Ansprechen in ca. 10% der primären PAH-Fälle)*
	Prostazyclin-Analoga (Vasodilatation, Thrombozytenaggregationshemmung, Hemmung von Remodeling der Pulmonalarterien)	**Epoprostenol**	*ini 2–4 ng/kg/min i.v., dann steigern auf 1–2 ng/kg alle 2–4 W. (je nach Symptomen und Verträglichkeit bis 10 - 50ng/kg/min)*
		Iloprost → 89	*kontinuierlich i.v., daher nicht praktikabel (Beginn ca. 0,5–1ng/kg/min, Erhaltung 2–8 ng/kg/min) ; HWZ20–30min*
		Iloprost inhalativ → 89	*6–9 Inhalationen (insgesamt 15–45 µg/d) (30–90 min) benötigt, um gute Ergebnisse zu erzielen*
	Endothelin-Rezeptor-Antagonist (rasche Vasodilatation); ab WHO-Funktionsklasse II, gilt insbesondere für Bosentan und Ambrisentan	**Bosentan** → 71	*65,5 mg p.o. 2x/d (4 W.), dann 125 mg 2x/d zugelassen für PAH ab NYHA Stadium III*
		Sitaxentan → 71	*100mg p.o. 1 x tgl. PAH ab NYHA-Stadium III*
		Ambrisentan → 71	*5 - 10mg p.o. 1 x tgl., PAH ab NYHA-Stadium III*
Evtl.	**Phosphodiesterasehemmer (PDE-5/6)** (pulmonale Vasodilatation); ab WHO-Funktionsklasse II	**Sildenafil** → 71	*20mg 3x/d p.o. (bis max. 240m/d)*
		Tadalafil → 71	*40mg 1x/d p.o.*

Evtl.	**Benzothiadiazin-Diuretika** (renaler H_2O- und NaCl-Verlust, endogene vasokonstrive Reize ↓)	**Hydrochlorothiazid** → 59	*1 x 12,5–50mg/d p.o. (keine spezifische Routinetherapie)*
Evtl. plus	**K^+-sparendes Diuretikum** (renaler H_2O- und NaCl-Verlust, Hemmung der K^+-Sekretion)	**Triamteren** → 59	*2 x 50mg/d p.o. (keine spezifische Routinetherapie)*
Oder	**Aldosteronantagonist** (renaler H_2O- und NaCl-Verlust, Hemmung K^+-Sekretion)	**Spironolacton** → 60	*d 1–5: 2–4 x 50–100mg, dann: 1–2 x 50–100mg p.o. (keine spezifische Routinetherapie)*
	Vitamin-K-Antagonist (Verhinderung rezidivierender Embolien, Langzeit-Antikoagulation)	**Phenprocoumon** → 85	*1–5 mg/Tag; INR-Zielwert: 1,5–2,5*
Evtl.	**Digitalisglykosid** (Chronotropie ↓, Dromotropie ↓, Inotropie ↑, AV-Knoten-Refraktionszeit ↑, Ökonomisierung der Herzarbeit)	**Digoxin** → 67	*0,125–0,5 mg/d p.o.* **Cave:** *umstritten bei Patienten mit RV-Insuffizienz in Kombination mit PPH*
Bei unzureichender Kontrolle einer Monotherapie der PAH Kombination der Endothelinrezeptorantagonisten, Prostamnoide und Phosphdiesterase-Inhibitoren frühzeitig sinnvoll.			

54 Olschewski, H. et al.: Diagnostik u. Therapie der chron. pulmonalen Hypertonie. Pneumologie 2006; 60: 749–771

55 Galie, N. et al.: Guidelines for the diagnosis and treatment of pulmonary hypertension. Eur. Heart J. 2009; 30: 2493–2537

T 4.12 Akutes Lungenödem

	Gas (Blutoxygenation)	**Sauerstoff**	*2–8l/min Nasensonde oder Maske +/-Reservoirbeutel*
	Opiat (Analgesie, Sedation, ↓ Symphatikus)	**Morphin** → 103	*4–6 x 5–10mg i.v.*
	Nitrat (Pre-/Afterload ↓, venöses pooling)	**Glyceroltrinitrat** → 62	*2 Sprühst. s.l., dann: 0,3–1,8µg/kg/min i.v., stationär Perfusor (50mg) = 1mg/ml ⇒1–6ml/h;* **Cave:** *RR!*
	Schleifendiuretikum (Volumenentlastung)	**Furosemid** → 58	*20–80mg i.v.*
Evtl.	**Alpha- und Beta-Sympathomimetikum, D1-Rezeptor-Agonist** (Inotropie ↑, Vasokonstriktion, renale Vasodilatation, Natriurese; dosisabhängig)	**Dopamin** → 69	*„Nierendosis": 0,5–5µg/kg/min i.v., Perf. (250mg) = 5mg/ml ⇒ 1–3,5ml/h, (keine durch Studien gesicherte Wirkung, Versuch bei schlechter Ausscheidung unter hochdosierten Diuretika möglich); „RR-Dosis": 6–10µg/kg/min i.v., Perf. (250mg) ⇒ 4,5–9ml/h, max. 18ml/h*
		Cave: *nur kurzzeitig zur RR-Steigerung einsetzen, wenn möglich, in Kombination mit Dobutamin*	

Evtl.		**Noradrenalin** → 69	*Bei Hypotonie/Schock bessere Alternative zu Dopamin: i.v., Beginn mit ca 0,05 mg/kg/min, ebenfalls in Kombination mit Dobutamin*
Evtl.	**Beta-Sympathomimetikum** (Inotropie ↑)	**Dobutamin** → 69	*2,5–12 µg/kg/min i.v., Perf. (250 mg) = 2–10 ml/h*
	Cave: Katecholamin-Therapie nur durch Erfahrene, auf Intensiv und über ZVK unter Monitoring! Therapie muss sich vor allem auch nach Genese des Lungenödems richten (eingeschränkte LV-Funktion, Myokardinfarkt, Rhythmusstörungen, Klappenvitium, hypertensive Krise etc.).		
Evtl.	Nicht-invasive Beatmung in der Akutphase neben der medikamentösen Therapie		

T 4.13 Mukoviszidose

T 4.13.1 Pulmonale Verlaufsform, allgemein [56, 57]

	Gas (Blutoxygenation)	**Sauerstoff**	*Nasensonde mind. 8 h/d*
	Mukolytikum (Sputumviskosität ↓)	**DNase**	*intermittierende Inh.*
	Hypertone Kochsalzlösung	**NaCl 7%** → 74	*2 -4 x 4ml Inhalation*
	Expektoranz (Sputumviskosität ↓)	**Acetylcystein** → 92	*3 x 200–600 mg/d p.o.* **Cave:** *evtl. negativer Effekt durch Auslösen entzündlicher Reaktionen der Atemwege*
		NaCl-Lsg. 0,9–3% → 74	*intermittierende Inh.*
	Kurzwirk. Beta-2-Sympathomimetikum (bronchodilatatorisch, Zilienstimulation)	**Salbutamol** → 94	*bei Bedarf 1–2 Inh., max. 12 Inh./d*
Evtl.	**Antiinflammatorisch wirksame Substanzen**	**Glucokortikoide** → 114	*kurze Phase bei massiver Obstruktion: 1–2 mg/kg/d i.v./p.o. inhalativ bei Zeichen der bronchialen Hyper-reagibilität*
	Makrolid-Antibiotika	**Clarithromycin** → 159 **Azithromycin** → 159	*erste Studien mit positivem Effekt; z.B. 2 x 500mg Azithromycin*
	Inhalatives Aminoglycerid	**Tobramycin** → 161	*2 x 300mg/d via Druckluftvernebler für einen Monat im Wechsel mit einem Monat Pause*
	NSAR	**z.B. Ibuprofen** → 107	*erste kleine Studien mit positivem Effekt bei Kindern*

T 4.13.2 Antibiose nach Erreger [58]			
Zum Beispiel: Haemophilus influenza			
	Aminopenicillin	**Ampicillin** → 153	*300mg/kg/d i.v. als Kurzinfusion (1 M.)*
Oder	**Folatantagonist + p-Aminobenzoesäureantagonist**	**Cotrimoxazol** → 163	*3 x 160 + 800mg/d p.o., oder 2 x tgl. i.v.*
Zum Beispiel: Staphylokokkus aureus			
	Cephalosporin 1. Gen.	**Cefazolin** → 154	*2–3 x 0,5–2g i.v.*
Oder	**Isoxazylpenicillin**	**Flucloxacillin** → 152	*3 x 1g p.o.*
Oder	**Glykopeptid** (bei Multiresistenz)	**Vancomycin** → 165	*2 x 1g i.v.;* **Cave:** *Serum-Spiegel*
Oder	**Oxazolidinon**	**Linezolid** → 166	*2 x 600mg i.v.*
Pseudomonas aeruginosa (wenn multiresistent, nach Antibiogramm)			
Inhalative Therapie	**Aminoglykosid**	**Tobramycin** → 161	*1 Amp. (300mg) 2x/d (28d)*
	Cyclopeptid	**Colistin** → 244	*1 Mio E. 2x/d; bei Persistenz bis 2 Mio E. 3x/d*
	Aminoglykosid	**Gentamicin** → 161	*Inhalation (nach Bedarf auch Langzeit-Inh.)*
	Aminoglykosid	**Tobramycin** → 161	*3mg/kg/d i.v. in 3 ED (**Cave:** Spiegel); Dosis evtl. höher als bei Patienten ohne Mukoviszidose!*
Plus	**Cephalosporin 3. Gen.**	**Ceftazidim** → 156	*2–3 x 1–2g/d i.v. (3 W.)*
Oder	**Cephalosporin 4. Gen.**	**Cefepime** → 156	*2–3 x 2g i.v.*
Oder	**Gyrasehemmer**	**Ciprofloxacin** → 162	*2 x 100–400mg/d i.v. (3 W.)*
		Levofloxacin → 162	*1–2 x 500mg/d i.v.*
Oder	**Acylaminopenicillin +/– β-Lactamase-Inh.**	**Piperacillin +/– Tazobactam** → 154	*3 x 4,5g i.v.*
Oder	**Carbapenem**	**Meropenem** → 165	*3 x 1g i.v.*
Burkholderia cepacia species (möglichst nach Antibiogramm)			
	Folatantagonist + p-Aminobenzoesäureantagonist	**Cotrimoxazol** → 163	*3 x 160 + 800mg/d p.o., oder 2 x tgl. i.v.*
Oder	**Cephalosporin 3. Gen.**	**Ceftazidim** → 156	*2–3 x 1–2g/d i.v. (3 W.)*
Oder	**Carbapenem**	**Meropenem)** → 165	*3 x 1g i.v.*
	Jährliche Grippeimpfung empfohlen		

T 4.13.3 Intestinale Verlaufsform [56, 57, 59]

	Fettlösliche Vitamine (Substitution)	**Vit. ADEK** → 79ff	*1 ml/2 W. i.m. (bei Bedarf)*
	Exokrines Pankreasenzym (Enzymsubstitution)	**Pankreatin** → 144	*3–4 x 1–2 Btl./d (100.000–200.000 IE/d; lebenslang zu den Mahlzeiten)*

56 + hochkalorische Ernährung + Multivitamin-Präp. + Insulin bei Diab. mell. + Laxantien bei Obstipation + Gallensäuren (Ursofalk) zur Gallensteinprophylaxe
57 Anm: Therapie meist in Spezialambulanzen
58 A practical approach to Pulmonary medicine, Goldstein et al, Lippinscott Raven Publ., Philadelphia, 1997, 253ff

T 4.14 Sarkoidose [60]

Cave: Systemische immunsuppressive Therapie abhängig von Stadien/Aktivität v.a. im chronischen Stadium bei respiratorischer Einschränkung und extrapulmonaler Beteiligung

T 4.14.1 Akute Form

Evtl.	**Arylessigsäurederivat, Cyclooxygenase-Hemmer** (antiphlogistisch, analgetisch, antipyretisch)	**Indometacin** → 108	*2–3 x 25–50 mg/d p.o., 1–2 x 75 mg/d (ret.) p.o., 1–2 x 50–100 mg/d rect.*

T 4.14.2 Chronische Form

Evtl.	**Inhalatives Steroid**	**z.B. Budesonid** → 96	*2 x 1–2 Inh. (< 800µg/d)*
Evtl.	**Glukokortikosteroid** (antiinflamatorisch, Empfindlichkeit der Rezeptoren ↑)	**Prednison** → 115 **Prednisolon** → 115 **Methylprednisolon** → 114	*initial: 0,5 - (1 mg)/kg/KG; üblicherweise 20–40 mg p.o., dann: stufenweise Reduktion bis auf 10 mg/d für ca. 9–12 Monate*

59 Ianuzzi, M. et al.: Sarcoidosis. N.Engl. J Med. 2007. 357; 21:2153-2165.

T 5 Schmerz, Entzündung – Therapie (A. Meurer)

T 5.1 Raynaud-Syndrom

T 5.1.1 Allgemeine Maßnahmen

Vermeidung von Kälte und Stress, Nikotinstop, Biofeedback			
	Kalziumantagonist (Vasodilatation)	**Nifedipin** → 49	*3–4 x 10–20mg/d p.o. bis max. 180mg/d*
Evtl.	**Isosorbiddinitrat** (Vasodilatation)	**Isosorbiddinitrat** → 62	*bei Bedarf*

T 5.1.2 Bei schweren Formen mit Ulcera

	PGI2 = Prostacyclin = Prostavasin		*2 x tgl. 40µg über 2 h*
	Synthetisches Prostaglandin	**Iloprost** → 89	*0,5–2ng/kg/min über 6 h für 3 W.*

T 5.2 Fibromyalgie-Syndrom

	Tricyclisches Antidepressivum (Schmerzdistanzierung, Schlafanstoß)	**Amitriptylin** → 214	*12,5–25mg/d p.o. zur Nacht (evtl. chronisch); **Cave:** Wechselwirkungen mit anderen psychotropen Substanzen, Digitalis ↑, QT-Verlängerung*
	Antiepileptikum	**Pregabalin** → 201	*300–600mg/d*
	Nicht-medikamentöse Behandlung	**physikalische Therapie + psychosomatische Betreuung; Ausdauersport!**	

T 5.3 Arthrosis deformans

T 5.3.1 Bei aktivierter Arthrose

Evtl.	**Arylessigsäurederivat, Cyclooxygenasehemmer (NSAR)** (antiphlogistisch, analgetisch)	**Diclofenac** → 108	*1–3 x 50mg (max. 150mg); 1 Amp. 50mg i.m. (bei Bedarf)*
		Ibuprofen → 107	*2–4 x 1–2 ret. Tbl. (max. 2400mg)*
	Cave: Interaktion mit Marcumar		
Evtl.	**Lokalanästhetikum**	**Bupivacain 0,25%** → 194	*2–5ml Injektion intraartikulär*
Evtl.	**Glukokortikosteroide** (Kristallsuspension)	**Triamcinolonacetonid** → 115	*intraartikuläre Injektion: große Gelenke: 10–20mg, mittelgroße Gel.enke 5–10mg, kleine Gelenke: 2–5mg (max. 2 Inj./J., Abstand 3–4 W.)*

T 5.4 Rheumatoide Arthritis

T 5.4.1 Symptomatische Therapie (akuter Schub)

	Arylessigsäurederivat, Cyclooxygenasehemmer (antiphlogistisch, analgetisch, antipyretisch)	**Diclofenac** → 108	*1–3 x 50 mg (max 150 mg); 1 Amp. 50 mg i.m.*
		Ibuprofen → 107	*2–4 x 1–2 ret. Tbl. (max. 2400 mg)*
	Cave: NSAR erhöhen Methotrexat-Spiegel: erhöhte Lebertoxizität, Interaktion mit Marcumar		
Zusätzlich evtl. Omeprazol			
Evtl.	**Glukokortikosteroid** (antiinflammatorisch, immunsuppressiv)	**Prednisolon** → 115	*1 mg/kg KG; Dosis wird je nach Klinik unterschiedlich gewählt*
Oder evtl.	**Opioid** (Analgesie)	**Tramadol** → 105	*bis 4 x 50–100 mg/d p.o.; **Cave:** Wechselwirkungen: MAO-Hemmer: schwere ZNS-Nebenwirkungen; Wechselwirkungen mit anderen psychotropen Substanzen*

T 5.4.2 Intraartikuläre Injektionen

Evtl.	**Glukokortikosteroide** (antiinflammatorisch, immunsuppressiv)	**Triamcinolonacetonid** → 115	*intraartikuläre Injektion: große Gelenke: 10–20 mg, mittelgroße Gel.enke 5–10 mg, kleine Gelenke: 2–5 mg (max. 2 Inj./J., Abstand 3–4 W.)*

T 5.4.3 Konventionelle DMARD (Disease Modifying Antirheumatic Drugs)

Übliche Initialtherapie			
	Antirheumatikum (Immunsuppression, Zytokinsynthese ↓)	**Methotrexat** → 113	*1 x 7,5–20mg/W. i.v., s.c. oder p.o., mind. 3 M. bis Wirksamkeit beurteilbar;* ***Cave:*** *am Tag der Methotrexat-Gabe keine NSAR (erhöhte Toxizität wegen Hemmung der MTX-Ausscheidung)*
Bei Unverträglichkeit der Therapie zusätzlich			
	Vitamin	**Folsäure** → 80	*5 mg am Tag nach MTX-Gabe*
Weitere DMARD (auch Einsatz in Kombination mit MTX)			
	Isoxazol-Derivat (Immunmodulation durch Inhibition der T-Zell-Pyrimidin-Biosynthese)	**Leflunomid** → 113	*ini (d 1–3) 100 mg, ab 4. d 1 x 10–20 mg (mind. 4–6 W. geben, bevor Wirkung zu erwarten, dann Dauertherapie); keine gleichzeitige Lebendimpfung*
	Antirheumatikum Stabilisierung der Lysosomenmembran, Beeinflussung des PG-Stoffwechsels)	**Chloroquin** → 113	*Dauertherapie: 250mg/d max. 4 mg/kg/d p.o. (mind. 3 M., bei Erfolg Dauertherapie), WW: Steroide ⇒ BB-Anomalien ↑*

	Antirheumatikum (Prostaglandinsynthese ↓)	**Sulfasalazin** → 113	*1. W.: 1 x 500mg/d p.o., 2. W.: 2 x 500mg/d, 3. W.: 3 x 500mg/d, 4. W.: 4 x 500mg/d (mind. 3 M., bei Erfolg Dauertherapie)*
Oder	**Calcineurin-Inhibitor**	**Ciclosporin A** → 182	*2–3mg/kg auf 2 Dosen verteilen*
Bei KI gegen Methotrexat oder Erfolglosigkeit anderer Basistherapien (d.h. trotz sachgerechter Behandlung mit mind. 2 Basistherapeutika, davon eines MTX über mind. 6 M.)			

T 5.4.4 Biologicals

	Cave: keine Lebendimpfung während Therapie!		
	Chimärer monoklonaler AK (TNFα-Antagonist) (AK gegen TNFα)	**Infliximab** → 116	*3mg/kg KG i.v. über 2 h, Wdh. nach 2 und 6 W., dann alle 8 W.*
Oder	**Löslicher TNFα-Rezeptor**	**Etanercept** → 116	*25mg s.c. (2 x pro Woche)*
Oder	**Humanisierter monoklonaler AK (TNFα-Antagonist)** (AK gegen TNFα)	**Adalimumab** → 116	*40mg s.c. alle 2 W.*
Oder	**Humanisierter monoklonaler AK (TNFα-Antagonist)** (AK gegen TNFα)	**Golimumab** → 116	*50mg s.c. alle 4 W.*
Oder	**Humanisierter monoklonales, pegylisiertes Fab-Fragment (TNFα-Antagonist)** (AK gegen TNFα)	**Certolizumab-Pegol** → 116	*400mg s.c. alle W. 0, 2, 4; dann 200mg s.c. alle 4 W.*
Falls Rheumatoide Arthritis refraktär auf MTX und TNFα-Antagonisten			
	IL-1-Rezeptor-Antagonist	**Anakinra** → 116	*100mg/d s.c.*
	Kostimulationsblockade	**Fusionsprotein aus CTLA4 und Fc-Ig, Abatacept** → 116	*< 60kg: 500mg, 60-100kg: 750mg, > 100kg: 1000mg i.v. W. 0, 2, 4; dann alle 4 W. in Kombination mit MTX*
	B-Zell-Depletion	**Monoklonaler chimärer Anti-CD20-AK, Rituximab** → 311	*1000 mg i.v. W. 0,2; weitere Intervalle > 16 W. in Kombination mit MTX*
	IL-6 Inhibition	**Humanisierter Anti-IL6-Rezeptor Ak, Tocilizumab,**	*8 mg/kg i.v. alle 4 W.*

T 5.5 M. Bechterew

T 5.5.1 Symptomatische Therapie (akuter Schub)

	Cyclooxygenasehemmer (antiphlogistisch, analgetisch, antipyretisch)	**Diclofenac oder andere NSAR** → 106	*2–3 x 25–50mg/d p.o., 1–2 x 75mg/d (ret.) p.o., 1–2 x 50–100mg/d rect.*

T 5.5.2 Peripherer Gelenkbefall

Evtl.	**Arylessigsäurederivat, Cyclooxygenasehemmer** (Prostaglandinsynthese ↓)	**Sulfasalazin** → 113	*1. W.: 1 x 500mg/d p.o., 2. W.: 2 x 500mg/d, 3. W.: 3 x 500mg/d, 4. W.: 4 x 500mg/d*
Evtl.	**Glukokortikosteroid** (antiinflammatorisch, immunsuppressiv)	**Prednisolon** → 115	*1mg/kg; Dosis je nach Klinik etwas unterschiedlich wählen*
Evtl.	**Antirheumatikum** (Immunsuppression, Zytokinsynthese ↓)	**Methotrexat** → 113	*1 x 7,5–20mg/W. initial i.v. oder s.c.*
Bei Unverträglichkeit der Therapie mit MTX zusätzlich			
	Vitamin	**Folsäure** → 80	*am Tag nach MTX-Gabe!*

T 5.5.3 Befall des Achsenskeletts

	TNFα-Antagonist (AK gegen TNFα)	**Infliximab** → 116	*5mg/kg i.v. (über 2 h, ggf. Wd nach 2 und 6 W., dann alle 8 W.)*
	Löslicher TNFα-Rezeptor	**Etanercept** → 116	*25mg s.c. (2 x/W.)*
	Humanisierter monoklonaler Antikörper (AK gegen TNFα)	**Adalimumab** → 116	*40mg s.c. alle 2 W.*
Oder	**Humanisierter monoklonaler AK (TNFα-Antagonist)** (AK gegen TNFα)	**Golimumab** → 116	*50mg s.c. alle 4 W.*

T 5.6 Reaktive Arthritis, M. Reiter

T 5.6.1 Symptomatische Therapie (akuter Schub)

	Cyclooxygenasehemmer (antiphlogistisch, analgetisch, antipyretisch)	**Diclofenac und andere NSAR** → 106	*2–3 x 25–50mg/d p.o., 1–2 x 75mg/d (ret.) p.o., 1–2 x 50–100mg/d rect.*
Evtl.	**Glukokortikosteroid** (antiinflammatorisch, immunsuppressiv)	**Prednisolon** → 115	*1mg/kg; Dosis wird je nach Klinik etwas unterschiedlich gewählt*

T 5.6.2 Chronischer Verlauf

Evtl.	**Antirheumatikum** (Prostaglandinsynthese ↓)	**Sulfasalazin** → 113	*1. W.: 1 x 500mg/d p.o., 2. W.: 2 x 500mg/d, 3. W.: 3 x 500mg/d , 4. W.: 4 x 500mg/d (mind. 3 M.)*
Evtl.	**Antirheumatikum** (Immunsuppression, Zytokinsynthese ↓)	**Methotrexat** → 113	*1 x 7,5–20mg/W. i.v. oder s.c.*
	Cave: Bei Unverträglichkeit der Therapie: zusätzlich Folsäure 5mg am Tag nach MTX-Gabe!		

T 5.6.3 Enteropathische oder posturetritische Formen

Chlamydien (bei nachgewiesener Infektion)			
	Tetracyclin (Antibiose)	**Doxycyclin** → 158	*1 d.: 1 x 200mg p.o., i.v., dann: 2 x 100mg/d p.o., i.v. für 7d, WW: Antacida + Milch = Resorption↓ ; Sicherheit von Kontrazeption vermindert, Wirkung Digoxin erhöht*
Evtl. bei Yersinien, Salmonellen, Shigellen, Campylobakter und schwerer Enteritis, alte Patienten, Immunsupprimierte			
	Gyrasehemmer (Antibiose)	**Ciprofloxacin** → 162	*2 x 250–500mg/ p.o., 2 x 200–400mg/d i.v.*
	WW: bei NSAR erhöhte Krampfbereitschaft, verlängerte HWZ von Diazepam		

T 5.7 Psoriasisarthritis

T 5.7.1 Symptomatisch

	Cyclooxygenasehemmer (antiphlogistisch, analgetisch, antipyretisch)	**Diclofenac** → 108	*2–3 x 25–50mg/d p.o., 1–2 x 75mg/d (ret.) p.o., 1–2 x 50–100mg/d rect.*

T 5.7.2 Basistherapie

Evtl.	**Antirheumatikum** (Prostaglandinsynthese ↓)	**Sulfasalazin** → 113	*1. W.: 1 x 500mg/d p.o., 2. W.: 2 x 500mg/d, 3. W.: 3 x 500mg/d, 4. W.: 4 x 500mg/d; (mind. 3 M.)*
Oder evtl.	**Antirheumatikum** (Immunsuppression, Zytokinsynthese ↓)	**Methotrexat** → 113	*1 x 7,5–20mg/W. i.v. oder s.c; bei Unverträglichkeit der Therapie zusätzlich Folsäure 5mg am Tag nach MTX-Gabe!*
Oder evtl.	**Calcineurin Inhibitor**	**Ciclosporin A** → 182	*2–3mg/kg*
Oder	**Isoxazol-Derivat** (Immunmodulation durch Inhibition der T-Zell-Pyrimidin-Biosynthese)	**Leflunomid** → 113	*initial (d 1–3) 100mg, ab 4. d 1 x 10–20mg (wirkt evtl. erst nach 4–6 W., dann Dauertherapie); keine gleichzeitige Lebendimpfung*
Bei schwerer Form			
	TNFα-Antagonist (AK gegen TNFα)	**Infliximab** → 116	*5mg/kg KG i.v. (über 2 h, ggf. Wdh. nach 2 und 6 W., dann alle 8 W.)*
	Löslicher TNFα-Rezeptor	**Etanercept** → 116	*25mg s.c. (2 x pro W.)*
	Humanisierter monoklonaler Antikörper (AK gegen TNFα)	**Adalimumab** → 116	*40mg s.c. alle 2 W.*
Oder	**Humanisierter monoklonaler AK (TNFα-Antagonist)** (AK gegen TNFα)	**Golimumab** → 116	*50mg s.c. alle 4 W.*

T 5.8 Systemischer Lupus erythematodes

T 5.8.1 Bei Arthromyalgien, Hautbefall

Hautbefall	**Topisches Steroid**		
Evtl.	**Cyclooxygenase-Hemmer (NSAR)** (antiphlogistisch, analgetisch)	**Diclofenac** → 108	*1–3 x 50mg/d p.o., rect.; 1 x 100mg(d (ret.) p.o.; 1 x 75mg i.m.*
Evtl.	**Antirheumatikum** (Stabilisierung der Lysosomenmembran, Beeinflussung des PG-Stoffwechsels)	**Chloroquin** → 113	*Dauertherapie: 250mg/d; max. 4mg/kg/d p.o. (mind. 3 M*
Evtl.	**Glukokortikosteroid** (antiinflammatatorisch, immunsuppressiv)	**Prednisolon** → 115	*1mg/kg; Dosis wird je nach Klinik etwas unterschiedlich gewählt*

T 5.8.2 Leichte viszerale Beteiligung

Evtl.	**Glukokortikosteroid** (antiinflammatorisch, immunsuppressiv)	**Prednisolon** → 115	*1mg/kg; Dosis wird je nach Klinik etwas unterschiedlich gewählt, ausschleichende Reduktion*
Evtl.	**Antirheumatikum** (Immunsuppression, Zytokinsynthese ↓)	**Methotrexat** → 113	*1 x 7,5–20mg/W. i.v. oder s.c.*
Evtl.	**Antirheumatikum** (Stabilisierung der Lysosomenmembran, Beeinflussung des PG-Stoffwechsels)	**Chloroquin** → 113	*Dauertherapie: 250mg/d max. 4mg/kg/d p.o.*
Evtl.	**Calcineurin Inhibitor**	**Ciclosporin A** → 182	*2–3mg/kg*
Evtl.	**Immunsuppression** (Purinsynthese ↓)	**Azathioprin** → 182	*1–3mg/kg/d (nicht in Kombination mit Allopurinol)*

T 5.8.3 Schwere viszerale Beteiligung (Lupusnephritis, Myokarditis, ZNS-Befall)

Mittel der Wahl	**Alkylanz** (Immunsuppression)	**Cyclophosphamid** → 295	*0,5–1g/m²/3–4 W. i.v. (WW: Sulfonylharnstoff: verstärkte BZ-Senkungen; Allopurinol/Thiazide: verstärkte Myelosuppression)*
Plus	**Acroleinneutralisation** (Zystitisprophylaxe)	**Mesna**	*200–400mg i.v. vor, 4 h + 8h nach Zytostatika-Infusion (be Bedarf)*
Evtl.	**Glukokortikosteroid** (antiinflammatorisch, immunsuppressiv)	**Prednisolon** → 115	*1mg/kg; Dosis wird je nach Klinik etwas unterschiedlich gewählt, ausschleichende Reduktion*
	Immunsuppression (Hemmung der Purinsynthese)	**Mycophenolatmofetil** → 183	*2 x 1–1,5g/d p.o.*

Remissionserhalt			
Evtl.	**Immunsuppression** (Purinsynthese ↓)	**Azathioprin** → 182	*1–3 mg/kg/d (nicht in Kombination mit Allopurinol)*
	Immunsuppression (Hemmung der Purinsynthese)	**Mycophenolatmofetil** → 183	*2 x 1g/d p.o.*

T 5.9 Progressiv systemische Sklerodermie

T 5.9.1 Bei Lungenbeteiligung (fibrosierende Alveolitis)

	Alkylanz (Immunsuppression)	**Cyclophosphamid** → 295	*0,5–1 mg/m² 1 x pro Monat*
Plus	**Acroleinneutralisation** (Zystitisprophylaxe)	**Mesna**	*200–400 mg i.v. vor/4 h + 8 h nach Zytostatika-Infusion (bei Bedarf)*

T 5.9.2 Bei pulmonaler Hypertonie

	Unselektiver Endothelin-1-Rezeptor-Antagonist (bei pulmonaler Hypertonie ohne Fibrose)	**Bosentan** → 71	*Erste 4 W. 2 x 62,5 mg, dann 2 x 125 mg/d*
	Selektiver Typ A Endothelin-1 Rezeptor Antagonist	**Ambrisentan** → 71	*1 x 5-10 mg*
		Sitaxentan → 71	*1 x 100 mg*
Oder	**Phosphodiesterase-5-Inhibitor**	**Sildenafil** → 71	*3 x 20mg (kein Viagra wegen kurzer HWZ)*
Oder	**Prostaglandin-Analogon** (vorher Rechtsherzkatheter zur Überprüfung der Wirksamkeit)	**Iloprost** → 89	*4–6 x 0,5–1 Amp. zur Inhalation (verstärkte RR-Senkung bei Antihypertensiva)*

T 5.10 Arteriitis temporalis Horton, Polymyalgia rheumatica

	Glukokortikosteroid (antiinflammatorisch, immunsuppressiv)	**Prednisolon** → 115	*PMR: 20–40 mg initial, < 10 mg alle 4–8 W. um 1 mg ↓; Arteriitis temporalis: 60–100mg; bei Visusverlust: Pulstherapie: 500–1000 mg 3d i.v. (Erh.-Dos. 6–12 M)*

T 5.11 Panarteriitis nodosa

T 5.11.1 Leicht

Evtl.	**Arylessigsäurederivat, Cyclooxygenase-Hemmer (NSAR)** (antiphlogistisch, analgetisch)	**Diclofenac** → 108	*1–3 x 50 mg/d p.o., rect.; 1 x 100 mg/d (ret.) p.o.; 1 x 75 mg i.m.*
	Glukokortikosteroid (antiinflammatorisch, immunsuppressiv)	**Prednisolon** → 115	*1mg/kg; Dosis wird je nach Klinik etwas unterschiedlich gewählt*

T 5.11.2 Schwer (systemische Beteiligung)			
	Glukokortikosteroid (antiinflammatorisch, immunsuppressiv)	**Prednisolon** → 115	*1mg/kg; Dosis wird je nach Klinik etwas unterschiedlich gewählt, ausschleichende Reduktion*
	Alkylanz (immunsuppressiv)	**Cyclophosphamid** → 295	*0,5–1g/m² 3–4 W. i.v.*
Plus	**Acroleinneutralisation** (Zystitisprophylaxe)	**Mesna**	*200–400mg i.v. vor/4 h + 8 h nach Zytostatika-Infusion (bei Bedarf)*

T 5.12 Wegener Granulomatose

T 5.12.1 Lokalisiertes Initialstadium			
Evtl.	**Antirheumatikum** (Immunsuppression, Zytokinsynthese ↓)	**Methotrexat** → 113	*1 x 7,5–20mg/W. i.v. oder s.c.*
Oder	**Immunsuppression** (Hemmung der Purinsynthese)	**Mycophenolatmofetil** → 183	*2g x 1/d p.o.*

T 5.12.2 Generalisationsstadium			
Remissionsinduktion			
	Glukokortikosteroid (antiinflammatorisch, immunsuppressiv)	**Prednisolon** → 115	*1mg/kg/d p.o., alle 7 d um 5mg verringern bis 20mg/d, dann jede W. um 4mg ↓; Erh.-Dos.: 5–7,5mg/d p.o.*
Plus	**Alkylanz** (Immunsuppression)	**Cyclophosphamid** → 295	*0,5–1g/m²/4 W. i.v.* **oder** *50–150mg /d p.o.*
Plus	**Acroleinneutralisation** (Zystitisprophylaxe)	**Mesna**	*200–400mg i.v. vor/4 h + 8 h nach Zytostatika-Infusion (bei Bedarf)*
Evtl.	**Antirheumatikum** (Immunsuppression, Zytokinsynthese ↓)	**Methotrexat** → 113	*1 x 7,5–20mg/W. i.v. oder s.c.*
Remissionserhalt			
	Immunsuppression (Purinsynthese ↓)	**Azathioprin** → 182	*100–150mg/d*
Oder	**Immunsuppression** (Hemmung der Purinsynthese)	**Mycophenolatmofetil** → 183	*2 x 1/d p.o.*

T 5.13 Sjögren Syndrom

	Filmbildner (künstliche Tränenflüssigkeit)	**Hypromellose 5%**	*bei Bedarf*
	Epithelisierungsmittel (Kornealschutz-/pflege)	**Dexpanthenol** → 250	*2–4 x 1 Salbenstrang*
	Xerostomie	**Pilocarpin** → 247	*3 x 5mg p.o.*
Bei Organbeteiligung			
	Immunsuppression (Purinsynthese ↓)	**Azathioprin** → 182	*1,5–2mg/kg*
	Glukokortikosteroid (antiinflammatorisch, immunsuppressiv)	**Prednison** → 115	

T 6 Endokrinologie, Stoffwechsel – Therapie

(F. Beuschlein)

T 6.1 Dehydratation

T 6.1.1 Isotone Dehydratation

Leicht			
	NaCl-Lösung (Volumen- + Elektrolytsubst.)	**„Maggisuppe"** → 74	*10g NaCl in 2–3l p.o.; Empfehlung WHO bei Durchfallerkrankungen: 3.5g NaCl + 2.5g $NaHCO_3$ + 1.5g KCl + 20g Glukose in 1.000ml Wasser p.o.*
Schwer			
	Kristalloide isotonische, isoionische Infusionslösung (Volumen-/Elektrolytsub.)	**Ringer** → 74	*i.v. 2–4l bzw. nach ZVD und Urinausscheidung, bei hypovol. Schock zum Teil > 4l*
Bei Oligo-Anurie oder Niereninsuffizienz			
	Isotone NaCl-Lösung (kaliumfreie Volumen- + Elektrolytsubstitution)	**NaCl 0.9%** → 74	*i.v. nach ZVD und Urinausscheidung, vorsichtige Substitution, da Gefahr der Hypervolämie*
Bei ausgeprägter Kreislaufdysregulation			
plus	**Kolloidale Infusionslösung** (Volumensubstitution)	**HES 6%** → 77	*500–1.500ml i.v.*
		nur als Akuttherapie, später Ersatz mit Elektrolyt-(Ringer)-Lösung	

T 6.1.2 Hypotone Dehydratation

	Cave: zentrale pontine Myelinolyse bei zu rascher Infusion, Ausgleich der Elektrolyte über Tage		
Leicht			
	NaCl-Lösung (Volumen- + Elektrolytsubst.)	**„Maggisuppe"** → 74	*10g NaCl in 2–3l p.o.; Empfehlung WHO bei Durchfallerkrankungen: 3.5g NaCl+ 2.5g $NaHCO_3$+1.5g KCl+ 20g Glucose in 1l Wasser p.o.*
Schwer (Na^+ < 125 mmol/l, beginnende zerebrale Symptome)			
	Isotone NaCl-Lösung (Volumen- + Elektrolytsubst.)	**NaCl 0.9%** → 74	*i.v. nach ZVD (50% des geschätzten Bed.)*
(1:1) plus	**Kristalloide Infusionslösung** → 74 (Vol.- + Elektrolytsubst.)		*i.v. nach ZVD (50% des geschätzten Bed.)*
Notfall (schwere zerebrale Symptome)			
	NaCl-Lösung (Volumen- + Elektrolytsubstitution)	**NaCl-Konzentrat** (z.B. 5.85%: 1 ml = 1 mmol) in NaCl 0.9% → 74	*$(135-Na^+) \times 0.3 \times kg$ = mmol Bedarf langsam i.v. in erster Stunde um 5–6mmol/l dann um 1mmol/l/h (Myelinolyse-Gefahr)*

T 6.1.3 Hypertone Dehydratation

Leicht			
	Elektrolytarme Lösung (Volumensubstitution)	**Wasser, Tee**	*2–3 l p.o.*
Schwer			
	Cave: Hirnödem		
	Hypoosmolare Infusionslösung (Volumensubstitution)	**Glukose 5%** → 75	*langsam i.v. (über Tage)*
evtl.	**1/3 des Wasserbedarfs mit kristalloider isotonischer, isoionischer Elektrolytlösung**	**Ringer** → 74	*langsam i.v.*
Wasserbedarf (l) = (Na^+/140–1) x 0.4 x kg bzw. ausführlich = (Na^+ (aktuell in mmol/l)/ Na^+ (normal in mmol/l)–1) x Anteil Körperwasser x kg Kg; Anteil des Körperwassers bei Dehydratation nicht mit 0.6 sondern 0.4 ansetzen			

T 6.2 Hyperhydratation

T 6.2.1 Isotone Hyperhydratation

evtl.	**Schleifendiuretikum** (Volumenentlastung)	**Furosemid** → 58	*20mg i.v., ggf. Dosis ↑*
		Torasemid→ 58	*10–20mg i.v.*
evtl. plus	**Flüssigkeits-/Na^+-Restriktion**		

T 6.2.2 Hypotone Hyperhydratation

	Benzothiadiazindiuretikum (ren. Flüssigk.- und NaCl-Verl.)	**Hydrochlorothiazid** → 59	*1 x 12.5–50mg/d p.o.*
oder	**Schleifendiuretikum** (Volumenentlastung)	**Furosemid** → 58	*20mg i.v., ggf. Dosis ↑*
		Torasemid → 58	*10–20mg i.v.*
evtl.	**Vasopressin-Antagonist**	**Tolvaptan** → 135	*Bei Patienten mit Hyponatriämie bei SIADH*
evtl. plus	**Isotone NaCl-Lösung** (vorsicht. Natriumdefizitausgl.)	**NaCl 0.9%** → 74	*i.v. unter Bilanzierung*
	Flüssigkeitsrestriktion		
Wasserüberschuss (l) = (1–Na_{ist}/Na_{soll}) x 0.6 x kg			

T 6.2.3 Hypertone Hyperhydratation

	Benzothiadiazindiuretika (ren. Flüssigk.- und NaCl-Verl.)	**Hydrochlorothiazid** → 59	*1 x 12.5–50mg/d p.o.*
evtl.	**Ultimo ratio: Hämodialyse-/filtration**		

T 6.3 Ödemausschwemmung

	Low-dose Heparinisierung (niedermolekular; Thromboseprophylaxe)	**Nadroparin** → 83	*1 x 2.850IE/d s.c. oder 0.3ml*
		Dalteparin → 83	*1 x 2.500IE/d s.c. oder 0.2ml*
	Schleifendiuretikum (Volumenentlastung)	**Furosemid** → 58	*Initial 20–40mg i.v., dann nach Wirkung, max. effektive ED: 120mg i.v.; bei chronischer Niereninsuffizienz: bis 240mg i.v.; bei akutem Nierenversagen: bis 500mg i.v. oder kontinuierlich Infusion 20–80mg/h*
		Torasemid → 58	*Initial 10–20mg, dann nach Wirkung*
evtl. plus	**Aldosteronantagonist** (Volumenentlastung)	**Spironolacton** → 60	*d 1–5: 2–4 x 50–100mg, dann: 1–2 x 50–100mg p.o.*

T 6.4 Hypokaliämie

T 6.4.1 Leicht

evtl.	**Kaliumpräparat** (Substitution)	**Kalium** → 72	*1–2Tbl. (40–80mmol)/d p.o. (40mmol ⇒ ca. K^+ 0.3mmol/l↑)*

T 6.4.2 Schwer

	Kaliumchloridlösung (Substitution)	**KCl 7.45%** (1ml = 1mmol) → 72	*20–40ml in 1l istotoner Lösung bei 10–20mmol/h, max. 100–200mmol/d (K^+: <3mmol/l mind. 200mmol, K^+: 3–4mmol mind. 100mmol)*

T 6.5 Hyperkaliämie

T 6.5.1 Leicht (selten therapiebedürftig)

	Kationenaustauscher (Na^+; Kaliumentzug)	**Polysulfonsäure** → 73	*3–4 x 15g/d p.o. (b. Bed.)*

T 6.5.2 Schwer (>6mmol/l oder EKG-Veränderungen)

	Kationenaustauscher (Ca^+; Kaliumentzug)	**Polysulfonsäure** → 73	*30g in 200ml Glu 10% rect. alle 8h (b. Bed.), altern.: peroral o. über Magensonde 15g 3x/d*
oder	**Redistribution** (Kaliumentzug, EZR)	**Glukose 20% + Altinsulin**	*200ml + 20IE i.v. über 20min (b. Bed.)*
oder	**Puffer** (Azidosetherapie)	**Natriumhydrogencarbonat 8.4%** (100ml = 100mmol HCO^{3-}) → 77	*BE x 0.3 x kg = mmol, max. 1.5mmol/kg/h i.v. (b. Bed.)*
oder	**Membranantagonismus** (Kaliumwirkungshemmung)	**Kalziumglukonat 10%** (10ml = 2.3mmol Ca) → 72	*2.3–4.5mmol langsam i.v.* **Cave:** *digitalisierte Patienten*

oder	**Schleifendiuretikum** (Kaliumexkretion)	**Furosemid** → 58	*40–80mg i.v. (b. Bed.)*
		Torasemid → 58	*20–40mg i.v. (b. Bd.)*
oder evtl.	**Beta-2-Sympathomimetikum** (Kaliumentzug)	**Salbutamol** → 94	*10mg per inhalationem oder 0.5mg i.v. langsam in 15min als Kurzinfusion (b. Bed.)*
evtl. plus	**Isotone NaCl-Lösung** (Volumenersatz)	**NaCl 0.9%** → 74	*i.v. nach ZVD (b. Bed.)*
ultima ratio	**Hämodialyse/-filtration**		

T 6.6 Hypokalzämie

Cave: vor Therapie einer Hypokalziämie Ausschluss einer Hypoalbuminämie

T 6.6.1 Leicht

	Kalziumpräparat → 72 (Substitution)	**Kalzium**	*700–2.000mg/d p.o. (b. Bed.)*
evtl. plus	**Vitamin D3**	**Calcitriol** → 79	*Initial: 0.25µg p.o. jeden 2.d, dann: 2–3 x 0.25µg/W (b. Bed.)*
oder	**Vitamin D** (zum langsameren Ca^{+}Anstieg bzw. Dauertherapie)	**Colecalciferol** → 79	*20.000–100.000IE/d*

T 6.6.2 Akute hypokalzämische Krise

	Kalziumpräparat (Substitution)	**Kalziumglukonat 10%** (10ml = 2.3mmol) → 72	*Initial: 2.3–4.5mmol langsam i.v., dann: in Gluc. 5% als Inf.* **Cave:** *digitalisierte Patienten*
evtl.	**Magnesiumpräparat** (Substitution)	**Mg-sulfat 10%** → 72	*20ml (8mmol) in 100ml Gluc. 5% über 15min i.v., dann 10mmol/d Dauerinf. (b. Bed.)*

T 6.7 Hyperkalzämie

T 6.7.1 Leicht

evtl.	**Isotone NaCl-Lösung** (Rehydratation)	**NaCl 0.9%** → 74	*1–2l i.v.*
evtl.	**Schleifendiuretikum** (Kalziumexkretion)	**Furosemid** → 58	*40–80mg i.v.*

T 6.7.2 Hyperkalzämische Krise

	Isotone NaCl-Lösung (Rehydratation)	**NaCl 0.9%** → 74	*1–2l i.v., max. 10l/24h nach Bilanz (forcierte Diurese)*
evtl.	**Schleifendiuretikum** (Kalziumexkretion)	**Furosemid** → 58	*40–80mg i.v., max. 1.000mg*
evtl.	**Kaliumchloridlösung** (Substitution)	**KCl 7.45%** (1ml = 1mmol) → 72	*20–40ml in 1l isotoner Lösung bei 10–20mmol/h, max. 100–200mmol/d (b. Bed.)*

	Biphosphonat (Osteoklastenhemmung, v.a. bei tumorassoziierten Hyperkalzämien)	**Clodronsäure** → 129	*300mg/d über mind. 2h i.v.*
		Pamidronsäure → 129	*90mg i.v. Kurzinfusion*
		Zoledronsäure→ 130	*4mg i.v. Kurzinfusion*
evtl.	**Hormon** (Osteoklastenhemmung)	**Calcitonin** → 130	*Initial: 3-4IE/kg langsam i.v., dann: 4IE/kg/d s.c. (nur wenige Tage wirksam)*
evtl.	**Glukokortikosteroid** (Resorptions-/Mobilisationshemmung)	**Prednison** → 115	*0.5–1 mg/kg/d*

T 6.8 Hypomagnesiämie

T 6.8.1 Leicht

evtl.	**Magnesiumpräparat** (Substitution)	**Magnesiumhydrogenphosphat/-citrat** → 72	*3 x 4Tbl./d p.o. (10–30mmol/d)*

T 6.8.2 Akut symptomatisch

	Magnesiumpräparat (Substitution)	**Mg-sulfat 10%** → 72	*20ml (8mmol) in 100ml Glukose 5% über 15min i.v., dann 10mmol/d Dauerinfusion, max. 50–100mmol/d*

T 6.9 Hypermagnesiämie

oder	**Membranantagonist** (Mg-Wirkungshemmung)	**Kalziumglukonat 10%** (10ml = 2.3mmol Ca) → 72	*2.3–4.5mmol langsam i.v.*
oder	**Schleifendiuretikum** (Magnesiumexkretion)	**Furosemid** → 58	*40–80mg i.v.*
evtl. plus	**Isotone NaCl-Lösung** (Volumenersatz)	**NaCl 0.9%** → 74	*i.v. nach ZVD*

T 6.10 Metabolische Azidose

T 6.10.1 Chronisch

evtl.	**Puffer** (pH-Neutralisation)	**Zitrat**	*Initial: 2 x 5g/d p.o. dann: 2 x 2.5g/d p.o. (auf Dauer)*
		Natriumhydrogencarbonat → 77	*30–100mmol/d p.o. (auf Dauer)*

T 6.10.2 Akut (pH < 7.2 oder HCO_3 < 15mmol/l)

	Vorrangig: Therapie der Ursache der Azidose		
	Puffer (pH-Neutralisation)	**Natriumhydrogencarbonat 8.4%** (100ml =100mmol HCO_3^-) → 77	*BE x 0,3 x kg = mmol, max. 1.5mmol/kg/h i.v., bzw. max. 50% des Defizits (nach pH)*

T 6.11 Metabolische Alkalose

T 6.11.1 Leicht-hypochlorämisch

	Isotone NaCl-Lösung (Substitution)	**NaCl 0.9%** → 74	*1–2 l i.v. (nach pH)*
		NaCl wirksam nur bei chloridsensiblen Formen, nicht beim Mineralokortikoidexzess	
evtl.	**Kaliumchloridlösung** (Substitution)	**KCl 7.45%** (1 ml = 1 mmol) → 72	*20–40 ml in 1 l isotoner Lösung bei 10–20 mmol/h, max. 100–200 mmol/d (nach pH)*

T 6.11.2 Schwer

evtl.	**Säureäquivalent** (pH-Neutralisation)	**Argininhydrochlorid** → 78	*BE x 0.3 x kg = mmol, max. 20 mmol/h i.v. bzw. max. 50% des Defizits, Verdünnung erforderlich (nach pH)*
		Salzsäure → 78	*BE x 0.3 x kg = mmol, max. 0.25 mmol/kg/h i.v. bzw. max. 50% des Defizits, Verdünnung erforderlich (nach pH)*

T 6.12 Respiratorische Azidose

evtl.	**Verbesserung der Ventilation und/oder Sauerstoff** (Hypoxämiebehebung)	**Beatmung** z.B. nicht-invasiv	*0.5–1 l/min Nasensonde* **Cave:** *Atemdepression*

CO_2 Folge einer Hypoventilation ⇒ respiratorische Azidose ⇒ alleinige O_2-Gabe senkt den Atemantrieb

T 6.13 Respiratorische Alkalose

Erstmaßnahmen: Beruhigung, evtl. O_2-Gabe (niedriges CO_2 durch Hyperventilation bei Sauerstoffmangel ⇒ Bedarfshyperventilation)

evtl.	**Benzodiazepin**	**Midazolam** → 227	*1–5 mg i.v. (einmalig)*
oder		**Lorazepam** → 226	*0.5–1 mg s.l.*

T 6.14 Diabetes mellitus

T 6.14.1 Typ-1-Diabetes mellitus

Konventionelle Insulintherapie (starre Insulingaben)			
	Bei Patienten mit Typ-1-Diabetes nur in Ausnahmesituationen.		
Intensivierte Insulintherapie (Basis-Bolus-Prinzip)[60] (Spezialist hinzuziehen)			
z.B.	**Basisbedarf über Verzögerungsinsulin gedeckt, zu den Mahlzeiten individuell Altinsulin** (Substitution)	**Depot-H-Insulin + Altinsulin** → 120	*Normalinsulin: Verteilung entspr. der BE gemäß circadianer Rhythmik: morgens ca. 2IE/BE, mittags ca. 1IE/BE, abends ca. 1.5IE/BE*
		Verzögerungsinsulin: 50% der Gesamtinsulindosis, aufgeteilt auf 2(-3) Einzeldosen, oder Einmalgabe eines sehr lang wirksamen Insulinanalogons.	
Dosierung gemäß circadianer Rhythmik: Insulinbedarf morgens hoch, abends geringer, mittags und von 0–4 Uhr niedrig; **N**=Altinsulin, **V**=Verzögerungsinsulin: NPH morgens **N>V**, mittags **N<V**, abends **N**, nachts 22–23 Uhr **V**			
	Kurzwirksame Insulin-analoga[61]	**Insulin lispro** → 120 **Insulin glulisin** → 120 **Insulin aspart** → 120	*Wirkeintritt 0.25h, Wirkmax. 1h; Wirkdauer 2-3h nach Inj., kein Spritz-Ess-Abstand*
	Langwirksame Insulinanaloga	**Insulin detemir** → 121	*Wirkeintritt 3-4h, Wirkmax. 10-14h, Wirkdauer 16-20h nach Inj.*
	Sehr langwirksame Insulin-analoga Insulin Glargin[62]	**Insulin glargin** → 121	*Injektion gegen 22 Uhr, Wirkdauer über 20-30h, annähernd konstante Absorptionsrate; vorteilhaft bei abendlicher Gabe bei Typ I Diabetikern: weniger nächtliche Hypoglykämien*
Koma diabeticum (Intensivstation, Spezialist hinzuziehen!) [63]			
	Isotone NaCl-Lösung (Volumen + Elektrolytsubstit.)	**NaCl 0.9%** (bei Na >150mmol/l ⇒ 0.45%) → 74	*1. Stunde 1l, dann in 6h lang 500ml/h, dann 4 h à 250ml/h*
plus	**Insulin** (Substitution)	**Altinsulin** → 121	*0.1IE/kg/h über Perfusor oder 5–10IE s.c. alle 2h, ab ca. 250mg/dl BZ + Glukose 5%*
evtl.	**KCl-Lösung** (Substitution)	**KCl 7.45%** (1ml = 1mmol) → 72	*Serum K^+ < 3,3mmol/l ⇒ Insulin pausieren + 40mmol/h (2/3 KCL + 1/3 KPO^4) bis $K^+ \geq$ 3.3mmol/l; Serum K^+ > 5mmol/l ⇒ Kontrolle alle 2h Serum $K^+ \geq$ 3.3mmol/l und < 5mmol/l ⇒ 20–30mmol/l pro Liter i.v. Flüssigkeit*
evtl.	**Puffer** (Azidosetherapie, pH-Neutralisation)	**Natriumhydrogencarbonat 8.4%** (100ml = 100mmol HCO^{3-}) → 77	*pH < 6.9 ⇒ 100mmol HCO^{3-} über 2h; pH < 6,9–7 ⇒ 50mmol HCO^{3-} über 1h; pH 7 kein Ausgleich notwendig*

evtl.	**Phosphat** (Substitution)	**Kaliumphosphat** → 72	*20–30mmol HPO^4 bei Serum Phosphat < 1mg/dl sowie Patienten mit Herzinsuffizienz, resp. Insuffizienz + Anaemie*
evtl.	**Low-dose Heparinisierung** (niedermolek.; Thrombosepro.)	**Nadroparin** → 83	*1 x 2.850IE s.c. (b. Bed.)*
Hypoglykämisches Koma[64]			
	Glukose (Substitution)	**Glukose 40%, dann Glukose 5%** → 75	*20–50ml 40% i.v., dann 5% (bis BZ 200mg/dl)*
evtl.	**Antihypoglykämikum** (hepat.Glykogenolyse ↑, Gluconeogenese ↑ ⇒ BZ ↑)	**Glucagon** → 122	*0.5–1mg s.c., i.m., i.v.*

60 Renner R. Individualisierte Insulininjektionstherapie des Typ 1 Diabetes mellitus, Med Klin, 92 (1997) 23–28 (Suppl), Fanelli CG, Administration of Neutral Protamine Hagedorn Insulin at Bedtime versus with Dinner in Type 1 Diabetes Mellitus to Avoid Nocturnal Hypoglycemia and Improve Control, Ann Inter Med, 2002;136:504–514

61 Lenert M. Kurz- und langwirksame Insulinanaloga, Internist 2001 (Suppl1 42: S29–S42), Bolli GB, Clinical strategies for controlling peaks a. valleys: type 1 Diabetes, Int J Clin Pract Suppl, 2002;129:65-74

62 Yki Järvinen. Combination therapies with insulin in type 2 Diabetes, Diabetes Care, 2001,24:758–767

63 American Diabetes Association, Hyperglycemic Crises in Patients with Diabetes mellitus, Diabetes care Vol 25, Suppl. 1, Jan 2002

64 Service FJ, Hypoglycemic disorders, N Eng J Med, 1995, 332, 1144–52

T 6.14.2 Typ-2-Diabetes mellitus

Basismaßnahmen:
- Ernährungsumstellung und Gewichtsoptimierung
- Erhöhung der körperlichen Aktivität
- Blutzucker (BZ)-Selbstkontrollen und Diabetesschulung

Biguanid (wenn Diät nicht ausreichend)[65] **(Mittel der 1. Wahl auch bei Normalgewichtigen – Kontraindikationen beachten)**			
	Biguanid (Glukoseaufnahme in die Zelle ↑, Hemmung der Glukoneogenese in der Leber, Förderung des Glukosetransports in Muskel und Fettgewebe)	**Metformin** → 118	*500–1.500mg morgens p.o., max. 2.500mg/d (in 3 Einzeldosen); 1. Wahl für adipösen Typ 2 D.m.*[66] **Cave:** *umfangreiche KI wegen d. Risikos letaler Laktazidosen*
Glucosidasehemmer (wenn Diät nicht ausreichend)[65]			
	Glucosidase-Hemmer (intestinale Glukosefreisetzung ↓)	**Acarbose** → 118	*3 x 50–200mg/d p.o. einschleichend, Dosissteigerung frühestens nach 10d*
	Cave: schlechte Compliance wegen NW; kombinierbar mit Sulfonylharnstoffen, Metformin, Glitazonen, Gliniden und Insulin, Beeinflussung klinischer Endpunkte nicht untersucht		

Sulfonylharnstoffe (SH)			
	Sulfonylharnstoffe[67, 68] (Blockade von ATP-abhängigen K-Kanälen, Insulinfreisetzung aus Pankreas-Beta-Zellen ↑)	**Glibenclamid** → 117	*1.75–7mg morgens, 2 x täglice Gabe erhöht Hypoglykämierisiko!*
		UW: Gewichtszunahme, Wirksamkeit lässt im Behandlungsverlauf nach. Mortalität bei Kombination von Glibenclamid und Metformin wahrscheinlich erhöht (5–8%/Jahr); VUPDS: 25% Reduktion mikrovaskulärer Diabetes-Komplikationen **Cave:** nicht > 65 J: schwere protrahierte Hypoglykämien; **Cave:** Therapiepause bei instabiler AP, vor PTCA, hochakutem Myokardinfarkt – vorübergehende Insulintherapie	
		Glimepirid → 117	*1–4mg/d morgens; max. 6mg/d*
		Gliclazid → 117	*1 x 30mg p.o., ggf. steigern auf 1 x 60–120mg*
	Sulfonylharnstoffe[67, 68] (Blockade von ATP-abhängigen K-Kanälen, Insulinfreisetzung aus Pankreas-Beta-Zellen ↑)	**Gliquidon** → 117	*15–120mg p.o., in 3 Gaben; (Gabe bei Niereninsuffizienz unter strenger Überwachung möglich)*
Glinide			
	Glinide (Insulin Sekretagoga, abgeleitet von der Aminosäure Phenylalanin. Wirkmechanismus s. Sulfonylharnstoff, kurze Wirkdauer ⇒ Gabe praeprandial)	**Repaglinid** → 117 Kontraindiziert in Kombination mit CYP2C8 metabolisiertem Wirkstoff z.B. Gemfibrozil	*Bis 3 x 4mg, max. Tagesdosis 16mg (vor den Mahlzeiten) Wirkung auf Blutglukose, $HbA1_c$ belegt, nicht ausreichend zur Risikoreduktion klinischer Endpunkte*
		Nateglinid → 117	*60–120mg vor den Hauptmahlzeiten p.o., max. 3 x 180mg*
Glitazone			
	Thiazolidindione, PPAR-γ-Liganden, "Insulinsensitizer" (Bindung an Peroxisomen-Proliferator-Activated-Rezeptor, der als Transkriptionsfaktor u.a. die Expression des insulinabhängig wirkenden Glukosetransporters Glut-4 steigert)	**Rosiglitazon** → 120	*4–8mg/d p.o. (volle Wirksamkeit erst nach 6–8 W), zugelassen auch in Kombination mit Metformin u./o. Sulfonylharnstoffen; Gabe bei HI und Kombination mit Insulin ist kontraindiziert; klinischer Stellenwert noch unklar, Unbedenklichkeit noch nicht gegeben; KI bei akuten Koronarsyndromen, pAVK, Knochendichteverminderung bei Frauen!*
		Pioglitazon → 119	*15–45mg/d p.o. max. Tagesdosis 30mg; zugelassen auch in Kombination mit Metformin, und/oder Sulfonylharnstoffen; häufig Gewichtszunahme, selten Hepatotoxizität*[69]

Inkretin-Mimetikum		
GLP-1-Analogon (bindet an GLP1 Rezeptor, stimuliert glucoseabhängig die Insulinsekretion)	**Exenatid** → 118	*Zugelassen in Kombination mit Metformin und/oder Sulfonylharnstoffderivat. Beginn 5µg 2 x tgl. s.c. über 1 Monat, danach 2 x tgl. 10mg (60min vor Frühstück bzw Abendessen), bei Kombination mit SH: Hypoglycämiegefahr*
Gliptide		
Gliptide (DPP-4-Inhibitoren) (hemmen die Dipeptidylpeptidase-4, steigern Spiegel aktiver Inkretinhormone (GLP-1, GIP) ⇒ Insulinfreisetzung aus Pankreas-β-Zellen ↑) Kein intrinsisches Hypoglykämierisiko!	**Sitagliptin** → 119 **Vildagliptin** → 119	*Zugelassen, wenn BZ unter Mono- oder Kombinationstherapie nicht ausreichend eingestellt* **Sitagliptin:** *zugelassen in 3fach Komb.: + Metformin + Sulfonylharnstoffpräparat: Dosis: 100mg 1 x tgl.* **Vildagliptin:** *Kombinationspräparat mit Metformin verfügbar. Dosis in Kombination mit Metformin oder Glitazon: 2 x 50mg tgl., in Komb. mit SH 1 x 50mg tgl.*
Kombinationstherapie : bei HbA1c > 7 unter Monotherapie		
Metformin + Acarbose oder + DPP4 Hemmer oder + Exenatide (s.c.) oder + Glinide oder + Glitazone oder + Insulin (metabolisch günstige Effekte, Gewichts-verlauf wird günstig beeinflusst) [71]	**Beispiel:** → 119 **Metformin + Vildagliptin** [70] **(Biguanid + Gliptid)**	*Einstieg: Kombinationspräparat 50mg Vildagliptin + 850mg Metformin oder bei ungenügender Stoffwechseileinstellung 50mg Vildagliptin + 1.000mg Metformin*
	Beispiel: → 120 **Metformin + Glitazone**	*Start: 4 mg/d Rosiglitazon plus 2.000 mg/d Metformin; nach 8 W Rosiglitazon-Dosis kann auf 8mg/d erhöht werden, wenn eine bessere Blutzuckereinstellung erforderlich ist. MTD beträgt 8mg Rosiglitazon plus 2.000 mg Metformin*
Bei Kontraindikationen gegen Metformin: Sulfonylharnstoffderivat + alpha Glucosidasehemmer o. + DPP4 Hemmer oder + Exenatide (s.c) oder + Glitazone	**Glibenclamid** → 117	

Kombinationstherapie (Insulin + Metformin oder Sulfonylharnstoff)			
	Insulin (Glukoseaufnahme ↑, anaboler Stoffwechsel ↑, kataboler Stoffwechsel ↓)	**Basal-H-Insulin Verzögerungsprinzip NPH → 121** Langzeit Analog Insulin zur Nacht ⇒ Reduktion von Hypoglykämien im Vergleich zu NPH Insulin bei sonst gleicher Stoffwechselkontrolle [72]	*NPH (Basal) Insulin vor dem zu Bett gehen, ggf. 2. Insulininjektion morgens*
Indikationen: Therapieziele werden mit oralen Antidiabetika nicht erreicht oder Kontraindikationen gegen orale Antidiabetika, Schwangere mit Typ-2-Diabetes, Patientinnen mit Gestationsdiabetes, wenn Diät nicht ausreicht für eine optimale Stoffwechselkontrolle. Keine Insulintherapie ohne Blutglukosekontrolle! **Alleinige Insulintherapie (wenn 28 IE in Kombination mit Sulfonylharnstoffen unzureichend): bei akutem Herzinfarkt ⇒ Insulintherapie zur Senkung des BZ verringert die Mortalität im Vergleich zur Fortsetzung der Therapie mit oralen Antidiabetika [73].**			
	Verzögerungsinsulin (Glukoseaufnahme ↑, anaboler Stoffwechsel ↑, kataboler Stoffwechsel ↓)	**Normal → 121/NPH → 121, Mischinsulin → 121**	*Morgens 0.14–0.24 IE kg/KG, abends 0.07–0.12 IE kg/KG; bzw. je nach BZ-Profil, Nachteil: starres Schema. Intensivierte Insulintherapie: praeprandiale Gabe von Normalinsulin zu den Mahlzeiten. Startgesamtdosis = Nüchternblutglukose x 0.2, aufzuteilen in 3 Altinsulindosierungen vor den Mahlzeiten im Verhältnis 3:1:2 pro BE mehr I.E. Morgens 2 IE. Bei erhöhten Nüchtern-BZ-Werten zusätzlich zur Nacht NPH Insulin oder Metformin-Therapie*

T 6.14.3 Therapie-Algorithmus zum Diabetes mellitus Typ 2[74]

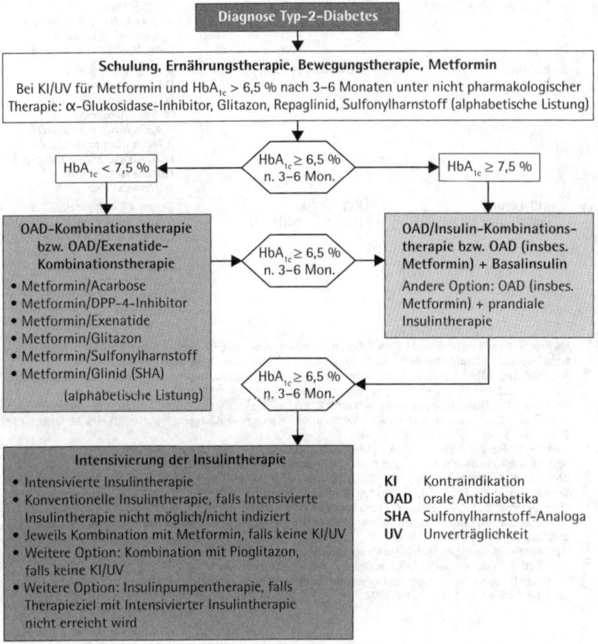

T 6.14.4 Hyperosmolares Koma [75]			
	Isotone NaCl-Lösung (Volumen + Elektrolytsubstitution)	**NaCl 0.9% oder 0.45%** → 74	*Serum Na^+ hoch ⇒ 0.45% NaCl (4–14ml/kg/h je nach Hydratation); Serum-NaCl normal ⇒ 0.45% NaCl (4–14ml/kg/h); Serum Na^+ niedrig ⇒ 0.9% NaCl (4–14ml/kg/h)*
plus	**Insulin** (Substitution)	**Altinsulin** → 121	*0.15IE/kg als Bolus 0.1IE kg/h über Perfusor bei Serumglukose 300mg/dl ⇒ 5% Glukoselösung + 4.5% NaCl + Insulin 0.05–0.1kg/h über Perfusor, Ziel: Blutglukose 250–300mg/dl bis Plasmaosmolarität ≤ 315mosm/kg*
evtl.	**KCl-Lösung** (Substitution)	**KCl 7.45%** (1ml = 1mmol) → 72	*Serum K^+ < 3,3mmol/l ⇒ Insulin pausieren + 40mmol/h (2/3 KCL + 1/3 KPO^4) bis K^+ ≥3.3mmol/l, Serum K^+> 5mmol/l ⇒ Kontrolle alle 2h Serum K^+ ≥ 3.3mmol/l und < 5mmol/l ⇒ 20–30mmol/L pro Liter i.v. Flüssigkeit*

[65] UK Prospective Diabetes Study Group, Effect of intensive blood-glucose control with metformin on complications in overweight patients with type 2 diabetes, UKPDS 34, Lancet, 1998, 352, 854–65
[66] A.E. Pontiroli, EMEA extends indications for metformin. A decision that relies on evidence based medicine, Acta Diabetolog. (2001) 38: 151–152
[67] UK Prospective Diabetes Study Group, Intensive blood-glucose control with sulphonylureas or insulin compared with conventional treatment and risk of complications in patients with type 2 diabetes, UKPDS 33, Lancet, 1998, 352, 837–53
[68] Mehnert H, Typ 2 Diabetes, Internist, 1998, 39, 381–397
[69] Arzneimittelkommision der dt. Ärzteschaft, Dt. Ärzteblatt 98; 30 S. 1715 7/2001
[70] Bosl E. et al., Diabetes Care 2007 Apr;30(4):890-895
[71] Yki-Järvinen H, Kauppila M, Kujansuu E, Lahti J et al: Comparison of insulin regimens in patients with non-insulin-dependent diabetes mellitus. N Engl J Med 327 (1992) 1426-1433
[72] Tschritter O, et al: Langwirkende Insulinanaloga in der Therapie des Diabetes mellitus Typ 1 und Typ 2 Diabetes und Stoffwechsel 6 (2005) 375-382
[73] Nationale Versorgungsleitlinie Diabetes mellitus Typ 2
[74] Adapt. nach Evidenzbasierter Leitlinie Diabetes Typ 2, DDG 2008
[75] American Diabetes Association, Hyperglycemic Crises in Patients with Diabetes mellitus, Diabetes care Vol 25, Suppl. 1, Jan 2002

T 6.15 Hyperlipoproteinämien

T 6.15.1 Hypercholesterinämie (familiär/polygen) [77]

	Hypercholesterinämie-Zielwerte (LDL): < 160mg/dl (ohne zusätzliche Risikofaktoren), < 130mg/dl (mit Risikofaktoren, z.B. Diabetes), < 100mg/dl (Koronare Herzerkrankung); sekundäre Ziele: HDL > 35mg/dl; TG < 200mg/dl		
1.	**HMG-CoA-Reduktase-hemmer** (intrazelluläre Cholesterin-synthese ↓, LDL-Rezeptorzahl ↑ ⇒Serum LDL↓)	**Simvastatin** → 124	*5–40mg abends Therapie im Rahmen einer Sekundärprävention durch große Studien gut gesichert*
		Pravastatin → 123	
2.	**Gallensäurekomplexbildner** nicht resorbierbares lipidsenkendes Polymer, bindet Gallensäuren im Darm, v.a. Glykocholsäure und verhindert Rückresoption ⇒ LDL ↓	**Colestyramin** → 124	*4–32g/d p.o. in 2 Dosen einschleichend;* **Cave:** *ausreichender Einnahmeabstand zu anderen Medikamenten (z.B. Marcumar, Schilddrüsenhormon, Digitalis)*
		Colesevelan → 124	*In Kombination mit HMG-CoA-Reductasehemmer [76] oder Monotherapie mit 4–6 x 625mg zu den Mahlzeiten*
evtl. in Komb. mit 1. und 2.	**Nikotinsäurederivat** → 124 (Triglyceridlipaseakt. ↓, Lipoproteinlipaseakt. ↑ ⇒ Triglyceride ↓, Cholesterin ↓, Oxidierbarkeit von LDL↓)	**Nicotinylalkohol**	*150mg 2/d p.o. bis zu 900–1.500mg/d (Steigerung wöchentlich); Retardpräparate sind besser verträglich*
		Reservemedikation bei sonst schwer einstellbarer Dyslipoproteinämie. **Cave:** Myopathie in Kombination mit HMG-CoA-Reduktasehemmern	

T 6.15.2 Kombinierte Hyperlipidämie [77]

Familiär kombinierte Hyperlipidämie			
1.	**HMG-CoA-Reduktase-hemmer** (intrazelluläre Cholesterin-synthese ↓, LDL-Rezeptorzahl ↑ ⇒Serum LDL↓)	**Simvastatin** → 124	*5–40mg abends Therapie im Rahmen einer Sekundärprävention durch große Studien gut gesichert*
		Pravastatin → 123	
	Bei deutlicher Hyper-triglycerinämie Fibrate (Lipoproteinlipaseaktivität ↑ ⇒LDL ↓, HDL ↑, Triglyceride ↓)	**Bezafibrat** → 122	*3 x 200mg/7d p.o., 1 x 400mg ret./d p.o. (Dosis an reduzierte Nierenfunktion anpassen)*
		Cave: Myopathie bei Kombination mit HMG-CoA-Reduktasehemmern, günstige Beeinflussung der kardiovaskulären Letalität oder Gesamtletalität nicht gesichert.	
Typ III (Remnant, IDL), Hyperlipoproteinämie, Fibrate (s.o.)			
	Fibrate (Lipoproteinlipase-aktivität ↑ ⇒ LDL ↓, HDL ↑, Triglyceride ↓)	**Bezafibrat** → 122	*3 x 200mg/7d p.o., 1 x 400 mg ret./d p.o. (Dosis an red. Nierenfunktion anpassen)*
		Cave: Myopathie bei Kombination mit HMG-CoA- Reduktasehemmern. Günstige Beeinflussung der kardiovaskulären Letalität oder Gesamtletalität nicht gesichert.	

T 6.15.3 Hypertriglyzeridämie [77]

Familiäre Hypertriglyzeridämie			
	Fibrate (Therapie der 2. Wahl) (Lipoproteinlipaseaktivität ↑ ⇒LDL ↓, HDL ↑, Triglyceride ↓)	**Bezafibrat** → 122	*Therapie der 1. Wahl: Ernährungsumstellung 3 x 200 mg/7d p.o., 1 x 400 mg/d (ret.) p.o. (Dosis an reduzierte Nierenfunktion anpassen)*
		Cave: Myopathie bei Kombination mit HMG-CoA-Reduktasehemmern. Günstige Beeinflussung der kardiovaskulären Letalität oder Gesamtletalität nicht gesichert.	
evtl.	**Nikotinsäurederivat** → 124 (Triglyceridlipaseaktivität ↓, Lipoproteinlipaseaktivität ↑ ⇒ Triglyceride ↓, Cholesterin ↓, Oxidierbarkeit von LDL ↓)	**Nicotinylalkohol**	*150mg 2/d p.o. bis zu 900–1.500mg/d (Steigerung wöchentlich)*
		Reservemed. bei sonst schwer einstellbarer Dyslipoproteinämie, **Cave:** Myopathie in Komb. mit HMG-CoA-Reduktasehemmern	
	Nikotinsäurederivat + Antagonist des Prostaglandin-D2-Rezeptor-Subtyps (PG-D2) ⇒ unterdrückt den durch PG-D2 vermittelten Flush, der durch Nikotinsäure ausgelöst wird. [78]	**Nikotinsäure + Laropiprant**	*Spezielle Galenik ⇒ erst wird Laropiprant freigesetzt, dann Nikotinsäure ⇒ Tabletten nicht brechen/mörsern! 1xtgl. abends oder zur Nacht mit einer Mahlzeit*
Chylomikronämie Syndrom			
	Mittelkettige Fettsäuren	(Ceres)	*Restriktion langkettiger FS zugunsten mittelkettiger FS, Therapie der 1. Wahl; Therapie 2. Wahl: verschiedene Nikotinsäurederivate, Fibrate, langkettige Omega-3- Fettsäuren (6–12g/d)*

[76] Hinninghake D et al., Atherosclerosis 2001 oct;158(2)407–416
[77] Empfehlungen zur Therapie von Fettstoffwechselstörungen: Hrsg: Lasek R., Müller Oeringhausen, Arzneimittelkommision der deutschen Ärzteschaft, 7.1999
[78] Maccubbin et al., Int J Clin Pract, 2008;62(12)1959–1970

T 6.16 Hyperurikämie, Gicht

T 6.16.1 Intervall-Therapie [79]

	Basistherapie: purinarme Kost meiden: Alkohol, Forelle, Hering, Kabeljau, Sardellen, Sardinen, Schellfisch, Muscheln, Leber, Niere, roher Schinken		
Mittel der Wahl	**Urikostatikum** (Xanthinoxidasehemmung ⇒ Harnsäurebildung ↓)	**Allopurinol** → 128	*Start mit 100mg, Dosiserhöhung um 100mg alle 2–4 Wochen; Ziel: Harnsäure im Serum < 6mg/dl*
	Urikosurikum (tubuläre Harnsäurerückresorption ↓)	**Benzbromaron** → 127	*1 x 50–100mg/d p.o.; in ersten 6 Therapiemonaten Leberwertekontrolle; (Reservemedikation)*
evtl.	**Harnalkalisierung** (Harnsäurelöslichkeit ↑)	**Ka^+-Na^+-Hydrogencitrat** → 259	*4 x 2.5g/d p.o. je nach Urin-pH, pH-Ziel 6.5–7.5*

T 6.16.2 Gichtanfall [79]

	Cyclooxygenasehemmer (antiphlogistisch, analgetisch, antipyretisch)	**Indometacin** → 108	*2–3 x 25–50mg/d p.o., 1–2 x 75mg/d (ret.) p.o., 1–2 x 50–100mg/d rect.*
	Selektive Cyclooxygenase-2-Inhibitoren	**Etoricoxib**[76] → 109	*120mg p.o. 1x/d*
	Spindelgift (Uratkristallphagozytose ↓ ⇒ Entzündungsmediator-freisetzung ↓)	**Colchicin** → 128	*Reservemedikation: 1mg p.o.; dann 0.5mg alle 2–3 Stunden*

Unterstützende Maßnahmen: milde Kühlung (feuchte Gaze, Verdunstungshilfe); bei Begleiterkrankungen (Hypertonie und Hyperlipidämie): Einsatz von Losartan und Fenofibrat wegen harnsäuresenkendem Effekt

[79] EULAR evidence based recommendations for gout, Report of a task force of the EULAR Standing committee for Internationa Clinical Studies, Annuals of Rheumatic Diseases 2006;65:1312–1324

T 6.17 Porphyrien

T 6.17.1 Akute intermittierende Porphyrie (akut hepatische) [80, 81] (Spezialist hinzuziehen!)

	Delta-Aminolävulin-säureaktivität ↓ (Delta-Aminolävulinsäure ↓, Porphobilinogen ↓)	**Glukose 20%** → 75	*2l/d i.v.*
plus	**Delta-Aminolävulin-säureaktivität** ↓ (Delta-Aminolävulinsäure ↓, Porphobilinogen ↓)	**Hämarginat**	*3mg/kg/d als Kurzinfusion über 15min (3 x tgl. über 4d)*
plus	**Schleifendiuretikum** (forcierte Diurese)	**Furosemid** → 58	*40–80mg/d i.v.*
evtl.	**Betablocker** (HZV ↓ neg. chronotrop, neg. inotrop, zentrale Sympathikusaktivität ↓)	**Propranolol** → 47	*2–3 x 40–80mg/d p.o., 1 x 1mg/d langsam i.v., max. 10mg i.v. (b. Bed.)*
evtl.	**Parasympatholytikum** (Spasmolyse)	**N-Butylscopolamin** → 110	*3–5 x 10–20mg/d p.o., bis 5 x 20mg langsam i.v. (b. Bed.)*
evtl.	**Opioid** (Analgesie)	**Pethidin** → 103	*bis 4 x 25–100mg p.o., rect. oder bis 4 x 25–100mg langsam i.v., max. 500mg/d (b. Bed.)*

T 6.17.2 Porphyria cutanea tarda (chronisch hepatische) [82]

	Aminochinolin-Derivat (Bildung von Chloroquin Porphyrinkomplexen ⇒ renale Elimination)	**Chloroquin** → 113	*2 x 125mg/W (8–12M)*

T 6.17.3 Protoporphyrie (erythropoetisch/erythrohepatisch) [83]

	Provitamin A	**Betacaroten**	*60–80mg/d; Carotenspiegel i. S. mind. 600g/dl, Spiegelkontrolle*
Topisch applizierbare Lichtschutzpräparate mit hohem Lichtschutzfaktor (LSF > 30)			

80 Elder G, The acute porphyrias, Lancet, 1997, 349, 1613-161
81 Badminton MN, Management of acute and cutaneous porphyrias, Int J Clin Pract, 2002, 56:272-8
82 MMalina L, Treatment of chronic hepatic porphyria, Photodermamatol, 1986, 3, 113-21
83 Gutiérrez PP, et al. Diagnostik und Therapie der Porphyrien: Eine interdisziplinäre Herausforderung. Dtsch Arztebl 2004;101(18):A 1250–1255.

T 6.18 Osteoporose

Nichtmedikamentöse Maßnahmen: Förderung der Muskelkraft und Koordination, Hüftprotektoren in Kombination mit Sturzprophylaxe, 30 minütige Sonnenlichtexposition, Untergewicht vermeiden (BMI >20kg/m^2) nicht rauchen, Sturz- und Osteoporose-begünstigende Medikamente überprüfen (z.B. Glukokortikoide, Sedativa)

	Kalziumpräparat[84] **(Substitution)**→ 72	**Kalzium**	*500–1.000mg/d p.o. 1.500mg/d p.o. für alle Frauen < 65J und alle Frauen in der Menopause ohne Hormonersatztherapie; optimal: Kalziumzufuhr über Diät, Kalziumpräparate nur supplementär*
plus	**Vitamin D**[84] (Kalziumresorption ↑)	**Vit D3 Cholecalciferol** → 79	*800–2.000IE/d p.o. in Kombination mit Kalzium ⇒ im Einzelfall Messung des Zielwerts 25OH-D_3 > 20ng/ml*
	Indikation für spezifische medikamentöse Therapie (Wirbelkörperfraktur, Glukokortikoid-Therapie, Knochendichte in Abhängigkeit von Alter, Geschlecht und zusätzlichen Risikofaktoren) **89**		
evtl.	**Biphosphonat**[89] (Osteoklastenhemmung)	**Alendronat** → 129	*1 x 10mg/d p.o. (30min vor Frühstück) oder 1x70mg/W p.o.*
		Ibandronat → 129	*1x150mg/M p.o. oder 1x3mg i.v. alle 3 Monate*
		Risedronat → 130	*1 x 5mg/d p.o. oder 35mg/W p.o.*
		Zoledronat → 130	*1x5mg i.v. einmal jährlich*

T 6.18.1 Bei Patientinnen nach dem Klimakterium

	Kalziumpräparat → 72 (Substitution)	**Kalzium**	*500–1.000mg/d p.o. 1.500mg/d p.o. für alle Frauen < 65J und alle Frauen in der Menopause ohne Hormonersatztherapie; optimal: Kalziumzufuhr über Diät, Kalziumpräparate nur supplementär*

evtl.	**Vitamin D**[84] (Kalziumresorption ↑)	**Vit D3 Cholecalciferol** → 79	*800IE/d p.o. bei hospitalisierten und/oder in ihrer Mobilität eingeschränkten Frauen über 65J*
	Indikation für spezifische medikamentöse Therapie (Wirbelkörperfraktur, Glukokortikoid-Therapie, Knochendichte in Abhängigkeit von Alter, Geschlecht und zusätzlichen Risikofaktoren) **89**		
evtl.	**Biphosphonat**[85, 89] (Osteoklastenhemmung ⇒ Verminderung von Wirbelkörper- und nicht vertebragenen Frakturen) Therapie der 1. Wahl	**Alendronsäure** → 129	*1 x 10mg/d p.o. (30min vor Frühstück) (optimale Dauer: 3–5 Jahre, Gabe 1/W möglich*
		Zoledronsäure → 130	*5mg i.v. 1 x/Jahr*
		Ibandronsäure → 129	*150mg oral 1x/m, 1h vor der ersten Nahrungsaufnahme nach 6h Nüchternheit, Einnahme in sitzender oder stehender Haltung mit 180–240ml Leitungswasser*
	Biphosphonat (Osteoklastenhemmung ⇒ Verminderung von Wirbelkörper- u. nicht vertebragenen Frakturen)	**Risedronsäure** → 130	*1 x 5mg/d p.o. oder Gabe 1/Woche 35mg*
	Knochenmorphogene Proteine (Steigerung des Knochenaufbaus, Osteoklastenhemmung)	**Strontiumranelat** → 131	*2g tgl. p.o.; KI: Krea-Clearance < 30ml/min;* **Cave**: *venöse Thromben in der Anamnese*
	Parathormaon Fragment (PTH 1–34)[87] (Osteoblastenstimulation, Steigerung der intestinalen Kalziumabsorbtion)	**Teriparatid** → 126	*20µg/d s.c. max. 18M; KI: Niereninsuff., Hyperkalzämie, andere metabolische Knochenerkrankungen, unklare alkalische Phosphatase-Erhöhung*
Postmenopausale Hormontherapie: Eine Hormontherapie zur Primärprophylaxe kann nicht generell empfohlen werden – eine sorgfältige Nutzen-Risiko-Abschätzung ist individuell durchzuführen.			
	Estradiol (oral)	**Estradiolvalerat**[86] → 261	*1–2mg*
	Konjugierte Östrogene[86]	**Konjugierte Östrogene** → 261	*0.3–1.25mg*
	Estradiol[86]	**Estradiol (transdermal)** → 261	*50ng/24h*
		Estriol → 261	*1mg*
	Östrogen-Gestagen-Kombination → 263 (Kalziumresorption ↑, Osteoblastenaktivität ↑)	**konjugiertes Östrogen + Gestagen**	*0.6mg/d Östrogen + 2.5mg/d Medroxyprogesteron*
plus in der 2. Zyklushälfte	**Progesteronderivat**[86]	**Medroxyprogesteronacetat**	*5mg*
	Progesteron[86] → 262	**Utrogest 100mg**	*200–300mg*
evtl.	**Selektive Östrogen-Rezeptor-Modulatoren (SERM)**[88] (u.a. Aktivität des osteoanabolen Faktors in Osteoblasten ↑)	**Raloxifen** → 264	*60mg/d; KI: Thromboembolische Ereignisse in der Vorgeschichte; eingeschränkte Leber- und Nierenfunktion*

evtl.	**Cyclooxygenasehemmer** (antiphlogistisch, antipyretisch, analgetisch), UW beachten, ggf. Metamizol oder Paracetamol bei eingeschränkter Nierenfunktion	**Diclofenac** → 108	*1–3 x 50mg/d p.o., rect., 1 x 100mg/d (ret.) p.o., 1 x 75mg/d i.m. (b. Bed.)*
evtl.	**Opioid**[90] (analgetisch, sedierend, atemdepressiv, antitussiv, obstipierend) nach erfolgloser, mindestens über 3W konsequenter konservativer Therapie + Schmerztherapie ⇒ indiziert ausschließlich zur Schmerztherapie	**Tramadol**→ 105	*Bis 4 x 50–100mg/d p.o., i.v., i.m., s.c., 1–2 x 100–200mg/d ret. p.o. (b. Bed.)*

84 Konsensus-Leitlinien des Dachverbandes Osteologie 2009; http://www.dv-osteologie.org/
85 Crannery A. et al., Etidronate for treating and preveting postmenopausal osteoporosis (Cochrane Review) In: The Cochrane Library Issue 2, 2002 Oxford Update software
86 Management of postmenopausal osteoporosis: Position statement of the North American menopause Society, Menopause, Vol 9, Nr. 2, pp 84–101, Rymer J, making decisions about hormone replacement therapy, BMJ, 2003, 326:322–326
87 Neer RM et al., Effect of parathyroid hormone (1–34) on fractures and bone mineral density in postmenopausal women with ostioporosis, NEJM (2001), 344:1434–41
88 Pfeilschifter J., Hormonsubstitution und SERM in der Prophylaxe und Therapie der postmenopausalen Osteoporose, 7/2001, Vol 30, pp 462–472
89 Cranney A, Treatment of postmenopausal osteoporosis, BMJ, 2003; 327:355–6
90 Bamighade T, Tramadol hydrochloride. An overview of current use, Hospital Medicine, 5/98, Vol 59, No 5, 373–76

T 6.19 Osteomalazie

	Kalziumpräparat[91] → 72 (Substitution)	**Kalzium**	*1.000–1.500mg/d p.o.*
evtl.	**Vitamin D** (Kalziumresorption ↑)	**Colecalciferol** → 79	*Initial: 0.25µg p.o. jeden 2.d, dann: 2–3 x 0.25µg/W (b. Bed., Calcitriol bei renaler Osteomalazie 0.25–2µg/d p.o.)*

T 6.19.1 Antikovulsiva induzierte Rachitis [92]

	Vitamin D (Kalziumresorption ↑)	**Colecalciferol** → 79	*2.000–5.000I.E./d über 5W, dann 1.000I.E./d*

T 6.19.2 Bei Malabsorbtionssyndrom

	Kombipräparat fettlöslicher Vitamine A, D, E, K → 78 (parenterale Substitution)	**ADEK-Präparate**	*1x/Woche i.m.*

T 6.19.3 Bei chronischer Niereninsuffizienz

evtl	**Vitamin D (je nach Spiegel von 1,2 $(OH)_2D_3$** (Pro.)	**Calcitriol** → 79	*0.25µg/d*
plus	**Phosphatbinder**	**Kalziumkarbonat** → 72	*1–2g/d*
plus	**Kalziumpräparat** (Substitution)	**Kalzium** → 72	*1.000–1.500mg/d p.o.*

T 6.19.4 Manifeste Osteomalazie

	1,25 $(OH)_2D_3$	**Calcitriol** → 79	*0.25–1µg/d*
plus	**Phosphatbinder**	**Kalziumkarbonat** → 72	*1–2g/d*
		Lanthancarbonat[93] → 73	*375–3.000mg/d*
	Phosphatbinder (nicht Ca^{2+} oder aluhaltiger Phosphatbinder, keine Absorb.)	**Sevelamerhydrochlorid** → 73	*p.o. zu den Mahlzeiten 0.8–1.6g*

[91] Locatelli F. et al., Management of disturbances of calcium and phosphate metabolism in chronic renal insufficiency, Nephrol Dial Transplant (2002) 17: 723–731

[92] Drenth J.P.H. et al., Epilepsy, broken bones and fatty stools, Lancet, Vol 335, Issue 9218, May 2002 p 1182

[93] Hutchison AJ et al., Long-term Efficacy and Tolerability of Lathanum Carbonate Results from a 3 year study, Nephron clinical practice;vol 102:No2,2006

T 6.20 Ostitis deformans Paget

	Cyclooxygenasehemmer [94, 95] (antiphlogistisch, analgetisch, antipyretisch)	**Indometacin** → 108	*2–3 x 25–50mg/d p.o., 1–2 x 75mg/d (ret.) p.o., 1–2 x 50–100mg/d rect.*
evtl.	**Bisphosphonat** (Osteoklastenhemmung)	**Alendronsäure** → 129	*40mg/d p.o. (3–6M)*
		Risedronsäure [96] → 130	*5mg/d p.o.*
		Zoledonsäure → 130	*5mg als Kurzinfusion 1x/Jahr*
evtl.	**Hormon** (analgetisch, Osteoklasten-hemmung)	**Calcitonin** → 130	*100IE s.c., i.m. (6W)*

[94] Meunier PJ, Therapeutic Strategy in Paget's disease of bone, Bone, 1995, 17 (5 Suppl), 489S–91S

[95] Siris E, Comperative study of alendronate versus etidronate for the treatment of Paget's disease of bone, J Clin Endocrinol Metabol, 1996, 81, 961–7

[96] Graver et al. Der Morbus Paget des Knochens, D Ärzteblatt 1998, 95: 2021–2026

T 6.21 M. Wilson

	Komplexbildner [97,98] (Kupferelimination ↑)	**Penicillamin** → 113	*1–2W: 150mg/d p.o., wöchentl. 150mg ↑ bis 450–900mg/d p.o.; renale Kupferausscheidung Soll: > 500µg bzw. > 7.5µmol im 24h-Sammelurin*
plus	**D-Penicillamin-Pyridoxinantimetabolit**	**Pyridoxin** → 78	*120–140mg/d*
	Komplexbildner	**Trientine**	*750–1.500mg/d in 2–3 Dosen, renale Kupferausscheidung Soll: >200µg bzw. > 3.1mmol im 24h-Sammelurin*
	Komplexbildner [97,99] (Verminderung der intestinalen Kupferresorption)	**Zink**	*75–300mg/d*
		Empfohlen zur Erhaltungstherapie; **Cave:** nicht bei akuter hepatischer oder neurologischer Symptomatik	
	Kupferarme Diät: Innereien, Krustentiere, Nüsse, Kakao, Rosinen meiden.		

[97] Roberts E, A Practice Guideline on Wilson Disease, Hepatology, 2003, 37:1475–92
[98] Schilsky M.M.L., The irony of treating Wilson's disease, The American J of Gastroenterol, Vol 96, Issue 11, Nov 2001, pp 3055–3057
[99] Bewer GJ., Zinc acetate for the treatment of Wilson's disease, Expert Op on Pharmacotherapy, Vol, 2, Issue 9, Sept 2001 pp 1473–1477

T 6.22 Hämochromatose

Therapie der Wahl: **Aderlasstherapie**: 500 ml/Woche bis zu einem Serum-Ferritin von 10–20 µg/l, danach periodische Aderlässe 4–6/Jahr, um das Serum-Ferritin bei 50 µg/l zu halten[101]

evtl.	**Komplexbildner** [100] (Eisenelimination ↑)	**Deferoxamin**	*25–50 mg, 1 g/kg als s.c. Dauerinfusion über 24h, (halb)jährlich ophtalmologische und audiometrische Untersuchungen*

[100] Whittington CA, Review Article: Haemochromatosis, 2002, Aliment Pharmacol Thera, 16:1963–1975
[101] Barton JC et al Management of hemochromatosis. Hemochromatosis Management Working Group. Ann Intern Med 1998; 129: 932–9

T 6.23 Struma (euthyreot, blande, Jodmangel-induziert)

T 6.23.1 Therapie [102]

	Spurenelement (Substitution)	**Kaliumiodid**	*100–200 µg/d p.o. (zunächst 6–12M) bei Ki./Jugendlichen*
oder	**Schilddrüsenhormon** (Hormonsubst. ⇒ TSH ↓ Einstellung im niedrig normalen Bereich 0.3–0.8mV/l, Indikationen: - manifeste/subklinische Hypothyreose - ältere Patienten > 40J - Patienten mit Nachweis von Schilddrüsen-AK - unzureichende Wirkung einer Jodid-Therapie nach 1 Jahr	**Levothyroxin** → 125	*Ini 1 x 25–100 µg/d p.o., Erh.Dos.: 1.5–2 µg/kg/d (zunächst 6–12M): Dosis so wählen, dass TSH nicht supprimiert wird!*
oder	**Spurenelement + Schilddrüsenhormon** → 125 (Synthesebestandteil- und Hormonsubstitution ⇒ TSH ↓)	**Jodid + Levothyroxin** (T4)	*Levothyroxin: 75–100 µg/d p.o. + Jodid: 100–200 µg/d p.o. (zunächst 6–12M) bei Erwachsenen bis 40J*

T 6.23.2 Rezidiv-/Prophylaxe

	Spurenelement (Synthesebestandteil-Subst.)	**Kaliumiodid**	*100–200 µg/d p.o.*

T 6.23.3 Ziele der Therapie mit Jodid

	Kinder, Jugendliche: vollständige Rückbildung der Struma
	Erwachsene < 40 J: Volumenreduktion um 30%, sonographische Volumenkontrolle nach 1/2, 1 J

[102] Petra Maria Schumm Draeger et al. Endokrinologie-Teil II, Med. Klin, 2004;99:372–382

T 6.24 Hyperthyreose

T 6.24.1 M. Basedow, thyreostatisch [103, 104]

	Thyreostatikum (Peroxidasehemmung ⇒ Hormonsynthese ↓)	**Carbimazol** → 126	*Initial: 20–40mg/d p.o., Erh. Dos.: 5–20mg/d p.o. (Euthyreose meist nach 2–8W, Auslassversuch nach 12–18M) Cave: Blutbildkontrollen wegen UW: Agranulozytose (0.1–1%)*
oder evtl.	**Thyreostatikum** (Konversionshemmung T4 ⇒ T3, Peroxidasehemmung ⇒ Hormonsynthese ↓)	**Propylthiouracil** → 126	*Initial: 150–400mg/d (in 2 Dosen), Erh. Dos.: 50–150mg*

[103] Quadbeck B, Medikamentöse Behandlung der Immunhyperthyreose, Internist, 2003, 44:440–448
[104] Leech NJ, Controversies in the management of Graves' disease, Clinical Endrocrinology, 1998, 49, 273–80

T 6.24.2 Funktionelle Autonomie, thyreostatisch

	Thyreostatikum (Peroxidasehemmung ⇒ Hormonsynthese ↓)	**Thiamazol** → 126	*Initial: 1–2 x 20mg/d p.o., Erh. Dos.: 1 x 5–20mg/d p.o.*
oder evtl.	**Beta(90%)-gamma(10%) Strahler** (Vernichtung hormonaktiver Zellen)	**J^{131} Radiojod**	*In Isolation nach SD-Volumen*

T 6.24.3 Symptomatisch (Tachykardie)

	Betablocker (Konversionshemmung T4 ⇒ T3, HZV ↓ (neg. chronotrop, neg. inotrop), zentrale Sympathikusaktivität ↓)	**Propranolol** → 47	*2–3 x 10–40mg/d p.o. (b. Bed.)*
Inoperabilität, Rezidiv nach OP			
	Beta (90%)-gamma (10%) Strahler (Vernichtung hormonaktiver Zellen)	**J^{131} Radiojod**	*In Isolation nach SD-Volumen*

T 6.24.4 Thyreotoxische Krise (Endokrinologen hinzuziehen!)

Thyreostatisch			
	Thyreostatikum (Peroxidasehemmung ⇒ Hormonsynthese ↓)	**Thiamazol** → 126	*40–80mg langsam i.v. alle 6–8h*
oder evtl.	**Thyreostatikum** (Konversionshemmung T4 ⇒ T3, Peroxidasehemmung ⇒ Hormonsynthese ↓)	**Propylthiouracil** → 126	*Initial: 150–400mg/d (in 2 Dosen), Erh. Dos.: 50–150mg*
Symptomatisch			
	Kaloriensubstitution (Nährstoffsubstitution)	**Glukose 20–50%** → 75	*Circa 4.000–6.000KJ/d (b. Bed.)*

	Isotone Natriumchloridlösung, kristalline Plasmaersatzlösung (Volumen + Elektrolytsubst.)	**NaCl 0.9%, Ringer** → 74	*Circa 4-6l/d i.v. nach ZVD (b. Bed.)*
	Betablocker (Konversionshemmung T4 ⇒ T3, HZV ↓, (neg. chronotrop, neg. inotrop), zentrale Sympathikus-aktivität ↓)	**Propranolol** → 47	*40mg i.v. über 6h (b. Bed.)*
	Benzodiazepin (Sedation)	**Diazepam** → 226	*10mg i.v. (b. Bed.)*
	Glukokortikosteroid (Beseitigung relativer NNR-Insuffizienz, Konversion T4 ⇒ T3 ↓)	**Hydrocortison** → 114	*100mg als Bolus, dann 250mg/24h i.v.; Notfallschild-drüsenresektion bei hyperdy-namischem Schock mit Multiorganversagen[106]*

T 6.24.5 Prophylaxe der jodinduzierten Hyperthyreose bei supprim. TSH basal

Bei peripherer Euthyreose (strenge Indikationsstellung für KM-Applikation):			
	Thyreostatikum (Peroxidasehemmung ⇒ Hormonsynthese ↓)	**Perchlorat** → 126	*500mg (= 25Trpf.) 2-4h vor KM-Gabe und 2-4h nach KM-Gabe, dann 3 x 300mg (=15Trpf.) über 7-14d, Beginn vor KM-gabe über 7-14d*
Bei erhöhtem fT4 (KM-Applikation nur bei vitaler Indikation):			
plus	**Thyreostatikum** (Peroxidasehemmung ⇒ Hormonsynthese ↓)	**Thiamazol** → 126	*3x10mg bis zur TSH-Normali-sierung, anschließend Dosisan-passung, ggfs. weitere spezi-fische Schilddrüsentherapie*

[105] Sektion Schilddrüse der Deutschen Gesellschaft für Endokrinologie, Diagnostik und Therapie von Schilddrüsenerkrankheiten, Internist, 1997, 38, 272–80

[106] Notfallstrumektomie bei thyreotoxischer Krise mit Multiorganversagen, Mödl B., Pfafferott C. et al, Intensivmed 36: 454–461, 1999

T 6.25 Hypothyreose

T 6.25.1 Chronisch

	Schilddrüsenhormon (Hormonsubstitution ⇒ TSH↓)	**Levothyroxin** → 125	*Initial: 1 x 25µg/d p.o., Steigerung um 25µg alle 1-3W bis zur Erh. Dos. von 1.8µg/Kg bei Erwachsenen (**Cave:** bei älteren Pat. mit KHK vorsichtige Dosissteigerung, Standarddosis 25ng, Steigerung alle 4W um 12.5ng); Bedarf von etwa 0.5µg/kg KG[107]; Einnahme 30min vor dem Frühstück*

[107] Gärtner M, Reinke M. Substitution von Schilddrüsenhormonen, Internist;49:538–544, 2008

T 6.25.2 Myxödem-Koma [108] (Endokrinologen hinzuziehen!)			
	Glukokortikosteroid (wegen möglicher NNR-Insuff.)	**Hydrocortison** → 114	*400mg/24h i.v.*
	Schilddrüsenhormon (Hormonsubstitution ⇒ TSH↓)	**Levothyroxin** → 125	*1 d: 500µg i.v., 2–7d: 100µg/d i.v., ab 8d: 100µg/d p.o.*
	Kaloriensubstitution (symptomatische Therapie, Intensivüberwachung)	**Glukose 20–40%** → 75	
	Elektrolytausgleich (Flüssigkeitsrestriktion wegen Dilutionshyponatriämie (je nach ZVD))		
	Kreislaufunterstützung (Katecholamingabe, eventuell Entlastung eines Perikardergusses, langsame Erwärmung (1°C/h)		

[108] Nicoloff JT, Myxedema coma, Endocrin Metabol Clin North Am, 1993, 2, 279–90
Fliers E, Myxedema Coma; Rev End Metabol, 2003, 4:137–141

T 6.26 Thyreoiditiden

T 6.26.1 Hashimoto-Thyreoiditis (chronisch lymphozytäre Thyreoiditis) [109]			
evtl.	**Schilddrüsenhormon** (Hormonsubstitution ⇒ TSH↓)	**Levothyroxin** → 125	*Ini: 1 x 25–100µg/d p.o., Erh. Dos.: 1.5–2µg/kg/d (**Cave:** bei älteren Patienten oder KHK langsam einschleichend)*

[109] Schumm-Draeger PM, Thyreoiditis, Internist, 1998, 396, 594–8

T 6.26.2 Riedel-Thyreoiditis (invasive fibröse Thyreoiditis) [110]			
	Glukokortikosteroid (antiinflamm., immunsuppressiv)	**Prednisolon** → 115	*80mg/d p.o., graduelle Reduktion bis 5mg/d*
	Antiöstrogen[111] (Inhibition der Fibroblastenproliferation über TGF Beta)	**Tamoxifen** → 265	*In Rücksprache mit Endokrinologen*

[110] Vaidya B, Corticosteroid therapy in Riedel's thyreoiditis, Postgrad Med J, 1997, 73, 817–9
[111] Thompson FJ, Riedel's thyroiditis: treatment with tamoxifen, Surgery, 1996; 120(6):993–8

T 6.26.3 Subakute Thyreoiditis (de Quervain) [112]			
Leicht			
	Cyclooxygenasehemmer (antiphlogistisch, analgetisch, antipyretisch)	**Indometacin** → 108	*2–3x25–50mg/d p.o., 1–2x75mg/d (ret.) p.o., 1–2x50–100mg/d rect.*
Schwer			
evtl.	**Glukokortikosteroid** (antiinflammatorisch, immunsuppressiv)	**Prednisolon** → 115	*40mg/d p.o. alle 3d um 8mg ↓ bis 16mg/d, dann: jede W um 4mg ↓, evtl. Pulstherapie: 500–1.000mg an 3d i.v.*

[112] Schumm-Draeger PM, Thyreoiditis, Internist, 1998, 396, 594–8

T 6.27 Cushing-Syndrom

T 6.27.1 ACTH produzierende Hypophysentumoren

1. Wahl	Transphenoidale selektive Adenomentfernung, bei Misserfolg bilaterale Adrenalektomie, medikamentöse Therapie zur überbrückenden Normalisierung des Hyperkortisolismus		
	Hemmung der 11-Beta-Hydroxylase	**Ethomidat**	*0.3 mg/kg/h als Perfusor i.v. rascher Wirkeintritt, sedierend, wirksam aber auch in nicht hypnotischer Dosierung, nur unter engmaschiger Verlaufskontrolle des Serumkortisol*
evtl.	**Hemmung der**[113] **11-Beta-Hydroxylase, 18-Beta-Hydroxylase** (Suppression der Kortisolsynthese)	**Ketoconazol** → 177	*200–1.200 mg/d (Dosisspanne 500–6.000 mg/d je nach Indikation), Medikament der ersten Wahl*

T 6.27.2 Ektope ACTH-Sekretion und ACTH unabhängige Cushing Syndrome [113,114]

1. Wahl	Operative Sanierung der ektopen ACTH-Quelle, bei Misserfolg bilaterale Adrenalektomie; medikamentöse Therapie zur überbrückenden Normalisierung des Hyperkortisolismus		
	Hemmung der 11-Beta-Hydroxylase	**Etomidat** → 191	*0.3 mg/kg/h als Perfusor i.v. rascher Wirkeintritt, sedierend, wirksam aber auch in nicht hypnotischer Dosierung, nur unter engmaschiger Verlaufskontrolle des Serumkortisol*
evtl.	**Hemmung der 3-Beta-Dehydrogenase**[114] (zytotoxisch, Kortisolsynthese ↓)	**Mitotane o-p-DDD**	*0.5–4 g/d (Glukokortikosteroidsubstitution evtl. erforderlich, bei LDL-Cholesterin erhöht HMG-CoA- Reduktasehemmer erforderlich)*
evtl.	**Hemmung der 11-Beta-Hydroxylase, 18-Beta-Hydroxylase** (Kortisolsynthese ↓)	**Metyrapon**	*1.5 g verteilt auf 3–4 Einzeldosen (NW limitieren Einsatz)*
evtl.	**Aromatasehemmer** (Kortisolsynthese ↓)	**Aminoglutethimid**	*NNR-Adenom: 2–3 x 250 mg, ektopisches ACTH-Syndrom: 4–7 x 250 mg*

113 Chou, S. et al., Long Term Effects of Ketoconazole in the Treatment of Residual or Recurrent Cushing's Disease, Endocrine Journal 2000, 47: 401–406
114 Nieman LK, Medical therapy of Cushing's Disease, Pituitary, 2002, 5; 77–82

T 6.28 Conn-Syndrom, Hyperaldosteronismus [115]

1.Wahl	Differenzialdiagnostik zwischen bilateraler Nebennierenhyperplasie und unilateralem Conn-Adenom und operative Sanierung bei Conn-Adenom.

plus	**Aldosteronantagonist** (mineralokortikoide Steroidwirkung ↓)	**Spironolacton** → 60	*Start: 12.5–25mg/d, in Abhängigkeit von Symptomen und RR in 4 wöchigen Intervallen langsame Dosissteigerung auf 100mg/d ⇒ RR, Elektrolyte, Kreatinin überprüfen*
evtl.	**Aldosteron-Rezeptor-Antagonist** [115]	**Eplerenon** → 60	*Umstellung bei Männern wegen Entwicklung einer Gynäkomastie unter Spironolacton; noch keine Therapiezulassung*
evtl.	Kombination mit weiteren Antihypertensiva		

115 Born-Frontberg E, Quinckler M, Internist 2009;50:17-26

T 6.29 Hypokortisolismus [116,117]

T 6.29.1 Dauertherapie [118] (Notfallausweis ausstellen!)

Primär (M. Addison)

	Glukokortikosteroid (Substitution)	**Hydrocortison** → 114	*10–12mg/m², z.B. 15–5–5mg, 10–10–5mg oder 15–10–0mg; Therapieüberwachung: klinisch*
		Prednisolon → 115	*5mg morgens*
		Achtung: Patienten instruieren: Verdoppelung der Dosis an stressreichem Tag, Verdrei- bis Vervierfachung der Dosis bei akuter Erkrankung. Bei Übelkeit und Erbrechen Hydrocortison-Suppositorien, im Zweifelsfall betreuenden Endokrinologen kontaktieren.	
	Mineralokortikosteroid (Substitution)	**Fludrocortison** → 114	*50–200µg/d morgens, Monitoring 2W nach Dosisänderung: Messung der Plasma-Renin-Aktivität, zusätzlich Blutdruck- und K^+-Kontrollen*
	Androgen-Vorstufen	**Dehydroepiandrosteron** → 133	*25–50mg/d (kontrollierte Therapiestudien mit deutlich verbesserter Lebenqualität bei Frauen; noch keine Therapiezulassung*[117]

T 6.29.2 Addison-Krise (Endokrinologen hinzuziehen!)

	Glukokortikosteroid (Substitution)	**Hydrocortison** → 114	*100mg i.v. 6stdl., bei Stabilisierung 50mg i.v. 6stdl., ab 4. oder 5.d Erhaltungsdosis*
	Isotone Natriumchloridlösung + Glukose (Volumen+Glukose+ E'lytsubst.)	**NaCl 0.9%** → 74 **+ Glukose 40%** → 75	*Initial: 500ml NaCl 0,9% + 40ml Glukose 40%, dann: Glukose 5%*
evtl.	**Low dose Heparin**	**Enoxaparin** → 83	*24mg s.c. 1x/d*

116 Arlt W, Adrenal insufficiency, Lancet, 2003, 361:1881–93
117 Hahner S Allolio B Substitution mit Nebennierensteroiden Internist;49:545–552, 4/2008
118 Werbel S, Acute adrenal insufficiency, Endocrin Metab Clin North Am, 1993, 22, 303–28

T 6.30 Phäochromozytom

T 6.30.1 Dauertherapie, OP-Vorbereitung [119]

	Alphablocker (irreversib.) (Vasodilatation ↑, afterload ↓, preload ↓)	**Phenoxybenzamin** → 51	*2 x 10mg/d p.o., Steigerung der Dosis unter engmaschiger RR-Kontrolle tgl. um 10mg bis zu 1–3mg/kg KG/d; Ziel: Normotonie vor OP*
oder evtl.	**Inhibition der Thyrosinhydroxylase** (Katecholaminsynth. ↓)	**α-Methyl-para-Tyrosin**	*1–4g/d*
evtl. plus	**Betablocker** (HZV ↓ (neg. chronotrop, neg. inotrop), Reninsekretion ↓, zentralw Sympathikusaktivität ↓)	**Propranolol** → 47	*2–3 x 40–80m/d p.o., 1 x 80–320mg (ret.) p.o., (Tachykardietherapie nur n. ausreich. langer α-Blockade, sonst paradoxer RR-Anstieg)*

T 6.30.2 Hypertensive Krise [119]

	Imidazolderivat, Alphablocker (Vasodilatation ↑,afterload ↓, preload ↓)	**Phentolamin** nur über internationale Apotheke erhältlich!	*5–10mg i.v., dann: 0.25–1mg/min Perfusor (max. Dosis 120mg/h) (Dauer RR-senkender Effekt: 20min)*
evtl. plus	**Betablocker** (HZV ↓, (neg. chronotrop, neg. inotrop), Reninsekretion ↓, zentrale Sympathikus-aktivität ↓)	**Propranolol** → 47	*1 x 1mg langsam i.v., evtl. wiederholen*

119 Pacak K. et al., Recent advances in Genetics, Diagnosis, Localization and Treatment of Pheochromocytoma, Ann Int Med 2001, 134, pp 315–329
Lehnert H., Benignes und malignes Phäochromozytom, Internist 2002-43: pp 196–209

T 6.31 Hyperparathyreoidismus

T 6.31.1 Primärer Hyperparathyreoidismus

OP-Indikation bei Serum-Kalzium > 0.25mmol/l über normal, Kreatinin-Clearance < 60ml/min, Knochendichte mit T-Score < -2.5 oder osteoporotische Frakturen, Alter < 50 Jahre[120]

Leichte Hyperkalzämie

evtl.	**Isotone Natriumchloridlösung** (Rehydratation)	**NaCl 0.9%** → 74	*4–6l an d1 dann 3–4l/d*
evtl.	**Schleifendiuretikum** (Kalziumexkretion)	**Furosemid** → 58	*50–100mg i.v.*

evtl.	**Calcimimetikum** (Verringerung der PTH-Sekretion)	**Cinacalcet**	*2 x 30mg/d, Steigerung auf bis max. 4 x 90mg/d; Verminderung einer Hypercalcämie bei Patienten mit NSD-Karzinom oder bei Patienten mit pHPT, die nicht operativ saniert werden können*
Hyperkalzämische Krise[121]			
	Isotone Natriumchloridlösung (Rehydratation)	**NaCl 0.9%** → 74	*1–2l i.v.*
evtl.	**Schleifendiuretikum** (Kalziumexkretion)	**Furosemid** → 58	*40–120mg i.v.*
evtl.	**Kaliumchloridlösung** (Substitution)	**KCl 7.45%** (1ml = 1mmol) → 72	*20–40ml in 1l istotoner Lsg. bei 10–20mmol/h, max. 100–200mmol/d (b. Bed.)*
evtl.	**Bisphosphonat** (Osteoklastenhemmung bei Tumorhyperkalzämie)[121]	**Atendronsäure** → 129	*1 x 10mg/d p.o. (30 min vor Frühstück) (optimale Dauer: 3–5J, Gabe 1/W möglich*
		Ibandronsäure → 129	*4mg in 500ml NaCl 0.9% über 2h*
evtl.	**Bisphosphonat** (Osteoklastenhemmung bei Tumorhyperkalzämie)	**Clodronsäure** → 129	*4–8 x 400mg/d p.o. oder 1.500mg in 500ml NaCl 0.9% über 4h*
evtl.	**Glukokortikosteroid** (Resorption ↓, Mobilisation ↓)	**Prednison** → 115	*100–200mg/d*
evtl.	**Hormon** (Osteoklastenhemmung, wirkt sofort, Wirkung lässt aber nach 2–3d nach)	**Humancalcitonin**	*3 x 1–2A (500ng) s.c.*
		Lachscalcitonin → 130	*3 x 100–200 i.v./s.c./d*
evtl.	**Zytostatikum** (Osteoklastenhemmung)	**Mithramycin**	*25ng/kg/ KG i.v., ultima ratio*

120 Bilezikian, JP, et al. Guidelines for the Management of Asymptomatic Primary Hyperparathyroidism: Summary Statement from the Third International Workshop. J Clin Endocrinol Metab 2009

121 Rossini M et al., J Bone Miner Res 2001 Jan;16(1):113-119

T 6.31.2 Sekundär

	Kalziumpräparat (Substitution)	**Kalzium** → 72	*700–2.000mg/d p.o.(b. Bed.)*

T 6.31.3 Bei Malabsorbtion

	Vitamin D_3	**Vitamin D Präparate** → 79	*50.000I.E. i.m. alle 4W*

T 6.31.4 Bei renaler Genese

	Vit. D (1,25/ OH_2) D_3 (Kalziumresorption ↑)	**Calcitriol** → 79	*0.25–0.5ng/d*
plus	**Phosphatbinder**	**Kalziumkarbonat**[122] → 73	*2–6 g/d*

[122] Malluche H, Update on vitamin D and its newer analogues: actions and rationale for treatment in chronic renal failure, Kidney internat, 2002, 62:367–374
Nolan C, Calcium salts in the treatment of hyperphosphatemia in hemodialysis patients, Curr Op Nephr, 2003, 12(4):373–379

T 6.32 Hypoparathyreoidismus

T 6.32.1 Dauertherapie [123]

	Kalziumpräparat (Substitution)	**Kalzium** → 72	*1.000–2.000mg/d p.o. (b. Bed.)*
plus	**Vitamin D-Analogon** (mit kurzer Halbwertzeit, ⇒ gute Steuerbarkeit)	**Dihydrotachysterol** → 80	*0.125mg p.o. 1–3 x/d (jeweils nach Kalziumspiegel)*
oder	**Vitamin D_3**	**Vitamin D_3** → 79	*10.000–200.000IE (jeweils nach Kalziumspiegel)*

[123] Art W, Well-being, mood and calcium homeostasis in patients with hypoparathyroidism, Eur J Endocrin, 2002, 146:215–222

T 6.32.2 Hypokalzämische Krise [124]

	Kalziumpräparat (Substitution)	**Kalziumglukonat 10%** (10 ml = 2.3 mmol) → 72	*Initial: 2.3–4.5mmol langsam i.v. über 5–15min, dann: in Glukose 5% als Infusion (Klinik)*

[124] Hehrmann R, Hypokalzämische Krise, Fortsch Med, 1996, 17, 223/31–34

T 6.33 Hypopituitarismus [125]

T 6.33.1 Dauertherapie (Endokrinologen hinzuziehen!)

Allgemein

	Glukokortikosteroid (Substitution)	**Hydrocortison** → 114	*10–12mg/m²/d, z.B. 10–5–10mg um 7–11.30–14.30 Uhr (auf Dauer)*
plus	**Schilddrüsenhormon** (Substitution)	**Levothyroxin** → 125	*Initial: 1 x 25–100µg/d p.o., Erh. Dos.: 1.5–2µg/kg/d (nach Anbehandlung mit Steroiden)*
plus	**Wachstumshormon** [125] (Substitution)	**Somatotropin** rekombinant hergestellt	*0.04–0.08mg/kg/d s.c. zur Nacht einschleichend (ohne Benefit nach 6M ausschleichen)*

Bei Frauen zusätzlich			
plus	**Östrogen+Gestagen** (Substitution)	**Estradiol + Norethisteron** → 263	*Prämenopausal: kombinierte Kontrazeption mit 20–35µg Ethinyl-Estradiol; postmenop.: Estradiolvalerat 2mg zyklisch oder kontin. mit Gestagen-präparat (bei Wiederherstellung der Fertilität pulsatile GnRH Infusion s.c. erforderlich)*
Bei Männern zusätzlich			
plus	**Androgen** (Substitution)	**Testosteron** → 133	*1 x 250mg i.m. alle 3W; bei Wiederherstellung der Fertilität pulsatile GnRH Infusion s.c. erforderlich*
		Testosterongel	*25-50mg/Tag; Auftragen auf Oberkörper*

[125] Boschetti M et al., J Endocrinol Invest 2008 Sept;31(9):85–90

T 6.33.2 Hypophysäres Koma

Therapie der Addison-Krise (Endokrinologen hinzuziehen!)			
	Isotone Natriumchlorid-lösung + Glukose (Volumen + Glukose + Elektrolytsubstitution)	**NaCl 0.9%** → 74 **+ Glukose 40%** → 75	*Initial: 500ml NaCl 0.9%+ 40ml Glukose 40%, dann: Glukose 5%*
	Glukokortikosteroid (Substitution)	**Hydrocortison** → 114	*Initial: 100mg i.v., dann: Perfusion 10mg/h, anschließend: 4 x 50mg/d p.o. ausschleichend*
2. Wahl	**Glukokortikosteroid** (Substitution)	**Prednisolon** → 115	*25mg/alle 6 h (+ Mineralokorticoide)*
evtl.	**Alpha- und Beta-Sympathomimetikum, D1-Rezeptor-Agonist** (Inotropie ↑, Vasokonstriktion, renale Vasodilatation, Natriurese)	**Dopamin** → 69	*Nierendosis: 0.5–5µg/kg/min i.v., Perf. (250mg) = 5mg/ml ⇒1–3.5ml/h, RR-Dosis: 6–10µg/kg/min i.v., Perfusor (250mg) ⇒ 4.5–9ml/h, max. 18ml/h*
evtl.	**Betasympathomimetikum** (Inotropie ↑)	**Dobutamin** → 69	*2.5–12µg/kg/min i.v., Perf. (250mg) = 2–10ml/h*
evtl.	**Niedermolekul. Heparin** (Beschleunigung der Gerinnungsfaktorinhibition, Embolieprophylaxe)	**Nadroparin** → 83	*0.4ml s.c. 1x/d = 5.700IE Anti-Faktor-Xa-Aktivität*
		Enoxaparin → 83	*24mg s.c. 1x/d = 4.000 I.E. AXa*
Therapie des Myxödem-Koma (siehe Schilddrüse)			
	Glukokortikosteroid (wegen möglicher NNR-Insuffizienz)	**Hydrocortison** → 114	*100–200mg/24h i.v.*
	Schilddrüsenhormon (Hormonsubstitution ⇒ TSH ↓)	**Levothyroxin** → 125	*1d: 500µg i.v.; 2–7d: 100µg/d i.v., ab 8d: 100µg/d p.o.*

T 6.34 HVL-Überfunktion, HVL-Tumoren

T 6.34.1 Prolaktinom [126, 127] (Endokrinologen hinzuziehen!)

	Hypophysäre Dopaminrezeptorstimulation (Prolaktin ↓)	**Bromocriptin** → 204	*Einschleichend dosieren, orale Startdosis 1.25–2.5mg/d p.o. abends, steigern um 2.5mg/d alle 2–7d je nach Verträglichkeit bis zum optimalen Ansprechen, optimal: 2.5–15mg/d (je nach Prolaktin i.S.)*
oder	**Hypophysäre Dopaminrezeptorstimulation** (Prolaktin ↓)	**Cabergolin** → 204	*Einschleichend 0.25–1.0mg/ 2–4/W (nach Prolaktin i.S.); Echokardiographie vor Therapie und im Verlauf zum Ausschluss einer seltenen Klappenfibrose*
oder		**Lisurid** → 204	*0.1–0.6mg/d p.o. (nach Prolaktin i.S.)*

126 Molitch M, Medical management of Prolactin-Secreting pituitary Adenoma, Pituitary, 2002, 5:55–56;
127 Orrego J, Pituitary Disorders Drug Treatment Options, Drugs, 2000, 59(1):93–106

T 6.34.2 Akromegalie [128] (Endokrinologen hinzuziehen!)

In der Regel primär operative Revision nach transnasal transsphenoidalem Zugang. Medikamentöse Therapie bei persistierend nicht kontrollierter Erkrankung

	Somatostatinanalogon[129] (STH ↓)	**Octreotid** → 148	*Initial: 1–2 x 0.05mg s.c., dann: bis 3 x 0.5mg s.c. (nach STH i.S.) oder Depotpräparat 20–40mg i.m. alle 4–6W*
		Lanreotid → 148	*60mg s.c. alle 28 Tage*
evtl.	**Wachstumshormonrezeptorantagonist**	**Pegvisomant** → 135	*Bei Patienten, die unter Somatostatinanaloga keine adäquate Kontrolle erreichen; Startdosis 80mg s.c.; dann täglich 10mg s.c. je nach Igf-1 Serumkonzentration*

128 Orrego J. Pituitary Disorders Drug Treatment Options, Drugs, 2000, 59 (1), pp 93–106
Racine M, Medical management of Growth Hormone Secreting Pituitary Adenomas, Pituitary, 2002, 5:67–76
129 Melmed S Medical Progress: Acromegalie Vol 355(24)2558–2573, 2006

T 6.35 Diabetes insipidus

T 6.35.1 Zentral [130, 131]

	Hormon (ADH-Substitution)	**Desmopressin** → 135	*3 x 0.1–0.4mg intranasal, s.c. (chronisch)*

T 6.35.2 Peripher [130, 131]

	Benzothiadiazin-Diuretika (GFR ↓, antidiuretisch)	**Hydrochlorothiazid** → 59	*1 x 12.5–50mg/d p.o.*

[130] Verbalis J, Management of disorders of Water Metab. in Patients with Pituitary Tumors, Pituitary, 2002, 5:119–132
[131] Robertson GL, Diabetes insipidus, Endocrin Metab Clin North Am, 1995, 24, 49–71

T 6.36 Insulinom

T 6.36.1 Allgemein [132] (Endokrinologen hinzuziehen!)

Wann immer möglich primär operative Revision nach erfolgreicher Lokalisationsdiagnostik; ggf. Radiorezeptor-Therapie und/oder andere lokal ablative Verfahren

evtl.	**Hormon** (antihypoglykämisch, Glukoneogenese ↑, Glykogenolyse ↑)	**Glucagon** → 122	*Nach BZ*
evtl.	**Antihypoglykämikum** (K^+-Kanal-Modulation, Insulinsekretion ↓, hepatische Glukoseliberation ↑)	**Diazoxid** → 121	*5mg/kg/d p.o. in 2–3 Einzeldosen*
evtl.	**Somatostatinanalogon** (Insulinsekretion ↓)	**Octreoid** → 148	*Initial: 1–2 x 0.05mg s.c., dann: bis 3 x 0.5mg s.c. engmaschige Überwachung*

T 6.36.2 Zytostatisch [132]

	Zytostatikum, Pyrimidinantagonist (Thymidinnukleotid-Synthese ↓)	**5-Fluorouracil** → 300	*400mg/m² i.v. am 1.–5.d (Zykluswiederholung ab 43.d)*
plus	**Zytostatikum** (DNS-Schädigung, zytostatisches Antibiotikum)	**Doxorubicin** → 303	*50mg/m² i.v., am 1. + 21.d (Zykluswiederholung ab 43.d)*

[132] Perry RR, Diagnosis and management of functioning islet-cell tumors, J Endocrin Metab, 1995, 80, 2273

T 6.37 Verner-Morrison-Syndrom (VIPom)

Wann immer möglich primär operative Revision nach erfolgreicher Lokalisationsdiagnostik; ggf. Radiorezeptor-Therapie und/oder andere lokal ablative Verfahren

133	**Somatostatinanalogon** (VIP-Sekretion ↓)	**Octreotid** → 148	*Initial: 1–2 x 0.05mg s.c., dann: bis 3 x 0.5mg s.c.*
	Langwirksames Somatostatinanalogon	**Lanreotid-LAR** → 148 **Octreotid-LAR** → 148	*Alle 14d s.c.* *alle 28d s.c.*

[133] Arnold R, Management of gastroenteropathic endocrine tumors: The place of Somatostatin Analogues, Digestion, 1994, Suppl 3, 107–13; Spitzweg C, Therapie endokriner gastrointestinaler Tumoren, Internist, 2002, 43:219–229

T 6.38 Gastrinom (Zollinger-Ellison-Syndrom)

Wann immer möglich primär operative Revision nach erfolgreicher Lokalisationsdiagnostik; ggf. Radiorezeptor-Therapie und/oder andere lokal ablative Verfahren

evtl.	**Protonenpumpen-Inhibitoren**[134] (Säuresekretion ↓)	**Omeprazol** → 138	*1 x 20–40mg/d p.o., bis max.160mg*

[134] Meko JB, Management of patients with Zollinger Ellison syndrome, Ann Rev Med, 1995, 46, 395; Spitzweg C, Therapie endokriner gastrointestinaler Tumoren, Internist, 2002, 43:219–229

T 6.39 Karzinoid

Wann immer möglich primär operative Revision nach erfolgreicher Lokalisationsdiagnostik; ggf. Radiorezeptor-Therapie und/oder andere lokal ablative Verfahren

	Somatostatinanalogum (Serotoninsekretion ↓)[135]	**Octreoide** → 148	*Initial: 1–2 x 0.05mg s.c., dann: bis 3 x 0.5mg s.c., Mittel der Wahl*
	Langwirksames Somatostatinanalogon	**Lanreotid-LAR** → 148 **Octreotid-LAR** → 148	*Alle 14d s.c.* *alle 28d s.c.*
	Serotoninantagonist (Serotoninwirkung ↓)[135]	**Methysergid**	*2 x 4mg (ret.) p.o.*
evtl.	**Interferon** (Immunstimulation/-modulation)	**INF-alpha-2a/b** → 185	*3–5MillIE/W (b. Bed.)*
evtl.	**Antidiarrhoikum** (Stimulation peripherer Opiat-Rezeptoren)	**Loperamid** → 143	*Initial: 4mg p.o., nach jedem Durchfall 2mg, max: 12mg/d (b. Bed.)*

[135] Spitzweg C, Therapie endokriner gastrointestinaler Tumoren, Internist, 2002, 43:219–229

T 6.40 Gynäkomastie

evtl.	**Östrogen-Rezeptorblocker**[136] (Blockade periph. Rezeptoren ⇒ Östrogenwirkung ↓	**Tamoxifen** → 265	*1 x 20–40mg p.o. (kurzfristig)*

[136] Braunstein GD, Gynecomastia, N Engl J Med, 1993, 328, 490–5

T 7 Gastroenterologie – Therapie (S. Endres)

T 7.1 Ösophagitis

T 7.1.1 Refluxösophagitis (= erosive Refluxerkrankung, ERD) [137]

	Antazida (Säurebindung)	**Mg plus Al-Hydroxid** → 139	*4–6 x 10ml/d p.o. (b. Bed.)*
oder	**Protonenpumpen-Inhibitor** (Säuresekretion ↓)	**Omeprazol** → 138	*1 x 40mg/d p.o., Einnahme präprandial*
		Esomeprazol → 138	*1 x 40mg/d p.o., Einnahme präprandial*
		Lansoprazol → 138	*1 x 30mg/d p.o., Einnahme präprandial*
		Pantoprazol → 138	*1 x 40mg/d p.o., Einnahme präprandial*
	Jeweils über 4 Wochen, dann Reduktionsversuch auf die halbe Tagesdosis (step-down-Prinzip); bei Nichtansprechen oder Wiederauftreten doppelte Tagesdosis (step-up)		

T 7.1.2 Sekundärprophylaxe bei Refluxkrankheit

	Protonenpumpen-Inhibitor (Säuresekretion ↓)	**Omeprazol** → 138	*1 x 40mg/d p.o., Einnahme präprandial*
		Esomeprazol → 138	
		Lansoprazol → 138	*1 x 30mg/d p.o., Einnahme präprandial*
		Pantoprazol → 138	*1 x 40mg/d p.o., Einnahme präprandial*
	Reduktionsversuch nach 3 Monaten, z.T. lebenslang		

[137] Koop H, et al. Gastroösophageale Refluxkrankheit. Ergebnisse einer evidenzbasierten Konsensuskonferenz der Deutschen Gesellschaft für Verdauungs- und Stoffwechselkrankheiten. Z Gastroenterol. 2005 Feb;43(2):163–4. Übernommen als Leitlinie 021/013 der AWMF, aktualisierter Stand 11/2008, gültig bis 12/2010 (http://www.uni-duesseldorf.de/AWMF/ll/021-013.htm)

T 7.1.3 Infektiöse Ösophagitis

Candida			
	Azolderivat (Antimykotikum)	**Fluconazol** → 176	*1. d: 1 x 200mg/d p.o., dann: 1 x 100mg/d p.o. (14d)*
Herpes simplex [138]			
	DNA-Polymerasehemmung, Purinantagonist (Virustatikum)	**Famciclovir** → 170	*3 x 250mg/d p.o. (14d)*
Zytomegalie			
	DNA-Polymerasehemmung, Purinantagonist (Virustatikum)	**Ganciclovir** → 171	*2 x 5mg/kg/d i.v. (14d)*

[138] Arzneiverordnungen, 22. Aufl., Arzneimittelkommission der Deutschen Ärzteschaft. Deutscher Ärzteverlag, Köln 2009: S.830

T 7.2 Achalasie

evtl.	**Kalziumantagonist** (Muskelrelaxation)	**Nifedipin** → 49	*20mg s.l. (b. Bed. vor Mahlzeiten)*
evtl.	**Nitrat** (Muskelrelaxation)	**Isosorbiddinitrat** → 62	*10mg s.l. (b. Bed. vor Mahlzeiten)*
evtl.	**Muskelrelaxanz** → 208 (Acetylcholin-Freisetzung ↓)	**Botulinumtoxin** → 209	*lokale Injektion; experimentell; keine zugelassene Indikation*

T 7.3 Gastritis

T 7.3.1 Akute erosive Gastritis

	Antazida (Säurebindung)	**Mg- plus Al-hydroxid** → 139	*4–6 x 10ml/d p.o. (wenige d)*
evtl.	**H_2-Blocker** (Säuresekretion ↓)	**Ranitidin** → 137	*300mg p.o. zur Nacht (wenige d)*

T 7.3.2 Prophylaxe einer stressinduzierten Gastritis

	Protonenpumpen-Inhibitor (Säuresekretion ↓))	**Wirkstoffe und Dosierung wie bei Refluxösophagitis (= erosive Refluxerkrankung, ERD)** → 423	
	Bildung eines protektiven Films (Mukosaprotektion)	**Sucralfat** → 140	*4 x 1g p.o.*

T 7.3.3 Typ A bei perniziöser Anämie [139]

evtl.	**Vitamin B12** (Substitution)	**Cyanocobalamin** → 78	*1.000µg/W i.m. 1-3W, dann 1.000µg i.m. alle 3M (lebenslang)*

[139] Arzneiverordnungen, 22. Aufl., Arzneimittelkommission der Deutschen Ärzteschaft, Deutscher Ärzteverlag, Köln 2009: S. 697

T 7.4 Ulkuskrankheit

T 7.4.1 Ohne Helicobacternachweis

Unkompliziert

	H_2-Blocker (Säuresekretion ↓)	**Ranitidin** → 137	*300mg p.o. zur Nacht (3–6W)*
oder	**Protonenpumpen-Inhibitor** (Säuresekretion ↓)	**Omeprazol** → 138	*1 x 20mg/d p.o. (3–6W), Einnahme präprandial*
		Esomeprazol → 138	*1 x 20mg/d p.o. (3–6W), Einnahme präprandial*
		Lansoprazol → 138	*1 x 30mg/d p.o. (3–6W), Einnahme präprandial*
		Pantoprazol → 138	*40mg/d p.o. (3–6W), Einnahme präprandial*

Kompliziert (mit Blutung) [140]			
	Protonenpumpen-Inhibitor (Säuresekretion ↓)	**Omeprazol** → 138	*80mg als Kurzinfusion i.v. über 30min., dann 200mg/d i.v. über 3d, dann 20mg/d p.o. (3–6W)*
oder		**Pantoprazol** → 138	*40mg/d i.v. als Kurzinfusion; baldmöglichst auf oral 40mg/d umstellen (3–6W)*
Sekundärprophylaxe bei Rezidiven			
	H_2-Blocker (Säuresekretion ↓)	**Ranitidin** → 137	*150mg p.o. zur Nacht*

[140] Schaffalitzky de Muckadell OB. Effect of omeprazole on the outcome of endoscopically treated bleeding peptic ulcers. Randomized double-blind placebo-controlled multicentre study. Scand J Gastroenterol 1997 Apr; 32(4), 320–7.

T 7.4.2 Mit Helicobacternachweis (Eradikationstherapie)

Kombinationspackung mit expliziter Zulassung: Clarithromycin + Amoxicillin + Pantoprazol			
	Makrolid (Antibiose)	**Clarithromycin** → 159	*2 x 500mg/d p.o. (7d)*
plus!	**Aminopenicillin** (Antibiose)	**Amoxicillin** → 152	*2 x 1g/d p.o. (7d)*
plus!	**Protonenpumpen-Inhibitor** (Säuresekretion ↓)	**Pantoprazol** → 138	*2 x 40mg/d p.o. (1h präprandial, 7d)*
„Französische" Tripeltherapie, frei zusammenstellbar [141]			
	Makrolid (Antibiose)	**Clarithromycin** → 159	*2 x 500mg/d p.o. (7d)*
plus	**Aminopenicillin** (Antibiose)	**Amoxicillin** → 152	*2 x 1g/d p.o. (7d)*
plus	**Protonenpumpen-Inhibitor** (Säuresekretion ↓)	**Omeprazol** → 138	*2 x 20mg/d p.o. (1h präprandial über 7d)*
„Italienische" Tripeltherapie [141] **als Zweittherapie bei Nichtansprechen (Empfehlung Therapiedauer bei Zweitlinientherapie auf 10 d auszudehnen)** [142]			
	Makrolid (Antibiose)	**Clarithromycin** → 159	*2 x 250mg/d p.o. (10d)*
plus	**Nitroimidazol** (Antibiose)	**Metronidazol** → 164	*2 x 400mg/d p.o. (10d)*
plus	**Protonenpumpen-Inhibitor** (Säuresekretion ↓)	**Omeprazol** → 138	*2 x 20mg/d p.o. (1h präprandial über 10d)*
Quadrupeltherapie [141] **bei Nichtansprechen auf Tripeltherapie** [142]			
1/2 h vor Mahlzeiten	**Protonenpumpen-Inhibitor** (Säuresekretion ↓)	**Pantoprazol** → 138	*2 x 40mg p.o. über 10d*
	Basisches Bismutnitrat	**Bismut-Nitrat-Oxid** → 140	*4 x 150mg p.o. über 10d*

Zu den Mahlzeiten	**Tetracyclin** (Antibiose)	**Tetracyclin** → 158	*4 x 500mg p.o. über 10d*
	Nitroimidazol (Antibiose)	**Metronidazol** → 164	*4 x 500mg p.o. über 10d*
Eradikationstherapie bei Pat., die nicht oral behandelt werden können			
	Nitroimidazol (Antibiose)	**Metronidazol** → 164	*3 x 500mg/d i.v. (Umstellung auf orale Gabe, sobald mögl.)*
plus	**Aminopenicillin** (Antibiose)	**Amoxicillin** → 152	*3 x 1g/d i.v. (Umstellung auf orale Gabe, sobald möglich)*
plus	**Protonenpumpen-Inhibitor** (Säuresekretion ↓)	**Omeprazol** → 138	*200mg/d i.v. Dauerinfusion (Umstellung auf orale Gabe, sobald möglich)*

141 Pieramico O. Omeprazole-based dual and triple therapy for the treatment of Helicobacter pylori infection in peptic ulcer disease: a randomized trial. Helicobacter. 1997 Jun;2(2):92–7.
142 AWMF Leitlinie, Fischbach W et al. Helicobacter pylori und gastroduodenale Ulkuskrankheit. Übernommen als Leitlinie 021/001 der AWMF, aktualisierter Stand 11/2008, gültig bis 12/2013 (http://www.uni-duesseldorf.de/AWMF/ll/021-001.htm), Absatz V.19)
143 van der Hulst RWM, et al. Therapeutic options after failed Helicobacter pylori eradication therapy. Am J Gastroenterol 1996 Nov;91(11):2333–7.

T 7.5 Divertikulitis

	Gyrasehemmer [144] (Antibiose)	**Ciprofloxacin** → 162	*2 x 500mg/d p.o. (7–10d)*
plus	**Nitroimidazol** (Antibiose)	**Metronidazol** → 164	*3 x 500mg/d p.o. (7–10d)*

144 Sanford, Guide to Antimicrobial Therapy, 38th edition, 2008 (nach Rote Liste 2008 statt 4 x nur 3 x 500 mg/d Metronidazol zugelassen)

T 7.6 M. Crohn

T 7.6.1 Akuter Schub [145]

	Cyclooxigenaseinhibitor (antiphlogistisch)	**Mesalazin** → 145	*3 x 2 x 500mg/d p.o.*
	Topische wirksames Glukokortikoid (antiinflammatorisch, immunsuppressiv)	**Budesonid** → 96 (bei leichter bis mäßiger Entzündungsaktivität)	*9mg/d p.o., über 6W (Ausschleichen über Wochen bis Monate)*
oder	**Glukokortikosteroide** (antiinflammatorisch, immunsuppressiv)	**Prednisolon** → 115 (bei hoher Entzündungsaktivität)	*60mg/d p.o., über 6W ↓ auf 10mg/d p.o. (Ausschleichen über Wochen bis Monate)*

T 7.6.2 Akuter Schub [145] mit zusätzlicher Fistelbildung

plus	**Nitroimidazol** (Antibiose)	**Metronidazol** → 164	*3 x 400mg/d p.o. (<10d)*

T 7.6.3 Rezidivprophylaxe (= Remissionserhaltung) [145]

Nach Operation (keine generelle Indikation, nur bei individuell schwerem Krankheitsverlauf)			
	Cyclooxigenaseinhibitor (antiphlogistisch)	**Mesalazin** → 145	*3 x 2 x 500mg/d p.o. (1J)*
Patienten ohne Operation			
	Nur bei Patienten bei denen eine Remission mit Azathioprin, 6-Mercaptopurin, Methotrexat oder anti-TNF-α-Antikörpern erreicht wurde.		
	Purinantagonist (immunsuppressiv)	**Azathioprin** → 182	*2.5 mg/kg/d, Absetzversuch nach frühestens 4 Jahren*

T 7.6.4 Chronisch aktiv oder therapierefraktär [145]

	Purinantagonist (immunsuppressiv)	**Azathioprin** → 182	*2.5mg/kg/d (Effekt nach 2–4M)*

T 7.6.5 Therapierefraktär mit zusätzlicher Fistelbildung [145]

	Anti-Tumor-Nekrose-Faktor-Antikörper (Immunmodulation)	**Infliximab**[146] → 116	*5mg/kg i.v. (einmalige Infusion, evtl. Whd. nach 2+6W), evtl. in Kombination mit Azathioprin (s.o.)* [147]
	Anti-Tumor-Nekrose-Faktor-Antikörper (Immunmodulation)	**Adalimumab** → 116	*s.c. 80mg W0 und 40mg W2*

145 Stange EF, et al. Diagnostik und Therapie des Morbus Crohn. Leitlinie der Deutschen Gesellschaft für Verdauungs- und Stoffwechselkrankheiten. Z Gastroenterol 2003 Jan;41(1):19–20. Übernommen als Leitlinie 021/04 der AWMF, aktualisierter Stand 06/2008, gültig bis 12/2012 (http://www.uni-duesseldorf.de/WWW/AWMF/II/021-004.htm)

146 Schreiber S, et al. Use of anti-tumour necrosis factor agents in inflammatory bowel disease. European guidelines for 2001–2003. Int J Colorectal Dis. 2001 Feb;16(1):1–11; discussion 12–3.

147 Colombel JF et al. Infliximab, azathioprine, or combination therapy for Crohn's disease. N Engl J Med. 2010; 362:1383.

T 7.7 Colitis ulcerosa

T 7.7.1 Akuter Schub [148]

	Cyclooxigenase-Inhibitor (antiphlogistisch)	**Mesalazin** → 145	*3 x 2 x 500mg/d p.o. oder (bei distalem Befall) 1 x 1g rect.*
Bei fehlendem Ansprechen plus:			
	Glukokortikosteroide (antiinflammatorisch, immunsuppressiv)	**Prednisolon** → 115	*40mg/d p.o. über 6W ↓ auf 10mg/d p.o. (Ausschleichen über Wochen bis Monate)*

T 7.7.2 Rezidivprophylaxe (= Remissionserhaltung) [148]

	Cyclooxigenaseinhibitor (antiphlogistisch)	**Mesalazin** → 145	*3 x 500mg/d p.o. (2J)*
oder	**E. coli Nissle** (Probiotikum)	**Mutaflor**	*2Kps p.o./d 1Kps. = 2.5-25×10 hoch 9 vermehrungsfähige Zellen (2J)*

T 7.7.3 Therapierefraktär [148]

	Purinantangonist (Immunsuppressiva)	**Azathioprin** → 182	*2.0–2.5mg/kg/d (Effekt nach 2–4M)*

[148] Hoffmann JC, et al. Diagnostik und Therapie der Colitis ulcerosa: Ergebnisse einer evidenzbasierten Konsensuskonferenz der Deutschen Gesellschaft für Verdauungs- und Stoffwechselkrankheiten. Z Gastroenterol. 2004 Sep;42(9):979–83. Übernommen als Leitlinie 021/009 der AWMF, aktualisierter Stand 02/2004, gültig bis 06/2009, http://www.uni-duesseldorf.de/AWMF/II/021-009.htm

T 7.8 Pankreatitis

T 7.8.1 Akute Pankreatitis [149, 150, 151]

Basistherapie			
	Glukose-Elektrolytlsg. (Volumensubstitution)	**Glukose 5%, Ringer** → 75	*mind. 3l/d (nach ZVD)*
	Opioid (ohne spasmogene Wirkung auf Sphincter Oddi; Analgesie)	**Buprenorphin** → 104	*0.15mg i.v. alle 6h (b. Bed.)*
oder		**Pethidin**	*25mg i.v. alle 4h (b. Bed.)*
evtl.	**Kalziumpräparat** (Elektrolytkorrektur)	**Kalziumglukonat 10%** → 72	*10–20ml langs. i.v. (b. Bed.)*
evtl.	**H_2-Blocker** (Magensäuresekretion ↓ ⇒ Pankreassekretion ↓)	**Ranitidin** → 137	*3 x 50mg/d i.v.*
Bei nekrotisierender Pankreatitis			
	Acylaminopenicillin (Antibiose)	**Piperacillin** → 153	*3 x 4g/d i.v.*
plus	**Laktamaseinhibitor**	**Sulbactam** → 153	*3 x 1g/d i.v.*

T 7.8.2 Chronische Pankreatitis [152]

	Exokr. Pankreasenzyme (Enzymsubstitution)	**Pankreatin** → 144	*3–4 x 1–2Btl./d (100.000IE/d) (evtl. lebenslang)*
evtl.	**Fettlösliche Vitamine** (Substitution)	**Vitamine A, D, E, K** → 78	*1ml (= 300.000IE Retinol) i.m. (b. Bed.)*
		Vitamin D → 79	*1ml (= 2,5mg = 100.000IE i.m. Colecalciferol)*
		Vitamin E	*2ml (= 100mg alpha-Tocopherol) i.m.*
		Vitamin K → 80	*1ml (= 10mg Phytomenadion) i.m.*
evtl.	**Anilinderivat** (analgetisch)	**Paracetamol** → 109	*4 x 1.000mg/d p.o.*
evtl.	**Opioid** (analgetisch)	**Tramadol** → 105	*4 x 50–100mg/d p.o.*

[149] Therapie der akuten Pankreatitis. Mitteilungen Dt. Ges. f. Chirurgie 2000; 29:4.
[150] Pederzoli P. A randomized multicenter clinical trial of antibiotic prophylaxis of septic complications in acute necrotizing pancreatitis with imipenem, Surg Gynecol Obstet. 1993 May;176(5):480–3.
[151] Sanford, Guide to Antimicrobial Therapy. 38th edition, 2008.
[152] Mössner J, et al. Leitlinien zur Therapie der chronischen Pankreatitis. Z Gastroenterol. 1998 May;36(5):359–67.

T 7.9 Hepatitis

T 7.9.1 Akute Virushepatitis A

evtl.	**Anionenaustauscher** (Gallensäurebindung ⇒ Juckreizhemmung)	**Colestyramin** → 124	*1 x 4–16g/d p.o. (b. Bed.)*
evtl.	**H1-Antihistaminikum** (Juckreizhemmung)	**Loratadin** → 99	*1 x 10mg/d p.o. (b. Bed.)*

T 7.9.2 Chronische Virushepatitis B [153]

	Interferon (immunstimulierend u. direkt antiviral)	**IFN-alpha 2a** → 185	*3 x 6Mio. IE/W. s.c. (6M)*
oder		**IFN-alpha 2b** → 185	*3 x 5Mio. IE/W. s.c. (6M)*
	Interferon pegyliert (immunstimulierend und direkt antiviral); (Polyethylenglykol: komplexiert zur Verlängerung der Halbwertzeit)	**PEG-IFN-alpha-2b** → 185	*Noch nicht für Virushepatitis B zugelassen (Stand Rote Liste 2010 und Fachinformation Pegintron November 2009)*
oder		**PEG-IFN-alpha-2a** → 185	*180µg 1x/W. s.c. über 48W (gewichtsunabhängig)*
oder	**Nukleosidanalogon** (antiviral)	**Lamivudin** → 185	*100mg/d, über 4J oder bis 6M nach Serokonversion zu anti-HBe-Positivität oder bis Lamivudin-Resistenz (GOT- und GPT-Anstieg, Anstieg der Virämie); bei Lamivudin-Resistenz Lamivudin fortführen und zusätzlich z.B. Adefovir Dipivoxil*
und/ oder	**Nukleotidanalogon** (antiviral)	**Adefovir Dipivoxil** → 185	*10mg/d p.o.; bis 6M nach Serokonversion zu anti-HBe-Positivität*
oder	**Nukleosidanalogon** (antiviral)	**Entecavir** → 172	*0.5mg/d p.o.; bis 6M nach Serokonversion zu anti-HBe-Positivität*
oder	**Nukleosidanalogon** (antiviral)	**Telbivudin** → 173	*600mg/d p.o.; bis 6M nach Serokonversion zu anti-HBe-Positivität*
oder	**Nukleosidanalogon** (antiviral)	**Tenofovir disoproxil** → 173	*245mg/d p.o.; bis 6M nach Serokonversion zu anti-HBe-Positivität*

T 7.9.3 Chronische Virushepatitis C [154, 155, 156, 157]

	Interferon pegyliert (immunstimulierend und direkt antiviral); (Polyethylenglykol: komplexiert zur Verlängerung der Halbwertzeit)	**PEG-IFN-alpha-2b** → 185	*1.5µg/kg KG 1x/W s.c. (gewichtsunabhängig)*
oder		**PEG-IFN-alpha-2a** → 185	*180µg 1 x/W s.c. (gewichtsunabhängig)*
	Therapiedauer: Bei geringer Ansprechrate (= Genotyp 1 oder bei mehr als zwei Risikofaktoren > 40 J, männlich, Leberumbauzeichen, > 3,5 Mill. Kopien/ml) 12M, bei guter Ansprechrate 6M		

	Zwischentestung: 1. Bei Genotyp I und niedriger Ausgangsviruslast: Zwischentestung nach 4 Wochen, Therapie nur weiterführen, falls HCV-RNA negativ 2. Bei sonstigen Fällen mit geringer Ansprechrate: Zwischentestung nach 12 Wochen, Therapie nur weiterführen, falls HCV-RNA Rückgang um mindestens Faktor 100 (= 2 log-Stufen); Zwischentestung nach 24 Wochen, Therapie nur weiterführen, falls HCV-RNA-Genotyp 1 negativ (<50 IU/ml) 3. Bei guter Ansprechrate ohne Zwischentestung		
plus	**Nukleosidanalogon** (antiviral)	**Ribavirin** → 176	*Bei geringer Ansprechrate: 1.000mg/d p.o. (1.200mg bei KG >75kg; 800mg bei KG < 60kg);sonst: 800mg/d unabhängig vom Körpergewicht; Dauer wie Interferon*

T 7.9.4 Autoimmunhepatitis [158]

	Glukokortikosteroide (antiinflammatorisch, immunsuppressiv)	**Prednisolon** → 115	*40–60mg/d p.o. über 6W ↓ auf 10mg/d p.o. (Erhaltungstherapie bis 2J)*
evtl.	**Purinantangonist** (Immunsuppressivum)	**Azathioprin** → 182	*2.0mg/kg/d p.o. (Effekt nach 2–4M)*

153 Manns MP, et al. Diagnostik, Verlauf und Therapie der Hepatitis-B-Virusinfektion. Ergebnisse einer evidenzbasierten Konsensuskonferenz der Deutschen Gesellschaft für Verdauungs- und Stoffwechselkrankheiten. Z Gastroenterol. 2004 Aug;42(8):677–8. Übernommen als Leitlinie 021/011 der AWMF, aktualisierter Stand 01/2007, gültig bis 04/2010); http://www.uni-duesseldorf.de/AWMF/II/021-011.htm

154 NIH-Consensus Statement on the Management of Hepatitis C.

155 Hadziyannis SJ, et al. Peginterferon-alpha2a and ribavirin combination therapy in chronic hepatitis C: a randomized study of treatment duration and ribavirin dose. Ann Intern Med. 2004 Mar 2;140(5):346–55.

156 Zeuzem S, et al. Efficacy of 24 weeks treatment with peginterferon alfa-2b plus ribavirin in patients with chronic hepatitis C infected with genotype 1 and low pretreatment viremia. J Hepatol. 2006 Jan;44(1):97–103.

157 Sarrazin C, et al. Update der S3-Leitlinie Prophylaxe, Diagnostik und Therapie der Hepatitis-C-Virus(HCV)-Infektion . Z Gastroenterol. 2010; 48: 289-351. Übernommen als Leitlinie 021/012 der AWMF, aktualisierter Stand 09/2009, gültig bis 12/2012); http://www.uni-duesseldorf.de/AWMF/II/021-012.htm

158 Beuers U, et al. Therapie der Autoimmunhepatitis, primär biliären Zirrhose und primär sklerosierenden Cholangitis. Konsensus der Deutschen Gesellschaft für Verdauungs- und Stoffwechselkrankheiten. Z Gastroenterol. 1997 Dec;35(12):1041–9.

T 7.10 Leberzirrhose

T 7.10.1 Allgemeinmaßnahmen

Aszitestherapie

	Aldosteronantagonist (Volumenentlastung)	**Spironolacton** → 60	*d1–5: 2–4 x 50–100mg/d p.o. dann: 1–2 x 50–100mg (KG ↓ max. 500g/d)*
evtl.	**Schleifendiuretikum** (Volumenentlastung)	**Furosemid** → 58	*1–2 x 20–40mg/d p.o. (KG↓ max 500g/d)*
oder		**Torasemid** → 58	*1–3 x 10mg/d p.o.*

Vitaminsubstitution			
evtl.	**Fettlösliche Vitamine** (Substitution)	**Vitamine A, D, E, K** → 78	*Siehe chronische Pankreatitis* → 428
evtl.	**B-Vitamine** (Substitution)	**Vitamine B1 + B6 + B12 + Folsäure** → 78	*Siehe Packungsbeilage (bei nachgewiesenem Mangel)*
T 7.10.2 Primär biliäre Zirrhose [158]			
	Cholsäurederivat (Cholesterinsekretion ↓, Cholesterinresorption ↓)	**Ursodeoxycholsäure** → 144	*15mg/kg/d p.o. (lebenslang)*
evtl.	**Gallensäurebindung** (Juckreizhemmung)	**Colestyramin** → 124	*1–2 x 4g/d p.o. (b. Bed., zeitversetzt zu Ursodeoxycholsäure und fettlöslichen Vitaminen)*
oder evtl.	**H_1-Blocker** (Juckreizhemmung)	**Clemastin** → 98	*2 x 1mg/d p.o., 2 x 2mg/d i.v. (b. Bed.)*
T 7.10.3 Primär sklerosierende Cholangitis [158]			
	Cholsäurederivat (Cholesterinsekretion ↓, Cholesterinresorption ↓)	**Ursodeoxycholsäure** → 144	*15mg/kg/d p.o. (lebenslang)*
T 7.10.4 Pfortaderhochdruck			
Prophylaxe einer Ösophagusvarizenblutung			
evtl.	**Betablocker** (Pfortaderdruck ↓)	**Propranolol** → 47	*3 x 20mg/d p.o. (Startdosis, Ziel: HF ↓ um 25%)*
Ösophagusvarizenblutung			
evtl.	**Somatostatinanalogon** (Splanchnikusvasokonstriktion ⇒ Pfortaderdruck ↓)	**Octreotid** → 148	*50µg Bolus i.v., dann Dauerinfusion 25µg/h i.v.*
T 7.10.5 Hepatische Enzephalopathie [159]			
evtl.	**Osmotisches Laxanz** (Laxation, NH_3-Elimination)	**Lactulose** → 141	*3 x 20–30ml/d p.o.*
oder evtl.	**Aminoglykosid** (Darmsterilisation)	**Neomycin**	*1–2 x 2g/d p.o.*

[159] Ferenci P. Therapie der akuten und chronischen hepatischen Enzephalopathie bei Patienten mit Leberzirrhose, Z Gastroenterol. 1998 Oct;36(10):909–16.

T 7.11 Leberabszess

	Ureidopenicillin (Antibiose)	**Mezlocillin** → 153	*3 x 2g/d i.v., max. 4 x 5g/d i.v.10d (nach 2W wiederholen)*
plus	**Nitroimidazol** (Antibiose)	**Metronidazol** → 164	*2–3 x 250–400mg/d p.o., 2–3 x 500mg/d i.v. (nach 2W wiederholen)*

T 7.12 Cholelithiasis [160]

T 7.12.1 Orale Litholyse (<10 mm, nicht verkalkt, nicht mehr als 2 Konkremente, kontraktible Gallenblase)

	Cholsäurederivat (Cholesterinsekretion ↓, Cholesterinresorption ↓)	**Ursodeoxycholsäure** → 144	*7mg/kg/d p.o. (bis 3M nach Litholyse)*
plus		**Chenodeoxycholsäure** → 144	*7mg/kg/d p.o. (bis 3M nach Litholyse)*

T 7.12.2 Sekundärprophylaxe

	Cholsäurederivat (Cholesterinsekretion ↓, Cholesterinresorption ↓)	**Ursodeoxycholsäure** → 144	*300mg/d p.o. (längerfristig)*

[160] Lammert F, Sauerbruch T et al. Diagnostik und Therapie von Gallensteinen. Übernommen als Leitlinie 021/008 der AWMF, aktualisierter Stand 07/2007, gültig bis 12/2012); http://www.uni-duesseldorf.de/WWW/AWMF/II/021-001.htm)

T 7.12.3 Gallenkolik

	Parasympatholytikum (Spasmolyse)	**N-Butylscopolamin** → 110	*Akut 20mg langs. i.v., dann 60mg in 500ml Ringer/24h (b. Bed.)*
	Opioid (Analgesie)	**Pethidin** → 103	*25mg i.v. alle 4h (b. Bed)*

T 7.13 Akute Cholezystitis oder akut eitrige Cholangitis

	Acylaminopenicillin (Antibiose)	**Piperacillin** → 153	*3 x 4g/d i.v.*
plus	**Beta-Laktamase-Inhibitor**	**Sulbactam** → 153	*3 x 1g/d i.v.*
oder	**Acylaminopenicillin** (Antibiose) + **β-Laktamase-Inhibitor** (feste Kombination)	**Piperacillin + Tazobactam** → 154	*3 x 4g bzw. 0.5 g/d i.v.*

T 7.14 Darmlavage zur Vorbereitung einer Koloskopie

	Sekretionsstimulierendes Laxans	**Bisacodyl** → 141	*4Dragees p.o. à 5mg; um ca. 14 Uhr des Vortags*
plus	**Lavagelösung**	**K^+-chlorid + Na^+-chlorid, Na^+-hydrogen-carbonat, Macrogol 335** → 142	*Je 2l am Vortag um 18:00 und am 19:00 Uhr; zusätzlich am Untersuchungstag um 7:00 Uhr*

T 7.15 Sedierung in der gastrointestinalen Endoskopie[162]

	Sedierung (lipophiles Sedativum)	**Propofol** 162 → 192	*Gewichts-, Alters- und Komorbiditätsadaptierter Bolus (40mg bei < 70kg KG bzw. 60mg bei > 70kg KG;) i.v. nachfolgend bedarfsadaptiert repetitive Boli von 10-20mg zur Aufrechterhaltung der gewünschten Sedierungstiefe*
und/ oder	**Sedierung** (Bendodiazepin)	**Midazolam**	*Gewichts-, Alters- und Komorbiditätsadaptierter Bolus von 30-80µg/kg KG i.v. (z.B. 4mg bei 70kg KG)*
	Antagonierung von Midazolam (Bendodiazepin-Antagonist)	**Flumazenil**	*Initialdosis 0,01mg/kg (bis zu 0.2mg), während 15sec. langsam i.v.; wenn sich der gewünschte Effekt nach weiteren 45sec. nicht einstellt, weitere Dosis on. 0.01mg/kg (bis zu 0.2mg), bei Bedarf in 60-s-Intervallen wiederholen*

161 Riphaus A et al. S3-Leitlinie „Sedierung in der gastrointestinalen Endoskopie" 2008. Z Gastroenterol. 2008; 46:1298-1330. Übernommen als Leitlinie 021/014 der AWMF, aktualisierter Stand 10/2008, gültig bis 12/2012http://www.uni-duesseldorf.de/AWMF/II/021-014.htm

162 Der endoskopierende Arzt ist während der Durchführung der Endoskopie in aller Regel nicht in der Lage, den Vitalfunktionen des Patienten die notwendige Aufmerksamkeit zu schenken. Es ist daher für jede Endoskopie unter Sedierung erforderlich, dass neben dem endoskopierenden Arzt und seiner Endoskopieassistenz eine weitere Person, die nicht in die Endoskopie involviert ist, diese Aufgabe zuverlässig wahrnimmt. Diese qualifizierte Person soll in der Überwachung von Patienten, die Sedativa, Hypnotika und/oder Analgetika erhalten, speziell und nachweislich geschult und erfahren sein. Wann immer der Patient ein erhöhtes Risiko aufweist oder ein langwieriger und aufwendiger Eingriff zu erwarten ist, soll ein zweiter, entsprechend qualifizierter Arzt zugegen sein, der ausschließlich die Durchführung und Überwachung der Sedierung sicherstellt.

T 8 Infektiologie – Therapie (A. Meurer)

In diesem Kapitel sind Infektionserkrankungen aufgeführt, die im klinischen Alltag häufig auftreten (z.B. Pneumonie, Gastroenteritis etc.) Diese sind mit Seitenverweisen zu den entsprechenden Spezialkapiteln versehen.
Des Weiteren finden sich hier Infektionserkrankungen, die in anderen Kapiteln dieser Ausgabe nicht abgehandelt sind (z.B. Pest, Cholera etc.).

T 8.1 Amöbiasis
(Entamoeba histolytica) intestinal und extraintestinal, z.B. Leberabszess

T 8.1.1 Primär

	Nitroimidazol (Antiprotozoenmittel)	**Metronidazol** →164	*3 x 750mg/d p.o. (10d)*
		Tinidazol	*2g/d für 3 Tage*

T 8.1.2 Anschließend

	Aminoglykosid	**Paromomycin** →166	*3x 500mg p.o. (7d)*

T 8.2 Aspergillose
(Aspergillus)

T 8.2.1 Bronchopulmonale Aspergillose (Aspergillom: OP im Vordergrund)

	Imidazolderivat (antimykotisch)	**Itraconazol** →177	*1–2 x 200mg/d p.o. (bis 2–5 Mo)*

T 8.2.2 Invasive Aspergillose

	Triazolderivat	**Voriconazol** →177	*6mg/kg i.v. 2 x/d an d 1; 4mg/kg 2 x/d bis Tag 8; dann evtl. zur* **Stabilisierung** *2 x 200mg/d (z.B. bis Ende Leukopenie bei Immunsupprimierten!)*
	Polyenderivat (Antimykotikum, Membraneinlagerung)	**Amphotericin B** →177	*Bis 1,5mg/kg/d i.v. einschleichend (***Cave:** *Nephrotoxozität)*
oder		**Liposomales Amphotericin B** →177	*5–7,5mg/kg/d, bei guter Verträglichkeit bis 15–20mg/kg/d*
Alternative nach Stabilisierung			
	Azolderivat	**Itraconazol** →177	*400mg/d p.o.*
		Posaconazol →177	*200mg 4x/d, dann 400mg 2x/d nach Stabilisierung*
oder	**Echinocandine** (greift Erregerzellwand an)	**Caspofungin (Salvage-Th.)** →178	*Loading dose 70mg/d i.v., dann 50mg/d i.v. für mind. 2 W. nach klin. Normalisierung*
		Micafungin	*100–150 mg/d*

T 8.3 Borreliose
(Borrelia burgdorferi) s. auch Kap. T 11.14.1

T 8.3.1 1. Wahl bei Erythema migrans, Arthritis, Akrodermatitis

	Tetracyclin	**Doxycyclin** →158	*200mg p.o. (2–3 Wo)*
oder	**Aminopenicillin**	**Amoxicillin** →152	*3 x 500mg (2–3 Wo)*
oder	**Cephalosporin 2. Gen.**	**Cefuroxim-Axetil** I→155	*2 x 500mg (2–3 Wo)*

T 8.3.2 Bei Neuroborreliose und Karditis (AV-Block °III)

	Cephalosporin 3. Gen.	**Ceftriaxon** →155	*1 x 2g/d i.v. (2–4 Wo)*

Behandlungsdauer bei Erythema migrans 2–3 Wo; bei Arthritis 1–2 Mo, bei Acrodermatitis chronica atrophicans 4 Wochen

T 8.4 Candidose
(Candida) s. auch Kap. T 7.1.3, T 13.10.3, T 17.6.4

90% C. albicans

T 8.4.1 Dermale Infektion

	Polyenderivat (Antimykotikum, Membraneinlagerung)	**Nystatin-Salbe** →239	*2–4 x/d dünn auftragen*
oder	**Imidazolderivat** (antimykotisch)	**Clotrimazol-Creme** →238	*2–4 x/d dünn auftragen*

T 8.4.2 Stomatitis

	Imidazolderivat (antimykotisch)	**Fluconazol** →176	*1 x 200mg p.o. als Einmaldosis (nicht bei HIV-Infektion)*
	Polyenderivat (Antimykotikum, Membraneinlagerung)	**Nystatin-Suspension** →239	*4–6 x 1ml (à 100.000IE) p.o. für 4–6 d*

T 8.4.3 Ösophagitis (Soor)

	Imidazolderivat (antimykotisch)	**Fluconazol** →176	*1 x 400mg i.v. o. p.o. als ED (nicht bei HIV-Infektion) oder 100–200mg/d f.14–21d*

T 8.4.4 Vaginitis

Allgemein			
	Imidazolderivat (antimykotisch)	**Clotrimazol** →238 **Creme + Vaginaltabletten**	*Creme lokal 2 x/d (3–6 d) und Vaginaltbl. 1 x/d (3–6d)*
Während Gravidität			
	Polyenderivat (Antimykotikum, Membraneinlagerung)	**Nystatin** →239	*3 x 2 Vaginaltbl. abends (3d)*
Candida glabrata oder Candida krusei			
	Echinocandin (greift Erregerzellwand an)	**Caspofungin** →178	*d1 70mg, dann 50mg/*

T 8.4.5 Candidämie			
Ohne Zeichen der Sepsis			
	Imidazolderivat (antimykotisch)	**Fluconazol** →176	*6 mg/kg/d=1 x 400 mg/d i.v. oder p.o. bei 70 kg; bis 2 W. nach letzter pos. Blutkultur; zusätzl. alle i.v.-Katheter entfernen bzw. ersetzen*
Sepsis/Immunsuppression			
	Polyenderivat (Antimykotikum, Membraneinlagerung)	**Amphotericin B** →177	*0,7–1 mg/kg/d i.v. einschleich.* **Cave:** *Nephrotoxozität*
oder		**Liposomales Amphotericin B** →177	*5–7,5 mg/kg/d, bei guter Verträglichkeit bis 15–20 mg/kg/d*
	Wenn klinisch instabil bzw fehlendes Ansprechen auf Fluconazol oder C. glabrata/krusei möglich Caspofungin 70 mg i.v. loading dose Tag 1, dann 50 mg i.v. /d oder Micafungin 100 mg i.v./d		
T 8.4.6 Pneumonie (bei Aspiration bzw. hämatogener Streuung bei disseminierter Candidose, sehr selten)			
	Polyenderivat (Antimykotikum, **Membraneinlagerung)**	**Amphotericin B** →177	*0,7–1 mg/kg/d*
oder		**Liposomales Amphotericin B** →177	*5–7,5 mg/kg/d, bei guter Verträglichkeit bis 15–20 mg/kg/d*
T 8.4.7 Endokarditis			
	Polyenderivat (Antimykotikum, Membraneinlagerung)	**Amphotericin B** →177	*Bis 1 mg/kg/d i.v. einschleichen, bei Komb. mit Flucytosin (Ancotil): 1. d: 0,05 mg/kg, 2. d: 0,1 mg/kg, dann: 0,3 mg/kg/d,*
		Therapie beginnen, dann Klappenresektion, dann lebenslange Therapie, z.B. Fluconazol; **Cave:** Nephrotoxozität v. Amphotericin B	
oder		**Liposomales Amphotericin B** →177	*5–7,5 mg/kg/d, bei guter Verträglichk. bis 15–20 mg/kg/d*
evtl. plus	**Antimetabolit**	**Flucytosin** →178	*300 mg/kg/d i.v.*
T 8.4.8 Hepatolienale Candidose (bei neutropenen Patienten)			
	Polyenderivat (Antimykotikum, Membraneinlagerung)	**Amphotericin B** →177	*0,5–0,7 mg/kg/d*
		Liposomales Amphotericin B →177	*5–7,5 mg/kg/d, bei guter Verträglichkeit bis 15–20 mg/kg/d*
oder	**Imidazolderivat** (antimykotisch)	**Fluconazol** →176	*6 mg/kg (bei stabilen Patienten) bis Ende der Neutropenie, dann Fluconazol, bis alle Läsionen verschwunden sind und Chemotherapie beendet ist*
T 8.4.9 Chronisch-mukokutane Infektion, Candidiasis granulomatosa			
Leicht			
	Imidazolderivat (antimykotisch)	**Fluconazol** →176	*1 x 100–200 mg/d p.o. (längerfristig)*

Schwer			
evtl.	**Polyenderivat** (Antimykotikum, Membraneinlagerung)	**Amphotericin B** →177	*0,7–1 mg/kg/d i.v. kurzfristig,* **Cave:** *Nephrotoxizität*
		Liposomales Amphotericin B →177	*5–7,5 mg/kg/d, bei guter Verträglichkeit bis 15–20 mg/kg/d*
plus	**Antimetabolit** (antimykotisch)	**Flucytosin** →178	*150 mg/kg/d i.v.*

T 8.4.10 Harnwegsinfektion

	CAVE: nur bei Symptomen behandeln, da meist Besiedelung		
	Imidazolderivat (antimykotisch)	**Fluconazol** →176	*1 x 200 mg/d p.o. für 7–14 Tage; Fremdmaterialien wie Katheter entfernen bzw. wechseln*

T 8.5 Cholezystitis

s. auch Kap. T 7.13

Medikamentöse Therapie nur supportiv, definitive Therapie ist OP nach 24 h, ERCP bei Cholelithiasis			
	Breitbandpenicillin + Beta-Laktamaseinhibitor	**Piperacillin/Tazobactam** →154	*4 x 3,375 g/d i.v.*
oder	**Breitbandpenicillin + Beta-Laktamaseinhibitor**	**Amoxicillin + Sulbactam** →154	*3–4 x 1,5–3 g i.v.*
		Amoxicillin + Clavulansäure →154	*3 x 1000–2000 + 200 mg i.v.*
oder	**Cephalosporin 3.Gen.**	**Ceftriaxon** →155	*Ceftriaxon: 2 g/d + Metronidazol: 1 g Loading dose, dann 4 x 0,5 mg/d i.v.*
plus	**Nitroimidazol** (Antiprotozoenmittel)	**Metronidazol** →164	
Wenn lebensbedrohend/Sepsis			
	Carbapenem	**Imipenem** →164	*4 x 0,5 g i.v.*
		Meropenem →165	*3 x 1 g i.v.*

T 8.6 Cholera

(Vibrio cholerae)

supportiv	**Nährstoff- + Volumen- + Elektrolytsubstitution**	**„Oral rehydration formula" der WHO**	*p.o.: 20 g Glukose + 3,5 g NaCl + 2,5 g $NaHCO_3$- + 1,5 g KCl auf 1 l H2O (bei Bed.) In Entwicklungsländern, da besser verfügbar!*
evtl.	**Glukoselösung** (Nährstoffsubstitution)	**Glukose 20%**→75	*Ca. 2000 kcal/d (b. Bed.)*
evtl.	**Isotone NaCl-Lösung** (Volumen + Elektrolyt-subst.)	**NaCl 0.9%**→74	*i.v. nach ZVD und Elekrolyten (bei Bed.)*
evtl.	**Kristalline Plasmaersatzlösung**	**Ringer**→74	*(bei Bed.)*

Antibiotisch			
1. Wahl	**Gyrasehemmer**	**Ciprofloxacin** →162	*1g p.o. einmalig*
oder	**Tetracyclin**	**Doxycyclin** →158	*1 x 300mg p.o., i.v. (einmalig)*
oder	**Folatantagonist + p-Aminobenzoesäure-antagonist**	**Cotrimoxazol** →163	*2 x 160 + 800mg/d p.o., i.v. (3d) für Kinder <8 J. und während der Schwangerschaft*

T 8.7 Diphtherie
(Corynebacterium diphtheriae)

	Immunglobulinserum (Toxinneutralisation)	**Diphtherie-Antitoxin**	*30.000–50.000IE i.v. als einstündige Inf. bis 120.000IE*
plus	**Benzylpenicillin**	**Penicillin G** →151	*4–6 x 0,5–10 Mio IE/d i.v. = 50.000IE/kg/d für 5d, dann Penic. V. 50mg/kg/d für 5d*
oder	**Makrolid**	**Clarithromycin** →159	*2 x 250mg/d p.o. 7–14d*

T 8.8 Echinokokkose
(Echinokokken)

E. granulosus = Hundebandwurm, E. multilocularis = Fuchsbandwurm

Therapie der Wahl: **PAIR** = Perkutane Aspiration-Injektion-Reaspiration: Zystenaspiration, anschließend Injektion von reinem Alkohol o. hypertoner NaCl-Lsg; nach 20–30 min. wieder Aspiration. Vor- und Nachbehandlung mit Albendazol (in Metaanalyse besser als Chirurgie [CID 37: 1073, 2003; Lancet 362: 1295, 2003])

Nach-behandlung	**Benzimidazolderivat** (anthelmintisch)	**Albendazol** →179	*15mg/kgKG/d in 2 Tagesdosen; >60kg 2x400mg/d p.o. mit Mahlzeit*

T 8.9 Endokarditis (empirische Therapie, AHA Guidelines 2002) s. auch Kap. T 2.8

T 8.9.1 Native Klappen (empirische Therapie bis zum Erhalt der Blutkultur)

	Benzylpenicillin	**Penicillin G** →151	*4 x 5 Mio IE/d i.v.*
oder	**Breitbandpenicillin**	**Ampicillin** →153	*4 x 3g/d i.v.*
plus	**Staphylokokkenpencil.**	**Oxacillin** →152	*6 x 2g/d i.v.*
plus	**Aminoglykosid**	**Gentamicin** →161	*1mg/kg in 3 Tagesdosen (Spiegelkontrolle)*
Alternativ			
	Glykopeptid	**Vancomycin** →165	*15mg/kg KG in 2 Tagesdosen plus Genta s.o.; nach Kulturergebnis erregerspezifische Therapie (Spiegelkontrolle)*
plus	**Aminoglykosid**	**Gentamicin** →161	*1mg/kgKG in 3 Tagesdosen (Spiegelkontrolle)*

T 8.9.2 Kunstklappen			
	Glycopeptid	Vancomycin →165	*15mg/g KG in 2 Tagesdosen; nach Kulturergebnis erreger-spezifische Therapie (Spiegelkontrolle)*
plus	Aminoglykosid	Gentamicin →161	*1mg/kg KG in 3 Tagesdosen (Spiegelkontrolle)*
plus	Antituberkulotikum	Rifampicin →168	*10mg/kg KG in 1–2 Gaben*

T 8.10 Erysipel

(Streptokokken) s. auch Kap. T 13.2.5

T 8.10.1 Systemisch, Therapiedauer 7–14 Tage			
	Penicillinasefestes Penicillin	Oxacillin →152	*4–6 x 2g i.v.*
oder	Cephalosporin	Cefazolin →154	*3 x 1–2g i.v.*
oder	Breitbandpenicillin plus Penicillinaseinhibitor	Amoxicillin + Clavulansäure →154	*3 x 1,2–2,2mg i.v.*
Bei Penicillinallergie			
	Makrolid	Erythromycin →159	*2 x 1g/d p.o. (mind. 10d)*
oder	Lincosamid	Clindamycin →160	*4–6 x 300mg p.o./i.v./d*

T 8.11 Furunkel

(Staphylokokken) in Gesichtsmitte bzw. bei ausgeprägter Umgebungsreaktion, s. auch Kap. T 13.2.7

	Betalaktamasefestes Penicillin	Dicloxacillin →152	*4 x 0,125–0,25g/d für 10 Tage*
	Oralcephalosporin →157	Loracarbef →157	*2 x 200–400mg/d p.o.*

T 8.11.1 Bei Beta-Laktam-Allergie			
	Makrolid	Clarithromycin →159	*2 x 250–500mg/d p.o.*
	Lincosamid	Clindamycin →160	*150–450mg 3–4 x/d*

T 8.12 Gastroenteritis

T 8.12.1 Bei schwerer, anhaltender Diarrhoe infektöser Ursache			
Symptome: blutige Diarrhoe, > 3 Tage Fieber			
	Gyrasehemmer	Ciprofloxacin →162	*2 x 500mg/d p.o für 3–5d*
oder	Nitroimidazol	Metronidazol →164	*3 x 500mg p.o. für 3–5 Tage*
oder	Folatantagonist + p-Aminobenzoesäure-antagonist	Cotrimoxazol →163	*2 x 1 Tabl./d p.o. für 3–5d*

T 8.13 Giardiasis (Lamblia intestinalis)

	Nitroimidazol (Antiprotozoenmittel)	**Tinidazol** →164	*1 x 2g p.o. einmalig*
oder	**Nitroimidazol** (Antiprotozoenmittel)	**Metronidazol** →164	*3 x 250mg/d p.o. (5d)*

T 8.14 Gonorrhoe (Gonokokken) s. auch Kap. T 13.13.2

Immer Partner/in mitbehandeln!

T 8.14.1 Unkompliziert

1. Wahl			
	Cephalosporin 3.Gen.	**Ceftriaxon** →155	*1 x 0,5g i.v. (einmalig)*
oder	**Oralcephalosporin 1.Gen.**	**Cefixim** →157	*400mg p.o. (einmalig)*
Wegen häufig zusätzlicher Chlamydieninfektion			
plus	**Tetracyclin**	**Doxycyclin** →158	*1 x 200mg p.o., (1 W.)*
oder	**Makrolid**	**Azithromycin** →159	*1g p.o. (einmalig)*

T 8.14.2 Kompliziert (Salpingitis, Endometritis, Epididymitis, Proktitis...)

1. Wahl			
	Cephalosporin 3. Gen.	**Ceftriaxon** →155	*1 x 2g i.v., bis 24h nach Symptomende i.v.- oder i.m.-Th., dann orale Beh.; gesamte Th.-Dauer 7–10 d*
	Cephalosporin 3. Gen.	**Cefotaxim** →155	*1g i.v. 3 x/d 7–10 d*
Orale Behandlung			
	Oralcephalosporine Gr. 3	**Cefixim** →157	*2 x 200mg p.o. 7–10 d*
Wegen häufig zusätzlicher Chlamydieninfektion			
plus	**Tetracyclin**	**Doxycyclin** →158	*1 x 200mg p.o., (1 W.)*
oder	**Makrolid**	**Azithromycin** →159	*2g p.o. (einmalig)*

T 8.14.3 Sepsis, Arthritis, Meningitis, Endokarditis

	Cephalosporin 3. Gen.	**Ceftriaxon** →155	*1 x 2g i.v. (4 W.)*

T 8.14.4 Generalisierte Erkrankung bei Neugeborenen (nach Fruchtwasserinfektion und Gonorrhoe der Mutter)

	Cephalosporin 2. Gen.	**Cefuroxim** →155	*100mg/kg/d i.v.*

T 8.14.5 Gonoblennorrhoe

	Cephalosporin 3. Gen.	**Ceftriaxon** →155	*Erw.: 1g i.m. od. i.v. + NaCl-Spülungen*

oder	**Cephalosporin 2. Gen.**	**Cefuroxim** →155	*Neugeb.: 100mg/kg/d i.v., Erw.: 3 x 0,75–1,5g/d i.v. (7d)*
plus	**Aminoglykosid**	**Gentamicin-Augentrpf.**)→161	*3–5 x 1 Trpf.*

T 8.14.6 Vulvovaginitis bei Kindern

	Cephalosporin 3. Gen.	**Ceftriaxon** →155	*30mg/kg i.v. (einmalig)*

T 8.15 Herpes simplex Virus

s. auch Kap. T 11.9.5, T 13.15.3, T 17.6.3,

T 8.15.1 Meningoenzephalitis

	Virustatikum (Purinantagonist, DNA-Polymerasehemmer)	**Aciclovir** →170	*3 x 10mg/kg/d i.v. (2–3 Wo)*

T 8.15.2 Vulvovaginitis, Zervizitis

Primär			
	Virustatikum (Purinantagonist, DNA-Polymerasehemmer)	**Valaciclovir** →170	*2x1000mg/d p.o. für 10d*
Rekurrierend			
	Virustatikum (Purinantagonist, DNA-Polymerasehemmer)	**Aciclovir** →170	*3 x 0,4g/d für 5d oder Valaciclovir 2x500 für 3d oder 3x0,8 für 2d*
oder	**Virustatikum** (Purinantagonist, DNA-Polymerasehemmer)	**Valaciclovir** →170	*3 x 0,4g/d für 5d oder 2x500 für 3d*
Während Gravidität (Sectio!)			
	Virustatikum (Purinantagonist, DNA-Polymerasehemmer)	**Vidarabin 3%** →170	*1–2 x 1 Salbenstrang (2–3 W.)*

T 8.15.3 Lidinfektion, Keratitisprophylaxe

	Virustatikum (Pyrimidinantagonist ⇒ Transkriptionsfehler)	**Trifluridin-Augensalbe** →244	*Alle 4h 1 Salbenstrang*

T 8.15.4 Herpes labialis

	Virustatikum (Purinantagonist, DNA-Polymerasehemmer)	**Aciclovir 0,5%** →170	*Alle 4h 1 Salbenstrang (ca. 5d)*
oder		**Valaciclovir** →170	*2 x 2g p.o. für 1d*
oder		**Aciclovir** →170	*5 x 400mg p.o. für 5d*

T 8.16 Legionellose
(Legionellen)

T 8.16.1 Primär

	Makrolid	**Clarithromycin** →159	*2 x 250–500mg/d p.o., i.v.; Dauer: 3 W.*
oder	**Gyrasehemmer**	**Levofloxacin** →162	*250–750mg/d p.o., 3 Wo*
oder	**Gyrasehemmer**	**Moxifloxacin** →162	*400mg/d p.o., 3 Wo*
Bei Schwerstkranken			
zusätzl.	**Antituberkulotikum**	**Rifampicin** →168	*Erw.: 3 x 0,6g/d i.v., Ki.: 3 x 6mg/kg/d i.v., 3 W.*

T 8.17 Meningitis
s. auch Kap. T 11.9

T 8.17.1 Erwachsene ohne Trauma, empirische Therapie

Therapiedauer je nach Erreger 7–21d: Meningokokken + H. influenzae 7d; Pneumokokken 10–14d; Listerien + gram- Bakt. 21d; Dexamethason-Gabe 15–20 min vor erster Antibiotikatherapie beginnen; wenn im mikroskop. Präparat keine Pneumokokken zu finden sind, Dexa-Gabe stoppen!

	Cephalosporin	**Cefotaxim** →155	*4–6 x 2g*
oder	**Cephalosporin 3. Gen.**	**Ceftriaxon** →155	*2 x 2g/d i.v.*
plus	**Glukokortikoid** (bei Pneumokokken)	**Dexamethason** →114	*0,4mg/kg 2 x/d für 2d*
Bei hoher Prävalenz resistenter Pneumokokken			
plus	**Glycopeptid**	**Vancomycin** →165	*15mg/kg KG in 2 Tagesdosen*

T 8.17.2 Erwachsene >50J., Alkoholiker, Immunsupprimierte (erhöhte Inzidenz von Listerien)

	Breitbandpenicillin	**Ampicillin** →153	*6 x 2g i.v.*
plus	**Cephalosporin 3. Gen.**	**Ceftriaxon** →155	*2 x 2g/d i.v.*
plus	**Glycopeptid**	**Vancomycin** →165	*4 x 0,5g i.v., dann je nach Spiegel*
	Bei niedriger MRSA-Rate und geringer Pneumokokken-Resistenz auch		
	Isoxacylpenicillin	**Flucloxacillin** →152	*6 x 2g*
plus	**Glukokortikoid**	**Dexamethason** →114	*2 x 0,4mg/kg für 2d*

T 8.17.3 Post-Trauma oder neurochir. Eingriff

	Glycopeptid	**Vancomycin** →165	*Bis MRSA ausgeschlossen*
	Bei niedriger MRSA-Rate und geringer Pneumokokken-Resistenz auch		
	Isoxacylpenicillin	**Flucloxacillin** →152	*6 x 2g*
plus	**Cephalosporin**	**Ceftazidim** →156	*3 x 2g*

T 8.18 Primäre Osteomyelitis
(keine Immunsuppression) = empirische Initialtherapie

Fremdkörper entfernen			
	Isoxacylpenicillin	**Oxacillin** →152	*4 x 2g/d i.v.*
		Flucloxacillin →152	
oder	**Cephalosporin**	**Cefazolin** →154	*3 x 2g/d*
bei hohem MRSA-Anteil			
oder	**Glycopeptid**	**Vancomycin** →165	*2 x 1g/d i.v. Spiegelkontrolle*

T 8.19 Otitis media
(Kinder/Erwachsene) s. auch Kap. T 15.10

	Breitbandpenicillin	**Amoxicillin** →152	*45–90mg/kg KG/d in 3 Tagesdosen*
oder	**Cephalosporin**	**Cefpodoxim-Proxetil** →158	*10mg/kg/d*

T 8.20 Oxyuriasis
(Madenwurm/Enterobius vermicularis)

1. Wahl	**Anthelminthikum** (Cholinesterasehemmung)	**Pyrantel** →180	*10mg/kg p.o.(einmalig)*
2. Wahl	**Anthelminthikum** (Tubulinbindung, Glukoseaufnahme ↓)	**Mebendazol** →180	*1 x 100mg, Wh. nach 1 W.*
oder	**Anthelminthikum** (Tubulinbindung, Glukoseaufnahme ↓)	**Albendazol** →179	*1 x 400mg, Wh. nach 1 W.; Ki. > 2 J.: 1 x 100mg*

T 8.21 Pest
(Yersinia pestis)

	Folatantagonist + p-Aminobenzoesäureantagonist	**Cotrimoxazol** →163	*2 x 160 + 800mg/d p.o., i.v.*
oder	**Gyrasehemmer**	**Ciprofloxacin** →162	*2 x 500mg p.o.*

T 8.22 Pneumonie
s. auch Kap. T 4.6

T 8.22.1 Ambulant erworben, nicht stationär therapiert

	Makrolid	**Clarithromycin** →159	*2 x 500mg p.o. für 5–7d (nicht, wenn in verg. 3 M. Makrolidtherapie)*
oder		**Azithromycin** →159	*d 1: 1 x 500mg, d 2–5: 1 x 250mg*
oder	**Breitbandpenicillin+ Beta-Laktamaseinhib.**	**Amoxicillin** →152	*875mg/125mg 2 x/d p.o. für 5–7d*

oder	**Cephalosporin 2. Gen.**	**Cefuroxim** →155	*250–500mg 2 x/d p.o. für 5–7d*
oder	**Gyrasehemmer**	**Levofloxacin** →162	*1 x 500mg p.o. für 5–7d*
		Doxycyclin →158	*2x100 p.o.; Dauer jeweils bis 3 Tage fieberfrei, bei Legionellen oder Ch. pneumoniae 3 Wo; Wenn in verg 3 Mo Abx Azithro + Amoxi oder Amoxclav*
T 8.22.2 Ambulant erworben, stationär therapiert			
	Cephalosporin 3. Gen.	**Ceftriaxon** →155	*1–2g/d i.v.*
plus	**Makrolid**	**Azithromycin** →159	*500mg i.v.*
oder	**Carbapenem**	**Ertapenem** plus **Azithromycin**	*1g/d i.v.*
T 8.22.3 Nosokomiale Pneumonie (schwer)			
	Carbapenem	**Imipenem** →164	*4 x 0,5g*
		Meropenem →165	*3 x 1g i.v.*
oder	**Cephalosporin**	**Ceftazidim** →156	*3 x 2g*
		Ceftriaxon →155	*1–2g/d i.v.*
plus	**Aminoglycosid**	**Gentamicin** →161	*1mg/kg KG in 3 Dosen/d*
oder	**Gyrasehemmer**	**Moxifloxacin** →162	*400mg i.v.*
T 8.22.4 Aspirationspneumonie (wenn therapiebedürftig)			
Leicht			
	Breitbandpenicillin+ Beta-Laktamaseinhib.	**Amoxicillin/Clavulansäure** →154	*3 x 1g i.v.*
Schwer			
	Carbapenem	**Imipenem** →164	*4 x 0,5g*
oder		**Meropenem** →165	*3 x 1g i.v.*

T 8.23 Salmonellose (Salmonellen)

T 8.23.1 S. typhi/paratyphi			
1. Wahl			
	Gyrasehemmer	**Ciprofloxacin** →162	*2 x 500mg p.o. (2 W.)*
oder	**Cephalosporin 3.Gen.**	**Ceftriaxon** →155	*1 x 2–3g i.v., Ki: 50mg/kg/d i.v. (2 W.)*
Bei Schock			
evtl. plus	**Glukokortikosteroid** (antiinflammatorisch, immunsuppressiv)	**Dexamethason** →114	*Initial: 3mg/kg i.v., dann: 1mg/kg je alle 6h (2d); vor 1. Antibiotika-Gabe*
Dauerausscheider			
	Gyrasehemmer	**Ciprofloxacin** →162	*2 x 500mg p.o. (4 W.)*

oder	Folatantagonist + p-Aminobenzoesäure-antagonist	Cotrimoxazol →163	*2 x 160 + 800 mg/d p.o., i.v. (2–4 Mo)*
T 8.23.2 S. typhimurium/enteritidis			
Schwere Enteritis > 50 J. mit Atherosklerose			
	Folatantagonist + p-Aminobenzoesäure-antagonist	Cotrimoxazol →163	*2 x 160 + 800 mg/d p.o., i.v. (5–7d)*
oder	Gyrasehemmer	Ciprofloxacin →162	*2 x 500 mg p.o. (5–7d)*
Sepsis			
	Cephalosporin 3. Gen.	Ceftriaxon →155	*1 x 1–2g i.v., Ki: 50 mg/kg/d i.v. (5–7d)*
oder	Gyrasehemmer	Ciprofloxacin →162	*2 x 250–750 mg p.o. (5–7d)*
Dauerausscheider			
	Gyrasehemmer	Ciprofloxacin →162	*2 x 500 mg p.o. (4–6 W.)*
oder	Breitbandpenicillin	Amoxicillin →152	*3 x 500mg (4–6 W.)*
oder	Folatantagonist + p-Aminobenzoesäure-antagonist	Cotrimoxazol →163	*2 x 1 Tabl. p.o. (4–6 W.)*

T 8.24 Scharlach (A-Streptokokken)

T 8.24.1 1. Wahl

	Phenoxymethylpenicillin	Penicillin V →151	*3 x 0,6–1,5 Mio IE/d p.o. (10 d)*

T 8.24.2 Bei Penicillinallergie

	Makrolid	Clarithromycin →159	*Erw.: 2 x 250 mg/d p.o., Ki.: 12 mg/kg/d*

T 8.25 Shigellose (Shigellen)

T 8.25.1 Erwachsene

	Gyrasehemmer	Ciprofloxacin →155	*2 x 500 mg p.o. (1-3d, bei HIV-Inf. 5 d)*

T 8.25.2 Kinder

	Folatantagonist + p-Aminobenzoesäure-antagonist	Cotrimoxazol →157	*2 x 10-15 mg/kg/d p.o., i.v. (5-7d)*

T 8.26 Syphilis (Lues)
(Treponema pallidum) s. auch Kap. T 13.13.1

T 8.26.1 Erworbene Lues

CAVE: bei Therapie jeder aktiven Lues kann es zur Herxheimer-Reaktion kommen; **In diesem Fall zusätzliche Therapie mit:**			
	Cyclooxygenasehemmer (Thrombozytenaggr.-hemmung)	**Acetylsalicylsäure** →106	*(Wegen Herxheimer-Reaktion!)*
Lues I/II oder Lues latens < 1Jahr			
	Depot-Benzylpenicillin	**Benzathin-Penicillin G** →151	*2,4 Mio IE i.m. x 1*
Lues I/II oder Lues latens > 1Jahr oder nicht determinierbar oder bei HIV-Infektion			
	Depot-Benzylpenicillin	**Benzathin-Penicillin G** →151	*3 x 2,4 Mio IE i.m. 1x/Wo*
Lues III und Neurolues > 1 Jahr			
	Benzylpenicillin	**Penicillin G** →151	*10–20 Mio IE/d i.v. in 2–3 Kurzinf. (14d)*
Bei Penicillinallergie			
	Cephalosporin 3.Gen.	**Ceftriaxon** →155	*1 x 1–2g i.v. (14d)*
oder	**Tetracyclin**	**Doxycyclin** →158	*1 x 200mg/d i.v. (3 W.)*

T 8.26.2 Lues connata

Säuglinge			
	Benzylpenicillin	**Penicillin G** →151	*3 x 50.000IE/kg/d (14d)*
evtl. plus	**Glukokortikosteroid** (antiinflammatorisch, Empfindlichkeit der Beta-Rezeptoren ↑)	**Prednison** →115	*2mg/kg (am ersten Behandlungstag, wegen Herxheimer-Reaktion!)*
Kinder			
	Benzylpenicillin	**Penicillin G** →151	*1 x 100.000IE/d i.m., max: 2,4 MioIE (14d)*

T 8.26.3 Syphilis in der Gravidität

1. Wahl			
	Depot-Benzylpenicillin	**Benzathin-Penicillin G**→151	*2,4 Mio IE/d i.m.*
Bei Penicillinallergie			
	Cephalosporin 3.Gen.	**Ceftriaxon** →155	*1 x 2g i.v. (8–10d)*
oder	**Makrolid**	**Erythromycin** →159	*2 x 1g/d p.o. (3 W.)*

T 8.27 Taeniasis
(Bandwurm/Taenia)

T. saginata = Rinderbandwurm, T. solium = Schweinebandwurm			
	Anthelmintikum (tetanische Kontraktur, Wurmparalyse)	**Praziquantel** →180	*10mg/kg p.o. (einmalig)*
oder	**Anthelmintikum** (Hemm. oxid. ATP-Produktion, Störung der Glukoseaufnahme)	**Niclosamid** →180	*2g p.o. (einmalig)*
oder	**Anthelmintikum** (Tubulinbind., Glukoseaufnahme ↓)	**Mebendazol** →180	*2 x 100mg/d p.o. (3d)*

T 8.28 Trichomoniasis
(Trichomonas vaginalis) s. auch Kap. T 17.6.5

Partner mitbehandeln!

T 8.28.1 Urethritis

	Nitroimidazol (Antiprotozoenmittel)	**Metronidazol** →164	*2 x 500mg p.o. für 7d oder 2g als Einmaldosis*
oder	**Nitroimidazol** (Antiprotozoenmittel)	**Tinidazol** →164	*1 x 2g p.o. (einmalig)*

T 8.28.2 Vaginitis

Allgemein			
	Nitroimidazol (Antiprotozoenmittel)	**Metronidazol** →164	*2 x 500mg p.o. (7d)*
Während Gravidität			
	Polyen (Membraneinlagerung, Antiprotozoenmittel)	**Natamycin** →179	*1 x 1 Vaginaltbl.*
Partner			
		Tinidazol oder Metronidazol →164	*2g als Einmaldosis, simultan*

T 8.29 Tuberkulose
(Mycobakterium tuberculosis)[163]

T 8.29.1 Prophylaxe bei Exposition

	Antituberkulotikum	**Isoniazid** →168	*10mg/kg/d p.o. (3 Mo.)*
Bei Verdacht auf INH-Resistenz			
	Antituberkulotikum	**Rifampicin** →168	*600mg/d p.o. für 4 Mo*

T 8.29.2 Präventive Therapie (Reaktivierungsgefahr)			
	Antituberkulotikum	**Isoniazid** →168	*Erw.: 300mg/d p.o., Ki. 10mg/kg/d p.o. (Dauer der Gefahr)*
Bei Verdacht auf INH-Resistenz			
	Antituberkulotikum	**Rifampicin** →168	*600mg/d p.o. für dei Dauer der Gefahr*
T 8.29.3 Präventive Therapie (kürzlich stattgefundene Tuberkulinkonversion)			
	Antituberkulotikum	**Isoniazid** →168	*10mg/kg/d p.o., max: 300mg (6 Mo.)*
Bei Verdacht auf INH-Resistenz			
	Antituberkulotikum	**Rifampicin** →168	*600mg/d p.o. für 4 Mo*
T 8.29.4 Lungentuberkulose			
2 Wochen Isolation bei positivem Sputum (= offene TB), wenn INH-Resistenz-Rate < 4% kein Etambutol notwendig			
Initial			
	Antituberkulotikum	**Rifampicin** →168	*10mg/kg/d p.o. (2 Mo.)*
plus	**Antituberkulotikum**	**Isoniazid** →168	*5mg/kg/d p.o. (2 Mo.)*
plus	**Antituberkulotikum**	**Ethambutol** →168	*15mg/kg/d p.o. (2 Mo.)*
plus	**Antituberkulotikum**	**Pyrazinamid** →168	*25–30mg/kg/d (2 Mo.)*
Dann für 4 Monate			
	Antituberkulotikum	**Rifampicin** →168	*10mg/kg/d p.o. (4 Mo.)*
plus	**Antituberkulotikum**	**Isoniazid** →168	*5mg/kg/d p.o. (4 Mo.)*
T 8.29.5 Pleuritis exsudativa			
Initial			
	Glukokortikosteroid (antiinflamm., Empfindlichkeit der Beta-Rez. ↑)	**Prednison** →115	*Initial: 30–50mg/d p.o., dann: auf 10–20mg/d p.o. ↓ (ca. 4 W.)*
plus	**Antituberkulotikum**	**Rifampicin** →168	*10mg/kg/d p.o. (2 Mo.)*
plus	**Antituberkulotikum**	**Isoniazid**)→168	*5mg/kg/d p.o. (2 Mo)*
plus	**Antituberkulotikum**	**Pyrazinamid**)→168	*25–30mg/kg/d p.o. (2 Mo)*
Dann für 4 Monate			
	Antituberkulotikum	**Rifampicin** →168	*10mg/kg/d p.o. (4 Mo.)*
plus	**Antituberkulotikum**	**Isoniazid** →168	*5mg/kg/d p.o. (4 Mo.)*

T 8.29.6 Halslymphknotentuberkulose			
Initial für 2 Monate			
	Antituberkulotikum	**Rifampicin** →168	*10mg/kg/d p.o. (2 Mo.)*
plus	**Antituberkulotikum**	**Isoniazid** →168	*5mg/kg/d p.o.*
plus	**Antituberkulotikum**	**Pyrazinamid** →168	*25–30mg/kg/d (2 Mo.)*
Dann für 4 Monate			
	Antituberkulotikum	**Rifampicin**)→168	*10mg/kg/d p.o. (4 Mo.)*
plus	**Antituberkulotikum**	**Isoniazid**)→168	*5mg/kg/d p.o. (4 Mo.)*

T 8.29.7 Miliartuberkulose			
	Glukokortikosteroid (antiinflammatorisch, Empfindlichkeit der Beta-Rezeptoren ↑)	**Prednison** →115	*Initial: 30–50mg/d p.o., dann: auf 10–20mg/d p.o. reduzieren (kurzfristig)*
plus	**Antituberkulotikum**	**Rifampicin** →168	*10mg/kg/d p.o. (bis klin. Besserung, dann wie Lungen-Tb)*
plus	**Antituberkulotikum**	**Isoniazid** →168	*5mg/kg/d p.o. (bis klin. Besserung, dann wie Lungen-Tb)*
plus	**Antituberkulotikum**	**Pyrazinamid** →168	*25–30mg/kg/d (bis klin. Besserung, dann wie Lungen-Tb)*

T 8.29.8 Meningitis tuberculosa			
1. Wahl			
	Antituberkulotikum	**Isoniazid** →168	*Erw.: ini: 10mg/kg/d p.o., nach 3–4 W. 5–7mg/kg/d p.o. max: 1g/d; Ki.: ini: 15–20mg/kg/d p.o., nach 3–4 W. 10mg/kg/d p.o., max: 0,5g/d (ca. 2–3 M. [Klinik])*
plus	**Antituberkulotikum**	**Rifampicin** →168	*10mg/kg/d p.o. ; max: 0,75g/d (ca. 2–3 Mo. [Klinik])*
plus	**Antituberkulotikum**	**Pyrazinamid** →168	*30mg/kg/d, max: 2 g (ca. 2–3 Mo [Klinik])*
plus	**Antituberkulotikum**	**Ethambutol** →168	*15mg/kg/d p.o.*
plus	**Glukokortikosteroid** (antiinflamm., Empfindlichkeit der Beta-Rez. ↑)	**Prednison** →115	*Ini 30–50mg/d p.o., dann: auf 10–20mg/d p.o. ↓ (ca. 4 W.)*
Bei Resistenz gegen eines obiger statt dessen			
plus	**Antituberkulotikum**	**Protionamid** →168	*10mg/kg/d, max: 1g (ca. 2–3 Mo. [Klinik])*

Anschließend(bis klin. Besserung, dann wie Lungen-Tb)			
	Antituberkulotikum	**Rifampicin** →168	*10mg/kg/d p.o (10 Mo.)*
plus	**Antituberkulotikum**	**Isoniazid** →168	*5mg/kg/d p.o. (10 Mo.)*
plus	**Antituberkulotikum**	**Pyrazinamid** →168	*25–30mg/kg/d*

T 8.29.9 Urogenitaltuberkulose

1. Wahl			
	Antituberkulotikum	**Rifampicin** →168	*10mg/kg/d p.o. (9–12 Mo.)*
plus	**Antituberkulotikum**	**Isoniazid** →168	*5mg/kg/d p.o. (9–12 Mo.)*
plus	**Antituberkulotikum**	**Pyrazinamid** →168	*25–30mg/kg/d (9–12 Mo.)*
Plus nierengängige Kombinationspartner (auch gegen bakterielle Sekundärinfektion)			
	Gyrasehemmer	**Ciprofloxacin** →162	*2 x 250–750mg p.o. (9–12 Mo.)*

T 8.29.10 Hauttuberkulose

Initial			
	Antituberkulotikum	**Rifampicin** →168	*10mg/kg/d p.o. (2 Mo)*
plus	**Antituberkulotikum**	**Isoniazid** →168	*5mg/kg/d p.o. (2 Mo)*
plus	**Antituberkulotikum**	**Ethambutol** →168	*15mg/kg/d p.o. (2 Mo)*
Dann für 4 Monate			
	Antituberkulotikum	**Rifampicin** →168	*10mg/kg/d p.o. (4 Mo)*
plus	**Antituberkulotikum**	**Isoniazid** →168	*5mg/kg/d p.o. (4 Mo)*

[163] ATS/CDC Guidelines. CID 2003; 31:633–9

T 8.30 Windpocken/Gürtelrose
(Herpes zoster) s. auch Kap. T 13.15.4

T 8.30.1 Varizella (bei immunsupprimierten Patienten, Pneumonie oder jungen Erwachsenen)

	Virustatikum (Purinantagonist, DNA-Polymerasehemmer)	**Aciclovir** →170	*3 x 10mg/kg/d i.v. (5–7d) oder 5 x 800mg p.o.*
oder	**Virustatikum** (Purinantagonist, DNA-Polymerasehemmer)	**Valaciclovir** →170	*3 x 1000mg p.o. für 5d*

T 8.30.2 Herpes Zoster

	Virustatikum (Purinantagonist, DNA-Polymerasehemmer)	**Valaciclovir** →170	*3 x 1000mg/d p.o. (7d); bei Immunsupprimierten i.v.-Therapie (s.o.)*
		Brivudin →170	*1 x 125mg für 7d p.o.*
Symptomatischer Herpes zoster			
	Lokalanästhetikum	**z.B. Anaesthesulf Lotio**	*konsequente Analgesie zur Prophylaxe einer postherpetischen Neuralgie*

T 8.31 Zystitis
s. auch Kap. T 16.1.3

	Gyrasehemmer	**Ciprofloxacin** →162	*2 x 250mg/d p.o. für 3d*
oder	**Folatantagonist + p-Aminobenzoesäure-antagonist**	**Cotrimoxazol** →163	*(160mg TMP) 2 x 1 Tabl. p.o. für 3d*
oder	**Breitbandpenicillin+ Beta-Laktamase-inhibitor**	**Amoxicillin + Clavulansäure** →154	*875mg/125mg 2 x 1 Tabl. p.o. für 3d*
oder	**Nitrofurantoinderivate**	**Nitrofurantoin** →167	*2 x 100 mg p.o. für 5 Tage*
oder	**Glykopeptid**	**Fosfomycin** →167	*Fosfomycin 3 g p.o. als Einzeldosis*
Bei unkomplizierter Pyelonephritis			
	Gyrasehemmer	**Ciprofloxacin** →162	*2 x 500mg für 14d*

T 9 Immunologie – Therapie

Alle Informationen zum Thema Immunsystem finden Sie im Arzneimittelteil, Kapitel A 9 Immunologie → 182.

T 10 Anästhesie – Therapie (Marek Humpich)

T 10.1 Prämedikation

T 10.1.1 Medikamentöse Anxiolyse und Sedierung

	Benzodiazepin	**Midazolam** → 227	*7,5-15mg p.o ca. 30-45 min vor Einleitung*
oder		**Dikaliumchlorazepat** → 226	*20-40mg p.o. am Abend prä-OP*

T 10.1.2 Fortführung der Patienten-eigenen Medikation vor Narkosen

Medikament	Maßgabe	Medikament	Maßgabe
ACE-Hemmer	bei anzunehmender starker Hypotonie oder Herz-OPs bis Vorabend, sonst inkl. OP-Tag	Lithium	Bis Abend prä-OP, ggf. Spiegel-Bestimmung
Antiarrhythmika	Inkl. OP-Tag	MAO-Hemmer	Bis Abend prä-OP, kein Pethidin
Antibiotika/ Virostatika	Inkl. OP-Tag	Metformin	Bis 48h prä-OP
Antikonvulsiva	Inkl. OP-Tag	Neuroleptika	Bis Abend prä-OP
ASS	Bis 5-7 Tage vor OP, spezielle Vorgaben bei endovaskulären Stents	Nitrate	Inkl. OP-Tag
AT_1-Rez.-Antagonisten	Siehe ACE-Hemmer	NSAR	Bis 48h prä-OP
Beta-Blocker	Inkl. OP-Tag	Ovulationshemmer	Bis 24h prä-OP
Biguanide	Bis 24h prä-OP	Parkinson-Medikation	Inkl. OP-Tag
Ca-Antagonisten	Inkl. OP-Tag	Schilddrüsenhormone	Inkl. OP-Tag
Clopidogrel	Bis 7 Tage vor OP, spezielle Vorgaben bei endovaskulären Stents	Steroide	Inkl. OP-Tag, intraop. Hydrocortison-Substitution
Cumarine	3-5 Tage prä-OP, Umstellung auf Heparine	Sulfonylharnstoffe	Bis 48h prä-OP
Digitalis	Bis Abend prä-OP, ggf. Spiegel-Bestimmung	Theophyllin	Inkl. OP-Tag
Diuretika	Bis Abend prä-OP	Thyreostatika	Inkl.OP-Tag
Immunsuppresiva	Inkl. OP-Tag	Trizyklika	Inkl. OP-Tag
Inhalativa	Mit in die Einleitung geben!	α_2-Agonisten	Inkl. OP-Tag
Insulin	Nach Patienten-Schema	α_2-Blocker	Bis Abend prä-OP

T 10.2 Narkosezwischenfälle

T 10.2.1 Awareness

	Cave: Bei Verdacht sofort Vertiefung der aktuellen Narkose		
	Injektionsnarkotikum	**Propofol** → 192	*0,5-1mg/kg als Bolus i.v.*
und	Erhöhung der Zufuhr des Inhalationsnarkotikums auf > 1 MAC_{50}		
oder	Erhöhung der Propofol-Infusionsrate einer total intravenösen Anästhesie (> 5mg/kg/h)		
und	**ggf. Benzodiazepin** (zur Induktion von Anxiolyse und retrograden Amnesie)	**Lorazepam** → 226 **oder**	*1-2mg i.v.*
		Midazolam → 227	*2-2,5mg i.v*

T 10.2.2 Lokalanästhetika-Intoxikation

	LA-Zufuhr stoppen, Sauerstoff-Gabe, leichte Hyperventilation		
Bei Anzeichen einer ZNS-Erregung Krampfschwelle medikamentös erhöhen			
	Benzodiazepin	**Lorazepam** → 226 **oder**	*1-2mg i.v.*
		Midazolam → 227	*2-2,5mg i.v.*
oder	**Barbiturat**	**Thiopental** → 191	*25-50mg i.v.*
oder	**Benzodiazepin-Derivat**	**Clonazepam** → 199	*1mg i.v.*
Bei Anzeichen einer vasovagalen Reaktion			
	Vasopressor	**Theodrenalin + Cafedrin** → 69	*1 Amp. auf 10ml NaCl verdünnen, fraktioniert 1-2 ml i. v. nach Wirkung*
oder		**Noradrenalin** → 69	*1:100 verdünnen, 1ml (~ 0,01mg) i.v. nach Wirkung*
u. ggf.	**Fettemulsion**	**Lipofundin** → 76	*250 ml i.v.*

T 10.2.3 Bronchospasmus

	100% Sauerstoff, manuell assistiert Beatmen, Narkose vertiefen		
	β_2-Mimetika	**Terbutalin** → 94	*0.25-0.5mg s.c., ggf. Wh. nach 15-20min, max. 4x/d*
oder		**Reproterol** → 94	*0,09mg langsam i.v.; Dauerinfusion: 18-90 µg/h i.v.*
	Kortikoid	**Prednisolon** → 115	*250-500mg i.v.*
	Adrenalin (Keine systemische Gabe!)	**Epinephrin** → 95	*1 Ampulle über Vernebler oder 7-14 Hübe p.i. (0.56mg/Hub)*
ggf.	**Methylxanthin** (kein Mittel der 1. Wahl)	**Theophyllin** → 93	*5mg/kg über 20 min i.v. (2.5mg/kg bei Vorbehandlung), dann 10mg/kg/d, Perf. (800mg) = 16mg/ml >> 2ml/h*
	Ultima ratio: Ketanest-Narkose	**Ketamin** → 192	*1-2mg / kg i.v.*
oder		**S-Ketamin** → 191	*0.5 - 1mg / kg i.v.*

T 10.2.4 Maligne Hyperthermie

	Triggerzufuhr stoppen, 100% O2, Flow+AMV erhöhen, Kühlung		
	Muskelrelaxanz	**Dantrolen** → 209	*2,5mg/kg alle 5 min + 10mg/kg/24h i.v.*

T 10.2.5 Zentrales Anticholinerges Syndrom

	Anticholinergikum	**Physostigmin** → 316	*0.04mg/kg i.v. langsam(!) titrieren, max. 2mg*
	Fehlende Besserung der Symptome schließt ZAS aus.		

T 10.3 Narkoseführung

Kurzbeschreibung inhalativer Narkotika

Gas	**MAC50 in 100% O2 (70%N2O)**	**Blut/ Gas**	**Hirn/ Blut**	**Metabolisierung [%]**	**Besonderheiten und Vorteile**
Halothan	0,8 (0,3)	2,4	2,9	10-20	Maskeneinleitung bei Kindern
Sevofluran → 192	2,0 (0,7)	0,69	1,7	3-5	Keine Atemwegsreizung, hohe hämodynamische Stabilität
Isofluran → 192	1,2 (0,5)	1,4	1,6	< 1	Gut muskelrelaxierend
Desfluran → 192	6,0 (2,8)	0,42	1,3	< 0,1	Schnelles An- und Abfluten
Enfluran	0,7 (0,6)	1,9	1,4	2,5-8,5	Gut muskelrelaxierend
Reduzierung der MAC:	Lebensalter, Schwangerschaft, Hypoxie, Hypotension, Hyponatriämie, zentral dämpfende Medikamente (z.B.: Sedativa, Opioide, Analgetika)				
Erhöhung der MAC:	Säuglings- und Kleinkindalter, Fieber, Hypernatriämie, C2-Abusus				

T 10.3.1 Total intravenöse Anästhesie (TIVA)

	Einleitung	**Bis zur Intubation**	**Aufrecht-erhaltung (nach Bedarf!)**	**Ausleitung (Stopp vor OP-Ende)**	**Hinweise**
Propofol → 192	1,0-1,5mg/kg	5-6 mg/kg/h	50-10 mg/kg/h kontinuierlich	10-15	Bei < 5mg/kg/h hohes Risiko für Awareness
und					
Remifentanil → 190	0,5-1 µg/kg oder 0,1-0,3 µg/kg/min	0,3-0,5 µg/kg/min	0,1-1,0 µg/kg/min	5-7 min	Früh postop. Analgesie beginnen (Piritramid 0,1mg/kg i.v. oder Metamizol 1-2 g i.v.)
oder					
Alfentanil → 190	15-30 µg/kg	-	10 µg/kg alle 15-20 min.	10-15 min	Für Kurznarkosen

	Einleitung	Bis zur Intubation	Aufrecht-erhaltung (nach Bedarf!)	Ausleitung (Stopp vor OP-Ende)	Hinweise
oder					
Fentanyl → 190	1,5-3 µg/kg	-	Alle 30-45 min. 1,5 µg/kg	30 min vor CAVE: Kumulation	Nur für längere OPs, ggf. intraop. auf Remifentanil wechseln
oder					
Sufentanil → 190	0,2-0,5 µg/kg	-	Alle 30-40 min. 0,2-0,5 µg/kg oder 0,5 µg/kg/h	30 min	Weniger Kumulation als Fentanyl

T 10.4 Perioperative Probleme

T 10.4.1 Postoperative Übelkeit und Erbrechen (PONV)

Bei Risikopatienten perioperative Prophylaxe			
	Glukokortikoid	**Dexamethason** → 114	*4mg i.v. (Kinder 0,15mg/kg KG; max. 4mg) direkt(!) nach Einleitung*
Bei Symptomen sofortige Therapie, kein Warten auf spontane Besserung			
	Serotoninantagonisten	**Granisetron** → 147	*1,5mg i.v. (Kinder 20 µg/kg KG)*
oder	**Neuroleptikum**	**Droperidol oder**	*0,625-1,25mg i.v. (Kinder 50 µg/kg KG)*
		Haloperidol → 222	*1-2mg i.m. (!)*
oder	**Antiemetikum**	**Dimenhydrinat** → 146	*62mg i.v. (Kinder 0,5mg/kg KG)*

T 10.4.2 Postoperatives Zittern (Shivering)

	α_2-Rezeptorantagonist	**Clonidin** → 50	*1,2µg/kg/KG i.v.*
oder	**Opioid**	**Pethidin**	*0,25-0,5mg/kg/KG i.v.*

T 10.4.3 Relaxansüberhang

Cave: Bei Verdacht sofort Vertiefung der aktuellen Narkose (siehe Awareness)

Antagonisierung von	mit	Dosierung
Rocuronium oder Vecuronium	**Sugammadex** → 194	12-16mg/kg i.v.
Atracurium oder Cis-Atracurium oder Pancuronium oder	**Neostigmin** → 211	0,5-2mg, bis 5mg i.v.
	und	
	Atropin → 70	0,5-1mg i.v.

11 Neurologie – Therapie (S. v. Stuckrad-Barre)

11.1 Glasgow Coma Scale, Dermatome

lasgow Coma Scale (GCS)		
ffnen d. ugen	spontan	4
	auf Ansprache	3
	nach Schmerzreiz	2
	keine Reaktion	1
erbale ntwort	orientiert	5
	verwirrt	4
	unzusammenh. Worte	3
	unverständl. Laute	2
	keine Antwort	1
este notor. ntwort	befolgt Aufforderung	6
	gezielte Abwehr	5
	Zurückziehen	4
	Beugesynergismen	3
	Strecksynergismen	2
	keine Antwort	1
iCS-Score		3–15

GCS > 8 = Bewusstseinstrübung		
>12	leicht	
12–9	mittelschwer	
Somnolenz: schläfrig, leicht erweckbar		
Stupor: schlafähnlich, leicht erweckbar		
GCS < 8 = Bewusstlosigkeit		
8–7	Koma-Grad I	leichtes Koma
6–5	Koma-Grad II	
4	Koma-Grad III	schweres Koma
3	Koma-Grad IV	

Koma Grad I: gezielte Abwehrbewegungen, normaler Tonus, keine Pupillen-, Augenbewegungsstörung, vestibulokulärer Reflex (VOR) positiv
II: ungezielte Abwehrbewegungen, normaler bis erhöhter Tonus, Lichtreaktion erhalten, Anisokorie/Bulbusdivergenz möglich
III: ungezielte Bewegungen, Streck- u. Beugesynergismen, erhöhter Tonus, Pupillen variabel, eher eng, anisokor, abgeschwächte Lichtreatkion, path. VOR
IV: keine Schmerzreaktion, Tonus schlaff, Pupillen weit u. starr, VOR –, kraniokaudaler Ausfall der Hirnstammreflexe.

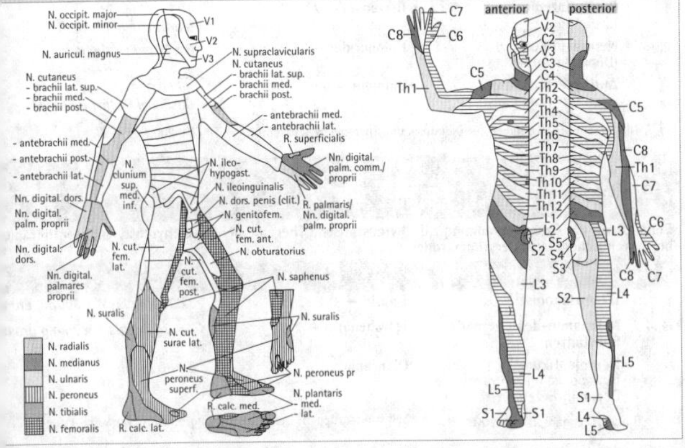

T 11.2 Alkoholdelir

T 11.2.1 Unvollständiges Delir/Alkoholentzugssyndrom [164]

Klinische Überwachung und allg. Therapie: ruhige Umgebung, Bilanzierung, Elektrolytkontrolle, Vit. B1 und -B6 Substitution, Thromboseprophylaxe

1.	**Atyp. Hypnotikum**	**Clomethiazol** → 228	*4 x 2 Kapseln à 192 mg/d p.o., Red. nach Klinik*
oder	**Benzodiazepin** (Sedierung) plus Haloperidol	**Diazepam** → 226	*6x tägl. 10 mg p. o.; 3- 6x tägl 5-10 mg p. o. oder i. v.*
oder	**Benzodiazepin** (Sedierung) plus Haloperidol	**Lorazepam** → 226 **plus Haldol**	*6x tägl. 1 mg p. o., 3- 6x tägl. 5- 10 mg p. o. oder i.*

T 11.2.2 Vollständiges Delir

1.	**Atyp. Hypnotikum**	**Clomethiazol** → 228	*4–8 x/d 2 Kapseln à 192 mg p.o. Reduktion n. Klinik*
Oder 2.	**Atyp. Hypnotikum**	**Clomethiazol** → 228	*6–8x (max. 12x) 2 Kapseln à 192 mg p.o. pro d*
Plus	**Neuroleptikum** (Dopamin-Antagonist)	**Haloperidol** → 222	*3–6 x 5–10 mg/d p.o. oder i.v.*
Oder 3.	**Benzodiazepin** (Sedierung)	**Diazepam** → 226	*6 x 10 mg p.o. pro d*
Plus	**Neuroleptikum**	**Haloperidol** → 222	*3–6 x 5–10 mg/d p.o. oder i.v.*

T 11.2.3 Lebensbedrohliches Delir (vollst. Delir, orale Therapie unzureichend)

1.	**Benzodiazepin** (Sedierung)	**Diazepam** → 226	*120–240 mg i.v./d (kontin. oder als Boli)*
Plus	**Neuroleptikum** (Dopamin-Antagonist)	**Haloperidol** → 222	*6 x 10 mg i.v. pro d*
Fakultativ	**Antihypertensivum** (Alpha-2- Antagonist)	**Clonidin** → 50	*Ini.: 0,025 mg i.v. pro h, Dosis bei Bedarf erhöhen*

[164] Nach Diener HC. Leitlinien für Diagnosik und Therapie in der Neurologie, Thieme 2003

T 11.3 Chorea

T 11.3.1 Symptomatische Chorea

Behandlung der Grunderkrankung z.B. thyreostatische Therapie bei Hyperthyreose, Cortisontherapie bei systemischem Lupus erythematodes

T 11.3.2 Chorea Huntington

1.	**D2-Antagonist**[165]	**Tiaprid** → 213	*3x 100 mg bis 4 x 300 mg pro*
oder	**Monoamin-depletierende Substanzen**	**Tetrabenazin** → 213	*3 × 25 mg bis 3 × 75 mg pro d*
	Neuroleptikum[165] (Antagonist an zentralen . Dopamin-Rezeptoren).	**Olanzapin**	*Bis 30 mg/d*

[165] Brandt, Dichgans, Diener 2008

Selbsthilfegruppen: Deutsche Huntington Hilfe, www.dhh-ev.de

T 11.4 Demenz

T 11.4.1 Demenz vom Alzheimer-Typ, Vaskuläre Demenz → 477

T 11.5 Epilepsie

Übersicht über Indikationen von Antiepileptika [166]

	Anfall/-syndrom	Empfehlung
Generalisiert	Primär generalisierte tonisch-klonische Anfälle	VPA, LTG, TPM, LEV
	Absencen	VPA, LTG, CLB, TPM
	Myoklonische Anfälle	VPA, LTG, CLB, LEV
	Photosensible Anfälle	VPA, LTG, CLB, TPM
Fokal	Einfach oder komplex fokale Anfälle oder sek. generalisierte Anfälle	CBZ, OXC, VPA, LTG, GBP, LEV, TPM
	Nicht als fokal oder generalisiert klassifizierte Epilepsie	VPA, LTG, LEV, CLB, TPM

[166] Modifiziert nach Schmidt und Elger 2002; CLB=Clobazam; CBZ=Carbamazepin; GBP=Gabapentin; LTG=Lamotrigin; LEV=Levetiracetam; PHT=Phenytoin; TPM=Topiramat

T 11.5.1 Antiepileptika zur Monotherapie fokaler Epilepsien unter speziellen Behandlungssituationen (in alphabet. Reihenfolge, nach J. Bauer 2006)

Verfügbar	CBZ, GBP, LEV, LTG, OXC, PHT, PB, PRM, TPM, VPA
Empfehlenswert	CBZ, GBP, LEV, LTG, OXC, TPM, VPA
Frauen im reproduktiven Alter	
Schwangerschaftswunsch	CBZ, LTG
Hormonelle Kontrazeption	GBP, LEV, TPM*, VPA
Prophylaxe hyperandrogener Zyklusstörungen	CBZ
Männer im jüngeren und mittleren Alter	
Prophylaxe einer erektilen Dysfunktion	GBP, LEV, LTG, OXC, TPM, VPA
Patienten im höheren Lebensalter	
Kombinationstherapie mit anderen Medikamenten	GBP, LEV, LTG, TPM > OXC, VPA
Prophylaxe ataktischer Störungen	GBP, LEV, LTG, OXC, TPM, VPA
Patienten mit retardierter geistiger Entwicklung	
Steigerung sozialer Fähigkeiten	LEV, LTG

* Dosierungen > 200 mg mindern die Östrogenwirkung → auf ausreichend dosierte hormonelle Kontrazeptiva achten.

CBZ = Carbamazepin, LEV = Levetiracetam, LTG = Lamotrigin, OXC = Oxcarbazepin, PHT = Phenytoin, PB = Phenobarbital, PRM = Primidon, TPM = Topiramat, VPA=Valproat

T 11.5.2 Antiepileptika zur Monotherapie idiopathischer Epilepsien mit generalisierten Anfällen unter speziellen Behandlungssituationen*

Verfügbar	ESM, LTG, PB, PRM, TPM, VPA
Empfehlenswert	LTG, TPM, VPA, LEV
Frauen im reproduktiven Alter	
Schwangerschaftswunsch	LTG
Hormonelle Kontrazeption	TPM**, VPA
Männer im jüngeren und mittleren Alter	
Prophylaxe einer erektilen Dysfunktion	LTG, TPM, VPA
Patienten im höheren Lebensalter	
Kombinationstherapie mit anderen Medikamenten	LTG, TPM, VPA
Prophylaxe ataktischer Störungen	LTG, TPM, VPA

* in alphabetischer Reihenfolge, nach J. Bauer 2006
** Dosierungen > 200 mg mindern die Östrogenwirkung → auf ausreichend dosierte hormonelle Kontrazeptiva achten.

CBZ = Carbamazepin, LEV = Levetiracetam, LTG = Lamotrigin, OXC = Oxcarbazepin,
PHT = Phenytoin, PB = Phenobarbital, PRM = Primidon, TPM = Topiramat, VPA=Valproat

T 11.5.3 Idiopathisch, primär generalisiert

Monotherapie

Antikonvulsivum	**Valproinsäure** → 200	*Einschleichend 2-3x300 mg/d (Spiegelkontrolle!); Zieldosis 150-2100 mg/d (n. Anfallskontrolle) auf 2-4 ED; Ret. Präp. 1-2 ED*
Antikonvulsivum	**Lamotrigin** → 198	*Start: 25 mg/d; alle 14 d um 50-100 mg steigern; wirksame Dosis 100-200 mg/d verteilt auf 1-2 ED (bei Erw. keine Maximaldosisgrenze); Komedikation mit VPA: 200 mg/d*
Antikonvulsivum	**Topiramat** → 200	*Start: 25 mg/d (0-0-1); alle 7-14 d um 25-50 mg steigern; Zieldosis 100 mg/d (1-0-1)*

T 11.5.4 Erworben, primär fokal, ggf. sekundär generalisiert, auch primär generalisiert

Monotherapie

Antikonvulsivum	**Carbamazepin** → 197	*Einschleichend 100-200 mg/d (0-0-1), alle 3-5 d um 100 mg steigern; Zieldosis 600-1200 mg/d; Spiegelkontrollen; ED 1-0-1; NW dosisabh.*

oder	**Antikonvulsivum**	**Oxcarbazepin** → 198	*Start 300mg/d (1–0–1); alle 7 d um 600mg/d steigern; Zieldosis 900–1200mg/d (ED:1–0–1); Max. Dosis: 2400mg/d*
oder	**Antikonvulsivum**	**Valproinsäure** → 200	*Einschleichend 2–3 x 300mg/d (Spiegelkontrolle!) Zieldosis 150–2100mg/d (n. Anfallskontrolle) auf 2–4ED; Ret. Präp. 1–2ED*
oder	**Antikonvulsivum**	**Lamotrigin** → 198	*Initial 25–50mg/d, langsam steigern (erhöht Spiegel von Carbamazepin)*
oder	**Antikonvulsivum**	**Gabapentin** → 201	*Start: 300mg/d (0–0–1); tgl. um 300mg steigern, Zieldosis: 800–3600mg/d verteilt auf 3ED (1–1–1)*
oder	**Antikonvulsivum**	**Levetiracetam** → 202	*Start 1000mg/d; alle 14 d um 1000mg/d steigern, Zieldosis: 100–3000mg/d verteilt auf 2 ED (1–0–1), Max. Dosis: 3000mg/d*
oder	**Antikonvulsivum**	**Topiramat** → 200	*Start: 25mg/d (0–0–1); alle 7–14 d um 25–50mg steigern; Zieldosis 100mg/d (1–0–1)*

T 11.5.5 Therapie des generalisierten konvulsiven Status epilepticus [167]

	Standardtherapie (Dosis)	**Alternative Therapie (Dosis)**
Initialer Status epilepticus	**Lorazepam** (bis zu 0,1 mg/kg, 2 mg/min)	**Diazepam** (Erwachsene: bis zu 10–20 mg, 2–5 mg/min; Kinder: bis zu 0,25–0,5 mg/kg, 1 mg/2–5 min); **Clonazepam** (bis zu 0,025 mg/kg; 0,5 mg/min)
Etablierter Status epilepticus	**Phenytoin** (Erwachsene: 15–20 mg/kg, nicht schneller als 50 mg/min; Kinder: 20 mg/kg, 1 mg/kg/min); bei RR-Abfall langsamere Infusion	**Fosphenytoin** (15–20 mg/kg Phenytoinäquivalente mit maximal 100–150 mg/min), **Valproat** (LD: 20–30 mg/kg über 15–30 min, ED: 2 mg/kg/h)
Refraktärer Status epilepticus	**Phenobarbital** (10-20–30 mg/kg, 100 mg/min); bei RR-Abfall langsamere Infusion, Intubation-(Bereitschaft)	**Midazolam** (LD: 0,15–0,2 mg/kg, ED: 0,1–0,4 mg/kg/h); **Propofol** (LD: 2 mg/kg, ED: 2–10 mg/kg/h), Intubation-(Bereitschaft)
> 60 min Dauer	**Thiopental** (100–250 mg Bolus über 20 sec dann 50 mg Bolus alle 2–3 min bis zur Anfallskontrolle, dann weitere Infusion nach EEG, i.d.R. 3–5 mg/kg/h) Intubation-(Bereitschaft)	Off-label Option: **Levetiracetam** (LD: 30-60mg/kg über 30-60 min, ED: 40mg/kg/d)

(adaptiert nach Rosenow und Knake et al. 2008)

LD = Ladedosis, ED = Erhaltungsdosis

[167] Adaptiert nach Rosenow und Knake et al. 2008

T 11.6 Fazialisparese, peripher[168]

	Glukokortikosteroide (antiinflamm.,immunsupp.)	**Methylprednisolon** → 114	*2 × 25 mgPrednisolon für 10Tage,Beginn < 72 Std.*
plus	**Virustatikum b. nachgew. Zoster**	**Aciclovir** → 170	*2000-2400 mg/d, Dauer 10 d*
zudem	**Prophylaxe gegen Sekundärschäden:** • Uhrglasverband und Augensalbe (bei Lidschlussdefizit > 3–4 mm) • **Aktive Bewegungsübungen** vor dem Spiegel 2 x 20 min/d nach Anleitung und unter Kontrolle durch Krankengymnasten; jeder Muskel je 2 Minuten, mehrmals täglich		*Nach Klinik*

168 Zitiert nach Diener HC. Leitlinien für Diagnosik und Therapie in der Neurologie, Thieme 2008

T 11.7 Kopfschmerzen

T 11.7.1 Arteriitis temporalis[169]

	Glukokortikosteroide (antiinflammatorisch)	**Methylprednisolon** → 114	*60–100 mg/d; nach wenigen W. Red. auf Erh.-Dos. von 7,5 mg/d für mind. 24 M. (n. CRP, BSG)*

T 11.7.2 Atypischer Gesichtsschmerz

1. Wahl	**Antidepressivum**	**Amitriptylin** → 214 **Clomipramin** → 214	*50–75 mg/d, "off label" 100–150 mg/d, langsam eindosieren*
2. Wahl	**Antikonvulsivum** (Dämpfung d. verstärkten Reizantwort nach wiederholter Reizung der Afferenzen)	**Carbamazepin** → 197 **Gabapentin** → 201	*Einschleichend 3–4 x 100 mg/d (bis zur Verträglichkeitsgrenze 900–1800 mg/g)*

T 11.7.3 Clusterkopfschmerz

Attacken-Kupierung [169]			
1.	**Sauerstoff**		*100 % – 7 l/min per inhalationem (bis zu 15 min)*
2.	**Serotoninantagonist** (zerebrale Gefäßregulation)	**Sumatriptan** → 208 **oder Zolmitriptan** → 208	*6 mg s.c. oder 5-10 mg nasal*
3.	**Nasenspray**	**Lidocain 4%** → 194	*intranasal 4%*
Prophylaxe bei >1 Attacke täglich, Clusterdauer > 2 W.			
1.	**Glukokortikosteroid** (antiinflammatorisch)	**Methylprednisolon** → 114	*100 mg/d (5d, dann rasche Reduktion u. Absetzen < 3 W.)*
oder	**Calciumantagonist**	**Verapamil** → 48	*Aufsteigend 3–4 x 80 mg/d p.o.; bis 580 mg/d; EKG-Kontrollen erforderlich*
2. Wahl	**Antiepileptikum**	**Topiramat** → 200	*100- 200 mg/Tag*
	Serotoninantagonist (zerebrale Gefäßregulation)	**Methysergid** in internationalen Apotheken	*Ini.: 1 mg/d, 8-12 mg/d (1-0-1 oder 1-1-1), bis zu 12 mg, max. für 6 M*

169 Zitiert nach Diener HC. Leitlinien für Diagnosik und Therapie in der Neurologie, Thieme 2008

T 11.7.4 Migräne			
Behandlung akuter Attacken			
vorab Resorption ↑)	**Motilitätssteigerndes Mittel Normalisierung der Magen-Darm-Motilität**	**Metoclopramid** → 141	*10–20mg p.o. oder 20mg rektal*
1.	**Nicht-Opioid-Analgetika**	**ASS** → 106	*ini 1–1,5g p.o./i.v., ggf. Wh. nach 1h; max. 6g/d*
		Paracetamol → 109	*ini 1–1,5g p.o./i.v., ggf. Wh. nach 1h; max. 4g/d*
		Ibuprofen → 107	*ini 600–800mg, ggf. Wh. nach 1h; max. 2400mg/d*
		Metamizol → 110	*ini 1g p.o./i.v., ggf. Wh. nach 1h; max. 4g/d* **Cave:** *RR-Abfall bei i.v.-Gabe*
2.	**Migränemittel** (Vasokonstriktion durch Serotoninagonismus)	**Sumatriptan** → 208	*25–100mg p.o., 6mg s.c., 20mg nasal;* **Cave:** *Angina pectoris, Herz-/Hirninfarkt*
3.	**Migränemittel** (zerebrale Gefäßregulation)	**Ergotamin** → 207	*1–2mg Kps. oder 1,5–2mg Supp.* **Cave:** *Erbrechen*
Spezifische Migränetherapie			
• Triptane erst bei Beginn des Kopfschmerzes (nicht in der Aura) • Einnahme frühestens nach 2h wiederholen • KI: KHK, hemipl. Migräne			
2.	**Triptane** (Vasokonstriktion durch Serotoninagonismus)	**Sumatriptan** → 208	*25-100mg p.o. 6mg s.c., 20mg nasal*
		Zolmitriptan → 208	*2,5 oder 5mg p.o., 5mg nasal*
		Naratriptan → 208	*2,5mg p.o.*
		Rizatriptan → 208	*5-10mg p.o.*
		Eletriptan → 208	*20-40mg p.o.*
	Triptane (Vasokonstriktion durch Serotoninagonismus)	**Almotriptan** → 207	*12,5mg p.o.*
		Frovatriptan → 208	*2,5mg p.o.*
3.	**Ergotaminpräparate** (zerebrale Gefäßregulation) 2. Wahl	**Ergotamintartrat** → 207	*1-2mg Kps. oder 1,5-2mg Supp. Cave: Erbrechen*
		Dihydroergotaminmesilat → 207	*12-24 Trpf., 2-3 x tgl., max. 120 Trpf./d*
Für den Notfall geeignete Präparate			
1.	**Lysin-Acetylsalicylsäure**	**Aspisol**	*1000mg i.v.*
2.	**Paracetamol**	**Perfalgan 10mg/ml** → 109	*1 Amp. (100ml) i.v.*
3.	**Dimenhydrinat** (antiemetisch)	**Vomex Inj. Lsg. 62mg** → 146	*1-2 Amp. i.v.*

Prophylaxe bei mehr als 2 Attacken/Monat, Attackendauer > 48 h, komplizierte Migräne			
Mittel 1. Wahl			
1.	**Betablocker** (Sympathikusdämpfung)	**Metoprolol** → 46	*50-200mg/d (dauerhaft)*
		Propranolol → 47	*40-240mg/d dauerhaft*
2.	**Kalziumantagonist** (Vasodilatator, verhindert Vasospasmen)	**Flunarizin** → 213	*5 bzw. 10mg/d Cave: Sedierung, Gewicht ↑, extrapyramidale NW*
3.	**Antikonvulsivum** (Hemmung des enzymat. Abbaus von GABA)	**Valproinsäure** → 200	*500-1500mg/d*
		Topiramat → 200	*ini 25mg/d, pro W. um 25mg steigern, Zieldosis 50-150mg/d*
Mittel 2. Wahl			
1.	**Nicht-Opioid-Analgetika**	**ASS** → 106	*300mg/d tgl.*
		Naproxen → 107	*2 x 250mg/d tgl.*

T 11.7.5 Spannungskopfschmerz[170]

Attacken-Kupierung (Kombinationspräparate vermeiden!)			
1.	**Nicht-Opioid-Analgetika**	**ASS** → 106	*500-1500mg p.o., max. 6g/d*
		Paracetamol → 109	*100-200mg p.o., max. 5g/d*
		Ibuprofen → 107	*800-1200mg p.o., max. 2400mg/d*
		Metamizol → 110	*500-1000mg p.o./i.v., max. 4g/d*
Chronischer Spannungskopfschmerz			
1.	**Trizyklisches Antidepressivum**	**Amitriptylin** → 214	*ini 10-25mg p.o. abends nach 3-4 W. 50-150mg*
		Clomipramin → 214	*ini 25 mg p.o. morgens, steigern auf 50-100mg/d*
		Imipramin → 215	*ini 25-50mg p.o., steigern auf 75-150mg/d*
2.	**Nichtmedikamentöse Verfahren**	**Progressive Muskelentspannung nach Jacobsen**	*Dauerhaft unter Supervision durch Krankengymnastik*
		EMG-Biofeedback	*Schmerzreduktion 40-60%*
Unwirksame/ungenügend belegte Therapie/Verfahren			
Akupunktur, manuelle Therapie ("Einrenkmanöver"), Psychotherapie			

170 Brandt, Dichgans, Diener 2008

T 11.7.6 Trigeminus-Neuralgie[171]

1.	**Antikonvulsivum** (Blockade von Na^+-Kanälen, Hemmung der synaptischen Übertragung)	**Carbamazepin** → 197	*Initial: 3 x 200mg/d p.o., steigern bis max. 6 x 200mg/d p.o. (nach Plasmaspiegel)*
2.	**Antikonvulsivum** (Blockade von Na^+-Kanälen + der synapt. Übertragung)[171]	**Oxcarbazepin** → 198	*2 x 300mg/d, pro W. um 600mg erhöhen; mittlere Dosis 600–2400mg*
3.	**Antikonvulsivum** (Ionenpermeabilität ↓ ⇒ Membranstabilisierung)	**Phenytoin** → 198	*Einschleichend 3–5 x 100mg/d p.o. (nach Plasmaspiegel)*

[171] Brandt, Dichgans Diener 2008

T 11.8 Lumbago

	Cyclooxygenasehemmer (NSAR) (antiphlogistisch, analgetisch)	**Diclofenac** → 108	*200–300mg p.o., 1 x 75mg i.m.*
Plus	**Benzodiazepin** (muskelrelaxierend)	**Tetrazepam** → 225	*25–200mg p.o.*
Evtl. plus	**Neuroleptikum** (Dopamin-Rezeptor-Antagonist, schmerzdistanzierend, stark sedierend, gering antipsychot.)	**Levomepromazin** → 220	*25–200mg p.o.*

T 11.9 Meningitis/Enzephalitis

T 11.9.1 Algorithmus bei V. a. Meningoenzephalitis

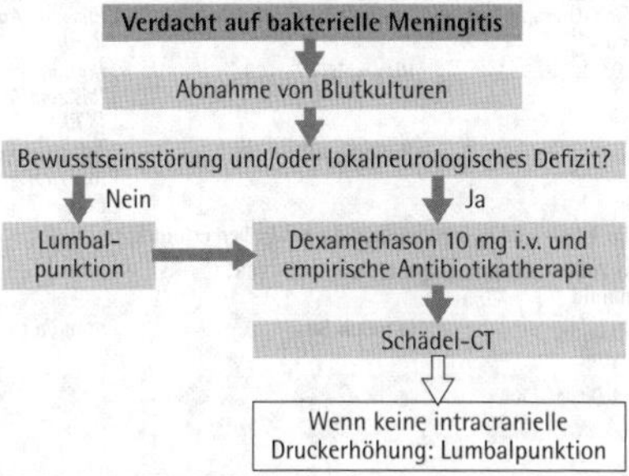

(Aus Leitlinien Dt. Ges. für Neurologie, Diener, Thieme 2008)

T 11.9.2 Initiale empirische Antibiotikatherapie bei Erwachsenen (ohne Erregernachweis) [172, 173]			
1.	**Cephalosporin 3.Gen.** (Breitbandantibiotikum)	**Ceftriaxon** → 155	*Initial: 4g i.v.; Erhaltg.: 2g/d i.v. (10d bzw. bis zum Erregernachweis und Med.-Wechsel)*
Plus	**Aminopenicillin** (Antibiose gegen Listerien!)	**Ampicillin** → 153	*6 x 2g i.v. (10 d bzw. bis zum Erregernachweis und Med.-Wechsel)*
T 11.9.3 Nosokomial (z. B. nach neurochir. OP oder SHT)			
1.	**Cephalosporin 3.Gen.**	**Ceftazidim** → 156	*3 x 2g/d*
oder	**Carbapenem**	**Meropenem** → 165	
Plus	**Glycopeptid**	**Vancomycin** → 165	*2 x 1g/d (Serumspiegel erford.)*
alternativ	nach Antibiogramm:	**Fosfomycin** → 167	*3 x 5g/d*
		Rifampicin → 168	*1 x 600mg/d*
T 11.9.4 Immundefiziente oder ältere Patienten (T-Zell-Immundefizienz)			
	Cephalosporin 3.Gen.	**Ceftazidim** → 156	*3 x 2g/d*
Plus	**Aminopenicillin** (Antibiose, gegen Listerien!)	**Ampicillin** → 153	*6 x 2g/d*
T 11.9.5 Bei Verdacht auf Herpes simplex-Virus-Enzephalitis			
	Virustatika	**Aciclovir** → 170	*10mg/kg i. v. alle 8h für 14 (–21) d; z.B. 3 x 750mg i.v./d*
T 11.9.6 Bei Tuberkulose-Verdacht (Erwachsene) [173]			
Initiale 3-fach-Therapie mit Isoniazid, Rifampicin, Pyrazinamid für die Dauer von 2 Monaten			
	Tuberkulostatika Initiale 3-fach-Therapie bei Erwachsenen	**Isoniazid** → 168	*300mg p.o. (bis zum Ausschluss durch z.B. PCR)*
plus		**Rifampicin** → 168	*600mg (bis zum Ausschluss durch z.B. PCR)*
plus		**Pyrazinamid** → 168	*2000mg p.o. (bis zum Ausschluss durch z.B. PCR)*
	Regelmässige HNO- und ophthalmologische Kontrollen erforderlich		
	Alternative Tuberkulostatika für Pyrazinamid	**Ethambutol** → 168	
Plus	Zur Prophylaxe der Polyneuropathie	**Vitamin B6**	*50mg/d p.o.*

172 Brandt, Dichgans, Diener 2008
173 Pfister 2002

T 11.10 Multiple Sklerose

T 11.10.1 Behandlung des akuten Schubes und einer Retrobulbärneuritis

1.	**Glukokortikosteroide** (antiinflammatorisch, immunsuppressiv)	**Methylprednisolon** → 114	*Initial: 500–1000mg/d als Kurzinfusion (3–5d)*
			Anschließend: 80mg/d oral (innerh. von 14d ausschleichen)
Begleitend ggf.			
	Magenschutz	**z. B. Ranitidin, Famotidin;**	
	Kalium-/Kalzium-Substitution	**Brausetabletten**	
	Low-dose Heparin	**z. B. Fraxiparin**	*3ml s. c.*

T 11.10.2 Immunmodulatorische Stufentherapie der schubförmigen MS [174]

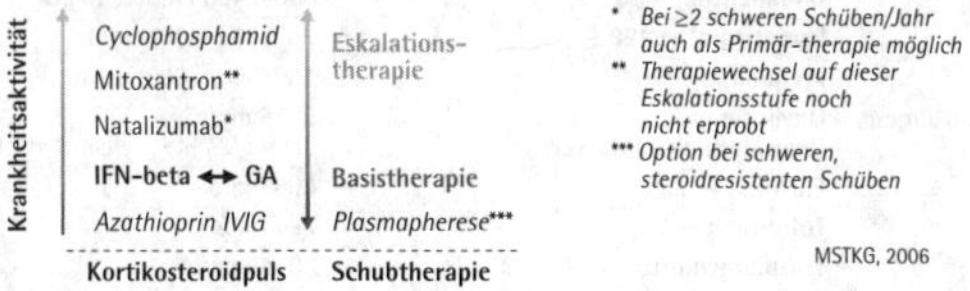

Verlaufsmodifizierende Dauertherapie			
1.	**Beta-Interferon** (antivirale, wachstumshemmende und immunregulatorische Eigenschaften)	**Interferon beta-1a** → 185	*6×10^6 IE i.m. 1 x (wöchentlich alle 2d)*
		Interferon beta-1b → 185	*8×10^6 IE s.c. 1 x (wöchentlich alle 2d)*
2.	**Glatirameracetat**	**Glatirameracetat** → 183	*20mg/d s.c.*
3.	**Monoklonale Antikörper**	**Natalizumab**	*300mg über 1h i.v. alle 4W*
4.	**Purinantangonist** (immunsuppressiv)	**Azathioprin** → 182	*100–150mg p.o./d nach BB-Kontrolle*
4.	**Immunglobuline**	**Ciclosporin** → 182	*0,15–0,2g/kg, 1x/Monat i.v.*
6.	**Dihydrofolat-Reduktase-Hemmer** (Immunsuppressiv)	**Methotrexat** → 113	*7,5mg/W. p.o.*
7.	**Zytostatikum**	**Mitoxantron** → 304	*10–12mg/m² KOF, 1x in 3M. i.v.;* **Cave:** *kumulative Gesamtdosis von 140mg nicht überschreiten*
8.	**Zytostatikum**	**Cyclophosphamid** → 295	*600–1000mg/m² KOF, 1 x/M., monatl. Steigerung der Dosis um 100mg/m² KOF, bis ein Leukozytennadir von 2000/ml erreicht wird*

[174] Eskalierende Stufentherapie der MS; Multiple Sklerose-Therapie-Konsensus-Gruppe (MSTKG), Nervenarzt 2001, 72: 150–157

T 11.10.3 Medikamentöse symptomatische Therapie (Auswahl, modifiziert/ergänzt nach Henze et al., 2004) (*off-label)		
Spastik	**Baclofen** → 209	5–75 (stat. Bedingungen bis 120) mg/d
	Tizanidin → 210	2–24 mg/d
	Gabapentin* → 201	300–2400 (–3600) mg/d
	Botulinumtoxin	i.m. bei fokaler Spastik
Fatigue	**Amantadin*** → 171	100–200 mg/d
	Aminopyridine*	10–30 mg/d
	Pemolin*	75 mg/d
	Modafinil* → 229	200–400 mg/d
Chronische Dys- / Parästhesien	**Amitriptylin*** → 214	25–150 mg/d
	Carbamazepin → 197	1200–2400 mg/d
	Gabapentin* → 201	800–2400 (–3600) mg/d
	Lamotrigin* → 198	25–200 (–400) mg/d
	Pregabalin → 201	150–300 (–600) mg/d
Blasenstörungen	**Oxybutynin** **(transdermales Pflaster)**	5–15 mg/d 3,9 mg/24 Std., zweimal wöchentlich
	Flavoxat → 255	600 mg/d
	Tolterodin → 256	2–4 mg/d
	Trospiumchlorid → 256	30–45 mg/d
	Propiverin → 255	30–45 mg/d
	Phenoxybenzamin → 51	max. 60 mg/d
	Desmopressin → 135	10–20 µg als Einmalgabe
	Darifenacin → 255	7,5–15 mg/d
	Solifenacin → 255	5-10 mg/d
Sexuelle Funktions-störungen	**Sildenafil** → 71	25–100 mg
	Apomorphin	2-3mg/d
	Tibolon → 264	2,5mg/d

T 11.11 Myasthenia gravis 175

Myasthene und cholinerge Krisensituationen erfordern intensivmedizinische Überwachung/ Behandlung, ggf. Plasmapherese Immunglobuline (nur unter stat. Bedingungen)

1.	**Cholinesterase-Hemmer (symptomatisch)**	**Pyridostigminbromid** → 211	*Nach Wi dosieren, Gabe i.A. 3-stdl. p.o., z.N. ggf. Ret.-Präp.; max. 600–800mg/d; später Dosisreduktion*
2. wenn o. sign. Effekt bei 1.	**Glukokortikosteroide** (antiinflammatorisch, immunsuppressiv)	**Methylprednisolon** → 114	*Langsam steigend bis 1–1,5mg/kg KG/d* **Cave:** *Initial Verschlechterung möglich; nach Stabilisierung auf Erhaltungsdosis reduzieren*

3.wenn Erfolg, plus	**Purinantangonist** (immunsuppressiv)	**Azathioprin** → 182	*Initial 50mg/d, bis 2mg/kg/d (ca. 150–200mg/d auf 3 ED)*

[175] Brandt, Dichgans, Diener 2003

T 11.12 Myoklonien

1. Wahl	**Antikonvulsivum** (Hemmung des enzymatischen Abbaus von GABA)	**Valproinsäure** → 200	*Beginn 300mg/d; max. bis 4000mg/d; Spiegelkontrollen*
oder	**Benzodiazepin**	**Clonazepam** → 199	*Beginn 2 x 0,5mg/d; max. 6–10mg/d*
Bei posthypoxischen (kortikalen) Myoklonien			
	Antidementiva	**Piracetam** → 212	*max. bis 16g/d*
alter-nativ		**Levetiracetam** → 202	*ini. 2 x 500mg/d, max. 3000mg/d*

T 11.13 Parkinson-Syndrom[176]

Stadien	**<70 J. („Biol. Alter")**	**> 70 J., Multikomorbidität („Biol. Alter")**
Früh: Hoehn& Yahr I–II	**Dopamin-Agonist;** Alternativ bei milder Symptomatik: **Amantadin, Selegilin**	**L-Dopa;** Alternativ bei milder Symptomatik: **Amantadin, Selegilin**
Mittel: Hoehn& Yahr II–III	**Dopaminagonist + L-Dopa +ggf.Amantadin, COMT-Hemmer**	**L-Dopa + COMT-Hemmer + ggf. Amantadin** (Dopaminagonist)
Spät: Hoehn& Yahr IV–V	**L-Dopa + COMT-Hemmer + ggf. Amantadin** (Dopaminagonist)	**L-Dopa + COMT-Hemmer + ggf. Amantadin** (Dopaminagonist)

[176] Nach Lachenmayer, Reichmann 2002, Oertel et al. 2003

T 11.13.1 Parkinson-Syndrom bei Patienten unter 70 Jahren („biol. Alter")

1.	**Dopamin-Agonist** (Dopamin-Rezeptor-Stimulation)	**Pramipexol** → 204	*ini. 3 x 0,088mg/d; Erhaltunsdosis 3 x 0,35–0,7mg/d*
		Ropinirol → 204	*ini. 1mg morgens; Erh.Dos. 3 x 3–8mg*
		Cabergolin → 204	*ini. 0,5–1mg morgens, Erh.Dos. 1 x 3–6mg*
plus	**L-Dopa** (Transmittersubstitution)	**L-Dopa + Benserazid** → 203	*Beginn 50mg morgens, alle 3 d um 50mg steigern; Gesamtdosis: 3–4 x 100-200mg Max. Dosis: 600mg*

Alternativtherapie bei milder Symptomatik			
1.	**Virustatika** (verhindern Uncoating und Reifung von Influenza-Viren)	**Amantadin** → 206	*Steigerung: 100mg alle 3 d Gesamtdosis: bis 400mg (Amantadin-HCl) o. bis 600mg (Amantadin-sulfat); letzte Dosis nicht nach 16 Uhr*
oder	**Dopaminagonist** (Dopamin-Rezeptor-Stimulation)	**Selegilin** → 205	*5mg morgens als ED bis 10mg (langsam eindosieren)*
T 11.13.2 Parkinson-Syndrom bei Patienten über 70 Jahren („biol. Alter")			
1.	**L-Dopa** (Transmittersubstitution)	**L-Dopa + Benserazid** → 203	*Beginn 50mg morgens, alle 3 d um 50mg steigern; Ges.-Dosis: 3–4 x 100–200mg; Max. Dosis: 600mg (dauerhaft, als erstes Med., danach zusätzl. Dopamin-Agonisten)*
2.	**Dopamin-Agonist** (Dopamin-Rezeptor-Stimulation)	**Selegilin** → 205	*Bis 10mg/d (langsam eindosieren, ggf. L-Dopa reduzieren)*
Alternativtherapie bei milder Symptomatik (s.o.)			
T 11.13.3 Spezielle Behandlungssituationen			
Akinetische Krise [177]			
	Allgemein: Flüssigkeits-, Elektrolytausgleich, Kalorienzufuhr, Thrombose-, Pneumonie- u. Dekubitusprophylaxe, Behandlung internistischer Grunderkrankungen, Fiebersenkung		
1.	**Virustatika** (verhindern Uncoating und Reifung von Influenza-Viren)	**Amantadin** → 206	*1–2 x 200mg/d i.v. über je 3h (einige d, bis Stabilisierung)*
2.	**L-Dopa** (Transmittersubstitution)	**L-Dopa + Benserazid** → 203	*Vorherige Dosierung über Magensonde mit ausreichend Flüssigkeit (ggf. intensivmed. Überwachung/Beh.)*
Tremorbehandlung			
1.	**Anticholinergika**	**Biperiden** → 206	*3 x 2–4mg*
		Metixen → 206	*3 x 2,5–5(–10)mg*
		Trihexyphenidyl → 206	*3 x 2–5mg*
	Cave: *AnticholinergeNW, bes. kognitive Störungen bei älteren Patienten*		
oder	**NMDA-Antagonist**	**Budipin** → 207	*3 x 10 bis 3 x 30mg,* **Cave:** *QT-Zeit-Verlängerung, EKG-Kontrollen!*
oder	**Betablocker**	**Propranolol** → 47	*3 x 20–80mg*
oder	**Clozapin**	**Clozapin** → 223	*12,5–75mg;* **Cave:** *Agranulozytose*

177 Diener HC. Leitlinien für Diagnosik und Therapie in der Neurologie 2008

T 11.14 Neuroborreliose [178]

T 11.14.1 Akute Neuroborreliose

1. Wahl	**Cephalosporin 3. Gen.** (Breitbandantibiotikum)	**Ceftriaxon** → 155	*1 x 2g/d, 14 d*
oder	**Cephalosporin** (Breitbandantibiotikum)	**Cefotaxim** → 155	*2 x 3g/d, 14 d*
oder	**Penicilline** (Antibiotikum)	**Penicillin G** → 151	*18–24 Mio E/d i.v., 14 d*
oder	**Tetracycline**	**Doxycyclin** → 158	*2–3 x 100mg/d, 14d; als alternative Ther. beim Bannwarth-Syndrom empf.*

T 11.14.2 Chronische Neuroborreliose

1. Wahl	**Cephalosporin 3. Gen.** (Breitbandantibiotikum)	**Ceftriaxon** → 155	*1 x 2g/d, 14 d*
oder	**Cephalosporin** (Breitbandantibiotikum)	**Cefotaxim** → 155	*2 x 3g/d, 14 d*
oder	**Tetracycline**	**Doxycyclin** → 158	*2–3 x 100mg/d, 14 d*

[178] Zitiert nach Diener HC. Leitlinien für Diagnosik und Therapie in der Neurologie 2003

T 11.15 Restless-legs-Syndrom [179]

T 11.15.1 Therapie der ersten Wahl

	L-Dopa+ peripherer Decarboxylasehemmer	**Carbidopa** → 203 + + **Benserazid** → 203	*100–400mg zur Nacht, bei Durchschlafstörungen als Depot-Präparat, Th. bei Leidensdruck, schweren Schlafstörg., lebenslang*
oder	**Dopaminagonisten**	**Pergolid** → 204	*0,25–0,75mg*
		Cabergolin → 204	*2–4mg*
		Pramipexol → 204	*0,125–0,75mg*
		Ropinirol (ReQuip) → 204	*0,5–4mg*

T 11.15.2 Therapie der zweiten Wahl (z.B. bei Therapieresistenz auf Dopaminerga)

	Opiate	**Tilidin** → 105	*50–100mg p.o. (langsam absetzen!)*
		Tramadol → 105	

[179] Hufschmidt, Lücking 2009. Sebsthilfegruppen: Deutsche RLS-Vereinigung e. V.: www.restless-legs.org

T 11.16 Schmerztherapie (WHO-Stufen-Schema)[180]

1.	**Peripher wirksame Analgetika**	**ASS → 106**	*Nach Bedarf und KG*
		Paracetamol → 109	
		Metamizol → 110	
		Ibuprofen → 107	
ggf. plus	**Trizykl. Antidepressivum** (adjuvante Therapie)	**Amitriptylin → 214**	*Niedrig beginnen, Effekt erst nach Tagen bis 2 W. (konsequent über ca. 3 M. vor Erfolgsbeurteilung)*
ggf. plus/ alternativ	**Neuroleptika** (adjuvante Therapie)	**Levomepromazin → 220**	*3 x 5–10mg/d*
		Haloperidol → 222	*3 x 0,5–3mg/d*
2.	**Kombination mit zentral wirksamen Analgetika** (schwache Opioide)	**Tramadol → 105**	*6 x 50–100mg/d p.o.*
		Pethidin → 103	*6–8 x 300mg/d p.o.*
3.	**Kombination mit zentral wirksamen Analgetika** (starke Opioide)	**Buprenorphin → 104**	*3–4 x 0,3–1,5mg/d sublingual*
		Morphin → 103	*Beginn mit 3 x 10–30mg/d p.o.*
		Hydromorphon → 102	*1 x 8-64mg p.o*

[180] Brandt, Dichgans, Diener 2008

T 11.17 Schwindel

T 11.17.1 Benigner paroxysmaler Lagerungsschwindel [181]

1.	**Lagerungsmanöver bis Symptomfreiheit nach Epley, Brandt-Daroff, Sèmont**	*Bsp. siehe: www.dkd-wiesbaden.de*

T 11.17.2 Morbus Menière – akute Attackenbehandlung [181]

1.	**Antiemetikum**	**Metoclopramid → 141**	*10–20mg; 20–30mg als Trpf., Supp.; p.o., i.v.*
		Domperidon → 140	
oder	**Antihistaminika**	**Dimenhydrinat → 146**	*Als Tbl. 50mg p.o. (HWZ 4–6h) oder 1–2 x 150mg als Supp./d*
Prophylaktische Therapie des M. Menière			
1.	**Antihistaminikum**	**Betahistin → 98**	*3 x 6mg/d über 4 W. dann ggf. reduzieren*
plus	**Diuretikum** (falls 1. nicht erfolgreich)	**Hydrochlorothiazid + Triamteren → 61**	*75–300mg/d*
		Furosemid → 58	*20–40mg/d*

T 11.17.3 Bewegungskrankheit (Kinetose)

1.	**Antihistaminikum**	**Dimenhydrinat → 98**	*Als Tbl. 50mg p.o (HWZ 4–6h) oder 1–2 x 150mg als Supp./d*
oder	**Antivertiginosum**	**Scopolamin → 147**	*1 Pflaster/3d*

T 11.17.4 Phobischer Schwankschwindel

1.	**Antidepressivum**	**Selektive Serotonin-Reuptake-Inhibitoren** → 216	*Ini. um 10mg/W. steigern; Erh.Dos.: 25–40mg/d (3–6 M..)*
plus	**Verhaltenstherapie**		*Über Monate bis Jahre*

[181] Brandt, Dichgans, Diener 2008; Diener 2008

T 11.18 Spastik

	Therapiestrategie:	**1. Physiotherapie 2. medikamentöse Therapie (orale antispastische Therapie, Botulinumtoxin, intrathekale Infusionstherapie mit Baclofen)**

T 11.18.1 Orale antispastische Therapie

	GABA-B-Agonist	**Baclofen** → 209	*Ini 3 x 5mg, Dosis steigern bis max. 100mg/d; bei Therapieresistenz intrathekal mit Spezialampullen (nur in speziellen Zentren)*
oder	**Zentral wirksames Muskelrelaxanz** (Alpha-2-Adrenerge Wirkung)	**Tizanidin** → 210	*3 x 2mg, langsam eindosieren; max. 32 mg/d;Äquival-Dosis Tizanidin:Baclofen = 1:3*
oder	**Zentral wirksames Muskelrelaxanz** (Neuromodulat. am GABA-A-Rezeptor)	**Diazepam** → 226 **Tetrazepam** → 210	*5–50mg/d, individuelle Dosisfindung*

T 11.18.2 Botulinumtoxin-Therapie

	Botulinumtoxin (Hemmung der Acetylcholinfreisetzung)	**Botulinum-Toxin-A** (Dysport, Botox) → 209	*In spez. Praxen und Zentren; Dosierung je nach Injektionsgebiet*

T 11.19 Tremor

T 11.19.1 Essenzieller Tremor

	Betablocker (zentrale Sympathikusaktivität↓)	**Propranolol** → 47	*30–320mg Tagesdosis, in niedriger Dosis als intermed. Behandlung sehr gut geeignet*
oder	**Spasmolytikum** (Verstärkung der GABAergen Hemmwirkung im ZNS)	**Primidon** → 202	*30–500mg Tagesdosis; Kombination: Propranolol + Primidon mit max tolerierter Dosis*
oder	**GABA-Analogon**	**Gabapentin** → 201	*1800–2400mg Tagesdosis*
oder	**Antiepileptikum**	**Topiramat** → 200	*400–800mg Tagesdosis*

T 11.19.2 Verstärkter physiologischer Tremor

	Betablocker (zentrale Sympathikusaktivität↓)	**Propranolol** → 47	*30–320mg Tagesdosis, in niedriger Dosis als intermed. Behandlung sehr gut geeignet*

T 11.19.3 Tremor bei Parkinson-Syndrom Siehe Parkinson-Syndrom → 469

T 11.20 Zerebrale Ischämie

T 11.20.1 Differentialtherapie des akuten ischämischen Hirninfarkts[182]

	Fibrinolytikum	**rt-PA systemisch** → 86	*In spezialisierten Zentren*
	Ind: Ischämischer Insult, Zeitfenster 0–3h, nachgewiesener Verschluss der A. cerebri media oder eines Asts, Blutungsausschluss mit CCT		
	Fibrinolytikum	**rt-PA lokal** → 86	*s.o.*
	Ind: Ischämischer Insult, Verschluss der A. cerebri media (Zeitfenster 3–6h), Verschluss der A. basilaris (Zeitfenster individuell)		
Bei nachgewiesener kardialer Emboliequelle (z.B. Vorhofthrombus), evtl. bei Dissektionen der A. carotis interna oder A. vertebralis			
	Antikoagulation (Modulation des Gerinnungssystems)	**Heparin** → 82	*PTT-wirksame Dosierung (bis Emboliequellen-sanierung)*
Zur Prophylaxe tiefer Beinvenenthrombosen, Lungenembolien			
	Antikoagulation	**Heparin** → 82	*Low-dose, z.B. 0,3ml s.c. 1–2 x/d*
Bei allen anderen Patienten, nach Blutungsausschluss, außerhalb des Lysefensters oder bei Lyse-KI			
	Thrombozyten-aggregationshemmung	**Acetylsalicylsäure** → 88	*100mg/d p.o.*

T 11.20.2 Basistherapie, -diagnostik bei ischämischem Hirninfarkt

	EKG-Monitoring, RR-Monitoring, O_2-Insufflation, Normoglykämie, Normothermie, Elektrolytüberwachung, Flüssigkeitsbilanzierung, Hydratation, ggf. Hämodilution, ggf. Magensonde, low-dose-Heparin, ggf. intensivmedizinische Überwachung/Therapie. **Diagnostik:** **Obligat:** Neurol., intern. Untersuchung, CT oder MR (DD Ischämie, Blutung, SAB, etc), Doppler-/ Duplex der hirnversorgenden Gefäße, Labor, EKG, Echokardiographie (bei Territorialinfarkt. **Fakultativ:** Langzeit-EKG, Langzeit-Blutdruckmessung, spezielles Labor (Auschluss Vaskulitis, Gerinnungsstörung)	Bei Verschlechterung intensivmedizinische Überwachung/Therapie

T 11.20.3 Sekundärprophylaxe nach ischämischem Hirninfarkt			
1.	**Dicumarol** (Antikoagulation) bei Patienten mit kardialer Emboliequelle	**Phenprocoumon** → 85	*INR 3,0 (dauerhaft)*
Oder	Bei Patienten mit kard. Emboliequelle und KI für orale Antikoagulation	**ASS** → 88	*300mg/dd*
2.	**Thrombozyten-aggregationshemmer** (Standardtherapie bei Patienten nach TIA oder ischämischem Infarkt)	**ASS** → 88	*50–300mg/d (dauerhaft, zumindest zeitweise auch in Kombination)*
Oder	**Thrombozytenaggregationshemmer** (z.B. mit KI oder Unverträglichkeit von ASS, bei Schlaganfall und Herzinfarkt oder pAVK)	**Clopidogrel** → 88	*75mg/d*
		ASS plus Dipyridamol → 88	*ASS 25mg plus Dipyridamol 200mg 2x/d*
3.	**CSE-Hemmer** (bei Patienten mit ischämischem Infarkt)	**Simvastatin** → 124 **Atorvastatin** → 123	*1 x 40mg/d (max. 80mg/d) routinemäßige Sekundärprophylaxe mit Statinen bei Pat. mit zerebrovaskulären Erkrankungen + vaskulären Risikofaktoren auch bei normalem Serumcholesterin wird empfohlen*

[182] Nach Diener HC. Leitlinien für Diagnosik und Therapie in der Neurologie 2008

T 12 Psychiatrie – Therapie (T. Bschor)

T 12.1 Psychiatrischer Notfall

T 12.1.1 Akuter Erregungszustand (z.B. bei manischer, schizophrener oder schizoaffektiver Psychose)

	Benzodiazepin (Verstärkung des hemmenden Neurotransmitters GABA)	**Diazepam** → 226	*10mg p.o. oder langsam i.v., 1 x Wdh. nach 30min möglich*
		Cave: Atemdepression! Nicht bei Alkohol-/Drogenintoxikation!	
evt. plus	**Hochpotentes Neuroleptikum** (Dopaminantagonismus)	**Haloperidol** → 222	*10mg p.o. oder langsam i.v.*
oder	**Kurzwirksames Depot-Neuroleptikum**	**Zuclopenthixol** → 221	*100–200mg i.m.; Wirkdauer: 3 d*
evt. ergänzt durch	**Niedrigpotentes Neuroleptikum** (stark sedierend, kaum antipsychotisch)	**Levomepromazin** → 220	*50–500mg/d p.o. Levomepromazin auch i.m.: 50–100mg*
		Promethazin → 221	

T 12.1.2 Akute Suizidalität

Stationäre Behandlung und weitere sichernde u. psychotherapeutische Maßnahmen!			
	Benzodiazepin (Verstärkung des hemmenden Neurotransmitters GABA)	**Diazepam** → 226	*10–40mg/d*
oder		**Lorazepam** → 226	*3–4 x 1mg bis 3–4 x 2,5mg/d*

T 12.1.3 Katatoner Stupor

	Benzodiazepin (Verstärkung des hemmenden Neurotransmitters GABA)	**Lorazepam** → 226	*2,5mg p.o. (auch als Expidet-Zubereitung) oder 2mg langsam i.v., ggf. wiederholen* **Cave:** *Atemdepression*
evt. plus	**Hochpotentes Neuroleptikum** (Dopaminantagonismus)	**Haloperidol** → 222	*1–3 x 10mg p.o. oder langsam i.v.*

T 12.1.4 Perniziöse (febrile) Katatonie

	Elektrokrampftherapie (Induktion eines Grand-mal-Anfalls in Vollnarkose)		
plus	**Hochpotentes Neuroleptikum** (Dopaminantagonismus)	**Haloperidol** → 222	*10mg langsam i.v.;* **Cave:** *diagnostische Abgrenzung von malignem neurolept. Syndrom wichtig!*

T 12.1.5 Depressiver Stupor

	Benzodiazepin (Verstärk. des hemmenden Neurotransmitters GABA)	**Lorazepam** → 226	*1–2,5mg p.o. (auch als Expidet-Zubereitung) oder langsam i.v.* **Cave:** *Atemdepression*
oder	**Elektrokrampftherapie** (Induktion eines Grand-mal-Anfalls in Vollnarkose)		

T 12.1.6 Alkoholentzugsdelir

Immer stationäre Behandlung mit engmaschiger Überwachung!			
Therapie der 1. Wahl	**Atypisches Hypnotikum** (sedierend, antikonvulsiv, antidelirant und vegetativ-dämpfend)	**Clomethiazol** → 228	*2 Kps. (à 192mg), je nach Ausprägung der Symptomatik bis zu 2stdl. Gabe, vor jeder Gabe hypotone RR-Situation ausschließen; i.v.-Gabe nur auf Intensivstation!*
oder	**Benzodiazepin** (Verstärkung d. hemmenden Neurotransmitters GABA)	**Diazepam** → 226	*3 x 3–10mg/d*
zus. sinnvoll	**Vitamin B_1** (zur Prophylaxe einer Wernicke-Enzephalopathie)	**Thiamin** → 78	*prophylaktisch: 100mg/d p.o.; bei V. a. beginnende Wernicke-Enzephalopathie: 3 x 100mg/d i.v. oder i.m.*
Bei Dominanz psychotischer Symptomatik (z. B. optische Halluzinationen)			
ggf. plus	**Hochpotentes Neuroleptikum** (Dopaminantagonismus)	**Haloperidol** → 222	*1–3 x 5mg/d*
Wenn vegetative Symptomatik (Hypertonie, Tachykardie) mit Clomethiazol nicht ausreichend behandelbar ist:			
ggf. plus	**Antihypertensivum** (zentraler α_2-Rezeptoragonist)	**Clonidin**→ 50	*vorsichtig beginnen (0.075mg), ggf. langsam bis max. 3 x 0.3mg/d steigern; nur unter engmaschiger, ggf. intensivmedizinischer Überwachung*

T 12.2 Demenz

Immer internistische Behandlung optimieren, insbesondere bei vaskulärer Demenz; spezifische Demenzursachen abklären und ggf. gezielt behandeln

T 12.2.1 Antidementiva zur Verlangsamung der Progredienz

	Glutamat-Modulator	**Memantin** → 212	*1. W.: 5mg/d, 2. W.: 10mg/d, dann 15–20mg/d*
Nur bei Demenz vom Alzheimer-Typ			
	Cholinesterase-Hemmer (verzögerter Acetylcholinabbau)	**Donepezil** → 212	*5mg/d über 1M, dann 10mg/d; absetzen, falls nach 2M keine Besserung*
oder		**Rivastigmin** → 212	*2 x 1.5mg/d, alle 2 W auf max. 2 x 6mg/d steigern; absetzen, falls nach 3–6 M keine Besserung*
oder		**Galantamin** → 212	*8mg/d, alle 4 W um 8mg/d steigern bis max. 24mg/d*

T 12.2.2 Verwirrtheitssyndrome, Unruhezustände

	Niedrigpot. Neuroleptikum (sedierend)	**Pipamperon** → 224	*einschleichend; weiter Dosisbereich von 10–200 mg/d, verteilt auf mehrere Portionen, je nach Tagesschwankung der Unruhe*
		Melperon → 224	
oder	**Hochpotentes Neuroleptikum** (Dopaminantagonismus)	**Haloperidol** → 222	*niedrig dosiert: 1–3 mg/d p.o. oder i.v.*
evt.	**Atypisches Hypnotikum** (sedierend)	**Clomethiazol** → 228	*1–2 Kps. (à 192 mg) zur Nacht; zuvor hypotone RR-Werte ausschließen*

T 12.3 Alkoholabhängigkeit

T 12.3.1 Akuter Alkoholentzug

Therapie der 1. Wahl	**Atypisches Hypnotikum** (sedierend, antikonvulsiv, antidelirant und vegetativ-dämpfend)	**Clomethiazol** → 228	*2 Kps. (à 192 mg), je nach Ausprägung der Symptomatik bis zu 2stdl. Gabe, vor jeder Gabe hypotone RR-Situation ausschließen; i.v.-Gabe nur auf Intensivstation*
zusätzlich sinnvoll	**Vitamin B1** (zur Prophylaxe einer Wernicke-Enzephalopathie)	**Thiamin** → 78	*prophylaktisch: 100 mg/d p.o.; bei V. a. beginnende Wernicke-Enzephalopathie: 3 x 100 mg/d i.v. oder i.m.*
Wenn vegetative Symptomatik (Hypertonie, Tachykardie) mit Clomethiazol nicht ausreichend behandelbar ist:			
ggf. plus	**Antihypertensivum** (zentraler α_2-Rezeptoragonist)	**Clonidin** → 50	*vorsichtig beginnen (0.075 mg), ggf. langsam bis max. 3 x 0,3 mg/d steigern; nur unt. engm., ggf. intensivm. Überw.*
Wenn trotz Clomethiazol kein ausreichender antikonvulsiver Schutz besteht:			
ggf. plus	**Antikonvulsivum**	**Carbamazepin** → 197	*initial 2–3 x 300 mg/d, Ziel-Serumspiegel: 4–11 mg/l*

T 12.3.2 Alkoholentzugsdelir: siehe psychiatrischer Notfall → 476

T 12.3.3 Rückfallprophylaxe

unterstütz. sinnvoll	**Alkoholentwöhnungsmittel** (Glutamat-modulierend; Alkoholverlangen ↓)	**Acamprosat** → 230	*3 x 2 Tbl. (à 333 mg)/d über 12 M; bei Pat. < 60kg 1-1-2 Tbl.*

T 12.4 Depression

T 12.4.1 Akuttherapie

Bei allen Antidepressiva Erfolgsbeurteilung frühestens nach 3W Behandlung mit Zieldosis! Nach Abklingen der depressiven Symptomatik Pharmakotherapie noch 6M fortführen.			
	Trizyklisches Antidepressivum (Wiederaufnahmehemmung von Serotonin und Noradrenalin)	**Amitriptylin** → 214	*einschleichend, Zieldosis 150mg/d*
		Clomipramin → 214	
		Doxepin → 215	
		Nortriptylin → 215	
		Trimipramin → 215	
oder	**SSRI** (selektiver Serotonin-Re-Uptake-Inhibitor)	**Citalopram** → 216	*20–40mg/d*
		Fluoxetin → 216	
		Paroxetin → 217	
		Fluvoxamin → 217	*50–100mg/d*
		Sertralin → 217	
		Escitalopram → 216	*10–20mg/d*
oder	**MAO-Hemmer** (Hemmg. d. Monoaminooxidase ⇒ Hemmung des Abbaus von Noradrenalin und Serotonin)	**Moclobemid** → 216	*300–600mg/d*
		Tranylcypromin → 216	*20–40mg/d tyraminarme Diät erforderlich!*
oder	**Autorezeptor-Blocker** (Hemmung des präsynaptischen α_2-Autorezeptors)	**Mirtazapin** → 218	*15–45mg/d*
oder	**Selektiver Noradrenalin- und Serotonin-Reuptake-Inhibitor**	**Venlafaxin** → 217	*150–225mg/d*
		Duloxetin → 217	*60mg/d*
oder	**Noradrenalin- und Dopamin-Reuptake-Inhibitor**	**Bupropion** → 219	*150–300mg/d*
oder	**Serotonin-2C-Rezeptor-Blocker und Melatonin-Rezeptor-Stimulator**	**Agomelatin** → 218	*25-50mg abends*
Bei Unwirksamkeit einmalig Wechsel auf Antidepressivum anderer Substanzklasse (s.o.)			
oder	**Lithiumaugmentation** (Verstärkung der unzureichenden Antidepressiva-Wirkung)	**Lithium** → 220	*initial12 bis 18 mmol/d, unter engmaschiger, regelmäßiger Spiegelkontr. auf Serumspiegel von 0.6–0.9 mmol/l einstellen (in diesem Bereich mind. 2 W belassen);* **Cave:** *Überdosierung*
oder	**Elektrokrampftherapie** (Induktion eines Grand-mal-Anfalls in Vollnarkose)		*z. B. 3 x pro Woche*
Wahnhafte (psychotische) Depression			
zus. zu Anti-depr.	**Hochpotentes Neuroleptikum** (antipsychotische Wirkung durch Dopamin-Antagonismus)	**Haloperidol** → 222	*2–8mg/d*
		Risperidon → 224	

T 12.4.2 Prophylaxe

Monopolarer Verlauf			
1. Wahl	**Lithium** (etabliertes Phasenprophylaktikum mit komplexem Wirkmechanismus)	**Lithium** → 220	*initial 12 mmol/d, Zielserumspiegel (regelm. kontrollieren!): 0.6–0.9 mmol/l; zur Prophylaxe langfristige Gabe;* **Cave:** *Überdosierung*
oder	**Antidepressivum**	s. Akuttherapie→ 480	*Dosis wie in Akuttherapie, als Pro. aber langfristige Gabe*
2. Wahl	**Antikonvulsivum** (auch phasenprophylaktisch wirksam)	**Carbamazepin** → 197	*initial 2 x 300 mg/d, Ziel-Serumspiegel 4–11 mg/l (regelm. kontrollieren!)*
Bipolarer (manisch-depressiver) Verlauf			
1. Wahl	**Lithium**	**Lithium** → 220	*initial 12 mmol/d, Zielserumspiegel (regelm. kontrollieren!): 0.6–0.9 mmol/l; zur Prophylaxe langfristige Gabe;* **Cave:** *Überdosierung*
2. Wahl	**Antikonvulsivum**	**Carbamazepin** → 197	*initial 2 x 300 mg/d, Ziel-Serumspiegel 4–11 mg/l (regelm. kontrollieren!)*
		Valproinsäure → 200	*Pro. vorwiegend gegen manische Rezidive: ini 2 x 300mg/d, auf 2 x 1000mg/d steigern (Zielserumspiegel: 50–100mg/l)*
		Lamotrigin → 198	*Pro. gegen depressive Rezidive: sehr langsame Aufdosierung lt. Fachinfo! Zieldos.: 2 x 100mg/d*
	Atypisches Neuroleptikum	**Olanzapin** → 224	*Pro., sofern Akuttherapie einer Manie erfolgreich, 5-20mg/d*
		Aripiprazol → 223	*Pro. gegen manische Rezidive. 15(-30)mg/d*

T 12.5 Manie

T 12.5.1 Akuttherapie

	Lithium (etablierte antimanische Wirkung, komplexer Wirkmechanismus)	**Lithium** → 220	*initial ca. 18 mmol/d; antimanischer Zielserumspiegel 0.8–1.2 mmol/l (engmaschig kontrollieren);* **Cave:** *Überdosierung*

oder	**Atypisches Neuroleptikum**	**Risperidon** → 224	*4–8mg/d*
		Olanzapin → 224	*5–30mg/d*
		Ziprasidon → 225	*80–160mg/d*
		Aripiprazol → 223	*15–30mg/d*
		Quetiapin → 224	*mit 100mg/d beginnen, schrittweise bis max. 800mg/d*
Oder (ggf. auch mit Lithium kombinierbar)			
	Antikonvulsivum (GABA-artige Wirkung)	**Valproinsäure** → 200	*initial 2–3 x 300mg/d, Ziel-Serumspiegel (50–)100mg/l (Kontr.!); ggf. auch „i.v.-Loading" mit 20mg/kg/d möglich (i.v. oder p.o.)*
Zusätzlich bei stärkerer Unruhe			
	Benzodiazepin (Verstärkung des hemm. Neurotransmitters GABA)	**Diazepam** → 226	*10–40mg/d; ggf. auch 10mg langsam i.v* **Cave:** *Atemdepression*
Zusätzlich bei stärkerer Unruhe (2. Wahl)			
	Niedrigpotentes Neuroleptikum (sedierend)	**Levomepromazin** → 220	*ini 50mg, bis zur gewünschten Wirkung schrittweise steigern (stationär bis 800mg/d)*
		Promethazin → 221	
Zusätzlich bei wahnhafter (z.B. Größenwahn) oder anderer psychotischer Symptomatik			
	Neuroleptikum (antipsychot. Wirkung durch Dopaminantagonismus)	**Haloperidol** → 222	*4–12mg/d p.o.; i.v.-Applikation möglich.*
		Fluphenazin → 222	

T 12.5.2 Prophylaxe

siehe Prophylaxe Depression, bipolarer Verlauf→ 480

T 12.6 Schizophrenie

T 12.6.1 Akuter, produktiv-psychotischer Schub

	Hochpotentes Neuroleptikum (antipsychotisch durch Dopaminantagonismus; häufig extrapyramidal-motorische Nebenwirkungen [EPS])	**Haloperidol** → 222	*5–10mg/d p.o., i.v.-Applikation bei Haloperidol möglich*
		Flupentixol → 223	
oder		**Pimozid** → 222	*1–8mg/d p.o.*
	Bei akuten EPS (Frühdyskinesien, Parkinsonoid): Gegenmittel Biperiden (Akineton): 2mg p.o. oder 5mg langsam i.v., dann Dosisreduktion oder Umsetzen des Neuroleptikums		
oder	**Mittelpotentes Neuroleptikum**	**Perazin** → 221	*100–800mg/d p.o.*
oder	atypisches Neuroleptikum: siehe unten		
Alternativ, insb. bei schlechter Verträglichkeit o. unzureichend. Wirksamkeit hochpot. Neurolept.			
	Atypisches Neuroleptikum (Dopaminantagonismus; kaum EPS)	**Clozapin** → 223	*mit 12.5 oder 25mg beginnen, langsam Einschleichen auf 200–600mg/d*
	Nur zugelassen, wenn mit mind. 2 anderen Neuroleptika ungenügendes Behandlungsergebnis; vorgeschriebene, regelmäßige Blutbildkontrollen beachten (Gefahr der Agranulozytose)!		

oder	**Atypisches Neuroleptikum**	**Risperidon** → 224	*4–8mg/d; in höherer Dosierung doch häufiger EPS*
		Olanzapin → 224	*5–30mg/d*
		Ziprasidon → 225	*80–160mg/d*
		Amisulprid → 223	*2 x 200–400mg/d*
		Quetiapin → 224	*auf 2 x 150–300mg/d einschleichen*
		Paliperidon → 224	*6mg morgens*
		Aripiprazol → 223	*15(-30)mg/d morgens*

T 12.6.2 Akutes katatones Syndrom

1.	**Benzodiazepin** (Verstärkung des hemmenden Neurotransmitters GABA)	**Lorazepam** → 226	*1–2.5mg p.o. (auch als Expidet-Zubereitung) oder langsam i.v.* **Cave:** *Atemdepression, ggf. wh.*
dann	**Hochpotentes oder atypisches Neuroleptikum:** siehe Kap. T 12.6.1		

T 12.6.3 Bei vorherrschender Negativsymptomatik

	Atypisches Neuroleptikum (Dopaminantagonismus; kaum EPS, bessere Wirkung auf schizophrene Negativsymptomatik)	**Clozapin** → 223	*mit 12.5 oder 25mg beginnen, langsam Einschleichen auf 200–600mg/d*
	Nur zugelassen, wenn mit mind. 2 anderen Neuroleptika ungenügendes Behandlungsergebnis; vorgeschriebene, regelmäßige Blutbildkontrollen beachten (Gefahr der Agranulozytose)!		
oder	**Atypisches Neuroleptikum**	**Aripiprazol** → 223	*15mg morgens*

T 12.6.4 Rezidivprophylaxe bei Schizophrenie

	Atypisches Neuroleptikum (Dopaminantagonismus; kaum EPS, bessere Wirkung auf schizophrene Negativsymptom.)	**Clozapin** → 223	*einschleichend, Erhaltungsdosis 50–200mg/d*
	Nur zugelassen, wenn mit mind. 2 anderen Neuroleptika ungenügendes Behandlungsergebnis; vorgeschriebene, regelmäßige Blutbildkontrollen beachten (Gefahr der Agranulozytose)!		
oder	**Atypisches Neuroleptikum**	siehe Kap. T 12.6.1	*zur Pro. z.T. niedrige Dosierungen ausreichend*
oder	**hochpotentes Neuroleptikum** (Dopaminantagonismus)	**Haloperidol** → 222	*2–5mg/d p.o.; bei längerfristiger Gabe Gefahr von Spätdyskinesien!*
		Flupentixol → 223	
oder	**Depot-Neuroleptikum** (verzögerte Freisetzung nach i.m.-Injektion durch Bindung an öliges Medium)	**Haloperidol-Decanoat** → 222	*50–100mg i.m. alle 4W*
oder	**Atypisches Depot-Neuroleptikum**	**Risperidon** → 224	*25–50mg i.m. alle 2W*
		Olanzapin → 224	*210-405mg i.m. alle 2 bis 4W*

T 12.7 Wahnerkrankung (Paranoia)

T 12.7.1 Akuttherapie

siehe Kap. T 12.6.1 → 481

T 12.7.2 Langzeittherapie

siehe Kap. T 12.6.4 → 482

T 12.8 Angsterkrankung

T 12.8.1 Akute Angst oder akute Panikattacke

Nur als Ausnahme in Einzelfällen

	Benzodiazepin (Verstärkung des hemm. Neurotransmitt. GABA)	**Lorazepam** → 226	*1–2.5mg p.o.*
		Diazepam → 226	*5–10mg p.o.*

T 12.8.2 Generalisierte Angsterkrankung (GAD)

	Antidepressivum (SNRI) (Wiederaufnahmehemmung von Serotonin und Noradrenalin) Effekt oft erst nach mehrwöchiger Behandlung	**Venlafaxin** → 217	*einschleich. auf 225–375mg/d*
		Duloxetin → 217	*60-120mg/d*
oder	**Antidepressivum (SSRI)** (Wiederaufnahmehemmung von Serotonin)	**Paroxetin** → 217	*10-50mg/d*
		Escitalopram → 216	*10-20mg/d*
oder/ und	**Anxiolytikum** (partieller Serotoninagonismus)	**Buspiron** → 223	*initial: 3 x 5mg/d; steigerbar bis 3 x 20mg/d*
oder	**Trizyklisches Anxiolyt.** (vermutl. Sigma-Rezept.-Ligand)	**Opipramol** → 219	*200mg/d*
oder	**Antiepileptikum** (auch wirksam bei GAD)	**Pregabalin** → 201	*einschl. (wöch. + 150mg/d) bis 400 o. 600mg/d, verteilt auf 2 x/d*

T 12.8.3 Panikstörung und Agoraphobie mit Panikstörung

	SSRI (selektiver Serotonin-Wiederaufnahmehemmer)	**Paroxetin** → 217	*20–60mg/d; Effekt oft erst nach mehrwöchiger Behandlg.*
		Citalopram → 216	
		Escitalopram → 216	*10-20mg/d*
oder	**Trizyklisches Antidepressivum** (insbesondere Serotonin-Wiederaufnahmehemmung)	**Clomipramin** → 214	*150–225mg/d; Effekt oft erst nach mehrwöchiger Behandl.*
oder	**SNRI**	**Venlafaxin** → 217	→ T 12.8.2

T 12.8.4 Agoraphobie

	Trizyklisches Antidepressivum (Wiederaufnahmehemm. von Serotonin u. Noradrenalin)	**Imipramin** → 215	*einschleichend auf 150mg/d; Effekt oft erst nach mehrwöchiger Behandlung*

T 12.8.5 Soziale Phobie

	SSRI (selektiver Serotonin-Reuptake-Inhibitor)	**Paroxetin** → 217	*40–60mg/d; Effekt oft erst nach mehrwöchiger Behandl.*
		Escitalopram → 216	*10–20mg/d*
oder	**Reversibler MAO-Hemmer** (Hemmung des Abbaus von Noradrenalin u. Serotonin durch Hemmg. d. Monoaminooxidase)	**Moclobemid** → 216	*initial 1 x 300mg/d, auf 2 x 300mg/d steigern; Effekt oft erst nach mehrwöchiger Behandlung*
oder	**SNRI**	**Venlafaxin** → 217	→ T 12.8.2

T 12.8.6 Andere spezifische Phobien

In der Regel nur psychotherapeutische Behandlung

T 12.9 Zwangserkrankung

	Trizykl. Antidepressivum (insbesondere Serotonin-Wiederaufnahmehemmung)	**Clomipramin** → 214	*einschleichend auf 150–300mg/d; Besserung oft erst nach 5–10W Behandlung*
oder	**SSRI** (selektiver Serotonin-Reuptake-Inhibitor)	**Paroxetin** → 217 **Fluoxetin** → 216	*20–60mg/d ; Besserung oft erst nach 5–10W Behandlung*

T 12.10 Aufmerksamkeitsdefizit-/Hyperaktivitätsstörung (ADHS)

Alle Präparate zur ADHS-Behandlung sind nur für Kinder und Jugendliche zugelassen.

1. Wahl	**Psychostimulans** (Dopamin- und Noradrenalin-Wiederaufnahmehemmung)	**Methylphenidat** → 229	*schrittweise Aufdosieren: Start mit 10mg morgens, dann + 10mg/d in mehren ED zw. morgens und frühem Nachmittag, max. 60mg/d. Wirkeintritt sofort (Wirkung evaluieren, ggf. wieder absetzen!); bei Retardpräparat genügt Einmalgabe*
2. Wahl	**SNRI** (selektiver Noradrenalin-Reuptake-Inhibitor)	**Atomoxetin** → 229	*bei Jugendlichen >70kg: 40mg/d für 1W, dann bis 80mg/d; bei leichteren Pat. nach Körpergewicht (s. Fachinfo). Einmalgabe morgens*

T 13 Dermatologie – Therapie (S. Karl, H. Bruckbauer)

T 13.1 Hinweis zur Therapie

Die aufgelisteten Wirkstoffe und Handelsnamen sind als Beispiele zu verstehen. Sie sind aus Platzgründen und Gründen der Übersichtlichkeit aus der Vielzahl der erhältlichen Präparate ausgewählt worden. Bitte entnehmen Sie äquivalent verwendbare Wirkstoffe aus weiterführender Literatur. Alle nicht genannten Präparate eines bestimmten Wirkstoffes sind gleichwertig einsetzbar.

T 13.2 Bakterielle Infektionen

T 13.2.1 Abszess

Initial (systemisch)			
	Cephalosporin	**Cefalexin** → 157	*3 x 1000mg p.o.*
oder		**Cefuroxim** → 157	*2 x 500mg p.o.*
oder	**Penicillinasefestes Penicillin** (Antibiose)	**Oxacillin** → 152	*> 6. Lj.: 4–6 x 500mg; < 6. Lj.: 4 x 500mg; 3. Lm.–1. Lj.: 3–4 x 20mg/kg i.v. bzw. p.o. (ca. 10 d oder länger)*
oder		**Flucloxacillin** → 152	*> 14. Lj.: 3 x 1g < 14. Lj.: 3–4 x 500mg < 10. Lj.: 3 x 250–500mg < 6. Lj.: 3 x 15–20mg/kg i.v.*
oder	**Tetracyclin**	**Doxycyclin** → 158	*100–200mg/d p.o.*
oder	**Lincosamid** (Antibiose)	**Clindamycin** → 160	*3 x 600mg p.o./i.v.*
Bei Penicillinallergie			
	Makrolid (Antibiose)	**Roxithromycin** → 160	*Erw.: 2 x 150mg Ki: 2 x 2,5–3,5mg/kg p.o.*
Topisch			
	Antiseptikum (antiinflammatorisch, antimikrobiell)	**Hydroxychinolin**	*mehrmals täglich Umschläge*
oder	**Antiseptikum** (antiinflammatorisch, antimikrobiell)	**Polyvidon-Jod-Salbe**	*2 x täglich auftragen*

T 13.2.2 Borreliosen

	Therapieempfehlungen bei Lyme-Borreliose		
Frühinfektion			
	Tetracyclin (Antibiose)	**Doxycyclin** → 158	*2 x 100mg/d p.o. (14-21d); Ki. ab 9. Lj. 2-4mg/kg KG/d p.o. (14-21d)*
oder	**Breitbandpenicillin** (Antibiose)	**Amoxicillin** → 152	*3 x 500-1000mg p.o. (14-21d); Ki. 50mg/kg KG/d p.o. (14-21d)*
oder	**Cephalosporin** (Antibiose)	**Cefuroximaxetil** → 157	*2 x 500mg p.o. (14-21d); Ki. 30mg/kg KG/d p.o. (14-21d)*

oder	**Makrolid** (Antibiose)	**Azithromycin** → 159	*2 x 250 mg p.o. (5-10d); Ki. 5-10mg/kg KG/d p.o. (5-10d)*
Disseminierte und Spätinfektion			
	Benzylpenicillin (Antibiose)	**Penicillin G** → 151	*4 x 5 Mio IE/d i.v. (14-21d); Ki. 200 - 500 000 IE /d i.v. (14-21d)*
oder	**Cephalosporin** (Antibiose)	**Ceftriaxon** → 155	*1x2g/d i.v. (14-21d); Ki. 250-80mg/d i.v. (14-21d)*
		Cefotaxim → 155	*3x2g/d i.v. (14-21d); Ki. 100mg/d i.v. (14-21d)*
Ohne neurologische Symptome			
	Tetracyclin (Antibiose)	**Doxycyclin** → 158	*2x100mg/d i.v. (21-30d); Ki. ab 9. Lj. (21-30d)*
oder	**Breitbandpenicillin** (Antibiose)	**Amoxicillin** → 152	*3x500-1000mg/d i.v. (21-30d); Ki. 50mg/d i.v. (21-30d)*

T 13.2.3 Ecthyma

Topisch			
	Antiseptikum (antiinflammatorisch, antimikrobiell)	**Hydroxychinolin**	*mehrmals tgl. Umschläge (bis zur Abheilung)*
oder/ plus	**Antiseptikum** (antiinflammatorisch, antimikrobiell)	**Polyvidon-Jod-Salbe**	*2 x/d auftragen (bis zur Abheilung)*
Systemisch			
	Siehe Erysipel → 486		

T 13.2.4 Erythrasma

Topisch			
	Waschgel (Reinigung, Austrocknung)	**Syndets**	*2–3 x/d (mehrere W.)*
plus	**Azol-Antimykotikum** (Antibiose/Breitspektrum-antimykotikum)	**Clotrimazol-Creme**→ 238	*2–3 x/d dünn auftragen (1 W. nach Abheilung)*
		Ciclopiroxolamin Creme, Paste → 238	
Systemisch			
ggf.	**Makrolid** (Antibiose)	**Erythromycin** → 159	*2 x 500mg/d p.o. (10 d)*

T 13.2.5 Erysipel

	Oralpenicillin (Antibiose)	**Penicillin V** → 151	*3 x 1,2-1,5 Mio IE/d p.o. (1 Mio. IE = 0.6g)*
oder	**Benzylpenicillin** (Antibiose)	**Penicillin G** → 151	*3 x 5-10 Mio IE/d i.v. (1 Mio. IE = 0.6g)*
		Penicillin G → 151 **+ ß-Laktamaseinhibitor**	*3 x 5Mio IE/d i.v. + 3 x 1g/d; bei V.a. Beteiligung von Staphylokokken*

oder	**Cephalosporin** (Antibiose)	**Cefalexin** → 157	*3 x 1g p.o./d*
		Cefazolin → 154	*2-3 x 2g/d i.v.; auch bei Staphylokokkenbeteiligung inkl. Betalaktamasebildner*
Bei Penicillinallergie			
	Makrolid (Antibiose)	**Roxithromycin** → 160	*2 x 150mg/d p.o. bzw. 1 x 300mg/d p.o.*
oder	**Lincosamid** (Antibiose)	**Clindamycin** → 160	*3 x 300-600mg p.o./i.v./d; keine Dosisreduktion bei Niereninsuffizienz*

T 13.2.6 Erysipeloid

Topisch			
	Antiseptikum (antiinflammatorisch, antimikrobiell)	**Hydroxychinolin**	*mehrmals tgl. Umschläge (bis zur Abheilung)*
Systemisch			
	Phenoxypenicillin (Antibiose)	**Phenoxymethylpenicillin** → 151	*2–3Mio. IE p.o. (5–10 d)*
oder	**Tetracyclin** (Antibiose)	**Doxycyclin** → 158	*1 x 200mg/d p.o. bzw. i.v. (14 d)*
Bei Penicillinallergie			
	Makrolid (Antibiose)	**Erythromycin** → 159	*3 x 0,5–1g/d p.o. (10 d)*

T 13.2.7 Furunkel (Siehe Abszess → 485)

T 13.2.8 Follikulitis

Topisch			
	Antiseptikum (antimikrobiell)	**Chloramphenicol/Natriumbituminosulfonat** → 237	*mehrmals tgl. auftragen*
		Clioquinol	
		Polyvidon-Jod Lsg., Creme, Emulsion	
		Salizylsäure-Spiritus 3–10%	
oder	**Makrolid** (Antibiose)	**Erythromycin 2–4% in alkoholischer Lösung, Gel oder Creme** → 235	*2 x/d auftragen*
oder	**Steroidantibiotikum**	**Fusidinsäure Creme, Gel** → 237	*2 x/d auftragen*
Systemisch			
ggf.	**Tetracyclin** (nach Antibiogramm!) (Antibiose)	**Doxycyclin** → 158	*Am ersten Tag: 2 x 100mg p.o., dann 1x100mg p.o. (10 d)*
		Doxycyclin → 158	*Am ersten Tag: 2 x 100mg i.v., dann 1 x 100mg/d i.v.*
oder	**Steroidantibiotikum** (Antibiose)	**Fusidinsäure** → 237	*3 x 500mg p.o.*

T 13.2.9 Gramnegative Follikulitis			
Topisch			
	Desinfizientien (antimikrobiell)	**Ammoniumbituminosulfonat Salbe 0–50%** → 231	*2–3 x/d auftragen*
		Polyvidon-Jod Lsg.	
plus/ oder	**Antiseptikum**	**Benzoylperoxid-Waschlotion, -Gel oder -Creme 2,5–10%** → 236	*1–2 x/d auftragen*
Systemisch			
ggf.	**Vitamin-A-Säure-Derivat** (antimikrobiell, austrocknend)	**Isotretinoin** → 236	*0,5–2mg/kg KG p.o. (3–5 Mo, NW → 235)*
oder	**Nitroimidazol** (antiinfektiös)	**Metronidazol** → 164	*2 x 400mg/d (ca. 10 d)*
T 13.2.10 Impetigo contagiosa			
plus/ oder	**Fusidinsäure** (Antibiose)	**Fusidinsäure-Creme** → 237	*3 x /d auftragen (bis zur Heilung)*
oder	**Mupirocin** (lokale Antibiose)	**Mupirocin**	*2 x /d auftragen*
Topisch			
	Antiseptikum (antimikrobiell)	**Polyvidon-Jod Lsg., Salbe**	*mehrmals auftragen, mehrmals Umschläge (Akutphase, bis zur Heilung)*
		Clioquinol-Emulsion	
oder	**Farbstoff-Lsg.**	**Eosin wässrig 0,5–2%**	*tägl. auftragen*
Systemisch			
	Penicillinasefestes Penicillin (Antibiose)	**Oxacillin** → 152	*Erw., Ki.>6 J.: 4–6 x 500mg p.o. Ki.> 3 M: 4 x 250mg p.o. Ki.< 3 M: 3 x 50mg/kg (10–14d)*
oder	**Penicillinasefestes Penicillin** (Antibiose)	**Phenoxymethylpenicillin** → 151	*Erw., Ki.>12 J.: 3 x 750000–1,5Mio I.E./d p.o. Ki. 6.–12.Lj.: 3 x 500000IE/d p.o. Ki. 1.–6.Lj.: 3 x 250000IE/d p.o. Säugl.<1J.: 3 x 125000 IE/d p.o.*
oder	**Cephalosporin**	**Cefalexin** → 157	*3 x 1000mg p.o.*
		Cefuroxim → 155	*2 x 500mg p.o.*
oder	**Makrolid** (Antibiose)	**Erythromycin** → 159	*Erw., Ki.>8 J.: 4 x250mg; Ki.<8 J.: 3 x 10–20mg/kg KG*
T 13.2.11 Lupus vulgaris			
1. Phase			
	Tuberkulostatikum (Antibiose)	**Rifampicin** → 168	*10mg/kg/d p.o. (für 2–3 Mo)*
plus		**Isoniazid** → 168	*5mg/kg/d p.o. (für 2–3 Mo)*
plus		**Pyrazinamid (PZA)** → 168	*25–35mg/kg/d (für 2 Mo)*
evtl. plus		**Ethambutol (EBM)** → 168	*15–25mg/kg/d p.o. (für 2 Mo); nicht bei Kindern < 12 J.!*

2. Phase			
plus	**Tuberkulostatikum** (Antibiose)	**Rifampicin (RMP)** → 168	*(weitere 4 Mo)*
		Isoniazid (INH) → 168	*5 mg/kg/d p.o. (weitere 4 Mo)*
Alternativ-Schema			
statt	**INH**	**RMP + EMB (Ethambutol 15-25 mg/kgKG) + PZA**	
	RMP	**Therapie nach Antibiogramm (9-12 Mo)**	
	PZA	**INH + RMP + EMB (3 Mo)**	
		INH + RMP (weitere 6 Mo)	

T 13.2.12 Phlegmone

Topisch			
	Desinfizienz (antiphlogistisch, antimikrobiell)	**Hydroxychinolin**	*mehrmals tgl. Umschläge (Akutphase)*
Systemisch (nach Antibiogramm)			
	Penicillinasefestes Penicillin (Antibiose)	**Oxacillin** → 152	*4-6 x 500 mg/d i.v. (ca. 2 W.)*
	Cephalosporin (Antibiose)	**Cefotaxim** → 155	*1-2 g alle 12 h i.v. (ca. 2 W.)*

T 13.3 Akne und akneiforme Dermatosen

T 13.3.1 A. comedonica

	Waschgel (Reinigung, Entfettung)	**Syndets**	*2 x täglich*
plus	**Peeling**	**Aluminiumoxid-Partikel**	*anfangs 2-3 x/W.*
plus	**Vitamin-A-Säure-Derivat** (Keratolyse ⇒ Beseitigung follikulärer Verhornungsstörungen)	**Tretinoin, Isotretinoin oder Adapalen** → 236	*1-2 x/d dünn auftragen*
oder/plus	**Benzoylperoxid** (bakteriostatisch, antiinflammatorisch, komedolytisch)	**Benzoylperoxid 2,5-10%** → 236	*1-2 x/d*
oder	**Azelainsäure** (antibakteriell, antiinflammatorisch)	**Azelainsäure** → 235	*1-2 x/d dünn auftragen*

T 13.3.2 A. papulopustulosa

Topisch			
	Vitamin-A-Säure-Derivat (Keratolyse ⇒ Beseitigung follikulärer Verhornungsstörugen)	**Tretinoin, Isotretinoin oder Adapalen** → 236	*1-2 x/d dünn auftragen*
oder/plus	**Benzoylperoxid** (bakteriostatisch, antiinflammatorisch, komedolytisch)	**Benzoylperoxid 2,5-10%** → 236	*1-2 x/d*

oder	**Azelainsäure** (antibakteriell, antiinflammatorisch)	**Azelainsäure → 235**	*1–2 x/d dünn auftragen*
oder/ plus	**Makrolid** (Propionibakterium acnes - Antibiose)	**Erythromycin 2–4% → 235**	*1–2 x/d d dünn auftragen*
oder/ plus	**Lincosamid** (Antibiose)	**Clindamycin → 235**	*1–2 x/d dünn auftragen (bis 4 W.)*
oder/ plus	**Tetracyclin** (Antibiose)	**Tetracyclin → 235**	*1–3 x/d dünn auftragen*
oder/ plus	**Gyrasehemmer** (Antibiose)	**Nadifloxacin → 235**	*1–2x/d dünn auftragen*
oder	**Kombination Vitamin-A-Säure-Derivat + Makrolid-Antibiotikum** (Keratolyse + Antibiose)	**Tretinoin → 236 + Erythromycin → 235**	*1–2x/d dünn auftragen*
oder		**Isoretinoin → 236 + Erythromycin → 235**	*1–2x/d dünn auftragen*
oder	**Kombination Lincosamid + Benzoylperoxid**	**Clindamycin → 235 + Benzylperoxid → 236**	*1x/d dünn auftragen*
oder	**Kombination Vitamin-A-Säure-Derivat + Benzoylperoxid**	**Adapalen → 235 + Benzylperoxid → 236**	*1x/d dünn auftragen*
Systemisch			
ggf.	**Tetracyclin**[183] (Propionibact.-acnes-Antibiose)	**Minocyclin → 158**	*2 x 50mg/d p.o., (4–6 W.), dann 1 x 50mg/d p.o. (3 Mo)*
In schweren Fällen			
	Tetracyclin[183] Propionibacterium-acnes-Antibiose)	**Tetracyclin → 158**	*2 x 500mg/d (2 W.) dann 1 x 250mg/d (3 M.)*
		Doxycyclin → 158	*1 x 50mg/d p.o., 4–12 W.*
plus/ oder	**Vitamin-A-Säure-Derivat → 235** (antiinflammatorisch, sebostatisch durch Talgdrüsenreduktion, Keratolyse)	**Isotretinoin → 236**	*ini 0,5mg/kg KG (4 W.); bei guter Verträglichkeit ggf. Steigerung auf 1mg/kg KG (in 2–3 Einzeldosen, 8–12 W.)*
		Cave: *Kontrazeption während, 4 W. vor und 4 W. nach Behandlung! Keine Blutspende! Keine Kombination mit Tetracyclinen!*	
Evtl. bei Frauen			
	Kontrazeptivum (Hemmung der Androgenwirkung auf die Talgdrüsenazini)	**Cyproteronacetat/Ethinylestradiol → 266**	*1 x 1 Tbl. (1.–21. Zyklustag)*
		Ethinylestradiol/Chlormadinonacetat	

[183] Cave: keine Tetracycline bei Kindern, Schwangeren und in der Stillzeit!

T 13.3.3 A. conglobata

Topisch			
	Vitamin-A-Säure-Derivat (Keratolyse ⇒ Beseitigung follikulärer Verhornungsstörung)	**Tretinoin → 236** **Isotretinoin → 236** **oder Adapalen → 235**	*1–2 x/d dünn auftragen*

und/ oder	**Benzoylperoxid** (bakteriostatisch, antiinflammatorisch, komedolytisch)	**Benzoylperoxid 2,5–10%** → 236	*1–2 x/d*
oder	**Azelainsäure** (antibakteriell, antiinflamm.)	**Azelainsäure** → 235	*1–2 x/d dünn auftragen*
und/ oder	**Makrolid** (Propionibakterium-acnes-Antibiose)	**Erythromycin 2–4%** → 235	*1–2 x/d dünn auftragen*
und/ oder	**Lincosamid** (Antibiose)	**Clindamycin** → 235	*1–2 x/d dünn auftragen (bis 4 W.)*
und/ oder	**Tetracyclin** (Antibiose)	**Tetracyclin** → 235	*1–3 x/d dünn auftragen*
oder/ plus	**Schieferöl** (antiphlogistisch, antimikrobiell)	**Ammoniumbituminosulfonat 10–50%** → 231	*Salbenverband jeden 2. Tag wechseln (bis zur Abszess-Eröffnung)*
Systemisch			
ggf.	**Tetracyclin** (Propionibact.-acnes-Antibiose)	**Minocyclin** → 158	*2 x 50mg/d p.o., (4–6 W.) dann 1 x 50mg/d p.o. (3 Mo)*
oder	**Tetracyclin** (Propionibact.- acnes-Antibiose)	**Doxycyclin** → 158	*50mg/d p.o. 4–12 W.*
Evtl. bei Frauen			
	Kontrazeptiv (Hemmung der Androgenwirkung auf die Talgdrüsenazini)	**Cyproteronacetat/ Ethinylestradiol**	*1 x 1 Tbl. (1.–21. Zyklustag)*
oder		**Ethinylestradiol/ Chlormadinonacetat** → 266	
plus/ oder	**Vitamin-A-Säure-Derivat** → 235 (antiinflammatorisch, sebostatisch durch Talgdrüsenreduktion, Keratolyse)	**Isotretinoin** → 236	*ini 0,5mg/kg KG (4 W.); bei guter Verträglichkeit ggf. Steigerung auf 1mg/kg KG (in 2–3 Einzeldosen, 8–12 W.)*
		Cave: *Kontrazeption während, 4 W. vor und 4 W. nach Behandlung! Keine Blutspende! Keine Kombination mit Tetracyclinen!*	

T 13.3.4 Rosazea

Topisch			
	Makrolid	**Erythromycin 2–4% in alkoh. Lsg., Gel oder Creme** → 235	*2 x/d dünn auftragen (nach Bedarf)*
oder	**Chemotherapeutikum** (antibakteriell)	**Metronidazol-Basiscreme 0,75–2% oder Gel** → 164	*2 x/d dünn auftragen (> Wochen)*
oder	**Schwefel** (antimikrobiell)	**Ichthyol-Schwefel-Zink-Paste 2–4%**	*1–2 x/d dünn auftragen (nach Bedarf)*
Systemisch			
evtl.	**Tetracycline**	**Doxycyclin** → 158	*1 x 100–200mg/d p.o. (10–14 d)*
		Minocyclin → 158	*2 x 50mg/d p.o. (initial), dann 1 x 50mg/d p.o. (ca. 3 Mo)*

	Retinoid (antiinflamm., antiseborrhoisch)	**Isoretinoin** → 236	*0,1–1 mg/kg/d p.o. (> 6 Mo, unbed. Kontrazept. bei Frauen)*
		Cave: *Keine Komb. mit Tetracyclinen! Keine zugelassene Ind.!*	
T 13.3.5 Periorale Dermatitis			
Topisch			
	Makrolid (Antibiose)	**Erythromycin-Creme, -Emulsion 2%** → 159	*1–2 x/d dünn auftragen (bis zur Abheilung)*
Systemisch			
evtl.	**Tetracyclin** (Antibiose)	**Minocyclin** → 158	*1–2 x 50 mg/d p.o. (mehrere W.)*

T 13.4 Alopezie

T 13.4.1 Alopecia androgenetica des Mannes			
Topisch			
	Sexualhormon-Analogon	**17-alpha-Estradiol**	*1 x/d 3 ml, dann 2–3 x/W. auf die Kopfhaut aufbringen (bis zur Besserung)*
evtl.	**Antihypertensivum** (Anagenhaar-Rate ↑)	**Minoxidil 5% in alkoholischer Lösung** → 242	*1–2 x/d 2 ml auf Kopfhaut aufbringen (abhängig von mögl. NW insbes. auf Herz-Kreislauf!)*
Systemisch			
	5α-Reduktase-Hemmer (Umwandlung von Östrogen in Dihydrotestosteron ↓ ⇒ Androgenwirkung ↓)	**Finasterid** → 242	*1 x 1 Tbl./d (Jahre; nur Männer!) evtl. PSA-Überwachung*
evtl. plus	**Vitamine** (Verbesserung der Haarstruktur, Effluvium ↓)	**Biotin H**	*2,5–5 mg/d (> 3 Mo)*
T 13.4.2 Alopecia androgenetica der Frau			
Topisch			
	Nicht halogeniertes Glukokortikosteroid (Anagenhaar-Rate ↑, antiinflammatorisch)	**Prednisolon** → 231	*1 x/d 3 ml, dann 2–3 x/W. auf die Kopfhaut aufbringen (bis zur Besserung, Wirkung nicht gesichert)*
		Dexamethason → 232	
		Mometason → 233	
		Clobetasol → 233	
oder/ plus	**Sexualhormon-Analogon**	**17-alpha-Estradiol**	*1 x/d 3 ml, dann 2–3 x/W. auf die Kopfhaut aufbringen (bis zur Besserung)*
evtl.	**Antihypertensivum** (Anagenhaar-Rate ↑)	**Minoxidil 2% in alkoholischer Lösung** → 242	*1–2 x/d 2 ml auf Kopfhaut aufbringen, abhängig von mögl. NW bes. auf Herz-Kreislauf, Ekzeme*

Systemisch			
evtl.	**kontrazeptive Sexualhormone/ Antiandrogene** (Cyproteronacetathaltig, Hemmung der Androgenwirkung auf die Haarfollikel)	**Cyproteronacetat/ Ethinylestradiol**	*1 x 1 Tbl./d (1.–21. Zyklustag)*
		Ethinylestradiol/ Chlormadinonacetat → 266	
oder/ plus	**Sexualhormon/Gestagen mit antiandrogener Wirkung** → 261 (Hemmung der Androgenwirkung auf die Haarfollikel)	**Cyproteronacetat**	*10mg/d p.o. (1.–15. Tag zum Antikonzeptivum)*
		Cave: *Nur unter gynäkol. Betreuung und Antikonzeption!*	
oder/ plus	**Vitamine, essenzielle Aminosäuren** (Verbesserung der Haarstruktur, Effluvium ↓)	**Biotin H**	*2,5–5mg/d (> 3 Mo)*
		Cystin	*3 x 20mg/d (ini. für 2–3 W.) 3 x 10–20mg/d (über M.)*

T 13.4.3 Alopecia areata

Topisch			
evtl.	**Glukokortikosteroid** (antiinflammatorisch)	**Clobetasol** → 233	*1–2 x/d auftragen (> 2 Mo) (Wirkung nicht gesichert), 1:2–1:5 verdünnt intrakutan, intraläsional* **Cave:** *Schläfenbereich!*
		Mometason → 233	
		Triamcinolonacetonid → 232	
Systemisch			
evtl.	**Glukokortikosteroid** (antiinflammatorisch)	**Methylprednisolon** → 233	*ini 20–60mg/d p.o. (2–3 W.), Erh.-Dos.: 4–8mg/d p.o. (2–4 W.) (Wi. nicht gesichert)*

T 13.5 Diabetische Gangrän

Topisch			
	Aminoglycosid (Antibiose)	**Framycetin-Salbe/-Gitter** → 237	*1–2 x/d dünn auftragen*
oder	**Desinfizienz** (antimikrobiell)	**Polyvidon-Jod-Lsg.**	*jeden 2.–3. d aufpinseln*
oder	**Farbstoff** (antimikrobiell, austrocknend)	**Solutio pyoactini 0,1–0,5%**	*jeden 2.–3. d aufpinseln*
Systemisch (erregerangepasste Antibiose)			
z.B.	**Cephalosporine**	**Cefuroxim** → 155	*3–4 x 1g/d i.v.*

T 13.6 Ekzemerkrankungen

T 13.6.1 Kontaktekzem

akut/ subakut	**Glukokortikosteroid evtl. mit antimikrobiellem Zusatz als Salbe, Creme, Paste, Lotion, Lösung** (antiinflammatorisch)	**Prednicarbat** → 232	*2 x/d auftragen Stadiengerechte Grundlage: – Trocken: Salbe – Nässend: Creme – Feucht: Paste, Creme (5–7 d)*
		Flumetason/Clioquinol → 232	

Chronisches Stadium wie bei atopischem Ekzem			
T 13.6.2 Atopisches Ekzem (Neurodermitis)			
Topisch			
akut	**Glukokortikosteroid evtl. mit antimikrobiellem Zusatz als Salbe, Creme, Paste, Lotion, Lösung** (antiinflammatorisch)	**Prednicarbat** → 232	*2 x/d auftragen (ini. Therapie) Stadiengerechte Grundlage: – Trocken: Salbe – Nässend: Creme, Lotion, Lösg. – Feucht: Paste, Creme*
		Mometason → 233	
		Flumetason/Clioquinol → 232	
	Immunmodulator/Calcineurin-Inhibitor	**Tacrolimus** → 242	*1–2 x/d auftragen*
		Pimecrolimus → 241	
plus	**Breitspektrum-Antibiotikum** (Antibiose)	**Fusidinsäure Creme** → 237	*2–3 x/d auftragen; (Dauer n. Bed.)*
oder	**Farbstoff**	**Solutio pyoctanini wässrig 0,5%**	*jeden 3. d (Dauer n. Bed.)*
sub-akut/ chro-nisch	**Glukokortikosteroid** (antipruriginös, antiphlogistisch)	**Hydrocortison Salbe, Creme** → 231	*1–2 x/d (nach Bedarf)*
plus/ oder	**Teere** (antipruriginös, antiphlogistisch)	**Steinkohlenteer** → 234	*1–2 x/d (max. 4 W.)*
plus/ oder	**Harnstoffpräparat** (hydratisierend)	**Urea 5–10% Creme, Lotion** → 240	*mehrmals/d (n. Bed.)*
plus/ oder	**Omega-3-Fettsäuren** (fettend, pflegend)	**Nachtkerzensamen-Öl**	*mehrmals/d (n. Bed.)*
Systemisch			
	Glukokortikosteroid (antiinflammatorisch)	**Prednisolon** → 231	*20–40mg/d p.o. (über 7–10 d reduzieren)*
	Immunsuppressivum	**Ciclosporin** → 182	*2,5mg/kg/d in 2 ED Laborkontrollen!*
bei Super-infek-tion	**Tetrazyklin** (Antibiose)	**Doxycyclin** → 158	*2 x 100mg/d p.o. (10 d)*
	Cephalosporin (Antibiose)	**Cefuroxim** → 155	*2 x 500mg/d i.v. (10 d)*
		Cefalexin → 157	*2 x 500mg/d (10 d)*
plus	**H_1-Antihistaminikum** (antipruriginös, eventuell zusätzl. sedierend)	**Loratadin** → 99 **Cetirizin** → 98 **Desloratadin** → 98 **Levocetirizin** → 99	*1 x 10mg/d p.o. (b. Bed.)*
		Dimetindenmaleat → 99	*3 x 1–2mg/d(b. Bed.)*
T 13.6.3 Seborrhoisches Ekzem			
	Imidazolderivat (Antimykotikum)	**Ketoconazol-Creme, -Shampoo** → 239	*2 x/d auftragen; 2–3 x/W. Haarwäsche*
		Ciclopiroxolamin Shampoo → 238	

evtl. plus	**Glukokortikosteroid** (antiinflammatorisch)	**Hydrocortison Salbe, Creme** → 114	*1–3 x/d dünn auftragen (< 5 d)*
plus/ oder	**Schieferöle, Schwefel** (antimikrobiell)	**Ichthyol-Schwefel-Zink-Paste 2–4%**	*2 x/d dünn auftragen (nach Bedarf)*

T 13.6.4 Dyshidrosiformes Ekzem

Topisch			
	Glukokortikosteroid, ggf. mit antimikrobiellem Zusatz als Creme, Paste, Lotion, Lösung (antiinflamm.)	**Prednicarbat** → 232	*1–2 x/d dünn auftragen (Merke: Wahl einer stadiumgerechten Grundlage)*
		Flumetason/Clioquinol → 232	
plus	**Farbstoffe** (antimikrobiell, austrocknend)	**Solutio pyoctanini 0,5%**	*jeden 3. d*
oder		**Tinktura Arning**	*jeden 3.–4. d* **Cave:** *Verfärbung der Wäsche!*
plus/ oder	**Gerbstoffe** (austrocknend, gerbend)	**Tannin-Teilbäder**	*2 x/d*
oder	**Harnstoffpräparat** (keratolytisch, hydratisierend)	**Urea 5–10% Creme, Lotion** → 240	*mehrmals (n. Bed.)*
Systemisch			
evtl.	**H_1-Antihistaminikum** (antipruriginös)	**Loratadin** → 99 **Cetirizin** → 98 **Desloratadin** → 98 **Levocetirizin** → 99	*1 x 10mg/d p.o. (b. Bed.)*
evtl.	**Glukokortikosteroid** (antiinflammatorisch)	**Prednisolon** → 115	*1 x 50mg/d p.o. (3 d), dann 1 x 25mg/d (2 d), dann 1 x 10mg/d (3 d), dann1 x 5mg/d (3 d)*

T 13.6.5 Dermatitis solaris

Topisch			
	Glukokortikosteroid (antiinflammatorisch)	**Methylprednisolonaceponat** → 233	*als Milch oder Creme: 1–3 x/d dünn auftragen (3–5 d)*
		Prednicarbat → 232	
Systemisch			
	Nichtsteroidales Antiphlogistikum (analgetisch, antiinflamm., antiphlogistisch)	**Acetylsalicylsäure** → 106	*2–3 x 0,5–1g/d p.o. (3–5 d)*
		Indometacin → 108	

T 13.6.6 Phototoxische/Photoallergische Dermatitis

Topisch			
evtl.	**Glukokortikosteroid** (antiinflammatorisch)	**Methylprednisolonaceponat** → 233	*als Milch, Creme oder Schaum: 3 x/d dünn auftragen (bis zur Abheilung)*
		Prednicarbat → 232	
zusätzl. bei Blasen	**Farbstoffe** (antimikrobiell, austrocknend)	**Solutio pyoctanini 0,5%**	*jeden 2.–3. d auftragen (bis Blasen eingetrocknet)*

Systemisch			
	Glukokortikosteroid (antiinflammatorisch)	**Prednisolon** → 231	*20–40 mg/d p.o. (über 7–10 d reduzieren)*

T 13.6.7 Polymorphe Lichtdermatose

Topisch			
	Lichtschutz-Präparat (UVA-/UVB-Schutz)	**Creme, Lotion LSF 50⁺, Sun-Blocker**	*1–3 x/d zur Prophylaxe auftragen (bei Bedarf)*
	Glukokortikosteroid (antiphlogistisch)	**Mometason-Creme** → 233	*2–3 x dünn auftragen (bei Bedarf bis zur Abheilung)*
		Prednicarbat Creme → 232	
		Tramcinolon Creme	
		Betamethason Creme → 233	
Systemisch			
	Glukokortikosteroid (antiinflammatorisch)	**Prednisolon** → 231	*20–40 mg/d p.o. (über 7–10 d reduzieren)*
Evtl. zusätzlich			
	Antihistaminikum (H1-Blocker) (antiallergisch, antipruriginös)	**Loratadin** → 99	*1 x 10 mg p.o. (n. Bed.)*
		Desloratadin → 98	
		Levocetirizin → 99	
		Cetirizin → 98	

T 13.7 Epizoonosen

T 13.7.1 Scabies

Lokal			
	Antiskabiosa (antiinfektiös) **Für alle Antiskabiosa gilt: Nicht in Schwangerschaft, Stillzeit und ersten 2 Lebensmonaten anwenden!**	**Benzylbenzoat 25% (Erw.), 10% (Ki.)**	*topisch auftragen exkl. Kopf (3 d hintereinander, am 4. d gründlich abbaden)*
		Permethrin 5% Creme	*Erw. und Ki. über 2J.: 1 x abends ges. Körper ohne Kopf einreiben, morgens abduschen, bei Bedarf nach 2 und 4 W. wdh.*
	Pyrethroide	**Allethrin**→ 240	*einmalige Anwendung; nicht am Kopf anwenden*
Systemisch			
	Antihelmintikum (antiparasitär)	**Ivermectin (nicht zugelassen)**	*12 mg einmalig p.o.*

T 13.7.2 Pediculosis capitis/pubis

	Antiparasitarium (antiinfektiös)	**Pyrethrum-Extrakt**	*Haar gut durchtränken, nach 1/2 h ausspülen. Bei Kleinkindern max. 1/3 der Menge!*
	Antiparasitarium (antiinfektiös)	**Permethrin** → 240	*ins feuchte Haar einmassieren, nach 30–45 min auswaschen, dann Haare 3d nicht waschen; evtl Wdh. nach 8–10d*

oder	**Physikalisch**	**Dimeticon (Silikonöl)**	*Auf trockenes Haar auftragen, mindest. 10 min einwirken lassen, Nissenkamm*

T 13.8 Ichthyosen

Topisch			
	Basisexterna (rückfettend, Barriereschutz)	**Hautpflegepräparate als Lotion, Creme, Salbe, Ölbäder**	*mehrmals auftragen (n. Bed.)*
plus/ oder	**Harnstoff** (hydratisierend)	**Urea-Creme, -Lotion,Fettsalbe 5–10%** → 240	*mehrmals auftragen (n. Bed.)*
plus/ oder	**Salicylsäure** (keratolytisch)	**Salicylsäure-Vaseline 3–5%** → 240	*1–2 x/d*
plus/ oder	**Retinoid** (keratolytisch)	**Vitamin-A-Säure Creme 0,05–0,1%**	*1–2 x/d*
Systemisch			
evtl.	**Retinoid** (Zelldifferenzierung)	**Acitretin** → 234	*10–30mg oral (mehrere Mo; Frauen: anschließend mind. 2 J Konzeptionsschutz!)*

T 13.9 Lichen ruber

Topisch			
Bei verrukösen Läsionen			
	Glukokortikosteroid (antiinflammatorisch)	**Mometason-Salbe, -Fettcreme** → 233	*1–3 x/d dünn auftragen (bis zu 4 W.)*
		Triamcinolon Kristall Suspension 10mg/ml → 232	*intraläsionale Injektionen 1 x/W. (max. 10 W.)*
	Immunmodulatoren	**Tacrolimus** → 242	*1–2 x/d auftragen (Off-label)*
		Pimecrolimus → 241	
plus/ oder	**Teer** (antiinflammatorisch, antipruriginös)	**Pix lithantracis-Paste, -Salbe 3–5%**	*2 x dünn auftragen (max. 4 W.)*
Bei Schleimhautbefall			
	Glukokortikosteroid (antiinflammatorisch)	**Hydrocortisonacetat-Creme oder -Zinkpaste 2%** → 231	*1–3 x im Genital-/ Analbereich auftragen (bis zu 4 W.)*
		Triamcinolon Haftsalbe → 232	*s. Packungsbeilage*
		Prednisolon-Acetat-Haftsalbe → 231	*1 x auf Mundschleimhaut auftragen*
ggf. plus	**Lokalanästhetikum** (analgetisch)	**Benzocain-Mundspüllösung** → 231	*3 x Mundspülung (1 Essl. der Lsg. in 1 Glas Wasser) (nach Bedarf)*

Systemisch			
Evtl. bei exanthemat. Form			
	Glukokortikoid (antiphlogistisch)	**Prednisolon** → 231	*50mg/d p.o., (3 d), 25mg/d p.o., (3 d), 10mg/d p.o., (4 d) 5mg/d p.o. (4 d)*
Evtl. Schleimhautbefall			
	Retinoid	**Acitretin** → 234	*35–75mg/d p.o., 25–35mg/d p.o. (initial, > W.); CAVE bei Frauen: Konzeptionsschutz > 2J . nach Absetzen*

T 13.10 Mykosen

T 13.10.1 Tinea corporis, Tinea capitis

Topisch			
	Ciclopirox (Antimykotikum)	**Ciclopiroxolamin** → 238	*in geeign. Grundlage als Creme, Salbe, Lösung, Puder: 2–3 x/d auftragen (ca. 1 W. über die Erscheinungsfreiheit hinaus)*
	Imidazolderivat (Antimykotikum)	**Clotrimazol** → 238	*in geeigneter Grundlage als Creme, Salbe, Lösung, Puder: 2–3 x/d auftragen (ca. 1 W. über die Erscheinungsfreiheit hinaus)*
		Econazol → 239	
		Ketoconazol → 239	
		Miconazol → 239	
		Bifonazol → 238	
		Oxiconazol	
		Isoconazol	
oder	**Anilinfarben** (antimikrobiell, austrocknend)	**Castellani-Lsg.**	*jeden 2.–3. d auftragen (ca. 1 W. über die Erscheinungsfreiheit hinaus)*
		Solutio pyoctanini 0,5%	
oder	**Allylamin** (Antimykotikum)	**Naftifin** → 239	*als Creme, Gel, Lsg: 2–3 x/d auftragen (ca. 1 W. über die Erscheinungsfreiheit hinaus)*
		Terbinafin → 239	
oder	**Thiocarbamat-Derivat** (Antimykotikum)	**Tolnaftat**	*als Creme, Puder, Lsg., Spray: 2–3 x/d auftragen (ca. 1 W. über die Erscheinungsfreiheit hinaus)*
		Tolciclat	
Systemisch			
	RNA-Synthesehemmer (Antimykotikum)	**Griseofulvin** → 178	*Erw.: 500–1000mg/d; Ki.: 125–375mg/d (ca. 3 W.–3 Mo BB-Kontrollen!, strenge Kontrazeption während der Einnahme, bei Männern zusätzlich 6 Mo, bei Frauen 1 Mo nach Einnahme)*

	Allylamin (Antimykotikum)	**Terbinafin** → 239	*Erw.: 250mg/d (keine Zulassung bei Ki.) (4–6 W.)*
	Azole (Antimykotikum)	**Itraconazol** → 177	*Erw.: 200–400mg/d (2–4 W.)*
		Fluconazol → 176	*Erw.: 50mg/d (2–7 W.)*
T 13.10.2 Onychomykosen			
Topisch			
	Antimykotikum	**Amorolfin** **Ciclopiroxolamin Nagellack**	*1–3 x/W. (> 3 Mo nach Schema)*
oder		als Creme, Lösung: s. u. Tinea corporis, Tinea capitis → 498	*nach Abfeilen (Einmalfeile) oder Aufweichen des Nagels mit Harnstoffpaste (s.d.) 2 x/d einmassieren (3–12 Mo)*
evtl. plus	**Harnstoff** (onycholytisch)	**Urea 40% in geeigneter Grundlage** → 240	*unter Okklusion auf den befallenen Nagel auftragen (nach ca. 10 d aufgeweichten Nagel entfernen)*
Systemisch			
	Azol (antimykotisch)	**Itraconazol** → 177	*400mg/d (Beh.-Zyklus: 7 d Einnahme, 3 W. Pause; insges. 2–3 Beh.-Zyklen)*
		Fluconazol → 176	*150 mg 1 x wöchentlich*
oder	**Allylamin** (Antimykotikum)	**Terbinafin** → 239	*250mg/d (3 Mo)*
T 13.10.3 Candidosen			
Topisch			
	Imidazolderivat (Antimykotikum)	s. u. Tinea corporis, Tinea capitis → 498	
oder	**Polyen-Antimykotikum**	**Nystatin** → 239	
		Amphotericin B → 177	
		-Pasten, -Cremes	*im intertriginösen, genitalen und analen Bereich 2–3 x/d auftragen (bis einige Tage nach Beschwerde- und Erscheinungsfreiheit)*
		-Ovula, -Vaginalcreme	*tgl. 1–2 Ovula oder Vaginalcreme mittels Applikator tief intravaginal einführen (3–10 d)*
		-Suspension, -Mundgel (Mundschleimhaut)	*Mundspülung mit 4 x 2–6ml/d (10–14 d)*
		Lutschtabletten	*4 x 1 Tbl./d (ca.10 d)*
evtl plus	**Gerbstoffe** (antipruriginös, austrocknend)	**Phenolsulfonsäure-Phenol-Harnstoff-Methanal-Kondensat**	*1–2 x/d Teilbäder (5–7 d je 10 min)*

Systemisch			
	Azole[184] (Antimykotikum)	**Itraconazol** → 177	*200mg/d p.o. (2–4 W.)*
oder	**Azole**[184] (Antimykotikum)	**Fluconazol** → 176	*50mg/d p.o. (Dauer s. Fachinfo)*
[184] NW: nur als Behandlungsversuch bei chron. atrophischer oraler Candidose oder Proph. bei Zytostatika-Therapie!			
Bei rezidivierender Vulvovaginitis (→ 505)			

T 13.10.4 Pityriasis versicolor

Topisch			
	Antimikrobium	**Salizylsäure-Spiritus 3-5%**	*3 x/d mit getränktem Wattebausch abreiben (2–3 W.)*
oder	**Azole** (Antimykotikum)	**Clotrimazol 2%-Creme** → 238	*2–3 x auftragen (2 W.)*
oder	**Azole** (Antimykotikum)	**Ketoconazol-Creme, -Shampoo** → 239	*Kopfwäsche, nach 5–10 min ausspülen (nach Bed. 1–3 x/W.)*
oder	**Azole** (Antimykotikum)	**Econazol-Duschlösung** → 239	*10g auf Körper und Haare verteilen (3 aufeinanderfolgende d)*
oder	**Azole** (Antimykotikum)	**Clotrimazol 2%-Shampoo** → 238	*5–7d hintereinander jeweils 5min auf die feuchte Haut auftragen, dann abduschen*
Systemisch			
evtl.	**Azole** (Antimykotikum)	**Itraconazol** → 177	*1 x 200mg/d p.o. (7 d)*

T 13.11 Pemphigus vulgaris

Topisch			
	Farbstoffe (desinfizierend, austrocknend)	**Solutio pyoctanini 0,5%**	*jeden 2.–3. d (bis zur Reepithelialisierung)*
plus/ oder	**Glukokortikosteroid** (antiphlogistisch, immunsuppressiv)	**Prednicarbat Creme** → 232	*2–3 x dünn auftragen (evtl. langfristig)*
		Betamethason Creme, Lotion → 233	
		Clobetasol Creme, Lotion → 233	
oder	**Glukokortikosteroid/ Antiseptikum** (antiphlogistisch, antimikrobiell)	**Flumetason/Clioquinol** → 232	*2–3 x dünn auftragen (evtl. langfristig)*
Systemisch (nur bei Schleimhautbefall/generalisiert)			
	Glukokortikosteroid (antiinflammatorisch, antiphlogistisch, immunsuppressiv)	**Prednisolon** → 115	*40–80mg/d p.o. (bis keine neuen Blasen mehr auftreten) oder 150–250mg/d i.v.; wenn keine neuen Blasen, ausschleichen auf 10–20mg/d p.o. (Erhaltungsdosis)*

evtl. plus	**Immunsuppressivum** (immunsuppressiv, antiproliferativ)	**Azathioprin** → 182	*1–2,5mg/kg KG p.o. (mehrere W. nach Schema!)*
oder		**Ciclosporin** → 182	*5–7,5mg/kg KG p.o. (mehrere W. nach Schema!)*

T 13.12 Psoriasis

T 13.12.1 Psoriasis vulgaris

Topisch			
	Salicylat (keratolytisch)	**Salicylsäure-Vaseline 5% -Öl, -Kopfsalbe 3%** → 240	*1 x/d (n. Bedarf) auf Kopfhaut okklusiv (Ölkappe) über Nacht, dann auswaschen (2–3 x/W.)*
	Antipsoriatikum (proliferationshemmend, zytostatisch)	**Dithranol** → 234	*topisch 1–2 x auf Herde auftragen (für je 3–4 d in aufsteigender Konzentration oder Minutentherapie)*
oder	**Vitamin-D-Derivat** (zelldifferenzierend)	**Calcipotriol-Creme 0,05%, Calcitriol-Salbe** → 233	*2 x max. 15g auf Herde (max. 30% des Körpers) auftragen (max. 4–6 W., max. 100g Creme/W.)*
		Tacalcitol	
		-Salbe 0,05%	*2 x max. 15g auf Herde (max. 30% des Körpers) auftragen (max. 12 M., max. 50g Salbe/W.)*
		-Lösung 0,05%	*2 x auf Kopfhaut (max. 4–6 W.)*
	Vitamin-D-Derivat + Steroide	**Vitamin D + Kortison**	*1 x/d auftragen*
oder	**Retinoid** (zelldifferenzierend)	**Tazaroten 0,05–0,1%**	*1 x abends dünn auftragen (max. 10% der Körperoberfl.) (nach Bedarf)*
oder	**Teerpräparat** (antipruriginös, antiinflammatorisch, proliferationshemmend)	**Liquor carbonis detergens-Creme, -Fettcreme, -Emulsion 2–5%**	*1–2 x dünn auf die Herde auftragen (2–4 W.)*
oder	**Glukokortikosteroid** (antiinflammatorisch)	**Prednicarbat-Salbe, -Creme** → 232	*1–2 x/d dünn auftragen (kurzfristig im Akutstadium)*
		Betamethason-Salizylsäure-Salbe 0,1–3% → 233	
oder		**Mometason-Lösung** → 233	*2 x /d auf Kopfhaut auftragen*
systemisch			
	Fumarat	**Fumarsäure**	*einschleichend, max. 6 Tbl. tgl.*
oder ggf.	**Immunsuppressivum**	**Methotrexat** → 235	*1 x 15–25mg/W. p.o., s.c. oder i.v.*
		Ciclosporin → 234	*2,5mg/kg KG/d in 2 ED ,(wenn nach 4 W. keine Besserung, evtl. Erhöhung auf max. 5mg/kg KG)*

	Biologicals: Antikörper, Rezeptorantagonisten	**Adalimumab** → 116	*i.v. bzw. s.c. Dosierung nach Fachinformation*
		Infliximab → 116	
		Etanercept → 116	
		Ustekinumab → 235	
T 13.12.2 Psoriasis pustulosa generalisata			
Topisch			
	Glukokortikosteroid (antiinflammatorisch)	**Prednicarbat-Creme** → 232	*1–2 x/d dünn auftragen (kurzfristig)*
Systemisch			
	Retinoid (antiproliferativ)	**Acitretin** → 234	*1 mg/kg KG/d p.o. (solange Pustulation); Erh.-Dosis: 0,5 mg/kg KG/d (> Mo)*
oder ggf.	**Immunsuppressivum**	**Methotrexat** → 235	*1 x 15–25 mg/W. p.o., s.c. oder i.v.*
		Ciclosporin → 234	*2,5 mg/kg KG/d in 2 ED (wenn n. 4 W. keine Bess., evtl. Erhöh. auf max. 5 mg/kg KG)*
T 13.12.3 Psoriasis arthropathica			
Systemisch			
	Nichtsteroidales Antiphlogistikum	**Diclofenac** → 108	*1–3 x 50 mg/d p.o. (b. Bed.)*
		Indometacin → 108	*3 x 50 mg/d p.o. (b. Bed.)*
plus/ oder ggf.	**Immunsuppressivum**	**Methotrexat** → 235	*1 x 15–25 mg/W. p.o. (>W.)*
		Ciclosporin → 234	*2,5 mg/kg KG/d in 2 ED (wenn n. 4 W. keine Bess., evtl. Erhöhung auf max. 5 mg/kg KG)*
	Biologicals: Antikörper, Rezeptorantagonisten	**Adalimumab** → 116	*einschleichend, max. 6 Tbl. tgl.*
		Infliximab → 116	*i.v. bzw. s.c. Dosierung nach Fachinformation*
		Etanercept → 116	
Oder Alternativversuch			
	Fumarate	**Fumarsäure**	*einschleichend, max. 6 Tbl. tgl.*

T 13.13 Sexuell übertragbare Krankheiten

T 13.13.1 Lues (Syphilis)

Frühsyphillis (Erkrankungsdauer < 1 J.)			
	Benzylpenicillin (Antibiose)	**Benzylpenicillin-Benzathin** → 151	*2,4 Mio IE i.m. (einm. gluteal re./li. je 1,2 Mio IE)*
Bei Allergie alternativ:			
	Makrolid (Antibiose)	**Erythromycin** → 159	*4 x 500mg/d p.o. (14 d)*
oder	**Tetracyclin** (Antibiose)	**Doxycyclin** → 158	*2 x 100mg/d p.o. (14 d)*
		Tetracyclin → 158	*4x500mg/d p.o. (14d)*
oder	**Cephalosporin**	**Ceftriaxon** → 155	*1–2g/d i.v (10d); 1g/d i.m. (10d)*
Spätsyphilis (Erkrankungsdauer > 1 J.)			
	Benzylpenicillin (Antibiose)	**Benzylpenicillin-Benzathin** → 151	*2,4Mio IE i.m. (3 Injektionen im Abstand von 7 d - 1.,8. u. 15. Tag)*
Bei Allergie alternativ:			
	Makrolid (Antibiose)	**Erythromycin** → 159	*2g/d i.v. (21 d)*
oder	**Tetracyclin** (Antibiose)	**Doxycyclin** → 158	*2 x 100mg/d p.o. (28 d)*
oder	**Cephalosporin**	**Cetriaxon** → 155	*1–2g/d i.v (14d); 1g/d i.m. (14d)*
Neurolues			
	Benzylpenicillin (Antibiose)	**Penicillin G** → 151	*6 x 3–4Mio IE o. 3 x 10 Mio IE/d o. 5 x 5 Mio IE i.v. (mind. 14 d)*
	Cephalosporin (Antibiose)	**Ceftriaxon** → 155	*1 x 2g/d i.v. über 30min (10-14 d) (Off-label!)*
Bei Allergie alternativ:			
	Tetracyclin (Antibiose)	**Doxycyclin** → 158	*4 x 200mg/d (28 d)*
Lues connata			
	Benzylpenicillin (Antibiose)	**Penicillin G** → 151	*Neugeb.: 2–3 x 50.000IE/kg i.v. (10–14 d), postneonat. Säugl.: 4 x 50.000IE/kg i.v. (10–14 d)*

T 13.13.2 Gonorrhoe

Zunehmende Resistenzen beachten - Antibiogramm			
	Aminoglykosid (Antibiose)	**Spectinomycin**	*1 x 2g i.m. (1 d)*
oder	**Cephalosporin** (Antibiose)	**Ceftriaxon** → 155	*1 x 250mg i.m. (1 d)*
		Cefixim → 157	*1 x 400mg p.o. einmalig*
oder	**Gyrasehemmer** (Antibiose)	**Ofloxacin** → 162	*1 x 400mg p.o. (1 d)*
		Ciprofloxacin → 162	*1 x 500mg (1 d)*
oder	**Makrolid**	**Azithromycin** → 159	*1 x 1 g p.o. einmalig*

Komplizierter Verlauf			
	Cephalosporin (Antibiose)	**Cefuroxim** → 155	*2g/d i.m. oder i.v. (7 d); Meningitis/Endokarditis: 2 x d (7d)*
		Cefotaxim→ 155	*3 x 1–2g i.v. (7d)*
oder	**Gyrasehemmer** (Antibiose)	**Ofloxacin** → 162	*2 x 400mg p.o. (7 d)*
		Ciprofloxacin → 162	*2 x 500mg (7 d)*
oder	**Makrolid** (Antibiose)	**Erythromycin** → 159	*4 x 500mg p.o. (7 d)*
Falls Co-Infektion mit Chlamydien wahrscheinlich			
	Makrolid (Antibiose)	**Azithromycin** → 159	*1 x 1 g p.o. einmalig*
	Tetracyclin (Antibiose)	**Doxycyclin** → 158	*2 x 100mg/d (7d)*

T 13.13.3 Condylomata acuminata

	Mitosehemmstoff (virustatisch)	**Podophyllotoxin 0,5%**	*2 x/d auftragen, Einzeldosis max. 0,25 ml (an 3 aufeinanderfolgenden Tagen, 3 Wiederholungen im Abstand von 1 W.)*
oder	**Immunmodulator** (indirekt antiviral durch Beeinflussung des kutanen Immunsystems)	**Imiquimod 5%**	*3 x/W. jeweils max. 12,5mg (= 1 Beh.-Einheit) auftragen und 6–8 h belassen (max. 16 W.)*

T 13.13.4 Ulcus molle

Systemisch			
	Makrolid (Antibiose)	**Azithromycin** → 159	*1 x 1 g p.o. einmalig*
oder		**Erythromycin** → 159	*4 x 500mg p.o. (7 d)*
oder	**Cephalosporin** (Antibiose)	**Ceftriaxon** → 155	*250mg i.m.einmalig*
oder	**Gyrasehemmer** (Antibiose)	**Ciprofloxacin** → 162	*2 x 500mg/d p.o. (3–5 d)*
Topisch			
	Desinfiziens	**Chinolinolsulfat**	*mehrmals/d Umschläge (n. Bed.)*

T 13.13.5 Lymphogranuloma venerum

	Tetracyclin (Antibiose)	**Doxycyclin** → 158	*2 x 100mg/d p.o. (3 W.)*
oder		**Tetracyclin** → 158	*4 x 500mg/d p.o. (3 W.)*
oder	**Makrolid** (Antibiose)	**Erythromycin** → 159	*4 x 500mg/d p.o. (3 W.)*
oder	**Sulfonamid + Folatantagonist**	**Cotrimoxazol** → 163	*4 x 500mg/d p.o. (2 W.)*

T 13.13.6 Chlamydien-Urethritis

	Tetracyclin (Antibiose)	**Doxycyclin** → 158	*2 x 100mg/d p.o. (3 W.)*
		Tetracyclin → 158	*4 x 500mg/d p.o. (3 W.)*
oder	**Makrolid** (Antibiose)	**Erythromycin** → 159	*4 x 500mg/d p.o. (1–2 W.)*
		Azithromycin	*1 x 1g p.o. einmalig*

T 13.13.7 Vulvovaginitis			
Candida (akut)			
Topisch			
	Antimykotikum	**Clotrimazol-Creme, -Vaginalsupp.** → 238	*1–2 x auftragen (1–2 W.), 1 x 1 Ovulum intravaginal abends (3–6 d)*
		Nystatin-Creme, -Vaginalsupp.	
Rezidivierend			
Systemisch			
	Azole (Antimykotikum)	**Itraconazol** → 177	*2 x 200mg/d p.o. (1 d)*
oder		**Fluconazol** → 177	*1 x 150mg/d p.o. (1 d)*
Trichomonaden			
	Nitroimidazol (Antibiose)	**Metronidazol** → 164	*2 x 500mg p.o. (7 d) oder 1 x 2g p.o. (einmalig)*

T 13.13.8 Bakterielle Vulvovaginitis (Aminkolpitis)			
	Nitroimidazol (Antibiose)	**Metronidazol** → 164	*1 x 2g p.o. (einmalig)*

T 13.13.9 Herpes simplex-Vulvovaginitis			
Erstinfektion/rekurrierend			
	Virustatikum (Purinantagonist, DNA-Polymerasehemmer)	**Valaciclovir** → 170	*2 x 500mg/d p.o. (über 5 d)*
oder		**Famciclovir** → 170	*Erstinfektion: 3 x 250mg/d p.o. bzw. H. simplex rezidivans: 2 x 125mg/d p.o. (über 5 d)*
Während Gravidität			
	Virustatikum (Purinantagonist, DNA-Polymerasehemmer)	**Aciclovir** → 170	*5 x 200mg p.o. (nur bei strenger Indikation u. gyn. Beratung!)*

T 13.14 Urtikaria

T 13.14.1 Akute Urtikaria, leichtere Form			
Topisch			
	dermatolog. Grundlage (kühlend, lindernd)	**Lotio alba**	*auftragen (n. Bed.)*
Systemisch			
	Antihistaminikum (H_1-Blocker, (antiallergisch, -pruriginös)	**Loratadin** → 99	*1 x 1/d p.o. (n. Bed.)*
		Desloratadin → 98	
		Cetirizin → 98	
		Levocetirizin → 99	
		Fexofenadin → 99	
		Ebastin → 99	

T 13.14.2 Akute Urtikaria, schwerere Form

Quincke-Ödem			
	Glukokortikosteroid (antiinflammatorisch, immunsuppressiv)	**Methylprednisolon** → 114	*100–250mg i.v. (initial bis zur Beschwerdefreiheit, ggf. mehrmals)*
		Prednisolon → 115	
plus	**H_1-Rezeptoren-Blocker** (antiallergisch)	**Dimetindenmaleat** → 99	*4–8mg i.v. (bis zur Beschwerdefreiheit)*
oder		**Clemastin** → 98	*2–4mg i.v.*
Luftnot			
plus	**Beta-Sympathomim.** (Bronchospasmolyse)	**Fenoterol Dosier-Aerosol** → 93	*100–200µg (1–2 Hub) (im Akutanfall)*
ggf. plus/ oder	**Phosphodiesterasehemmer**	**Theophyllin** → 93	*200mg langs. i.v. 600–800mg per infusionem (über 24 h)*
	Beta-2-Sympathomim.	**Terbutalin** → 94	*0,5–2mg/d i.v.*
	Alpha und Beta-Sympathomimetika (Inotropie, Chronotropie, Bathmotropie)	**Epinephrin (Adrenalin)** → 69	*0,3–0,5ml langsam i.v. oder s.c.; Gabe unter Puls-/RR-Kontrolle!*
		Epinephrin (Adrenalin) → 69	*Adrenalin-Inhalator (internation. Apotheke), Sauerstoffvernebler*
Schock			
plus	**Volumen-Ersatzlösung** (Volumen- und Elektrolytsubstitution)	**Elektrolyt-Lösung** → 74	*1–2 Liter Druckinfusion (nach Bedarf)*
plus/ oder	**Volumen-Ersatzlösung** (Volumensubstitution)	**Kolloidale Lösung 10%** → 77	*500–1500ml per infusionem*
ggf. plus/ oder	**Alpha- und Beta-Sympathomimetikum** (Inotropie, Chronotropie, Bathmotropie)	**Epinephrin (Adrenalin)** → 69	*1ml auf 10ml NaCl 0,9%-Lsg. verdünnen, davon 0,3–1ml langsam i.v. (Wdh. nach Wirk. unter streng. Puls-/RR-Kontr.)*

T 13.14.3 Chronische Urtikaria

Systemisch			
	Antihistaminikum (H_1-Blocker) (antiallergisch, antipruriginös)	**Loratadin** → 99	*1 x 10mg p.o.*
		Desloratadin → 98	*1 x 10mg p.o.*
		Levocetirizin → 99	*1 x 10mg p.o.*
		Cetirizin → 98	*1 x 10mg p.o.*
		Terfenadin → 99	*1 x 60mg p.o.*
		Mizolastin → 99	*1 x 10mg p.o.*
		Hydroxyzin → 99	*25–75mg p.o. (bei Bed.) (kurzfristig; stark sedierend)*
		Ebastin → 99	*1 x 10mg p.o.*
		Fexofenadin → 99	*1 x 180mg p.o.*
		Rupatadin	*1 x 10mg p.o.*

T 13.14.4 Hereditäres Angioödem (C1-Inhibitor-Mangel)			
Systemisch			
	C1-Esterase-Inhibitor (Substitution)	**C1-INH**	*500–1000 max. 10.000IE in 20ml 0,9% NaCl i.v. (im Akutstad., ggf. wiederh.)*
	Anabolikum, Androgen (Gonadotropinsekretion ↓, Östrogene ↓)	(Winobanin)	*ini.1–3 x 200mg, dann Red. auf 1 x 200mg, prophyl. Erhalt.dos. 1 x 200mg jd. 2. Tag (n. Bed.)*

T 13.15 Virale Infektionen

T 13.15.1 Verrucae planae			
evtl.	**Salicylsäurepräparat** (keratolytisch)	**Salicylsäure-Spiritus 5–10%** → 240	*1–2 x d topisch (n. Bed.)*
plus/ oder	**Retinoid** (keratolytisch)	**Vitamin-A-Säure-Creme 0,25–0,1%**	*1–2 x d dünn auftragen*

T 13.15.2 Verrucae vulgares			
evtl.	**Salicylsäurepräparat** (keratolytisch)	**Salicylsäure-Pflaster** → 240 **Salicylsäure-Lsg.** → 240	*alle 3–4 d erneuern (n. Bed.)* *3–4 x/d bepinseln*
	Zytostatikum (virustatisch)	**Fluorouracil + Salicylsäure** → 240	*2–3 x /d auftragen (> W.)*
	Ätzmittel (virustatisch)	**Eisessig-Salpetersäure-Milchsäure**	*1 x /W. auftragen (> W.)*

T 13.15.3 Herpes simplex			
Topisch			
	Desinfizienz (antiseptisch)	**Clioquinollotio 1% oder Emulsion**	*2 x/d (ca. 5 d)*
	Virustatikum (Purinantagonist, DNA-Polymerasehemmer)	**Aciclovir Creme 5%** → 237	*alle 4 h auftragen (ca. 5 d)*
Systemisch			
ggf.	**Virustatikum** (Purinantagonist, DNA-Polymerasehemmer)	**Aciclovir** → 170	*5 x 200mg alle 5 h p.o.; 5mg/kg KG alle 8 h i.v. (ca. 5 d)*
		Valaciclovir → 170	*2 x 500mg/d alle 12 d für 5 d*
Prophylaxe		**Aciclovir** → 170	*Rezid. H. lab.: 2–3 x 200mg/d p.o.; H. genit.: 3–4 x 200mg/d p.o. (mehrere M., s. Vulvovaginitis → 505)*

T 13.15.4 Varizellen

Topisch			
	Gerbsäure (austrocknend)	**Tannin-Lotion 2–4%**	*2–3 x auf befallene Stellen*
	Desinfiziens (antiseptisch)	**Clioquinollotio 1%**	
	Lokalanästhetikum (antipruriginös, analgetisch)	**Polidocanol/Lotio alba 2%**	*1–2 x auf befallene Stellen (nach Bedarf)*
		Benzocain → 231	*Mundspülung*
Systemisch			
	Antihistaminikum (antipruriginös)	**Dimetindenmaleat-Tropfen**	*3 x 10–20 Trpf. (n. Bed.)*
Bei Immunsuppression, Erwachsenen oder schweren Verläufen			
	Virustatikum (Purinantagonist, DNA-Polymerasehemmer)	**Aciclovir** → 170	*3 x 5mg/kg KG/d i.v. (7–10 d)*

T 13.15.5 Zoster

Topisch			
	Desinfizienz(antiseptisch, antiphlogistisch, austrocknend)	**Chinolinolsulfat**	*mehrmals tgl. Umschläge (n. Bed.)*
Systemisch			
	Virustatikum (Purinantagonist, DNA-Polymerasehemmer)	**Aciclovir** → 170	*5 x 800mg p.o. oder 3 x 5–10mg/kgKG i.v. (5–7 d)*
oder		**Famciclovir** → 170	*3 x 250mg p.o. (7 d)*
		Brivudin → 170	*1 x 125mg (7 d)*
		Valaciclovir → 171	*3 x 1000mg/d (7 d)*
plus ggf.	**Nicht-steroidales Analgetikum** (Analgetikum)	**Paracetamol** → 109	*3–4 x 500mg p.o.*
		Metamizol → 110	*1–4 x 500–1000mg (b. Bed.)*
Bei Neuralgien			
	Opioide	**Tramadol** → 105	*3 x 20 gtt p.o.*
	Antikonvulsivum	**Carbamazepin** → 197	*400–800mg/d (einschleichen)*
		Gabapentin → 201	*300–3600mg/d (einschleichen)*
plus ggf.	**Glukokortikosteroid** (antiinflammatorisch)	**Prednisolon** → 115	*ab Ende Bläschenstadium 20–60mg/d, dann ausschleichen*

T 14 Ophthalmologie – Therapie (B. Kloos-Drobner)

T 14.1 Hordeolum

	Breitspektrumantibiotikum	**Fusidinsäure** → 244	*3–5 x 1 Trpf. (ca. 5 d)*
oder	**Makrolid** (Antibiose)	**Erythromycin** → 244	*3–5 x 1 Salbenstrang (ca. 5 d)*
zusätzlich Wärmeanwendung, Lidrandhygiene			

T 14.2 Blepharitis

T 14.2.1 Blepharitis squamosa [185, 186]

	Lidkantenpflege		
plus	**Makrolid** (Antibiose)	**Erythromycin** → 244	*bei Superinfektion: 3–5 x 1 Trpf. o. Salbenstrang (ca. 5 d)*
oder	**Glukokortikoid + Breitspektrum-antibiotikum**	**Prednisolon + Sulfacetamid** → 245	*3–5 x 1 Trpf. oder Salbenstrang (ca. 5 d)*
		Dexamethason + Gentamicin → 245	

T 14.2.2 Blepharitis ulcerosa [185, 186]

	Makrolid (lokale Antibiose)	**Erythromycin** → 244	*3–5 x 1 Trpf. o. Salbenstrang (ca. 5 d)*
oder	**Tetracyclin** (lokale Antibiose)	**Chlortetracyclin** → 243	*3–5 x 1 Salbenstrang (ca. 5 d)*
plus	**Tetracyclin oder Makrolid** (system. Antibiose)	**Doxycyclin** → 158	*100 mg /d*
oder		**Minocyclin** → 158	*100mg /d*
oder		**Erythromycin** → 159	*500mg 3 x/d (2 Wo)*

185 Arens CD, Bertram B. Praxisorientierte Handlungsleitlinien für Diagnose und Therapie in der Augenheilkunde (Teil 2) des Berufsverbands der Augenärzte e. V., Emsdetten. Kybermed Emsdetten 1998.
186 Kaercher T, Brewitt H. Blepharitis. Ophthalmologe 2004 Nov;101(11):1135–1146.

T 14.3 Lidabszess, -furunkel, -phlegmone, Orbitalphlegmone

	Antiseptikum[187]	**Rivanol-Lösung 1:2000**	*feuchte Umschläge 5 x/d (3–5 d)*
plus	**Aminoglykosid** (lokale Antibiose)	**Gentamicin** → 243	*3–5 x 1 Salbenstrang (ca. 5 d)*
plus	**Oralcephalosporin** (orale Antibiose)	**Cefaclor** → 156	*20–40mg/kg in 3 Dosen (7–10 d)*
oder	**Breitbandpenicillin + Beta-Laktamase-Inh.** (orale Antibiose)	**Amoxicillin + Clavulansäure** → 154	*Erw.: 3 x 250–500mg/d; Ki.: 20–40mg/kg in 3 Dosen (7–10 d)*

T 14.3.1 In schweren Fällen, z.B. Orbitalphlegmone[187]

	Cephalosporin (Antibiose)	**Cefuroxim** → 155	*25–33mg/kg i.v. alle 8 h (ca. 5 d)*

T 14.3.2 Bei Kindern in schweren Fällen, z.B. Orbitalphlegmone[187]

	Breitbandpenicillin (Antibiose)	**Ampicillin** → 153	*200–300 mg/kg in 4–6 Dosen (ca. 5 d)*

[187] Fechner P, Teichmann KD. Medikamentöse Augentherapie. Grundlagen und Praxis. Enke Stuttgart 2000.

T 14.4 Virusinfektionen der Lider

T 14.4.1 Herpes simplex

	Virustatikum[188] (lokal)	**Aciclovir** → 244	*5 x/d 1 Salbenstrang (5–7 d)*
plus ggf.	**Virustatikum**[188] (systemisch)	**Aciclovir oral** → 170	*5 x/d (ca. 5 d)*

T 14.4.2 Herpes zoster

	Virustatikum[188] (systemisch)	**Aciclovir** → 170	*5 x/d (ca. 5 d)*
plus	**Virustatikum**[188] (topisch)	**Aciclovir** → 170	*5 x/d (ca. 5 d)*
oder	**Nukleosidanalogon**	**Brivudin** → 170	*1 x/d (7d)*

[188] Fechner P, Teichmann KD. Medikamentöse Augentherapie. Grundlagen und Praxis. Enke Stuttgart 2000.

T 14.5 Dakryoadenitis

T 14.5.1 Akute bakterielle

Nach Abstrich			
	Breitbandpenicillin + Beta-Laktamase-Inh. (orale Antibiose)	**Amoxicillin + Clavulansäure** → 154	*3 x 250–500 mg p.o. Kinder: 20–40 mg/kg in 3 Dosen (ca. 5–7 d)*
alternativ	**Cephalosporin** (Antibiose)	**Cefalexin** → 157	*250–500 mg p.o. 4 x/d*
In schweren Fällen i.v.			
	Cephalosporin (Antibiose)	**Cefazolin** → 154	*Erw.: 3–4 x 500–1000 mg/d i.v. (ca. 5–7 d); Ki.: 50–100 mg/kg in 3–4 Dosen (ca. 5–7 d)*
Bei Gonokokken			
	Cephalosporin (Antibiose)	**Ceftriaxon** → 155	*250 mg i.m. Einzeldosis*
Bei Staphylokokken			
	Penicillin (Antibiose)	**Oxacillin** → 152	*4 x 1 g/d i.m. (5–7 d)*
Bei Streptokokken			
	Breitbandpenicillin (Antibiose)	**Ampicillin** → 153	*4 x 500 mg/d (5–7 d)*

T 14.5.2 Chronisch bei Tbc

	Tuberkulostatikum	**Isoniazid (INH)** → 168	*300mg/d (2 M.)*
		Rifampicin (RMP) → 168	*600mg/d (2 M.)*
		Pyrazinamid (PZA) → 168	*2g/d (2 M.)*

T 14.6 Dakryozystitis

T 14.6.1 Akut (je nach Erreger)[189]

	Gyrasehemmer (lokale Antibiose)	**Ofloxacin** → 244	*2 stdl. (5–7 d)*
	Breitbandpenicillin + Beta-Laktamase-Inh. (systemisch bei phlegmonöser D.)	**Amoxicillin + Clavulansäure** → 154	*20mg/kg 3 x/d (5–7 d)*

T 14.6.2 Akut bei Kindern[189]

	Breitbandpenicillin (Antibiose)	**Ampicillin** → 153	*100mg/kg in 2–4 Dosen/d (5–7 d)*
oder	**Cephalosporin** (Antibiose)	**Cefalexin** → 157	*500mg 4 x/d (ca. 5 d)*

[189] Fechner P, Teichmann KD. Medikamentöse Augentherapie. Grundlagen und Praxis. Enke Stuttgart 2000.

T 14.7 Konjunktivitis

T 14.7.1 Reizkonjunktivitis [191, 192, 193]

	Vasokonstriktor u./o. Antihistaminikum (meist Kombinationen)	**Tetryzolin** → 250	*3 x 1 Trpf. (max. 3 d)*
		Oxedrin + Naphazolin + Antazolin	
und/ oder	**Kortikoid** (antiinflammatorisch)	**Prednisolon** → 245	*3 x 1 Trpf. (3–5 d)*
		Fluorometholon → 245	
	Tränenersatzmittel → 250	s. Keratokonjunktivitis sicca → 511	

T 14.7.2 Keratokonjunktivitis sicca

	Tränenersatzmittel, Filmbildner (Gele, Trpf.)	**Polyvidon** → 250	*5 x 1 Trpf. bis 1 x stdl. (dauerhaft)*
		Polivinylalkohol	*5 x 1 Trpf. bis 1 x stdl. (dauerhaft)*
		Hyaluronsäure → 250	*5 x 1 Trpf. bis 1 x stdl. (dauerhaft)*
		Hypromellose	*5 x 1 Trpf. bis 1 x stdl. (dauerhaft)*
		Carbomer	*5 x 1 Trpf. bis 1 x stdl. (dauerhaft)*

T 14.7.3 Allergische Konjunktivitis, Conjunctivitis vernalis			
	Mastzellstabilisator	**Cromoglicinsäure** → 249	*4 x/d (dauerhaft)*
und/ oder	**Antihistaminikum** (H_1-Rezeptor-Antagonist)	**Levocabastin** → 249	*2–4 x 1 Trpf. (b. Bed.)*
		Lodoxamid	*2–4 x 1 Trpf. (b. Bed.)*
		Azelastin → 249	*2 x 1 Trpf. (b. Bed.)*
		Ketotifen	*2 x/d 1 Trpf.*
		Olopatadin → 249	*2x/d 1 Trpf.*
und/ oder	**Kortikoid** (antiinflammatorisch)	**Dexamethason** → 245	*2 x 1 Trpf. (3–5 d)*
T 14.7.4 Bakterielle Konjunktivitis			
	Aminoglykosid (Antibiose)	**Gentamicin** → 243	*3–5 x 1 Trpf. (3–5 d)*
		Kanamycin→ 243	
oder	**Makrolid** (lokale Breitspektrumantibiose)	**Erythromycin** → 244	*3–5 x 1 Trpf. (3–5 d)*
oder ggf.	**Kombination mit Kortikosteroid**	**Gentamicin + Dexamethason** → 245	*3–5 x 1 Trpf. (3–5 d), AS 1 x zur Nacht*
		Dexamethason + Neomycin + Polymixin → 246	
Bei Gonokokken			
	Penicillin (Antibiose)	**Penicillin G** → 151	*2 x 10Mio. IE i.m./d (5 d)*
plus	**Urikosurikum**	**Probenecid** → 127	*1g oral*
alter-nativ	**Cephalosporin** (Antibiose)	**Cefazolin** → 154	*1–2g 2 x/d (5 d)*
		Ceftriaxon → 155	*1–2g 1 x/d (5 d)*
Chlamydien-Konjunktivitis			
	Tetracyclin (lokale Antibiose)	**Chlortetracyclin**	*3 x/d (bis 2 M.)*
		Oxytetracyclin → 244	
plus	**Makrolid** (lokale Antibiose)	**Erythromycin** → 244	
und ggf.	**Tetracyclin oder Makrolid** (system. Antibiose)	**Doxycyclin** → 158	*100mg 2 x/d (2 Wo)*
		Minocyclin → 158	*500mg 3 x/d (3–4 Wo)*
		Erythromycin → 159	
T 14.7.5 Virale Konjunktivitis, Conjunctivitis epidemica			
	Künstliche Tränen s. Keratokonjunktivitis sicca → 511		
ggf.	**NSAR** (lokale Antiphlogistika)	**Diclofenac** → 108	*3–5 x/d 1 Trpf.*
ggf.	**Aminoglykosid** (lokale Antibiose bei bakterieller Superinfektion)	**Gentamicin** → 243	*3–5 x 1 Trpf. (3–5d)*
		Kanamycin	

190 Messmer EM. Okuläre Allergien. Ophthalmologe 2005 Mai;102(5):527–543.
191 Fechner P, Teichmann KD. Medikamentöse Augentherapie. Grundlagen und Praxis. Enke Stuttgart 2000.
192 Spraul CW. Therapietabellen Ophthalmologie. Westermayer Verlags-GmbH, München 1999.
193 Arens CD, Bertram B. Praxisorientierte Handlungsleitlinien für Diagnose und Therapie in der Augenheilkunde (Teil 2) des Berufsverbands der Augenärzte e. V., Emsdetten. Kybermed Emsdetten 1998.

T 14.8 Keratitis

T 14.8.1 Bakterielle Ulzera[194, 195, 196]

	Breitspektrumantibiotikum (lokal)	**Ofloxacin → 244**	*4–8 x/d (mind. 1 Wo)*
		Levofloxacin → 244	
		Polymyxin B + Neomycin + Gramicidin → 244	
plus	**Zykloplegikum**	**Scopolamin) → 249**	*2 x/d (ca. 1 Wo)*
		Atropin → 249	
ggf.	**Lokales Kortikosteroid** (antiinflammatorisch)	**Prednisolon → 245**	*3–5 x/d (ca. 5 d)*
Bei Gonokokken, Pseudomonas, Haemophilus: systemische Therapie			
ggf.	**Cephalosporin** (Antibiose)	**Cefazolin → 154**	*1–2g 2 x/d (ca. 5 d)*
od.		**Ceftriaxon → 155**	*1–2g 1 x/d (ca. 5 d)*

T 14.8.2 Keratomykose[194, 195, 196]

	Lokales Antimykotikum	**Natamycin → 244**	*1–2 stdl. (5–10 d)*
ggf	**Systemisches Antimykotikum** (oral)	**Ketoconazol → 177**	*100–400mg/d (ca. 5 d)*
		Fluconazol → 176	
plus	**Zykloplegikum**	**Scopolamin) → 249**	*2 x/d (ca. 1 Wo)*
		Atropin 1% → 249	

T 14.8.3 Herpes simplex-Infektionen der Hornhaut[194, 195, 196]

Epitheliale HSV-Keratitis			
	Virustatikum (lokal)	**Aciclovir → 244**	*2–3 stdl. (bis 3 d n. Abheilung)*
		Ganciclovir → 171	
		Trifluridin → 244	*3 stdl. (bis 3 d nach Abheilung)*
ggf. plus	**Zykloplegikum**	**Scopolamin → 249**	*2 x/d (ca. 1 Wo)*
		Atropin 1% → 249	
Stromale HSV-Keratitis			
	Virustatikum (lokal)	**Aciclovir → 244**	*3–5 x/d (bis 3 d nach Abheilung)*
		Trifluridin → 244	*3 stdl. (bis 3 d nach Abheilung)*
plus	**Lokale Kortikosteroide** (antiinflammatorisch)	**Dexamethason → 245**	*2–4 x/d (bis 3 d nach Abheilung)*
		Fluorometholon → 245	
Bei ausgeprägter Keratouveitis ggf. zusätzlich			
plus	**Virustatikum** (systemisch)	**Aciclovir → 244**	*5 x/d (2–3 Wo)*
Metaherpetische Keratopathie			
	Künstl. Tränen s. Keratokonjunktivitis sicca → 511		*(dauerhaft)*
plus	**Vit.-A-haltige AS**	**Retinolpalmitat**	*3–5 x/d (dauerhaft)*

T 14.8.4 Herpes zoster-Keratitis [194, 195, 196]

	Virustatikum (system.)	**Aciclovir** → 244	*5 x/d (2 Wo)*
oder	**Nukleosidanalogon**	**Brivudin** → 170	*1 x/d (7d)*
plus	**Virustatikum** (lokal)	**Aciclovir** → 244	*3–5 x/d*
Bei disziformer Keratitis ggf. zusätzlich			
ggf.	**Lokale Kortikosteroide** (antiinflammatorisch)	**Dexamethason** → 245	*2–4 x/d (mind. 2 W.)*
		Fluorometholon → 245	

[194] Fechner P, Teichmann KD. Medikamentöse Augentherapie. Grundlagen und Praxis. Enke Stuttgart 2000.
[195] Spraul CW. Therapietabellen Ophthalmologie. Westermayer Verlags-GmbH, München 1999.
[196] Arens CD, Bertram B. Praxisorientierte Handlungsleitlinien für Diagnose und Therapie in der Augenheilkunde (Teil 2) des Berufsverbands der Augenärzte e. V., Emsdetten. Kybermed Emsdetten 1998.

T 14.9 Verätzung, Verbrennung

T 14.9.1 1. Tag [197, 198, 199]

	Tropfanästhesie	**Proxymethacain** → 243	*einmalig*
	Ausgiebige Spülung (am Unfallort Wasser)	**Natriumdihydrogenphosphat**	*(1/2 stdl. Spülen, auch nachts)*
		NaCl 0,9%, EDTA-Lösung	*augiebig (im Strahl) ca. 5 min alle 1/2h, je n. Verätzungsgrad*
plus	**Steroid-Antibiotikum AT**	**Dexamethason + Neomycin + Polymyxin** → 246	*3 Trpf. (stdl. auch nachts)*
plus	**Vitamin C lokal**	**10%ige Ascorbinsäure**	*3 Trpf. (stdl. auch nachts)*
plus	**Zykloplegikum**	**Scopolamin** → 249	*2 x/d (ca. 1 Wo)*
		Atropin 1% → 249	
plus	**Vitamin C oral**	**Vit.-C-Brause**	*2 x 1g*
plus oder	**System. Antiphlogistikum**	**Indometacin** → 108	*50–100g/d Tbl. o. Supp.*
		Diclofenac → 108	

T 14.9.2 Ab 2. Tag

Weiter wie am 1. Tag, stdl. spülen, nachts Pat. schlafen lassen, Therapie des Sekundärglaukoms s. Primäres Offenwinkelglaukom → 520

[197] Reim M. Ein neues Behandlungskonzept für schwere Verätzungen und Verbrennungen der Augen. Fortschr Ophthalmol. 1989 ;86(6):722–6.
[198] Fechner P, Teichmann KD. Medikamentöse Augentherapie. Grundlagen und Praxis. Enke Stuttgart 2000.
[199] Backes CK, Teping C. Stadiengerechte Therapie von Verätzungen des Auges. Augenärztliche Fortbildung 1991;14: 156–160.

T 14.10 Episkleritis

	Lokale Kortikosteroide (antiinflammatorisch)	**Dexamethason** → 245	*2–4 x/d ca. 1 Wo*
		Fluorometholon → 245	
oder	**Nichtsteroidales Antiphlogistikum** (antiinflammatorisch)	**Diclofenac** → 246	*3–5 x/d 1 Trpf. (ca. 1 Wo)*
		Ketorolac → 246	
ggf.	**Orales NSAR** (antiinflammatorisch)	**Indometacin** → 108	*2 x 50mg/d*

T 14.11 Skleritis

	System. Antiphlogistikum NSAR (antiinflammatorisch)[200, 201]	**Flurbiprofen** → 246	*3 x 100mg/d (im Entz.-Intervall)*
		Indometacin → 246	*3 x 25mg/d (im Entz.-Intervall)*
		Ibuprofen → 107	*4 x 400–600mg/d (ca. 3 Wo)*
ggf.	**Orales Kortikosteroid** (antiinflammatorisch)[200, 201]	**Prednisolon** → 115	*1–1,5mg/kg KG/d (ca. 3 Wo)*
evtl.	**Immunsuppressivum** (Abspr. m. Internisten)[200, 201]	**Cyclophosphamid** → 295	*500mg über mehrere Stunden i.v.; Erhaltungsdosis: 50–100mg*
		Ciclosporin → 182	
		Azathioprin → 182	
		Methotrexat → 113	
plus	Lokale Ther. wie Episkleritis		
ggf.	Parabulbäre Kortikosteroidinjektionen (s.u.), subkonjunktivales Depot kontraindiziert!		

[200] Fechner P, Teichmann KD. Medikamentöse Augentherapie. Grundlagen und Praxis. Enke Stuttgart 2000.
[201] Althaus C, Sundmacher : Skleritis und Episkleritis. Diagnose und Therapie. Ophthalmologe 1996;93: 205–216.

T 14.12 Uveitis anterior

T 14.12.1 Stufe I (leicht)[202, 203, 204, 205]

ggf.	**Lokales Kortikosteroid** (antiinflammatorisch)	**Prednisolon** → 245	*2–4 x/d (im Entz.-Intervall)*
plus ggf.	**Zykloplegikum**	**Tropicamid** → 249	*1 x/d abends (im Entz.-Schub)*
		Homatropin → 249	

T 14.12.2 Stufe II (leicht bis mittel)

	Lokales Kortikosteroid (antiinflammatorisch)	**Dexamethason 0,1%** → 245	*4–6 x/d (im Entz.-Schub)*
		Prednisolon 1% → 245	
plus	**Zykloplegikum**	**Tropicamid** → 249	*1–3 x/d (im Entz.-Schub)*
		Homatropin → 249	

T 14.12.3 Stufe III (mittel bis schwer)			
	Lokales Kortikosteroid (antiinflammatorisch)	**Prednisolon 1%** → 245	*6–10 x/d (im Entz.-Schub)*
plus	**Zykloplegikum**	**Tropicamid** → 249	*1–3 x/d (im Entz.-Schub)*
		Homatropin → 249	
evtl. plus		**Scopolamin** → 249	*1–3 x/d (im Entz.-Schub)*
		Atropin 1% → 249	
T 14.12.4 Stufe IV (schwer)			
	Lokales Kortikosteroid (antiinflammatorisch)	**Prednisolon 1%** → 245	*stdl. im Entz.-Schub*
		Rimexolon → 245	
evtl. plus	**Subkonjunktivales Injektions-Kortikosteroid** (antiinflammatorisch)	**Dexamethason** → 245	*2 x 1–2 ml subconj. (im Entz.-Schub)*
plus	**Zykloplegikum**	**Scopolamin** → 249	*3 x/d (im Entz.-Schub)*
		Atropin 1% → 249	
ggf.	**Parabuläres Depot-Kortikosteroid**	**Methylprednisolon** → 114	*1–2 x/d 1–2 ml (im Entz.-Schub)*
ggf.	**Systemisches Kortikosteroid**	**Prednisolon** → 115	*1–1,5mg/kg/d (im Entz.-Schub)*
und/ oder	**Nichtsteroidales Antiphlogistikum**	**Indometacin** → 108	*50–100g/d Tbl. o. Supp. (im Entz.-Schub)*
		Diclofenac → 108	
T 14.12.5 In sehr schweren Fällen zusätzlich zur Stufe IV-Medikation			
ggf.	**Systemisches Immunsuppressivum**	**In Absprache mit Internisten: Cyclosporin A** → 182, **Chlorambucil** → 295, **Cyclophosphamid** → 295	
T 14.12.6 Bei zusätzlicher herpetischer Keratouveitis			
ggf.	**Topisches Virustatikum**	**Aciclovir** → 244	*3–5 x/d (mind. 2 Wo)*
T 14.12.7 Bei Glaukom			
ggf.	**Carboanhydrase-Hemmer** (lokal)	**Dorzolamid** → 247	*2 x/d*
plus	**Betablocker** (lokale Glaukomtherapie)	**Timolol** → 247	

202 Fechner P, Teichmann KD. Medikamentöse Augentherapie. Grundlagen und Praxis. Enke, Stuttgart 2000.
203 Manthey KS. Immunsuppressive Therapie bei intraokularen Entzündungen. Ophthalmologe 1998 Nov;95(11):792–804.

T 14.13 Intermediäre und hintere Uveitis

T 14.13.1 Stufe I keine Therapie [204, 205, 206, 207, 210]

T 14.13.2 Stufe II [204, 205, 206, 207, 210]

evtl.	**Bei Begleitiritis Kortikosteroid topisch**	**Prednisolon 1%** → 245	*3–5 x/d (im Entz.-Schub)*

T 14.13.3 Stufe III oder bei zystoidem Makulaödem (CMÖ) [204, 205, 206, 207, 210]

	Depot-Kortikosteroid parabulbär, retrobulbär	**Methylprednisolon** → 114	*1–2 x/d*

T 14.13.4 Stufe III, IV bzw. bei CMÖ [204, 205, 206, 207, 210]

ggf.	**System. Kortikosteroid** (antiinflammatorisch)	**Prednisolon** → 115	*1–1,5mg/kg KG/d*
ggf.	**Immunsuppressivum**	**Cyclosporin A** → 182 (in Absprache mit Internisten)	
ggf.	**Operative Therapie** Kryotherapie, Vitrektomie, intravitreale Injektion von Triamcinolon (VolonA)		
ggf.	**Spezifische Therapie** Antibiotika, Chemotherapie bei entsprechender Verdachtsdiagnose		

204 Fechner, K., D. Teichmann: Medikamentöse Augentherapie Grundlagen und Praxis, Stuttgart: Enke, 395–426 (2000)
205 C.-D. Arens, B. Bertram: Praxisorientierte Handlungsleitlinien für Diagnose und Therapie in der Augenheilkunde (Teil 2) des Berufsverbands der Augenärzte e. V., Emsdetten: Kybermed 12–15, April 1998
206 Manthey K.S.: Immunsuppressive Therapie bei intraokularen Entzündungen. Teil I Ophthalmologe 792–804 (1998)
207 Manthey K.S.: Immunsuppressive Therapie bei intraokularen Entzündungen. Teil II Ophthalmologe 846–858 (1998)

T 14.14 Toxoplasmose-Retinochorioiditis

T 14.14.1 Pyrimethamin-3-fach-Therapie [208]

	Folsäureantagonist	**Pyrimethamin** → 167	*1. Tag 2 x 50mg, dann 25mg/d (4 Wo)*
plus	**Sulfonamid** (antiinflammatorisch)	**Sulfadiazin** → 163	*4 x 1g/d (4 Wo)*
plus	**Kortikosteroid** (antiinflammatorisch)	**Prednisolon** → 115	*3.–7. Behandl.-Tag 60–100mg, dann reduzieren*
plus	**Substitution** (Vermeid. KM-Depression)	**Caliumfolinat**	*5mg 2 x/Wo (1 Tbl. alle 3 d; 4 Wo)*

T 14.14.2 Oder: Clindamycin-3-fach-Therapie [208]

	Lincosamid[209]	**Clindamycin** → 160	*4 x 150–300mg/d (3–4 Wo)*

208 Fechner, Klaus D. Teichmann: Medikam. Augentherapie Grundlagen und Praxis, Stuttgart: Enke, 417–420 (2000)
209 alternativ zu Pyrimethamin sonstige Ther. wie oben

T 14.15 Endophthalmitis

T 14.15.1 Bakterielle Endophthalmitis [210]

	Glycopeptid (intravitreal)	**Vancomycin** → 165	*1mg/0,1ml*
plus	**Aminoglykosid**	**Amikacin** → 160	*0,2–0,4mg/0,1ml (einmalig)*
od.	**Cephalosporin**	**Ceftazidim** → 156	*2mg*
ggf.	**Kortikosteroid** (intravitreal, antiinflammat.)	**Dexamethason** → 245	*0,2–1,0mg (einmalig)*
ggf.	**Cephalosporin** (systemische Antibiose bei Panophthalmitis)	**Ceftazidim** → 156	*1–2g 2 x/d (7–10 d)*
plus	**Aminoglykosid AT** (lokale Antibiose)	**Amikacin 20mg/ml** → 160	*6–12 x/d 5–10 Trpf. (7–10 d)*
od.		**Vancomycin 50mg/ml**→ 165	

T 14.15.2 Pilzinfektion [210]

	Antimykotikum (intravitreal)	**Amphotericin B** → 177	*0,005–0,01mg (AmBisome) einmalig 0,03–0,04mg (Amphotericin B) einmalig*
plus	**Antimykotikum** (oral)	**Ketoconazol** → 177	*400–800mg (2–4 M.)*
od.		**Fluconazol** → 176	*400mg (2–4 M.)*

210 Fechner, Klaus, D. Teichmann: Medikam. Augentherapie Grundlagen und Praxis, Stuttgart: Enke, 445–452 (2000)

T 14.16 Neuritis nervi optici

T 14.16.1 Bei Visusabfall ≤ 0,2

	Kortikosteroid-Stoßtherapie [211]	**Methylprednisolon** → 114	*1000mg/d i.v. (3 d)*

T 14.16.2 Bei atypischer Neuritis

anschl.	**Orales Kortikosteroid**	**Prednisolon** → 115	*1–1,5mg/kg/d (1–2 Wo)*

211 C.-D. Arens, B. Bertram: Praxisorientierte Handlungsleitlinien für Diagnose und Therapie in der Augenheilkunde (Teil 5) des Berufsverbands der Augenärzte e. V., Emsdetten: Kybermed 15-17, November 1997

T 14.17 Ischämische Optikusneuropathie

T 14.17.1 Nicht durch eine Arteriitis bedingt [212, 213]

	Hämodilution	**kolloidale Plasmaersatzlösung** → 77	*250–500ml/d, 8–10 d*
	Orales Kortikosteroid	**Prednisolon** → 115	*100mg/d*
	Antikoagulans (Sekundärproph.)	**ASS** → 88	*100mg/d*

T 14.17.2 Durch eine Arteriitis bedingt (Arteriitis temporalis)[212, 213]

	Kortikosteroid-Stoßth. (antiinflammatorisch)	**Methylprednisolon** → 114	*2 x/d 0,5–1 g i.v. (3–5 d)*
		Prednisolon → 115	*erst 100 mg dann Erh.dos.: 5–10 mg (entsprech. BSG)*

212 C.-D. Arens, B. Bertram: Praxisorientierte Handlungsleitlinien für Diagnose und Therapie in der Augenheilkunde (Teil 5) des Berufsverbands der Augenärzte e. V., Emsdetten: Kybermed 13–14, November 1997

213 Fechner, Klaus D. Teichmann: Medikamentöse Augentherapie Grundlagen und Praxis, Stuttgart: Enke, 510–514 (2000)

T 14.18 Zentralarterienembolie

T 14.18.1 Sofortmaßnahmen

Augeninnendrucksenkung			
	Carboanhydrasehem. (Kammerwasserprod. ↓)	**Dorzolamid** → 247	*3 x/d (lokal)*
		Acetazolamid → 248	*1 x 500 mg p.o. (systemisch)*

T 14.18.2 Lysetherapie (innerhalb 8 h, durch internistische Intensivstation)

	Plasminogenaktivator	**rt-PA** → 86	*1–2 x 70–100 mg über 2 h*
	Fibrinolytikum	**Streptokinase** → 86	*600000 IE initial, dann 250000 IE alle 24 h (3 d)*
		Urokinase → 87	
dann	**Unfraktion. Heparin** (Gerinnungsfaktorinhib. ↑)	**Unfraktion. Heparin** → 82	*Perfusor (25.000 IE): 2 ml/h (einige d)*

T 14.18.3 Rheologische Therapie

evtl.	**Kolloidale Plasmaersatzlösung** (hypervolämische Hämodilution)	**HES 6%** → 77	*250–500 ml/d (8–10 d)*
	Rheologikum (Erysverformbarkeit ↑, Verbesserung der Rheol.)	**Pentoxifyllin** → 90	*300 mg i.v. 1–2 x/d*
	Isovoläm. Hämodilution (Hämatokrit 35–38%)	**Kolloidale Plasmaersatzlösung** → 77 **+ Plasmapherese**	*250–500 ml/d (8–10 d)*

T 14.18.4 Weitere Therapiemaßnahmen

	Bulbusmassage, hyperbaren Sauerstoff inhalieren		
	Nitrat	**Nitroglycerin** → 62	*3 x/d*
	Calciumantagonist	**Nifedipin** → 49	*10–20 mg/d*
	Carboanhydrasehem. (Kammerwasserprod. ↓)	**Dorzolamid** → 247	*2 x/d*
	Antikoagulanz	**ASS 100** → 88	*1 x 100 mg/d*
Bei V.a. Riesenzellarteriitis zusätzlich			
	Kortikosteroid (antiinflamm., Intimaödem ↓)	**Methylprednisolon** → 114	*1000 mg i.v. (einmalig)*

T 14.19 Zentralvenenthrombose

T 14.19.1 Rheologische Therapie (bis zu 20 d nach Verschluss) [214, 215, 216]

	Kolloidale Plasmaersatzlösung (hypervoläm. Hämodilution)	**HES 6% → 77**	*250–500ml/d (8–10 d)*
	Kolloidale Plasmaersatzlösung (isovoläm. Hämodilution, Hämatokrit 35–38%)	**HAES + Plasmaphorese → 77**	*250–500ml/d (8–10 d)*
	Rheologikum (Eryverformbark. ↑, Durchbl. ↑)	**Pentoxifyllin → 90**	*300mg i.v. 1–2 x/d, dann oral 400mg 2–3 x/d*
	Vascular-endothelial-Growth-Factor (VEGF)-Hemmer zur Therapie des Makulaödems **(off-label Therapie)**	**Ranibizumab → 251**	*Intravitreale Injektion 1 Injektion a 0,5 mg erneute Injektion bei Visusverlust*
		Bevacizumab	*Intravitreale Injektion 1 Injektion a 1,25 mg erneute Injektion bei Visusverlust*

[214] Stellungnahme der Deutschen Ophthalmologischen Gesellschaft, der Retinologischen Gesellschaft und des Berufsverbandes der Augenärzte Deutschlands zur Therapie des Makulaödems beim retinalen Venenverschluss vom 30.4.2010

T 14.19.2 Weitere Maßnahmen [215, 216]

	Orales Kortikosteroid (antiinflammatorisch)	**Prednisolon → 115**	*1–1,5mg/kg KG/d*
ggf.	**Lokale Betablocker + Carboanhydrasehemmer** (Behandlung des Neovaskularisationsglaukoms)	**Timolol → 247**	*2 x/d*
		Dorzolamid → 247	

[215] Fechner, Klaus D. Teichmann: Medikam. Augentherapie Grundlagen und Praxis, Stuttgart: Enke, 462–467 (2000)
[216] Dithmar S., Holz F.G., Völcker H.E.: Venöse retinale Verschlüsse. Z. prakt. Augenheilkd. 17.337–341 (1996)

T 14.20 Primäres Offenwinkelglaukom

T 14.20.1 Stufe 1: Monotherapie [217, 218, 219, 220]

	Betablocker (Kammerwasserprod. ↓)	**Timolol → 247** **Betaxolol → 246** **Carteolol → 246** **Levobunolol → 246**	*0,1%, 0,25% o. 0,5% 2 x/d 1 Trpf. (Dauertherapie)*

T 14.20.2 Stufe 2: Substitution Monotherapie [217, 218, 219, 220] (Bei Unverträglichkeit, ungenügender Drucksenkung, Kontraindikation oder instabiler Gesichtsfeldsituation)			
1.	**Carboanhydrasehem.** (Kammerwasserprod. ↓)	**Dorzolamid** → 247 **Brinzolamid** → 247	*2–3 x/d 1 Trpf.*
oder	**Alpha$_2$-Sympathomim.** (Kammerwasserabfluss ↑)	**Brimonidin** → 247	*2 x/d 1 Trpf.*
oder	**Prostaglandinanalogon** (Uveoskleraler Abfluss ↑)	**Latanoprost** → 248	*1 x/d abends 1 Trpf.*
		Travoprost → 248	*1 x/d abends 1 Trpf.*
		Brimatoprost → 248	*1 x/d abends 1 Trpf.*
		Tafluprost → 248	*1 x/d abends 1 Trpf.*
2.	**Parasympathomim.** (Kammerwasserabfluss ↑)	**Pilocarpin 1%, 2%** → 247	*3 x/d 1 Trpf.*

T 14.20.3 Stufe 3: Kombinationstherapie (2 Medikamente) [217, 218, 219, 220] (Bei ungenügender Drucksenkung, Fortschreiten der Gesichtsfeldausfälle)			
	Betablocker + Carboanhydrasehemmmer	**Dorzolamid + Timolol** → 248	*2 x/d 1 Trpf.*
		Brinzolamid → 247 **+ Timolol** → 247	
oder	**Betablocker + Prostaglandinderivat**	**Timolol + Latanoprost** → 248	*1 Trpf. morgens*
oder	**Betablocker + Alpha-2-Sympathomimetikum**	**Timolol** → 247 **+ Brimonidin** → 247	*2 x/d 1 Trpf.*
oder	**Betablocker + Parasympathomimetikum**	**Pilocarpin + Timolol** → 248 **Pilocarpin + Metipranolol** → 248	*2–3 x/d 1 Trpf.*

T 14.20.4 Stufe 4: Kombinationstherapie (3 Medikamente) [217, 218, 219, 220]			
	Betablocker + Carboanhydrasehem. + Sympathomimetikum	**Dorzolamid + Timolol** → 248 **+ Brimonidin** → 247	*2 x/d 1 Trpf.*
oder	**Prostaglandin-Derivat + Betablocker + Sympathomimet.**	**Latanoprost + Timolol** → 248 **+ Brimonidin** → 247	*2 x/d 1 Trpf.*
oder	**Prostaglandin-Derivat + Carboanhydrasehem. + Sympathomimetikum**	**Latanoprost** → 248 **+ Dorzolamid** → 247 **+ Briminodin** → 247	*2 x/d 1 Trpf.*
oder	**Betablocker + Parasympathomimetikum + Carboanhydrasehem.**	**Pilocarpin +Timolol** → 248 **o. Metipranolol** → 247 **+ Dorzolamid** → 247 **oder Brinzolamid** → 247	*2–3 x/d 1 Trpf.*

217 Terminology and Guidlines for Glaucoma Treatment, European Glaucoma Society 1998, Dogma, Savona, Italy
218 Pfeiffer N.: Moderne medikamentöse Glaukomtherapie. Dt. Ärztebl. 1998; 95 B 2561–2566
219 Therapietabellen Ophthalmologie Westermayer Verlags-GmbH München, Mai 1999
220 C.-D. Arens, B. Bertram: Praxisorientierte Handlungsleitlinien für Diagnose und Therapie in der Augenheilkunde (Teil 3) des Berufsverbands der Augenärzte e. V., Emsdetten: Kybermed 4–6, November 1997

T 14.21 Akutes Winkelblockglaukom

	Parasympathomim (Miosis, Kammerwasserabfluss ↑) [221,222]	**Pilocarpin 0,5%,** **später 1%** → 247	*bei Pup. Verengung alle 10 min. 1 h lang (im Anfall)*
	Systemische Carboanhydrase-hemmer (Kammerwasserprod. ↓) [221, 222]	**Acetazolamid** → 248	*500–1000 mg, bei Erbrechen i.v. (im Anfall)*
evtl.	**Betablocker** (Kammerwasserprod. ↓)	**Timolol** → 247 **Betaxolol** → 246 **Levobunolol** → 246 **Carteolol** → 246	*0,1%, 0,25% oder 0,5% 2 x/d 1 Trpf. (im Anfall)*
evtl.	**Analgetikum**	**Tilidin + Naloxon** → 105 **Pethidin** → 103	*2 x 50–150 mg (ret.)/d (max. 600 mg/d); 25–100 mg i.m./i.v. (im Anfall)*
evtl.	**Hyperosmolare Infusion** (osmotische Ther.)	**Mannitol 20%** → 60	*1–2 g/kg (im Anfall)*

T 14.21.1 Beim malignen Glaukom

	Anticholinergikum (Mydriasis und Zykloplegie)	**Atropin 1%** → 249	*3–4 x 1 Trpf. (im Anfall)*
plus	**Systemische Carboanhydase-hemmer** (Kammerwasserprod. ↓)	**Acetazolamid** → 248	*500–1000 mg, bei Erbrechen i.v. (im Anfall)*
plus	**Hyperosmolare Infusion** (osmotische Ther.)	**Mannitol 20%** → 60	*1–2 g/kg KG (im Anfall)*

221 Terminology and Guidlines for Glaucoma Treatment, European Glaucoma Society 1998, Dogma, Savona, Italy
222 Fechner, Klaus D. Teichmann: Medikamentöse Augentherapie Grundlagen und Praxis, Stuttgart: Enke, 204–213 (2000)

T 14.22 Endokrine Orbitopathie

T 14.22.1 Behandlung der ursächlichen Schilddrüsenfunktionsstörung

(s. Kapitel Endokrinologie → 411, → 412)

T 14.22.2 Periorbitale Schwellung [223]

	Benzothiadiazin (Diuretika)	**Hydrochlorothiazid** → 59	*25 mg/d abends (beschwerdeabhängig)*

T 14.22.3 Lidretraktion [223]

	Tränenersatzmittel, Filmbildner → 250 (Gele, Trpf. zur Hornhautbenetzung)	**Keratokonjunktivitis sicca** → 511	*(beschwerdeabhängig)*

T 14.22.4 Exophthalmus [223]

	Systemisches Kortikosteroid (antiphlogistisch)	**Prednisolon** → 115	*80–100 mg/d (4–6 M., in Absprache mit Internisten)*
plus	**Immunsuppressivum** (Red. der Steroiddosis möglich)	**Azathioprin** → 182	
oder		**Ciclosporin** → 182	
ggf. plus	**Megavolt-Radiotherapie**		*1000–3000 cGy*

[223] Fechner, Klaus D. Teichmann: Medikamentöse Augentherapie Grundlagen und Praxis, Stuttgart: Enke, 228-230 (2000)

T 14.23 Exsudative altersabhängige Makuladegeneration [224, 225]

	Vascular-endothelial-Growth-Factor (VEGF)-Hemmer	**Ranibizumab**	*Intravitreale Injektion 3 Injektionen a 0,5 mg monatlich, in Erhaltungsphase erneute Injektion bei signifikantem Visusverlust*

[224] Boyer DS, Antoszyk AN. Awh CC et al. (2007)Subgroup analysis of the MARINA study of ranibizumab in neovascular age-related macular degeneration. Ophthalmology 114: 246-252

[225] Bakri SJ, Snyder MR, Reid JM et al. (2007) Pharmacokinetics of Intravitreal Ranibizumab(Lucentis). Ophthalmology 114: 2179-2182

T 15 HNO – Therapie (S. Helbig, M. Helbig)

T 15.1 Rhinitis

T 15.1.1 Akut viral

	Alpha-Sympathomimetika (lokal abschwellend)	**Xylometazolin-hydrochlorid** → 252	*3 x 1–2 Sprühstöße 0,1% Ki.: 0,05% (max 10 d [Privinismus])*

T 15.1.2 Bakteriell (primär oder sekundär)

	Alpha-Sympathomimetika (lokal abschwellend)	**Xylometazolin-hydrochlorid** → 252	*3 x 1–2 Sprühstöße 0,1% Ki.: 0,05% (max 10 d [Privinismus])*
ggf. zus.	**Aminopenicillin** (Antibiose)	**Amoxicillin** → 152	*0,5–1g p.o. 3xd Ki.: 50–100mg/kg in 3 ED/d p.o.*
	Aminopenicillin + β-Laktamaseinhibitor (Antibiose)	**Amoxicillin + Clavulansäure** → 154	*875/125mg p.o. 2xd; 1,2–2,2g/d i.v. 3xd; Ki.: p.o. laut Beipackzettel, 3x20–32mg/kg i.v.*
	Cephalosporin 2. Gen. (Antibiose)	**Cefaclor** → 156	*0,5g p.o. 3xd Ki.: 30–50mg/kg in 3 ED/d*
		Cefuroxim → 155	*0,5g p.o. 2xd Ki.: 125–250mg/kg p.o. 2xd*

T 15.1.3 Allergische Rhinitis

Leicht

	Alpha-Sympathomimetika (lokal abschwellend)	**Xylometazolin-hydrochlorid** → 252	*3 x 1–2 Sprühstöße 0,1% Ki.: 0,05% (max 10 d [Privinismus])*
oder	**Mastzellstabilisator** (Mastzelldegranulation ↓)	**Cromoglicinsäure** → 252	*bis zu 4x/d 1 Sprühstoß pro Nasenloch*
oder	**Topisches Antihistaminikum** (H1-Rezeptor-Antagonist)	**Azelastin** → 98	*2x/d 2 Sprühstöße pro Nasenloch*
		Levocabastin → 252	
oder	**Systemisches Antihistaminikum** (H1-Rezeptor-Antagonist)	**Mizolastin** → 99	*10 mg p.o. abends*
oder	**Topisches Glukokortikosteroid** (antiinflammatorisch)	**Budesonid** → 253	*2x/d 1 Sprühstoß pro Nasenloch*
		Fluticason → 253	*1x/d 2 Sprühstöße pro Nasenloch*
		Mometason → 96	*1x/d 2 Sprühstöße pro Nasenloch*
		Triamcinolon → 115	*1x/d 1 Sprühstoß pro Nasenloch*
		Flunisolid	*2x/d 2 Sprühstöße pro Nasenloch*

Mittelgradig – Schwer			
	Systemische Antihistaminika (H1-Rezeptor-Antagonist)	**Cetirizin → 98**	*10mg p.o. 1x abends*
		Loratadin → 99	*10mg p.o. 1x abends*
		Desloratadin → 98	*5mg p.o. 1x abends*
plus/ oder	**Leukotrien-Antagon.**	**Montelukast → 100**	*10mg p.o. 1x abends*
Schwer			
	Systemische Glukokortikosteroide (antiinflammatorisch)	**Prednisolon → 115**	*Ini 20–100mg/d, stufenweise reduzieren auf 5–10mg/d*
		Methylprednisolon → 114	*Ini 12–80mg/d stufenweise reduzieren auf ca. 4–16mg/d*
Ergänzend bei zusätzlichem Asthma bronchiale			
plus/ oder	**Parasympatholytikum** (bronchodilatatorisch)	**Ipratropiumbromid → 95**	*3x/d 1–2 Sprühstöße pro Nasenloch*
plus/ oder	**Xanthinderivat** (bronchospasmolytisch)	**Theophyllin → 93**	*siehe jeweilige Fachinfo*

[226] AWMF-Leitlinien Nr. 017/066 der Deutschen Gesellschaft für HNO-Heilkunde, Kopf- und Halschirurgie, aktualisiert 1/2003

T 15.2 Nasenfurunkel

Leicht			
	Antiseptikum (lokal desinfizierend)	**Povidon-Jod**	*lokal*
		Ethacridin	
und/ oder	**Tetracyclin** (Antibiose)	**Tetracyclin**	*lokal*
Schwer			
	Isoazolylpenicillin (Antibiose)	**Oxacillin → 152** **Dicloxacillin → 152**	*1g p.o. 3xd; 1–2 g i.v. 3xd Ki.: 20–100mg/kg in 3 ED/d i.v.*
oder	**Cephalosporin** (Antibiose)	**Cefalexin → 157**	*0,5–1g p.o. 3xd Ki.: 50–100mg/kg in 3 ED/d p.o.*
		Cefadroxil → 157	*1g p.o. 2xd Ki.: 25–100mg/kg in 2 ED/d p.o.*
		Cefazolin → 154	*0,5–2g i.v. 3xd Ki.: 25–100mg/kg i.v. in 3 ED/d*
ggf.	**Arylpropionsäurederivat** (analgetisch, antipyretisch, antiphlogistisch)	**Diclofenac → 108**	*50mg p.o. 2–3xd*

T 15.3 Sinusitis

T 15.3.1 Akut

Leichte Formen			
	Alpha-Sympathomim. (Mukosaabschwellung)	**Xylometazolin-hydrochlorid** → 252	*3 x 1–2 Sprühstöße 0,1% Ki.Ki.: 0,05% (max 10 d (Privinismus))*
	Aminopenicillin (Antibiose)	**Amoxicillin** → 152	*0,5–1g p.o. 3xd Ki.: 50–100mg/kg in 3 ED p.o.*
oder	**Aminopenicillin + β-Laktamaseinhibitor** (Antibiose)	**Amoxicillin + Clavulansäure** → 154	*875/125mg p.o. 2xd; 1,2–2,2g i.v. 3xd Ki.: p.o. laut Beipackzettel 20–32mg/kg i.v. 3xd*
oder	**Cephalosporin 2. Gen.** (Antibiose)	**Cefaclor** → 156	*0,5g p.o. 3xd Ki.: 30–50mg/kg in 3 ED/d*
		Cefuroxim → 155	*0,5g p.o. 2xd Ki.: 125–250mg/kg p.o. 2xd*
und	**Expektoranz** (schleimlösend)	**Acetylcystein** → 92	*400–600mg/d p.o. Ki.: 200–400mg/d p.o.*
evtl. plus	**Analgetikum** (schmerzlindernd)	**Paracetamol** → 109	*500–1000mg p.o. 3xd Ki.: 10–15mg/kg als ED p.o. max. 50mg/kg/d*
Schwere Formen/ Komplikationen			
	Aminopenicillin + β-Laktamaseinhibitor	**Amoxicillin + Clavulansäure** → 154	*1,2–2,2g i.v. 3xd Ki.: 20–32mg/kg i.v. 3xd*
oder	**Cephalosporin 2.Gen.** (Antibiose)	**Cefuroxim** → 155	*1,5g i.v. 3xd*
oder	**Cephalosporin 3. Gen.** (Antibiose)	**Cefotaxim** → 155	*1–2g i.v. alle12h*
		Ceftriaxon → 155	*1–2g i.v. 1xd Ki.: 20–80mg/kg/d i.v.*
		Ceftazidim → 156	*1–2g i.v. alle12h Ki.: 15–50mg/kg/12h i.v.*
ggf. plus	**Nitroimidazolderivat** (Antibiose)	**Metronidazol** → 164	*0,5g i.v. 2xd; Ki.: 20–30mg/kg/d in 2 ED/d i.v.*
Bei dentogener Entstehung			
	Phenoxymethylpenicillin (Antibiose)	**Penicillin V** → 151	*1,2Mio IE p.o. 3xd Ki.: 50.000–100.000IE/kg in 3 ED p.o.*
oder	**Benzylpenicillin** (Antibiose)	**Penicillin G** → 151	*1–5Mio. IE/d i.v.; Ki.: 50.000–0,5Mio IE i.v. in 3 ED/d*
ggf. plus	**Nitroimidazolderivat** (Antibiose)	**Metronidazol** → 164	*0,5g i.v. 2xd, Ki.: 20–30mg/kg/d i.v. in 2 ED/d*

T 15.3.2 Chronisch			
	Aminopenicillin + β-Laktamaseinhibitor (Antibiose)	**Amoxicillin + Clavulansäure** → 154	*875/125mg p.o. 3xd; 1,2–2,2g i.v. 3xd Ki.: p.o. laut Beipackzettel 20–32mg/kg i.v. 3xd*
oder	**Cephalosporin 2.Gen.** (Antibiose)	**Cefaclor** → 156	*0,5g p.o. 3xd; Ki.: 30–50mg/kg in 3 ED/d*
		Cefuroxim → 155	*1,5g i.v. 3xd Ki.: 30–100mg/kg i.v. 3ED/d*

T 15.4 Tonsillitis

T 15.4.1 Akut			
Initial			
	Phenoxymethylpenicillin (Antibiose)	**Penicillin V** → 151	*1,2Mio IE p.o. 3xd, Ki.: 50.000–100.000IE/kg p.o. in 3 ED/d*
Bei Therapieresistenz			
	Cephalosporin (Antibiose)	**Cefalexin** → 157	*0,5–1g p.o. 3xd Ki.: 50–100mg/kg p.o. in 3 ED/d*
		Cefadroxil → 157	*1g p.o. 2xd, Ki.: 25–100mg/kg p.o. in 2 ED/d*
		Cefazolin → 154	*0,5–2g i.v. 3xd Ki.: 25–100mg/kg i.v. in 3 ED/d*
oder	**Makrolid** (Antibiose)	**Clarithromycin** → 159	*250mg p.o. 2xd Ki.: 7,5mg/kg/d p.o. 2xd*
ggf.	**Arylpropionsäurederivat** (analgetisch, antipyretisch, antiphlogistisch)	**Diclofenac** → 108	*50mg p.o. 3xd*
evtl.	**Analgetikum** (schmerzlindernd)	**Paracetamol** → 109	*500–1000mg p.o. 3xd Ki.: 10–15mg/kg als ED p.o., max 50mg/kg/d*

T 15.5 Pharyngitis

T 15.5.1 Viral/symptomatisch			
	Salicylsäurederivat (analgetisch, antiphlogistisch, antipyretisch)	**Acetylsalicylsäure** → 106	*0,5–1g p.o. 2–3xd*
evtl.	**Antiseptikum** (desinfizierend)	**Cetylpyridiniumchlorid**	*bei Bedarf*

T 15.5.2 Bakterielle Genese/Superinfektion			
	Phenoxymethylpenicillin (Antibiose)	**Penicillin V** → 151	*1,2Mio IE p.o. 3xd Ki.: 50.000–100.000IE/kg in 3 ED p.o.*
oder	**Makrolid** (Antibiose)	**Clarithromycin** → 159	*250mg p.o. 2xd Ki.: 7,5mg/kg/d p.o. 2xd*

T 15.6 Laryngitis

T 15.6.1 Viral

evtl.	**Expektoranz** (schleimlösend)	**Acetylcystein** → 92	*400–600mg/d p.o. Ki.: 200–400mg/d p.o.*
evtl.	**Rachentherapeutika** (lokal desininf.,schmerzlindernd)	**Benzydamin**	*bis 5x3 Sprühstöße/d*
evtl.	**Antitussivum** (hustendämpfend)	**Codein** → 97	*30–50mg p.o.1–2xd*
Bakteriell			
	Phenoxymethylpenicillin (Antibiose)	**Penicillin V** → 151	*1,2Mio IE p.o. 3xd; Ki.: 50.000–100.000IE/kg in 3 ED p.o.*
	Aminopenicillin + β-Laktamaseinhibitor (Antibiose)	**Amoxicillin + Clavulansäure** → 154	*875/125mg p.o. 2xd; 1,2–2,2g i.v. 3xd Ki.: p.o. laut Beipackzettel 20–32mg/kg i.v. 3xd*

T 15.6.2 Laryngitis Subglottica acuta

Allgemein (Cave: sofortige Krankenhauseinweisung)			
	Benzodiazepin (Sedierung)	**Diazepam** → 226	*5–10mg/d rect.; Sgl.: 2,5–5mg/d rect.*
plus	**Glukokortikosteroid** (antiinflammatorisch, immunsuppressiv)	**Prednison** → 115	*Ki.:100mg/d rect.*
		Prednisolon → 115	*250–1000mg i.v. KiKi..: 25–50mg i.v.*
evtl.	**Expektoranz** (schleimlösend)	**Acetylcystein** → 92	*400–600mg/d p.o. Ki.: 200–400mg/d p.o.*
Bei bakterieller Superinfektion/Epiglottitis			
	Cephalosporin 2. Gen. (Antibiose)	**Cefaclor** → 156	*0,5g p.o. 3xd; Ki.: 30–50mg/kg in 3 ED/d*
		Cefuroxim → 155	*1,5g i.v. 3xd Ki.: 30–100mg/kg i.v. in 3ED/d*
oder	**Cephalosporin 3. Gen.** (Antibiose)	**Ceftriaxon** → 155	*1 x 1–2g/d i.v. Ki.: 20–80mg/kg i.v. in 1 ED/d*
		Cefotaxim → 155	*1–2g i.v. 2xd Ki.: 50–100mg/kg i.v. in 2 ED/d*

T 15.6.3 Diphtherie (Krupp) – Meldepflicht

	Antitoxin (Pferdeserum, Toxinneutralisation)	**Diphtherie-Antitoxin** (zu beziehen über Notfalldepot)	*30.000–50.000 IE i.v. über 1h, bis 120.000 IE*
	Benzylpenicillin (Antibiose)	**Penicillin G** → 151	*1–5Mio IE i.v. 3xd Ki.: 50.000–0,5Mio IE i.v. in 3 ED/d*
oder	**Makrolid** (Antibiose)	**Clarithromycin** → 159	*500mg i.v. 3–4xd Ki.: 30–50mg/kg i.v. in 3 ED/d*

T 15.7 Perichondritis

Leicht			
	Aminopenicillin + β-Laktamaseinhibitor (Antibiose)	**Amoxicillin + Clavulansäure** → 154	*875/125mg p.o. 2xd; 1,2–2,2g i.v. 3xd; Ki.: p.o. laut Beipackzettel 20–32mg/kg i.v. 3xd*
oder	**Cephalosporin 1. Gen.** (Antibiose)	**Cefalexin)** → 157	*0,5–1g p.o. 3xd Ki.: 50–100mg/kg p.o. in 3 ED/d*
		Cefadroxil → 157	*1g p.o. 2xd Ki.: 25–100mg/kg p.o. in 2 ED/d*
		Cefazolin → 154	*0,5–2g i.v. 3xd Ki.: 25–100mg/kg i.v. in 3 ED/d*
Schwer			
	Gyrasehemmer (Antibiose)	**Ciprofloxacin** → 162	*500mg p.o. 2xd 400mg i.v. 2xd*
		Levofloxacin → 162	*500mg p.o./i.v. 1–2xd*
ggf. plus	**Isoazolylpenicillin** (Antibiose)	**Oxacillin** → 152	*1g p.o.3xd; 1–2 g i.v. 3xd Ki.: 20–100mg/kg i.v. in 3 ED/d*
		Flucloxacillin → 152	
Kinder	**Cephalosporin 3. Gen.** (Antibiose)	**Ceftazidim** → 156	*Ki.: 15–50mg/kg i.v. alle 12h*

T 15.8 Otitis externa

T 15.8.1 Otitis externa diffusa

Leicht			
evtl.	**Kortikoid + Aminoglykosid** (abschwellend + Antibiose)	**Fluocinolonacetonid + Neomycinsulfat**	*tägl. Streifeneinlage,* **Cave:** *Ausschluss Trommelfellperforation*
evtl.	**Gyrasehemmer** (Antibiose)	**Ciprofloxacin** → 162	*2x 3–4Trpf.;* **Cave:** *Ausschluss Trommelfellperforation*
evtl.	**Peptid-Antibiotikum + Aminoglykosid + Polypeptidantibiotikum**	**Polymyxin-B-Sulfat + Neomycinsulfat + Gramicidin** → 244	*3Trpf. 3–5xd Cave: Ausschluss Trommelfellperforation*
Schwer			
evtl.	**Gyrasehemmer** (Antibiose)	**Ciprofloxacin** → 162	*500mg p.o. 2xd 400mg i.v. 2xd*
		Levofloxacin → 162	*500mg p.o./i.v. 1–2xd*
oder/ Kinder	**Cephalosporin 3. Gen.** (Antibiose)	**Ceftazidim** → 156	*1–2g i.v. alle 12h Ki.: 15–50mg/kg i.v. alle 12h*
ggf.	**Glukokortikoid** (antiinflammatorisch)	**Triamcinolonacetonid** → 115	*1–2xd dünn auftragen*
	Arylpropionsäurederivat (analgetisch, antipyretisch, antiphlogistisch)	**Diclofenac** → 108	*50mg p.o. 2–3xd*

T 15.8.2 Otitis externa circumscripta (Gehörgangsfurunkel)

	Antiseptikum (desinfizierend)	**Propanol oder Ethanol 70%**	*tägl. Streifeneinlage*
ggf.	**Isoxazylpenicillin** (Antibiose)	**Flucloxacillin** → 152	*1g p.o. 3xd; 1g i.v. 3xd* *Ki.: 20–50mg/kg i.v. 3xd*
ggf.	**Arylpropionsäurederivat** (analgetisch, antipyretisch, antiphlogistisch)	**Diclofenac** → 108	*50mg p.o. 2–3xd*

T 15.8.3 Otitis externa maligna

	Gyrasehemmer (Antibiose)	**Ciprofloxacin** → 162	*500mg p.o. 2xd* *400mg i.v. 2xd*
		Levofloxacin → 162	*500mg p.o./i.v. 1–2xd*
oder	**Cephalosporin 3. Gen.** (Antibiose)	**Ceftazidim** → 156	*1–2g i.v. alle 12h* *Ki.: 15–50mg/kg i.v. alle 12h*
evtl. plus	**Gyrasehemmer** (Antibiose)	**Ciprofloxacin** → 162	*2–3xd Spülung des Gehörgangs*
ggf.	**Arylpropionsäurederivat** (analgetisch, antipyretisch, antiphlogistisch)	**Diclofenac** → 108	*50mg p.o. 2–3x/d*

T 15.9 Zoster oticus

	Virustatikum (Purinantagonist, DNA- Polymerasehemmer)	**Aciclovir** → 170	*mittelschwer: 800mg p.o. 5x/d, schwer: 5–10mg/kg i.v. 3xd*
ggf.	**Glukokortikoid** (antiinflammatorisch, immunsuppressiv)	**Prednisolon** → 115	*Akut: 250–500mg i.v. 1xd*
ggf.	**Arylpropionsäurederivat** (analgetisch, antipyretisch, antiphlogistisch)	**Diclofenac** → 108	*50mg p.o. 2–3/xd*
		Ibuprofen → 107	*400mg p.o. 3x/d*
Bei Innenohrbeteiligung			
ggf.	**Rheologika**	s. Hörsturz → 532	s. Hörsturz → 532

T 15.10 Otitis media

T 15.10.1 Akut

Symptomatisch			
	Alpha- Sympathomim. (lokal abschwellend)	**Xylometazolinchlorid** → 252	*3x 1–2 Sprühstöße 0,1%* *Ki..: 0,05%* *(max 10 Tage (Privinismus))*
evtl.	**Analgetikum** (analgetisch, antipyretisch)	**Paracetamol** → 109	*10–15 mg/kg als ED* *max: 50kg/d*

Bakteriell, initial			
	Aminopenicillin (Antibiose)	**Amoxicillin** → 152	*0,5–1g p.o. 3xd* *Ki.: 50–100mg/kg p.o. in 3 ED*
Schwere Formen			
	Aminopenicillin + β-Laktamaseinhibitor (Antibiose)	**Amoxicillin + Clavulansäure** → 154	*875/125mg p.o. 2xd;* *1,2–2,2g i.v. 3xd* *Ki.: p.o. laut Beipackzettel* *20–32mg/kg i.v. 3xd*
oder	**Cephalosporin 2. Gen** (Antibiose)	**Cefaclor** → 156	*0,5g p.o. 3xd* *Ki.: 30–50mg/kg in 3 ED/d*
		Cefuroxim → 155	*1,5g i.v. 3xd* *Ki.: 30–100mg/kg i.v. 3ED/d*

T 15.10.2 Chronische Otitis media akut exazerbiert

	Gyrasehemmer (Antibiose)	**Ciprofloxacin** → 162	*2x3–4 Trpf;* **Cave:** *Ausschluss Trommelfellperforation*
ggf. plus	**Gyrasehemmer** (Antibiose)	**Ciprofloxacin** → 162	*500mg p.o. 2xd;* *200–400mg i.v. 2xd*
		Levofloxacin → 162	*500mg p.o./i.v. 1–2xd*
oder	**Cephalosporin 3. Gen.** (Antibiose)	**Ceftazidim** → 156	*1–2g i.v. alle 12h* *Ki.: 15–50mg/kg i.v. alle 12h*

T 15.11 Mastoiditis

T 15.11.1 Akut

	Aminopenicillin + β-Laktamaseinhibitor (Antibiose)	**Amoxicillin + Clavulansäure** → 154	*1,2–2,2g i.v. 3xd* *Ki.: 20–32mg/kg i.v. 3xd*
oder	**Cephalosporin 2. Gen.** (Antibiose)	**Cefuroxim** → 155	*1,5g i.v. 3xd* *Ki.: 30–100mg/kg i.v. in 3ED/d*
oder	**Cephalosporin 3. Gen.** (Antibiose)	**Ceftriaxon** → 155	*1-2g täglich* *Ki.: 20-80mg/kg/KG 1 x täglich*

T 15.11.2 Chronisch

	Gyrasehemmer (Antibiose)	**Ciprofloxacin** → 162	*2x3–4 Trpf* **Cave:** *Ausschluss Trommelfellperforation*
ggf. plus	**Gyrasehemmer** (Antibiose)	**Ciprofloxacin** → 162	*500mg p.o. 2xd* *200–400mg i.v. 2xd*
		Levofloxacin → 162	*500mg p.o./i.v. 1–2xd*
oder/ Kinder	**Cephalosporin 3. Gen.** (Antibiose)	**Ceftazidim** → 156	*1–2g i.v. alle 12h* *Ki.: 15–50mg/kg i.v. alle 12h*

oder (Staph aureus)	**Cephalosporin 2. Gen** (Antibiose)	**Cefaclor** → 156	*0,5g p.o. 3xd Ki.: 30–50mg/kg in 3 ED/d*
		Cefuroxim → 155	*1,5g i.v. 3xd Ki.: 30–100mg/kg i.v. 3ED/d*

T 15.12 M. Menière

T 15.12.1 Im Anfall

	Antihistaminikum (Hemmung zentraler Histaminrezeptoren ⇒ antiemetisch)	**Dimenhydrinat** → 146	*1–2 Ampullen langsam i.v.*
ggf.	**Schleifendiuretikum** (Volumenentlastung bei Labyrinthhydrops)	**Furosemid** → 58	*40mg i.v.*

T 15.12.2 Im Anschluss/Intervall

ggf.	**Antihistaminikum** (Hemmung zentraler Histaminrezeptoren ⇒ antiemetisch)	**Betahistin** → 146	*3 x 6–12mg p.o.*
ggf.	**Glukokortikoid + Rheologika + Plasmaexpander**	**s. Hörsturz** → 532	

T 15.13 Hörsturz

	Glukokortikosteroid (antiinflammatorisch, immunsuppressiv)	**Prednisolon** → 115	*1.-3. d: 500mg, i.v.*
ggf.	**Plasmaexpander** (Volumensubstitution)	**Hydroxyethylstärke** → 77	*1.-3.d: 500ml i.v.*
evtl.	**H2-Rezeptorblocker**	**Ranitidin** → 137	*150–300mg p.o. 1xd*

T 15.14 Tinnitus aurium

Wie Hörsturz, s.o.

	Glukokortikosteroid (antiinflammatorisch, immunsuppressiv)	**Prednisolon** → 115	*1.-3. d: 500mg, i.v.*
ggf.	**Plasmaexpander** (Volumensubstitution)	**Hydroxyethylstärke** → 77	*1.-3.d: 500ml i.v.*
evtl.	**H2-Rezeptorblocker**	**Ranitidin** → 137	*150–300mg p.o. 1xd*

T 15.15 Neuropathia vestibularis

	Glukokotikosteroid	**Prednisolon** → 115	*1. bis 3. d: 100 mg p.o.* *4. bis 6. d: 80 mg p.o.* *7. bis 9.d: 60 mg p.o.* *10. bis 12. d: 40 mg p.o.* *13. bis 15. d: 20 mg p.o.* *16. bis 18. d: 10 mg p.o.* *19. bis 21. d: 5 mg p.o.*
	H2-Rezeptorblocker	**Ranitidin** → 137	*150-300 mg p.o. 1x/d*

T 15.16 Ideopathische Facialisparese

	Glukokotikosteroid	**Prednisolon** → 115	*1. bis 3. d:. 250 mg i.v.* *4. bis 6. d: 200 mg i.v..* *7. bis 8.d: 150 mg i.v..* *9. bis 10. d: 100 mg i.v.* *als Kurzinfusion; anschließend:* *11. und 12. d: 80 mg p.o.* *13. bis 14.d: 60 mg p.o.* *15. bis 16. d: 40 mg p.o.* *17. bis 18. d: 20 mg p.o.* *19. bis 20. d: 10 mg p.o.* *21. bis 22. d: 5 mg p.o.*
	H2-Rezeptorblocker	**Ranitidin** → 137	*150-300 mg p.o. 1x/d*

T 15.17 Sialadenitis

	Cephalosporin 1. Gen. (Antibiose)	**Cefalexin** → 157	*0,5–1g p.o. 3xd* *Ki.: 50–100mg/kg in 3 ED/d p.o.*
		Cefadroxil → 157	*1g p.o. 2xd* *Ki.: 25–100mg/kg in 2 ED/d p.o.*
		Cefazolin → 154	*0,5–2g i.v. 3xd* *Ki.: 25–100mg/kg i.v. in 3 ED/d*
oder	**Cephalosporin 2. Gen.** (Antibiose)	**Cefaclor** → 156	*0,5g p.o. 3xd* *Ki.: 30–50mg/kg in 3 ED/d*
		Cefuroxim → 155	*1,5g i.v. 3xd* *Ki.: 30–100mg/kg i.v. 3ED/d*
evtl.	**Anilinderivat** (analgetisch, antipyretisch)	**Paracetamol** → 109	*10–15mg/kg als ED,* *max 50mg/kg/d*
evtl.	**Vitamin C** (Speichelfluss ↑)	**Ascorbinsäure** → 79	*bis 500mg/d p.o.*

T 16 Urologie - Therapie (D. Brodmann)

T 16.1 Zystitis[227]

T 16.1.1 Allgemeine Therapie

- Diurese mehr als 2 l/d
- Harnabflussstörungen beseitigen, falls vorhanden

evtl.	**Parasympatholytikum** (Spasmolyse)	**N-Butylscopolamin** → 110	*3-5 x10-20mg/d p.o., rect. (b. Bed.)*
evtl.	**Harnansäuerung** (antimikrobielles Milieu)	**Methionin** → 259	*3 x 500-1.000mg/d p.o.*

T 16.1.2 Akute unkomplizierte bakterielle Zystitis (< 7d, ∅ Fieber) bzw. Urethralsyndrom

1.Wahl	**Epoxid-Antibiotikum** (Antibiose)	**Fosfomycin**	*3.000mg einmalig*
oder	**Folatantagonist + p-Aminobenzoesäureantagonist** (Antibiose)	**Cotrimoxazol** → 163	*2 x 160+800mg/d p.o. für 3d*
2.Wahl	**Gyrasehemmer** (Antibiose)	**Ciprofloxacin** → 162	*2 x 250mg/d p.o. für 3d*
oder	**Nitrofuran** (Antibiose)	**Nitrofurantoin**	*4 x 100mg/d p.o. für 7d*
oder	**Aminopenicillin** (Antibiose)	**Amoxicillin**	*3 x 500mg/d p.o. für 7d*
	Makrolid (Antibiose)	**Azithromycin** → 159	*1 x 1g/d p.o. (einmalig)*
	Nur bei Urethralsyndrom und Nachweis von Chlamydien, Mycoplasmen, Uroplasmen		

T 16.1.3 Zystitis (und asymptomatische Bakteriurie) bei Gravidität

	Aminopenicillin (Antibiose)	**Amoxicillin** → 152	*3 x 0.5-1g/d p.o.*
oder	**Cephalosporin 2. Gen.** (Antibiose)	**Cefuroxim-Axetil** → 155	*2 x 500mg/d p.o. für 7d*

T 16.1.4 Zystitis bei Diabetes mellitus

Therapie nur bei symptomatischem Harnwegsinfekt notwendig[228]

	Aminopenicillin (Antibiose)	**Amoxicillin**→ 152	*3 x 0.5-1g/d p.o., (3 x 1-2g/d i.v.) (7d)*
oder	**Cephalosporin 2. Gen.** (Antibiose)	**Cefuroxim-Axetil** → 157	*2 x 500mg/d p.o. (10d)*
oder	**Gyrasehemmer** (Antibiose)	**Ofloxacin** → 162	*2 x 100-200mg/d p.o. (7d)*
oder	**Folatantagonist + p-Aminobenzoesäureantagonist** (Antibiose)	**Cotrimoxazol** → 163	*2 x 160+800mg/d p.o. (7d)*

T 16.1.5 Rezid. bakterielle Zystitis (Frauen, Zystitis > 3 x/Jahr)

Allgemeine Maßnahmen zur Prophylaxe:
- Sorgfältige Intimhygiene
- Ausreichende Flüssigkeitszufuhr (2–3l täglich, wenn keine Kontraindikationen)
- Häufiges Wasserlassen
- Vollständige Entleerung der Blase beim Toilettengang
- Nach dem Geschlechtsverkehr Blase entleeren
- Kälte und Feuchtigkeit im Unterleibsbereich und Flanke vermeiden
- Evtl. Nahrungsergänzungsmittel Cranberry-Saft oder -Tabletten

- Bei rezidivierenden bakteriellen Zystitiden: intermittierende Selbsttherapie wie bei akuter Zystitis für 3 Tage; bei ersten Symptomen, mehrmals im Jahr
- Bei postmenopausalen Frauen kann eine vaginale Östrogenbehandlung vorteilhaft sein[229]
- Bei Gebrauch von Spermiziden: alternative Verhütungsmethode suchen
- Bei Harnwegsinfekten in Zusammenhang mit Geschlechtsverkehr: postkoital Nitrofurantoin 100mg einmalig oder Cotrimoxazol 160+800mg einmalig
- Ansäuern des Urins (Ziel-pH: 5-6) mit Methionin

Evtl. Dauerprophylaxe

	Folatantagonist + p-Aminobenzoesäure-antagonist (Antibiose)	**Cotrimoxazol** → 163	*2 x 160+800mg/d p.o., für mind. 7d bzw. 1 x 40+200mg als Langzeittherapie und Prophylaxe (bis zu 6 M bei Langzeittherapie)*
oder	**Nitrofurantoinderivate**	**Nitrofurantoin** → 167	*1 x 50-100mg/d p.o. (für 6 M bei Langzeittherapie)*
	alternativ bei rezid. bakteriellen Zystitiden: intermittierende Selbsttherapie wie bei akuter Zystitis für 3 Tage bei ersten Symptomen, mehrmals im Jahr		

T 16.1.6 Zystitis bei Männern [230]

- Wenn keine begünstigenden Faktoren vorliegen (z.B. Dauerkatheter), urologische Abklärung erforderlich
- Besteht eine Prostatitis? → 539
- Immer Antibiogramm
- Therapiedauer jeweils 7-14 Tage

	Gyrasehemmer (Antibiose)	**Ciprofloxazin**	*2 x 500mg p.o. oder 1x1g/d*
	Gyrasehemmer (Antibiose)	**Levofloxacin**	*1 x 250-500mg p.o.*

T 16.1.7 Zystitis bei Dauerkatheterträgern [230]

- Keine Therapie bei asymptomatischer Bakteriurie
- Es gibt keine empfohlene Initialtherapie. Wann immer möglich Therapie nach Antibiogramm. Wenn noch nicht vorhanden, Initialtherapie nach Gramfärbung, vorherigem Antibiogramm/Kulturen, Resistenzlage des Hauses
- Wenn möglich, Katheter entfernen (evtl. intermittierend Einmalkatheterisierung); ansonsten, zumindest bei schweren Infekten, Katheter mit Beginn der Antibiose wechseln
- Therapiedauer jeweils 10-14 Tage

Gramnegative Stäbchen oder grampositive Kokken

	Cephalosporin 3. Gen. (Antibiose)	**Cefotaxim**	*3 x 1g i.v.*

oder	**Cephalosporin 3. Gen.** (Antibiose)	**Ceftriaxon**	*1 x 1g i.v.*
oder	**Gyrasehemmer** (Antibiose)	**Ciprofloxazin**	*2 x 500mg p.o. oder 2 x 400mg i.v.*
oder	**Gyrasehemmer** (Antibiose)	**Levofloxacin**	*1 x 250-500mg p.o. oder i.v.*
Pseudomonas möglich			
	Cephalosporin Gen. 3a (Antibiose)	**Ceftazidim**	*4 x 1g i.v.*
oder	**Cephalosporin Gen. 3a** (Antibiose)	**Cefepim**	*2 x 1g i.v.*
oder	**Gyrasehemmer** (Antibiose)	**Ciprofloxazin**	*2 x 500mg p.o. oder 2 x 400mg i.v.*
evtl. plus	**Aminoglykosid** (Antibiose)	**Gentamycin**	*3-5mg/kg KG/d in 2-3 Einzeldosen*
oder	**Aminoglykosid** (Antibiose)	**Tobramycin**	*3-5mg/kg KG/d in 2-3 Einzeldosen*
Koagulase-negative Staphylokokken			
	Glycopeptid (Antibiose)	**Vancomycin**	*2 x 1g i.v.*

T 16.2 Pyelonephritis

T 16.2.1 Auswärts erworben, milder klinischer Verlauf, ohne Prädispositionsfaktoren[227, 230]

	Aminopenicillin + Beta-Laktamase-Inhibitor (Antibiose)	**Amoxicillin + Clavulansäure** → 154	*3 x 0.625g/d p.o. (mind. 14d)*
oder	**Gyrasehemmer** (Antibiose)	**Ciprofloxacin** → 162	*2 x 400mg/d i.v. 2 x 500mg/d p.o. für 14d oder 1x1g/d p.o. für 14d*
		Levofloxacin → 162	*1 x 750mg/d i.v. 1 x 750mg/d p.o. für 14 Tage*
oder		**Aztreonam** → 167	*2-3 x 1g/d i.v.*
oder	**Cephalosporin 2. Gen.** (Antibiose)	**Cefuroxim-Axetil** → 157	*2 x 500mg/d p.o. für 14d*
	Cephalosporin Gen. 3a (Antibiose)	**Ceftriaxon** → 155	*1 x 1g/d i.v. für 14d*
Möglich, wenn sensibel			
	Folatantagonist + p-Amino-benzoesäureantagonist (Antibiose)	**Cotrimoxazol** → 163	*2 x 160+800mg/d p.o. für 7-14d*
oder	**Cephalosporin 3. Gen.** (Antibiose)	**Cefpodixim** → 158	*2 x 100-200mg/d p.o. für 7-14d*
oder	**Aminobenzyl-Penicillin** (Antibiose)	**Amoxicillin (wenn Enterokokken)** → 152	*3 x 250-500mg/d oder 2 x 500-875mg/d p.o. für 14d*

T 16.2.2 Nosokomial, schwerer klinischer Verlauf, mit Prädispositionsfaktoren

Initial			
	Cephalosporin 3. Gen. (Antibiose)	**Ceftriaxon** → 155	*1 x 2g/d i.v.*
plus	**Aminoglykosid** (Antibiose)	**Gentamicin** → 161	*2-5mg/kg/d i.v. (Cave: Niereninsuff., Spiegelkontrolle)*
oder	**Gyrasehemmer** (Antibiose)	**Ciprofloxacin** → 162	*2 x 200mg/d i.v.*
oder	**Acylaminopenicillin + Beta-Laktamase-Inhibitor** (Antibiose)	**Piperacillin + Tazobactam** → 154	*3 x 4g/d i.v.* *3 x 1g/d i.v.*
oder	**Cephalosporin 3. Gen.** (Antibiose)	**Cefepim** → 156	*2 x 1g/d i.v.*
oder	**Carbapenem** (Antibiose)	**Meropenem** → 165	*3 x 1g/d i.v.*
		Imipenem → 164	*4 x 500mg/d i.v.*
Gegebenenfalls weiterführen mit			
	Aminopenicillin + Beta-Laktamase-Inhibitor (Antibiose)	**Amoxicillin + Clavulansäure** → 154	*3 x 0.625g/d p.o. (2W)*
oder	**Folatantagonist + p-Aminobenzoesäure-antagonist** (Antibiose)	**Cotrimoxazol** → 163	*2 x 160+800mg/d p.o. (2W)*

T 16.2.3 Patienten mit Zystennieren

- Möglich ist eine Pyelonephritis (positver Urinstix und Urinkultur) oder eine infizierte Zyste (häufig Urinstix und -Kultur negativ) oder beides. Die Antibiose muss so gewählt werden, dass auch die Zysten penetriert werden.
- Immer Blutkultur und Urinkultur
- Therapiedauer: Pyelonephritis 10-14 Tage, infizierte Zysten 4-6 Wochen (ggf chirurgische Therapie)

	Gyrasehemmer (Antibiose)	**Ciprofloxacin** → 162	*2 x 400mg/d i.v.*
oder	**Cephalosporin 3. Gen.** (Antibiose)	**Cefotaxim** → 155	*2 x 1-2g i.v.*
oder	**Aminobenzyl-Penicillin** (Antibiose)	**Ampicillin**	*4 x 1-2g i.v.*
plus	**Aminoglykosid** (Antibiose)	**Gentamicin** → 161	*1.5mg/kg KG 3 x tgl. i.v.*
	Cave: Niereninsuffizienz, Spiegelkontrolle		

T 16.2.4 Pyelonephritis in der Schwangerschaft

Unkompliziert			
	Cephalosporin 3. Gen. (Antibiose)	**Ceftriaxon** → 155	*1 x 1g/d i.v.*
		Aztreonam → 167	*2-3 x 1g/d i.v.*

Kompliziert			
	Acylaminopenicillin + Beta-Laktamase-Inhibitor (Antibiose)	**Piperacillin + Tazobactam** → 154	*3 x 4g/d i.v.* *3 x 1g/d i.v.*
	Cephalosporin 3. Gen. (Antibiose)	**Cefepim** → 156	*2 x 1g/d i.v.*
	Carbapenem (Antibiose)	**Meropenem** → 165	*3 x 1g/d i.v.*
		Imipenem → 164	*4 x 500mg/d i.v.*
Wenn für mindestens 48h entfiebert, Umstellung auf orale Antibiose nach Antibiogramm			

T 16.3 Urosepsis [230]

T 16.3.1 Initial

	Cephalosporin 3. Gen. (Antibiose)	**Ceftriaxon** → 155	*1 x 2g/d i.v.*
plus	**Aminoglykosid** (Antibiose)	**Gentamicin** → 161	*2-5mg/kg/d i.v., bis Entfieberung*
	Cave: Niereninsuffizienz, Spiegelkontrolle		
oder	**Gyrasehemmer** (Antibiose)	**Ciprofloxacin** → 162	*2 x 200-400mg/d i.v.*
oder	**Acylaminopenicillin + Beta-Laktamase-Inhibitor** (Antibiose)	**Piperacillin + Tazobactam** → 154	*3 x 4g/d i.v.* *3 x 1g/d i.v.*
oder	**Carbapenem** (Antibiose)	**Imipenem** → 164	*4 x 0.5g i.v.*

T 16.4 Urethritis [230]

T 16.4.1 Akutes Urethralsyndrom

	Folatantagonist + p-Amino-benzoesäureantagonist (Antibiose)	**Cotrimoxazol** → 163	*2 x 160+800mg/d p.o. (5d)*
oder	**Gyrasehemmer** (Antibiose)	**Ciprofloxacin** → 162	*2 x 250-750mg/d p.o. (5d)*

T 16.4.2 Mycoplasma

	Makrolid (Antibiose)	**Clarithromycin** → 159	*2 x 250mg/d p.o. (7d)*
oder		**Azithromycin** → 159	*1 x 500mg für 3d p.o.*
oder	**Tetracyclin** (Antibiose)	**Doxycyclin** → 158	*1.d: 1 x 200mg p.o., dann 1 x 100mg/d p.o. (7d)*

T 16.4.3 Chlamydia trachomatis

Sexualpartner mit behandeln, nach anderen sexuell übertragbaren Erkrankungen (STD)suchen			
	Makrolid (Antibiose)	**Azithromycin** → 159	*1 x 1g p.o. (einmalig)*
oder	**Tetracyclin** (Antibiose)	**Doxycyclin** → 158	*2 x100mg/d p.o. für 7d*

oder	**Gyrasehemmer** (Antibiose)	**Ofloxacin** → 162	*2 x 300mg/d p.o. für 7d*
		Levofloxacin → 162	*1 x 500mg/d p.o. für 7d*
oder	**Makrolid** (Antibiose)	**Erythromycin** → 159	*4 x 500mg/d p.o. für 7d*

T 16.4.4 Neisseria gonorrhoea

Alle Patienten sollten auch gegen Chlamydien behandelt werden. Andere STD suchen.

	Cephalosporin 3. Gen. (Antibiose)	**Ceftriaxon** → 155	*125mg i.m. einmalig*
oder		**Cefixim** → 157	*400mg p.o. einmalig*

T 16.4.5 Candida

	Imidazolderivat (Antimykotikum)	**Fluconazol** → 176	*1 x 100-200mg/d p.o. (10-14d)*

T 16.4.6 Trichomonas vaginalis

Sexualpartner mit behandeln, nach anderen STD suchen

	Nitroimidazol (Antiprotozoenmittel)	**Metronidazol** → 164	*1 x 2g einmalig oder 2 x 500mg/d p.o. für 7d*
oder		**Tinidazol** → 164	*1 x 2g p.o. (einmalig)*

227 Harnwegsinfekt der Frau, Fachgesellschaft: Deutsche Gesellschaft für Gyäkologie und Geburtshilfe, Entwicklungsstufe: S1, gültig bis: 07/2013
228 Harding G. et al.: Antimicrobial Treatment in Diabetic Women with Asymptomatic Bacteriuria. N Engl J Med, 2002. Vol. 347: 1576-1583
229 Hormontherapie in der Peri- und Postmenopause (HT), Fachgesellschaft: Deutsche Gesellschaft für Gyäkologie und Geburtshilfe und weitere, Entwicklungsstufe: S3, gültig bis: 12/2011; www.awmf.de
230 www.uptodate.com

T 16.5 Prostatitis[231]

T 16.5.1 Allgemeine Therapie

evtl.	**Alpha-Blocker**		*Bei Restharn*
evtl.	**Arylessigsäurederivat, Cyclooxygenasehemmer (NSAR)** (antiphlogistisch, analgetisch, Schleimhautödem ↓)	**Diclofenac** → 108	*1-3 x 50mg/d p.o., rect., 1 x 100mg(d (ret.) p.o., 1 x 75mg i.m. (b. Bed.)*

T 16.5.2 Akut bakterielle

- Stationäre Behandlung
- Initiale parenterale empirische Antibiotikatherapie
- Wenn indiziert Harnableitung (suprapubisch oder Einmalkatheter)
- Prostataabszess ab 1cm interventionell behandeln
- Therapiedauer 2-4 Wochen

	Gyrasehemmer (Antibiose)	**Ciprofloxacin** → 162	*2 x 400mg/d i.v. 2 x 500mg/d p.o.*
oder	**Acylaminopenicillin + Beta Laktamase-Inhibitor** (Antibiose)	**Piperacillin + Tazobactam** → 154	*3 x 4,5g/d*

oder	**Cephalosporin 3. Gen.** (Antibiose)	**Ceftriaxon** → 155	*1 x 2g/d i.v.*
oder	**Aminobenzyl-Penicillin** (Antibiose)	**Ampicillin** → 153	*3-4 x 0,5-2g/d i.v.*
plus	**Aminoglykosid** (Antibiose)	**Gentamicin** → 161	*2-5mg/kg/d i.v.*
Umstellen auf orale Therapie nach Resistenzlage			

T 16.5.3 Chronisch bakterielle Prostatitis

	Gyrasehemmer (Antibiose)	**Ciprofloxacin** → 162	*2 x 500mg/d für 4W*
oder	**Folatantagonist + p-Aminobenzoesäureantagonist** (Antibiose)	**Cotrimoxazol** → 163	*2 x 160 + 800mg/d p.o. für 3M*

Behandlungsrefraktäre Patienten:
- Intermittierende Behandlung akuter symptomatischer Zystitiden
- Niedrig-Dosis antibiotische Suppressionstherapie (z.B. Nitrofurantoin)
- Radikale TURP oder einfache Prostatektomie (ultima ratio)

T 16.5.4 Chronische Prostatitis, chronisches Beckensyndrom

- Alpha-Rezeptorblocker-Therapie für neu diagnostizierte, Alpha-Rezeptoren-Blocker-naive Patienten (siehe BPH, Therapieversuch mindestens 6 Monate)
- Antimikrobielle Therapie für neu diagnostizierte, Antibiotika-naive Patienten (s. chronische bakterielle Prostatitis)
- Multimodale symptomatische Therapie

231 Florian ME, et al. Prostatitis und männliches Beckenschmerzsyndrom, Diagnostik und Therapie. Dtsch Arztebl Int 2009;106(11):175-183

T 16.6 Salpingitis, Endometritis, Tuboovarialabszess (antiinfektiös)

Bei unzureichendem Erfolg chirurgische Therapie

	Cephalosporin Gr. 5	**Cefoxitin** → 156	*3 x 1-2g i.v. für 4d*
plus	**Tetracyclin** (Antibiose)	**Doxycyclin** → 158	*2 x 100mg i.v.*
	Aminopenicillin + Beta-Laktamase-Inhibitor (Antibiose)	**Ampicillin + Sulbactam** → 154	*4 x 3g/d i.v.*
plus	**Tetracyclin** (Antibiose)	**Doxycyclin** → 158	*2 x 100mg i.v.*
	Lincosamide (Antibiose)	**Clindamycin** → 160	*3 x 900mg i.v.*
plus	**Aminoglykosid** (Antibiose)	**Gentamicin** → 161	*1. Dosis 2mg/kg KG i.v., dann 1.5mg 3xtgl*

T 16.7 Epididymitis

T 16.7.1 Symptomatisch (nur bei unzureichender antibiotischer und antiphlogistischer Therapie)			
evtl.	**Glukokortikosteroid**(antiinflammator., immunsuppressiv)	**Prednisolon** → 115	*20mg/d p.o. (7d)*
evtl.	**Cyclooxygenasehemmer (NSAR)** (antiphlogistisch, analgetisch, Schleimhautödem ↓)	**Diclofenac** → 108	*1-3 x 50mg/d p.o., rect., 1 x 100mg/d (ret.) p.o., 1 x 75mg i.m.*
T 16.7.2 Antiinfektiös			
	Gyrasehemmer (Antibiose)	**Ciprofloxacin** → 162	*2 x 250-750mg/d p.o. (10d)*
oder	**Ureidopenicillin** (Antibiose)	**Mezlocillin** → 153	*3 x 2g/d i.v. (10d)*
plus	**Aminoglykosid** (Antibiose)	**Gentamicin** → 161	*1 x 2-5mg/kg/d i.v. (10d)*

T 16.8 Niereninsuffizienz[232]

T 16.8.1 Akutes Nierenversagen – Prinzipien

Allgemein

- Behandlung der Grundkrankheit
- Pausieren/Absetzen von Medikamenten, die die Autoregulation der Niere stören (ACE-Hemmer, AT-I-Blocker, NSAID), Absetzen nephrotoxischer Medikamente wenn möglich (z.B. Aminoglycoside)
- Absetzen von bei Niereninsuffizienz kontraindizierten Medikamenten (z.B. Metformin)
- Anpassung der Medikation an die Nierenfunktion
- Kalium-, phosphatarme Kost
- Bilanzierung, Anstreben einer Euvolämie (ZVD 5-10), Flüssigkeitszufuhr= 500ml+Diuresemenge/d
- Kontrolle der Elektrolyte (inkl Ca/P) und BGA
- Ernährung: hochkalorisch (30-40kcal/kg KG/Tag),Eiweiß-reduziert (0.6-0.8g/kg KG/Tag)

Überwässerung

- Flüssigkeitszufuhr reduzieren

evtl.	**Schleifendiuretikum** (Diuresesteigerung)	**Furosemid** → 58	*20-100mg/h, max 1500mg/d (je nach Diurese)*

Hyperkaliämie

- Kaliumzufuhr reduzieren (Kalium in Infusionen, z. B. Jonosteril, Kaliumsupplemente?)

evtl.	**Kationenaustauscher** (Hyperkaliämietherapie)	**Resonium** → 73	*3-4 x 15g/d p.o., evtl. auch Einlauf (b. Bed.)*
oder evtl.	**Redistribution** (Hyperkaliämietherapie)	**Glukose 10%** → 75 **+ Insulin** → 120	*500ml + 10-20IE über 1h i.v. (b. Bed.)*
oder evtl.	**Membranantagonismus** (Hyperkaliämietherapie)	**Kalziumglukonat 10%** (10ml = 2,3 mmol Ca^+) → 72	*2.3-4.5mmol i.m. oder langs. i.v. bei schwerer Hyperkaliämie und Rhythmusstörungen. Kein Einfluss auf Kalium*
oder evtl.	**Puffer, Redistribution**	**Natriumhydrogencarbonat 8.4%** (100ml = 100mmol HCO_3^-) → 77	*BE x 0.3 x kg = mmol, max. 1.5 mmol/kg/h i.v. (50% des Bedarfs in ersten 2h, langs. geben!) Nur bei Azidose*

Metabolische Azidose			
evtl.	**Puffer** (Azidosetherapie)	**Natriumbicarbonat (BicaNorm, Nephrotrans)**	*Start mit 3 x 1-2g p.o., dann je nach BGA*
		Natriumhydrogencarbonat 8.4% (100ml = 100mmol HCO_3^-) → 77	*BE x 0.3 x kg = mmol, max. 1.5 mmol/kg/h i.v. (50% des Bedarfs in ersten 2h, langs. geben!)*
Hyperphosphatämie • Phosphatarme Kost			
	Phosphatbinder	**z. B. Ca-Acetat**	*3 x 1-2 Tbl zu den Mahlzeiten (nur bei enteraler Ernährung)*
Versagen der konservativen Therapie			
evtl.	**Nierenersatzverfahren**	*Dialyseindikation: "Vokal"-Regel* • **A** *metabolische Azidose (pH<7,1)* • **E** *Elektrolyte: Hyperkaliämie (>6,5 u./o. Rhythmusstörungen), Hyperkalzämie* • **I** *Intoxikation z. B. Ethylenglucol* • **O** *Ödeme: Pulm. Überwässerung "fluid lung" u./o. periph. Ödeme* • **U** *Urämie: Krea, Harnstoff, urämische Serositis mit Pleura-/Perikarderguss*	

[232] Schmidt, C. Akutes Nierenversagen: Pathophysiologie und klinisches Management. Dtsch med Wochenschr 2008; 133: 542

T 16.8.2 Chronische Niereninsuffizienz

Definition:

Man spricht von einer chronischen Nierenerkrankung wenn:
- ein pathologischer Nierenbefund (Histologie, Urinsediment, Bildgebung) und/oder
- eine glomeruläre Filtrationsrate (GFR) von < 60ml/min/1,73m² während mindestens 3 Monaten vorliegt.

Stadien der Niereninsuffizienz

K/DOQI-Stadium	GFR (ml/min/1,73m²)	Stadien diabetische Nephropathie
Stadium 1	> 90	1a Mikroalbuminurie: 20-200 mg/l Albumin im Urin
		1b Makroalbuminurie: > 200 mg/l Albumin im Urin
Stadium 2	60-89	2, leichtgradig, Albuminurie > 200 mg/l
Stadium 3	30-59	3, mässiggradig
Stadium 4	15-29	4, hochgradig
Stadium 5 ohne Dialyse	< 15 oder Dialyse	5, terminal
Stadium 5 mit Dialyse		5, terminal mit Dialyse

Allgemeine Therapie

a) Bei Erstdiagnose Abklärung der Grunderkrankung und wenn möglich Therapie
b) Verzögerung der Progression durch
- Nikotinstop
- Normalgewicht anstreben
- Vermeidung nephrotoxischer Substanzen (Kontrastmittel, NSAID etc.) bzw Prophylaxe des Nierenfunktionsverlusts bei Anwendung dieser Medikamente
- Bei diabetischer Nephropathie (ab Mikroalbuminurie) und bei Proteinurie (spätestens > 1g/24h) ACE-Hemmer oder AT II-Blocker (auch bei normalem Blutdruck, Kreatinin und Kalium kontrollieren)

c) Einstellung der kardiovaskulären Risikofaktoren
- Blutdruck: < 130/85, bei Proteinurie > 1g/d: < 125/75 mmHg, ACE-Hemmer oder AT II-Blocker bevorzugen falls keine Kontraindikation
- Salzarme Diät (5g Salz/d)
- Blutzucker: HbA1c < 7 %, Präprandiale BZ-Werte 90-120 mg/dl (5-6.7 mmol/l)
- Lipide: Statin bei LDL > 100 mg/dl (> 2,6 mmol/l; und 3-monatiger erfolgloser nicht-medikamentöser Behandlungsversuch) Fibrat (Gemfibrozil ist Fibrat der Wahl bei Niereninsuffizienz) bei TG > 500mg/dl oder TG > 200mg/dl und nicht-HDL-Cholesterin > 130mg/dl, wenn Statin nich toleriert wird
- Harnsäure: Behandeln bei Z.n. > 1 Gichtanfall, Gichttophi oder HS > 8mg/dl und erfolgloser nicht-medikamentöser Therapie

d) Anderes
- Trinkmenge: Nach Durst
- Proteinrestriktion (für Normalbevölkerung empfohl. Zufuhr: 0,8-1g/kg KG/d, Mangelernährung vermeiden
- Anpassung der Dosierungen von Medikamenten an die Nierenfunktion
- Absetzen kontraindizierter Medikamente (z.B. Metformin)

T 16.8.3 Behandlung von Folgeerkrankungen, Vermeidung/Behandlung von Komplikationen

Renale Anämie			
evtl.	**Eisensubstitution**	**Eisen-II-Ion** → 80	*100mg/d p.o.*
evtl. plus	**Hormon** (Anämietherapie)	**z.B. rHu-Epo**	*Nach Hb Ziel-Hb 11–12*
Renale Osteopathie, sekundärer Hyperparathyreoidismus • Phosphatarme Ernährung			
	Phosphatbindung (Osteopathietherapie)	**z.B. CaAcetat**	*3 x 1-2 Tbl zu den Mahlzeiten (je nach Phosphat)*
evtl. plus	**Hormon** (Osteopathietherapie)	**Calcitriol** → 79	*Start mit 0.25mg 3x/Woche (dann nach PTH)*
Metabolische Azidose			
	Puffer (Azidosetherapie)	**Natriumbicarbonat**	*Start mit 3 x 1-2g p.o., dann je nach BGA*
Überwässerung • Trinkmenge reduzieren (1-1,5l/d sind ausreichend)			
	Schleifendiuretikum (Diuresesteigerung)	**Furosemid** → 58	*2 x 40-500mg/Tag p.o. (max 2000mg/d)*
oder	**Schleifendiuretikum** (Diuresesteigerung)	**Torasemid**	*1 x 10-200mg/d p.o.*
evtl. plus	**Thiaziddiuretikum**	**Xipamid** → 59	*1 x 10-40mg/d*

T 16.8.4 Diabetische Nephropathie

im Vordergrund steht die korrekte BZ-Einstellung			
	ACE-Hemmer (Renoprotektivum)	**Ramipril** → 43	*1 x 2.5-10mg p.o.*
oder	**Angiotensin-II-Rezeptorantagonisten**	**Losartan** → 44	*3 x 50mg/d p.o.*

T 16.8.5 Nephrotisches Syndrom [233]

- Behandlung der Grundkrankheit
- Salzarme Kost (< 5g Salz/d)
- Proteinarme Diät ist umstritten wegen des meist hohen Eiweißverlusts, aber eine größere Eiweißzufuhr aus tierischen Quellen ist zu vermeiden
- Nikotinstop wirkt antiproteinurisch
- Aggressive Blutdruckeinstellung (Ziel < 125/85 mmHg)
- Statin, wenn keine Besserung des Lipidstatus unter Therapie der Grunderkrankung
- Prophylaktische (orale) Antikoagulation bei hohem Risiko für eine Thrombose/thromboembolisches Ereignis (membranöse Glomerulonephritis, Proteinurie > 10g/d, Serumalbumin < 2g/dl)+ zusätzlichen Risikofaktor (vorherige Thrombose, Immobilisation, Herzinsuffizienz, OP): oAK mit Ziel-INR 2-3, 6 Monate über die Remission hinaus
- Orale Antikoagulation nach einem thromboembolischen Ereignis über mindestens 6-12 Monate bzw solange der Patient nephrotisch ist

	ACE-Hemmer (Renoprotektivum)	**Ramipril** → 43	*1 x 2,5-10mg p.o.*
o./evtl. plus	**Angiotensin-II-Rezeptorantagonisten**	**Losartan** → 44	*3 x 50mg/d p.o.*
	Schleifendiuretikum (Diuresesteigerung)	**Furosemid** → 58	*2 x 40-500mg/d p.o. (max 2.000mg/d)*
plus	**Benzothiadiazindiuretikum** (Diuresesteigerung)	**Hydrochlorothiazid** → 59	*1 x 25-50mg/d p.o.*
oder plus	**Thiazidderivatdiuretikum** (Diuresesteigerung)	**Xipamid** → 59	*1 x 10-40mg/d p.o.*
	HMG-CoA-Reduktasehemmer (intrazell. Cholesterinsynth. ↓, LDL ↓, HDL ↑)	**Simvastatin** → 124	*1 x 20mg/d p.o. zur Nacht (je nach Therapie der Grundkrankheit, Blutfette)*

[233] UptoDate (www.uptodate.com)

T 16.8.6 Glomerulonephritis [234]

Akute postinfektiöse GN (z.B. Immunkomplexnephritis nach Streptokokkeninfektion)

- Sanierung des Infektionsherdes
- Zusätzlich supportive Therapie (wie Therapie des akuten Nierenversagens)

	Benzylpenicillin (Antibiose)	**Penicillin G** → 151	*4-6 x 0,5-10Mio. IE/d i.v. (7-10 d)*
oder	**Makrolid** (Antibiose)	**Erythromycin** → 159	*3 x 500mg/d p.o., 4 x 0,5-1 g/d i.v. (7-10 d, bei Penicillinallergie)*

Evtl. Antibiotika-Prophylaxe während einer Epidemie mit nephritogenen Streptokokken zur Vermeidung weiterer Episoden

Minimal change GN

Alle Patienten:
Therapie wie nephrotisches Syndrom und Therapie der chronischen Niereninsuffizienz

Assoziiert mit (auslösende Ursache suchen und falls möglich beseitigen):
- Medikamenten (NSAID, COX-2-Hemmer, Ampicillin, Rifampicin, Cephalosporine, Lithium D-Penicillamine, Bisphosphonate, Sulfasalazine, Impfungen, Gamma-Interferon)
- Neubildungen (vor allem hämatologische Neubildungen [Lymphome, Leukämie], selten solide Tumore [Thymom, Nierenzellkarzinom, Mesotheliom; Bronchial-, Colon-, Blasen-, Mamma-, Pankreas-, Prostata-karzinome])
- Infektionskrankheiten (Syphilis, Tuberkulose, HIV, Mykoplasmen, Ehrlichiose, Hepatitis C, Echinokokkose)
- Allergien, Atopie
- Andere glomeruläre Erkrankungen (SLE, Typ 1-Diabetes, HIV-Nephropathie, polyzystische Nierenerkrankungen)

Initial	**Glukokortikosteroide**	**Prednisolon** → 115	*1mg/kg KG/d p.o. (max. 80mg) für 3-4M, dann langsam ausschleichen über 6M*
Bei Steroid-Resistenz (Diagnose überprüfen) und/oder Steroidnebenwirkungen			
	Glukokortikosteroide	**Prednisolon** → 115	*Start mit 1mg/kg KG/d p.o., nach Remissionsinduktion rasch ausschleichen*
plus	**Alkylanz** (immunsuppressiv)	**Cyclophosphamid** → 295	*2mg/kg KG/d für 12W; Start nach Remissionsinduktion durch Steroide*
plus	*Supportivtherapie zur Immunsuppression PCP-Prophylaxe (bei Therapie mit Cyclophosphamid) und Osteoporoseprophylaxe (bei Therapie mit Steroiden). Siehe Supportivtherapie zur Immunsuppression.*		

Membranöse GN

Assoziiert mit
- Systemkrankheiten (Systemic lupus erythematosus [WHO Class V], Sarcoidose)
- Medikamenten (Penicillamine, Bucillamine, Gold, Anti-TNF-Therapie, Tiopronin, NSAID, Diabetestherapie mit Schweineinsulin)
- Infektionen (Hepatitis-B-Virus, Hepatitis-C-Virus)
- Malignomen (Lungen-, Nieren-, Mamma-, gastrointestinalen; selten hämatologische oder Lymphome)
- Zustand nach Stammzelltransplantation, Nierentransplantation

Alle Patienten:
Therapie wie nephrotisches Syndrom und Therapie der chronischen Niereninsuffizienz

Moderates Risiko
- Proteinurie 4-8g/d über 6 Monate trotz supportiver Therapie persistierend, normale Nierenfunktion (Kreatininclearance > 80ml/min), mit Diuretika kontrollierte Ödeme
- Therapiebeginn, wenn Proteinurie nach 6 Monate unter allgemeiner Therapie nicht < 4g/d

	Glukokortikosteroide	**Methylprednisolon** → 114	*1g i.v. über 3d in den Monaten 1, 3 und 5*
dann	**Glukokortikosteroide**	**Methylprednisolon** → 114	*0.4mg/kg KG/d p.o. an den Tagen 4-27 der Monate 1, 3 u. 5*
oder	**Glukokortikosteroide**	**Prednisolon** → 115	*0.5mg/kg/d p.o. an den Tagen 4-27 der Monate 1, 3 und 5*

plus	**Alkylanz** (immunsuppressiv)	**Cyclophosphamid** → 295	*2-2.5mg/kg KG/d in den Monaten 2, 4 und 6*
plus	*Supportivtherapie zur Immunsuppression PCP-Prophylaxe (bei Therapie mit Cyclophosphamid) und Osteoporoseprophylaxe (bei Therapie mit Steroiden). Siehe Supportivtherapie zur Immunsuppression.*		
oder	**Transkriptionsfaktor-hemmung v.a. bei T-Lymphozyten**	**Ciclosporin** → 182	*3-5mg/kg KG/d in 2 Einzeldosen (Ziel-Spiegel 120-200ng/ml) für 6M*
plus	**Glukokortikosteroide**	**Prednisolon** → 115	*10mg jeden 2. Tag*
Jeweils nach 6 Monaten je nach Ansprechen Entscheidung über weitere Therapie			
Hohes Risiko bei: • Proteinurie > 8g/d über mehr als 6 Monate und/oder eingeschränkter Nierenfunktion • steigendem Kreatinin unter supportiver Therapie • symptomatischer Proteinurie • Hypoproteinämien • Ödemen			
	Glukokortikosteroide	**Methylprednisolon** → 114	*1g i.v. über 3d in den Monaten 1, 3 und 5*
	Glukokortikosteroide	**Prednisolon** → 115	*0.5mg/kg KG jeden 2.Tag p.o.*
plus	**Alkylanz** (immunsuppressiv)	**Cyclophosphamid** → 295	*1.5-2mg/kg KG/d für 6-12M*
plus	*Supportivtherapie zur Immunsuppression PCP-Prophylaxe (bei Therapie mit Cyclophosphamid) und Osteoporoseprophylaxe (bei Therapie mit Steroiden). Siehe Supportivtherapie zur Immunsuppression*		
oder	**Transkriptionsfaktor-hemmung v.a. bei T-Lymphozyten**	**Ciclosporin** → 182	*3.5mg/kg KG/d in 2 Einzeldosen (Ziel-Spiegel 110-170ng/ml) für 6M*
Jeweils nach 6 Monaten je nach Ansprechen Entscheidung über weitere Therapie			

Fokal segmental sklerosierende GN (FSGS)

Alle Patienten: Therapie wie nephrotisches Syndrom und Therapie der chronischen Niereninsuffizienz
Sekundäre FSGS: Behandlung der Grundkrankheit
Assoziert mit:

- Toxinen (z.B. Heroin, Interferon, Cyclosporin, Pamidronat),
- genetischen Abnormalitäten,
- Infectionen (einschließlich HIV),
- atheroembolischen Ereignissen oder Vorkommen
- als physiologische Antwort auf Erkrankungen mit glomerulärer Hyperfiltration/Hypertrophie (verminderte Nierenmasse, renale Vasodilatation, unilaterale Nierenagenesie, vorangegangenes Nierentrauma)

Primäre FSGS:			
	Glukokortikosteroide	**Prednisolon** → 115	*1mg/kg KG/d p.o. (max 80mg) für 2-3M, dann 0.5mg/kg/d (max 60mg/d) für 4W, dann über 4M ausschleichen*
Bei Steroidnebenwirkungen, Steroidresistenz oder Kontraindikation für hohe Steroiddosen			
oder	**Transkriptionsfaktor-hemmung v.a. bei T-Lymphozyten**	**Ciclosporin** → 182	*3-4mg/kg KG/d in 2 Einzeldosen (Ziel-Spiegel 100-175ng/ml) für 6M, ausschleichen über 1-2J*

plus	**Glukokortikosteroide**	**Prednisolon** → 115	*0.15mg/kg/d (max 15mg), nach 6M schrittweise reduzieren auf 2.5mg, Therapie solange Cyclosporin gegeben wird*
plus	*Supportivtherapie zur Immunsuppression Osteoporoseprophylaxe (bei Therapie mit Steroiden). Siehe Supportivtherapie zur Immunsuppression*		
Bei Steroidresistenz oder Kontraindikationen für Ciclosporin			
	Immunsuppression (Inhibition der Lymphozyten-proliferation)	**Mycophenolatmofetil** → 183	*2 x 750-1.000mg für 6M*
Membranproliferative Glomerulonephritis			
Grunderkrankung suchen und behandeln **Assoziiert mit:** • Autoimmunerkrankungen (SLE, Sjögrensyndrom, hereditärer Complement-Mangel, rheumatoide Arthritis) • chronischen Infektionen (Hepatitis B und C, SBE, ventriculoatriale Shuntinfektionen, chronische Abszesse, Schistosomiasis, Malaria, Lepra) • thrombotischen Mikroangiopathien (Transplantatglomerulopathie, Antiphospholipidsyndrom, Heilungsphase von TTP/HUS, Sklerodermie) • Dysproteinämien • Anderen (partielle Lipodystrophie, CLL, Factor-H-, -I-, MCP-, complement-factor-3- und -4-Mangel, Melanome, Alpha-1-Antitrypsin-Mangel, Chlorpropamid, Non-Hodgkin-Lmphome, Nierenzellkarzinome, splenorenale Shunt-Operation für portale Hypertonie)			
Bei ideopathischer Genese (membranoproliferative GN Typ I und III)			
Alle Patienten: Therapie wie nephrotisches Syndrom und Therapie der chronischen Niereninsuffizienz			
	Glukokortikosteroide	**Prednisolon** → 115	*120mg jeden 2.d für 3-4M, bei Response langsame Reduktion auf 20-30mg jeden 2.d für mehrere Jahre*
evtl. plus	**Thrombozyten-aggregationshemmer**	**Acetylsalicylsäure + Dipyridamol** → 88	*Rolle unklar, empfohlen sind 500mg ASS und 75mg Dipyramidol (ist so nicht erhältlich). Am nahesten kommt der Empfehlung: Aggrenox 1 x tgl; ASS 1 x 500mg tgl*
IgA-Nephropathie			
Alle Patienten: Therapie wie nephrotisches Syndrom und Therapie der chronischen Niereninsuffizienz			
evtl. plus	**Fischölpräparate**	**n-3-mehrfachungesättigte Fettsäuren** → 125	*12g/d p.o.*
Bei progressiv aktver Erkrankung			
Therapie nach Pozzi			
	Glukokortikosteroide	**Methylprednisolon** → 114 **Prednisolon** → 115	*0.5-1g/d i.v. an den Tagen 1-3 zu Beginn von M 1, 3, 5; dazwischen 0.5mg/kg KG p.o. 1 x jeden 2. Tag für 6M*

ODER alternative Steroidtherapie			
	Glukokortikosteroide	**Prednison** → 115	*1mg/kg KG für 2M, dann bei Response 1mg/kg KG jeden 2.d für 2M, dann 0.5mg/kg KG jeden 2.d für 2M ODER alternierend 100-120mg jeden 2.d für 2-3M, dann rasch reduzieren auf 30-40mg jeden 2.d für insges. 6M*
plus	*Supportivtherapie zur Immunsuppression Osteoporoseprophylaxe (bei Therapie mit Steroiden). Siehe Supportivtherapie zur Immunsuppression.*		
Bei schwerer Erkrankung und initial eingeschränkter Nierenfunktion (Kreatinin >1,5mg/dl)			
Behandlung nach Ballardie & Roberts			
	Glukokortikosteroide	**Prednisolon** → 115	*40mg/d Mo. 1* *30mg/d Mo. 2-3* *20mg/d Mo. 4-6* *15mg/d Mo. 7-12* *10mg/d für das 2.J, dann ausschleichen*
plus	**Alkylanz** (immunsuppressiv)	**Cyclophosphamid** → 295	*1.5mg/kg KG/d für 3M*
dann	**Purinanalogon** (immunsuppressiv)	**Azathioprin** → 182	*1.5mg/kg KG/d für 1-2J; Beginn ca. 2W nach letzter Cyclophosphamidgabe (Lc>4.000, neutrophile >1.500)*
oder		**Mycophenolat**	*2 x 1.000mg/ für 1-2J*
plus	*Supportivtherapie zur Immunsuppression PCP-Prophylaxe (bei Therapie mit Cyclophosphamid) und Osteoporoseprophylaxe (bei Steroidtherapie). Siehe Supportivtherapie zur Immunsuppression.*		
Rapid progressive GN			
Akuttherapie, bis Ergebnisse der erfolgten Diagnostik/Biopsie vorhanden sind			
	Glukokortikosteroide (antiinflammatorisch, immunsuppressiv)	**Methylprednisolon** → 114	*500-1.000mg/d i.v. für 3d, dann Prednisolon (s.u.)*
evtl. plus	**Plasmapherese (besonders bei Patienten mit Hämoptysen)**		
Anti-Glomerulumbasalmembran-AK			
	Glukokortikosteroide (antiinflammatorisch, immunsuppressiv)	**Methylprednisolon** → 114	*15-30mg/kg KG/d (max 1.000mg/d) i.v. für 3d, dann Prednisolon (s.u.)*
		Prednisolon → 115	*1mg/kg KG/d (max 80mg/d) bis zur Remission, dann 20mg für 6W, dann ausschleichen auf 6M*
plus	**Alkylanz** (immunsuppressiv)	**Cyclophosphamid** → 295	*2mg/kg KG/d für 2-3M, dann je nach Anti-GBM-Titer*
evtl. plus	**Plasmapherese** (4 l Austausch, Substitution mit Albumin, tgl. oder jeden zweiten Tag, je nach Anti-GBM-Titer oder Hämoptysen über 3 Wochen)		
plus	*Supportivtherapie zur Immunsuppression PCP-Prophylaxe (bei Therapie mit Cyclophosphamid) und Osteoporoseprophylaxe (bei Steroidtherapie). Siehe Supportivtherapie zur Immunsuppression.*		

Lupusnephritis			
Therapie bei: • diffus oder fokal proliferativer Lupusnephritis • ausgewählten Patienten mit membranöser Lupusnephritis besonders mit schwerem nephrotischen Syndrom, erhöhtem Serumkreatinin und/oder assoziierter proliferativer Erkrankung • minimal mesangialer und mesangial proliferativer LN nicht indiziert (also keine immunsuppressive Therapie)			
Alle Patienten: Therapie wie nephrotisches Syndrom und Therapie der chronischen Niereninsuffizienz			
	Glukokortikosteroide (antiinflamm., immunsuppressiv)	**Methylprednisolon** → 114	*750mg/d i.v. für 3d, dann*
		Prednison → 115	*0.5mg/kg KG/d p.o. für 4W, dann Erhaltungsdosis*
plus	**Alkylanz** (immunsuppressiv)	**Cyclophosphamid** → 295	*0.75-1g/m² KOF i.v. monatlich für 4-7 Zyklen (DANI)*
oder	**Alkylanz** (immunsuppressiv)	**Cyclophosphamid** → 295	*500mg i.v. alle 2W für 6 Zyklen (EURO-LUPUS Study)*
dann	**Purinanalogon** (immunsuppressiv)	**Azathioprin** → 182	*2mg/kg KG/d (max 150-200mg/d) für 1-2J, Beginn ca. 2W nach letzter Cyclophosphamidgabe (Lc>4.000, neutrophile >1.500)*
oder	**Glukokortikosteroide** (antiinflamm., immunsuppressiv)	**Prednison** → 115	*1mg/kg KG/d (max 80mg/d) für 8W, dann langsam auf niedrigstmögliche Erhaltungsdosis reduzieren*
plus		**Mycophenolat**	*Start mit 2 x 500mg/d, wöchentlich um 500mg steigern bis 3 x 1.000mg (je nach Ansprechen und Nebenwirkungen) für 6*
dann		**Mycophenolat**	*2 x 500-1.000mg/d für 18-24M oder länger*
plus	*Supportivtherapie zur Immunsuppression PCP-Prophylaxe (bei Therapie mit Cyclophosphamid) und Osteoporoseprophylaxe (bei Steroidtherapie). Siehe Supportivtherapie zur Immunsuppression*		
Pauci-Immun-GN, ANCA-assoziierte GN			
	Glukokortikosteroide (antiinflamm., immunsuppressiv)	**Methylprednisolon** → 114	*7-15mg/kg KG/d (max 1.000mg/d) i.v. 3d, dann Prednison (s.u.)*
		Prednison → 115	*1mg/kg KG/d p.o. für 1M, dann Reduktion um 10mg/W, bis 30mg erreicht, dann Reduktion um 5mg/W, bis 15mg erreicht, dann Reduktion um 2.5mg, bis 12.5mg/d nach 6M. Therapiedauer 6-12M*
plus	**Alkylanz** (immunsuppressiv)	**Cyclophosphamid** → 295	*Bolustherapie mit 0.5-1g/m² KOF monatlich für 6M bzw. 3M über Remission hinaus (bei GFR<30ml/min Dosisreduktion um 30%)*

oder	**Alkylanz** (immunsuppressiv)	**Cyclophosphamid** → 295	*1.5-2mg/kg KG/d p.o. für 6M bzw. 3M über Remission hinaus (bei GFR<30ml/min Dosisreduktion um 30%)*
evtl. plus	*Plasmapherese (empfohlen bei Patienten mit zusätzlichen Anti-GM-AK, schwerer pulmonaler Hämorrhagie, fortgeschrittener Niereninsuffizienz oder Dialysepflicht bei Erstdiagnose)*		
	Supportivtherapie zur Immunsuppression PCP-Prophylaxe (bei Therapie mit Cyclophosphamid) und Osteoporoseprophylaxe (bei Steroidtherapie). Siehe Supportivtherapie zur Immunsuppression.		
Danach oder alternativ bei Cyclophosphamid-Unverträglichkeit			
	Purinanalogon (immunsuppressiv)	**Azathioprin** → 182	*1.5-2mg/kg KG/d für 8-12M*
oder	**Immunsuppression**	**Methotrexat** → 298	*Nur bei GFR>50ml/min Start mit 0.3mg/kg KG/W (max 15mg/W), wöchentlich steigern um 2.5mg bis auf 25mg/W für 8-12M*
plus		**Folsäure** → 80	*5mg am Tag nach Methotrexat-Einnahme*
Kryoglobulinämie			
• Immer Hep. B und C, Endokarditis, Plasmozytom/Waldenström ausschließen bzw behandeln. • Bei milden Formen Verlaufsbeobachtung • Bei Endorganschäden (Vaskulitis und/oder Thrombose) agressive Therapie			
	Glukokortikosteroide (antiinflamm., immunsuppressiv)	**Methylprednisolon** → 114	*1.000mg/d i.v. für 3d, dann Prednison (s.u.)*
		Prednison → 115	*1-2mg/kg KG p.o.*
plus	**Alkylanz** (immunsuppressiv)	**Cyclophosphamid** → 295	*Bolustherapie mit 0.75 g/m² KOF alle 3-6W (bei GFR<30ml/min Dosisreduktion um 30%)*
oder		**Cyclophosphamid** → 295	*2mg/kg KG/d p.o. für 6M bzw. 3M über Remission hinaus (bei GFR <30ml/min Dosisreduktion um 30%)*
evtl. plus	*Plasmapherese*		
plus	*Supportivtherapie zur Immunsuppression PCP-Prophylaxe (bei Therapie mit Cyclophosphamid) und Osteoporoseprophylaxe (bei Therapie mit Steroiden). Siehe Supportivtherapie zur Immunsuppression.*		

[234] UptoDate (www.uptodate.com)

T 16.9 Supportivtherapie zur Immunsuppression

Cyclophosphamid (Kumulativdosis 30-60g)			
evtl. plus	**Cyclophosphamid-Metabolit** (Acroleinneutralisation, Zystitis-prophylaxe)	**Mesna**	*200-400mg i.v. vor/4h + 8h nach Cyclophosphamid-Inf. (bei Bolustherapie)*
plus	**Antibiotikum** (Pneumozystis carinii/jirovecii-Pneumonie-Prophylaxe)	**Trimethoprim + Sulfamethoxazol**	*160mg/800mg 3 x/W für die Dauer der Behandlung*

evtl. plus	**Lokales Antibiotikum** (bei Nachweis von Staph. aureus in den Nasenhöhlen)	**Mupirocin-Nasensalbe**	*3 x tgl. über 7d*
Corticosteroide (Osteoporoseprophylaxe (nach DVO-Leitlinien)			
evtl. plus	**Kalziumpräparat + Vitamin D**	**(Calcimagon D3, Sandocal-D forte)**	*1.000mg+800E/d*
evtl. plus	**Biphosphonat** (Osteoklastenhemmung)	**Alendronsäure**	*10mg/d oder 70mg/W*
Corticosteroide (Magenschutz)			
evtl. plus	**Protonenpumpeninhibitor**	**Pantoprazol**	*1 x tgl. 40mg p.o.*
Corticosteroide (Soorprophylaxe, Soortherapie)			
evtl. plus	**Antimykotikum zur topischen Anwendung**	**Nystatin**	*4-6 x 100.000IE p.o.*

T 16.10 Nierensteine

T 16.10.1 Nierenkolik

Basistherapie			
evtl.	**Arylessigsäurederivat, Cyclooxygenasehemmer (NSAR)** (antiphlogistisch, analgetisch, Schleimhautödem ↓)	**Diclofenac** → 108	*1-3 x 50mg/d p.o., rect., 1 x 100mg/d (ret.) p.o.*
		Cave *bei erhöhten Retentionswerten*	
	Opioid (Analgesie)	**Pethidin** → 103	*30–100mg langs. i.v.; max. 600mg/d; (b. Bed.)*
evtl.	**Pyrazolderivat** (Analgesie)	**Metamizol** → 110	*1-4 x 1g i.v. (b. Bed.)*
Trinken nach Durst, keine Schwemmtherapie			

T 16.10.2 Bei Harnwegsinfektion

	Cephalosporin 3. Gen. (Antibiose)	**Cefotaxim** → 155	*3 x 2g/d i.v.*
plus	**Aminoglykosid** (Antibiose)	**Gentamicin** → 161	*2-5mg/kg/d i.v.*
oder	**Gyrasehemmer** (Antibiose)	**Ciprofloxacin** → 162	*2 x 100-200mg/d i.v.*
Entfernung des Steines			

T 16.10.3 Nephrolithiasis [235]

Allgemeine Therapie

- Trinkmenge 2.500-3.000ml/d gleichmäßig über den Tag verteilt bzw. Harnvolumen 2.000-2.500ml/d
- Harndichte < 1.010 kg/l
- Kalziumzufuhr 1.000-1.200mg/d
- Ausgewogene Ernährung, ballaststoffreich, vegatibel
- Kochsalzzufuhr < 6g/d, Eiweißzufuhr 0.6-1g/kg KG
- BMI-Ziel 18-25kg/m^2
- Adäquate körperliche Bewegung
- Ausgleich hoher Flüssigkeitsverluste

Zusätzlich je nach Steinart:

Uratsteine

	Purinarme Diät		
plus	**Xanthinoxidase-Hemmer** (Harnsäuresynthesehemmer)	**Allopurinol** → 128	*1 x 100-300mg/d p.o.*
evtl.	**Harnalkalisierer** (Litholyse)	**Alkali-Zitrat**	*9-12g/d p.o.; Urin-pH auf 6.2-6.8; Vorsicht Kalium-Belastung*
		Natrium-Bicarbonat	*3 x 1.5g/d p.o. Urin-pH auf 6.2-6.8 (teurer)*

Zystinsteine

- Urinmenge mindestens >3000ml/24h
- Möglichst harnneutrale und alkalisierende Getränke
- Urin-pH-Optimum 7.5-8.5

	Harnalkalisierer (Litholyse)	**Alkali-Zitrat**	*9-12g/d p.o.; Urin-pH auf 6.2-6.8; Vorsicht Kalium-Belastung*
oder		**Natrium-Bicarbonat**	*3 x 1.5g/d p.o. Urin-pH auf 6.2-6.8 (teurer)*
	Reduzierende Wirkung (Verhältnis Zystin/Zystein ↓, Zystein besser löslich)	**Ascorbinsäure-Brause-Tbl.** → 79	*3-5g/d p.o.*
evtl. plus		**Tiopronin**	*250mg initial, max 1-2g/d (bei Cystinausscheidung >3-3.5mmol/l)*

Kalziumoxalatsteine

- Keine Kalziumrestriktion, 800mg/d aus Milchprodukten
- Kalziumzufuhr mit den Mahlzeiten, um Hyperoxalurie zu vermeiden
- Fleischprotein- und salzreduzierte Kost

Hyperkalzurie

	Harnalkalisierer (Litholyse)	**Alkali-Zitrat**	*9-12g/d p.o.; Urin-pH auf 6.2-6.8; Vorsicht Kalium-Belastung*
oder		**Natrium-Bicarbonat**	*3 x 1.5g/d p.o. Urin-pH auf 6.2-6.8 (teurer)*
evtl. plus	**Thiaziddiuretikum**	**Hydrochlorothiazid**	*25-50mg/d p.o.*

Hypozitraturie			
	Harnalkalisierer (Litholyse)	**Alkali-Zitrat**	*9-12g/d p.o.; Urin-pH auf 6.2-6.8; Vorsicht Kalium-Belastung*
Hyperoxalurie			
	Oxalatarme Ernährung		
		Kalzium → 72	*>500mg/d p.o. zu den Mahlzeiten*
		Magnesium → 72	*200-400mg/d p.o. zu den Mahlzeiten*
Hyperurikämie			
	Purinarme Ernährung		
	Harnalkalisierer (Litholyse)	**Alkali-Zitrat**	*9-12 g/d p.o.; Urin-pH auf 6.2-6.8; Vorsicht Kalium-Belastung*
oder		**Natrium-Bicarbonat**	*3 x 1.5g/d p.o. Urin-pH auf 6.2-6.8 (teurer)*
plus	**Xanthinoxidase-Hemmer** (Harnsäuresynthesehemmer)	**Allopurinol** → 128	*1 x 100-300mg/d p.o. bei Hyperurikosurie*
Hypomagnesiurie			
		Magnesium → 72	*200-400mg/d p.o. zu den Mahlzeiten*
Primäre Hyperoxalurie			
Trinkmenge > 3000ml/d, normale Kalziumzufuhr			
	Harnalkalisierer (Litholyse)	**Alkali-Zitrat**	*9-12g/d p.o.; Urin-pH auf 6.2-6.8; Vorsicht Kalium-Belastung*
		Magnesium → 72	*200-400mg/d p.o. zu den Mahlzeiten*
	Vitamine	**Pyridoxin (Vitamin B6)** → 78	*5-20mg/kg KG/d (Beginn mit 300mg/d) p.o.*
Infektsteine (Struvit)			
Infektquelle sanieren; Ziel: komplette Steinfreiheit			
evtl.	**Harnansäuerung** (Litholyse)	**Methionin** → 259	*3 x 500-1.000mg/d p.o. (Urin-pH auf 5.6-6.2), BGA-Kontrollen*
Ammoniumuratsteine			
• Infektquelle sanieren, purinarme Ernährung • Ziel: komplette Steinfreiheit			
evtl.	**Xanthinoxidase-Hemmer** (Harnsäuresynthesehemmer)	**Allopurinol** → 128	*1 x 100-300mg/d p.o. bei Hyperurikosurie*
evtl.	**Harnansäuerung** (Litholyse)	**Methionin** → 259	*3 x 500-1.000mg/d p.o. (Urin-pH auf 5.6-6.2), BGA-Kontrollen*

[235] Nach LEITLINIEN ZUR DIAGNOSTIK, THERAPIE UND METAPHYLAXE DER UROLITHIASIS, Entwicklungsstufe S2, 2/2009, www.awmf.de

T 16.11 Akuter Harnverhalt (postoperativ)

	Cave: primär Dauerkatheter!		
evtl.	**Parasympathomimetikum** (Kontraktion des M. detrusor ⇒ Absetzen von Urin)	**Carbachol** → 247	*0.25mg s.c.*

T 16.12 Benigne noduläre Prostatahyperplasie

evtl.	**Pflanzliches Sterin** (Miktionserleichterung)	**Beta-Sitosterin** → 257	*3 x 1-2 Tbl./d p.o. (evtl. Langzeittherapie)*
evtl.	**Pflanzlich** (Miktionserleichterung)	**Sägezahnpalmextrakt**	*3 x 1 Kps./d p.o. (evtl. Langzeittherapie)*
evtl.	**Prostataselektiver alpha-1-Blocker** (Miktionserleichterung)	**Alfuzosin** → 256	*1-3 x 2.5mg/d p.o. (evtl. Langzeittherapie)*
		Tamsulosin → 257	*1 x 0.4mg/d ret/p.o.*
		Terazosin → 257	*1 x 5–10mg p.o.*
evtl.	**5-Alpha-Reduktasehemmer** (Hyperplasie ↓)	**Finasterid** → 256	*1 x 5mg/d p.o. (evtl. Langzeittherapie)*

T 16.13 Inkontinenz

T 16.13.1 Stressinkontinenz

- Normalgewicht anstreben
- Beckenbodentraining mit/ohne Biofeedback und Elektrostimulationsbehandlung
- Vaginalkonen, evtl. OP

evtl.	**Serotonin-Noradrenalin-Reuptake-Inhibitoren**	**Duloxetin** → 217	*1 x 60mg/d p.o.*

T 16.13.2 Dranginkontinenz (Urgeinkontinenz) [236]

Motorische Dranginkontinenz			
evtl.	**Parasympatholytikum** (Hemmung der Detrusorhyperaktivität)	**Oxybutynin** → 255	*2-3 x 5mg/d p.o.*
oder evtl.		**Tolterodin** → 256	*2 x 2mg/d p.o.*
oder evtl.	**Spasmoanalgetikum** (Detrusorhyperaktivität ↓)	**Flavoxat** → 255	*3-4 x 200mg/d p.o.*
evtl.	**Trizyklisches Antidepressivum** (Modulation Harndranggefühl)	**Imipramin** → 215	*initial: 25-75mg/d p.o., Erh. Dos.: 50-100 mg/d p.o.*
oder evtl.	**Parasympatholytikum** (Detrusorhypeaktivität ↓)	**Oxybutinin** → 255	*2-3 x 5mg/d p.o.*

[236] Belastungsinkontinenz der Frau, AWMF 15/05 (S2k), Stand August 2008 (www.awmf.de)

T 17 Gynäkologie, Geburtshilfe – Therapie

(S. Schmidt-Petruschkat, R. Kimmig,)

T 17.1 Mastopathie

	Gestagen (Milchgangbeeinflussung, lokale Progesteronapplikation)	**Progesteron** → 261	*2,5g/d Salbe auf jede Brust (jeweils vom 10.–25. Zyklustag)*
	Gestagen (Milchgangbeeinflussung, lokale Progesteronapplikation)	**Dydrogesteron** → 262 **Medrogeston** → 262	*5–10mg/d p.o. (jeweils vom 16.–25. Zyklustag)*
evtl.	**Hypophysäre Dopamin-Rezeptor-Stimulation** (Prolaktin ↓)	**Bromocriptin** → 204	*2,5–5mg/d p.o. (nach Prolaktin i.S.)*
evtl.	**Antiöstrogen** (Blockade peripherer Rezeptoren, Östrogenwirkung ↓)	**Tamoxifen** → 265	*s. Pckg. Beil. (b. Bed.)*
	Gestagenbetonte Ovulationshemmer	**Kombinationspräparat** → 266	*s. Packungsbeilage*
evtl.	**GnRH-Analoga**	**Leuprorelin** → 265	*3,75mg alle 4 Wo s.c./i.m.*

T 17.2 Mastodynie

	Pflanzliches Präparat	**Mastodynon**	*2 x 30 Gtt./d (mind. 3 M.)*
	Gestagen (Milchgangbeeinflussung, lokale Progesteronapplikation)	**Progesteron** → 261	*2,5g/d Salbe auf jede Brust (jeweils vom 10.–25. Zyklustag)*
	Hypophysäre Dopamin-Rezeptor-Stimulation (Prolaktin ↓)	**Bromocriptin** → 204	*2,5–5mg/d p.o. (nach STH/Prolaktin i.S.)*
	Gestagen (Milchgangbeeinflussung, systemische Progesteronapplikation)	**Dydrogesteron** → 262	*5–10mg/d p.o. (jeweils vom 16.–25. Zyklustag)*
evtl.	**Gestagenbetontes Kontrazeptivum** (Einphasenpräparat)	**Ethinylestradiol/ Lynestrenol** → 267	*s. Pckg. Beil. (b. Bed.)*

T 17.3 Prämenstruelles Syndrom

	Pflanzliches Präparat	**(Mastodynon)**	*2 x 30 Trpf./d*
	Gestagen (systemische Progesteronapplikation)	**Medrogeston** → 262	*5mg/d p.o. (jeweils vom 15.–25. Zyklustag)*
evtl.	**Benzothiadiazin** (Korrektur von Flüssigkeits-/ Elektrolytverschiebungen)	**Chlortalidon** → 58	*1 x 25–50mg p.o. (jeden 2.d)*
evtl.	**Indirektes Sympathomimetikum** (Psychostimulation)	**Amfetaminil**	*s. Pckg. Beil.*

T 17.4 Endometriose

Gestagen	**Hydroxyprogesteronderivate** → 262	*100mg/d p.o. (3–6 M.); ggf. Dosiserhöhung bei Zwischenblutungen)*
	Nortestosteronabkömmlinge → 262	*5mg/d p.o. (6–12 M.)*
	Medrogeston → 262	*5,25mg/d p.o.*
LH-RH-Agonist (Down-Regulation hypophysärer Rezeptoren ⇒ Hormone ↓)	**Leuprorelin** → 265	*3,75mg alle 4 W. s.c./i.m. für 3–6 M., ggf. add-back mit Tibolon (Liviella); ggf. Östrogene (1/2 Dosis d. HRT)*
	Goserelin → 265	*3,6 mg s.c. alle 4 Wo*
	Nafarelin	*1–2 Sprühstöße nasal 2 x tgl.*
Kontrazeptivum plus Norethisteron-Derivat (ohne androg. Partialwirkung)	**v.a. Dienogesthaltiges Kontrazeptivum** → 266	*s. Pckg. Beil.*

T 17.5 Vulvadystrophie

T 17.5.1 Lichen sclerosus

Androgen (Testosteronpropionat, ggf. Dexamethasonzusatz)	**Testosteronpropionat plus Dexamethason** → 133 in Panthenol-Salbe (anrühren!)	*2 x tgl. auf betroffene Stellen auftragen* **Cave:** *nur bei Erw.!*
Östrogen lokal	**Estriol-Salbe** → 261	*1 x tgl. auf betroffene Stellen auftragen (auch bei Ki.)*
Kortikoide (lokal)	**Dexamethason** → 232	*2 x tgl. auftragen*
	Clobetasol → 233	*2 x tgl. auftragen*
Lokal pflegende Externa	**Deumavan**	*1 - 2 x tgl. konsequent auftragen*

T 17.5.2 Plattenepithelhyperplasie (squamöse Zellhyperplasie)

Kortikoid (lokal)	**Hydrocortison** → 231	*2 x tgl. für einige Wo auftragen*

T 17.6 Vulvovaginitis

T 17.6.1 Allgemeine Therapie

	Epithelisierungsmittel (Mukosaschutz-/pflege)	**Dexpanthenol**	*(nach Bed.)*

T 17.6.2 Bakterielle Vaginose

Allgemein			
	Nitroimidazol (Antibiose)	**Metronidazol** → 164	*2 x 0,5g/d p.o. (7 d)*
			Oder: 1 x 2,0 g p.o. *Oder: 2 x 2,0 g p.o. im Abstand von 48 h* *Oder: 1 - 2 x 500 mg Vag.-Tbl.für 7 d*
	Lincosamid (Antibiose)	**Clindamycin** → 160	*2%ige Vaginalcreme 5g tgl. für 7 d*
Während Gravidität			
	Aminopenicillin (Antibiose)	**Amoxicillin** → 152	*3 x 1g/d p.o. (7 d)*
	Nach dem ersten Trimenon auch möglich:		
	Nitroimidazol (Antibiose)	**Metronidazol** → 164	*500 - 1000 mg intravaginal tgl. für 7 d; ggf. auch systemische Gabe (Dosierung s. o.)*
	Lincosamid (Antibiose)	**Clindamycin** → 160	*2%ige Vaginalcreme 5g tgl. für 7 d; ggf. 2 x300 mg p.o. tgl. für 7 d*

T 17.6.3 Herpes simplex

Primär			
	Virustatikum, Purinantagonist (DNA-Polymerasehemmer)	**Aciclovir** → 152	*5 x 0,2g/d p.o.,* *3 x 5mg/kg/d i.v. (7 d)*
Rekurrierend			
	Virustatikum Purinantagonist (DNA-Polymerasehemmer)	**Aciclovir** → 152	*5 x 0,2g/d p.o. über 5 d* *3 x 0,4g/d p.o. über 5 d* *2 x 0,8g/d p.o. über 5 d*
	NSAR (Schmerzlinderung)	**Diclofenac** → 108 **Piroxicam** → 108	*bei > 6 Rezidiven:* *3–5 x 0,2g/d p.o. (1 J.)* *2 x 0,4 g/d p.o. (1 J.)*
Während Gravidität			
	Virustatikum Purinantagonist (DNA-Polymerasehemmer)	**Aciclovir** → 170	*2 x 0,4g/d p.o. (für 3 W.)* *Rezid. Inf.: Therapie 10 d vor ET* **Cave:** *Partnertherapie!* *Bei chron. rez. Herpes in graviditate: Kondome!* *Wenig sinnvoll: Topische Ther.!*

T 17.6.4 Candida			
Lokal			
	Antimykotikum (Imidazolderivat)	**Clotrimazol** → 238	*1 x 5g/d lokal (7 d)*
		Miconazol → 239	*1 x 1 Applikatorfüllung bzw.1 x 1 ovulum 100 mg vag.*
		Econazol → 239	*1 x 150 mg f. 3 d oder einmalig 150 mg ret.*
		Feniticonazol	*Einmalig 600 mg Vag.-Ovulum*
	Antimykotikum (Polyene)	**Nystatin** → 179	*100.000 - 200.000 IE tgl. intravaginal für 6 - 10 d*
	Antimykotikum	**Ciclopirox** → 238	*50 - 100 mg intravag. Tgl. für 7 d (Creme oder Ovula)*
Oral			
	Triazole	**Fluconazol** → 176	*1 x 150 mg p.o.*
		Itraconazol → 177	*1 x 100 mg p.o. tgl. Für 2 - 4 Wochen oder 200 mg p.o. tgl. über 1 Woche*
Während Gravidität			
	Antimykotikum (Polyen, Membraneinlagerung)	**Nystatin** → 239	*s.o.*
	Imidazol	**Clotrimazol**	*1–3 x/d auftragen*
T 17.6.5 Trichomonas			
Cave: Immer Partnertherapie			
Allgemein			
	Nitroimidazol (Antibiose)	**Metronidazol** → 164	*2 x 500mg p.o. (7 d) oder einmalig 2g p.o.*
Chron. rezidivierend			
	Nitroimidazol (Antibiose)	**Metronidazol** → 164	*2–3g/d p.o. über 7–14 d, ggf. Komb. mit intravag. Applikation 0,5g/d,* **Cave:** *Partnertherapie!*
Während Gravidität			
	Polyen (Membraneinlagerung, Antibiose)	**Natamycin** → 179	*Creme 50ml: 1 x abends intravag.; Creme 20ml: 2 x/d auf erkrankte Hautpartien und Umgebung (strenge Ind. im 1. Trim. wg. Benzalkoniumchlorid)*
Während Gravidität nach dem ersten Trimenon (strenge Indikationsstellung)			
	Nitroimidazol (Antibiose)	**Metronidazol** → 179	*einmalig 2g p.o. oder 1–3g i.v/d (7 d bei system. Infektionen)*

T 17.7 Zervizitis

T 17.7.1 Chlamydien

Cave: Partnertherapie			
Allgemein			
	Tetracyclin (Antibiose)	**Doxycyclin** → 158	*2 x 0,1g/d p.o. (14 d)*
Während Gravidität			
	Makrolid (Antibiose)	**Erythromycin** → 159	*4 x 0,5 g/d p.o. (14 d)*
oder	**Aminobenzyl-Penicillin** (Antibiose)	**Amoxicillin** → 152	*3 x 500g p.o.(14d)*

T 17.7.2 Gonokokken (meist + Chlamydien)

Allgemein			
	Penicillin (Antibiose)	**Procain-Penicillin**	*4,8 Mio. IE i.m., schwere Form: 2 Mio. IE i.m. für 6-10 d*
oder	**Cephalosporin 3.Gen.** (Antibiose)	**Ceftriaxon** → 155	*1 x 1g i.v. (einmalig)*
evtl. plus	**Tetracyclin** (Antibiose)	**Doxycyclin** → 181	*2 x 0,1g/d p.o. (14 d)*
Während Gravidität			
	Cephalosporin 3.Gen. (Antibiose)	**Ceftriaxon** → 155	*1 x 1g i.v. (einmalig)*
evtl. plus	**Makrolid** (Antibiose)	**Erythromycin** → 159	*3 x 0,5g/d p.o. (14–21 d)*

T 17.7.3 Herpes simplex

Primär			
	Virustatikum (DNA-Polymerasehemmer, Purinantagonist)	**Aciclovir** → 170	*5 x 0,2g/d p.o.,* *3 x 5mg/kg/d i.v.n (7 d)*
Rekurrierend			
	Virustatikum Purinantagonist (DNA-Polymerasehemmer)	**Aciclovir** → 170	*5 x 0,2g/d p.o. über 5 d* *3 x 0,4g/d p.o. über 5 d* *2 x 0,8g/d p.o. über 5 d*
	NSAR (Schmerzlinderung)	**Diclofenac** → 108 **Piroxicam** → 108	*bei > 6 Rezidiven:* *3–5 x 0,2 g/d p.o. (1 J.)* *2 x 0,4g/d p.o. (1 J.)*
Während Gravidität			
	Virustatikum Purinantagonist (DNA-Polymerasehemmer	**Aciclovir** → 170	*2 x 0,4g/d p.o. (für 3 W.)* *Rezidivierende Infektionen: Therapie 10 d vor ET* **Cave:** *Partnertherapie!* *Bei chron. rez. Herpes in graviditate: Kondome!* *Wenig sinnvoll: Topische Ther.*

T 17.8 Pelvic inflammatory disease (PID), bakterielle Infekte

T 17.8.1 Ambulant

	Cephalosporine	**Cefoxitin** → 156	*2g i.m. einmalig*
		Ceftriaxon → 155	*250mg i.m. einmalig*
		Cefadroxil → 157	*3 x 1g p.o./d (10 d)*
plus	**Tetracyclin**	**Doxycyclin** → 158	*2 x 100g p.o./d (10–14 d)*
oder plus	**Makrolid**	**Clarithromycin**	*2 x 250mg–2x500mg p.o./d (7-10d)*
		Roxithromycin	*2 x 150mg/d (7-10d)*
	Chinolone	**Ciprofloxacin** → 162	*2 x 500mg p.o./d (10 d)*
		Levofloxacin	*1-2 x 250-500mg p.o./i.v.*
plus	**Nitroimidazol**	**Metronidazol** → 164	*2 x 400mg p.o./d (10 d)*

T 17.8.2 Stationär

	Breitbandpenicillin plus Penicillinaseinhibitor	**Ampicillin + Sulbactam** → 153	*3 x 3g i.v./d (10 d)*
		Amoxicillin + Clavulansäure → 154	*3–4 x 1,2g i.v./d bis 3 x 2,2g i.v./d (10 d)*
oder	**Cephalosporine**	**Cefoxitin** → 156	*3 x 2g i.v./d (10 d)*
		Cefotiam → 155	*3 x 2g i.v./d (10 d)*
		Ceftriaxon	*1 x 1-2g i.v.*
plus	**Tetracyclin**	**Doxycyclin** → 158	*4 x 600mg i.v./d (10 d)*
plus	**Nitroimidazol**	**Metronidazol**	*2-3 x 500mg i.v.*
oder plus	**Chinolone**	**Ciprofloxacin** → 162	*2 x 200-400mg i.v. (10d)*
		Levofloxacin	*1-2 x 250-500mg p.o./i.v. (10d)*
oder plus	**Makrolid**	**Clarithromycin**	*2 x 250mg–2x500mg p.o./d (7-10d)*
		Roxithromycin	*2 x 150mg/d (7-10d)*

T 17.9 EPH-Gestose

T 17.9.1 Allgemeinmaßnahmen

erst	Körperliche Schonung, ausgewogene Ernährung		
evtl.	Bettruhe (evtl. stationäre Aufnahme zur Observanz)		
evtl.	**Salicylat** (bei vorangegangener Gestose/ Präeklampsie)	**Acetylsalicylsäure** → 106	*100 mg/d p.o. (bei pos. Gestose-Anamnese von Anbeginn der Schwangerschaft an)*

evtl. oder	**Low-dose Heparinisierung** (niedermolekular; bei vorangegangener Gestose/Präeklampsie und nachgewiesener Thrombophilie)	**Dalteparin** → 83	*1 x 1 Amp./d s.c.*
		Unfrakt. Heparin → 82	*2 x 7500IE/d s.c.*
evtl.	**Kolloidales Plasmaersatzmittel** (onkotischer Druck ↑)	**Dextran 10%** oder **Hydroxyethylstärke** → 77	*nach Bedarf, oder: 500ml HAES 10%ig und 500ml Elektrolytlösung über 4 h infundiert/d (14 d)*
evtl.	**Benzodiazepin** (Sedierung, Behandlung in der Außenpraxis)	**Diazepam** → 226	*2–3 x 10mg/d p.o., bei Anzeichen einer Krampfbereitschaft: 10mg i.v.*

T 17.9.2 Antihypertensiva

Allgemein CAVE: RR erst ab Werten von 170/110 mmHg senken, bei präexistentem Hyper-Tonus ab Werten von 160/100 mm/Hg			
Ø relev. UAW	**Zentraler alpha-2-Rezeptoragonist** (zentr. Sympathikusaktivität ↓)	**alpha-Methyldopa** → 50	*2–4 x 250–500mg/d p.o. Tageshöchstdosis: 2000mg*
2. Wahl	**Beta-1-Blocker** (Plazentagängigkeit 1:1,Mutter: HZV ↓, Renin-sekretion ↓, zentrale Sympathikusaktiv. ↓; Kind: Bradykardie, intauterine growth retardation = IUGR)	**Metoprolol** → 46	*2 x 50–100mg/d p.o. (Stillzeit: Substanz geht in die Milch über, eine Schädigung des Säuglings ist bisher aber nicht bekannt geworden)*
evtl.	**Direkter Vasodilatator** (direkte Muskelwirkung, Afterload ↓)	**Dihydralazin** → 52	*2 x 12,5–50mg/d p.o. (max. Tagesdosis 100mg) oder DTI (bis max.100mg/24 h)*
Evtl. in der Spätschwangerschaft bei Versagen der Primärtherapie			
	Postsynapt. Alpha-1-Blocker	**Urapidil** → 52	*2mg/h (i.v. am besten zu dosieren/titrieren)* **Cave:** *KI in Sillzeit!*
Akute-Phase-Medikation/Hypertensive Krise			
	Postsynapt. Alpha-1-Blocker	**Urapidil** → 52	*2mg/h (i.v. am besten zu dosieren/titrieren)* **Cave:** *KI in Sillzeit!*
	Calcium-Antagonist (Ca^+-Einstrom ↓, neg. inotrop/ chronotrop; kard. O_2-Verbr. ↓; Vasodilatation v.a. der Arteriolen ⇒ Nachlast ↓)	**Diltiazem** → 48	*3 x 60–90mg/d p.o., 2 x 90–180mg/d (ret.) p.o., 1 x 240mg/d (ret.) p.o.*
Cave:			
	– ACE-Hemmer und Diuretika sind kontraindiziert **– Kombination von Nepresol und Beloc ist nicht empfehlenswert** **– RR nicht zu schnell senken (max. 10%/h), CTG-Kontrolle**		

T 17.9.3 Antikonvulsive Therapie

	Magnesiumpräparat→ 72 (Substitution)	**Magnesiumsulfat**	*2–4g über15 min langsam i.v.; Erhaltungsdosis: 2g/h (über Perfusor)*
		Magnesiumascorbat	*Magnesiumascorbat in 50% höherer Dosierung als -sulfat (z.B. 3g statt 2g/h),* **Cave:** *Atemdepression (ab ca. 5–6mmol/l)*
evtl.	**Benzodiazepin** (Antikonvulsivum)	**Diazepam** → 226	*10–20mg langsam i.v.*

T 17.10 Hyperemesis gravidarum

FDA-Kat. A	**Vitamin**	**Pyridoxin (Vitamin B6)** → 78	*3 x 20 mg p.o. tgl.*
B	**Zentraler H_1-Rezeptorantagonist** (Antiemetikum)	**Dimenhydrinat** → 146	*2 x 62 mg i.v. tgl. Oder 3 - 4 x 50 mg p.o.tgl. Oder 1 - 3 x tgl. 1 Sup.*
B	**Zentraler H1-Rezeptor-antagonist** (Sedativum)	**Diphenhydramin** → 228	*25-50 mg i.v./p.o. alle 6-8 h*
B	**Motilitätssteigerung**	**Metoclopramid** → 141	*4 x 10 mg p.o tgl.*
B	**Zentraler 5-HT3-Rezeptor-antagonist** (Antiemetikum)	**Odansetron** → 147	*2-4 mg i.v. alle 6-8 h*
C	**Neuroleptikum, Dopamin-Antagonist** (Sedation)	**Promethazin** → 221	*12,5-25 mg p.o./i.v. bis zu 6 x tgl.,* **Cave:** *strenge Ind. im ersten Trimenon*

T 17.11 Puerperalfieber (Endometritis, Endomyometritis)

	Kontraktionsmittel (Wichtig!)	**Syntocynon**	*9IE in 500ml NaCl i.v., ggf. Wiederhol. nach 8 h*
		Methergin	*1-3 x 13-25 Trpf. tgl. Oder 1-3 x tgl. Bis zu ½ Amp. i.v. Oder 1-3 x tgl. bis zu 1 Amp. i.m.; Stillzeit: Mittel der 2. Wahl*
	Penicillin	**Piperacillin** → 153	*3 x 4g i.v./d*
plus	**Nitroimidazol** (Stillen: rel. KI)	**Metronidazol** → 164	*2 x 500mg i.v./d (10 d)*
	Cephalosporin	**Cefoxitin** → 156	*2 x 2g i.v./d*
plus	**Nitroimidazol** (Stillen: rel. KI)	**Metronidazol** → 164	*2 x 500mg i.v./d (10 d)*
	Breitbandpenicillin plus Beta-Laktamase-Inh.	**Amoxicillin** → 152 + **Sulbactam** → 153	*3 x 3g i.v./d (10 d)*
		Amoxicillin+Clavulansäure → 154	*3–4 x 1,2g i.v. (10 d) bis 3 x 2,2g i.v./d (10 d)*

	Carbapenem (Stillen: strenge Indikation)	**Imipenem + Cilastatin** → 164	*3–4 x 0,5–1g/d i.v.; max: 50mg/kg/d bzw. 4g/d*
	Lincosamid (Stillen: rel.KI)	**Clindamycin** → 160	*3–4 x 150–450mg/d p.o., 3–4 x 200–600 mg/d i.v., i.m.*
plus	**Cephalosporin 3. Gen.**	**Cefotaxim** → 155	*2 x 1-2g/d i.v.*

T 17.12 Mastitis

evtl.	**Hypophysäre Dopaminrezeptorstimulation** (Prolaktin ↓)	**Bromocriptin** → 204	*2,5–5mg/d p.o. (nach STH/Prolaktin i.S.)*
	Cyclooxygenasehemmer (NSAR) (antiphlogistisch, analgetisch)	**Diclofenac** → 108	*1–3 x 50mg/d p.o., rect., 1 x 100mg(d (ret.) p.o., 1 x 75mg i.m.*
	Cephalosporin 1. Gen.	**Cefazolin** → 154	*2–3 x 0,5–2g/d i.v.*
	Penicillin (Antibiose)	**Flucloxacillin** → 152	*3–4 x 1g p.o./d (7.–10. d)*
	Lincosamid (Stillen: rel.KI)	**Clindamycin** → 160	*4 x 600 mg/d i.v., initial einmalig 1200mg*
plus	**Aminoglykosid** (Antibiose)	**Gentamicin** → 161	*3 x 80mg i.v./d (7–10 d)*

T 17.13 Hormonelle Kontrazeption

T 17.13.1 Einphasenpräparate → 266

z.B.	**Östrogen-Gestagen-Kombination** (Ovulationsunterdrückung durch antigonadotropen Effekt über 21 d)	**Ethinylestradiol + Gestagen: Ethinylestradiol + Desogestrel** → 268 oder **+ Dienogest** → 266 oder **+ Drospirenon** → 267 oder **+ Gestoden** → 267 oder **+ Levonorgestrel** → 267 oder **+ Lynestrenol** → 267 oder **+ Norethisteron** → 267 oder **+ Norgestimat** → 267	*s. Pckg. Beil. (1 x 1 Tbl./d für21 d)*

T 17.13.2 Zweiphasenpräparat → 267

z.B.	**Östrogen-Gestagen-Kombination** (erste Hälfte Östrogen evtl. + niedrigdos. Gest., zweite Hälfte Östrogen-Gestagen-Komb.)	**Ethinylestradiol + Gestagen** wie: **Ethinylestradiol + Desogestrel** → 267	*s. Pckg. Beil. (1 x 1 Tbl./d für21 d)*

T 17.13.3 Dreiphasenpräparat → 267

z.B.	**Östrogen-Gestagen-Kombination** (d 1-6: niedrige Östrogen- u. Gestagendosis,d 7-11: erhöhte Östrogen- u. Gestagendosis,d 12-21: niedrige Östrogen- u. deutlich höhere Gestagendosis)	**Ethinylestradiol + Gestagen: Ethinylestradiol + Desogestrel** → 268 oder **+ Levonorgestrel** → 268 oder **+ Norethisteron** → 268 oder **+ Norgestimat** → 268	*s. Pckg. Beil. (1 x 1 Tbl./d für21 d)*

T 17.13.4 Minipille → 268

z.B.	**Gestagen niedrig dosiert** (Zervixschleimviskosität ↑; Motilitätsveränderung d. Tuben; Desogestrel auch Ovulationshemmung)	**Levonorgestrel** → 268 oder **Desogestrel** → 268	*s. Pckg. Beil. 1x1 Tbl. tgl. für 28 d (kompletter Zyklus)*

T 17.13.5 Depotpräparate

z.B.	**Gestagen** (Ovulationshemmung)	**Medroxyprogesteronacetat** → 262	*150mg i.m. alle 3 M.*
	Gestagen-Implantat	**Etonogestrel**	*s.c.-Insertion an OA-Innenseite,Konzeptionsschutz für 3 J.*

T 17.13.6 Postkoitalpille

	Gestagen (Ovulationshemmung bzw. Implantationshemmung nach erfolgter Ovulation)	**Levonorgestrel** → 268	*bis max. 72 h 1,5 mg p.o. postkoital (1 Tbl., Wh. nach 12 h,oder 1 x 1 Tbl.) höchster Schutz bei Einnahme innerhalb der ersten 24 h postkoital, danach sinkt der Schutz,* **Cave:** *Übelkeit! Ggf. kombinieren mit Antiemetikum*

T 17.13.7 Hormonhaltige intrauterine Spirale/IUD (= intrauterine device) → 269

	Gestagen (Blockade der endometrialen Rezeptivität)	**Levonorgestrel** → 269	*52mg (bis 5 J.)*
	Ösrogen-Gestagen-Kombination (Pflaster)	**Ethinylestradiol/ Norelgestromin**	*1 Pflaster am 1. Zyklustag, 2. u.3. Pflaster an d8 u. 15, d22-28 ohne Pflaster*
	Östrogen-Gestagen-Kombination (Vaginalring)	**Ethinylestradiol/Etonogestrel**	*Vaginale Einlage f. 3 Wochen, danach eine Woche Pause*

T 17.14 Hormonsubstitution in Peri- und Postmenopause

Cave: Absolute Kontraindikationen:
Z.n. Mamma- u./o. Endometrium-Ca, Thromboembolie, Hepatitis, Z.n. Schwangerschaftshepatose, Sichelzellanämie, Enzymopathien, Hirngefäßerkrankungen, Porphyrien, schwere Hypertonie

T 17.14.1 Oral

z.B.	**Östrogen**	**Konjugierte Östrogene**	*0,3/0,6/0,625/1,25 mg 1 x 1 Tbl.tgl. für 28 d, keine Pause*
z.B.	**Östrogen-Gestagen-Kombinationen**	**Konjugierte Östrogene + Medrogeston** → 264	*0,3/0,6mg/1,25mg tgl. + 5mg p.o. vom 15.–25. ZT*
		Konjugierte Östrogene + Medroxyprogesteron → 264	*0,625/2,5 mg oder 0,625/5 mg 1 x 1 Tbl. Tgl. Für 28 d, keine Pause*
		Estradiolvalerat + Norgestrel → 263	*2mg tgl. + 0,5mg p.o. vom 15.–25. Zyklustag*
		Estradiolvalerat + Estradiol + Levonorgestrel → 263	*1mg tgl. + 2mg tgl. + 250µg p.o. vom 15.–25. Zyklustag*

z.B.	**Östrogen-Gestagen-Kombinationen**	**Estradiol + Norethisteronacetat) → 263**	*2mg tgl. + 1mg tgl. + 1mg p.o. vom 1.–28. Zyklustag*
		Estradiolvalerat + Levonorgestrel → 263	*2mg tgl. + 150µg vom 10.–21. Zyklustag*
		Estradiolvalerat + Medroxyprogesteron → 263	*2 mg + 5 oder 10 mg; 1 x 1Tbl. tgl. für 21 d, danach 7 d Pause*
		Estradiolvalerat+ Dydrogesteron → 263	*1 mg + 10 mg oder 2 mg + 10 mg oder 2 mg + 5 mg 1 Tbl. tgl. für 28 d, keine Pause*
		Estradiolvalerat+ Cyproteronacetat → 263	*2 mg + 1 mg; im ersten Zyklus 1 Tbl. tgl. vom 5. - 25. ZT, danach 7 d Pause, dann 1 x 1 Tb. Tgl. für 21 d, gefolgt von 7d Pause*
z.B.	**Synthetisches Gestagen**	**Tibolon → 264**	*2,5mg tgl. ohne Pause*
z.B.	**Östrogen-Rezeptor-Antagonist**	**Raloxifen → 264**	*60mg tgl. ohne Pause* **Cave:** *Zul. nur zur Therapie und Prävention der Osteoporose*
T 17.14.2 Lokal			
z.B.	**Östrogen**	**Estriol Ovulum → 261**	*0,5mg/Ovulum*
		Estradiol	*1mg/g Salbe*
T 17.14.3 Transdermal			
	Östrogene	**Estradiol → 261**	*25, 50, 75 oder100 µg/24h*
	Östrogen-Gestagen-Kombinationen	**Estradiol → 261, Norethisteronacetat → 263**	*4mg/10mg, 30mg (Dosierung s. Packungsbeilage)*
		Estradiol + Norethisteronacetat → 263	*monophasisch (s. Packungsbeilage)*
T 17.14.4 Itramuskulär			
	Östrogen-Gestagn-Kombination	**Estradiol + Prasteron → 264**	*1 Amp. Alle 4 Wochen i.m.*

T 17.15 Inkontinenz

T 17.15.1 Overactive Bladder/Dranginkontinenz (OAB)

siehe Inkontinenz → 554

T 17.15.2 Belastungsinkontinenz

siehe Inkontinenz → 554

T 18 Pädiatrie

Alle Informationen zum Thema Pädiatrie finden Sie im Arzneimittelteil, Kapitel A Pädiatrie → 277.

T 19 Onkologie – Therapie (P. Baumann, R. Schmidmaier)

T 19.1 Supportive Therapie nach Symptom

	Antiemetikum (Serotonin-Rezeptor-Antagonist = 5-HT3-Rezeptor-Antagonist)	**Granisetron** → 147	*1 x 1–3mg i.v., max: 9mg/d*
		Ondansetron → 147	*1 x 8mg p.o./i.v., max. 3 x 8mg/d*
		Tropisetron → 148	*1 x 5mg/d i.v./p.o.*
		Palonosetron → 148	*250µg i.v.*
		Dolasetron → 147	*100mg i.v. / 200mg p.o.*
plus	**Glukokortikosteroid** (antiinflammatorisch, immunsuppr.)	**Dexamethason** → 114	*4-20mg p.o.oder i.v.*
	Neurokinin-Inhibitor (Inhibition des neuronal vermittelten Brechreizes)	**Aprepitant** → 146	*d1 125mg, d2+d3 80mg 1h vor Chemotherapie p.o. Komb. mit 5-HT3-Antagonisten und Dexamethason*
	Benzodiazepine (Tranquilizer, Muskelrelaxans, anxiolytisch, sedierend)	**Lorazepam** → 226	*30min vor Beginn der Therapie: 1-3mg i.v.; 1-2mg p.o.*
oder	**Antiemetikum** (Dopamin-Rezeptor-Antagonist)	**Metoclopramid** → 141	*10–20mg p.o. alle 4h bzw. 10mg i.v.; max. 2mg/kgKG*
oder	**Sedierendes Antidepressivum** (trizyklisch, Monoamin-Reuptake-Hemmung)	**Amitriptylin** → 214	*3 x 25mg/d p.o.*

T 19.2 Analkarzinom (lokalisiert, nicht metastasiert)

T 19.2.1 Primäre Chemotherapie + Radiatio (siehe auch: Flam et al, JCO 1996)

	Bifunktionelles Alkylanz (zytostatisches Antibiotikum)	**Mitomycin** → 304	*10-15mg/m² i.v. ,Bolus an d1 und d29*
plus	**Pyrimidinantagonist** (Hemmung der Thymidin-Nukleotid-Synthese)	**5-Fluorouracil** → 300	*750mg/m² i.v. über 24h d1-5, und d29-33 ODER 1000mg/m² i.v. über 24h d1-d4 und d29-d33*
plus	**Bestrahlung**		*1.8Gy/d d1-5 (W1-5), 6. Woche Pause. insgesamt 45Gy. Boost von 15Gy bei CR oder 20Gy bei PR*

T 19.2.2 Palliative Chemotherapie

5FU/Cisplatin (Faivre et al. Cancer 1999)

	Pyrimidinantagonist (Hemmung der Thymidin-Nukleotid-Synthese)	**5-Fluorouracil** → 300	*1000mg/m² i.v. d1–5*
plus	**Alkylanz** (DNA-Doppelstrangvernetzung)	**Cisplatin** → 297	*100mg/m² d2*

T 19.3 Harnblasenkarzinom

T 19.3.1 Gemcitabine/Cisplatin (Moore et al JCO 1999)

	Antimetabolit	**Gemcitabin** → 300	*1000mg/m² i.v. über 30min (d1, 8,15; Wdh. d29)*
plus	**Alkylanz** (DNA-Doppelstrangvernetzung)	**Cisplatin** → 297	*70mg/m² i.v. an d1 (Zyklus-Wdh. d29)*

T 19.3.2 Carboplatin/Paclitaxel

	Alkylanz (DNA-Doppelstrangvernetzung)	**Carboplatin** → 297	*AUC 6 i.v. über 30min an d1 (Wdh. d22)*
	Spindelgift (Mitosehemmer, Störung der Mikrotubulireorganisation)	**Paclitaxel** → 302	*175mg/m² i.v. als 3-h-Infusion an d1 (Wdh. d22)*

M-VAC (Methotrexat+Vinblastin+Adriblastin+Cisplatin) (Memo: G-CSF) (Sternberg et al Cancer 1989)

oder	**Antimetabolit** (Folatantagonist)	**Methotrexat** → 298	*30mg/m² i.v. als Bolus d1, 15, 22 (Zyklus-Wdh. d29)*
plus	**Spindelgift** (Mitosehemmer)	**Vinblastin** → 301	*3mg/m² i.v. als Bolus d2, 15, 22 (Zyklus-Wdh. d29)*
plus	**Zytostatisches Antibiotikum** (DNA-Schädigung)	**Doxorubicin** → 303	*30mg/m² i.v. an d2 (Zyklus-Wdh. d29)*
plus	**Alkylanz** (DNA-Doppelstrangvernetzung)	**Cisplatin** → 297	*70mg/m² i.v. an d2 (Zyklus-Wdh. d29)*

PCG (Paclitaxel, Cisplatin, Gemcitabine) (Bellmunt et al, JCO 2007)

	Antimetabolit	**Gemcitabin** → 300	*1000mg/m² i.v. über 30min an d1, 8, Wdh. d22*
plus	**Spindelgift** (Mitosehemmer, Störung der Mikrotubulireorganisation)	**Paclitaxel** → 302	*wöchentlich 80mg/m² als 1-h-Infusion, d1, 8, Wdh. d22*
plus	**Alkylanz** (DNA-Doppelstrang-vernetzung)	**Cisplatin** → 297	*70mg/m² i.v. an d1 (Zyklus-Wdh. d22)*

T 19.3.3 Monotherapie

	Antimetabolit	**Gemcitabin** → 300	*1250mg/m² i.v. über 30min (d1, 8; Wdh. d22)*

T 19.3.4 Monotherapie

	Spindelgift (Mitosehemmer, Störung der Mikrotubulireorganisation)	**Paclitaxel** → 302	*wöchentlich 80mg/m² als 1-h-Infusion, d1, 8, 15 fortlaufend wöchentlich*

T 19.4 Bronchialkarzinom

T 19.4.1 Small Cell Lung Cancer (SCLC)

Cisplatin Etoposid (Takada et al, J. Clin. Oncol. 2002)			
	Alkylanz (DNA-Doppelstrangvernetzung)	**Cisplatin** → 297	*80mg/m² i.v. als 1-h-Inf. an d1 (Wdh. d22)*
plus	**Spindelgift** (Mitosehemmer, DNA-/ Proteinsynthesehemmer)	**Etoposid** → 302	*100mg/m²/d als 2-h-Inf. d1-3 (Wdh. d22)*
ACO I (Livingston et al Blood 1980)			
	Zytostatisches Antibiotikum (DNA-Schädigung)	**Doxorubicin** → 303	*60mg/m² i.v. an d1 (Wdh. d22)*
plus	**Alkylanz** (DNA-Doppelstrangvernetzung)	**Cyclophosphamid** → 295	*750mg/m² i.v. an d1 (Wdh. d22)*
plus	**Spindelgift** (Mitosehemmer)	**Vincristin** → 301	*1-2 mg i.v. an d1, 8, 15; Wdh. d22*
Carboplatin/ Etoposid			
	Alkylanz (Cisplatin-Abkömmling; DNA-Strangvernetzung)	**Carboplatin** → 297	*AUC 5 d1; Wdh. d22*
plus	**Spindelgift** (Mitosehemmer, DNA-/Proteinsynthesehemmer)	**Etoposid** → 302	*100mg/m² i.v. als 1-h- Infusion an d1-3, Wdh. d22*
CEV			
	Alkylanz (DNA-Doppelstrangvernetzung)	**Carboplatin** → 297	*AUC 3-4 i.v. an d1; Wdh. d22*
plus	**Spindelgift** (Mitosehemmer, DNA-/ Proteinsynthesehemmer)	**Etoposid** → 302	*140mg/m² i.v. an d1-3; Wdh. d22*
plus	**Spindelgift** (Mitosehemmer)	**Vincristin** → 301	*2mg i.v., an d1, 8, 15; Wdh. d22*
Irinotecan/Cisplatin (Noda et al NEJM 2002)			
	Alkylanz (DNA-Doppelstrangvernetzung)	**Cisplatin** → 297	*60mg/m² i.v. an d1, Wdh. d29*
plus	**Zytostatikum** (Topoisomerasehemmer)	**Irinotecan** → 305	*60mg/m² an d1, 8, 15 (Wdh. d29)*
Topotecan (Schiller et al, JCO 2001)			
	Zytostatikum (Topoisomerasehemmer)	**Topotecan** → 305	*1.25mg/m² als Kurzinfusion an d1-5, Wdh d29*
ACE (Klastersky et al, Cancer 1995)			
	Zytostatisches Antibiotikum (DNA-Schädigung)	**Doxorubicin** → 303	*45mg/m² i.v. an d1 (Wdh. d22)*
plus	**Alkylanz** (DNA-Doppelstrangvernetzung)	**Cyclophosphamid** → 295	*1000mg/m² i.v. an d1 (Wdh. d22)*
plus	**Spindelgift** (Mitosehemmer, DNA-/ Proteinsynthesehemmer)	**Etoposid** → 302	*80mg/m² i.v. als 1-h-Infusion an d1-3 (Wdh. d22)*

Irinotecan/Gemcitabine (Rocha-Lima et al, Ann. Oncol. 2007)			
	Zytostatikum (Topoisomerasehemmer)	**Topotecan** → 305	*100mg/m² i.v. über 2h an d1 und d8 (Wdh. d22)*
	Antimetabolit	**Gemcitabin** → 300	*1000mg/m² i.v. über 30min (d1, 8; Wdh. d22)*
PIC (Kosmas et al, JCO 2001)			
	Spindelgift (Mitosehemmer)	**Paclitaxel** → 302	*175mg/m² i.v. als 3-h-Infusion an d1, Wdh. d22*
plus	**Alkylanz** (DNA-Doppelstrangvernetzung)	**Cisplatin** → 297	*50mg/m² i.v. d1und d2, Wdh. d22*
plus	**Alkylanz** (DNA-Doppelstrangvernetzung)	**Ifosfamid** → 296	*2.5g/m² i.v. d1und d2; Wdh. d22*
T 19.4.2 Non Small Cell Lung Cancer (NSCLC)			
Adjuvante Therapie			
Cisplatin/Vinorelbin (Douillard et al, Ann. Oncol 2005)			
	Spindelgift (Mitosehemmer)	**Vinorelbin** → 301	*30mg/m², wöchentlich x 16*
plus	**Alkylanz** (DNA-Doppelstrangvernetzung)	**Cisplatin** → 297	*100mg/m² i.v. d1, Wdh. d29 x 4*
Cisplatin/Etoposid			
	Alkylanz (DNA-Doppelstrangvernetzung)	**Cisplatin** → 297	*80mg/m² i.v. d1, Wdh. d22 x 4*
plus	**Zytostatikum** (Topoisomerase-II-Hemmer)	**Etoposid** → 302	*120mg/m² i.v. als 1-h-Infusion an d1-3, Wdh. d22*
Palliative Therapie, Monotherapie			
Paclitaxel			
	Spindelgift (Mitosehemmer)	**Paclitaxel** → 302	*175mg/m² i.v. als 3-h-Infusion d1, Wdh. d22*
Vinorelbin Monotherapie (ältere Patienten, schlechter Allgemeinzustand)			
	Spindelgift (Mitosehemmer)	**Vinorelbin** → 301	*30mg/m² als 10-min-Inf., d1 + 8, Wdh. d22*
Gemcitabin Monotherapie (ältere Patienten, schlechter Allgemeinzustand)			
	Antimetabolit (Nukleosidanalogon, Hemmung der DNA-Synthese)	**Gemcitabin** → 300	*1000mg/m² als 15-min-Kurzinfusion, d1, 8, 15 Wdh. d29*
Docetaxel			
	Spindelgift (Mitosehemmer)	**Docetaxel** → 302	*75mg/m² i.v. als 3-h-Infusion an d1, Wdh. d22*
Erlotinib			
	Tyrosinkinase-Hemmer (Blockade des EGFR-1)	**Erlotinib** → 309	*150mg p.o. täglich*
Pemetrexed			
	Antifolat	**Pemetrexed** → 298	*500mg/m² d1, alle 3W (nicht bei Plattenepithelkarzinom!)*

Palliative Therapie, Polychemotherapie			
Cisplatin/Vinorelbin			
	Spindelgift (Mitosehemmer)	**Vinorelbin** → 301	*30mg/m² d1, 8, 15 (Wdh. d29)*
plus	**Alkylanz** (DNA-Doppelstrangvernetzung)	**Cisplatin** → 297	*80mg/m² i.v. d1 (Wdh. d29)*
Cisplatin/Gemcitabin			
	Antimetabolit (Nukleosidanalgon, Hemmung der DNA-Synthese)	**Gemcitabin** → 300	*1000mg/m² i.v. als Kurzinfusion über 15min (d1,8, Wdh. d22)*
plus	**Alkylanz** (DNA-Doppelstrangvernetzung)	**Cisplatin** → 297	*70mg/m² i.v. als 30-min-Infusion (Wdh. d22)*
Cisplatin/Paclitaxel			
	Spindelgift (Mitosehemmer)	**Paclitaxel** → 302	*175mg/m² i.v. als 3-h-Infusion an d1 (Wdh. d22)*
plus	**Alkylanz** (DNA-Doppelstrangvernetzung)	**Cisplatin** → 297	*75mg/m² i.v. als 30-min-Infusion (Wdh. d22)*
Cisplatin/Docetaxel			
	Spindelgift (Mitosehemmer)	**Docetaxel** → 302	*75mg/m² i.v. als 3-h-Infusion an d1 (Wdh. d22)*
plus	**Alkylanz** (DNA-Doppelstrangvernetzung)	**Cisplatin** → 297	*75mg/m² i.v. als 30-min-Infusion (Wdh. d22)*
Carboplatin/Gemcitabin			
	Antimetabolit (Nukleosidanalogon, Hemmung der DNA-Synthese)	**Gemcitabin** → 300	*1000mg/m² i.v. als 15-min-Kurzinfusion an d1, 8 (Wdh. d22)*
plus	**Alkylanz** (Cisplatin-Abkömmling, DNA-Doppelstrangvernetzung)	**Carboplatin** → 297	*AUC x 5 i.v. d1 (Wdh. d29)*

Targeted Therapy			
Gefitinib			
	Tyrosinkinase-Hemmer (Blockade des EGFR-1)	**Gefitinib** → 309	*250mg p.o. täglich*
Erlotinib			
	Tyrosinkinase-Hemmer (Blockade des EGFR-1)	**Erlotinib** → 309	*150mg p.o. täglich*
Cisplatin/Vinorelbin/Cetuximab (Flex trial: Pirker et al, Lancet 2009)			
	Alkylanz (DNA-Doppelstrangvernetzung)	**Cisplatin** → 297	*80mg/m² i.v. als 30-min-Infusion (Wdh. d22)*
	Spindelgift (Mitosehemmer)	**Vinorelbin** → 301	*30mg/m² als 10-min-Inf., d1 + 8 (Wdh. d22)*
	EGFR-Blocker (Monoklonaler Antikörper gegen EGFR)	**Cetuximab** → 311	*400mg/m² i.v. über 2h an d1, dann jede W einmalig 250mg/m²; in Komb. mit Chemother.*

Carboplatin/Paclitaxel + Bevacizumab			
	Spindelgift (Mitosehemmer)	**Paclitaxel** → 302	*200mg/m² i.v. als 3-h-Infusion an d1 (Wdh. d22)*
	Alkylanz (Cisplatin-Abkömmling, DNA-Doppelstrangvernetzung)	**Carboplatin** → 297	*AUC x 6 i.v. d1 (Wdh. d22)*
	VEGF-A-Blocker (Monoklonaler AK gegen VEGF-A)	**Bevacizumab** → 311	*15mg/kg i.v. d1 (Wdh. d22)*

T 19.5 Gallenblasenkarzinom

Gemzar mono			
	Antimetabolit (Nukleosidanalog, Hemmung der DNA-Synthese)	**Gemcitabin** → 300	*1000mg/m² als 15-min-Kurzinfusion an d1 ,8, 15 (Wdh. d29)*
Gem/Ox			
	Antimetabolit (Nukleosidanalogon, Hemmung der DNA-Synthese)	**Gemcitabin** → 300	*1000mg/m² als 15-min- Kurzinfusion an d1, 8, 15 (Wdh. d29)*
	Platinanalogon (Induktion von DNA-Strangabbrüchen)	**Oxaliplatin** → 297	*100mg/m² i.v. über 2h an d1,15*
CapoX (Nehls et al, Br. J. Cancer 2008)			
	Platinanalogon (Induktion von DNA-Strangabbrüchen)	**Oxaliplatin** → 297	*130mg/m² i.v. über 2h an d1 (Wdh. ab d22)*
	Pyrimidinantagonist	**Capecitabin** → 300	*1000mg/m² p.o. 2 x d, auch in Kombination d1-d14, Wdh. d22*

T 19.6 Hodentumoren

PEB (Cisplatin+Etoposid+Bleomycin)			
	Alkylanz (DNA-Doppelstrangvernetzung)	**Cisplatin** → 297	*20mg/m² i.v., d1–5, Wdh. d22*
plus	**Spindelgift** (Mitosehemmer, DNA-/Proteinsynthesehemmer)	**Etoposid** → 302	*100mg/m² i.v. über 1h an d1–5, Wdh. d22*
plus	**Zytostatisches Antibiotikum** (Einzelstrangbrüche, Nukleosidase)	**Bleomycin** → 304	*30mg i.v. an d1, 8, 15 (Wdh. d22)*
PEI (Cisplatin+Etoposid+Ifosfamid)			
	Alkylanz (DNA-Doppelstrangvernetzung)	**Cisplatin**→ 297	*20mg/m² i.v. d1–5 (Wdh. d22)*
plus	**Spindelgift** (Mitosehemmer, DNA-/Proteinsynthesehemmer)	**Etoposid** → 302	*75mg/m² i.v., d1–5 (Wdh. d22)*
plus	**Alkylanz** (DNA-Doppelstrangvernetzung)	**Ifosfamid** → 296	*1200mg/m² i.v. d1–5 (Wdh. d22)*

T 19.7 Kolorektales Karzinom			
Adjuvante Therapie			
Capecitiabin mono als adjuvante Therapie, x12 Zyklen			
	Pyrimidinantagonist	**Capecitabin** → 300	*1250mg/m² p.o. 2 x d, d1-d14, Wdh d22, auch in Kombination mit Oxaliplatin*
5FU/FA als adjuvante Therapie des Rektumkarzinoms			
	Pyrimidinantagonist (Hemmung d. Thymidin-Nukleotid-Synthese)	**5-Fluorouracil** → 300	*500mg/m²/d i.v. an d1-5, Wdh. d29, 4 Zyklen*
5-Fluorouracil/Folinsäure als adjuvante Therapie, x12 Zyklen			
	Biomodulator (Folinsäure = 5-Formyltetrahydrofolsäure = Citrovorum-Faktor, Wirkungsverstärkung von 5-FU)	**Folinsäure** → 307	*200mg/m² i.v. über 2h an d1, 2 (Wdh. d15)*
plus	**Pyrimidinantagonist** (Hemmung der Thymidinnukleotid-Synthese)	**5-Fluorouracil** → 300	*400mg/m²/d i.v. an d1+2 (Wdh. d15)*
plus	**Pyrimidinantagonist** (Hemmung der Thymidinnukleotid-Synthese)	**5-Fluorouracil** → 300	*600mg/m²/d über 22h an d1+2 (Wdh. d15)*
FOLFOX-6 als adjuvante Therapie, x12 Zyklen (Tournigand et al. J Clin Oncol 2004)			
	Platinanalogon (Induktion von DNA-Strangbrüchen)	**Oxaliplatin** → 297	*100mg/m² i.v. über 2h an d1 (Wdh. ab d15)*
plus	**Biomodulator** (Folinsäure = 5-Formyl-tetrahydrofolsäure = Citrovorum-Faktor, Wirkung von 5-FU ↑)	**Folinsäure** → 307	*400mg/m² i.v. über 2h an d1+2 (Wdh. ab d15)*
plus	**Pyrimidinantagonist** (Hemmung d. Thymidin-Nukleotid-Synthese)	**5-Fluorouracil** → 300	*400mg/m² als Bolus und 3000mg/m² als 46-h-Dauerinf., Whd. ab d15*
FOLFOX-4 als adjuvante Therapie, x12 Zyklen (Goldberg et al. J Clin Oncol 2004)			
	Biomodulator (Folinsäure = 5-Formyl-tetrahydrofolsäure = Citrovorum-Faktor, Wirkung von 5-FU ↑)	**Folinsäure** → 307	*200mg/m² i.v. über 2h an d1, 2 (Zyklus-Wdh. nach 2W)*
	Pyrimidinantagonist (Hemmung d. Thymidin-Nukleotid-Synthese)	**5-Fluorouracil** → 300	*600mg/m² i.v. über 22h an d1 und 2 (Zyklus-Wdh. nach 2W)*
	Platinanalogon (Induktion von DNA-Strangbrüchen)	**Oxaliplatin** → 297	*85mg/m² i.v. über 2h an d1 (Wdh. ab d15)*
	Pyrimidinantagonist (Hemmung d. Thymidin-Nukleotid-Synthese)	**5-Fluorouracil** → 300	*400mg/m² Bolus an d1 und 2 (Whd. ab d15)*

Neoadjuvante Chemotherapie			
FolFox +/- Avastin ODER FolFox oder FolFiri +/- Cetuximab ODER FOLFOXIRI (Falcone. J Clin Oncol 2007)			
	Platinanalogon (Induktion von DNA-Strangbrüchen)	**Oxaliplatin** → 297	*85mg/m² i.v. über 2h an d1 (Wdh. ab d15)*
	Biomodulator (Folinsäure = 5-Formyl-tetrahydrofolsäure = Citrovorum-Faktor, Wirkung von 5-FU ↑)	**Folinsäure** → 307	*200mg/m² i.v., d1*
	Zytostatikum (Topoisomerasehemmer)	**Irinotecan** → 305	*165mg/m² i.v. d1; Wdh. d15*
	Pyrimidinantagonist (Hemmung d. Thymidin-Nukleotid-Synthese)	**5-Fluorouracil** → 300	*3200mg/m² i.v. über 48h an d1, Wdh. nach 2W*
Neoadjuvante Radiochemotherapie			
	Pyrimidinantagonist (Hemmung d. Thymidin-Nukleotid-Synthese)	**5-Fluorouracil** → 300	*400mg/m² i.v. über 2h an d1, 2 (Zyklus-Wdh. nach 2W)*
	Bestrahlung		*1.8Gy x 28d*
Palliative Therapie			
FOLFIRI (Tournigand et al. J Clin Oncol 2004)			
	Biomodulator (Folinsäure = 5-Formyl-tetrahydrofolsäure = Citrovorum-Faktor, Wirkung von 5-FU ↑)	**Folinsäure** → 307	*400mg/m² i.v. über 2h an d1 (Zyklus-Wdh. nach 2W)*
	Pyrimidinantagonist (Hemmung d. Thymidin-Nukleotid-Synthese)	**5-Fluorouracil** → 300	*400mg/m² i.v. Bolus an d1 (Zyklus-Wdh. nach 2W)*
	Zytostatikum (Topoisomerasehemmer)	**Irinotecan** → 305	*180mg/m² i.v. über 2h an d1 (Wdh. d15)*
	Pyrimidinantagonist (Hemmung d. Thymidin-Nukleotid-Synthese)	**5-Fluorouracil** → 300	*2400/m² über 48h an d1 (Whd. ab d15)*
FOLFOX-6, ggf auch als adjuvante Therapie			
	Platinanalogon (Induktion von DNA-Strangbrüchen)	**Oxaliplatin** → 297	*100mg/m² i.v. über 2h an d1 (Wdh. ab d15)*
plus	**Biomodulator** (Folinsäure = 5-Formyl-tetrahydrofolsäure = Citrovorum-Faktor, Wirkung von 5-FU ↑)	**Folinsäure** → 307	*400mg/m² i.v. über 2h an d1 + 2 (Wdh. ab d15)*
plus	**Pyrimidinantagonist** (Hemmung d. Thymidin-Nukleotid-Synthese)	**5-Fluorouracil** → 300	*400mg/m² Bolus an d1 und 3000mg/m² als 46-h-Dauerinf., Whd. ab d15*

Erbitux in Kombination mit Irinotecan-haltigen Schemata (z.B. FOLFIRI als palliative Therapie			
	EGFR-Blocker (Monoklonaler Antikörper gegen EGFR)	**Cetuximab** → 311	*400mg/m² i.v. über 2h an d1, dann jede W einmalig 250mg/m²; in Komb. mit Chemotherapie (z.B. Irinotecan)*
Avastin in Kombination mit Flouropyrimidin-haltiger Chemothearpie (z.b. FolFox4, FolFox6 oder FOLFIRI als palliative Therapie)			
	VEGF-A-Blocker (Monoklonaler AK gegen VEGF-A)	**Bevacizumab** → 311	*5mg/m² i.v. alle 2W, in Kombination mit FOLFOX oder FOLFIRI*
Irinotecan + FA/5-FU als palliative Therapie			
	Zytostatikum (Topoisomerasehemmer)	**Irinotecan** → 305	*80mg/m² i.v. an d1, 8, 15, 22, 29, 36, alle 8W*
plus	**Biomodulator** (Folinsäure = 5-Formyl-tetrahydrofolsäure = Citrovorum-Faktor, Wirkung von 5-FU ↑)	**Folinsäure** → 307	*500mg/m² i.v. an d1, 8, 15, 22, 29, 36, alle 8W*
plus	**Pyrimidinantagonist** (Hemmung d. Thymidin-Nukleotid-Synthese)	**5-Fluorouracil** → 300	*2000-2300mg/m² i.v. über 24h, d1, 8, 15, 22, 29, 36, alle 8W*
XelOx (Hochster et al. J Clin Oncol 2005)			
	Platinanalogon (Induktion von DNA-Strangbrüchen)	**Oxaliplatin** → 297	*130mg/m² i.v. über 2h an d1 (Wdh. ab d22)*
	Pyrimidinantagonist	**Capecitabin** → 300	*1000mg/m² p.o. 2 x d, auch in Kombinationd1-d14, Wdh d22*
Xeloda mono als palliative Chemotherapie			
	Pyrimidinantagonist	**Capecitabin** → 300	*1250mg/m² p.o. 2 x d, d1-d14, Wdh. d22; 8 Zyklen*
Vectibix als Monotherapie in der palliativen Therapie			
	EGFR-Blocker (Monoklonaler Antikörper gegen EGFR)	**Panitumumab**	*6mg/kg KG an d1, Wdh d15*

T 19.8 Leberzellkarzinom

Beispiel			
	Tyrosinkinaseinhibitor	**Sorafenib** → 309	*2 x 400mg/d*

T 19.9 Neuroendokrine Tumoren

5-FU/Streptozotocin			
	Pyrimidinantagonist (Hemmung d. Thymidin-Nukleotid-Synthese)	**5-Fluorouracil** → 300	*400mg/m² i.v. an d1-5 (Wdh. d43)*
plus	**Alkylanz** (Nitrosoharnstoff)	**Streptozotocin** (STZ, in Deutschland nicht erhältlich)	*500mg/m² i.v. an d1-5 (Wdh. d43)*
Streptozotocin/Doxorubicin			
	Alkylanz (Nitrosoharnstoff)	**Streptozotocin** (STZ, in Deutschland nicht erhältlich)	*500mg/m² i.v. an d1-5 (Wdh. d43)*
plus	**Zytostatisches Antibiotikum** (DNA-Schädigung)	**Doxorubicin** → 303	*50mg/m² i.v. an d1 und d22 (Wdh. d43)*
Cisplatin/Etoposid			
	Alkylanz (DNA-Doppelstrang-Vernetzung)	**Cisplatin** → 297	*45mg/m² i.v. an d2 und 3 (Wdh. d29)*
plus	**Spindelgift** (Topoisomeraseinhibitor, Mitosehemmer, DNA-/Protein-synthesehemmer)	**Etoposid** → 302	*130mg/m² i.v. an d1-3 (Wdh. d29)*
Hormontherapie			
	Somatostatin-Analogon	**Octreotid** → 148	*2 x 100-150µg s.c./d*
	Somatostatin-Analogon	**Octreotid Depot** → 148	*10-30mg i.m. 1 x/M*
	Somatostatin-Analogon	**Lanreotid** → 148	*60-120mg s.c. 1 x/M*
Targeted Therapy (Kulke et al, JCO 2008)			
	Tyrosinkinaseinhibitor	**Sunitinib** → 309	*50mg p.o.1 x/d Woche 1-4, in Woche 5 und 6 pausieren (4/2-Schema)*

T 19.10 Magenkarzinom

ELF (Etoposid+Leucovorin+Fluorouracil)			
	Zytostatisches Antibiotikum (DNA-Schädigung)	**Epirubicin** → 303	*50mg/m² i.v. d1 (Wdh. d22)*
plus	**Platinanalogon** (Induktion von DNA-Strangbrüchen)	**Oxaliplatin** → 297	*130mg/m² i.v. d1 (Wdh. d22)*
plus	**Pyrimidinantagonist** (Hemmung d. Thymidin-Nukleotid-Synthese)	**Capecitabin** → 300	*625mg/m² p.o. 2 x/d, d1-d21 (Wdh. d22)*

DCF			
	Spindelgift (Mitosehemmung, Störung der Mikrotubuliorganisation)	**Docetaxel** → 302	*75mg/m² i.v. über 1h an d1 (Whd. d22)*
plus	**Alkylanz** (DNA-Doppelstrangvernetzung)	**Cisplatin** → 297	*75mg/m² i.v. über 1han d1 (Whd. d22)*
plus	**Pyrimidinantagonist** (Hemmung d. Thymidin-Nukleotid-Synthese)	**5-Fluorouracil** → 300	*750mg/m² i.v. über 24h, d1–5 (Whd. d22)*
FLOT			
	Platinanalogon (Induktion von DNA-Strangbrüchen)	**Oxaliplatin** → 297	*85mg/m² i.v. d1 (Wdh. d15)*
plus	**Biomodulator** (Folinsäure = 5-Formyl-tetrahydrofolsäure = Citrovorum-Faktor, Wirkungsverstärkungvon 5-FU)	**Folinsäure** → 307	*200mg/m² i.v. d1 (Wdh. d15)*
plus	**Pyrimidinantagonist** (Hemmung d. Thymidin-Nukleotid-Synthese)	**5-Fluorouracil** → 300	*2600mg/m² i.v. über 24h, d1 (Wdh. d15)*
plus	**Spindelgift** (Mitosehemmung, Störung der Mikrotubuliorganisation)	**Docetaxel** → 302	*50mg/m² d1*
FLO			
	Platinanalogon (Induktion von DNA-Strangbrüchen)	**Oxaliplatin** → 297	*85mg/m² i.v. d1 (Wdh. d15)*
plus	**Biomodulator** (Folinsäure = 5-Formyl-tetrahydrofolsäure = Citrovorum-Faktor, Wirkungsverstärkungvon 5-FU)	**Folinsäure** → 307	*200mg/m² i.v. d1 (Wdh. d15)*
plus	**Pyrimidinantagonist** (Hemmung d. Thymidin-Nukleotid-Synthese)	**5-Fluorouracil** → 300	*2600mg/m² i.v. über 24h, d1 (Wdh. d15)*
Irinotecan + 5-FU/Folinsäure			
	Zytostatikum (Topoisomerasehemmer)	**Irinotecan** → 305	*80mg/m² wöchentlich*
plus	**Pyrimidinantagonist** (Hemmung der Thymidinnukleotid-Synthese)	**5-Fluorouracil** → 300	*2000mg/m² i.v. 22h, wöchentlich*
plus	**Biomodulator** (Folinsäure = 5-Formyl-tetrahydrofolsäure = Citrovorum-Faktor, Wirkungsverstärkung von 5-FU)	**Folinsäure** → 307	*500mg/d i.v., wöchentlich*
Targeted Therapy: Trastuzumab + 5FU/Cisplatin (van Cutsem et al, JCO 2009)			
	Anti-Her2-Antikörper	**Trastuzumab** → 311	*8mg/kg KG (initial) alle 3W, dann 6mg/kgKG in Kombination*

T 19.11 Malignes Melanom

T 19.11.1 Monotherapien

Interferon			
	Interferon (Immunstimulat./-modulation)	**INF-α** → 185	*3x3Mio IE/Woche x18Monate*
Wiederholung wöchentlich, mindestens 6 W. bei Ansprechen bis Progression			
Temodal			
	Alkylanz (Zytostatikum)	**Temozolomid** → 298	*150mg/m²- 200mg/m² p.o., d1-5, alle 4W*
DTIC			
	Zytostatikum (Depolymerisation der DNA)	**Dacarbazin** → 297	*800mg/m²-1200mg/m² i.v. an d1 (Wdh. ab d22-29)*

T 19.11.2 Kombinierte Therapie

DTIC + Cisplatin + Vindesin			
	Zytostatikum (Depolymerisation der DNA)	**Dacarbazin** → 297	*250mg/m² i.v. an d1 + 8*
plus	**Alkylanz** (DNA-Doppelstrangvernetzung)	**Cisplatin** → 297	*50mg/m² i.v. an d1 + 8*
plus	**Spindelgift** (Mitosehemmer)	**Vindesin** → 301	*3mg/m² i.v., an d1 + 8*
DTIC + Cisplatin + Vindesin + IL-2 + IFNalpha			
	Zytostatikum (Depolymerisation der DNA)	**Dacarbazin** → 297	*800mg/m² i.v. an d1 (Wdh. d22)*
plus	**Alkylanz** (DNA-Doppelstrangvernetzung)	**Cisplatin** → 297	*20mg/m² i.v. an d1-4 (Wdh. d22)*
plus	**Spindelgift** (Mitosehemmer)	**Vindesin** → 301	*1.5mg/m² i.v. an d1-4 (Wdh. d22)*
plus	**Interferon** (Immunstimulat./-modulation)	**INF-α** → 185, **Interleukin-2**	*5Mio IE/m² s.c. d5-9 und d17-20 (Wdh. d261)*
plus	**Cytokin** (Immunstimulat./-modulation)	**Interleukin-2**	*9Mio IE/m² i.v. d1-5 und d17-20 (Wdh. d26)*

T 19.12 Mammakarzinom

T 19.12.1 Adjuvante Hormontherapie (bei "tumorfreien" Pat. zur Rezidivprophylaxe)

	Antiöstrogen (Blockade peripherer Östrogenrezeptoren)	**Tamoxifen** → 265	*20mg/d p.o. 1 x/d*
oder	**Gestagen** (antiöstrogener, antigonadotroper Effekt)	**Medroxyprogesteronacetat** → 262	*2 x 500mg/d p.o.*
		Megestrol → 262	*160mg/d p.o.*

oder	**LH-RH-Agonist** (Down-Regulation hypophy-särer Rezeptoren ⇒ Hormone ↓)	**Goserelin** → 265	*3.,6mg s.c. alle 4W*
oder	**Aromatasehemmer** (Östrogensynthese ↓), non steroidal	**Aminoglutethimid**	*2 x 125mg/d p.o.*
		Letrozol	*1 x 2.5mg/d p.o.*
		Exemestan → 265	*1 x 25mg/d p.o.*

T 19.12.2 Chemotherapien

Adjuvante Chemotherapie

FEC			
	Pyrimidinantagonist (Hemmung d. Thymidin-Nukleotid-Synthese)	**5-Fluorouracil** → 300	*500mg/m² i.v. an d1 (Wdh. d22)*
plus	**Zytostatisches Antibiotikum** (DNA-Schädigung)	**Epirubicin** → 303	*100mg/m² i.v. d1 (Wdh. d22)*
plus	**Alkylanz** (DNA-DoppelstrangVernetzung)	**Cyclophosphamid** → 295	*500mg/m² i.v. an d1 (Wdh. d22)*
FAC			
	Pyrimidinantagonist (Hemmung d. Thymidin-Nukleotid-Synthese)	**5-Fluorouracil** → 300	*500mg/m² i.v. an d1 (Wdh. d29)*
plus	**Zytostatisches Antibiotikum** (DNA-Schädigung)	**Doxorubicin** → 303	*50mg/m² i.v. an d1 (Wdh. d29)*
plus	**Alkylanz** (DNA-DoppelstrangVernetzung)	**Cyclophosphamid** → 295	*500mg/m² i.v. an d1 (Wdh. d29)*
TAC			
	Spindelgift (Mitosehemmung, Störung der Mikro-tubuliorganisation)	**Docetaxel** → 302	*75mg/m² an d1; Wdh. d22 (Prämedikation beachten)*
plus	**Zytostatisches Antibiotikum** (DNA-Schädigung)	**Doxorubicin** → 303	*50mg/m² i.v. an d1 (Wdh. d22)*
plus	**Alkylanz** (DNA-DoppelstrangVernetzung)	**Cyclophosphamid** → 295	*500mg/m² i.v. an d1 (Wdh. d22)*
CMF i.v.			
	Alkylanz (DNA-DoppelstrangVernetzung)	**Cyclophosphamid** → 295	*600mg/m² i.v. an d1, 8 (Wdh. d22)*
plus (hier nicht obligat)			
	Zytoprotektivum, Sulfhydrylgruppen-donator (Acroleinneutralisation, Zystitisprophylaxe)	**Mesna**	*200-400mg vor/4 h + 8 h nach Inf. i.v. (Wdh. d22)*
plus	**Antimetabolit** (Folatantagonist)	**Methotrexat** → 298	*40mg/m² i.v. an d1, 8 (Wdh. d22)*
plus	**Pyrimidinantagonist** (Hemmung d. Thymidin-Nukleotid-Synthese)	**5-Fluorouracil** → 300	*600mg/m² i.v. an d1, 8 (Wdh. d22)*

Palliative Therapie			
Doxorubicin			
	Zytostatisches Antibiotikum (DNA-Schädigung)	**Doxorubicin** → 303	*20mg/m² i.v. wöchentlich*
Epirubicin			
	Zytostatisches Antibiotikum	**Epirubicin** → 303	*25mg/m² i.v. wöchentlich*
Docetaxel			
	Spindelgift (Mitosehemmung, Störung der Mikrotubuliorganisation)	**Docetaxel** → 302	*100mg/m² d1, Wdh. d22 (Prämedikation beachten)*
Paclitaxel			
	Spindelgift (Mitosehemmung, Stör. d. Mikrotubuliorganisation)	**Paclitaxel** → 302	*80mg/m² i.v. wöchentlich*
Capecitabin			
	Pyrimidinantagonist (Hemmung d. Thymidin-Nukleotid-Synthese)	**Capecitabin** → 300	*1250mg/m² p.o. 2x/d, d1-14 (Wdh. d22)*
Vinorelbin			
	Spindelgift (Mitosehemmer)	**Vinorelbin** → 301	*30mg/m², 10min Inf., wöchentlich*
Gemcitabin			
	Antimetabolit	**Gemcitabin** → 300	*1000mg/m² i.v. über 30min an d1, 8 (Wdh. d22)*
Capecitabin/Docetaxel			
	Pyrimidinantagonist (Hemmung d. Thymidin-Nukleotid-Synthese)	**Capecitabin** → 300	*1250mg/m² p.o. 2x/d, d1-14 (Wdh. d22)*
	Spindelgift (Mitosehemmung, Stör. d. Mikrotubuliorganisation)	**Docetaxel** → 302	*75mg/m² d1, Wdh. d22 (Prämedikation beachten)*
Doxorubicin/Cyclophosphamid			
	Zytostatisches Antibiotikum (DNA-Schädigung)	**Doxorubicin** → 303	*60mg/m² i.v. als Bolus an d1 (Wdh. d22)*
plus	**Alkylanz** (DNA-DoppelstrangVernetzung)	**Cyclophosphamid** → 295	*600mg/m² p.o. d1 (Wdh. d22)*
Epirubicin/Cyclophosphamid			
	Zytostatisches Antibiotikum (DNA-Schädigung)	**Epirubicin** → 303	*75mg/m² i.v. d1 (Wdh. d22)*
	Alkylanz	**Cyclophosphamid** → 295	*600mg/m² i.v. d1 (Wdh. d22)*
Doxorubicin/Docetaxel			
	Zytostatisches Antibiotikum (DNA-Schädigung)	**Doxorubicin** → 303	*50mg/m² i.v. als Bolus an d1 (Wdh. d22)*
plus	**Spindelgift** (Mitosehemmung, Störung der Mikrotubuliorganisation)	**Docetaxel** → 302	*75mg/m² d1, Wdh. d22 (Prämedikation beachten)*

Epirubicin/Docetaxel			
	Zytostatisches Antibiotikum (DNA-Schädigung)	**Epirubicin** → 303	*75mg/m² i.v. an d1 (Wdh. d22)*
plus	**Spindelgift** (Mitosehemmung, Störung der Mikrotubuliorganisation)	**Docetaxel** → 302	*75mg/m² an d1 (Wdh. d22)*
Gemcitabin/Docetaxel			
	Antimetabolit	**Gemcitabin** → 300	*1000mg/m² i.v. über 30min an d1 + 8 (Wdh. d22)*
plus	**Spindelgift** (Mitosehemmung, Störung der Mikrotubuliorganisation)	**Docetaxel** → 302	*75mg/m² d1, Wdh. d22 (Prämedikation beachten)*
Paclitaxel/Capecitabin			
	Spindelgift (Mitosehemmung, Störung der Mikrotubuliorganisation)	**Paclitaxel** → 302	*175mg/m² i.v. an d1 (Whd. d22)*
	Pyrimidinantagonist (Hemmung d. Thymidin-Nukleotid-Synthese)	**Capecitabin** → 300	*1000mg/m² p.o. 2 x/d, d1-14 (Wdh. d22)*
Gemcitabin/Paclitaxel			
	Antimetabolit	**Gemcitabin** → 300	*1250mg/m² i.v. über 30min an d1 + 8 (Wdh. d22)*
	Spindelgift (Mitosehemmung)	**Paclitaxel** → 302	*175mg/m² i.v. an d1 (Whd. d22)*
Lapatinib/Capecitabin			
	HER 1/2 (Tyrosinkinaseinhibitor)	**Lapatinib**	*1250mg/d p.o.*
	Pyrimidinantagonist (Hemmung d. Thymidin-Nukleotid-Synthese)	**Capecitabin** → 300	*1000mg/m² p.o. 2 x/d an d1-14 (Wdh. d22)*
Trastuzumab/Taxan			
	HER2-Blocker (monoklonaler AK gegen HER2 ⇒ Blockade der Zellteilung)	**Trastuzumab** → 311	*4mg/kg i.v., d1 , alle 3W, bei weiteren Zyklen nur 2mg/kg*
	Spindelgift (Mitosehemmung, Störung der Mikrotubuliorganisation)	**Docetaxel** → 302	*75mg/m², d1, alle 3W (Prämed. beachten)*
oder		**Paclitaxel** → 302	*90mg/m² i.v., d1, alle 3W*

T 19.13 Multiples Myelom

siehe Kapitel Hämatologie → 356

T 19.14 Nierenkarzinom

T 19.14.1 IL-2 + INF-Kombinationstherapie

	Interleukin 2 (IL-2) (Wachtumsfaktor für T-Lymphozyten)	**Aldesleukin**	*10Mio.IE/m² s.c.2 x/d d3-5 Woche 1 + 4 und 5Mio.IE/m² s.c. 2 x/d d1, 3, 5, Woche 2 und 3*
plus	**Interferon** (Immunstimulation/ -modulation)	**INF-α** → 185	*W 1 und 4: 5Mio.IE/m² s.c. d1, W 2 + 3: 5Mio.IE/m² s.c. d1, 3, 5 W 5-8 : 10Mio IE/m² s.c. d1, 3, 5*
plus	**Pyrimidinantagonist** (Hemmung d. Thymidin-Nukleotid-Synthese)	**5-Fluorouracil** → 300	*1000mg/m² i.v. an d1 an den Wochen 5-8*

T 19.14.2 Targeted Therapie

	Tyrosinkinaseinhibitor	**Sorafenib** → 309	*2 x 400mg/d*
oder	**Tyrosinkinaseinhibitor**	**Sunitinib** → 309	*50mg p.o.1 x/d Woche 1-4, in Woche 5 und 6 pausieren (4/2-Schema)*
oder	**mTOR-Inhibitor**	**Temsirolimus** → 310	*25mg i.v. 1 x/W*
oder	**mTOR-Inhibitor**	**Everolimus** → 310	*10mg p.o. 1 x/d*
IFNalpha-2A / Bevacizumab (Escudier et al, Lancet 2007)			
	Interferon (Immunstimulation/ -modulation)	**INF-α** → 185	*9Mio IE 3 x /W für 1J*
oder	**Anti-VEGF-Antikörper**	**Bevacizumab** → 311	*10mg/kg i.v. d1, Wdh. d15*

T 19.15 Non-Hodgkin-Lymphom

siehe Kapitel Hämatologie → 351

T 19.16 Ösophaguskarzinom

Kombinierte Radiochemotherapie (50Gy, 25x2Gy über 5 Wochen)			
	Pyrimidinantagonist (Hemmung d. Thymidin-Nukleotid-Synthese)	**5-Fluorouracil** → 300	*1000mg/m² i.v.über 24h an d1-4 in Woche 1, 5, 8, 11*
plus	**Alkylanz** (DNA-Doppelstrangvernetzung)	**Cisplatin** → 297	*75mg/m² i.v. an d1 in Woche 1, 5, 8, 11*
Palliative Chemotherapie			
Cisplatin/5-FU			
	Alkylanz (DNA-Doppelstrangvernetzung)	**Cisplatin** → 297	*80-100mg/m² i.v., d1 (Wdh. d22-29)*
	Pyrimidinantagonist (Hemmung d. Thymidin-Nukleotid-Synthese)	**5-Fluorouracil** → 300	*1000mg/m² i.v.über 24h an d1-4/5 (Wdh d22-29)*

Cisplatin/Vinorelbin			
	Alkylanz (DNA-Doppelstrangvernetzung)	**Cisplatin** → 297	*80mg/m² i.v., d1 (Wdh. d22)*
	Spindelgift (Mitosehemmer)	**Vinorelbin** → 301	*25mg/m², d1 - 8 (Wdh d22)*

T 19.17 Ovarialkarzinom

PC			
	Spindelgift (Mitosehemmung, Störung der Mikrotubuliorganisation)	**Paclitaxel** → 302	*175mg/m² i.v. über 3h an d1, alle 3W*
	Alkylanz (DNA-Doppelstrangvernetzung)	**Carboplatin** → 297	*AUC 5 i.v. an d1, alle 3W*
Carboplatin/Gemcitabine			
	Alkylanz (DNA-Doppelstrangvernetzung)	**Carboplatin** → 297	*AUC 4 i.v. an d1 (Wdh. d22)*
plus	**Antimetabolit**	**Gemcitabin** → 300	*1000mg/m² i.v. über 30min an d1 + 8 (Wdh. d22)*
Treosulfan			
	Alkylanz	**Treosulfan** → 296	*1000mg p.o., d1–14, alle 4W*
Topotecan			
	Topoisomerase/Inhibitor	**Topotecan** → 305	*1.5g/m², d1-5 (Wdh. d22)*

T 19.18 Pankreaskarzinom (exokrin)

Adjuvante Therapie			
Gemcitabin (Berlin et al JCO 2002)			
	Antimetabolit	**Gemcitabin** → 300	*1000mg/m² i.v. 1 x/W in den ersten 7 von 8W, dann: d1, 8, 15, alle 4W*
Palliative Therapie			
Gemcitabin/Erlotinib			
	Antimetabolit	**Gemcitabin** → 300	*1000mg/m² i.v. 1 x/W in den ersten 7 von 8W, dann: d1, 8, 15, alle 4W*
ggf. plus	**Tyrosinkinaseinhibitor**	**Elortinib** → 309	*100-150mg/d p.o kontinuierlich*
Gemcitabin mono			
	Antimetabolit	**Gemcitabin** → 300	*1000mg/m² i.v. 1 x/W in den ersten 7 von 8W, dann: d1, 8, 15, alle 4W*
Gemcitabin/Oxaliplatin			
	Antimetabolit	**Gemcitabin** → 300	*1000mg/m² i.v. 1 x/W in den ersten 7 von 8W, dann: d1, 8, 15, alle 4W*

	Platinanalogon (Induktion von DNA-Strangbrüchen)	**Oxaliplatin** → 297	*100mg/m² i.v. über 2h an d2*
Capecitabin/Erlotinib			
	Pyrimidinantagonist (Hemmung d. Thymidin-Nukleotid-Synthese)	**Capecitabin** → 300	*1660mg/m² p.o. an d1-21 (Wdh. d29)*
	Tyrosinkinaseinhibitor	**Elortinib** → 309	*100-150mg/d p.o kontinuierlich*

T 19.19 Prostatakarzinom

T 19.19.1 Primärtherapie

oder	**LH-RH-Agonist** (Down-Regulation hypophysärer Rezeptoren ⇒ Sexualhormonbildung ↓)	**Goserelinacetat** → 265	*1 x 3.6mg s.c. alle 4W*
		Leuprorelin → 265	*1 x 3.75mg s.c. alle 4W*
je plus	**Antiandrogen** Androgenwirkung ↓	**Flutamid** → 134	*3 x 250mg/d p.o.*
oder	**Antiandrogen** Androgenwirkung ↓	**Cyproteronacetat** → 134	*2 x 100mg/d p.o.*
Docetaxel/Prednison (Tannock et al, NEJM 2004)			
	Spindelgift (Mitosehemmung, Störung der Mikro-ubuliorganisation)	**Docetaxel** → 302	*75mg/m² an d1, alle 3W (Prämedikation beachten)*
	Glukokortikosteroid (antiinflam., immunsuppressiv)	**Prednison** → 115	*5mg p.o. 2 x d, kontinuierlich*
Mitoxantron/Prednison (Tannock et al NEJM 2004)			
	Zytostatikum(Mitosehemmer)	**Mitoxantron** → 304	*12mg/m² i.v. an d1 (Wdh. d22)*
	Glukokortikosteroid (antiinflam., immunsuppressiv)	**Prednison** → 115	*5mg p.o. 2 x d, kontinuierlich*

T 19.20 ZNS-Malignome

	Alkylanz (Zytostatikum)	**Temozolomid** → 298	*z. B. 200mg/m² über 5d (Wdh. an d28)*
PVC			
	Alkylanz (DNA-Doppelstrangvernetzung)	**Procarbazin**	*60mg/m² p.o. an d8-21*
	Alkylanz (DNA-Doppelstrangvernetzung)	**CCNU**	*10mg/m² p.o. an d1*
	Spindelgift (Mitosehemmer)	**Vincristin** → 301	*1.4 mg/m² i.v. an d1*

T 20 Toxikologie – Therapie (H. J. Heppner)

sola dosis facit venenum Paracelsus

T 20.1 Wichtige Hinweise zur Therapie

- **Allgemeine Maßnahmen**
  - Grundzüge der Therapie bei Vergiftungen:
  - Aufrechterhaltung der Vitalfunktionen
  - Verhütung weiterer Giftresorption (bei oraler Giftaufnahme: Erbrechen, Magenspülung, Kohlegabe,bei Kontamination der Haut: Reinigung mit Wasser und Seife, bei Spritzern ins Auge: sofortige Spülung unter laufendem Wasser.)
  - Adäquate Lagerung des Patienten in stabiler Seitenlage bei beeinträchtigten Schutzreflexen um eine Aspiration zu vermeiden
  - Beschleunigung der Giftelimination (Glaubersalz, Diurese, Hyperventilation)
  - Die primäre Giftentfernung (Magenspülung, induziertes Erbrechen etc.) ist keine Routinemaßnahme. Genau wie bei der medikamentösen Therapie von Vergiftungen muss auch hier die Notwendigkeit im Einzelfall geprüft und die in Frage kommende Maßnahme klar indiziert sein. Die Gabe von Carbo medicinalis kann in vielen Fällen diese Maßnahmen ersetzen. Hilfe bei der Indikationsstellung leisten die Giftinformationszentralen (GIZ).
  - Sekundäre Giftelimination (Hämodialyse, -perfusion, -filtration, MARS)
  - Seit 1999 gibt es auf der Grundlage der gemeinsamen Empfehlungen der Europäischen Giftnotrufzentralen[237] auch Leitlinien für das Kindes- und Jugendalter zu diesem Thema[238].
- **Antidottherapie**
  - Gerade bei der medikamentösen Therapie von Vergiftungen kommt es häufig vor, dass ein Medikament oder Antidot schwerwiegende Nebenwirkungen hat (DMAP, Deferoxamin, Atropin etc.). Trotzdem kann häufig nicht auf die Gabe verzichtet werden. Aus diesem Grund muss in jedem Einzelfall eine strenge Indikationsstellung zur medikamentösen Behandlung erfolgen.
    Die Indikation wird nicht nur aus der Art des Giftes gestellt, sondern auch aus der Giftmenge, dem zeitlichen Verlauf der Vergiftung, dem klinischen Zustand des Patienten und aus anderen Parametern. Vor- und Nachteile für den Patienten müssen in jedem Fall gut abgewogen werden.
    Desweiteren ist bei der Gabe von Antidota zwischen der patientengebundenen (pro kg/KG) und der giftbezogenen (z.B. Heparin/Protamin) Dosierung zu unterscheiden.
- **Dosierungen**
  - Absolute Dosisangaben beziehen sich auf erwachsene Patienten. Kinderdosierungen sind gesondert gekennzeichnet. Die Angabe mg/kg bedeutet "mg pro Kilogramm Körpergewicht" und kann i.A. auf Erwachsene und Kinder angewandt werden.
  - Asservatnahme
  - Entnahme der Probe vor Therapiebeginn
  - Gefäße zur eindeutigen Indentifikation sorgfältig beschriften
  - Besondere Abnahmevorschriften beachten
  - Klinische Symptomatik und kurze Anamnese auf dem Begleitschein vermerken

[237] EAPCCT. Clin. Toxicol 1997:35:699-763.

[238] Jonitz W,Brockstedt M, Oberdisse UBrandis M. Primäre Giftentfernung. Monatsschrift Kinderheilk 1999Jan:147(1): 9-13. Karl Ernst von Mühlendahl: Vergiftungen im Kindesalter, Thieme Verlag, 4. Auflage, Zilker Thomas, Klinische Toxikologie für die Notfall- und Intensivmedizin, UNI-MED Verlag Bremen, 2008

T 20.2 Allgemeinmaßnahmen

T 20.2.1 Primäre Giftelimination

evtl.	**Adsorbens** in Kombination mit einem Laxans (Giftbindung ⇒ Resorptionshemmung ⇒ Giftelimination)	**Kohle (Aktivkohle, carbo medicinalis)** → 315	*0,5–1g/kg KG, p.o. oder über nasogastrale Sonde* **Cave:** *Sondenlage*
evtl.	**Emetikum** (induziertes Erbrechen ⇒ Giftelimination)	**Ipecacuanha-Sirup**	*Erw.: 30ml Ki. 1–2 J.: 10ml; 2–3 J: 20ml, dann 100–200ml H_2O*
evtl.	**Osmotisches Laxanz** (forcierte Diarrhoe ⇒ Giftelimination)	**Natriumsulfat**	*15–30g auf 100ml H_2O (nur nach mehrfachen Kohlegaben notwendig) nicht bei Nikotinvergiftung*
evtl.	**Magenspülung** (⇒ Giftelimination) (nur noch seltene Indikation bis 30 Minuten nach Gifteinnahme)	**Wasser über großlumigen Gummischlauch, bei Kindern physiolog. NaCl-Lösung**	*je 5–10ml/kg, ges.15–20l lauwarmes H_2O bzw. Elektrolytlösung (bei Paraquat mind.100l, Elektrolytkontrollen)*
	Cave: Aspirationsschutz; bei abgeschwächten/erloschenen Schutzreflexen		

T 20.2.2 Sekundäre Giftelimination

evtl.	**Erhöhte Flüssigkeitszufuhr** (forcierte Diurese ⇒ Giftelimination) (nur noch strenge Indikationsstellung)	**Glukose 5% →75 Ringerlösung NaCl 0,9%**	*initial 10ml/kg, dann Diurese von 3–6ml/kg/h anstreben, Elys nach Labor strenge Kontrolle der Infusions- und Urinmenge* **Cave:** *Überwässerung, Elektrolykontrolle*
evtl. plus	**Schleifendiuretikum** (forcierte Diurese ⇒ Giftelimination) (nur noch seltene Indikation)	**Furosemid** → 58	*nach Harnvolumen und ZVD*
evtl.	**Kohle wiederholt** (kann in Abhängigkeit des Gifts eine sekundäre Giftentfernung entweder über Unterbrechung des enterohepatischen Kreislaufs, oder über eine direkte Rückresorption aus dem Darm bewirken)	**Kohle (Aktivkohle, carbo medicinalis)** → 315	*0,3–0,5g/kg KG alle 3–4 h unter Zusatz von Natriumsulfat (s.o.)*
evtl.	**Extrakorporale Verfahren**	**Hämodialyse, Hämoperfusion, Hämodiafiltration etc. sollten nur nach Rücksprache mit den Giftinformationszentralen oder in einem Behandlungszentrum für Vergiftungen erfolgen**	
evtl.	**Antidottherapie**	**Strenge Indikationsstellung; frühzeitiger Kontakt zu Giftinformationszentralen**	

T 20.3 Acetylsalicylsäure-Intoxikation			
	Puffer (Azidosetherapie, alkalische Diurese)	**Natriumhydrogencarbonat 8,4%** (100 ml = 100 mmol HCO_3^-) → 77	*BE x 0,3 x kg = mmol, max. 1,5 mmol/kg/h i.v. (pH-Kontrollen, alkal. Urin-pH anstreben) Arterielle Blutgasanalyse mit pH-Kontrollen*
evtl.	**Benzodiazepin** (antikonvulsiv)	**Diazepam** → 226	*0,2–0,4 mg/kg i.v.*
		Clonazepam → 199	*1–2 mg i.v., TMD 13 mg*
T 20.4 Ajmalin-, Prajmalin-Intoxikation			
T 20.4.1 Allgemein			
	Adsorbens (sek. Giftentfernung)	**Kohle** (Aktivkohle, carbo medicinalis) → 315	*0,5 g/kg alle 4 h*
	Alpha- und Beta-Sympathomimetikum, D_1-Rez.-Agonist (Inotropie ↑)	**Dopamin** → 69	*4–10 µg/kg/min i.v. (strenge Indikationsstellung, Splanchnikusminderperfusion)*
	Beta-Sympathomim. (Inotropie ↑)	**Dobutamin** → 69	*2–10 µg/kg/min i.v.*
	Alpha-Sympathomim. (periph. Widerst. ↑, RR ↑)	**Noradrenalin** → 69	*initial 0,1–0,2 µg/kg/min*
T 20.4.2 Bei Tachyarrhythmie			
	Isotone NaCl-Lösung (Volumen + Elektrolytlösung)	**NaCl** (ggf. 5,85%) → 74	*0,5–1 mval/kg, max. 80 mval/24h (Na^+-Konzentration an oberer Grenze halten)*
oder	**Puffer** (Elektrolytlösung)	**Natriumhydrogencarbonat** → 77	*(Na^+-Konzentration an oberer Grenze halten)*
	Antiarrhythmikum Klasse Ib	**Lidocain** → 64	*initial: 100 mg i.v., dann 2–4 mg/min*
	Antiarrhythmikum Klasse Ib	**Phenytoin** → 198	*initial 3–5 mg/kg sehr langsam i.v. (unter EKG-Kontrolle)*
T 20.4.3 Bei Torsades de Pointes			
	Magnesiumpräparat (Substitution)	**$MgSO_4$** → 72	*2 g langsam i.v., ggf. wiederholen, weiter mit 3–20 mg/min*
	Antiarrhythmikum Klasse Ib	**Phenytoin** → 198	*initial 3–5 mg/kg sehr langsam i.v. (unter EKG-Kontrolle)*
T 20.4.4 Bei Bradykardie			
	Beta-Sympathomim. (Chrono-/Inotropie ↑)	**Dopamin** → 69	*4–10 µg/kg/min i.v. (strenge Indikationsstellung, Splanchnikusminderperfusion)*

T 20.4.5 Bei zerebralen Krampfanfällen

Benzodiazepin (antikonvulsiv)	**Diazepam** → 226	*0,3–0,5 mg/kg i.v.*
	Clonazepam → 199	*1–2 mg i.v., TMD 13 mg*
	Lorazepam→ 226	*4 mg i.v. (2mg/min)*
Barbiturat (antikonvulsiv)	**Phenobarbital** → 199	*10–20 mg/kg langsam i.v.*
Hydantoinderivat (antikonvulsiv)	**Phenytoin** → 198	*3–5 mg/kg sehr langsam i.v. ca. 5 min (unter EKG-Kontrolle)*

T 20.5 Amanitin-Intoxikation (Knollenblätterpilz)

Adsorbens (sekundäre Giftentfernung)	**Kohle** (Aktivkohle, carbo medicinalis) → 315	*0,5 g/kg alle 4 h In Kombination mit einem Laxans*
Spezif. Antidot (Hemmung der Giftaufnahme in die Leberzelle)	**Silibinin**	*initial: 5 mg/kg als Bolus i.v., dann: 20 mg/kg als Dauerinf.*
Spezifisches Antidot (Hemmung der Giftaufnahme in die Leberzelle)	**Penicillin G** →151	*1 Mio. IE/kg/d (nur bis Silibinin zur Verfügung steht)*

T 20.6 Amantadin-Intoxikation

Benzodiazepin (antikonvulsiv)	**Diazepam** →226	*0,3–0,5 mg/kg i.v.*
	Clonazepam →199	*1–2 mg i.v., TMD 13 mg*
	Lorazepam→ 226	*4 mg i.v. (2mg/min)*
Indirektes Parasympatholytikum (Cholinesterasehemmung ⇒ anticholinergen und adrenergen Wirkung ↓)	**Physostigmin** →316	*2 mg sehr langsam i.v., evtl. wiederh., z.T. 2 mg/h als Dauerinf. (unter EKG-Kontrolle)*

T 20.7 Amphetamin-Intoxikation

T 20.7.1 Bei zerebralen Krampfanfällen

Benzodiazepin (antikonvulsiv)	**Diazepam** →226	*0,3–0,5 mg/kg i.v.*
	Clonazepam →199	*1–2 mg i.v., TMD 13 mg*
	Lorazepam→ 226	*4 mg i.v. (2mg/min)*
Barbiturat (antikonvulsiv)	**Phenobarbital** →199	*10–20 mg/kg langsam i.v.*

T 20.7.2 Bei Tachykardie

Beta-1-Blocker (HZV↓, neg. chronotrop/inotrop, Reninsekretion↓, zentrale Sympathikusakt.↓)	**Metoprolol** →46	*Erw.: 5–10 mg langsam i.v. (nicht in Komb. mit Nifedipin)*

T 20.7.3 Bei Kammerflimmern		
Antiarrhythmikum Klasse Ib	**Lidocain** → 64	*initial: 100 mg i.v., dann 2–4 mg/min*
Klasse III	**Amiodaron** → 65	*150-300 mg i.v.*
T 20.7.4 (Zentrales) anticholinerges Syndrom		
Indirektes Parasympatholytikum, (Cholinesterasehemmung ⇒ anticholinerge und adrenerge Wirkung ↓)	**Physostigmin** → 316	*2 mg sehr langsam i.v., bei Kindern 0,02 mg/kg sehr langsam i.v., evtl. repetitive Dosis* **Cave:** *Bradykardien, schwer beeinflussbar*
T 20.7.5 Bei Hypertonie		
Alpha-Rezeptorblocker	**Urapidil** → 52	*10-50mg i.v.*
Alpha2 - Agonist	**Clonidin** → 50	*0,015-0,045mg/h i.v. als Dauerinfusion*

T 20.8 Antidepressiva-Intoxikation

T 20.8.1 Bei Herzrhythmusstörungen		
Puffer (Azidosetherapie)	**Natriumhydrogencarbonat 8,4%** (100 ml = 100 mmol HCO_3^-)	*BE x 0,3 x kg = mmol, max. 1,5 mmol/kg/h i.v. (pH auf 7,45–7,55) Natriumkonzentration hochnormal halten*
Antiarrhythmikum Klasse Ib	**Lidocain** → 64	*1 mg/kg langsam i.v.*
T 20.8.2 Bei supraventrikulärer Tachykardie		
Indirektes Parasympatholytikum, (Cholinesterasehemmung ⇒ anticholinerge und adrenerge Wirkung ↓)	**Physostigmin** → 316	*2 mg sehr langsam i.v., bei Kindern 0,02 mg/kg sehr langsam i.v.* **Cave:** *Bradykardien, schwer beeinflussbar*
T 20.8.3 Bei Hypotonie		
Alpha- und Beta-Sympathomimetikum, D_1-Rezeptor-Agonist (Inotropie ↑)	**Dopamin** → 69	*10–15 µg/kg/min i.v. (keine Betamimetika einsetzen)*
Alpha-Sympathomimetikum (periph. Widerst. ↑, RR ↑)	**Noradrenalin** → 69	*initial 0,1 µg/kg/min*

T 20.9 Antihistaminika-Intoxikation

T 20.9.1 Allgemein

	Indirektes Parasympatholytikum, (Cholinesterasehemmung ⇒ anticholinergen und adrenergen Wirkung ↓)	**Physostigmin** → 316	*2 mg i.v., evtl. wiederh., z.T. 2 mg/h als Dauerinf.* **Cave:** *nicht bei Überleitungsstörungen*

T 20.9.2 Bei zerebralen Krampfanfällen

	Benzodiazepin (antikonvulsiv)	**Diazepam** → 226	*0,3–0,5 mg/kg i.v.*
		Clonazepam → 199	*1–2 mg i.v., TMD 13 mg*
		Lorazepam→ 226	*4 mg i.v. (2mg/min)*

T 20.9.3 Bei Hypotonie

	Alpha- und Beta-Sympathomimetikum, D_1-Rezeptor-Agonist (Inotropie ↑)	**Dopamin** → 69	*5–15 µg/kg/min i.v.*

T 20.10 Arsen-Intoxikation

T 20.10.1 Durch Arsensalze, arsenige Säure, Arsensäure, Arsenite und Arsenate mit entsprechend erhöhtem As-Serumspiegel, nicht bei Arsenwasserstoff-Intoxikationen

	Möglichste Kontaktaufnahme mit Giftinformationszentralen		
	Komplexbildner (Giftelimination ↑)	**Dimercaptopropansulfonat** (DPS) → 314	*1. d: 3 x 5–10 mg/kg/d, 2. d: 3 x 5–10 mg/kg/d, 3. d: 2 x 2,5 mg/kg/d (Dauer abhängig von der Arsenausscheidung)*

T 20.11 Atropin-Intoxikation

evtl.	**Indirektes Parasympatholytikum** (Cholinesterasehemmung ⇒ anticholinerge und adrenerge Wirkung ↓)	**Physostigmin** → 316	*1–2 mg langsam i.v., evtl. wiederh., z.T. 2 mg/h als Dauerinf., Ki.: 0,02–0,04 mg/kg als ED langsam i.v. (u.U. bis zu 100fache therap. Dosis erforderlich)*

T 20.12 Barbiturat-Intoxikation

	Puffer (Harnalkalisierung, Giftelimination ↑)	**Natriumhydrogencarbonat 8,4%** (100 ml = 100 mmol HCO_3^-) → 77	*BE x 0,3 x kg = mmol, max. 1,5 mmol/kg/h i.v. (pH-Kontrollen, alkal. Urin-pH anstreben)*

T 20.13 Benzodiazepin-Intoxikation

Benzodiazepin-Antagonist (Benzodiazepinwirkung ↓)	**Flumazenil** →314	*0,3–0,6 mg i.v. (kurze HWZ, nur bei vitaler Ind. oder als Diagnostikum)*

T 20.14 Betablocker-Intoxikation

Alpha- und Beta-Sympathomimetikum, D_1-Rezeptor-Agonist (Inotropie ↑, Vasokonstriktion bei Hypotonie)	**Dopamin** →69	*5–20 µg/kg/min*
Beta-(>Alpha-) Sympathomimetikum (Ino-, Chrono., Bathmotropie ↑ bei Hypotonie, Bronchodilatat.) Herzschrittmacher zur Steigerung der Inotropie in Erwägung ziehen	**Adrenalin** →69	*0,001–0,01 mg/kg ED, dann nach Wirkung*
Antihypoglykämikum (Beta-Rezeptor-unabhängige Stimulation von c-AMP zur Verbesserung der Herzleistung)	**Glukagon** →122	*initial: 0,1–0,15 mg/kg, dann: 0,05 mg/kg/h über 24h i.v. (max. 5 mg/h) Cave: kurze Halbwertszeit bei ca. 15 min*
Puffer (Azidosetherapie)	**Natriumhydrogencarbonat 8,4%** (100 ml = 100 mmol HCO_3^-) →77	*BE x 0,3 x kg = mmol, max. 1,5 mmol/kg/h i.v.*

T 20.15 Biguanide-Intoxikation (besonders Metformin)

Puffer (Therapie der Lactatazidose)	**Natriumhydrogencarbonat 8,4%** (100 ml = 100 mmol HCO_3^-) →77	*BE x 0,3 x kg = mmol, max. 1,5 mmol/kg/h i.v.*
Glukose (Substitution)	**Glukose 40%,** dann **Glukose 5%** →75	*nach BZ*
Antihypoglykämikum (Therapie der Hypoglykämie)	**Glukagon** →122	*initial 0,15 mg/kg, dann: 0,05 mg/kg/h über 24 h i.v.* **Cave:** *nicht immer wirksam*

T 20.16 Biperiden-Intoxikation

Indirektes Parasympatholytikum, (Cholinesterasehemmung ⇒ anticholinergen und adrenergen Wirkung ↓)	**Physostigmin** →316	*2 mg sehr langsam i.v., evtl. wiederh., z.T. 2 mg/h als Dauerinf., Ki.: 0,5 mg sehr langsam i.v.*

T 20.17 Blei-Intoxikation

	Komplexbildner (Giftelimination ↑)	**Ethylendiamintetraacetat** (EDTA)	*initial: 15–20 mg/kg in 2 h in 0,9% NaCl, dann: 50 mg/kg auf 3 Dosen/d*
		Dimercaptosuccinic acid (DMSA)	*10mg/kgKG p.o. Tag 1-5: alle 8h Tag 6-14: alle 12h*
		2,3 Dimercapto-1-propansulfonsäure (DMPS) → 314	*3-5 mg/kgKG i.v. Tag 1: alle 4h Tag 2: alle 6h Ab Tag 3.: alle 8h bis zum Abklingen der gastrointestinalen Symptomatik Fortführung: DMPS p.o. 3x100mg*

T 20.18 Botulismus-Intoxikation

	Spezifisches Antidot (Giftwirkung ↓)	**Botulismus-Antitoxin**	*initial: 250 ml i.v., dann 250 ml als Dauerinfusion* **Cave:** *nicht sicher wirksam, bei Säuglingsbotulismus nicht indiziert*

T 20.19 Carbamat-Intoxikation

	Direktes Parasympatholytikum (cholinerge Wirkung ↓)	**Atropin** → 70	*5–30 mg i.v., evtl. wiederh. mit 5–10 mg, dann nach Wirkung, Ki.: initial 0,5–2 mg (Patient muss „trocken" sein)*

T 20.20 Chinin-Intoxikation

T 20.20.1 Prophylaxe zur Membranstabilisierung

	Isotone NaCl-Lösung (Volumen + Elektrolytlösung)	**NaCl 0,9%** → 74	*0,5–2 mval/kg (Na^+-Konzentration an oberer Grenze halten)*
oder	**Puffer** (Elektrolytlösung)	**Natriumhydrogencarbonat** →77	*(Na^+-Konzentration an oberer Grenze halten)*
	Elektrolyt	**Magnesium** → 72	*0,1 mval/kg/ ED*

T 20.20.2 Bei Kammerflimmern

	Benzodiazepin (antikonvulsiv)	**Diazepam** → 226	*1–2 mg/kg als Bolus, dann 0,1–0,4 mg/kg/h*

T 20.21 Chloroquin-Intoxikation

	Benzodiazepin (prophylaktisch gegen Rhythmusstrg., Krampfanfälle)	**Diazepam** → 226	*initial: 1–2 mg/kg i.v., d ann 0,1–0,4 mg/kg/h e vtl. über Tage*
	Bei Hypokaliämie Elektrolytlösung	**Kalium** → 72	*vorsichtige Substitution nach Serum-K^+* **Cave:** *Hyperkaliämie*

T 20.22 Chrom-Intoxikation

Komplexbildner (Giftelimination ↑)	**Dimercaptopropansulfonat** → 314	*1. d: 3 x 5–10mg/kg/d, 2. d: 3 x 5–10mg/kg/d, weiter nach Chromkonzentration im Urin (nicht sicher wirksam, nur bei sehr schweren Intox. einsetzen)*

T 20.23 Clenbuterol-Intoxikation

Betablocker (HZV ↓, neg. chronotrop/inotrop, zentrale Sympathikusaktivität ↓)	**Propranolol** → 47	*0,01–0,02mg/kg i.v.*
	Metoprolol → 46	*5–10mg i.v.*
Benzodiazepin (antikonvulsiv)	**Diazepam** → 226	*0,3–0,5mg/kg i.v.*
	Clonazepam → 199	*1–2mg i.v., TMD 13mg*
	Lorazepam→ 226	*4 mg i.v. (2mg/min)*

T 20.24 Clonidin-Intoxikation

T 20.24.1 Bei Bradykardie

Direktes Parasympatholytikum (cholinerge Wirkung ↓)	**Atropin** → 70	*0,01mg/kg*

T 20.24.2 Bei Hypotonie

Alpha- und Beta-Sympathomimetikum, D_1-Rezeptor-Agonist (Inotropie ↑, Vasokonstriktion bei Hypotonie)	**Dopamin** → 69	*5–10µg/kg/min (zurückhaltend)*
Beta-Sympathomim. (Inotropie ↑, Vasokonstriktion bei Hypotonie)	**Dobutamin** → 69	*2–20µg/kg/min*
Alpha-Sympathomim. (periph. Widerst. ↑, RR ↑)	**Noradrenalin** → 69	*initial 0,1 µg/kg/min*

T 20.24.3 Bei Atemdepression

Opioid-Antagonist (Opioid-Wirkung ↓)	**Naloxon** → 104	*als Therapieversuch: 0,4–2mg i.v. ggf. i.m. wegen kurzer HWZ repetitive Dosen nötig*

T 20.25 Cocain-Intoxikation

T 20.25.1 Bei zerebralen Krampfanfällen

Benzodiazepin (antikonvulsiv)	**Diazepam** → 226	*0,3–0,5mg/kg i.v. (bei persist. Krämpfen Relaxierung)*
	Lorazepam→ 226	*4 mg i.v. (2mg/min)*
Barbiturat (antikonvulsiv)	**Phenobarbital** → 199	*10–20mg/kg langsam i.v. (bei persistierenden Krämpfen Relaxierung)*

T 20.25.2 Bei bedrohlicher Tachykardie			
	Betablocker (HZV ↓, neg. chronotrop/inotrop, zentrale Sympathikusaktivit. ↓)	**Metoprolol** → 46	*5–10mg i.v.*
T 20.25.3 Bei hypertensiver Entgleisung			
	Vasodilatation	**Nitroglycerin** → 62	*0,15–0,6mg s.l.*
		Nifedipin → 49	*10–20mg s.l.*
T 20.26 Coffein-Intoxikation			
T 20.26.1 Bei bedrohlicher Tachykardie			
	Betablocker (HZV ↓, neg. chronotrop, neg. inotrop, zentrale Sympathikusaktivität ↓)	**Propranolol** → 47	*1 x 1mg langs. i.v., max. 10mg i.v.*
		Metoprolol	*5-10mg i.v.*
T 20.26.2 Bei Kammerflimmern			
	Antiarrhythmikum Klasse Ib	**Lidocain** → 64	*initial: 100mg i.v., dann 2–4mg/min*
	Antiarrhythmikum Klasse III	**Amiodaron** → 65	*300mg i.v. Initialdosis* **Cave:** *Hyperthyreose*
T 20.26.3 Bei zerebralen Krampfanfällen			
	Benzodiazepin (antikonvulsiv)	**Diazepam** → 226	*0,3–0,5mg/kg i.v.*
		Clonazepam → 199	*1–2mg i.v., TMD 13mg*
		Lorazepam→ 226	*4 mg i.v. (2mg/min)*
T 20.27 Cumarin-Intoxikation			
	Vitamin K (Vit-K-Antagonismus ↓)	**Phytomenadion** → 80	*25mg/d p.o., 0,3mg/kg i.v. (bei Cumarinen mit langer HWZ evtl. über M.)*
	Prothrombinkomplex-Präparat	**PPSB** → 90	*1 E/kg hebt Quick um ca. 1% an Initialdosis (E) = kgKG x gewünschter Faktoranstieg (%) (schneller Wirkungseintritt)*
T 20.28 Cyanid-Intoxikation			
	Cyanidbindung	**Hydroxycobalamin** → 315	*4000–8000mg über 30min i.v.* **Cave:** *Anaphylaxie, keine Kombination mit 4-DMAP!*
	Met-Hb-Bildner (Cyanidbindung an Met-Hb)	**4-Dimethylaminophenol** (4-DMAP) → 314	*3–4mg/kg langs. i.v. (mit aspir. Blut in der Spritze; bildet 30–40% Met-Hb)*
dann	**Cyanidbindung** aus Met-Hb ⇒ Umwandlung in Rodanid ⇒ Cyanidelimination	**Natriumthiosulfat** → 315	*50–100mg/kg langs. i.v.*

T 20.29 Dihydroergotamin-Intoxikation

Direkter Vasodilatator (antihypertensive Therapie)	**Nitroprussidnatrium** → 52	*0,001–0,005mg/kg/min i.v. (nur in sehr schweren Fällen)*

T 20.30 Eisen-III- / -II-sulfat-Intoxikation

Komplexbildner (Eisenelimination ↑)	**Deferoxamin**	*15mg/kg/h i.v., max: 80mg/kg/24h, oral: bis 12g*

T 20.31 Ethylenglykol-Intoxikation

Alkohol (kompetitive Hemmung der Alkoholdehydrogenase ⇒ Hemmung der Metabolisation)	**Ethanol** → 314	*initial 0,5–0,75g/kg in Gluc 5%, dann: 0,1–0,2g/kg Erh. Dos. (Ethanolkonz. 0,5–1,0 Prom. anstreben)*
Supportive Therapie zur Beschleunigung der Umwandlung in nicht giftige Metaboliten	**Thiamin** → 78	*3–4x100mg p.o.*
	Pyridoxin → 78	*3–4x50mg p.o.*

T 20.32 Gammahydroxybuttersäure/-butyrat-Intoxikation (syn.: liquid extasy)

T 20.32.1 Bei zerebralen Krampfanfällen

Benzodiazepin (antikonvulsiv)	**Diazepam** → 226	*0,3–0,5mg/kg i.v.*
	Clonazepam → 199	*1–2mg i.v., TMD 13mg*
	Lorazepam→ 226	*4 mg i.v. (2mg/min)*

T 20.32.2 Bei Erregungszuständen

Benzodiazepin (antikonvulsiv)	**Diazepam** → 226	*0,3–0,5mg/kg i.v.*
Neuroleptikum	**Haloperidol** → 222	*5–10mg i.v.*

T 20.32.3 Bei Tachykardie

Beta-1-Blocker (HZV↓, neg. chronotrop/inotrop, Reninsekretion↓, zentrale Sympathikusakt.↓)	**Metoprolol** → 46	*Erw.: 5–10mg langsam i.v. (nicht in Komb. mit Nifedipin)*

T 20.32.4 Bei Ateminsuffizienz

Sauerstoff	**Nasensonde oder Inhalationsmaske**	*4–6l/min*

T 20.33 Heparin-Intoxikation

Spezifisches Antidot (Aufhebung der Heparinwirkg.)	**Protamin** → 85	*1 ml/1000 IE Heparin (PTT-Kontrollen)*

T 20.34 Herzglykosid-Intoxikation

Spezifisches Antidot (Glykosid-Wirkung ↓)	**Digitalisantidot** (Dosisberechnung nach Serumspiegel)	*80mg Digitalis-Antidot binden 1mg Digoxin. Initialdosis über 30 min i.v.* **Merke!** *Glykosidspiegel nach Antidot falsch hoch;* **Cave:** *hohe Allergiegefahr*
Adsorbens (Giftbindung ⇒ Resorptionshemmung ⇒ Giftelimination)	**Kohle** (Aktivkohle, carbo medicinalis) → 315	*0,5–1g/kg, fraktionierte Gabe alle 4 h*
	Colestyramin → 124	*3 x 4g/Tag, max. 24g in 24h*

T 20.35 Kalziumantagonist-Intoxikation

Kalzium (Substitution)	**Kalziumglukonat** → 72	*200–400mg Ca^{2+}/kg,* **Ki:** *1–2mg Ca^{2+}/kg, max: 7mg/kg/h*
Direktes Parasympatholytikum (cholinerge Wirkung ↓)	**Atropin** → 70	*0,1mg/kg i.v.*
Alpha- und Beta-Sympathomimetikum, D_1-Rezeptor-Agonist (Inotropie ↑, Vasokonstriktion, renale Vasodilatation, Natriurese)	**Dopamin** → 69	*2–15µg/kg/min als DTI*
V.a. Betasympathomimetikum (Inotropie ↑)	**Dobutamin** → 69	*2–20µg/kg/min als DTI*

T 20.36 Kupfer-Intoxikation

Komplexbildner (Giftelimin. ↑)	**D-Penicillamin** → 113 (Metalcaptase Tbl.)	*max: 25mg/kg/d p.o. verteilt auf 3-4 Einzeldosen*

T 20.37 Lithium-Intoxikation

Osmotische Diurese evtl. plus Diuretikum (forcierte Diurese ⇒ Giftelimination)	**Glukose 5%** (+ 40mval NaCl + 20mval KCl pro Liter) → 75	*500ml/h Glukose 5%, Elektrolytzusätze nach Labor* **Cave:** *Na-Diuretika sind kontraindiziert, Serum-Na hochhalten*

T 20.38 MOI-Hemmer-Intoxikation (MAO-Hemmer-Intoxikation)

Nitrat, Vasodilatator (Preload ↓, venöses pooling)	**Glyceroltrinitrat** → 62	*initial: 0,4mg p.o., dann nach Wirkung*

T 20.39 Methanol-Intoxikation

Kompetitiver Hemmer der Alkoholdehydrogenase (Hemmung der Metabolisation ⇒ Ameisensäure ↓)	**Ethanol** → 314	*ini 0,5–0,75g/kg in Gluc. 5%, dann: 0,1–0,2g/kg Erh.-Dos. (Ethanolkonz. 0,5–1,0 Prom. anstreben)*
Zur Verbesserung der Ameisensäure-Elimination	**Folsäure** → 80	*1mg/kg KG bis max 50mg pro Dosis, alle 4–6 h für mind. 5 d*

T 20.40 Met-Hb-Bildner-Intoxikation

Reduktion von Met-Hb (Giftwirkung ↓)	**Methylenblau**	*1–2 mg/kg i.v., bei Bedarf nach 30 min einmal wh.*
Reduktion von Met-Hb (Giftwirkung ↓)	**Toloniumchlorid**	*2–4 mg/kg i.v., bei Bedarf nach 10 min einmal wh.*

T 20.41 Methotrexat-Intoxikation

Spezifisches Antidot (Giftwirkung ↓)	**Kalziumfolinat**	*6–12 mg i.v. oder i.m., Wh. möglich*

T 20.42 Mutterkornalkaloid-Intoxikation

Direkter Vasodilatator (antihypertensiv, Pre-/Afterload ↓)	**Nitroprussidnatrium** → 52	*1–5 µg/kg/min i.v.* **Cave:** *nur in sehr schweren Fällen*
Benzodiazepin (antikonvulsiv)	**Diazepam** → 226	*0,3–0,5 mg/kg i.v.*
	Clonazepam → 199	*1–2 mg i.v., TMD 13 mg*

T 20.43 Neuroleptika-Intoxikation

T 20.43.1 Bei Herzrhythmusstörungen

Puffer (Azidosetherapie)	**Natriumhydrogencarbonat 8,4%** (100 ml = 100 mmol HCO_3^-) → 77	*BE x 0,3 x kg = mmol, max. 1,5 mmol/kg/h i.v. (pH auf 7,45–7,55)*
Antiarrhythmikum Klasse Ib	**Lidocain** → 64	*1 mg/kg langsam i.v.*

T 20.43.2 Nur bei supraventrikulärer Tachykardie

Indirektes Parasympatholytikum, (Cholinesterasehemmung ⇒ anticholinergen und adrenergen Wirkung ↓)	**Physostigmin** → 316	*2 mg sehr langsam i.v., bei Ki. 0,02 mg/kg sehr langsam i.v.* **Cave:** *Bradykardien, schwer beeinflussbar*

T 20.43.3 Bei Hypotonie

Cave: keine Betamimetika einsetzen!		
Alpha-Sympathomim. (periph. Widerst. ↑, RR ↑)	**Noradrenalin** → 69	*initial 0,1 µg/kg/min*

T 20.44 Opiat-Intoxikation

Opioid-Antagonist (Opioid-Wirkung ↓)	**Naloxon** → 104	*0,4–2 mg i.v./i.m., evtl. wiederh., Ki 0,03 mg/kg (sehr kurze HWZ)*

T 20.45 Organophosphat-Intoxikation

Direktes Parasympatholytikum (cholinerge Wirkung ↓)	**Atropin** → 70	*5 mg i.v., evtl. wiederh. mit 5–10 mg, dann nach Wirkung; Ki. initial 0,5–2 mg (Patient muss „trocken" sein)*
Cholinesteraseaktivator (Antidot)	**Obidoxim**	*3–4 mg/kg i.v., ggf. weiter als DTI mit 10 mg/kg/d*

T 20.46 Paracetamol-Intoxikation

Antidot (Entgiftung toxischer Metaboliten)	**N-Acetylcystein**	*150mg/kg in 200ml Glukose 5% über 15 min dann: 50mg/kg in 500ml über 4 h, dann: 100mg/kg in 1000ml über 16 h Therapieindikation anhand des Normogramms nach Rumack*

T 20.47 Penicillin- und Derivate-Intoxikation

Benzodiazepin (antikonvulsiv)	**Diazepam** → 226	*0,3–0,5mg/kg i.v.*
	Clonazepam → 199	*1–2mg i.v., TMD 13mg*

T 20.48 Pyrazolon-Verbindungs-Intoxikation

Benzodiazepin (antikonvulsiv)	**Diazepam** → 226	*0,3–0,5mg/kg i.v.*
	Clonazepam → 199	*1–2mg i.v., TMD 13mg*

T 20.49 Quecksilber-Intoxikation

Je nach Vollblut Hg-Konzentration

Komplexbildner (Giftelimination ↑)	**Dimercaptopropansulfonat** (DMPS) → 314	*5mg/kg 6 mal in den ersten 24 h i.v., dann 4 x /d i.v.*

T 20.50 Reizgas-Intoxikation

Glukokortikosteroid (antiinflammatorisch, immunsuppressiv)	**Dexamethason** → 114 **Beclomethason** (Dosieraerolsol)	*2 Hübe alle 5 min bis zur Leerung der Packung*

T 20.51 Reserpin-Intoxikation

Alpha-Sympathomim. (periph. Widerst. ↑, RR ↑, TPR ↑)	**Noradrenalin** → 69	*0,01–0,05 µg/kg/min als DTI (bis max. 0,5µg/kg/min)*
Direktes Parasympatholytikum (cholinerge Wirkung ↓; bei Sinusbradykardie)	**Atropin** → 70	*0,5–1mg i.v.*
Benzodiazepin (antikonvulsiv)	**Diazepam** → 226	*0,3–0,5mg/kg i.v.*
	Clonazepam → 199	*1–2mg i.v., TMD 13mg*

T 20.52 Säuren-Intoxikation

Cave: keinesfalls primäre Giftelimination (Erbrechen)

Puffer (Azidosetherapie)	**Natriumhydrogencarbonat 8,4%** (100ml = 100mmol HCO_3^-) → 77	*BE x 0,3 x kg = mmol, max. 1,5mmol/kg/h i.v.*

T 20.53 Schaumbildner-Intoxikation

Entschäumer (Herabsetzung der Oberflächenspannung)	**Dimeticon** → 143	*10ml p.o., Ki. 5ml p.o.*

T 20.54 Schilddrüsenhormon-Intoxikation

Betablocker (HZV ↓, neg. chronotrop/inotrop, zentrale Sympathikusaktivität ↓)	**Propranolol** → 47	*3 x 40mg/d p.o. (Konversionshemmung)*

T 20.55 Sulfonamid-Intoxikation

Reduktion von Met-Hb (Giftwirkung ↓)	**Toloniumchlorid** → 316	*2–4mg/kg i.v. evtl. einmal Wh.*
Puffer (Azidosetherapie)	**Natriumhydrogencarbonat 8,4%** (100ml = 100mmol HCO_3^-) → 77	*p.o., Urin-pH > 7 einstellen*

T 20.56 Thallium-Intoxikation

Komplexbildner (Giftelimination ↑)	**Eisen-III-Hexacyano-ferrat**	*initial: 3g, dann: 250mg/kg in 2–4 Einzeldosen*

T 20.57 Theophyllin-Intoxikation

Benzodiazepin (antikonvulsiv)	**Diazepam** → 226	*0,3–0,5mg/kg i.v.*
	Clonazepam → 199	*1–2mg i.v., TMD 13mg*

T 20.58 Zink-Intoxikation

Komplexbildner (Giftelimination ↑)	**Ethylendiamintetraacetat**	*initial: 15–20mg/kg in 2 h in 0,9% NaCl, dann: 50mg/kg auf 3 Dosen/d*

Giftinformationszentren

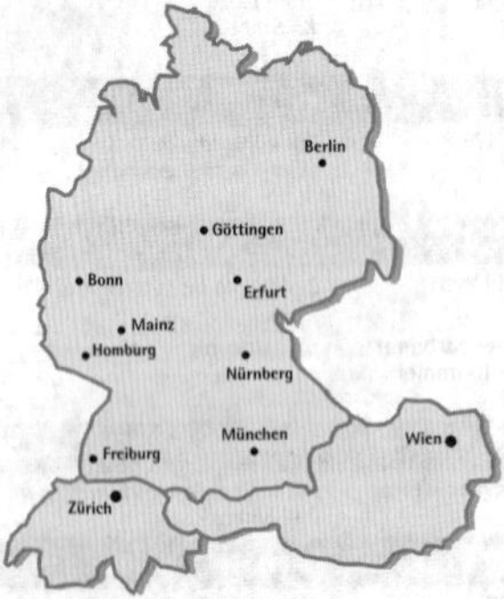

Berlin (Beratungsstelle)
Tel.030-19 24 0
Fax030-30 686-721
Tel.030-32 680-780 (Kinder)

Berlin (Behandlungzentrum)
Tel.030-450-55 35 55
Fax030-450-55 39 98

Bonn
Tel. 0228-19 240
Fax0228-287-33 14

Erfurt
Tel.0361-73 07 30
Fax0361-73 073 17

Freiburg
Tel.0761-19 240
Tel.0761-27 04 361
Fax0761-27 044 57

Göttingen
Tel.0551-19 240
Fax0551-38 31 881

Homburg/Saar
Tel.06841-19 240
Fax06841-16 83 14

Mainz
Tel.06131-19 240
Fax06131-17 66 05

München
Tel.089-19 240
Fax089-41 40-24 67

Nürnberg
Tel.0911-398-24 51
Fax0911-398-22 05

Wien
Tel.0043-1-40 643 43

Zürich
Tel.0041-1-251-51 51 (Notruf)
Tel.0041-1-251-66 66
Mobile Gegengift-Depots
(24 Stunden Bereitschaft)

Mobile Gegengift-Depots (24 Stunden Bereitschaft)

München
089-19240

Nürnberg
0911-398-2672

Oberhausen
0208-85851

Schwandorf
09431-4440

Allgemeine Informationen: **www.klinitox.de** (homepage der Gesellschaft für klinische Toxikologie, Zusammenschluss aller deutschsprachigen Giftinformationszentralen)

T 21 Zusatzinfos

T 21.1 Grundbegriffe der Pharmakologie

T 21.1.1 Resorption

Nach oraler Zufuhr wird ein Wirkstoff im Wesentlichen durch das Epithel des Dünndarms in die Blutbahn aufgenommen. Daneben existieren auch andere Wege, über die ein Pharmakon in den Organismus gelangen kann:

- rektal: Resorption über die Rektumschleimhaut
- nasal: Resorption über die Nasenschleimhaut
- pulmonal: Diffusion über die Alveolen oder Resorption über die Bronchialschleimhaut
- dermal: Resorption über die Haut
- parenteral: durch intravenöse, intraarterielle oder subcutane Applikation

Die **Bioverfügbarkeit** bezeichnet den Prozentsatz einer verabreichten Dosis, der im Organismus zur Wirkung kommen kann.

T 21.1.2 Verteilung

Nachdem ein Arzneimittel in die Blutbahn gelangt ist, wird es infolge eines Konzentrationsgefälles in verschiedene Kompartimente des Organismus verteilt. Man unterscheidet hier:

- Intrazellulärraum (intrazelluläre Flüssigkeit und feste Zellbestandteile)
- Extrazellulärraum (Plasmawasser, interstitieller Raum, transzelluläre Flüssigkeit).

In welche Verteilungsräume eine Substanz eintritt, ist abhängig von physikalisch-chemischen Eigenschaften wie Lipophilie und Molekülgröße, desweiteren von bestimmten Eigenschften der begrenzenden biologischen Membranen.
Zahlreiche Arzneimittel sind im Blut reversibel an Plasmaproteine gebunden, neben der Plasmaproteinbindung (PPB) existiert ein nicht gebundener freier Anteil. Für die pharmakologische Wirkung ist fast ausschließlich der freie Anteil verantwortlich. Da der eiweißgebundene Anteil keiner Metabolisierung unterliegt, hat er eine Art Reservoirfunktion. Pharmaka können sich gegenseitig aus ihrer Proteinbindung verdrängen, darüberhinaus gibt es zahlreiche andere Faktoren, die das Ausmaß der PPB verändern können.
Erhöht sich durch eine Änderung der PPB die freie Konzentration eines Pharmakons, so ist dies meist klinisch wenig relevant, da sich die Eliminationsgeschwindigkeit proportional zur der freien Konzentration verhält.

T 21.1.3 Wirkung

Die meisten Wirkungen von Arzneimittel lassen sich auf folgende Wirkmechanismen zurückführen:

- Interaktionen mit spezifischen Rezeptoren
- Öffnen oder Blockieren von spannungsabhängigen Ionenkanälen
- Beeinflussung von Transportsystemen
- Hemmung oder Aktivierung von Enzymen
- Störung von Biosynthesen in Mikroorganismen

T 21.1.4 Dosis-Wirkungs-Beziehung

Zur Durchführung einer sinnvollen Pharmakotherapie ist es erforderlich, durch eine bestimmte Dosierung einen gewünschten Effekt ohne vermeidbare Nebenwirkungen zu erzielen. Da der ausgelöste Effekt von der Konzentration am Wirkort abhängig ist, sollte eine Dosisangabe möglichst genau erfolgen, d.h. in Abhängigkeit vom Körpergewicht (z.B. mg/kg) oder von der Körperoberfläche (mg/m²).
Bei Erwachsenen wird jedoch häufig ein Durchschnittsgewicht von 70kg für absolute Dosierungsangaben zugrundegelegt.
Die therapeutische Breite gilt als Maß für die Sicherheit zwischen therapeutischer und toxischer Wirkung, d.h., ein Medikament ist um so ungefährlicher, je größer seine therapeutische Breite ist. Für Medikamente mit geringer therapeutischer Breite eignet sich das sog. drug monitoring, d.h., die Dosis eines Pharmakons wird durch Messungen seiner Konzentration im Blut (therapeut. Serumspiegel) modifiziert.

T 21.1.5 Elimination

Im Organismus existieren verschiedene Mechanismen, durch die ein Arzneistoff wieder aus dem Körper verschwindet: Bei der **Biotransformation** handelt es sich um biochemische Abbaureaktionen wie z.B. Hydrolyse, Reduktion, Oxidation und Konjugation, die zum größten Teil im endoplasmatischen Reticulum der Leber über das Cytochrom P450 erfolgen.
Nach Resorption oral verabreichter Pharmaka sind diese bereits in der Darmwand bzw. bei der ersten Leberpassage über den Pfortaderkreislauf einer Metabolisierung ausgesetzt. Dieses Phänomen ist je nach Wirkstoff unterschiedlich stark ausgeprägt und wird als **first-pass-Metabolismus** bezeichnet.
Ein weiterer Eliminationsweg ist die **Exkretion**. Bei der **biliären Exkretion** werden Arzneistoffe oder deren Metabolite über die Gallenflüssigkeit via Darm ausgeschieden.
Die Ausscheidung über die Niere wird als **renale Exkretion** bezeichnet, sie ist abhängig vom Ausmaß der glomerulären Filtration, der tubulären Sekretion und der tubulären Reabsorption.
Die **Clearance** ist ein Maß für die Eliminationsleistung und erlaubt, die Eliminationsgeschwindigkeit eines Pharmakons zu messen.
Bei der **Elimination nullter Ordnung** ist die pro Zeiteinheit ausgeschiedene Menge immer konstant und damit unabhängig von der jeweiligen Plasmakonzentration.
Die **Elimination erster Ordnung** bedeutet, dass die pro Zeiteinheit ausgeschiedene Menge proportional zur jeweiligen Plasmakonzentration ist, der zeitliche Verlauf der Plasmakonzentration lässt sich als Exponentialfunktion beschreiben.
Als **Halbwertszeit** (HWZ) bezeichnet man die Zeitspanne, in der die Wirkstoffkonzentration im Plasma um die Hälfte abgenommen hat. Eine konstante Halbwertszeit gibt es nur für Substanzen, die durch eine Kinetik erster Ordnung eliminiert werden. Häufig entstehen von verabreichten Wirkstoffen durch die o.g. Mechanismen pharmakologisch wirksame Metaboliten, deren Halbwertszeit sich oft von der Ausgangssubstanz unterscheidet.
Der **Qo-Wert** gibt den Anteil eines Pharmakons an, der bei normaler Nierenfunktion extrarenal eliminiert wird (**extrarenale Eliminationsfraktion**). Als Maß für die exkretorische Nierenfunktion gilt die glomeruläre Filtrationsrate (GFR), welche eng mit der Kreatininclearance korreliert. Die Kreatininclearance kann für jeden Menschen auf verschiedene Arten ermittelt werden, mittlerweile hat sich zur Abschätzung der **individuellen exkretorischen Nierenfunktion** (eGFR) die **Formel nach Levey** durchgesetzt, in die Alter, Serumkreatinin, Geschlecht und Rasse eingehen:

eGFR = 186 x Krea x Alter x (0.742 falls weiblich) x (1.210 falls Schwarzamerikaner)

Dies hat Bedeutung für die Stadieneinteilung der chronischen Niereninsuffizienz, desweiteren kann mit der eGFR und dem Q_0-Wert die individuelle Eliminationskapaziät (Q) eines Patienten bezüglich eines bestimmten Arzneimittels errechnet werden (Formel n. Dettli):

Q = Qo + (1-Qo) x eGFR/100ml/min.

Mit Hilfe des Q-Wertes kann schließlich eine **Dosisanpassung bei Niereninsuffizienz (DANI)** errechnet werden. Entsprechend der folgenden Formel kann eine Dosisanpassung entweder durch eine **Erniedrigung der Erhaltungsdosis** oder durch eine **Verlängerung des Dosierungsintervalls** erfolgen:

Erhaltungsdosis $_{NI}$ / Dosierungsintervall $_{NI}$ = Q x (Erhaltungsdosis $_N$ / Dosierungsintervall $_N$)
NI: für Patient mit Niereninsuffizienz; N für Nierengesunden. Die Formel darf für einige Antibiotika mit kleinem Qo-Wert nicht angewandt werden (Amikacin, Amoxycillin, Ampicillin, Bacampicillin, Benzylpenicillin, Cefadroxil, Cefamandol, Ceftazidim, Ceftizoxim, Cefuroxim, Cephalexin, Cephazolin, Fosfomycin, Gentamicin, Latamoxef, Netilmicin, Spectinomycin, Streptomycin, Tobramycin)

T 21.1.6 Wechselwirkungen

Wechselwirkungen, auch Interaktionen genannt, bezeichnen die gegenseitige Beeinflussung von Wirkstoffen. Durch vielfältige Mechanismen kann die Wirkung eines Pharmakons durch ein Zweites verstärkt, abgeschwächt, verlängert oder verkürzt werden. Interaktionen enstehen z.B. durch Hemmung oder Induktion des Metabolismus, wobei häufig das Monooxygenasesystem Cytochrom P 450 (CYP) mit seinen Isoenzymen betroffen ist. Hierbei ist relevant, ob ein Pharmakon Substrat, Induktor oder Hemmer eines bestimmten CYP-Isoenzyms ist.

T 21.1.7 Unerwünschte Wirkungen

Unerwünschte Wirkungen (UW), auch Nebenwirkungen genannt, sind Wirkungen, die neben der Hauptwirkung eines Arzneimittels beobachtet werden. Sie können bedeutungslos oder gravierend sein, sie können dosisabhängig oder nicht dosisabhängig sein.
Bei der Pharmakotherapie ist die Kenntnis von Art und Häufigkeit unerwünschter Wirkungen essentiell zur Beurteilung einer Nutzen-Risiko-Relation. Die Arzneimittelhersteller sind verpflichtet, unerwünschte Wirkungen vorzugsweise mit Häufigkeitsangabe zu nennen.

T 21.1.8 Indikation

Indikation im pharmakologischen Sinn bedeutet, wenn für eine bestimmte Erkrankung eine medikamentöse Therapie angezeigt ist. Darf ein Medikament hingegen bei bestimmten Erkrankungen nicht eingesetzt werden, spricht man von Kontraindikationen.

T 21.1.9 Schwangerschaft und Stillzeit

Schwangerschaft und Stillzeit gelten als besondere Therapiesituationen der Pharmakotherapie. Da eine Vielzahl von Arzneistoffen die Plazenta passieren bzw. in die Muttermilch übergehen, soll eine Pharmakotherapie nur bei strenger Indikationsstellung unter Abwägung des Risikos für Mutter und Kind erfolgen. Entsprechende Angaben zum Risiko sind in den Fachinformationen bzw. in den Beipackzetteln der Handelspräparate enthalten, desweiteren sind in der Roten Liste Angaben zum embryotoxischen und teratogenen Risiko enthalten.
In den USA hat sich eine durchaus praxistaugliche Einteilung durchgesetzt, bei der 6 sog. Pregnancy risk categories (PRC) bzw. 3 Kategorien zum Risiko in der Stillzeit (Lact) unterschieden werden *(siehe Umschlaginnenseite)*.

T 21.1.10 Verschreibungspflicht

In Deutschland regelt das Arzneimittelgesetz (AMG) ob ein Medikament **verschreibungspflichtig** (Rp) ist, d.h. es ist ein ärztliches Rezept für den Einsatz erforderlich.
Arzneimittel, die nicht verschreibungspflichtig sind, aber nur über Apotheken verkauft werden dürfen, werden als **apothekenpflichtig** bezeichnet, hierfür wurde aus dem angloamerikanischen Sprachgebrauch die Abkürzung OTC "over the counter" übernommen.
Während für nahezu alle verschreibungspflichtigen Medikamente die Kosten von der gesetzlichen Krankenkasse (GKV) in Deutschland übernommen werden, müssen apothekenpflichtige Medikamente größtenteils vom Patienten selbst bezahlt werden. Diesbezüglich existieren folgende Ausnahmeregelungen:

Apothekenpflichtige nicht-verschreibungspflichtige Arzneimittel sind ausnahmsweise erstattungsfähig, wenn die Arzneimittel bei der Behandlung schwerwiegender Erkrankungen als Therapiestandard gelten = **OTC-Ausnahmeliste** (www.kbv.de/themen/6473.html).
Ausgeschlossen von der Erstattung durch die GKV sind andererseits verschreibungspflichtige Medikamente, deren Anwendung zur Erhöhung der Lebensqualität dient, sog. **Lifestyle-Arzneimittel** (Rp-L!).

T 21.2 Dosisanpassung bei Niereninsuffizienz

T 21.2.1 Chronische Niereninsuffizienz

Eine chronische Niereninsuffizienz ist eine über längere Zeit (Jahre) bestehende, meist irreversible Einschränkung der exkretorischen Nierenfunktion.

T 21.2.2 Glomeruläre Filtrationsrate

Die GFR ist die Produktionsrate von Primärharn, also das pro Zeiteinheit in den Nierenglomerulie filtrierte Flüssigkeitsvolumen. Die GFR ist ein **Maß für die exkretorische Nierenfunktion.**

Die GFR ist geschlechtsabhängig: **Mann: ~125ml/minFrau: ~110ml/min**

Bei den folgenden Überlegungen und Berechnungen wird eine durchschnittliche normale GFR, GFR_N von 100ml/min zugrunde gelegt.

T 21.2.3 Estimated GFR

Da die individuelle GFR nicht direkt gemessen werden kann, **muss** die GFR geschätzt werden (estimated GFR = eGFR). Diese Bestimmung der eGFR erfolgt mit Hilfe von Substanzen, die ausschließlich glomerulär filtriert werden, also nicht tubulär resorbiert, sezerniert oder metabolisiert werden, z.B. Inulin, Kreatinin.

Die **Kreatininclearance** wurde früher als Schätzmaß für die GFR herangezogen, entweder ermittelt mit der Sammelurinmethode oder berechnet anhand der Cockroft-Gault-Formel.
Die **renale Clearance** (Klärfähigkeit) bezeichnet das Plasmavolumen, das renal pro Zeiteinheit von einer bestimmten Substanzmenge vollständig befreit wird.
Inzwischen erfolgt die Abschätzung der GFR und damit die Abschätzung der exkretorischen Nierenfunktion mit der genaueren sog. verkürzten **MDRD-Formel** (nach Levey[1]), und zwar nur noch unter Zuhilfenahme des Serumkreatininwertes und Berücksichtigung von Alter, Geschlecht und Ethnizität des Patienten:
$eGFR = 186 \times Cr^{-1{,}154} \times Alter^{-0{,}203} \times$ (0,742 falls weiblich) x (1,210 falls Afroamerikaner)
(Simplified 4-variable MDRD study formula)
Cr ist der Serumkreatininwert in mg/100ml, Alter in Jahren.

T 21.2.4 Stadien der chronischen Niereninsuffizienz

Die chronische Niereninsuffizienz kann anhand der eGFR (geschätzte glomeruläre Filtrationsrate) in Stadien eingeteilt werden.

Stadium I	GFR >90 ml/min
Stadium II	GFR 60–89 ml/min
Stadium III	GFR 30–59 ml/min
Stadium IV	GFR 15–29 ml/min
Stadium V	GFR <15 ml/min

T 21.2.5 Elimination von Arzneimitteln

Arzneimittel werden eliminiert durch Metabolisierung (v.a. in der Leber), unveränderte extrarenale Ausscheidung und unveränderte renale Ausscheidung.
Die sog. totale Arzneimittel-Clearance entspricht der Summe der extrarenalen (v.a. hepatischen) und der renalen Clearance.

Qo ist dabei die extrarenale Elliminationsfraktion, also der extrarenal ausgeschiedene bioverfügbare Dosisanteil bei normaler Nierenfunktion.

1 - Qo ist die renale Eliminationsfraktion, also der bioverfügbare Dosisanteil bei normaler Nierenfunktion, welcher in aktiver Form renal eliminiert wird.
Der Anteil der Niere an der Gesamt-Clearance eines Arzneimittels (renale Eliminationsfraktion 1 - Qo) ist substanzspezifisch.

T 21.2.6 Individuelle Eliminationskapazität (in %)

Bei Niereninsuffizienz kann nun bei Kenntnis der eGFR anhand der extrarenalen Eliminationsfraktion Qo die **individuelle Eliminationskapazität Q** (nach Dettli) für ein bestimmtes Arzneimittel errechnet werden (Dettli-Formel):

Q = Qo + (eGFR / 100 ml/min) × (1 - Qo)

d.h. Q beim jungen, nierengesunden Patienten ist 1.0.

Qo = Extrarenale Eliminationsfraktion bei normaler Nierenfunktion
eGFR in ml/min
100 ml/min ist die GFR_N, also die GFR für den Normalfall.

T 21.2.7 Dosisanpassung bei Niereninsuffizienz

Bei Kenntnis der individuellen Eliminationskapazität Q eines Patienten bezüglich eines bestimmten Arzneimittel kann dann eine Dosisanpassung bei Niereninsuffizienz (DANI) erfolgen.
Die Loading Dose bleibt dabei unverändert. Es wird gemäß folgender Formel entweder die Erhaltungsdosis und/oder das Dosierungsintervall verändert.

$\text{Erhaltungsdosis}_{NI}$ / $\text{Dosierungsintervall}_{NI}$ = Q x ($\text{Erhaltungsdosis}_{N}$ / $\text{Dosierungsintervall}_{N}$)
NI für Patient mit Niereninsuffizienz, N für Nierengesunden

Dettli-Regel 1: Erniedrigung der Erhaltungsdosis des Arzneimittels um den Faktor der individuellen Ausscheidungskapazität Q **oder**
Dettli-Regel 2: Verlängerung der Dosierungsintervalls um den Faktor (1/individuelle Ausscheidungskapazität Q) **oder**
Alternativ: Kombination von Dettli-Regel 1 und Dettli-Regel 2.

T 21.3 Arzneistoffe und andere Xenobiotika, die über Enzyme des Zytochrom-P450-Systems verstoffwechselt werden oder sie beeinflussen

CYP1A2	
Ind	Carbamazepin, Omeprazol, Phenobarbital, Phenytoin, Rifampin, Ritonavir; Rauchen, über Holzkohle gegrilltes Fleisch[b], Kreuzblütengewächse
Inh	Amiodaron, Azithromycin, Cimetidin, Clarithromycin, Erythromycin, Fluoxetin, Fluvoxamin, Gyrasehemmstoffe[c], Isoniazid, Interferon (?), Methoxsalen, Mibefradil, Nefazodon; Grapefruitsaft (Naringenin), Ticlopidin, Troleandomycin
Sub	Aminophyllin, Amitriptylin, Betaxolol, Clomipramin, Clopidogrel (Nebenweg), Clozapin, Fluvoxamin, Haloperidol, Imipramin, Coffein, Methadon, Metoclopramid, Olanzapin, Ondansetron, Paracetamol (Acetaminophen), Phenacetin, Phenazon (Antipyrin), Propranolol, R-Warfarin, Ropivacain, Tacrin, Tamoxifen, Theophyllin, Thioridazin, Trifluoperazin, Verapamil
CYP3A	
Ind	Carbamazepin, Dexamethason, Phenobarbital, Phenytoin, Prednison, Rifampicin, Rifapentin, Somatotropin, Troglitazon
Inh	Antidepressiva[d], Azolantimykotika[e], Cimetidin[f], Ciprofloxacin, Clarithromycin, Diltiazem, Erythromycin, Fluoxetin, Fluvoxamin, Isoniazid, Metronidazol, Nefazodon, Omeprazol, Propoxyphen, Proteaseinhibitoren[g], Quinupristin/Dalfopristin, Troleandomycin, Verapamil; Grapefruitjuice, Sevilla-Orangen
CYP3B	
Sub	Alfentanil, Amiodaron, Amitriptylin, Astemizol, Benzodiazepine[h], Budesonid, Bupropion, Buspiron, Carbamazepine, Cerivastatin, Chinidin, Cisaprid, Clarithromycin, Clomipramin, Clopidogrel, Cocain, Codein, Cortisol, Cyclosporin, Dapson, Delavirdin, Dexamethason, Dextromethorphan, Diazepam, Dihydroepiandrosteron (DHEA), Dihydroergotamin (DHE), Dihydropyridine[i], Diltiazem, Disopyramid, Donepezil, Doxycyclin, Efavirenz, Erythromycin, Estradiol, Ethinylestradiol, Fluoxetin, Fluvastatin, Gestoden, Glyburid, Imipramin, Ketoconazol, Coffein, Lansoprazol, Lidocain, Loratadin, Losartan, Lovastatin, Methadon, Miconazol, Nefazodon, Nevirapin, Norethindron, Omeprazol, Ondansetron, Orphenadrin, Paracetamol (Acetaminophen), Paclitaxel, Paroxetin, Progesteron, Propafenon, Quetiapin, Proteaseinhibitoren, Rapamycin, Repaglinid, Rifampin, Ropivacain, R-Warfarin, Sertralin, Sibutramin, Sildenafil, Simvastatin, Sirolimus, Sulfamethoxazol, Sufentanil, Tacrolimus, Tamoxifen, Terfenadin, Testosteron, Theophyllin, Toremifen, Trazodon, Troleandomycin, Venlafaxin, Verapamil, Vinblastin, Zaleplon, Zolpidem, Zopiclon
CYP2C9	
Ind	Carbamazepin, Ethanol, Phenytoin, Rifampin
Inh	Amiodaron, Azolantimykotika, Clopidogrel, Fluoxetin, Fluvastatin, Fluvoxamin, Isoniazid, Leflunomid[j], Lovastatin, Metronidazol, Paroxetin, Phenylbutazon, Probenecid (?), Ritonavir, Sertralin, Sulfaphenazol, Sulfamethoxazol, Teniposid, Trimethoprim, Zafirlukast
Sub	Amitriptylin, Cerivastatin, Diclofenac, Fluoxetin, Fluvastatin, Hexobarbital, Ibuprofen, Irbesartan, Losartan, Naproxen, Phenprocoumon, Phenytoin, Piroxicam, S-Warfarin, Tamoxifen, D9-Tetrahydrocannabinol, Tolbutamid, Torasemid, Trimethadion

CYP2C19	
Ind	Piroxicam, Rifampin
Inh	Cimetidin, Felbamat, Fluoxetin, Fluvoxamin, Indometacin, Isoniazid, Ketoconazol, Lansoprazol, Modafinil, Omeprazol, Paroxetin, Probenecid (?), Ritonavir, Sertralin, Telmisartan, Ticlopidin, Topiramat
Sub	Amitriptylin, Citalopram, Clomipramin, Diazepam, Flunitrazepam, Imipramin, Lansoprazol, S-Mephenytoin, Naproxen, Omeprazol, Propranolol
CYP2D6	
Ind	Schwangerschaft
Inh	Amiodarone, Amitriptylin, Chinidin, Cimetidin, Clomipramin, Diphenhydramin, Fluoxetin, Fluphenazin, Fluvoxamin, Haloperidol, Nefazodon, Paroxetin, Perphenazin, Ritonavir, Sertralin, Thioridazin, Ticlopidin, Venlafaxin
Sub	Amitriptylin, Betaxolol, Carvedilol, Clomipramin, Clozapin, Codein, Debrisoquin, Desipramin, Dextromethorphan, Donepezil, Doxepin, Encainid, Flecainid, Fluoxetin, Guanoxan, Haloperidol, Hydrocodon, Imipramin, Methadon, 4-Methoxy-amphetamin, Metoprolol, Mexiletin, Nebivolol, Nortriptylin, Olanzapin, Ondansetron, Orphenadrin, Oxycodon, Paroxetin, Penbutolol, Perphenazin, Phenformin, Pindolol, Propafenon, Propoxyphen, Propranolol, Risperidon, Selegilin, Sertralin, Spartein, Thioridazin, Timolol, Tramadol, Trazodon, Venlafaxin
CYP2E1	
Ind	Ethanol, Isoniazid[k], Ritonavir
Inh	Cimetidin, Disulfiram, Isoniazid[k]; Brunnenkresse
Sub	Chlorzoxazon, Dapson (N-Oxidation), Dextromethorphan, Enfluran, Ethanol (Nebenweg), Halothan, Coffein, Paracetamol (Acetaminophen), Theophyllin, Venlafaxin
Sub = Substrat; Ind = Induktor; Inh = Inhibitor	

[a] Haupt- und/oder Nebenwege des Stoffwechsels des jeweiligen Substrate

[b] neben CYP1A2 weitere Enzyme beteiligt

[c] Ciprofloxacin, Enoxacin, Grepafloxacin, Norfloxacin, Ofloxacin, Lomefloxacin, Pipemidsäure.

[d] Nefazodon, Fluvoxamin, Fluoxetin, Sertralin, Paroxetin, Venlafaxin

[e] Ketoconazol, Itraconazol, Fluconazol

[f] hemmt nicht alle CYP3A-Substrate, keine Hemmung des Stoffwechsels von Terfenadin

[g] Ritonavir, Saquinavir, Indinavir, Nelfinavir

[h] Alprazolam, Clonazepam, Diazepam, Midazolam, Triazolam

[i] Nifedipin, Felodipin, Nicardipin, Nisoldipin

[j] der aktive Metabolit von Leflunomid hemmt CYP2C9.

[k] INH hat eine biphasische Wirkung auf CYP2E1 (Hemmung-Induktion), was einige Interaktionen von INH erklärt.

T 21.4 Häufige Phytotherapeutika		
Wirkstoff	**Handelsname**	**Indikation/Wirkung**
Bärentraubenblätterextrakt	**Cystinol akut**	Blasenentzündung
Baldrian- u. Hopfenextrakt	**Alluna Nacht, Luvased**	Unruhe, Schlafstörungen
Baldrian- u. Passionsblumenextrakt	**Alluna Tag**	Unruhezustände
Brennesselwurzelextrakt	**Bazoton uno**	Prostatahypertrophie
Campher- und Crataegusextrakt	**Korodin**	Herzinsuffizienz, Hypotonie
Cimicifugaeextrakt	**Remifemin, Cimicifuga-ratiopharm**	klimakterische Beschwerden
Cineol, Myrtol	**Gelomyrtol**	Bronchitis, Sinusitis
Echinacea	**Contramutan, Echinacea ratioph., Echinacin**	Immunstimulanz
Efeublätterextrakt	**Hedelix, Prospan**	Husten, Bronchitis
Eisenhut, Mercurius cyanatus und Atropin	**Meditonsin**	grippale Infekte
Enterococcus- faecalis-Autolysat	**Symbioflor**	Immunstimulanz
Ginkgo biloba	**Gingium, Ginkobil, Ginkobil-ratioph., Kaveri, Rökan, Tebonin**	Periph.u. zentr. Durchblutungsstörungen
Johanniskrautextrakt	**Felis, Jarsin, Johanniskraut-ratioph., Hyperimerck, Remotiv**	Psychoveget. Störungen, depr. Verstimmung, Angst, nervöse Unruhe
Johanniskraut- und Baldrianextrakt	**Sedariston**	Unruhe- u. Angstzustände
Kamillenblütenextrakt	**Kamillosan**	entzündl. Erkr. d. Haut u. Schleimhäute, Magen-Darm-Störungen
Kürbissamen	**Granufink**	Kräftigung d. Blasenfunktion
Mistelextrakt	**Iscador**	Malignome
Pfefferminzöl	**Medacalm**	Reizdarm

Wirkstoff	Handelsname	Indikation/Wirkung
Pflanzenextrakte, diverse	Iberogast	funktionelle Magen- Darm-Störungen
	Miroton	funktionelle Herzbeschwerden, Hypotonie
	Monapax	Husten, Bronchitis
	Sinupret	Sinusitis
	Viburcol	Unruhezustände (Kinder); Adjuvans bei Infektionen
Primelwurzel- und Thymianextrakt	Sinuforton, Thymian-ratioph.	Sinusitis
Rosskastanienextrakt	Aescusan, Venostasin, Venentabs retard-ratioph.	Venenleiden
Rutosid	Venoruton	Venenleiden
Sägepalmenfruchtextrakt	Prostagutt, Prostess, Serenoa, Sita, Talso	Prostatahypertrophie
Schöllkrautextrakt	Panchelidon, Schöllkraut-ratioph.	Spasmen der Gallenwege und des Magen-Darm-Traktes
Thymian-, Spitzwegerich-Primelwurzelextrakt	Bronchicum	Husten, Bronchitis
Weißdornblätterextrakt	Crataegutt, Weißdorn-ratioph.	Herzinsuffizienz
Zitterpappel-, Eschen- u. Goldrutenkrautextrakt	Phytodolor	rheumat. Erkrankungen, Neuralgien

T 21.5 Berechnung der Körperoberfläche

Tabelle zur Bestimmung der Körperoberfläche in m² (nach der Formel von Du Bois u. Du Bois)

Gewicht kg	KG 60cm	70cm	80cn	90cm	100cm	110cm	120cm	130cm
15,0	0,44	0,49	0,54	0,59	0,64	0,69	0,73	0,77
17,5	0,47	0,53	0,58	0,63	0,68	0,73	0,78	0,83
20,0	0,50	0,56	0,62	0,67	0,72	0,78	0,83	0,87
22,5	0,53	0,59	0,65	0,70	0,76	0,81	0,87	0,92
25	0,55	0,61	0,68	0,74	0,80	0,85	0,91	0,96
27,5	0,57	0,64	0,70	0,77	0,83	0,89	0,95	1,00
30,0	0,59	0,66	0,73	0,80	0,86	0,92	0,98	1,04
32,5	0,61	0,69	0,76	0,82	0,89	0,95	1,01	1,08
35	0,63	0,71	0,78	0,85	0,92	0,98	1,05	1,11
37,5	0,65	0,73	0,80	0,88	0,94	1,01	1,08	1,14
40	0,67	0,75	0,83	0,90	0,97	1,04	1,11	1,17
42,5	0,69	0,77	0,85	0,92	1,00	1,07	1,14	1,21
45	0,70	0,79	0,87	0,95	1,02	1,09	1,17	1,23
47,5	0,72	0,81	0,89	0,97	1,04	1,12	1,19	1,26
50	0,74	0,82	0,91	0,99	1,07	1,14	1,22	1,29
52,5	0,75	0,84	0,93	1,01	1,09	1,17	1,24	1,32
55	0,77	0,86	0,95	1,03	1,11	1,19	1,27	1,34
57,5	0,78	0,87	0,96	1,05	1,13	1,21	1,29	1,37
60	0,80	0,89	0,98	1,07	1,15	1,24	1,32	1,40
62,5	0,81	0,91	1,00	1,09	1,17	1,26	1,34	1,42
65	0,82	0,92	1,02	1,11	1,19	1,28	1,36	1,44
67,5	0,84	0,94	1,03	1,12	1,21	1,30	1,38	1,47
70	0,85	0,95	1,05	1,14	1,23	1,32	1,41	1,49
75	0,88	0,98	1,08	1,18	1,27	1,36	1,45	1,53
80	0,90	1,01	1,11	1,21	1,30	1,40	1,49	1,58
85	0,92	1,03	1,14	1,24	1,34	1,43	1,53	1,62
90	0,95	1,06	1,17	1,27	1,37	1,47	1,56	1,66
95	0,97	1,08	1,19	1,30	1,40	1,50	1,60	1,70
100	0,99	1,11	1,22	1,33	1,43	1,54	1,64	1,73
105	1,01	1,13	1,24	1,36	1,46	1,57	1,67	1,77
110	1,03	1,15	1,27	1,38	1,49	1,60	1,70	1,81
115	1,05	1,17	1,29	1,41	1,52	1,63	1,74	1,84
120	1,07	1,20	1,32	1,43	1,55	1,66	1,77	1,87
125	1,09	1,22	1,34	1,46	1,58	1,69	1,80	1,91
130	1,11	1,24	1,36	1,48	1,60	1,72	1,83	1,94
135	1,12	1,26	1,39	1,51	1,63	1,74	1,86	1,97
140	1,14	1,28	1,41	1,53	1,65	1,77	1,89	2,00
145	1,16	1,30	1,43	1,56	1,68	1,80	1,92	2,03
150	1,18	1,31	1,45	1,58	1,70	1,82	1,94	2,06

Gewicht kg	KG 140cm	150cm	160cm	170cm	180cm	190cm	200cm	210cm
15,0	0,82	0,86	0,90	0,94	0,98	1,02	1,06	1,10
17,5	0,87	0,92	0,96	1,00	1,05	1,09	1,13	1,17
20,0	0,92	0,97	1,02	1,06	1,11	1,15	1,20	1,24
22,5	0,97	1,02	1,07	1,12	1,16	1,21	1,26	1,30
25	1,01	1,07	1,12	1,17	1,22	1,27	1,31	1,36
27,5	1,06	1,11	1,16	1,22	1,27	1,32	1,37	1,42
30,0	1,10	1,15	1,21	1,26	1,32	1,37	1,42	1,47
32,5	1,13	1,19	1,25	1,31	1,36	1,42	1,47	1,52
35	1,17	1,23	1,29	1,35	1,40	1,46	1,52	1,57
37,5	1,21	1,27	1,33	1,39	1,45	1,50	1,56	1,62
40	1,24	1,30	1,37	1,43	1,49	1,55	1,61	1,66
42,5	1,27	1,34	1,40	1,46	1,53	1,59	1,65	1,71
45	1,30	1,37	1,44	1,50	1,56	1,63	1,69	1,75
47,5	1,33	1,40	1,47	1,53	1,60	1,66	1,73	1,79
50	1,36	1,43	1,50	1,57	1,63	1,70	1,76	1,83
52,5	1,39	1,46	1,53	1,60	1,67	1,74	1,80	1,87
55	1,42	1,49	1,56	1,63	1,70	1,77	1,84	1,90
57,5	1,45	1,52	1,59	1,66	1,73	1,80	1,87	1,94
60	1,47	1,55	1,62	1,69	1,77	1,84	1,91	1,98
62,5	1,50	1,58	1,65	1,72	1,80	1,87	1,94	2,01
65	1,52	1,60	1,68	1,75	1,83	1,90	1,97	2,04
67,5	1,55	1,63	1,71	1,78	1,86	1,93	2,00	2,08
70	1,57	1,65	1,73	1,81	1,89	1,96	2,04	2,11
75	1,62	1,70	1,78	1,86	1,94	2,02	2,10	2,17
80	1,66	1,75	1,83	1,92	2,00	2,08	2,15	2,23
85	1,71	1,79	1,88	1,97	2,05	2,13	2,21	2,29
90	1,75	1,84	1,93	2,01	2,10	2,18	2,27	2,35
95	1,79	1,88	1,97	2,06	2,15	2,23	2,32	2,40
100	1,83	1,92	2,02	2,11	2,20	2,28	2,37	2,45
105	1,87	1,96	2,06	2,15	2,24	2,33	2,42	2,51
110	1,91	2,00	2,10	2,19	2,29	2,38	2,47	2,56
115	1,94	2,04	2,14	2,23	2,33	2,42	2,51	2,60
120	1,98	2,08	2,18	2,28	2,37	2,47	2,56	2,65
125	2,01	2,11	2,22	2,32	2,41	2,51	2,60	2,70
130	2,05	2,15	2,25	2,35	2,45	2,55	2,65	2,74
135	2,08	2,18	2,29	2,39	2,49	2,59	2,69	2,79
140	2,11	2,22	2,33	2,43	2,53	2,63	2,73	2,83
145	2,14	2,25	2,36	2,47	2,57	2,67	2,77	2,87
150	2,17	2,28	2,39	2,50	2,61	2,71	2,81	2,92

Normogramm zur Bestimmung der Körperoberfläche in m²

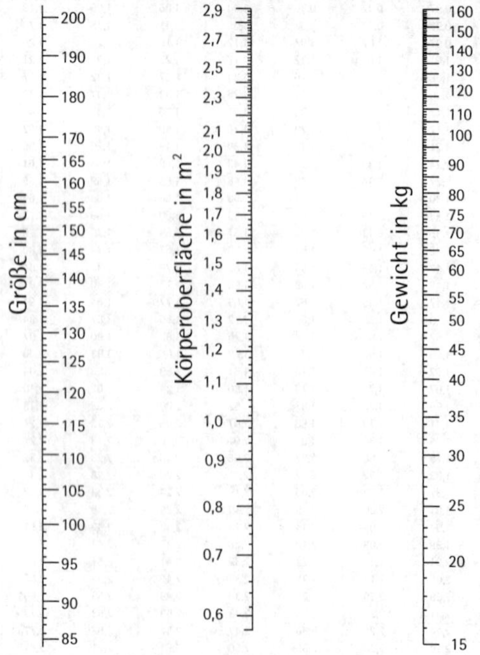

Formel: KOF (m²) = (Gewicht (kg)) x 0,425 x (Körpergröße (cm)) x 0,725/139,32
Quelle: DuBois D, DuBois EF. A formula to estimate the approximate surface area if height and weight be known.Arch Intern Med 1916;17:863

Modifizierte Formel: KOF = Wurzel(Größe [cm] x Gewicht [kg] / 3600
Quelle: Mosteller RD. Simplified calculation of body-surface area. NEJM 1987;317: 1098-9

T 21.6 Doping

T 21.6.1 Verbotene Arzneimittel im Sport

Die Einnahme verbotener Medikamente im Sport wird als Doping bezeichnet.
Die World Anti-Doping Agency (WADA) definiert Doping als das Auftreten eines Verstoßes gegen die Anti-Doping-Regeln. Dazu gehören u. a. das Vorhandensein eines verbotenen Wirkstoffes, seiner Stoffwechselprodukte oder Marker im Körpergewebe oder in einer Körperflüssigkeit eines Sportlers sowie die Anwendung oder der Versuch der Anwendung eines verbotenen Wirkstoffes oder einer verbotenen Methode.
Im Arzneimittelgesetz wird Doping seit dem 11. 09. 1998 als Straftatbestand genannt.
In § 6a "Verbot von Arzneimitteln zu Dopingzwecken im Sport" heißt es: Es ist verboten, Arzneimittel zu Dopingzwecken im Sport in den Verkehr zu bringen, zu verschreiben, bei anderen anzuwenden oder in nicht geringen Mengen zu besitzen.

Zur Aufnahme in die WADA-Liste der verbotenen Wirkstoffe und Methoden müssen zwei der drei folgenden Kriterien erfüllt werden:

(1) die sportliche Leistung kann gesteigert werden,
(2) es besteht ein gesundheitliches Risiko für den Sportler und/oder
(3) es liegt ein Verstoß gegen den Geist des Sportes vor.

Die aktuelle Liste der WADA (gültig ab 01.01.2010) umfasst:
Anabole Wirkstoffe, Stimulanzien, Narkotika, Peptidhormone, Wachstumsfaktoren, Beta-2-Agonisten, Hormonantagonisten und Modulatoren, selektive Androgen-Rezeptor-Modulatoren (SARMs), Diuretika, Maskierungsmittel, Cannabinoide (THC) und Glukokortikoide. Alkohol und Beta-Blocker sind sportartspezifisch verboten. Zu den verbotenen Methoden zählen Maßnahmen zur Erhöhung des Sauerstofftransfers, chemische und physikalische Manipulation an Blut oder Urin und Gendoping.
Die Einhaltung der Verbote wird durch Kontrollen nach Wettkämpfen und außerhalb von Wettkämpfen (s. g. Trainingskontrollen) überprüft.
Die WADA hat im International Standard for Therapeutic Use Exemptions (TUE) festgeschrieben, unter welchen Bedingungen der Einsatz von verbotenen Wirkstoffen zur ärztlichen Behandlung erfolgen kann.
Der internationale Standard für TUE enthält Kriterien für die Beurteilung, die Weitergabe der Informationen, die Zusammensetzung der Ärztegruppe, Therapeutic Use Exemption Committee (TUEC), und den Anerkennungsprozess.
Formulare und weitere Informationen unter **www.nada-bonn.de**

T 21.6.2 Liste der nach WADA verbotenen Wirkstoffe

Anabole Wirkstoffe

Wirkstoff	Einsatzgebiet	Verweis
Danazol	Endometriose	
Clenbuterol	Asthmamittel	→ 94
DHEA	M. Addison	
Testosteron	Androgene	→ 133

Exogene androgene anabole Steroide (Auswahl von Beispielen) → 133
1-Androstendiol, 1-Androstendion, Bolandiol, Bolasteron, Boldenon, Boldion, Calusteron, Clostebol, Dehydrochloromethyltestosteron, Desoxymethyltestosteron, Drostanolon, Ethylestrenol, Fluoxymesteron, Formebolon, Furazabol, Gestrinon, 4-Hydroxytestosteron, Mestanolon, Mesterolon, Metenolon, Methandienon, Methandriol, Methasteron, Methyldienolon, Methyl-1-testosteron, Methylnortestosteron, Methyltrienolon, Methyltestosteron, Miboleron, 19-Norandrostenedion, Norboleton, Norclostebol, Norethandrolon, Oxabolon, Oxandrolon, Oxymesteron, Oxymetholon, Prostanozol, Quinbolon, Stanozolol, Stenbolon, Tetrahydrogestrinon, Trenbolon und andere Wirkstoffe mit ähnlicher chemischer Struktur oder ähnlichen biologischen Wirkungen.
Endogene androgene anabole Steroide → 133
Androstenediol, (Androst-5-ene-3ß,7ß-diol), Androstenedion, (Androst-4-ene-3,17dione), Dihydrotestosteron. **TUE** Der Einsatz verbotener Wirkstoffe, um erniedrigte Spiegel von endogenen Hormonen anzuheben, ist nicht als akzeptable therapeutische Maßnahme anzusehen. In Deutschland nicht mehr im Handel: Dianabol® (Metandionon), Megagrisivit® (Clostebol), Oral-Turinabol® (Dehydromethyltestosteron), Primobolan® (Metenolon), Proviron® (Mesterolon
andere anabole Wirkstoffe
Clenbuterol, SARMs, Tibolon, Zeranol, Zilpaterol

Stimulanzien

Wirkstoff	Einsatzgebiet	Verweis
Amfepramon	Gewichtsreduktion	→ 131
Amphetamin		
Amfetaminil	Psychostimulanz	
Cocain		
Ephedrin		
Etilefrin	Hypotonie	→ 69
Methylpenidat	ADHS	→ 229
Modafinil	Narkolepsie	→ 229
Norfenefrin	Hypotonie	
Orciprenalin*	Hypotonie	→ 94
Pemolin	ADHS	
Pholedrin*		
Selegilin		→ 205

Weitere Wirkstoffe dieser Gruppe (Auswahl von Beispielen)
Adrafinil, Adrenalin, Amiphenazol, Benzphetamin, Bromantan, Cathin, Clobenzorex, Cropropamid, Crotetamid, Cyclazodon, Dimethylamphetamin, Etamivan, Etilamphetamin, Famprofazon, Fenbutrazat, Fencamfamin, Fencamin, Fenetyllin, Fenfluramin, Fenproporex, Furfenorex, Heptaminol, Isomethepten, Levmethamfetamin, Meclofenoxat, Mefenorex, Mephentermin, Mesocarb, Methamphetamin (D-), Methylenedioxyamphetamin, Methylenedioxymethamphetamin, p-Methylamphetamin, Methylephedrin, Nikethamid, Norfenfluramin, Octopamin, Ortetamin, Oxilofrin, Parahydroxyamphetamin, Pentetrazol, Phendimetrazin, Phenmetrazin, Phenpromethamine, Phentermin, 4-Phenylpiracetam (Carphedon), Prolintan, Propylhexedrin, Sibutramin, Strychnin, Tuaminoheptan und andere Wirkstoffe mit ähnlicher chemischer Struktur oder ähnlichen biologischen Wirkungen wie z. B. * **TUE**: Behandlung von ADHS mit Methylphenidat. In Deutschland nicht mehr im Handel: Captagon® (Fenetyllin), Micoren® (Cropropamid, Crotetamid), Katovit® (Prolintan), Pervitin® (Methamphetamin), Preludin® (Phentermin).

Hormone und verwandte Wirkstoffe

Wirkstoff	Verweis
Erythropoietin (EPO)	→ 81
Wachstumshormon (hGH)	
Somatomedin C (IGF-1)	
Gonadotropine (LH, HCG), (verboten nur bei Männern)	
Insulin	→ 120
Kortikotropine (ACTH)	→ 136
Wirkstoffe mit antiöstrogener Wirkung	
Aromatasehemmer → 264	Anastrozol, Letrozol, Aminogluthetimid, Exemestan, Formestan, Testolacton
Selektive Ostrogenrezeptoren-modulatoren (SERMs) → 264	Raloxifen, Tamoxifen, Toremifen
Andere antiöstrogene Wirkstoffe	Clomifen, Cyclofenil, Fulvestrant

Beta-2-Agonisten (→ 93)

Für den Einsatz von Beta-2-Agonisten bedarf es einer **TUE**.

Zum Einsatz der Beta-2-Agonisten Salbutamol und Salmeterol und der Glukokortikoide zur Inhalation bedarf es nur einer Anzeige.

Clenbuterol ist wegen seiner möglichen anabolen Wirkung grundsätzlich von einer Freistellung ausgeschlossen.

Beta-Blocker (→ 45)

Bei Sportarten, deren Leistung vorwiegend durch koordinative, konzentrative und psychische Faktoren begrenzt sind, können Beta-Blocker die überschießenden Herz-Kreislaufreaktionen und die allgemeinen Symptome wie Schwitzen und Tremor dämpfen. Beta-Blocker dürfen bei Wettkampfkontrollen nicht nachgewiesen werden.
Zu ihnen gehören u. a. Acebutolol, Alprenolol, Atenolol, Betaxolol, Bisoprolol, Bunolol, Carteolol, Carvedilol, Celiprolol, Esmolol, Labetalol, Levobunolol, Metipranolol, Metoprolol, Nadolol, Oxprenolol, Pindolol, Propranolol, Sotalol, Timolol.

Alle Beta-Blocker sind in ausgewählten Sportarten verboten. Einige Beispiele: Bogenschießen, Kegeln, Luftsport, Motorsport, Schießen, Skispringen, Ringen.

Cave: Bei Patienten unter Beta-Blockern kommt es vor allem im Ausdauerbereich zu einer metabolisch bedingten Leistungseinschränkung.

Narkotika (→ 191)

Narkotika dürfen bei Wettkampfkontrollen nicht nachgewiesen werden.
Die Liste ist geschlossen.
Buprenorphin, Dextromoramid, Diamorphin (Heroin), Fentanyl, Hydromorphon, Methadon, Morphin, Oxycodon, Oxymorphon, Pentazocin, Pethidin.
Der Einsatz von Lokalanästhetika unterliegt keinem Verbot.

Glukokortikoide (→ 114)

Die systemische Anwendung von Glukokortikoiden durch orale, rektale, intravenöse oder intramuskuläre Gabe ist nur im Wettkampf verboten, d. h., der verbotene Wirkstoff darf bei einer Wettkampfkontrolle nicht nachgewiesen werden. Es ist zu bedenken, dass die Nachweisbarkeit der unterschiedlichen Wirkstoffe und Zubereitungen Tage bis Wochen anhalten kann. Nach einer erforderlichen Notfallbehandlung ist eine entsprechende ärztliche Bescheinigung auszustellen und bei der NADA zu hinterlegen. Eine durchgehend erforderliche systemische Behandlung bedarf einer TUE wie z. B. bei Morbus Crohn. Die nichtsystemische Anwendung von Glukokortikoiden, als Inhalation oder Injektionen unter sportorthopädischen Gesichtspunkten in die großen Gelenke, Sehnen- und Muskelansätze bedarf einer Anzeige. Der Einsatz an Auge, Haut, Mundhöhle, Nase, Ohren ist zulässig.

Diuretika und weitere Maskierungsmittel

Diuretika (→ 58)

Mit dem Verbot der Diuretika soll eine mögliche Manipulation bei der Urinabgabe verhindert werden. Über einen gezielten Einsatz von Diuretika und ausreichendes Trinken nach Wettkämpfen könnte ein geringer konzentrierter Urin produziert werden. Die analytischen Nachweismöglichkeiten wären dadurch möglicherweise erschwert.

Acetazolamid, Amilorid, Bumetanid, Cancrenon, Chlortalidon, Etacrynsäure, Furosemid, Indapamid, Metolazon, Spironolacton, Thiazide (z.B. Bendroflumethiazid, Chlorothiazid, Hydrochlorothiazide), Triamteren und andere Wirkstoffe mit ähnlicher chem. Struktur oder ähnlichen biol. Wirkungen.

Weitere Maskierungsmittel

Epitestosteron	
Probenecid (Urikosurika)	Probenecid
Plasmaexpander	Albumin, Dextran, HES
Infusion	ohne ärztliche Indikation (retroaktive TUE erforderlich)

T 21.7 Betäubungsmittelverordnung

Die starkwirksamen Opioide unterliegen der Betäubungsmittelverordnung (BtMVV) und müssen auf besonderen Rezepten verordnet werden. Die Anschrift der Bundesopiumstelle lautet wie folgt:

Bundesinstitut für Arzneimittel und Medizinprodukte - Bundesopiumstelle
Kurt-Georg-Kiesinger-Allee 3
3175 Bonn

Bei Verschreibung für einen **Patienten (Substituenten)** oder den **Praxisbedarf** sind auf dem BtM Rezept anzugeben:

- der Name, der Vorname und die Anschrift (Straße, Hausnummer, Ortschaft) des Patienten, ggf. der Vermerk "Praxisbedarf" und das Ausstellungsdatum
- die Arzneimittelbezeichnung, sofern dadurch das (die) verordnete(n) BtM nicht zweifelsfrei bestimmt ist (sind), 7 zusätzlich die Gewichtsmenge(n) des (der) BtM je Packungseinheit(en), bei abgeteilten Zubereitungen je abgeteilte Form sowie die Darreichungsform(en), ggf. den Verdünnungsgrad
- die Menge des Arzneimittels in "g" oder "ml" - Nominalgehalt -, die Stückzahl(en) der abgeteilten Form(en) - bei Ampullen, Suppositorien, Tabletten u. a. - z. B. Dolantin Inj.-Lsg. 50mg Nr. 20, Fortral Kps. 20, etc.
- die Gebrauchsanweisung mit Einzel- und Tagesgabe; falls dem Patienten eine schriftliche Gebrauchsanweisung übergeben wurde, der Vermerk "Gemäß schriftlicher Anwendung"
- im Falle einer Verschreibung über einen Bedarf im Rahmen einer Substitution zusätzlich die Zahl der Anwendungstage
- die zusätzliche Kennzeichnung bei einer Verschreibung für einen besonderen Einzelfall durch den Buchstaben "A" , im Zuge einer Substitution durch den Buchstaben "S" , für ein Kauffahrteischiff durch den Buchstaben "K" , in einem Notfall durch den Buchstaben "N";
- (in den beiden zuletzt genannten Fällen sind diese Kennzeichnungen nur auf den nachträglich auszustellenden BtMrezepten vorzunehmen.)
- der Name des Verschreibenden, seine Berufsbezeichnung und Anschrift (Straße, Hausnummer, Ortschaft) sowie seine Telefonnummer
- die Unterschrift des Verschreibenden, im Vertretungsfall darüber hinaus der Vermerk "i. V."
- In einem **Notfall** (d. h. wenn kein BtMrezept zur Verfügung steht) dürfen für einen Patienten - ausgenommen im Falle einer Substitution - oder einen Praxisbedarf BtM in einem zur Behebung des Notfalls erforderlichen Umfang auf einem **Normalrezept** verschrieben werden.

Bei Verschreibungen für einen **Stationsbedarf** oder eine Einrichtung des **Rettungsdienstes** sind auf dem (den) BtM-Anforderungsschein(en) anzugeben:

- der Name oder die Bezeichnung und die Anschrift (Straße, Hausnummer, Ortschaft) der Einrichtung - ggf. ferner der Teileinheit bei einer gegliederten Einrichtung - für welche das (die) BtM bestimmt ist (sind)
- das Ausstellungsdatum, die Bezeichnung des (der) BtM und dessen (deren) Menge(n)
- Name und Telefonnummer des Verschreibenden, Unterschrift des Verschreibenden entsprechend

Betäubungsmittel-Rezept

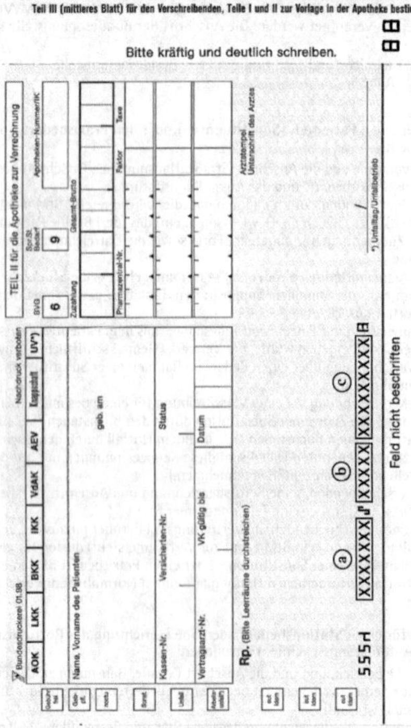

Die Abbildung zeigt eine Musterdarstellung eines Btm-Rezeptes.
Die Codierung der BtM-rezepte lässt sich entsprechend dem folg. Beispiel entschlüsseln:

555 rl	1234567	035020	12345678 rl
	Btm-Nummer	techn. Datum	Rezeptnummer

T 21.8 Meldung unerwünschter Arzneimittelwirkungen

Bitte melden Sie unbekannte, insbesondere schwerwiegende unerwünschte Azrneimittelwirkungen an das **Bundesinstitut für Arzneimittel und Medizinprodukte** (www.bfarm.de).
Das entsprechende Formular finden Sie untenstehend abgdruckt bzw. im Web unter **www.media4u.com**

BERICHT ÜBER UNERWÜNSCHTE ARZNEIMITTELWIRKUNGEN (auch Verdachtsfälle)
Bundesinstitut für Arzneimittel und Medizinprodukte, Kurt-Georg-Kiesinger-Allee 3, 53175 Bonn, Tel.: 0228/207-30, FAX: 0228/207-5207

BfArM

Firmen Code Nr.	Pat. Init.	Geburtsdatum	Geschlecht	Größe	Gewicht	Schwangerschafts-woche
	N-name ☐ V-name ☐		m ☐ w ☐			

Beobachtete unerwünschte Wirkungen | **aufgetreten am** | **Dauer**

Arzneimittel / Darreichungsform	Tages-dosis	Appli-kation	gegeben von / bis	wegen (Indikation)
1. Chrg.-Nr.				
2. Chrg.-Nr.				
3. Chrg.-Nr.				
4. Chrg.-Nr.				

Vermuteter Zusammenhang mit Arzneimittel Nr. 1 2 3 4	dieses früher gegeben ja ☐ nein ☐	vertragen ja ☐ nein ☐	ggf. Reexposition neg. ☐ pos. ☐

Grunderkrankung: | Begleiterkrankungen:

Anamn. Besonderheiten: Nikotin ☐ Alkohol ☐ Kontrazeptiva ☐ Schrittmacher ☐
Implantate ☐ Strahlentherapie ☐ physikal. Therapie ☐ Diät ☐ Allergien* ☐
Stoffwechseldefekte ☐ Arzneimittelabusus* ☐ Sonstige: ☐
weitere Erläuterungen

Veränderung von Laborparametern in Zusammenhang mit der unerwünschten Arzneimittelwirkung: (ggf. Befund beifügen)

Verlauf der Therapie der unerwünschten Arzneimittelwirkung: lebensbedrohend ja ☐ nein ☐

Ausgang der unerwünschten Arzneimittelwirkung:
wiederhergestellt ☐ bleibender Schaden ☐ noch nicht wiederhergestellt ☐ unbekannt ☐
Exitus ☐ Sektion ja ☐ nein ☐ (ggf. Befund beifügen)
Todesursache

a) beh. Arzt
b) Hersteller
c) Arznei. Komm.

Beurteilung des Kausalzusammenhanges: gesichert ☐ wahrscheinlich ☐ möglich ☐ unwahrscheinlich ☐ unbeurteilt ☐ nicht zu beurteilen ☐

Weitere Bemerkungen:
(ggf. Anlage verwenden)

Wer wurde informiert: BfArM ☐ Hersteller ☐ Arznm.-Komm.-Ärzte ☐ Sonstige:

Name des Arztes: Fachrichtung: PLZ: Klinik: ja ☐ nein ☐ (ggf. Stempel)	Hersteller	Datum: Unterschrift:

BfArM 643 / 1 (10.99)

T 21.9 Internetlinks zur Arzneimitteltherapie

Arzneimittelkomission, Azneimittelsicherheit	
www.akdae.de	Arzneimittelkomission der Deutschen Arzteschaft: Meldung aktueller UW; Verzeichnis von Rote-Hand-Briefen; etc.
www.bfarm.de	Bundesinstitut für Arzneimittel und Medizinprodukte
www.arzneitelegramm.de	Volltextregister d. Arzneitelegramm; UW-Daten-bank (Abonennten); Arzneimitteldatenbank (kostenpfl.)
http://medicine.iupui.edu/flockhart/	Tabellen über Arzneimittelinteraktionen
Arzneimittelinteraktionen	
www.hiv-druginteractions.org	Arzneimittelinteraktionen b. HIV-Therapie
www.wada-ama.org	World Anti-Doping Agency (WADA): World Anti-Doping Code; Montreal 2003, aktualisiert, 2009/10
Datenbanken, Arzneimittelverzeichnisse, Literaturrecherche, neue Arzneimittel	
www.fachinfo.de	Zugang zu allen verfügbaren Fachinfos (DocCheck)
www.rote-liste.de	Die Rote Liste online (DocCheck)
www.ifap-index.de	Onlinedatenbank Wirkstoffe, Handelsnamen, Preise; (DocCheck)
www.dimdi.de/de/amg/index.htm	DIMDI PharmSearch: umfangreiche Datenbank aller deutschen Arzneimittel (DocCheck)
www.infomed.org	Homepage der Schweizer pharma kritik
www.medline.de	Onlinerecherche medizinischer Publikationen
www.medknowledge.de/neu/index.html	Informationen über neue Medikamente
www.centerwatch.com/drug-information/	Neue, von der FDA zugelassene Medikamente
http://www.edruginfo.com	Informationen über neue Medikamente
Pharmakotherapie	
http://leitlinien.net	AWMF-Leitlinien für Diagnostik u. Therapie
www.dosing.de	Angaben zur Dosisreduktion bei Niereninsuffizienz
www.hiv.net	HIV-Therapie
www.intmed.mcw.edu/AntibioticGuide.html	Antibiotikatherapie
www.aerzteblatt.de	Volltextregister des Deutschen Ärzteblatts

Index

Numerics

A

B

D

E

G

H

J

L

N

O

Q

R

S

U

V

W

X

Programmübersicht

pockettools

Asthma/COPD pockettool	978-3-89862-315-5
DANI pockettool	978-3-89862-316-2
EKG pockettool	978-3-89862-314-8
EKG Lineal pockettool	978-3-89862-318-6
Med. Engl. pockettool	978-3-89862-317-9

pocketcards

Akutes Koronarsyndrom pc Set (3)	978-3-89862-092-5
Anamnese & Untersuchung pc	978-3-89862-104-5
Anästhesie pc Set (3)	978-3-89862-080-2
Anästhesie Intensivmeds pc Set (2)	978-3-89862-116-8
Antibiotika pc Set (2) 2010	978-3-89862-108-3
Antimykotika pc	978-3-89862-109-0
Asthma pc Set (3)	978-3-89862-101-4
Bipolare Störungen pc Set (2)	978-3-89862-086-4
Bronchialkarzinom pc Set (4)	978-3-89862-100-7
COPD pc Set (3)	978-3-89862-102-1
Chronische Niereninsuffizienz pc (3)	978-3-89862-097-0
Demenz pc Set (3)	978-3-89862-065-9
Depressionen pc Set (2)	978-3-89862-075-8
Diabetes mellitus pc Set (3)	978-3-89862-091-8
Dyslipidemien pc Set (2)	978-3-89862-071-0
Echokardiographie pc Set (2)	978-3-89862-051-2
EKG pocketcard	978-3-929785-72-2
EKG Auswertungs pc	978-3-929785-36-4
EKG Lineal pc	978-3-89862-011-6
EKG pc Set (3)	978-3-89862-089-5
Elektrol./Säure-Basen pc Set (3)	978-3-89862-069-7
Epilepsie pc Set (3)	978-3-89862-088-8
Erste Hilfe pc Set (3)	978-3-89862-014-7
Geriatrie pc Set (3)	978-3-89862-055-0
Glaukom pc Set (3)	978-3-89862-105-2
Herzinsuffiziens pc Set (2)	978-3-89862-078-9
Hypertonie pc Set (2)	978-3-89862-061-1
Med Englisch pc Set (2)	978-3-89862-050-5
Med Spanisch pc Set (2)	978-3-89862-049-9
Migräne pc Set (3)	978-3-89862-076-5
Multiple Sklerose pc (3)	978-3-89862-081-9
Neonatologie pc (2)	978-3-89862-053-6
Neurologie pc (3)	978-3-89862-070-3
Normalwerte pc	978-3-89862-014-4
Notfallmedizin pc Set (2)	978-3-89862-018-5
Ophthalmologie pc Set (4)	978-3-89862-017-5
Pädiatrie pc Set (4)	978-3-89862-090-1
Palliativmedizin pc Set (4)	978-3-89862-019-9
Pankreaskarzinom pc Set (2)	978-3-89862-103-8
Parkinson pc (2)	978-3-89862-082-6
Periodensystem pc	978-3-89862-094-9
Präkl. Schlaganf.-Mngmt. pc	978-3-89862-046-8
Psychiatrie pc	978-3-89862-047-5
Reanimation pc	978-3-89862-096-3
Reflexzonen pc	978-3-89862-000-0
Regionalanästhesie pc Set (3)	978-3-89862-052-9
Schizophrenie pc Set (2)	978-3-89862-085-7
Sehproben pc	978-3-89862-110-6
Sono Abdomen pc Set (3)	978-3-89862-063-5
Stabile Angina pc Set (2)	978-3-89862-093-2
Stroke pc Set (2)	978-3-89862-045-1
Terminologie pc Set (2)	978-3-89862-003-1
The English patient pc Set (2)	978-3-929785-86-9
Thrombo Embolie pc Set (2)	978-3-89862-083-3
Tumormarker pc Set (2)	978-3-89862-115-1
TNM pc	978-3-89862-023-9
Wundlineal pc	978-3-89862-059-8

pocketflyer

Arterielle Hypertonie pocketflyer	978-3-89862-661-3
Diabetes pocketflyer	978-3-89862-659-0
EEG pocketflyer	978-3-89862-660-6

Stand Juni 2010

Programmübersicht

pockets

Akupunktur pocket	978-3-89862-291-2
Anamnese & Untersuchung pocket	978-3-89862-289-9
Anatomie fast	978-3-89862-276-9
Arzneimittel pocket 2010	978-3-89862-715-3
Arzneimittel pocket plus 2010	978-3-89862-716-0
Arzneimittel Infektionen pocket	978-3-89862-273-8
Arzneimittel Pädiatrie pocket	978-3-89862-249-3
Arzneimittel Phytotherapie pocket	978-3-89862-258-5
Arzneimittel Rettungsdienst pocket	978-3-89862-292-9
Arzneimittel Therapie 09-10	978-3-89862-297-4
Austria Arzneimittel pocket	978-3-89862-293-6
Biologie fast	978-3-89862-232-5
Chirurgie fast	978-3-89862-261-5
Differenzialdiagnose pocket	978-3-89862-280-6
EKG Fälle pocket	978-3-89862-266-0
EKG pocket	978-3-89862-221-9
GK 3 Termini pocket	978-3-89862-226-4
Heilpraktiker Kompaktwissen p.	978-3-89862-299-8
Homöopathie pocket	978-3-89862-246-2
Homöopathie für Kinder pocket	978-3-89862-247-9
Labormedizin pocket	978-3-89862-254-7
Medizinisches Englisch pocket	978-3-89862-239-4
Medizinisches Französisch pocket	978-3-89862-264-6
Medizinisches Spanisch pocket	978-3-89862-240-0
Medizinisches Italienisch pocket	978-3-89862-265-3
Medizin Translator pocket	978-3-89862-274-5
Mensch Körper pocket	978-3-89862-712-2
Neurologie pocket	978-3-89862-253-0
Normalwerte pocket	978-3-89862-230-1
Notaufnahme Innere Med. pocket	978-3-89862-245-5
Patientologie	978-3-89862-908-9
Pneumologie pocket	978-3-89862-279-0
Psychiatrie fast	978-3-89862-243-1
Wörterbuch Medizin pocket	978-3-89862-298-1

XXS pockets

Affektive Störungen XXS pocket	978-3-89862-527-2
Anästhesie XXS pocket	978-3-89862-519-7
Antiinfektiva XXS pocket	978-3-89862-284-4
Asthma XXS pocket	978-3-89862-517-3
COPD XXS pocket	978-3-89862-524-1
Diabetes mellitus XXS pocket	978-3-89862-531-9
Hämatologie XXS pocket	978-3-89862-510-4
Hypertonie XXS	978-3-89862-528-9
Impfungen XXS pocket	978-3-89862-523-4
Infektionen XXS pocket	978-3-89862-516-6
Kardiologie XXS pocket	978-3-89862-509-8
KHK XXS pocket	978-3-89862-522-7
Neurologie XXS pocket	978-3-89862-285-1
Notfall Med. XXS pocket	978-3-89862-512-8
Pankreas XXS pocket	978-3-89862-521-0
Pneumonie XXS pocket	978-3-89862-532-6
Regionalanästhesie XXS pocket	978-3-89862-520-3
Thrombose / Embolie XXS pocket	978-3-89862-525-8
Virologie XXS pocket	978-3-89862-526-5

Jetzt auch für's iPhone

Abkürzungen

5-HT	5 Hydroxytryptamin = Serotonin
ACT	Activated clotting time
Amp.	Ampulle
Anw.	Anwendung
Anw. Beschr.	Anwendungs-beschränkung
Appl.	Applikation
AS	Augensalbe
AT	Augentropfen
BE	Base excess/ Broteinheit
Bed.	Bedarf
Btl.	Beutel
Btm	Betäubungsmittel-rezept erforderlich
BZ	Blutzucker
CSE	Cholesterol-Synthese-Enzym
d	Tag
DA	Dosieraerosol
DALI	Dosisanpassung bei Leberinsuffizienz
DANI	Dosisanpassung bei Niereninsuffizienz
Dep.	Depot-Lösung
DTI	Dauertropfinfusion
ED	Einzeldosis
empf.	Empfohlen/ empfindlich
Emul.	Emulsion
enth.	Enthalten
Erh. Dos.	Erhaltungsdosis
Erw.	Erwachsene
FDA	Food and Drug Administration
FG	Frühgeborene
G-6-PDH	Glukose-6-Phosphat-Dehydrogenase
G-CSF	Granulozyten-Kolonien stimulierender Faktor
GFR	Glomeruläre Filtrationsrate
GI	Gastrointestinal
Glu	Glukose
glu-Pot	Glukokortikoide Potenz
Glyc.	Glycerol
GM-CSF	Granulozyten-Makrophagen-Kolonien-stimulierender Faktor
Gran.	Granulat
Gtt.	Tropfen
HD	Hämodialyse
HES	Hydroxyethylstärke
HF	Herzfrequenz
Hkt	Hämatokrit
HWZ	Halbwertszeit
HZV	Herzzeitvolumen
J	Jahre
i.o.	Intraossär
Impl.	Implantat
Ind. Stell.	Indikationsstellung
Inf.Lsg.	Infusionslösung
Inh. Kps.	Inhalationskapseln
Inh. Lsg.	Inhalationslösung
ini	Initial
Inj.Lsg.	Injektionslösung
Ink	Inkompatibilitäten
INR	International normalized ratio
ISA	Intrinsische sympathomimetische Aktivität
KI	Kontraindikation
Ki.	Kinder
KM	Knochenmark
KOF	Körperoberfläche
Kps.	Kapseln
KS	Kristallsuspension
Ktr.	Kontrolle
Lact	Laktation, Stillzeit
LCT	Langkettige Triglyzeride
LI	Leberinsuffizienz
Ling. Tbl.	Lingualtablette
Lsg.	Lösung
M	Monat